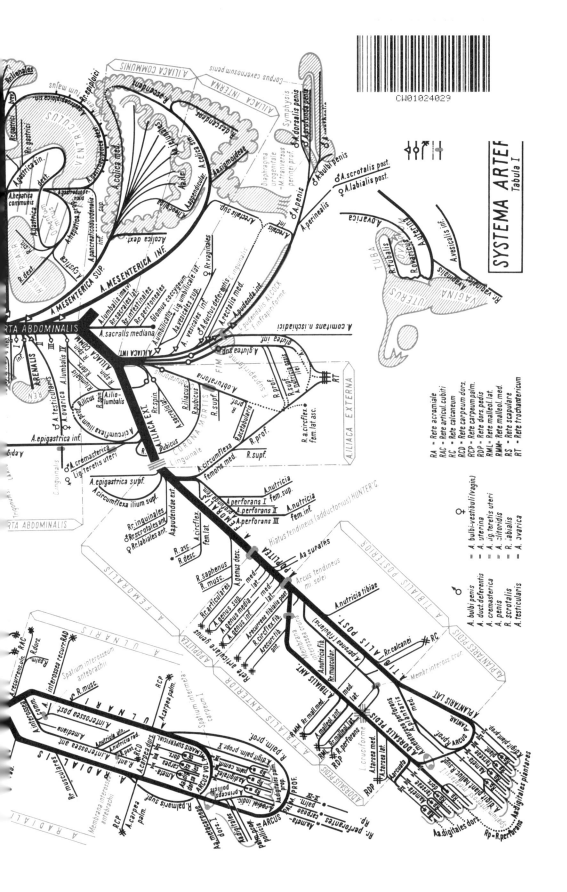

SYSTEMA ARTEF
Tabula I

RA = Rete acromiale
RAC = Rete articuli. cubiti
RC = Rete calcaneum
RCD = Rete carpeum dors.
RCP = Rete carpeum palm.
RDP = Rete dors. pedis
RML = Rete malleoli. lat.
RMM = Rete malleoli. med.
RS = Rete scapulare
RT = Rete trochantericum

Middelanis · Liehn · Steinmüller · Döhler (Hrsg.)

OP-Handbuch

Springer

Berlin
Heidelberg
New York
Barcelona
Hongkong
London
Mailand
Paris
Singapur
Tokio

Irmengard Middelanis · Margret Liehn
Lutz Steinmüller · Rüdiger Döhler (Hrsg.)

OP-Handbuch

Grundlagen Instrumentarium OP-Ablauf

2., überarbeitete und erweiterte Auflage

Mit einem Geleitwort von W. Teichmann

Mit 759 Abbildungen

Springer

Irmengard Middelanis-Neumann
Anne-Frank-Straße 5
61273 Wehrheim

Margret Liehn
OP-Weiterbildung
Allgemeines Krankenhaus Altona
Paul-Ehrlich-Straße 1
22763 Hamburg

Dr. Lutz Steinmüller
Allgemeines Krankenhaus Eilbek
Friedrichsberger Straße 60
22081 Hamburg

Priv.-Doz. Dr. Rüdiger Döhler, FRCSEd
I. Chirurgische Abteilung
Klinikum Plau am See
Quetziner Straße 88
19395 Plau am See

Die Deutsche Bibliothek - CIP-Einheitsaufnahme
OP-Handbuch: Grundlagen - Instrumentarium - OP-Ablauf /
Geleitw. von W. Teichmann. Hrsg.: Irmengard Middelanis-Neumann
... - 2., überarb. und erw. Aufl. - Berlin ; Heidelberg ; New York ;
Barcelona ; Hongkong ; London ; Mailand ; Paris ; Singapur ; Tokio :
Springer, 1999
   ISBN 3-540-65336-8

ISBN 3-540-65336-8 Springer-Verlag Berlin Heidelberg New York

Herstellung: PRO EDIT GmbH, 69126 Heidelberg
Umschlaggestaltung: de' blik, Konzept & Gestaltung, 10435 Berlin
Satzherstellung: Elsner & Behrens GdbR, 68723 Oftersheim

SPIN: 10694819   23/3134   5 4 3 2 1 0   Gedruckt auf säurefreiem Papier

Geleitwort

Das Gebiet der operativen Medizin umfaßt eine zunehmende Fülle an Spezialwissen.

Mit diesem Operationshandbuch wurde das Ziel verfolgt, neben wichtigen allgemeinen Grundregeln des Operationsbetriebes zahlreiche Operationen detailliert darzustellen. Neben Hinweisen zur Patientenlagerung und Vorbereitung spiegelt die Zusammenstellung von Krankheitslehre, Instrumentenkunde und speziellen Operationsabläufen die realistische Zusammenarbeit zwischen Operationspflegedienst und ärztlichem Bereich wider.

Die Herausgeber, zwei außerordentlich erfahrene Fachkrankenschwestern sowie zwei leitende Ärzte für Chirurgie mit profunder Unterrichtserfahrung, haben viele Jahre zusammengearbeitet.

Das Ergebnis dieser fruchtbaren Zusammenarbeit ist ein umfangreiches OP-Handbuch, dessen Gestaltung der Springer-Verlag ermöglicht hat. Es sollte in keinem Operationsbetrieb fehlen. In erster Linie dient es der Pflegekraft im Operationdienst zum Nachschlagen und zur Operationsvorbereitung. Darüber hinaus dürften auch Studenten und Ärzte von diesem Buch profitieren. Die Neuauflage wird allen im OP-Bereich Tätigen helfen, ihr Fachwissen zu festigen und zu erweitern.

Glückwunsch den Herausgebern zur zweiten überarbeiteten und erweiterten Auflage.

Hamburg, im Frühjahr 1999   Wolfgang Teichmann

Vorwort zur 2. Auflage

Die erste Auflage des OP-Handbuchs hat guten Anklang gefunden und wird offenbar nicht nur von Fachpersonal im Operationsbetrieb, sondern auch von Ärzten im Praktikum geschätzt. Die Herausgeber sind deshalb der Bitte des Springer-Verlags gern nachgekommen, das Buch für eine zweite Auflage zu überarbeiten. Das Konzept blieb im wesentlichen unverändert.

Neu hinzugekommen ist das Kapitel Kinderchirurgie, für dessen Erstellung wir Herrn Dr. Reifferscheid, Chefarzt im Hamburger Kinderkrankenhaus Altona, herzlich danken. Da die altersspezifischen anatomischen und physiologischen Gegebenheiten des Kindes sich grundlegend von denen des Erwachsenen unterscheiden, soll dieses Kapitel helfen, den Ablauf in einer kinderchirurgischen Operationseinheit besser zu verstehen, um den Besonderheiten Rechnung tragen zu können.

Das Kapitel der minimal-invasiven Chirurgie (MIC) wurde im Hinblick auf die rasante Entwicklung dieses Gebiets überarbeitet. Neue Geräteentwicklungen und Operationsindikationen wurden aufgenommen. Die andauernde Diskussion über den langfristigen Stellenwert der einzelnen Indikationen und über die Kostensituation des Verfahrens soll damit keinesfalls als abgeschlossen angesehen werden. Das hohe Innovationstempo erlaubt auch jetzt nur eine Momentaufnahme der gegenwärtigen MIC-Landschaft.

Das Kapitel Traumatologie wurde aktualisiert und im Hinblick auf die orthopädische Chirurgie beträchtlich erweitert. Herr Dr. R. Wenzel, Plau am See, hat einen prägnanten Beitrag über die arthroskopische Chirurgie beigesteuert, Herr Dr. K. Lang, Orthopädische Klinik der Charité in Berlin, skizziert die auf Ilisarow zurückgehenden Ringfixateure.

Für die neuerliche Durchsicht der Kapitel danken wir Herrn Prof. Dr. W. Teichmann, Hamburg (Allgemein- und Viszeralchirurgie), Herrn Prof. Dr. H. Kortmann, Hamburg (Gefäßchirurgie, Shunts), Herrn Dr. K. Kult, Hamburg (Urologie), Herrn Dr. Ph. A. Hessler, Frankfurt a. M. (Gynäkologie), Herrn Prof. Dr. A. Rauchfuß, Saarbrücken (HNO). Herr Prof. Dr. J. Caselitz hat seinen Beitrag über den Umgang mit Biopsiematerial aktualisiert.

Frau Renate Schulz vom Springer-Verlag, die die redaktionelle Überarbeitung mit größter Sorgfalt und Geduld übernahm, gebührt wieder unser besonderer Dank.

Wehrheim, Hamburg, Plau am See, im Januar 1999   Die Herausgeber

Vorwort zur 1. Auflage

Für die erfolgreiche und reibungslose Arbeit im Operationsbetrieb bedarf es gut ausgebildeten, motivierten und verantwortungsbewußten Pflegepersonals. Ein vollständig und übersichtlich vorbereiteter Instrumentiertisch, ein umsichtiger und gewissenhafter Springer, eine gute Vorbereitung und Lagerung des Patienten und eine mitdenkende und vorausschauende Instrumentation tragen ganz wesentlich zum Erfolg eines operativen Eingriffes bei. Unser Buch soll diese Mitverantwortung deutlich machen und dem Fachpersonal als Übersicht, Arbeitshilfe und Anregung dienen. Zugleich soll es angehenden Operateuren den Sinn für diesen wichtigen und anspruchsvollen Arbeitsbereich schärfen.

Grundlage dieses Buches sind jahrelange Unterrichtserfahrung der beiden OP-Pflegekräfte und des Allgemeinchirurgen sowie die in privater Initiative erstellten Unterrichtsmaterialien. Bei der fortschreitenden Spezialisierung der (operativen) Medizin und dem raschen Wandel ihrer Operationsmethoden ist es nicht leicht, einen Überblick zu geben. Gerade bei einem einbändigen Arbeitsbuch ist es sehr schwierig, einen guten Kompromiß zwischen Vollständigkeit und Kürze zu finden. Diese Schwierigkeit ist auch ein Grund dafür, daß manches operative Fach nicht aufgenommen wurde, z. B. die Herzchirurgie und die Ophthalmologie. Das weite Feld der operativen Orthopädie würde den Rahmen dieses Buches ebenfalls sprengen, erschließt sich aber im wesentlichen aus dem Kapitel Traumatologie.

Für die kritische Durchsicht der fachgebietsbezogenen Kapitel danken wir Herrn Prof. Dr. W. Teichmann, Hamburg (Allgemein- und Viszeralchirurgie), Herrn Prof. Dr. H. Kortmann, Hamburg (Gefäßchirurgie, Shunts), Herrn Dr. K. Kult, Hamburg und Herrn Dr. W. Albers, Hagen/Westf. (Urologie), Herrn Prof. Dr. P.-J. Czygan, Frankfurt am Main (Gynäkologie), Herrn Prof. Dr. A. Rauchfuss, Saarbrücken (HNO), Herrn Dr. M. Meyer, Hamburg (Thoraxchirurgie), Herrn Dr. V. Schleusner, Hamburg (Traumatologie) sowie den Herren J. Wöhler und Dr. J. Brenner von der Fa. Ethicon GmbH & Co. KG, Norderstedt (Nahtmaterial).

Unser besonderer Dank gilt Herrn Prof. Dr. J. Caselitz, Hamburg, für seinen Beitrag über den Umgang mit histologischen Materialien.

Ein solches Arbeitsbuch für den Operationsbetrieb kommt nicht ohne die häufige Angabe von Unternehmen und warenrechtlich geschützten Produkten aus. Wir haben uns dabei um äußerste Zurückhaltung bemüht. Die persönliche Erfahrung mit Nahtmaterialien und Einmalartikeln fließt in die einzelnen Beiträge natürlich ein, sollte aber keinesfalls als Empfehlung oder Werbung mißverstanden werden. Keiner der Herausgeber und Autoren ist einem der genannten Unternehmen oder einem ihrer Produkte in irgendeiner Weise verpflichtet.

Dem Springer-Verlag danken wir für die verständnisvolle und entgegenkommende Zusammenarbeit, insbesondere Frau R. Schulz, und für die Zeichnungen Frau C. von Solodkoff.

Dem Leser wünschen wir viel Freude und Gewinn bei der Lektüre dieses Buches. Für Kritik und Verbesserungsvorschläge wären wir dankbar.

Hamburg, im Frühjahr 1995   Die Herausgeber

Inhaltsverzeichnis

Autorenverzeichnis

Döhler, J. Rüdiger, FRCSEd
Priv.-Doz. Dr. med.
I. Chirurgische Abteilung
(Orthopädie und Unfallchirurgie)
Klinikum Plau am See
Quetziner Str. 88
19395 Plau am See

Fliedner, Eckhard, Dr. med.
Neurochirurgische Abteilung
Allgemeines Krankenhaus Altona
Paul-Ehrlich-Straße 1
22763 Hamburg

Liehn, Margret
OP-Weiterbildung
Allgemeines Krankenhaus Altona
Paul-Ehrlich-Straße 1
22763 Hamburg

Middelanis-Neumann, Irmengard
Anne-Frank-Straße 5
61273 Wehrheim

Nehse, Günter, Priv.-Doz. Dr. med.
Dr. med. dent.
Klinik für MKG-Chirurgie
Städtische Kliniken Nord
Münsterstraße 240
44145 Dortmund

Pinnau, Ralf, Dr. med.
Landesbetrieb Krankenhäuser Hamburg
Unternehmensleitung
Friedrichsberger Straße 52
22081 Hamburg

Poser, Axel, Dr. med.
Kreiskrankenhaus Emmendingen
Gartenstraße 44
79312 Emmendingen

Steinmüller, Lutz, Dr. med.
I. Chirurgische Abteilung
Allgemeines Krankenhaus Eilbek
Friedrichsberger Straße 60
22081 Hamburg

Reifferscheidt, Peter, Dr. med.
Chirurgische Abteilung
Kinderkrankenhaus Altona
Bleickenallee 38
22763 Hamburg

Grundlagen

1.1
Aufgaben einer Pflegekraft im Operationsdienst

M. LIEHN

Es gibt kein festgelegtes Berufsbild einer/s Fachkrankenschwester/krankenpflegers im Operationsdienst, obwohl die Anforderungen an das OP-Personal ständig steigen.

Mit dem Betreten einer Operationsabteilung kommen besondere Anforderungen auf das OP-Personal zu. Korrektes Einschleusen setzt Wissen über die Hygiene voraus, denn das richtige Tragen von Kleidung, Mütze und Mundtuch resultiert aus der Einsicht in die Notwendigkeit.

Alle neuen Mitarbeiter, Schüler und Gäste müssen eingewiesen werden.

Im Saal selbst gehören ruhige Bewegungen zum „normalen" Arbeitsablauf; Hektik sollte nur im äußersten Notfall aufkommen.

OP-Vorbereitung

Das OP-Pflegepersonal bereitet anhand bestehender Standards den benötigten Operationstisch mit Lagerungshilfsmitteln vor. Der Patient wird eingeschleust, nach Standard und/oder Checkliste und, entsprechend der geplanten Operation gelagert.

Die instrumentierende Kraft und der „Springer" sollen kooperativ die Operation vorbereiten. Alle medizintechnischen Geräte werden vor der Operation geprüft. Instrumente, Wäsche, Kittel, Bauchtücher und Nahtmaterialien werden gemeinsam zusammengestellt. Die/der Instrumentierende deckt die Tische steril ab und bereitet die Instrumente für die geplante Operation übersichtlich vor. Die Anordnung der Instrumente auf dem Tisch sollte in einer Operationsabteilung einheitlich sein. Die Klemmen und die Bauchtücher und ggf. Streifen werden gezählt und ihre Anzahl vom Springer im OP-Protokoll dokumentiert.

Operation

Kenntnisse in der Anatomie werden vorausgesetzt, da ohne diese ein situationsgerechtes Instrumentieren gerade in kritischen Phasen nicht möglich ist, ebenso ist das Wissen um den Ablauf der geplanten Operationen unerläßlich.

Das Anreichen der Instrumente während der Operation in der richtigen Reihenfolge sollte ohne direkte Aufforderungen möglich sein.

Nach der Operation müssen alle Instrumente, Bauchtücher und Streifen gezählt und das Ergebnis im OP-Protokoll festgehalten werden.

Springer

Der Springer hilft bei der Lagerung des Patienten nach der Narkoseeinleitung. Das erfordert neben körperlicher Kraft und technischem Verständnis auch das Wissen um die verschiedenen Prophylaxen, um Lagerungs-

schäden zu vermeiden. Eine Wärmematte, entsprechende gewärmte Decken oder Isolierfolie verhindern den Wärmeverlust des Patienten. Das Anreichen des benötigten Sterilgutes gehört ebenfalls zu den Aufgaben des Springers. Dazu steht er immer mit dem Gesicht zum sterilen Bereich, denn das Öffnen der Bedarfsartikel erfolgt nie über den sterilen Tischen, aber immer so, daß die Instrumentierende problemlos das Material abnehmen kann.

Nach dem sterilen Abdecken des Patienten durch das operierende Team schließt der Springer die benötigten medizintechnischen Geräte an, u. a. den Sauger und bei Bedarf das HF-Gerät (s. u.). Die Abwurfbehältnisse werden bereitgestellt. Der Springer verfolgt den Ablauf der Operation, um bei Bedarf unaufgefordert neue Materialien anzureichen.

Er versorgt anfallende Präparate, kümmert sich um eine korrekte Dokumentation, zählt am Ende einer Operation die Bauchtücher und bestellt den nächsten Patienten.

Nach erfolgter Hautnaht werden die neutrale Elektrode, Gurte und Lagerungshilfen entfernt, Drainagen und Verband vor der Verlegung des Patienten in die Aufwacheinheit kontrolliert.

Die Abfälle und der Saugerinhalt bzw. -beutel werden entsorgt.

Geräte und Instrumente, die für die Operation notwendig waren, werden aus dem Saal entfernt, damit das Reinigungspersonal den OP-Raum, die Möbel und die OP-Lampe reinigen kann.

Sonstige Aufgaben

Das OP-Personal lernt neue Kollegen oder Schüler an. Das Wissen über die organisatorischen Notwendigkeiten eines OP ist hierfür die Voraussetzung. Die Erstellung und regelmäßige Überprüfung von Standards ist im Rahmen der Qualitätssicherung ein unerläßlicher Bestandteil der Arbeit des OP-Personals.

Die Einhaltung der Hygienerichtlinien und der Unfallverhütungsvorschriften ist obligat.

Für einen reibungslosen Tagesablauf muß die Bevorratung ausreichend sein. Dazu muß die Bestellung von Bedarfsartikeln und Implantaten geregelt sein.

Je nach Spezialisierung und Abteilung variieren die Anforderungen.

**Vorbereitung von Operationsmaterial/
Biopsiematerial für die nachfolgende
histologische Untersuchung**

J. Caselitz

Biopsie- und Operationsmaterial werden in der Regel histologisch vom Pathologen untersucht, um die Art der Erkrankung zu analysieren. Insbesondere soll häufig die Fragestellung einer möglichen Krebserkrankung abgeklärt werden.

Für die Behandlung dieses Materials gibt es prinzipiell 2 Möglichkeiten:

- Schnellschnitt,
- übliche Bearbeitung nach Fixierung.

Schnellschnitt
Für den Schnellschnitt wird Frischmaterial sofort in die Pathologie transportiert. Ein Austrocknen kann verhindert werden, indem man einen Tupfer mit physiologischer Kochsalzlösung auf das Präparat legt. Das Material wird in der Abteilung für Pathologie eingefroren und am Gefrierschnitt untersucht. Je nach Gewebe kann die Diagnose nach etwa 5–10 min am Mikroskop erstellt werden.

Da das Material beim Schnellschnitt frisch in die Abteilung fur Pathologie gelangt, sind alle anderen methodischen Aufbereitungen noch möglich und können vom Pathologen in die Wege geleitet werden (z. B. mikrobiologische Untersuchungen, biochemische Untersuchungen, molekularbiologische und genetische Analysen).

Fixierung
Für die übliche Gewebsaufbereitung ohne Schnellschnitt wird das Gewebe in der Regel fixiert, d. h. gehärtet. Die Fixierung hat folgende Aufgaben:

- Sie härtet das Gewebe und macht es damit für die nachfolgende histologische Untersuchung geeignet.
- Sie macht das Gewebe haltbar.
- Sie tötet Keime (Bakterien, Viren) ab und verhindert damit fast alle relevanten Infektionen.

Für die Fixierung gibt es sehr viele unterschiedliche Möglichkeiten. In der Praxis sollte *Formalin* verwendet werden, und zwar in einer Konzentration von 4 oder 10%. Diese Formalinlösung, die in der Regel aus konzentriertem Formalin unter Hinzufügung der erforderlichen Menge Leitungswasser hergestellt wird, ist sehr lange haltbar. Sie sollte aber in regelmäßigen Abständen erneuert werden, damit keine Abbauprodukte wie Ameisensäure das Gewebe zu stark verändern.

Eine bessere Möglichkeit, das Formalin herzustellen, ist die Verwendung von phosphatgepufferter physiologischer Kochsalzlösung. Die entsprechenden Rezepte und die Herstellung erfolgen in der jeweiligen Apotheke oder in der Abteilung für Pathologie.

Das gepufferte Formalin ist insbesondere bei Tumoren angezeigt, wenn eine ungewöhnliche Differenzierung zu erwarten ist. Für besondere Untersuchungen (Elektronenmikroskop) kann gepuffertes Formalin benutzt werden. Im Einzelfall sollte jedoch vor dem Eingriff kurz Rücksprache mit dem Pathologen (Labor) gehalten werden, der das Material nachbearbeitet.

Praktische Hinweise
Im Operationsraum und in der Poliklinik sollte eine Telefonnummer der Abteilung für Pathologie oder bei Bedarf die Piepernummer für entsprechende Rückfragen hinterlegt sein.

Ein Tip für die Praxis: Sollte unter Notfallbedingungen einmal kein Formalin vorhanden sein, so kann man sich mit Alkohol oder aber Lösungen wie Sterillium behelfen. Diese Fixierungsart sollte aber die Ausnahme sein und dem Pathologen dann mitgeteilt werden.

1.2
Operationslagerungen

M. Liehn

1.2.1
Allgemeine Hinweise

Der regelhafte Ablauf einer Operation hängt nicht unerheblich von der richtigen Lagerung des Patienten ab. Sie erfolgt nach Absprache zwischen Anästhesie und Chirurgie. Intraope-

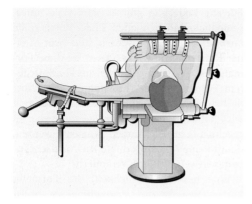

Abb. 1.1. Korrekte Rückenlagerung eines Patienten. (Nach Schindler 1989)

rative Korrekturen oder Umlagerungen bergen große Risiken.

Nach der Narkoseeinleitung in Rückenlage auf dem geraden Tisch beginnt die eigentliche Lagerung. Sie wird meist vom Pflegepersonal übernommen, muß jedoch immer verantwortlich vom Anästhesisten und vom Chirurgen überprüft werden.

Fast jede Operation erfordert eine spezifische Lagerung, die für jeden Eingriff gesondert angesprochen wird.

Immer gilt jedoch, den Patienten vor Schäden jeder Art zu schützen. Ein Wärmeverlust während der Operation kann zu einer erheblichen Gefahr für den Patienten werden.

Während der Narkose muß mit Wärmeverlust gerechnet werden. Großflächige Operationszugänge, kalte Spüllösungen und vieles andere müssen vom Patienten kompensiert werden. Die Abdeckung des Körpers mit vorgewärmten Tüchern, das Liegen auf einer Wärmematte und angewärmte Spüllösungen sollten zum Standard gehören.

Arme

Der für die Narkose wichtige „Infusionsarm" wird in seiner gesamten Länge auf einer am Tisch fixierten Schiene ausgelagert. Die Schienenpolster dürfen nicht drücken, da sonst Schäden am N. radialis oder N. ulnaris auftreten können. Am besten wird der Arm in Supinationsstellung (Handfläche einsehbar) leicht angewinkelt fixiert. Der andere Arm kann mit zwei gepolsterten Manschetten am Narkosebügel hochgehängt werden. Die Schulter darf

dabei nicht hochgezogen werden. Kein Hautareal des Patienten darf mit dem Metall des Operationstisches in Berührung kommen, wenn während des Eingriffs mit dem HF-Gerät gearbeitet wird (Abb. 1.1).

Legt man den anderen Arm seitlich an den Körper an, so muß er in einem langen Polsterkissen liegen und die Hand muß angeschnallt werden. Ein Kontakt von Haut zu Haut muß vermieden werden. Während der Operation darf sich niemand gegen die Arme des Patienten lehnen.

Beine

Die Beine können parallel gelagert werden. Eine Druckeinwirkung, z. B. intraoperativ durch den Instrumententisch, muß verhindert werden. Der Auflagedruck verteilt sich besser, wenn die Beinplatten des Operationstisches im Kniebereich etwas abgeknickt werden.

In Höhe der Oberschenkel, etwas oberhalb der Patellae, wird ein breiter Gurt angelegt, der nicht zu stramm angezogen sein darf. Eine Hand sollte flach zwischen Gurt und Beine passen!

Kopf

Der Kopf sollte auf einem Kopfkissen oder Kopfring gelagert sein, wenn er nicht in einer Kopfkalotte liegt.

Juristische Verantwortung

Nicht selten taucht die Frage auf, wer bei Lagerungsschäden verantwortlich ist. Nach einer Absprache der Berufsverbände der Chirurgen und der Anästhesisten wurde die Aufgabenverteilung zwischen Chirurgie und Anästhesie in 4 Phasen gegliedert:

Präoperative Phase:
Der Anästhesist ist so lange für die Lagerung verantwortlich, bis der Patient in Narkose für die Operation gelagert wird.

Lagerung zur Operation:
Der Operateur entscheidet über die Art der Lagerung unter Berücksichtigung eventueller Einwände seitens des Anästhesisten. Der Chirurg ist verpflichtet, die Lagerung vor der Abdek-

kung zu kontrollieren, und er ist gehalten, dieses zu dokumentieren.

Intraoperative Lageveränderungen:
Nach intraoperativen Lagerungsänderungen ist der „Springer" gehalten, zu kontrollieren, ob die Abpolsterung der gefährdeten Körperteile gewährleistet und der Sitz der neutralen Elektrode noch korrekt ist.

Postoperative Phase:
Die Aufgabe des Anästhesisten erstreckt sich auf die Beobachtung der Lagerung während der Ausleitung und der Umlagerung ins Krankenbett. Sie endet erst mit der Übergabe des Patienten an die Station.

Schädigungsarten

Der Patient ist durch seine besondere Situation, nämlich Narkose und Relaxation, prädestiniert für Läsionen, Druckschäden und Lähmungserscheinungen. Folgendes ist zu beachten:

- Starker Druck und massive Dehnung aller Nerven und Gefäße sind zu vermeiden; zu starke Flexion oder Beugung führen zu Schädigungen.
- Übertriebene Rotation oder Abduktion z. B. des Armes führen zu Dehnungen des Plexus brachialis.
- Befestigungen der Handgelenke müssen locker und gut gepolstert sein.
- Zu harte oder falsch plazierte Rollen führen zu Kompressionen.
  Mit etwas Überlegung kann das instrumentierende Personal mithelfen, Lagerungsschäden zu minimieren. Dazu gehört unbedingt die standardisierte Vorbereitung und Durchführung einer Operationslagerung.

Lagerungsmittel

Während der verschiedenen Operationen gibt es einige Lagerungshilfsmittel, die den Eingriff erleichtern. In Kopftieflage fallen die Darmschlingen z. B. nach kranial und machen den Zugriff ins kleine Becken oder den Unterbauch einfacher. Die Fußtieflage ermöglicht einen besseren Zugang zum Oberbauch. Zusätzlich gibt es noch zahlreiche kleine Hilfen,

die schwerlich alle im Detail besprochen werden können.

1.2.2
Abdeckungskonzepte

Die Abdeckungssystematik ändert sich meist von Abteilung zu Abteilung; eine wirkliche Standardisierung wird nicht erreicht werden können.

Die Art der Abdeckung hängt u. a. von den Materialien ab.

Anforderungen

- Ein modernes Abdeckungsmaterial darf nicht „nur" Keimbarriere, es muß auch Flüssigkeitsbarriere sein, um z. B. Verbrennungen zu vermeiden.
- Um Störungen durch elektrische Felder in operativen und diagnostischen Geräten auszuschließen, muß die Abdeckung antistatisch sein; außerdem ist eine ungehinderte Thermoregulation von Bedeutung.
- Einlagige Abdeckungen bedeuten vor allem Zeitersparnis.
- Die flexible Fixation mit Klebestreifen erleichtert die Abdeckung, und die Backhausklemmen können entfallen.
- Abdeckungen sollten in Sets gelagert werden, standardisiert und operationsspezifisch, mit funktionell gefalteten Tüchern, die in der Reihenfolge ihrer Anwendung gepackt sind.
- Eine effiziente Versorgung, ebenso wie die Entsorgung muß gewährleistet sein. Wirtschaftlichkeit und Umweltverträglichkeit sind wichtige Faktoren.

Materialien

„Baumwolle" ist eigentlich ein Baumwoll-Polyester-Gemisch. Da es wasserdurchlässig ist, kommt hier immer eine kombinierte Abdeckung mit Einwegmaterial zur Anwendung. Beim Entfalten werden sehr viele Staubpartikel frei. Eine Aufbereitung in der Wäscherei ist wasseraufwendig und personalintensiv!

Gore-tex-OP-Textilien sind aus mikroporösem Material. Die Partikelabgabe während des

Gebrauchs ist sehr gering. Das Material ist so feinporig, daß die Keimbarriere optimal ist. Es ist saugfähig und absolut wasserfest, solange es unbeschädigt ist; es ist luftundurchlässig, aber eine ungehinderte Thermoregulation ist möglich. Gore-tex-Textilien werden häufig über Leasingfirmen geliefert und aufbereitet.

Vliesmaterialien aus Holzpulpe sind als Einwegabdeckungen im Handel. Sie sind wasserdicht, atmungsaktiv, weich und reißfest, haben eine geschlossene Materialstruktur und sind deshalb praktisch fusselfrei in der Anwendung. Sie können einzeln oder in verschiedenen Sets geliefert werden. Die Entsorgung erfolgt über den Krankenhausmüll in die Verbrennungsanlage.

1.2.3
Präoperative Rasur

Die präoperative Rasur wird aus hygienischer Sicht unterschiedlich bewertet.

Hygienische Anforderungen

Wenn eine präoperative Rasur erforderlich ist, sollte sie nicht früher als 2 Stunden vor dem chirurgischen Eingriff erfolgen.

Von der Rasur unmittelbar im Operationssaal ist dringend abzuraten, da die Unterlage des OP-Tisches dabei nicht absolut vor Durchfeuchtung und Verschmutzung geschützt werden kann.

Ausgenommen von der Rasur ist immer der Gesichtsbereich. Die unerlaubte Entfernung der Augenbrauen kann als Körperverletzung interpretiert werden. Eine Bartrasur muß mit dem Patienten besprochen sein.

Naßrasur

Dem Patienten wird eine Einwegunterlage unter das zu rasierende Körperteil gelegt, die Haut wird gründlich mit flüssiger Seife, Hautdesinfektionsmittel oder Rasierschaum angefeuchtet. Die Größe des behandelten Feldes hängt von der Schnittführung ab, als Anhaltspunkt gilt „Schnittlänge + 10 bis 20 cm Umfeld", weil Schnitterweiterungen und Drainageaustrittsstellen mit bedacht werden müssen.

Chemische Depilation

Statt einer Naßrasur können auch chemische Substanzen zur Anwendung kommen, die depilatorisch wirken. Da sie keinerlei Hautläsionen hervorrufen, können sie mehrere Stunden vor dem Eingriff angewendet werden. Die Substanz muß vor der Anwendung getestet werden (z. B. in der Ellenbeuge des Patienten), um mögliche allergische Reaktionen auszuschließen.

Im Intimbereich ist von chemischen Mitteln abzuraten, da der Kontakt mit Schleimhäuten Reizungen verursacht.

1.2.4
Hochfrequenzchirurgie

Prinzip

Nach dem Joule-Gesetz[1] entsteht Wärme, wenn elektrischer Strom durch einen leitfähigen Körper fließt. Folgendes Prinzip liegt zugrunde: bei hoher Stromdichte entsteht viel Hitze, bei niedriger Stromdichte weniger Wärme.

Diese Tatsache wird in der Chirurgie genutzt, indem man an *den* Körperstellen eine hohe Stromdichte erzeugt, wo man schneiden oder koagulieren will. Dazu werden hochfrequente Wechselströme durch den Körper des Patienten geleitet, der über die „Neutralelektrode" mit dem HF-Gerät verbunden ist. Den Gegenpol stellt der Handgriff mit der sterilen Operationselektrode dar, die ebenfalls mit dem Gerät verbunden ist.

Anwendung

Bei Bedienung der Handelektrode schließt sich der Stromkreis, je nach Geräteeinstellung wird das Gewebe durch regelbare Hitzeeinwirkung koaguliert.

Die Handelektrode wird entweder zum Schneiden oder zum Koagulieren benutzt unter Aufsatz der Messer- oder der Stichelektrode; mit der Knopfelektrode wird der Strom

---

[1] James Prescot Joule, Physiker.

an die Pinzette geleitet, mit der ein blutendes Gefäß gefaßt wurde.

Gefahren und Prophylaxen

Hat der Patient während des Koagulierens Kontakt zu Metallteilen des Tisches, so kann an diesen Stellen hochfrequenter Strom fließen und zu Verbrennungen führen. Probleme bieten in dieser Hinsicht die seitlichen Gleitschienen des OP-Tisches, sowie metallische Zubehörteile wie Narkosebügel oder Armtisch.

Zu den EKG-Elektroden muß ein Sicherheitsabstand von 150–200 mm eingehalten werden. HF-Geräte müssen gemäß MPG[2] regelmäßig gewartet werden.

Falsche Bedienung oder die Nichtbeachtung der Vorsichtsmaßregeln können schwerwiegende Zwischenfälle verursachen.

Die „Neutralelektrode", auch Dispersionselektrode genannt, sollte so nah wie möglich am Operationsfeld plaziert werden, damit der Strom schnellstmöglich wieder darüber abfließen kann. Sie sollte immer an der zu operierenden Seite angebracht werden, damit der Strom nicht quer zur Körperachse fließen muß. Das gilt besonders im thorakalen Bereich.

Die „Neutralelektrode" muß am Körper des Patienten ganzflächig anliegen. Behaarte oder narbige Körperteile sind ungeeignet. Der Stromfluß ist gestört, wenn das Kabel gebrochen ist, oder die Steckkontakte defekt sind.

Bei Patienten mit Pacern oder Herzschrittmacherelektroden kann die Anwendung von monopolarem Strom zu Störungen der Pacerfunktion und zu Kammerflimmern führen. Deshalb muß bei solchen Patienten mit bipolarem Strom gearbeitet werden.

Das instrumentierende Personal muß darauf achten, daß die sterilen Elektroden sauber sind. Verbrannte Gewebereste müssen ständig entfernt werden, Einmalelektroden bei Bedarf erneuert werden.

Weitere Möglichkeiten zur Blutstillung stehen zur Verfügung durch neue Ultraschallapplikatoren (s. S. Kap. MIC). Kontaktfrei

kann z. B. mit dem Argonbeamer (monopolares „Sprayen" mit Argon als Trägergas) koaguliert werden.

1.3
Aspekte zur pflegerischen Dokumentation

I. Middelanis

1.3.1
Dokumentationspflicht

Seit 1978 besteht aufgrund der Rechtslage für den Arzt eine Dokumentationspflicht seiner Tätigkeiten (Mehrhoff 1988; Böhme 1991). Das bedeutet, daß durch die Dokumentation eine Transparenz hergestellt wird, die es nachbehandelnden Kollegen oder Personen aus dem ärztlichen Umfeld (Gutachtern) ermöglichen soll, die Behandlung nachvollziehen und beurteilen zu können. Eine gute Dokumentation sollte alle relevanten Aspekte einer Behandlung enthalten, so daß keine Fragen offen bleiben.

Für den pflegerischen Bereich ist mit dem Krankenpflegegesetz von 1985 eine Regelung geschaffen worden. Hier wird u. a. als Ausbildungsziel von der „sach- und fachkundige(n), umfassende(n), geplante(n) Pflege des Patienten" (Kurtenbach et al. 1994) gesprochen, die nur mit Hilfe einer lückenlosen Dokumentation aller Pflegehandlungen gesichert werden kann.

Dokumentation bedeutet hier, wie auch im ärztlichen Bereich, eine beweiskräftige, wahrheitsgemäße Auflistung vorgenommener Maßnahmen. Für den Patienten bedeutet dies mehr Sicherheit durch einen nahtlosen Informationsaustausch zwischen den ihn versorgenden Personen, deren gegenseitige Kontrolle sowie die Überprüfbarkeit der an ihm vorgenommenen Handlungen im nachhinein.

In der Praxis stellen sich die Auswirkungen und Vorteile der Dokumentationspflicht neben den schon erwähnten als vielfältig heraus:

- Qualitätsleistung, Qualitätskontrolle,
- gesicherte Informationsübermittlung,
- Zeitersparnis – keine unnötigen doppelten Arbeiten,

---

[2] Medizinproduktegesetz

- Wirtschaftlichkeit – Arbeitsnachweis, Aufzeichnung des Arbeitsumfanges, Grundlage zur Personalberechnung,
- Sicherheit – Erstellen einer eventuellen Prozeßgrundlage.

Der letztgenannte Punkt muß jedem Dokumentierenden bewußt sein; denn nur ein exaktes übersichtliches Vorgehen kann im Falle eines Rechtsstreites verhindern, daß es zu einer *Umkehr der Beweislast* kommt. Das bedeutet, daß im Falle einer mangelhaften Dokumentation das Krankenhaus die Beweislast für ein Nichtverschulden seinerseits an einer aufgetretenen Schädigung zu tragen hat.

Es gibt bis heute keine allgemeinverbindliche Richtlinie, in welcher Weise und mit welchen Inhalten eine Dokumentation angefertigt werden muß, um allen Ansprüchen Rechnung zu tragen. In einer Funktionsabteilung mit ihrer Vielzahl von individuellen Behandlungsabläufen, wie sie ein OP darstellt, ist es besonders schwierig, die Dokumentation zu schematisieren.

Ein wichtiges Mittel ist hier, wie auch in anderen Abteilungen, das Erstellen von Standards, die sich von Haus zu Haus unterscheiden können. Dabei werden Handlungsanweisungen für einen sich wiederholenden Arbeitsablauf unter Mitwirkung der Beteiligten erstellt. In der Regel werden die Standards dann durch die Pflegedienstleitung und den ärztlichen Dienst erlassen. Diese Richtlinien sollen der ausführenden Person zwar genug individuellen Entscheidungsfreiraum lassen, aber die Tätigkeit definieren. Ein großer Vorteil solcher Standards ist somit, daß eine Tätigkeit als ausgeführt gilt, wenn den Handlungsanweisungen genüge getan und dies mit einer Unterschrift bestätigt worden ist.

Inzwischen geht die Tendenz dahin, Pflegerelevantes nach den Aktivitäten des täglichen Lebens (ATL) zu organisieren (Wenger 1991). Dies erstreckt sich auch auf den Aufbau des Haftungsrechtes (Böhme 1994). Daher bietet es sich an, die ATL's bei Erstellung der Standards zu berücksichtigen. Hier wird dem Punkt *„für Sicherheit sorgen"*, besonders Rechnung zu tragen sein.

1.3.2
Dokumentationsprozeß

Bevor auf Inhalte eingegangen wird, sollen einige technische Aspekte des Dokumentationsprozesses angesprochen werden. Dies sind:

- Dokumentationsmittel: Es sollen standardisierte Formulare aus Papier mit Durchschlägen verwendet werden.
- Die Signatur hat mit Schriftzug zu erfolgen, keine Druckschrift!
- Bewahrung der Dokumentenechtheit: keine Überklebungen, keine Überschreibungen (z. B. Tipp-Ex), sondern Durchstreichen und neu schreiben.

Um Pflege und Behandlungsinhalte im OP in einer Dokumentation darlegen zu können, liegt die Verwendung von unter diesem Aspekt erstellten *Standards* nahe.

Eine Vielzahl von solchen Standards und OP-Richtlinien ist so denkbar:

- Entgegennahme eines Patienten an der Schleuse:
  - Aktenkontrolle,
  - Patientenübergabe,
  - Korrektes Einschleusen.
- Desinfektion:
  - Desinfektionsmittel,
  - übliches Ersatzmittel bei Unverträglichkeiten,
  - chirurgische Händedesinfektion.
- Kleidung:
  - Bereichskleidung,
  - sterile Kleidung.
- Vor- und Nachbereiten einer Operation.
- Umgang mit Sterilgut.
- Lagerung und Entlagerung eines Patienten.
- Verhalten an speziellen Gerätschaften:
  - Röntgen/Durchleuchtung,
  - Laser.
- Reinigung und Müllentsorgung.

Es ist wesentlich, daß die Aufgaben von Springer und Instrumentierenden hierbei klar und trennbar herausgearbeitet werden. Auch sollte, wo möglich, der Stationsstandard genutzt werden z. B. in den Bereichen

- Rasur,
- Anlegen von Blasenverweilkathetern.

Sind in solcher oder vergleichbarer Form bindende abteilungsspezifische Richtlinien erstellt worden, können die so gewonnenen Standards in ein *Dokumentationsformular* einfließen. Folgende Punkte sollten in diesem Formular mindestens enthalten sein:

- Datum
- OP-Saal
- Patientendaten: Personalien und eine Rubrik für Besonderheiten (aus pflegerischer Sicht) wie:
  - Kontrakturen
  - Hautschäden
  - Nervenschädigung
  - besondere Schmerzanamnese
  - Herzinfarkt, Dyspnoe, o. ä.
  - Beeinträchtigung der Sinne (Sehen, Hören, …)
  - Allergien
  - Anus praeternaturalis (Beutelversorgung)
  - Prämedikation
  - Zahnersatz
- Vor- und Nachnamen aller an der Operation beteiligten Personen
- Zählstände vor und nach der Operation
  - Bauchtücher
  - Kompressen
  - Tupfer
  - Instrumente
- Sterilgutchargennummern (z. B. Implantate)
- Zeiten
  - Rüstzeit
  - Schnitt-/Nahtzeit
  - Wartezeit
  - Wechsel (Springer, Instrumentierender) während einer Operation
  - Abweichungen von den Normzeiten mit Begründung
- Dauerkatheter
  - Charrière (Charr.)
  - Wer katheterisiert?

- Lagerung
  - Welche Lagerung?
  - Welcher Tisch?
  - Wer führt die Lagerung durch?
- Neutralelektrode
  - Plazierung
  - Gerätetyp und Geräteeinstellung
- (Temperatur der Wärmematte)
- Blutsperre/leere
  - Zeitpunkt, Dauer, Druck
- Röntgen
  - Zeitpunkt (prä-, intra-, postoperativ), Dauer
  - Gerät und Einstellung (kV)
- Besonderheiten intraoperativ
- Drainagen, Blasenverweilkatheter, Ureterkatheter u. a.
  - Ableitungsarten
- Verbandsform wie:
  - Pflaster
  - Gips
  - Binde
  - Kompressionsverband
- Verbrauch von Materialien, z. B.
  - Prothesen (Gefäß-, Endoprothesen, …)
  - Osteosynthesematerial
- Präparate
  - Wie viele?
  - Wohin gehen die Präparate?
  - Wer zeichnet die entsprechenden Formulare ab?
- Entsorgung des OP-Saales
  - Besonderheiten bei der Instrumentenentsorgung
  - Infektiöses Material
- Rubrik Vitalzeichenkontrolle
- Besonderheiten bei lokalanästhesierten Patienten (Extraformular?)

1.3.3
Grundanforderungen
an ein Dokumentationsformular

Ein solches auf der Basis von OP-Standards erstelltes Dokumentationsformular sollte somit gewissen Grundanforderungen genügen:

- Es muß möglichst übersichtlich und zugleich knapp gestaltet sein.
- Das Ausfüllen sollte bis auf von der Norm abweichende Besonderheiten durch Ankreuzen geschehen.
- Unerläßlich ist das Gegenzeichnen der involvierten Personen, wie Springer, In-

strumentierender, Lagerungspersonal, etc. In diesem Zusammenhang sei darauf hingewiesen, daß die Verantwortung unkorrekter Zählstände oft ausschlaggebend in Gerichtsverfahren ist (Böhme 1991).

- Die Aufzeichnungen sollen möglichst lückenlos sein. Die an einer Operation außerdem beteiligten Gruppen, wie die Anästhesie, müssen ebenfalls die relevanten Handlungen dokumentieren. Gegebenenfalls hat dies auf einem separaten Formular zu erfolgen.
- Die durch die Dokumentation aufgenommenen Daten haben für die nach dem Datenschutz berechtigten Personen, wozu auch der Patient gehört, jederzeit abrufbar zu sein.

Grundsätzlich kann die EDV des jeweiligen Krankenhauses am Dokumentationsprozeß beteiligt werden, wenn dies unter dem Gesichtspunkt des Erhaltes der Dokumentenechtheit und der Datensicherheit geschieht.

Tabelle 1.1. Europäische Pharmakopöe (Ph. Eur.). (Fa. Ethicon)

Resorbierbar (CAT GUT)	metric	Nichtresorbierbar sowie synthetisch resorbierbar	Durchmesserspanne [mm]
	0,01	12-0	0,001-0,009
	0,1	11-0	0,010-0,019
	0,2	10-0	0,020-0,029
	0,3	9-0	0,030-0,039
	0,4	8-0	0,040-0,049
8-0	0,5	7-0	0,050-0,069
7-0	0,7	6-0	0,070-0,099
6-0	1	5-0	0,100-0,149
5-0	1,5	4-0	0,150-0,199
4-0	2	3-0	0,200-0,249
3-0	2,5	2-0	0,250-0,299
3-0	3	2-0	0,300-0,349
2-0	3,5	0	0,350-0,399
0	4	1	0,400-0,499
1	5	2	0,500-0,599
2	6	3	0,600-0,699
3	7	5	0,700-0,799
4	8	6	0,800-0,899
5	9	7	0,900-0,999

1.4
Chirurgisches Nahtmaterial

I. MIDDELANIS

1.4.1
Vorschriften

Erst mit dem europäischen Arzneibuch sind Normierungsvorschriften erstellt worden, die die EG-Länder anerkennen und in ihren nationalen Arzneibüchern berücksichtigen müssen.

Das *Deutsche Arzneibuch* definiert unter anderem folgende Begriffe:

Stärkenbezeichnung der Fäden

Es existieren 2 Bezeichnungsnormen:

USP: Diese Einteilung der United States Pharmacopeia war einmal willkürlich gewählt worden, so daß kein offensichtlicher Zusammenhang zwischen Numerierung und Fadendurchmesser besteht.

„metric": Die Sortierung der Europäischen Pharmakopöe legt das Dezimalsystem zugrunde. Die Bezeichnung „metric" gibt den Fadendurchmesser in $^1/_{10}$ mm an (Tabelle 1.1). Die deutschen Hersteller geben die EP- und die USP-Sortierung an.

Fadenreißkraft

Einheit: Newton (N)

Es bestehen Richtwerte, wann ein Faden reißen darf. Diese Werte sind festgelegt für:

- das Reißen eines Fadens bei linearem Zug,
- das Reißen eines Knotens,
- das Lösen am Übergang Nadel–Faden bei armierten Fäden.

Packungen

Es sind nur noch Einzelfäden von einer maximalen Länge von 3,5 m zugelassen. Einzelverpackungen mit standardisierten Fadenlängen enthalten einen oder mehrere Fäden, eine oder mehrere Nadel-Faden-Kombinationen.

Diese Verpackungen ersparen sog. Nahtspenderflaschen und Spulen mit bis zu 100 m Faden. Solche Nahttische bedeuten manchmal Sterilitätsmängel und Zeitverluste beim Abdecken und bei der Operation.

Dreifachverpackung

Das Nahtmaterial ist in einer speziellen Folie eingeschweißt. Die Beschichtung verhindert ein Auflösen des Fadens. Die Fäden können trocken oder in konservierenden Flüssigkeiten *ohne* antimikrobielle Zusätze aufbewahrt werden.

Der Instrumentierende entnimmt die Folienverpackung der sog. Peelpackung, die vom „Springer" geöffnet angereicht wird.

Diese Einzelverpackungen sind in Transport- und Lagerbehältern untergebracht, die in Nahtmagazinen sortiert werden.

Sterilisation

Strahlenbeständiges Nahtmaterial wird mit energiereichen Gammastrahlen sterilisiert.

Die anderen, z. B. Vicryl (Ethicon), werden mit Ethylenoxid begast.

**1.4.2
Fäden**

Bei der Vielzahl der im Handel erhältlichen Produkte kann die vorliegende Auswahl weder vollständig noch repräsentativ sein. Vielmehr spiegelt sie die bei uns bewährten Materialien wider.

Chirurgisches Nahtmaterial muß einigen Anforderungen entsprechen, wie:

Sterilität, Gewebeverträglichkeit, glatte Oberflächenbeschaffenheit, gutes Knüpfverhalten und ausreichende Festigkeit während der Wundheilung.

Einteilungsmöglichkeiten

Man unterscheidet Nahtmaterial nach der Herkunft, der Verarbeitung und der Resorbierbarkeit:

Herkunft

- Tierische Grundstoffe: Subserosa des Rinderdarmes, Submukosa des Schafdarmes ⇒ Catgut,
  Kokon der Raupen ⇒ Seide.
- Pflanzliche Grundstoffe: Flachs ⇒ Zwirn.
- Synthetische Grundstoffe: Polyamid, Polyester, Polyglactin, Polyglykolsäure, Pro-

propylen, etc. ⇒ synthetisches Nahtmaterial.
- Mineralische Grundstoffe: Edelstahl, Titan etc. ⇒ Drahtnähte.

Verarbeitung

- Zwirnen: Mehrere einzelne Fäden werden gedreht.
- Flechten: Mehrere einzelne Fäden werden gedreht, um die anschließend eine Hülle aus dem gleichen Material geflochten wird. *Beispiele:* Dexon, Vicryl, Seide, Dagrofil, Mersilene
- Monofiles Material: Der Faden besteht aus einem Monofilament. Beispiele: Mirafil, Prolene
- Pseudomonofiles/polyfiles Material: Die Fadenseele ist gedreht/gezwirnt und mit einem speziellen Mantel überzogen, der dem Faden einen monofilen Charakter verleiht. *Beispiele:* Supramid, Suturamid, Catgut – spezieller Oberflächenschliff.

Resorbierbarkeit

Resorbierbar: Nach einem bestimmten Zeitraum baut sich das Nahtmaterial ab. Dies kann auf 2 Wegen geschehen:

1) Durch Enzyme, d. h. körpereigene Fermente (Resorption) mit Auslösung von Gewebereaktionen. Der enzymatische Abbau erfolgt beim Catgut.
2) Durch Hydrolyse, d. h. Spaltung durch Wasser. Der Abbau des Fadens erfolgt gleichmäßiger als bei der enzymatischen Reaktion.
   Beispiele: Vicryl, Dexon.

Nichtresorbierbar: Diese Fäden werden nicht abgebaut.

Nichtresorbierbares Nahtmaterial

Nichtresorbierbares Nahtmaterial wird dort verwendet, wo über einen langen Zeitraum eine konstante Fadenfestigkeit gewünscht ist. Diese Fäden verbleiben für immer im Gewebe oder müssen entfernt werden.

Polyamidfäden

Sie werden aus synthetischen Polyamiden (fadenbildende Polymere) hergestellt.

Polyamidfäden werden geflochten, gezwirnt und monofil/pseudomonofil hergestellt. Sie eignen sich aufgrund eines allmählichen Zersetzungsprozesses im wesentlichen für Hautnähte, heben sich aber durch Geschmeidigkeit, Reißfestigkeit, Knotensitz sowie geringe Gewebereaktion und wasserabweisende Eigenschaft hervor.
Beispiele: Ethilon – monofil, Nurolon - geflochten, Suturamid – pseudomonofil (Ethicon); Dafilon – monofil, Supramid – pseudomonofil (Braun-Dexon).

Polyesterfäden
Sie werden monofil, geflochten mit und ohne Ummantelung hergestellt.
Sehr gute Gewebeverträglichkeit, Geschmeidigkeit, hohe Reißkraft und wasserabweisende Eigenschaften zeichnen diese Fäden aus.
Beispiele: Mersilene – geflochten, Ethibond – geflochten, beschichtet (Ethicon); Cardiofil – geflochten, veredelt, Synthofil – geflochten, veredelt, Dragrofil – geflochten, Mirafil – monofil, u. a. (Braun-Dexon).

Polypropylenfäden
Sie zeichnen sich dadurch aus, daß sie kein Wasser aufnehmen und ihre Eigenschaften im Gewebe nicht verändern. Sie eignen sich besonders für die Gefäßchirurgie, für Sehnen- und Hautnähte.
Beispiel: Prolene – monofil (Ethicon).

Seide
Seide wird aus dem Kokon der Seidenspinnerraupe hergestellt. Die Kokonfäden werden entbastet, versponnen und geflochten. Eine besondere Imprägnierung macht den Faden wasserbeständig. Die glatte Oberfläche, Geschmeidigkeit und gute Knüpfbarkeit zeichnen den Faden aus, die Knotenreißkraft allerdings beträgt nur etwa 60% eines Polyesterfadens.
Beispiele: Perma – Hand Seide (Ethicon), NC – Seide (Braun-Dexon)

Stahldraht
Er besteht aus korrosionsbeständigem Edelstahl. Hergestellt wird er in monofiler und polyfiler Form. Seine Merkmale sind hohe Reißkraft und gute Gewebeverträglichkeit.

Verwendet wird er bei traumatologischen und orthopädischen Eingriffen sowie für Entlastungsnähte und zum Sternumverschluß.
Beispiele: Stahldraht (Ethicon), Suturdraht (Braun-Dexon)

Zwirn
Zwirn wird aus Flachsfasern gewonnen. Die einzelnen Fasern werden gedreht und geglättet.
Das Aufquellen des Fadens durch Wasseraufnahme löst negative Gewebereaktionen aus. Diese werden zusätzlich durch die rauhe Fadenstruktur begünstigt.

Resorbierbares Nahtmaterial

Beim resorbierbaren Nahtmaterial muß bedacht werden, daß der Faden noch zu sehen ist, wenn er seine Reißkraft schon verloren hat. Wie schnell das geschieht, hängt vom Material ab. Abhängig vom Zustand des Patienten, z. B. bei Eiweißmangel, Wundinfektion, werden Kollagenfäden unterschiedlich schnell resorbiert. Synthetische resorbierbare Fäden werden gleichmäßig abgebaut. Die Gewebereaktion ist bei tierischen Produkten größer, da sie als Fremdeiweiße enzymatisch verdaut werden.
Mit fortschreitender Wundheilung soll der Faden gleichermaßen an Reißfestigkeit abnehmen.

Natürliches resorbierbares Nahtmaterial

Kollagenfäden/Catgut
Hergestellt werden diese Fäden aus der Darmsubserosa des Rindes und der Darmsubmukosa des Schafes.
Die Kollagenstreifen werden naß gedreht, anschließend getrocknet und auf den gewünschten Durchmesser geschliffen. Damit haben sie monofilen Charakter. Um im späteren Gebrauch noch geschmeidig zu sein, werden sie durch Zugabe wasserbindender Stoffe oder in einer Konditionierungslösung verpackt. Der Abbau des Materials erfolgt enzymatisch. Nach etwa 8 Tagen hat der Faden nur noch die Hälfte seiner ursprünglichen Reißkraft. Nach etwa 40 Tagen ist er vollständig resorbiert.

Um die Resorptionszeit zu verlängern, können die Fäden mit Chromsalzen oder Chromsäuren behandelt werden (Chromcatgut). Dieser Faden wird bevorzugt in langsam heilendem Gewebe eingesetzt z. B. bei Ureternähten.

Beispiele: Catgut plain, Catgut chromic (Ethicon); Softcat plain, Softcat chrom (Braun-Dexon).

Synthetisches resorbierbares Nahtmaterial

Es gibt monofile, geflochtene und pseudomonofile Fäden. Unabhängig von Gewebefaktoren werden diese Produkte durch Hydrolyse abgebaut. So entstehen kaum Gewebereaktionen, z. B. Fadengranulome.

Vicryl Polyglactin 910 (Ethicon)
Vicryl ist ein geflochtener Faden, Bänder sind flach gewebt. Durch seine spezielle Beschichtung gleitet der Faden im Gewebe und ermöglicht ein problemloses Knoten.

Verwendet wird Vicryl in allen operativen Bereichen. Es ist in unterschiedlicher Färbung erhältlich, die Normalfarbe ist violett.

Weitere Vicrylimplantate sind Kissen, feinmaschige Netze und grobmaschige Taschen.

Resorptionszeit: nach 18 Tagen noch etwa die Hälfte der ursprünglichen Reißkraft.

Vollständige Resorption nach etwa 70 Tagen.

Vicryl rapid Polyglactin 910 (Ethicon)
Die Grundsubstanz von Vicryl und Vicryl rapid ist gleich. Durch ein niedriges Molekulargewicht ist die Resorptionszeit des Vicryl rapid deutlich herabgesetzt. Man setzt den Faden bevorzugt dann ein, wenn eine nur wenige Tage dauernde Wundadaptation genügt: Dammschnittnaht, Intrakutannaht, Schleimhautnaht in der Zahn-, Mund- und Kieferchirurgie.

Resorptionszeit: Nach etwa 5 Tagen noch 50% der ursprünglichen Reißkraft; vollständige Resorption nach 35–42 Tagen.

Monocryl Poliglecaprone (Ethicon)
Ein monofiler, ungefärbter und geschmeidiger Faden. Abgesehen von Fasziennähten kann er überall dort eingesetzt werden, wo resorbierbares Nahtmaterial verwendet werden darf.

Resorptionszeit: Nach etwa 7 Tagen noch 50–60% der ursprünglichen Reißkraft; vollständige Resorption nach 90–120 Tagen.

PDS II Polydioxanon (Ethicon)
Der Faden ist monofil; die Bänder sind flach gewebt und die Kordeln rund geflochten.

Dieses Material wird wie Vicryl, jedoch sehr viel langsamer abgebaut. PDS wird dort eingesetzt, wo mit längeren Wundheilungszeiten zu rechnen ist und wo Strukturen über einen längeren Zeitraum fixiert werden müssen (bei Gefäß-, Band-, Sehnennähten). Es weist keine Dochtwirkung auf (monofil), kann daher in infiziertem Gewebe verwendet werden.

Resorptionszeit: Nach etwa 35 Tagen besitzt der Faden noch 50% seiner ursprünglichen Reißkraft, erst nach 180 Tagen ist er vollständig resorbiert.

Dexon/Dexon Plus, Polyglykolsäure (Braun-Dexon)
Es ist ein geflochtener, beschichteter (Dexon-Plus-)Faden, der ebenfalls über Hydrolyse abgebaut wird. Er ähnelt dem Vicrylfaden. Weitere Implantate sind Netze.

Resorptionszeit: Dexon baut sich gleichmäßig ab und ist etwa nach 90 Tagen vollständig resorbiert.

Maxon Polyglykolsäure + Trimethylencarbonat (Braun-Dexon)
Ein monofiler, weicher Faden, dessen Eigenschaften vergleichbar mit dem PDS II sind.

1.4.3
Nadelkunde

Aus den Aufgaben der chirurgischen Nadeln ergeben sich die *Anforderungen an ihre Beschaffenheit:*

- Material: korrosionsbeständiger Stahl,
- Bruchfestigkeit und Biegeelastizität: biegen, nicht brechen,
- Oberfläche fein poliert und manchmal silikonisiert: gleiten,
- Nadelspitze: Einstich,
- Nadelkörper: Durchzug,
- Nadelschaft: geringe Traumatisierung (Öhrnadeln – armierte Nadeln).

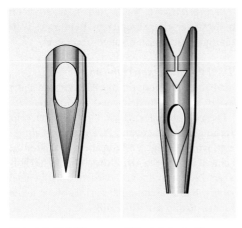

Abb. 1.2. Fädelöhr   **Abb. 1.3.** Federöhr

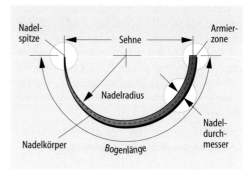

Abb. 1.4. Aufbau einer Nadel

Öhrnadeln

Fädelöhrnadel (Abb. 1.2)
Diese Art der Nadel ist wohl die älteste. Sie ähnelt der herkömmlichen Nähnadel. Traumatisierung des Gewebes durch den doppelt liegenden Faden im Öhr, Einfädeln mühsam, Befestigung des Fadens nicht sicher, Schädigung des Gewebes durch den starken Nadelschaft.

Federöhrnadeln (Abb. 1.3)
Die Verbesserung des Fädelöhrs ist die Federöhrnadel, die auch als Patent- oder Schnappöhrnadel bezeichet wird. Zum Einfädeln wird der Faden über ein kerbenartiges Öhrteil (Schnapprille) gelegt und dann in das Öhr gezogen. Ein weiteres Öhr ermöglicht ein Einfädeln des Fadens und eine Sicherung im oberen Öhr.
    Neben der Traumatisierung hat das Patentöhr den Nachteil, daß der Faden am Schnappöhr beschädigt wird.
    Vorteil dieser Nadelformen ist die mehrmalige Verwendungsmöglichkeit, was jedoch ein Pflegen, Säubern und Resterilisieren erforderlich macht.

Atraumatische öhrlose Nadel

Die atraumatische Nadel besitzt im Schaft eine axiale Bohrung, in die der Faden eingebracht wird. Die *Vorteile* gegenüber den Öhrnadeln sind gravierend:

● Die Gewebetraumatisierung ist gering, da ein stufenloser Übergang von der Nadel zum Faden gegeben ist, keine Fadendoppelung. Außerdem ist die Nadel im Schaft schlanker, da das Öhr fehlt.

● Durch den Schliff werden Unebenheiten ausgeglichen.

● Als Einmalartikel ist die Nadel immer optimal.

● Dieses Nahtmaterial gibt es in einfacher oder doppelt armierter Ausführung. Bei letzterem befindet sich an beiden Fadenenden eine Nadel.

Eine Sonderform ist die *Abziehnadel:*
    Hierbei ist die Armierungsfestigkeit des Fadens so gewählt, daß im Gewebe genäht und anschließend mit einem leichten Zug die Nadel vom Faden gelöst werden kann.

Nadelformen (Abb. 1.4)

Form des Nadelkörpers:
1/4-Kreis,
3/8-Kreis,
1/2-Kreis (Abb. 1.5 a),
5/8-Kreis,
Angelhakenform (Abb. 1.5 b),
Kufenform (Abb. 1.5 c),
gerade.

Schliff:
rund oder schneidend.

Nadelspitze:
fein, stumpf, Dreikanttrokar, spatelförmig u.a.

Nadelcode

Die Öhrnadeln werden nach einem Buchstabencode eingeteilt, auf den hier nicht eingegangen werden soll.

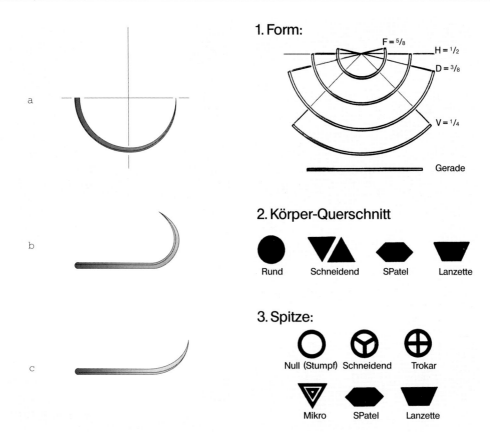

Abb. 1.5. a Halbkreisnadel, **b** Angelhakenform, **c** Kufenform

Abb. 1.6. Buchstaben-Zahlen-Code und Symbolcode für Nadeln. (Fa. Braun-Dexon)

Die atraumatischen Nadeln werden nach einem Buchstaben-Zahlen-Code und einem Symbolcode differenziert (Braun-Dexon) (Abb. 1.6).

Beispiel: HRT20: 1. halbkreisförmig, 2. Rundkörper, 3. Trokarspitze, 4. 20 mm lang.

Der Buchstaben-Zahlen-Code der Firma Ethicon läßt sich aus dem Amerikanischen ableiten (RB = „round body"; BV = „blood vessel"). Die Symbolcodes unterscheiden sich ebenfalls.

Anwendungsbeispiele von Nadeln

- Rundkörpernadeln mit normaler feiner Spitze: alle zarten, weichen Gewebe. Es werden nur kleinste Stichkanäle hinterlassen.
- Rundkörpernadel mit stumpfer Spitze: Parenchymgewebe, die Nadel durchsticht kei-

ne Gefäße und Schnen; Cerclage bei Zervixinsuffizienz.
- Rundkörpernadel mit Trokarspitze: Naht sklerotischer Gefäße; Gefäßprothesen.
- Schneidende Nadel: Sie hat einen dreieckigen Querschnitt von der Spitze bis zum Schaft; Hautnähte in der Regel außen schneidend:
  – außen schneidend:
    die Nadel geht tiefer in das Gewebe;
  – innen schneidend:
    die Nadel sticht flacher ein; ein Ausreißen aus dem Gewebe ist leichter möglich.
- Schneidende Nadel mit Mikrospitze: Augen-, Gefäßnähte.
- Schneidende Nadel spatelförmig/abgeflacht: Augennähte.

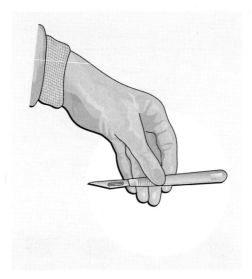

Abb. 1.7. Ein Operationsmesser wird mit der Klinge nach unten so angereicht, daß der Operateur es mit der rechten Hand greifen und schneiden kann

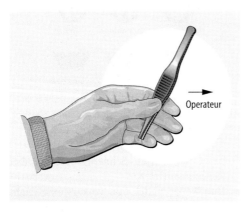

Abb. 1.8. Pinzetten werden senkrecht angereicht, so daß die Branchen nach unten zeigen

1.5
Werkstoffe des chirurgischen Instrumentariums

M. LIEHN

Es gibt hochentwickelte nichtrostende Stahlsorten, Edelmetalle und andere Legierungen zur Herstellung des chirurgischen Instrumentariums, die hochgestellte Anforderungen erfüllen.

Sie müssen großen mechanischen Ansprüchen genügen, werden ständig thermischen,

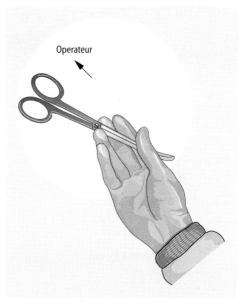

Abb. 1.9. Scheren müssen von der/dem Instrumentierenden an den Branchen so gefaßt werden, daß der Daumen auf der Branchenbiegung liegt

chemischen und physikalischen Angriffen unterworfen und müssen trotzdem ihre Fähigkeiten, (z. B. Fassen oder Schneiden) behalten.

Außer Edelstahl kommt bei manchen Spezialinstrumenten Kunststoff, Kupfer, Messing, Neusilber, Silber oder Zinn zur Anwendung. Der eingesetzte Werkstoff richtet sich nach dem Verwendungszweck. Für allgemeine Instrumente gelten andere Anforderungen als für Implantate und Implantatinstrumentarium.

Die meisten allgemeinchirurgischen Instrumente sind aus einer Chrom-Nickel-Molybdän-Verbindung hergestellt. Titan findet als Werkstoff immer mehr Verwendung. Er ist sehr gewebeverträglich, ruft im Gegensatz zu Nickel keine Allergien hervor. Nachteilig ist sicher der sehr hohe Preis. Die Oberfläche der einzelnen Instrumente wird gesondert behandelt. Sie muß eben sein und darf Schmutz, Blut oder Eiweißresten keine Angriffsfläche bieten. Die mattierte Oberfläche verhindert störende Lichtreflexionen.

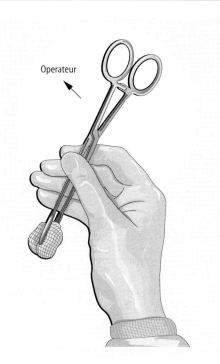

Abb. 1.10. Tupferzangen werden senkrecht mit dem Tupfer nach unten angereicht, denn der Operateur greift hier an den Stiel und nicht in die Griffe

1.6
Grundinstrumente und ihre Handhabung

M. Liehn

> Die Auswahl, die Prüfung des Zustandes und der Gebrauchsfähigkeit sowie die Pflege des Instrumentariums gehören zu den Aufgaben des OP-Personals in Kooperation mit den Chirurgen.

Operationsinstrumente bestehen aus einem Arbeitsteil und einem Griff. Die verschiedenen Instrumente werden in verschiedenen Längen, verschiedenen Zahnungen und unterschiedlichen Formen angeboten. Jede operative Disziplin hält neben ihrem Grundinstrumentarium ihre fachspezifischen Instrumente vor.

Alle Instrumente sollten so angereicht werden, daß sie vom Operateur sofort benutzt werden können. Perfektes Instrumentieren erfolgt schnell, sicher, in der richtigen Reihenfolge und mit dem Instrumentengriff zum Operateur gewandt.

Beispielhaft seien einige Instrumente aufgeführt, die zum Grundinstrumentarium gehören:

Skalpell
Metallskalpelle mit auswechselbaren Einmalklingen verschiedener Größen oder Einmalskalpelle mit Kunststoffgriff (Abb. 1.7).

Pinzetten
Es werden anatomische, chirurgische und atraumatische Pinzetten unterschieden.

Welche Pinzette benötigt wird, hängt von der Schicht ab, in der operiert wird und von dem Gewebe, das gefaßt werden soll.

Die Pinzetten sind unterschiedlich lang, fein oder grob, gerade, gewinkelt, gebogen (Abb. 1.8).

Scheren
Präparierscheren, z. B. nach Wittenstein, Metzenbaum etc., werden zur Trennung verschiedener Gewebsschichten verwendet. Form, Länge und Biegung richten sich nach dem Anwendungsgebiet und der Anwendungsart (Abb. 1.9).

Ein Instrument der neueren Generation ist die bipolare Schere.

Bipolare Schere
Diese Schere (z. B. von Ethicon, Power Star®) hat den großen Vorteil, daß sie während des Schneidens gleichzeitig koaguliert. Die Schere ist anwendbar wie eine klassische Schere, die beiden Schneideblätter sind gegeneinander isoliert. Dadurch entfällt der häufige Instrumentenwechsel zur Blutstillung während der Präparation.

Durch den Anschluß an ein bipolares HF-Gerät ist auch bei Patienten mit Herzschrittmacher eine Elektrokoagulation gefahrlos möglich.

Tupferzangen
„Kornzangen", gerade oder gebogen, mit fest eingerolltem, eingespanntem Tupfer oder Präpariertupfer (Abb. 1.10).

Präparierklemmen
Es gibt anatomisch gebogene Klemmen zum Präparieren und Abklemmen, zum Anzügeln

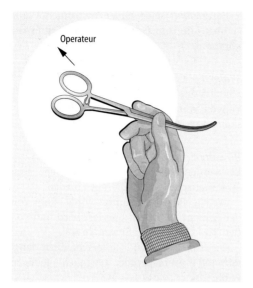

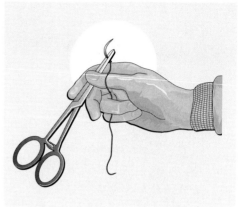

Abb. 1.13. Die Nadel wird zumeist im hinteren Drittel eingespannt. Vorbereitete Nadelhalter werden mit der Nadelspitze nach oben angereicht

Abb. 1.11. Die gebogene Spitze der Overholt-Klemme zeigt vom Operationsgebiet weg, wenn der Operateur das Instrument gefaßt hat

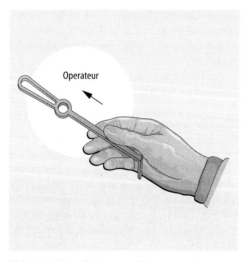

Abb. 1.12. Wundhaken werden vorn an den Branchen gefaßt und angereicht

und zum Fadenführen in der Tiefe (z. B. Overholt-Klemme; Abb. 1.11).

Klemmen
Es werden anatomische, chirurgische und atraumatische, gebogene, gerade und gewinkelte unterschieden. Die gebräuchlichsten sind anatomische Péan-Klemmen zur Blutstillung oder zum Fadenanklemmen und die chirurgischen Kocherklemmen zum groben

Fassen von Gewebe oder zum Anklemmen von Zügeln.

Haken
Wundhaken dienen dazu, die Übersicht des OP-Feldes zu gewährleisten. Nach dem Hautschnitt kommen die *scharfen* Haken zum Einsatz. Sie dürfen nur dann benutzt werden, wenn keine empfindlichen Organe in der Nähe liegen. Am eröffneten Abdomen müssen sie sofort, wenn das Peritoneum eröffnet ist, gegen *stumpfe* Haken ausgetauscht werden. Wundhaken werden immer paarweise vorbereitet.
   Die Haken nach Roux und nach Langenbeck sind die bekanntesten stumpfen Haken. (Abb. 1.12).

Nadelhalter
Sie haben meist ein mit Hartmetall beschichtetes Maul, um die Nadel sicher fassen zu können. Es gibt sie mit oder ohne Arretierung (Abb. 1.13). Die vorbereiteten Nadelhalter werden mit der Nadel nach oben angereicht. Der Chirurg bekommt in die andere Hand immer eine Pinzette angereicht.
   Hartmetallbeschichtete Instrumente sind durch den goldenen Griff gekennzeichnet.

1.7
Drainagen

I. MIDDELANIS

Drainagen dienen im allgemeinen:

- zur Sekretableitung aus Höhlen (Douglas, Pankreasloge, Gallengang);
- zum Offenhalten einer Wunde, um die Granulation vom Wundgrund aus zu sichern (nach Abszeßspaltung);
- als Spül- und Saugdrainagen zur Therapie von Knocheninfekten;
- zur Prophylaxe, um rechtzeitig Insuffizienzen zu erkennen.

1.7.1
Materialien und ihre Eigenschaften

Der Einsatz der unterschiedlichen Drainagematerialien richtet sich nach dem speziellen Verwendungszweck.

Polyvinylchlorid (PVC)
PVC wird nur für Redondrains verwendet, die bei weitem häufigste vorkommende Drainageform. PVC-Drainagen haben eine maximale Liegedauer von 3 Tagen. Nach dieser Zeit besteht die Gefahr, daß Weichmacher aus dem Material austreten und Eiweißablagerungen den Abfluß behindern.
PVC besticht durch seine Festigkeit, so daß die Redondrainage, die unter Sog steht, nicht kollabieren kann.

Silikon
Silikon ist ein siliziumhaltiger Kunststoff von großer Wärme- und Wasserbeständigkeit. Es eignet sich als Langzeitdrainage, denn von der Gewebeverträglichkeit her ist dieses Material das beste. Es werden keine Weichmacher und organische Zusatzstoffe hinzugefügt; daher finden keine Veränderungen im Körper statt. Da dieses Material keine Fibrinreaktion auslöst, darf es nicht als Gallengangdrainage (Kurzzeitdrainage) verwendet werden. Silikon ist äußerst elastisch.

Naturgummi und Latex
Diese Stoffe eignen sich nur als Kurzzeitdrainagen. Beim Naturgummi kommt es zu starken lokalen Gewebereaktionen. Seine Oberflächenbeschaffenheit begünstigt ein Ansiedeln von Bakterien; bei längerem Verbleib im Körper treten Zersetzungsprozesse auf; nach mehrfachem Sterilisieren wird das Material brüchig.
Latex, der Milchsaft einiger tropischer Pflanzen, aus dem Kautschuk hergestellt wird, führt zu weniger heftigen Gewebereaktionen als Gummi. Bei längerem Verbleib im Körper jedoch verlieren sich seine positiven Eigenschaften Elastizität und Härte.

Silikonisierter Latex
Durch die Benetzung mit Silikon wird ein Latexdrain reaktionsträge und eignet sich als Langzeitdrainage.

Die *Stärke* von Drainagen wird in Charr. nach dem französischen Instrumentenbauer Charrière angegeben. Die Zahl gibt den Umfang in Millimetern an. *Beispiel:* Charr. 18 $\approx$ $\varnothing$ 6 mm.

1.7.2
Drainagesysteme

Einteilung

Offene Ableitung
Das Sekret läuft direkt in den Verband. Gefahr der Hautschädigung durch Nässe und Reizung, hohe Infektionsgefahr.

Halboffene Ableitung
An die Drainage wird ein Auffangbehälter angeschlossen, der nach Bedarf gewechselt werden muß. Dieses Verfahren birgt die Gefahr von Infekten. Das Behältnis darf nicht über Patiententenniveau gehalten werden, um einen Sekretrückfluß zu vermeiden.

Geschlossene Ableitung
Bei dem geschlossenen System sind Drainage und Auffangbehälter nicht zu trennen. Über ein Einwegventil wird das Zurücklaufen von Sekret verhindert. Über ein Auslaßventil mit Bakterienfilter kann der Behälter entleert werden.

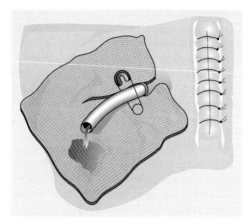

Abb. 1.14. Kurzrohrdrainage als offenes System. (Nach Dürr u. Ulrich 1986)

Drainage mit Sog – aktiv
- Kontrolliert:
  Beispiel: Bülau-Drainage; der Feinsog wird über ein Wassermanometer, der Grobsog über eine Motorpumpe oder eine Vakuumanlage gesteuert.
- Unkontrolliert:
  Beispiel: Redondrainage.

Drainagen ohne Sog – passiv
Überlauf- und Schwerkraftdrainagen.

Spüldrainagen
Passiv oder aktiv.

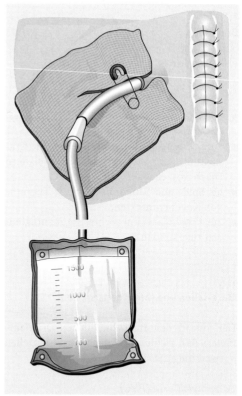

Abb. 1.15. Langrohrdrainage als halboffenes System. (Nach Dürr u. Ulrich 1986)

Passive Schwerkraft-, Überlaufdrainagen

Diese Drainageform ist die häufigste. Sie existiert in allen Ableitungssystemen.
Allen gemein ist:

- Die Drainagespitze soll am tiefsten Punkt der Höhle liegen.
- Die Ausleitung des Drains soll möglichst tiefer als der Wundhöhlengrund liegen.
- Möglichst kurze Ausleitung.
- Ausleitung durch eine separate Inzision in einem Abstand von mindestens 5 cm zum Hautschnitt.
- Möglichst frühes Entfernen der Drainagen, um Eiweißablagerungen zu entgehen.
- Nie den Ablauf über Wundniveau halten, ggf. Abklemmen der Drainage.

Kurzrohrdrainagen und Laschen als offene Systeme

Diese Ableitung sollte nur selten angewendet werden. Sie wird kurz über der Haut abgeschnitten und mittels Naht und/oder Sicherheitsnadel befestigt. Das Sekret fließt direkt in den Verband, der mehrmals täglich gewechselt werden muß (Abb. 1.14).
Die Lasche soll die Wundhöhle offenhalten, um die Granulation vom Wundgrund aus zu sichern. Dabei wird sie schrittweise gekürzt.
Beispiel: nach Abszeßeröffnung.

Langrohrdrainagen als halboffenes System

Bauchdrainage mit Sekretauffangbeutel
(Abb. 1.15)
Diese Ableitung sollte dem offenen System vorgezogen werden.

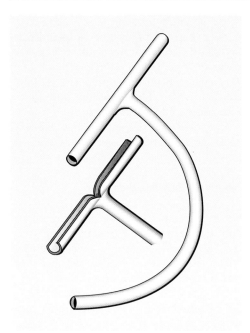

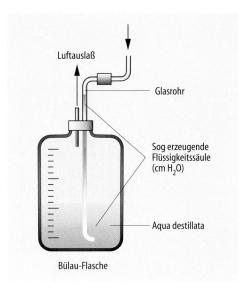

Luftauslaß

Glasrohr

Sog erzeugende
Flüssigkeitssäule
(cm H$_2$O)

Aqua destillata

Bülau-Flasche

Abb. 1.17. Wasserschloß einer Thoraxdrainage. (Nach Dürr u. Ulrich 1986)

Abb. 1.16. T-Drainage. (Nach Dürr u. Ulrich 1986)

T-Drainagen mit Sekretauffangbeutel
Indikation: Mit Ausnahme eines durchgängigen D. choledochus und Fehlen jeglicher Entzündungserscheinungen, wird nach jeder Choledochusrevision eine Latex- oder Gummi-T-Drainage als Kurzzeitableitung eingesetzt. Diese soll die Galle vorübergehend ableiten, um die Naht zu schonen und den Ductus bei postoperativer Schwellung offenhalten.

Nach Tumoroperationen kommt eine Langzeitableitung aus Silikon in Frage.

Über das Drain sind Röntgenkontrollen möglich, zum Ausschluß von Steinen oder Strikturen etc.

Vorbereiten der Drainage: Der Querschenkel wird halbiert, an den Übergangsstellen zum Langrohr werden 2 Ecken ausgeschnitten, die das spätere Entfernen der Drainage erleichtern sollen (Abb. 1.16).

Besonderheiten: Auf einen wasserdichten Verschluß des D. choledochus ist zu achten. Daher wird häufig zusätzlich ein „Sicherheitsdrain" gelegt, um Insuffizienzen rechtzeitig erkennen zu können.

Bevor die Drainage entfernt wird, wird sie zeitweise abgeklemmt.

Der Choledochusdefekt nach dem Entfernen verklebt spontan. Die Fibrinreaktion um die Drainage, ausgelöst durch das Gummi/Latex, stellt eine Voraussetzung dar, daß beim Ziehen keine gallige Peritonitis auftritt.

Thorax-/Bülau-Drainage und Wasserschloß ohne aktiven Sog, z. B. zur Prophylaxe nach Thoraxoperationen (Abb. 1.17)
Eine Thoraxdrainage soll Luft, Sekret, Blut oder Eiter aus dem Pleuraspalt ableiten, damit die Lunge sich vollständig entfalten kann.

Dabei wird nach einer Stichinzision beispielsweise eine Kornzange in den Thoraxraum vorgeschoben. Die vorbereitete Drainage wird zur Sekretableitung am tiefsten Punkt der Höhle eingelegt und nach außen geleitet. Soll Luft abgeleitet werden, muß das Drain am höchsten Punkt der Höhle plaziert werden. Sichere Fixierung mit einer kräftigeren Hautnaht.

Die relativ starre Drainage wird über einen Verlängerungsschlauch mit dem Wasserschloß verbunden. Es ist darauf zu achten, daß das patientenferne Ende mit einem Wasserspiegel von etwa 2,5 cm bedeckt sein muß, um den Rückstrom von Luft in den Pleuraspalt zu verhindern. Das Wasserschloß wirkt wie ein Einwegventil. Außerdem ist es wichtig, daß das kurze Rohr des Wasserschlosses zum

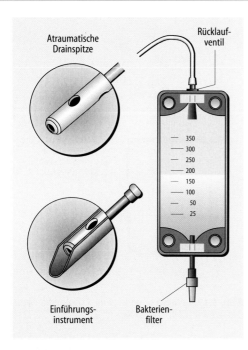

Abb. 1.18. Robinson-Drainage.
(Nach Dürr u. Ulrich 1986)

Raum hin nie abgeklemmt wird und das System unterhalb des Bettniveaus befestigt wird.

Spüldrainage
Die Spüldrainage mit Sekretauffangbeutel kann einfach hergestellt werden, indem ein Drainageschlauch punktiert und ein Venenkatheter vorgeschoben wird, dessen Spitze kurz vor dem Drainende zu liegen kommt. An der Punktionsstelle wird der Venenkatheter durch eine Naht fixiert. An die Drainage wird ein Auffangbehältnis, an den Venenkatheter ein Infusionssystem angeschlossen. Insbesondere bei Pankreasläsionen ist durch die Zufuhr von bis zu 3 l Spüllösung über den Venenkatheter eine Verdünnung des aggressiven Pankreassekretes möglich. Eine Drainageverlegung durch nekrotisches Material ist selten.

Langrohrdrainage als geschlossenes System
(Robinson; Abb. 1.18)

Das Drainagesystem ist steril in einer Peelpakkung verpackt. Sie besteht aus einer 100 cm langen Silikon-Kautschuk-Drainage, Charr. 20, deren Spitze abgerundet ist. Vier versetzte Löcher befinden sich am Ende. Der Auffang-

beutel ist untrennbar mit dem Langrohr verbunden, durch ein Einwegventil wird der Sekretreflux verhindert. Der Beutel hat ein Fassungsvermögen von etwa 350 ml und kann über einen Ablaufstutzen mit Bakterienfilter entleert werden. Ein spezielles Einführungsinstrument ist dem Set beigefügt.

Die Robinson-Drainage[3] eignet sich besonders als Langzeitdrainage im Abdominalbereich.

Penrose und Easy-flow-Drainagen

Sie stellen eine Alternative zur Schwerkraftdrainage dar. Durch Kapillarwirkung steigt das Sekret von der Wunde in den Verband oder fließt in einen sterilen Beutel ab, der direkt auf die Haut geklebt wird.

Die Nachteile sind die der offenen Ableitung. Vorteilhaft ist das weiche flexible Material.

Sie finden ihre Anwendung als Abszeßdrainage oder Ableitung im Bereich empfindlicher Strukturen, wie Bauchorgane, Gefäße.

Sie werden nach der Ausleitung kurz über der Haut abgeschnitten und mit einer Naht fixiert.

Penrose
Diese Drainage besteht aus einem weichen Gummischlauch, der einen Mullgazedocht umgibt. Durch die Dochtwirkung (kapillare Saugkraft) wird das Sekret aus der Wunde gesogen.

Easy-Flow (Abb. 1.19)
Als Material wird Silikon/Kautschuk verwendet. Die Kapillarwirkung kommt nicht durch eine Mullgaze zustande, sondern durch unterschiedlich breite Rinnen im Material.

Aktive Saugdrainagen

Intraperitoneale Drainagen sollten nie unter Sog stehen, da durch diesen Organwände geschädigt werden können.

---

[3] Boehringer Ingelheim.

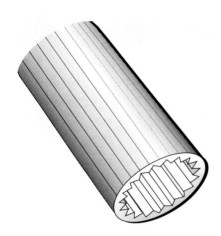

Abb. 1.19. Easy-Flow-Drainage. (Nach Dürr u. Ulrich 1986)

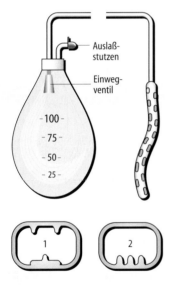

Abb. 1.20. Jackson-Pratt-Drainage. (Nach Dürr u. Ulrich 1986)

Redondrainage als halboffenes System

- Die Drainage besteht aus einem am Ende perforierten PVC-Schlauch, der mit einer Vakuumflasche verbunden wird. Die Saugung erfolgt unkontrolliert.
- Die Redondrainage wird vor allem in das Subkutan- und Subfaszialgewebe, an Osteosynthesen und Endoprothesen eingelegt.

- Sie dient besonders der Hämatomvermeidung.
  Durch den Sog werden die Wundflächen aneinander gedrückt und Hohlräume vermieden. Aufgrund seiner Härte kann der Schlauch dabei nicht kollabieren.
- Ausleitung mit einem Spieß; Fixierung mit Naht oder Pflaster; Anschluß des Vakuumbehälters, der nach Bedarf gewechselt wird.
- Nach etwa 1–3 Tagen wird die Drainage entfernt.

Jackson-Pratt-Drainage als geschlossenes System

- Die Jackson-Pratt-Drainage[4] (Abb. 1.20) besteht aus einem weichen Silikon-Kautschuk-Schlauch mit einem langen, flachen perforierten Ende. Durch Leisten im Innern der Drainage wird ein Kollabieren verhindert. Über ein Einwegventil ist sie mit einem 100-ml-Unterdruckbehälter verbunden, der durch Handdruck komprimierbar ist (unkontrollierte Saugung). Die Luft kann über eine zweite (verschließbare) Öffnung entweichen und Sekret kann abgelassen werden.
- Anwendung bei empfindlichen Strukturen, z. B. im Gehirn bei subduralem Hämatom.

Spül-Saug-Drainage

Anwendung bei Osteomyelitis der Extremitäten, selten in der Bauchchirurgie.
Spülung mit Elektrolytlösung und Absaugung über ein oder mehrere Redondrains.

Thorax-/Bülau-Drainage und Wasserschloß mit Sog

Wie bei der Thoraxdrainage ohne aktiven Sog, wird diese mit dem Wasserschloß verbunden. An das kurze Rohr des Wasserschlosses wird das Wassermanometer angeschlossen, das eine Feinsogregulierung ermöglicht. Dieser Sog, der normal bei 15–20 cm Wassersäule liegt, wird erzielt indem das Rohr entsprechend tief in das Wasser eindringt. Das Wassermanometer wird an die Absaugvorrichtung (Wandanschluß) angeschlossen.

---

[4] Baxter.

Anwendung z. B. beim Pneumothorax. Durch den negativen Druck im Drainagesystem wird der Unterdruck im Interpleuralspalt wiederhergestellt, dadurch entfaltet sich die Lunge.

Bei den Dreiflaschensystemen dient die 1. Flasche als Sammelgefäß, die 2. Flasche als Wasserschloß. Die 3. Flasche ist das Wassermanometer zur Feinsogregulierung.

Drainagekomplikationen

- Gewebereaktionen aufgrund des Drainagematerials, -systems.
- Schlechte Förderung durch Drainverlegung.
- Verwachsungen.
- Organverletzung durch die Drainagespitze.
- Sekretreflux bei unsachgemäßer Handhabung.
- Versehentliches Festnähen der Drainage bei tiefen Nähten.

Eigenschaften eines optimalen Drainagesystems

- Geschlossenes System.
- Sterile Verpackung, Einmalsystem.
- Einwegventil zur Refluxvermeidung.
- Skalierung.
- Fixierungsvorrichtung für den Auffangbehälter.

1.8
Operationsindikationen

L. STEINMÜLLER

Grund zur Verordnung eines bestimmten diagnostischen oder therapeutischen Verfahrens in einem definierten Krankheitsfall, der seine Anwendung hinreichend rechtfertigt, wobei grundsätzlich Aufklärungspflicht gegenüber dem Patienten besteht.

Absolute OP-Indikation

- Notfallmäßig, d. h. sofort!
  Beispiele: Blutung als Traumafolge (Milzruptur), rupturiertes Aortenaneurysma usw.

- Lebensrettend akut, d. h. innerhalb weniger Stunden.
  Beispiele: Appendizitis, mechanischer Ileus, Peritonitis usw.
- Subakut, d. h. innerhalb weniger Tage.
  Beispiele: blande akute Cholezystitis, Magenausgangsstenose.

Relative OP-Indikationen

- Diagnostische Operationen.
  Beispiele: Arthroskopie, Laparoskopie usw.
- Sozial indizierte Operationen.
  Beispiel: Schwangerschaftsabbruch (?).
- Kombinierte Indikationsbereiche:
  Beispiele: Extremitätenreplantation, Anuspraeter-Rückverlagerung.
- Präventive Operationen, bevor eine Symptomatik oder eine Verschlimmerung eines bislang asymptomatischen Zustandes auftritt.
  Beispiele: Präarthrosen in der Orthopädie, Gefäßstenosen/Aneurysmen in der Gefäßchirurgie, Polyposis/Colitis ulcerosa in der Allgemeinchirurgie.
- Kosmetische Operationen.
  Beispiele: Narbenkorrektur, Facelifts usw.

Jede Überlegung zur Operationsindikation muß immer die möglichen Kontraindikationen miteinbeziehen!

1.9
Wunden und ihre Versorgung

L. STEINMÜLLER

Als Wunde bezeichnet man die Durchtrennung oder Zerstörung der Haut/der Schleimhaut, der tiefen Gewebe oder der inneren Organe.

1.9.1 Wundarten

Die folgende Einteilung (S. 25) unterscheidet nach den Hautverhältnissen und nach der Entstehung.

Allgemeine Kennzeichen und Folgen von Wunden sind:

- Defektbildung von Gewebe, ggf. mit Oberflächenverletzung,

- Austritt von Blut und Serum bis hin zum Schock,
- Verlust der Schutzfunktion.

1.9.2 Wundheilung

> Als Wundheilung bezeichnet man die dauerhafte Wiedervereinigung traumatisch oder operativ durchtrennter Gewebe.

Die Wundheilung läuft ab wie eine spezielle Phase der Entzündung. Sie führt zur Reparation eines Gewebedefekts mit Vernarbung des Stützgewebes in Verbindung mit einer Epithelregeneration und bewirkt stufenweises Abdichten gegenüber der Außenwelt mit Ersatz zerstörten Gewebes. Bindegewebe und Knochen werden durch gleichartige Gewebe, alle anderen durch Bindegewebe ersetzt.

Phasen der Wundheilung

Exsudative Phase
1.–4. Tag. Ausfüllen der Gewebelücke durch Blut, Lymphe und Fibrin.

Schutzinfektion durch Wundverschluß, begleitet von Hyperämie und Phagozytendiapedese. Ödemrückbildung, Mitosen des Randepithels.

Übergang der Katabolie zur Anabolie.

Proliferationsphase
4.–7. Tag. Sie wird auch als reparative Phase bezeichnet.

Kapillar- und Fibroblasteneinsprossung in das Wundbett: das Granulationsgewebe. Kollagenfaserbildung. Der Defekt ist vor dem Eindringen von Erregern weitgehend geschützt.

Regenerationsphase
7.–21. Tag, bis 14 Monate. Diese Phase wird auch Narbenbildungsphase genannt.

Unterscheidung nach den Hautverhältnissen:

Offene Wunden:
- oberflächlich,
- perforierend,
- kompliziert.

Geschlossene Wunden:
- Schädel,
- Thorax,
- Skelettsystem,
- Abdomen – „stumpfes Bauchtrauma".

Besondere Wunden:
- Ablederung – Décollement,
- Abtrennung,
- Quetschung, offen oder geschlossen.

Unterscheidung nach der Entstehung:

Schürfwunden:
- oberflächlich, gering blutend, schmerzhaft.

Platzwunden:
- durch stumpfe Gewalt, unregelmäßige Wundränder,
- schlechte Durchblutung,
- Infektionsgefahr.

Rißwunden:
- unregelmäßige Wundränder, oft oberflächlich, zerklüftete Wundhöhle,
- Infektionsgefahr.

Quetschungen:
- unregelmäßige Wundränder,
- Schädigung auch benachbarter Gewebe.

Schnittwunden:
- glatte Wundränder, klaffend, evtl. stark blutend, meist problemlose Heilung.

Bißwunden:
- durch Tier oder Mensch. Besonders infektionsgefährdet,
- schlechte Heilungstendenz.

Schußwunden:
- ausgedehnte Gewebezerstörung in der Tiefe, hohe Infektionsgefahr,
- schlechte Heilung.

Ablederung:
- Abriß der Haut von der Faszie mit Ausbildung von Hämatomhöhlen.

Skalpierung:
- Abriß der Kopfschwarte.

Verbrennung:
- Schädigung durch chemische/thermische Einwirkung auch im Rahmen einer
- Bestrahlung/Nuklearexplosion.

Ausdifferenzierung der Narbe, Vernetzung und Aggregation der Kollagenmoleküle unter Gewebeschrumpfung bis zu 30%.

Gefäßminderung: das Bindegewebe wird weiß und straff. Einwachsen sensibler Nervenfasern, Epithelisierung vom Rand her. Es fehlen Haare, Schweißdrüsen und Pigmente.

Arten der Wundheilung

Neben den zeitlichen Phasen kann die Wundheilung nach der Heilungsart unterschieden werden:

Primärheilung
Im Idealfall wird sie durch chirurgische Nähte erreicht. Es wird ein Wundverschluß mit minimaler Narbenbildung bei glatten Wundrändern erzielt.
Dauer: 10–14 Tage.

Sekundärheilung
Darunter versteht man einen zeitlich verzögerten, schrittweisen Verschluß einer meist infizierten Wunde oder Defektwunde. Nach der Granulationsgewebebildung im Wundgrund erfolgt die Epithelisierung vom Wundrand her bei gleichzeitiger Wundkontraktion.
Dauer: Wochen bis Monate.

Störungen der Wundheilung

Darunter versteht man alle Komplikationen, die ein Wiedereröffnen einer operativ verschlossenen Wunde verursachen oder notwendig machen.

- Aseptische Erscheinungsformen: Serom, Hämatom, Wundrandnekrose, Nahtdehiszenz.
- Septische Erscheinungsformen: infiziertes Serom oder Hämatom, Phlegmone, Abszeß, Wunddehiszenz.

1.9.3
Chirurgische Wundversorgung

M. LIEHN

Indikation

Z. B. Rißwunden, Schnittwunden, Platzwunden.

Prinzip

Innerhalb der ersten 6–8 Stunden bei Bedarf keilförmige Exzision der Wundränder, evtl. eine Anfrischung, spannungsfreie Nähte zum Hautverschluß. Bei komplizierten Wunden „Wundtoilette" ausführen, Kontraindikationen für den primären Wundverschluß beachten: Bißwunden, veraltete und infizierte Wunden.

Lagerung

Je nach Lokalisation der Wunde eine bequeme Lagerung für den Patienten, da in Lokalanästhesie operiert wird.

Instrumentarium

Lokalanästhetikum, 5-ml-Spritze, kleine Kanüle, Lösung zur Reinigung der Wunde, Skalpell, Präparierschere, chirurgische feine und etwas größere Pinzetten, Nadelhalter und Nahtmaterial. Tupfer, Verbandsmaterial. Bei Bedarf Tetanusimmunisierung vorbereiten.

Operation

Applikation des Lokalanästhetikums, Inspektion der Wunde. Wenn eine Rißwunde vorliegt, keilförmige Exzision der Wundränder, sonst nur eine „Anfrischung" der Ränder. Bei tiefen Wunden wird die Subkutis mit wenigen Nähten adaptierend verschlossen, die Hautnaht erfolgt spannungsfrei mit Einzelknopfnähten. Bei der Versorgung von Extremitätenwunden wird eine pneumatische Blutsperre angelegt.

Der Verband dient dem Schutz der Wunde, zur Sekretaufnahme und ggf. zur Ruhigstellung, wenn nötig als Schienen- oder Gipsverband.

Nach Bedarf Verabreichung der Tetanusimmunisierungsspritze(n) (s. S. 30).

Tabelle 1.2. Bakterielle Erreger chirurgischer Infektionen

Aerobe Keime (Vermehrung in sauerstoffreichem Milieu)	Kokken	
	Hämolysierende Streptokokken (insbes. Gr.A) Staphylococcus aureus Enterokokken	
	Gram-negative Stäbchen Enterobacteriaceen: Escherichia coli Klebsiella pneumoniae Enterobacter Proteus-Spezies u. a. m. Pseudomonas aeruginosa	
Anaerobe Keime (Vermehrung nur bei Abwesenheit von Sauerstoff)	Gram-positive stäbchenförmige Bakterien Sporenbildende Bakterien Bakterien Clostridium perfringens und verwandte Arten	
	Gram-negative stäbchenförmige Bakterien Bacteroides fragilis und andere Bacteroides-Arten	

1.9.4
Chirurgische Infektionen

L. Steinmüller

> Unter chirurgischen Infektionen verstehen wir Entzündungsformen, die durch Eintritt von Erregern eine chirurgische (operative) Behandlung nach sich ziehen.

Erreger chirurgischer Infektionen

Tabelle 1.2 gibt einen Überblick über die verschiedenen Keimarten und die entsprechenden Erreger.

Ausbreitungswege

Lokal: Die Bakterienausbreitung erfolgt direkt auf dem Wege der örtlichen Gewebestrukturen.

Lymphogen: Ausbreitung der Entzündung entlang der Lymphgefäße bis hin zur nächsten Lymphknotenstation – Lymphangitis.

Hämatogen: Durch Keimeintritt in die Blutbahn kommt es zur Sepsis. Unterschieden werden die einfache *Septikämie,* bei der durch Einschwemmung von Bakterien in die Blutbahn (*Bakteriämie*) oder von Bakterientoxinen (*Toxinämie*) eine allgemeine Infektion des Organismus ausgelöst wird. Bei der komplizierten streuenden Form, der *Septikopyämie,* treten in entfernten Körperregionen metastatische Eiterherde auf.

Verlaufsformen eitriger Entzündungen werden wie folgt unterschieden:

- akut: Appendizitis, Mastitis, Cholangitis, Empyem usw.;
- chronisch: chronische Abszesse, chronische Osteomyelitiden, Aktinomykosen.

Lokale Formen

Abszeß

Ein Abszeß ist eine örtlich umschriebene, durch eine Abszeßmembran abgekapselte eitrige Entzündung mit Zerstörung des örtlichen Gewebes.

Klinik: Schmerz (Dolor), Rötung (Rubor), Überwärmung (Calor), Schwellung (Tumor) stellen die klassischen Entzündungszeichen dar. Der flüssige Abszeßinhalt ist durch seine Fluktuation feststellbar.

Vorkommen: Haut, z. B. gluteal, perianal und in Organen.

Keime: Überwiegend Staphylokokken, selten E. coli oder Mischflora.

Phlegmone

Es handelt sich hierbei um eine diffuse eitrige Entzündung ohne Kapselbildung.

Klinik: In der Regel schwere allgemeine Entzündungszeichen. Flächenhaftes Fortschreiten mit Schmerzen.

Vorkommen: Kutis, Subkutis, Darmwand, Mediastinum, Retroperitoneum, kleines Becken,

Perineum, Mundboden. Eine Sonderform stellt das Panaritium dar (s. unten).

Keime: oft Streptokokken, seltener Staphylokokken, Proteus.

Empyem

Ein Empyem ist eine Eiteransammlung in einer präformierten Körperhöhle durch direkte oder fortgeleitete Infektion.

Klinik: häufig septische Allgemeinreaktion, die unter alleiniger Antibiotikagabe nicht abklingt.

Vorkommen: z. B. in Gelenken, in der Gallenblase oder der Pleura.

Keime: Staphylokokken, Streptokokken, putride Erreger.

Granulom

Ein Granulom ist eine geschwulstartige knötchenförmige Neubildung aus Granulationsgewebe als Gewebsreaktion auf allergisch-infektiöse Prozesse.

Vorkommen: als sog. infektiöses Granulom bei rheumatischem Fieber, Tuberkulose, Lepra, Aktinomykose, Syphilis, bei tiefen Mykosen und Wurminfektionen.
  Auch bei Fremdkörpern (z. B. Talkum, chirurgisches Nahtmaterial).

Lymphangitis, Lymphadenitis, Phlebitis

Es handelt sich um meist von einem primären Infektionsherd fortgeleitete Entzündungsformen.

Klinik: „roter Strich", häufig mit Fieber und Lymphknotenschwellung einhergehend, im Volksmund als „Blutvergiftung" bezeichnet.

Keime: Staphylokokken, Streptokokken.

Furunkel, Follikulitis, Karbunkel

Die Follikulitis ist eine umschriebene, nicht abgekapselte, auf einen Haarfollikel beschränkte eitrige Infektion, die durch Ausbreitung auf die Talgdrüsen und auf das benachbarte Bindegewebe zum Furunkel wird.

Mehrere konfluierende Furunkel bezeichnet man als Karbunkel.

Vorkommen: Nacken, Unterarm, Gesicht, äußerer Gehörgang, Naseneingang.

Keim: Staphylococcus aureus.

Erysipel

Ein Erysipel nennt man die Wund- oder Gesichtsrose, eine intrakutane, flächenhafte, lymphangisch, d. h. in den Lymphspalten, sich ausbreitende Infektion.

Klinik: Flammende Rötung des infizierten Bereichs. Allgemeine Infektionszeichen mit Fieber, Abgeschlagenheit, Schüttelfrost. Als Komplikationen können neben einer Sepsis eine Mitbeteiligung der Hirnhäute, des Herzmuskels und der Niere auftreten.

Vorkommen: Eintrittspforten sind meist schlecht heilende Wunden, banale Verletzungen, Mundwinkelrhagaden.

Keime: β-hämolysierende Streptokokken der Gruppe A.

Gangrän

Eine Gangrän ist die Form einer Nekrose, bei der eine Gewebsverflüssigung durch Einwirkung anaerober Fäulnisbakterien eintritt.

Klinik: Graugrüne bis schwarze Färbung, evtl. mit Gasbildung. Charakteristisch ist der faulig-süßliche Geruch.

Vorkommen: Superinfektion durchblutungsgestörter Gewebe oder trockener Nekrosen.

Pyozeaneusinfektion

Es handelt sich um eine relativ häufige postoperative Wundinfektion mit typischer Blaugrünverfärbung des Verbandes begleitet von süßlichem Fötor.

(Hospitalismuskeim!) Therapeutisch ist ein Milieuwechsel durch Verbände mit verdünnter Essigsäure wirksam.

Keim: Pyozeaneus = Pseudomonas aeruginosa.

Erysipeloid (Rotlauf)

Ein Erysipeloid ist eine deutlich abgegrenzte juckende bläulichrote Schwellung.

Vorkommen: Befallen sind häufig Finger, Hände und angrenzende Gelenke hauptsächlich bei Arbeitern in Fleisch-, Geflügel- und Fischbetrieben. Die Infektionspforten sind meist Bagatellwunden.

Keim: Erysipelothrix insidiosa.

Panaritium

Es handelt sich um eine eitrige Infektion der Finger- oder Zehenbeugeseite sowie vom Nagelwall und Nagelbett.

Die Besonderheiten der Infektionsausbreitung ist durch die Fingeranatomie vorgegeben: die palmarseitig senkrecht verlaufenden Bindegewebssepten begünstigen die Tiefenausbreitung der Entzündung.

Klinik: Ausgangsort sind häufig Bagatellverletzungen. Nach erfolgter Kontamination entwickelt sich sowohl eine abszedierende als auch eine phlegmonöse Entzündung mit Hyperämie, entzündlichem Ödem und stechendem oder pulsierendem Schmerz.

Formen
Panaritium subcutaneum: häufig an der Fingerkuppe,
Paronchyie: Nagelwallentzündung,
Panaritium subunguale: Nagelbettentzündung,
Panaritium parunguale: Befall von Subkutis und Periost,
Panaritium ossale: knöcherner Befall,
Panaritium articulare: Befall eines Gelenks,
Panaritium tendinosum: Befall der Sehne und Sehnenscheide,
Hohlhandphlegmone: tritt bei proximaler Ausbreitung entlang der Sehnen/Sehnenscheiden auf.

Keime: Staphylokokken, Streptokokken

Aktinomykose (Strahlenpilzerkrankung)

Sie verläuft als chronisch eitrige Entzündung. Der Eiter ist gekennzeichnet durch drusen-artige Körnchen, die wie kleine gelbe Schwefelkörnchen aussehen.

Vorkommen: Zu 95% tritt die zervikofaziale Region bevorzugt auf, neben selteneren Infektionsorten wie Lunge, Darm und inneres Genitale.

Klinik: Fistelbildungen, Darmstenosen.

Keime: Aktinomyces israeli.

Histologie: neutrophile Granulozyten und verfettete Makrophagen, zentral Aktinomycesdrusen, gekennzeichnet durch den hellen „Strahlenkranz".

Bursitis

Sie stellt eine akut oder chronisch verlaufende Entzündung eines Schleimbeutels dar.

Klinik: Prominente Schwellung mit Hautrötung und ggf. auch Fluktuation.

Vorkommen: Bevorzugt im Bereich der Ellenbogen, weitere Lokalisationen im Schulterbereich (Bursa subdeltoidea), im Kniescheibenbereich (Bursa praepatellaris) und weitere.

Keime: meist Staphylokokken, selten Streptokokken und als Begleiterkrankung bei generalisierter Gonokokkeninfektion und bei tuberkulöser Arthritis bzw. Lymphadenitis.

> Bei allen oben aufgeführten Infektionen handelt es sich um *lokale* Infektionen, d. h. Eintrittspforte in den Körper und der Ort der Reaktion des Körpers auf den Erreger sind identisch. Lokalinfektionen hinterlassen keine Immunität. Infektionsausbreitung und Begleitreaktionen des Gesamtorganismus sind jedoch möglich.

Chirurgische Handlungsprinzipien bei lokalen Infektionen
- Versuch der lokalen Herdsanierung durch Eröffnung/Ausschneidung lokaler Eiteransammlungen/Entfernung von Fremdkörpern
- Falls ersteres möglich war, sollte immer Material (Abstrich/Punktat/Gewebe) für eine bakteriologische Untersuchung gewonnen werden. Nur damit ist eine ggf. erforderliche Antibiotikatherapie gezielt möglich.

- Immer erfolgt eine Ruhigstellung, falls nötig mit Gips- oder Schienenverband, die Hochlagerung bei Extremitäteninfektionen ist obligat, ebenso wie eine Kühlung der betroffenen Region.
- Falls die ersten beiden Punkte nicht durchführbar sind, erfolgt neben den geschilderten allgemeinen Maßnahmen die breit abdeckende, den wahrscheinlichen Erreger einschließende Antibiotikatherapie.

Systemische Formen

Tetanus

Tetanus ist eine meldepflichtige Weichteilinfektion, die zur generalisierten Toxinausschüttung in die Blutbahn und Parese der quergestreiften Muskulatur, zum sog. „Wundstarrkrampf", führt.

Keime: Erreger ist das Clostridium tetani, ein sporenbildender, immer anaerober, grampositiver Keim mit spezieller Verbreitung in gedüngter Erde und Fäzes. Die Sporen sind hitzeresistent und überleben in Trockenheit bei Temperaturen von 60 bis 150 °C.

Pathogenese: Während der Inkubationszeit von 1–3 Wochen wandelt sich der Erreger unter Sauerstoffmangel von der Sporen- in die Vegetativform. Die Clostridien bilden ein Neurotoxin, das Tetanospasmin. Die Folge sind tonisch-klonische Krampfanfälle.

Klinik: Nach der Inkubationszeit treten Kopf- und Muskelschmerzen, Schweißausbrüche, Abdominal- und Rückenschmerzen auf (*Prodromalstadium*). Erstsymptome sind dann häufig Steifheit im Kiefergelenk, Schluckstörungen und Hyperreflexie. Im weiteren Verlauf kommt es schließlich zur Lähmung der Zwerchfellmuskulatur. Hypoxisch bedingtes Herzversagen führt als Folge der krampfbedingten Insuffizienz der Atemmuskulatur zum Tod.

Prognose: Je kürzer die Inkubationszeit (weniger als 10 Tage) und je kürzer die Anlaufzeit (Intervall zwischen ersten klinischen Symptomen und ersten Krampfanfällen, weniger als 3 Tage), desto schlechter die Prognose.

Therapieregime:
- Wundexzision zur Erregereliminierung,
- Immunbehandlung mit Tetanushyperimmunglobulin, bis 35 000 IE,
- Krampfprophylaxe, Kupierung, ggf. Relaxation unter Intubation und Beatmung,
- intensivtherapeutische Maßnahmen.

Tetanusprophylaxe
- Frühe chirurgische Wundversorgung.
- Immunisierung:
  - Passiv: Gabe von 250 IE Tetanusimmunglobulin im Verletzungsfall, wenn kein ausreichender Impfschutz besteht. Es resultiert ein bis 4 Wochen anhaltender Schutz.
  - Aktiv: Gabe von 0,5 ml Tetanustoxoid. Das Immunsystem antwortet hierauf mit der Bildung eigener Immunglobuline (daher: aktiv). Um diese Immunantwort zur Erlangung einer langjährigen Schutzwirkung zu verstärken, erfolgt eine 2. Impfung nach 2–6 Wochen und eine 3. Impfung nach 6–12 Monaten.

Im Verletzungsfall erfolgt die erste Impfung als Simultanimpfung von aktiver und passiver Impfung. Die Schutzwirkung der kompletten aktiven Impfung beträgt (5–)10 Jahre. Eine einmalige Auffrischung nach jeweils 5 Jahren ist sinnvoll.

Das Impfprogramm für Klein- und Schulkinder enthält heute die aktive Immunisierung gegen Tetanus. Daher ist die Bevölkerung fast lückenlos geschützt. Eine anhaltend gute Impfdisziplin auch in den Unfallambulanzen ist wichtig.

Gasbrand

Es handelt sich um eine zunächst lokale Weichteilinfektion exotoxinbildender Erreger mit gasbildender, foudroyant verlaufender Gewebsnekrose und konsekutiver Toxinämie.

Keime: Grampositive, obligat anaerobe, sporenbildende Clostridien:

- in über 80% Clostridium perfringens,
- selten C. novyi, C. histolyticum oder C. septicum.

Die Sporen der Bakterien sind Saprophyten (Fäulnisbakterien) des menschlichen und des tierischen Darms. Gehäuftes Vorkommen in gedüngtem Boden.

Pathogenese:
- Folgende Faktoren begünstigen eine Gasbrandinfektion:
  - ausgedehnte Weichteilkontusion mit Verschmutzung,
  - arterielle Minderdurchblutung,
  - Mischinfektionen mit anaeroben und aeroben Erregern,
  - freigesetzte Kalziumsalze (Trümmerfrakturen! Sie begünstigen die Wirkung der teilweise kalziumabhängigen Toxine).
- Ablauf der Intoxikation:
  Die Erreger bilden neben Exotoxinen Enzyme, die zu einer auflösenden Zerstörung der Zellen führen. Die typische Gasbildung resultiert aus der Kohlenhydratvergärung und der Eiweißzersetzung.

Klinik: Nach 1–2 Tagen Inkubationszeit kommt es unter heftigen Wundschmerzen zur ödematösen Wundschwellung und violettschwarzer Wundfarbe. Das fleischwasserfarbene Wundsekret und das Knistern des infizierten Gewebes bei Palpation sind charakteristisch.

Die *Clostridienmyositis* und *Myonekrose* stellt die schwerste Verlaufsform der Infektion dar mit rascher zentripetaler Infektionsausbreitung auf die gesunde Muskulatur.

Dagegen verläuft die *Clostridienzellulitis* günstiger, da sie auf den unmittelbaren Wundbereich beschränkt bleibt, ohne auf die gesunde Muskulatur überzugreifen. Außerdem fehlen die Allgemeinsymptome (Unruhe, Schwächegefühl, delirante Verwirrung, Tachykardie und leichtes Fieber). Im Spätstadium führen akutes Nierenversagen, toxinbedingte Hypotonie und Herz-Kreislauf-Versagen zum tödlichen Ausgang.

Therapie: Die operative Therapie ist primär dringlich nach klinischer Verdachtsdiagnose.

- Längsspaltung durch Haut, Faszie und Muskel.
- Exzision von Nekrosen, je nach Verlauf ggf. frühzeitige Amputation im Gesunden, Offenlassen der Wunden.
- Als adjuvante Maßnahmen sind Antitoxingaben und evtl. die hyperbare Sauerstoffbehandlung in einer Druckluftkammer anzusehen.

Prognose: Die Mortalität beträgt 30–50%.

> Nicht jede gasbildende Phlegmone ist ein Gasbrand! Als Differentialdiagnose kommen in Frage: Streptokokkenmyositis und infizierte Gangrän.

Weitere chirurgische Infektionen sind: Tuberkulose, Tollwut und parasitäre Infektionen wie Echinokokkose (s. Leberchirurgie, Kap. 2), chirurgische Komplikationen der Amöbiasis (s. Leberchirurgie) und der Askaridiasis. Diese Krankheitsbilder werden hier nicht näher betrachtet.

KAPITEL 2

Allgemeinchirurgie und Viszeralchirurgie 2

M. LIEHN, L. STEINMÜLLER

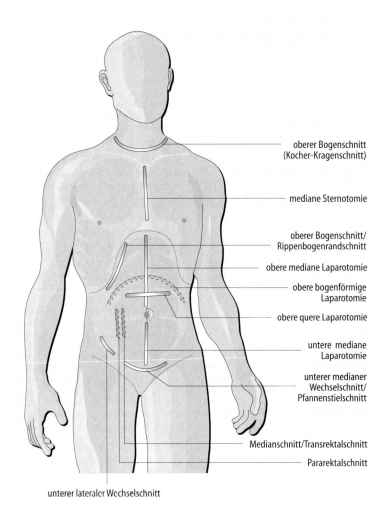

oberer Bogenschnitt
(Kocher-Kragenschnitt)

mediane Sternotomie

oberer Bogenschnitt/
Rippenbogenrandschnitt

obere mediane Laparotomie

obere bogenförmige
Laparotomie

obere quere Laparotomie

untere mediane
Laparotomie

unterer medianer
Wechselschnitt/
Pfannenstielschnitt

Medianschnitt/Transrektalschnitt

Pararektalschnitt

unterer lateraler Wechselschnitt

Abb. 2.1. Mögliche Schnittführungen in der Viszeralchirurgie

2.1
Zugangswege und Instrumentarium

2.1.1
Beschreibung der Zugangswege

Die Schnittführung (Abb. 2.1) hängt immer von der geplanten Operation ab. Eine gute Sicht im Operationsgebiet muß erzielt werden. Anatomische Strukturen, die Wundheilung und auch kosmetische Gesichtspunkte sollten berücksichtigt werden.

Kocher-Kragenschnitt

Beispiel: subtotale Strumaresektion, Epithelkörperchenentfernung.

Die Spaltlinien der Haut verlaufen am Hals quer. Im Hinblick auf kosmetische Aspekte sollten Schnitte möglichst parallel zu den Spaltlinien verlaufen.

Bei rekliniertem Kopf erfolgt eine bogenförmige, fast horizontale Schnittführung 2 cm über dem Jugulum zwischen den beiden Mm. sternocleidomastoidei. Die Schnittlänge richtet sich nach der Größe der Struma.

Haut, Subkutis und Platysma werden mit Skalpell oder Diathermie bis auf die Halsfaszie durchtrennt. Das Platysma sollte auf keinen Fall von der Haut abpräpariert werden, denn das könnte zu Störungen der Hautdurchblutung führen.

Anschließend wird teils stumpf mit Präpariertupfer oder Finger, teils scharf mit der Schere der Haut-Platysma-Lappen von der Halsfaszie abgelöst, und zwar kranial bis in Höhe des oberen Schildknorpels nach kaudal bis zum Manubrium sterni.

Die Längs- oder Querspaltung der Halsfaszie erfolgt mit einer Präparierschere. Bei Bedarf kann die gerade Halsmuskulatur in zwei Schichten durchtrennt werden. Daraus resultiert eine bessere Übersicht und weniger Gefahr für die Epithelkörperchen.

Die spannungsfreie Hautnaht ist zumeist gut möglich. Mit der Intrakutannaht werden günstige kosmetische Ergebnisse erzielt.

Rippenbogenrandschnitt nach Kocher oder Courvoisier

Beispiele: rechts – Cholezystektomie, Leberresektion; links – Splenektomie, subphrenischer Abszeß.

Dieser Schnitt ist kosmetisch günstig. Narbenhernien treten kaum auf. Er bietet aber einen schlechten Zugang zum Abdomen, falls eine Verlängerung erforderlich werden sollte.

Der Schnitt verläuft vom Xiphoid bis zur vorderen Axillarlinie, ca. 1–2 cm unterhalb des Rippenbogens, und wird ungefähr 8–10 cm lang.

In der medialen Wundhälfte wird die vordere Rektusscheide, in der lateralen Wundhälfte der M. obliquus externus abdominis mit der Diathermie durchtrennt.

Queres Durchtrennen des M. rectus. An seiner Hinterwand verlaufen zwei Äste der A. epigastrica, die ligiert oder koaguliert werden müssen. Die einsprießenden Äste des 8. Interkostalnervs werden durchtrennt, lateral wird der M. obliquus internus abdominis in Faserrichtung stumpf auseinandergedrängt.

Medial soll der Schnitt nur bis zum Ligamentum falciforme hepatis reichen. Lateral wird mit dem Peritoneum gleichzeitig der M. transversus abdominis durchtrennt.

Beim Wundverschluß kann das hintere Blatt der Rektusscheide zusammen mit dem Peritoneum gefaßt werden.

Oberbauchquerschnitt

Beispiele: Pankreasoperationen, Magenoperationen usw.

Diese Schnittführung bietet eine gute Übersicht. Der Hautschnitt verläuft quer oder leicht bogenförmig. Die Länge richtet sich nach der erforderlichen Übersicht im Operationsfeld.

Hauteröffnung mit dem Skalpell, für die Subkutis und die nachfolgenden Schichten wird häufig die Diathermie verwendet. Durchtrennung der Faszie des M. rectus abdominis, des M. obliquus externus abdominis und des M. transversus. Bei der Durchtrennung der Muskulatur mit der Diathermie sollte sie zum Schutz des darunterliegenden Peritoneums vorher mit einer Holzrinne unterfahren werden.

Anheben des Peritoneums mit zwei chirurgischen Pinzetten und kleine Inzision mit dem Skalpell oder der Schere. Gegebenenfalls können die Inzisionsränder mit je einer Peritonealklemme nach Mikulicz angeklemmt werden, bevor der Schnitt mit einer Präparierschere oder der Diathermie zu beiden Seiten verlängert wird. In der Mittellinie kreuzt das Ligamentum teres hepatis. Es wird mit Overholt-Klemmen und Ligaturen durchtrennt.

Mediane Laparotomie

Beispiel: fast alle intraabdominellen Operationen im Ober- und Unterbauch.

Diese Schnittführung bietet eine problemlose Verlängerungsmöglichkeit, wird aber von manchen Chirurgen ungern praktiziert, weil die Gefahr eines Platzbauches oder einer Narbenhernie v. a. im Oberbauchbereich relativ hoch ist. Höhe und Länge des Schnittes richten sich nach dem geplanten Eingriff.

Die Hautinzision erfolgt streng in der Mittellinie, der Nabel wird linksseitig umschnitten.

Oberhalb des Nabels erfolgt die Inzision im Verlauf des Linea alba; deshalb wird die Muskulatur bei exakter Schnittführung nicht freigelegt.

Beim unteren Medianschnitt liegt die peritoneale Umschlagfalte ventral der Harnblase. Hier werden nacheinander die Faszia transversalis und das Peritoneum durchtrennt.

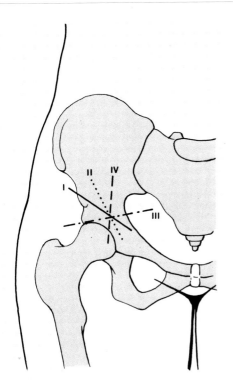

Abb. 2.2. *I* Haut, *II* Externusaponeurose, *III* M. obliquus internus, *IV* Peritoneum. (Aus Heberer et al. 1993)

Die Peritoneumspaltung erfolgt

- im Unterbauch in der Mittellinie,
- im Oberbauch bei Magen- und Milzoperationen links,
- bei Leber- und Gallenoperationen rechts des Ligamentum teres hepatis.

Wechselschnitt nach McBurney (Abb. 2.2)

Beispiel: Appendektomie.
Der Schnitt ist schlecht erweiterbar, führt aber selten zu Narbenbrüchen.
Hautschnittbeginn ca. 2 cm medial der Spina iliaca superior in fast horizontaler Richtung (I).
Subkutisdurchtrennung.
Inzision der Aponeurose des M. obliquus externus im Faserverlauf (II).
Umsetzen der stumpfen Haken, stumpfes Ablösen des M. obliquus externus vom M. obliquus internus und Spalten des M. obliquus internus in Faserrichtung mittels einer Präparierschere (III).

Transversusfaszie und Peritoneum werden mit Pinzetten angehoben und inzidiert (IV).
Die nachfolgenden Schnittführungen werden in vielen Kliniken angewandt, daher werden sie der Vollständigkeit halber hier aufgeführt:

Paramedianschnitt

Diese Schnittführung wird sowohl im Oberbauch als auch im Unterbauch, 2–3 cm rechts oder links der Medianlinie ausgeführt.
Nach der Subkutisdurchtrennung wird die vordere Rektusscheide eröffnet. Die epigastrischen Gefäße müssen bei langen Inzisionen durchtrennt werden.
Stumpfes Ablösen des M. rectus abdominis, Eröffnen der hinteren Rektusscheide gemeinsam mit dem Peritoneum.

Transrektalschnitt

Der Hautschnitt verläuft ähnlich wie beim Paramedianschnitt, die Subkutis wird durchtrennt, die Rektusscheide in der Mitte längs inzidiert, der M. rectus abdominis wird in Faserrichtung durchtrennt und beiseitegedrängt. Hinteres Rektusscheidenblatt und Peritoneum werden längs eröffnet.

Pararektalschnitt/Kulissenschnitt nach Lennander

Beispiel: Appendektomie.
Der Schnitt kann beliebig verlängert werden. Der Hautschnitt verläuft parallel zum äußeren Rektusrand. Die Rektusscheide wird längs gespalten, der M. rectus abdominis stumpf ausgelöst und mit Roux-Haken nach medial gezogen. Hintere Rektusscheide und Peritoneum werden angehoben und inzidiert.

Mediane Sternotomie (s. Abschn. 6.3.1)

2.1.2
Instrumentarium für die Laparotomie

Für abdominalchirurgische Eingriffe werden zusätzlich zum Grundinstrumentarium größere und längere Haken, Scheren, Pinzetten

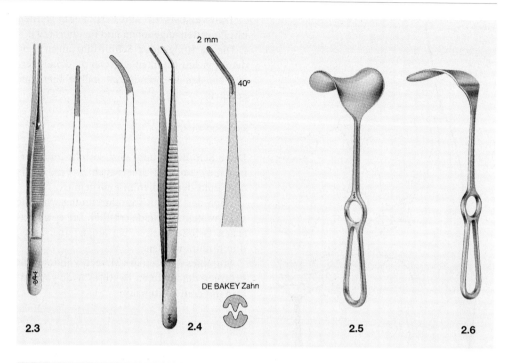

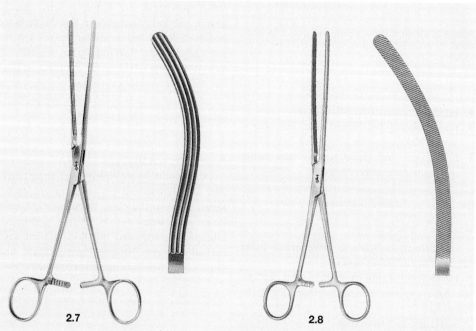

Abb. 2.3. Pinzette nach Cushing

Abb. 2.4. Pinzette nach de Bakey

Abb. 2.5. Bauchdeckenhaken nach Fritsch

Abb. 2.6. Leberhaken nach Mikulicz.
(Alle Fa. Aesculap)

Abb. 2.7. Weiche Darmklemme nach Kocher

Abb. 2.8. Weiche Darmklemme nach Doyen; sie soll den Darm federnd abklemmen, ohne ihn zu traumatisieren

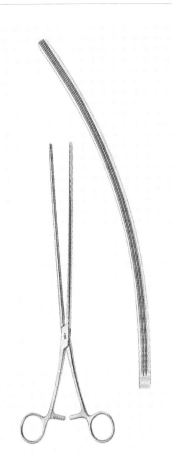

Abb. 2.9. Magenklemme nach Scudder

und Klemmen, oft Organfaßzangen und weitere Instrumente benötigt. Einige sollen beispielhaft vorgestellt werden.

Haken und Pinzetten

Nach der Eröffnung des Peritoneums gilt die Regel, daß alle scharfen Instrumente vom Operateur abgegeben werden. Jetzt kommen anatomische und atraumatische Dissektionspinzetten und Klemmen zur Anwendung (Abb. 2.3 und 2.4).
Folgende lange Haken kommen zum Einsatz:

- Bauchdeckenhaken (Abb. 2.5).
- Leberhaken (Abb. 2.6). Sie sollten feucht angereicht oder mit einem feuchten Bauchtuch unterlegt werden.

Klemmen

Weiche Darmklemmen
Auch für sie gilt, daß sie nur feucht mit dem Darm in Berührung kommen sollten (Abb. 2.7 und 2.8). Rektum- und Sigmaklemmen haben eine 90°-Krümmung und eine atraumatische Riefelung.

Harte Darmklemmen
Sie dürfen nur für die wegfallenden Anteile des Darms benutzt werden, weil sie eine anatomische quergestreifte Riefelung haben, die den Darm dicht verschließt und ihn traumatisiert.

Magenklemmen
Sie sind länger als die vorgenannten Instrumente, um eine Abklemmung des Magens in gesamter Breite zu gewährleisten, und atraumatisch, um die Anastomose nicht zu gefährden (Abb. 2.9).

Organfaßzangen

Organfaßzangen sind häufig gefenstert, einige sind an den Maulenden gezahnt, um derbes Gewebe besser halten zu können (Abb. 2.10).
Dreieckig gefensterte Klemmen der verschiedensten Größen sind bekannt, z. B. als Gewebe- oder Lungenfaßzange nach Duval oder Collin (Abb. 2.11).
In der Darmchirurgie kommt häufig die Allisklemme (Abb. 2.12) zum Aufspannen der Lumina zur Anwendung.
Eine weitere Organfaßzange mit den verschiedensten Einsatzgebieten ist die Gewebefaßzange nach Museux (Abb. 2.13).

Rahmen/Bauchdeckenhalter

Haken, die man in einen vorgeformten Rahmen einhängen kann, haben die Aufgabe, die Körperöffnung offenzuhalten. Sie haben unterschiedliche Formen und Valven. Beispielhaft seien hier nur 2 genannt:

- Bauchdeckenrahmen nach Kirschner (Abb. 2.14).
- Bauchdeckenhaken nach Rochard (Abb. 2.15).

Der Rahmen nach Rochard hat seinen festen Platz in der Magenchirurgie. Er setzt sich zu-

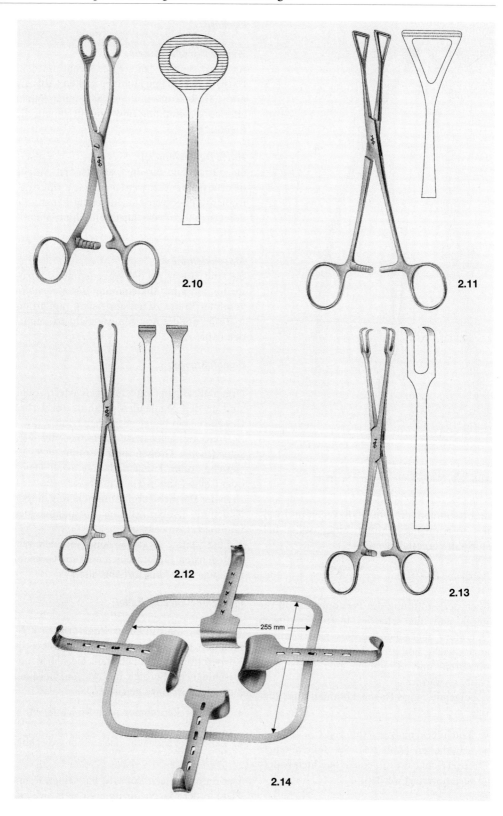

2.10

2.11

2.12

2.13

255 mm

2.14

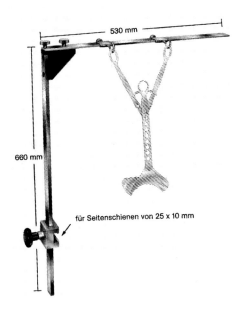

Abb. 2.15. Befestigungsgestell des Rochard-Hakens. (Fa. Aesculap)

sammen aus dem Befestigungsgestell, mit dem er an den Seiten des OP-Tisches befestigt wird (Abb. 2.15), und der Fixiervorrichtung für den Haken (Abb. 2.16 a) und den Valven unterschiedlicher Größe (Abb. 2.16 b).

Die passende Valve wird so angelegt, daß die Sicht auf den Operationssitus bis zum Rippenbogenrand durch ständigen Zug gewährleistet ist. Das Blatt wird in die Fixiervorrichtung eingehängt, die wiederum am Befestigungsbügel eingehakt ist.

Das Gestell ist zerlegbar und kann sterilisiert werden.

Klammernahtinstrumente (Stapler)

Maschinelle *Klammernahtinstrumente* gehen in ihrer Entwicklung auf Hütl und von Petz

◁
Abb. 2.10. Gallenblasenfaßzange nach Glassmann oder Organfaßzange nach Collin

Abb. 2.11. Organfaßzange nach Collin

Abb. 2.12. Die Allisklemme hat 4–6 kleine Zähnchen, die ineinandergreifen

Abb. 2.13. Gewebefaßzange nach Museux

Abb. 2.14. Die einzelnen Blätter des Rahmens können durch mehrere Raster in unterschiedlichen Stellungen eingehakt werden. Die breiten Valven sind für adipöse Patienten einsetzbar. (Abb. 2.7–2.11 und 2.13–2.14 Fa. Aesculap)

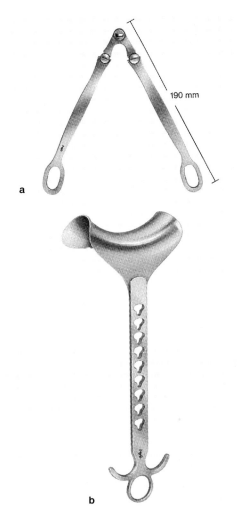

Abb. 2.16 a, b. Fixiervorrichtung und einhakbare Valve. (Fa. Aesculap)

(1924) zurück. Der Nähapparat nach von Petz setzt eine doppelte Klammerreihe. Die Klammern sind aus Silber und müssen nach jedem Gebrauch einzeln wiederaufgefüllt werden. In der Magenchirurgie kommt dieses Klammerinstrument vielfach noch zur Anwendung.

Friedrich entwickelte den ersten Nähapparat mit auswechselbaren Magazinen.

Seit ihrer Einführung haben die Klammernahtinstrumente einen festen Platz in der Chirurgie eingenommen. Sie bieten einen weiten Anwendungsbereich in der Allgemeinchirurgie und Thoraxchirurgie.

Die Klammern werden durch das Nahtinstrument zu einem B geformt. Sie liegen bei

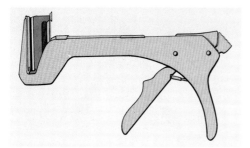

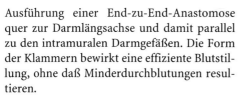

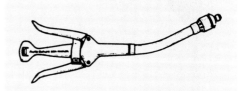

Abb. 2.17. TA 55 Premium. (Fa. Auto Suture Deutschland GmbH)

Abb. 2.18. CEEA. (Fa. Auto Suture Deutschland GmbH)

Ausführung einer End-zu-End-Anastomose quer zur Darmlängsachse und damit parallel zu den intramuralen Darmgefäßen. Die Form der Klammern bewirkt eine effiziente Blutstillung, ohne daß Minderdurchblutungen resultieren.

Unterschiedliche Darmlumina können durch Bougierung vor der Anastomosierung angeglichen werden. Die Anastomosenregionen müssen im Bereich der Klammernahtreihe von allem Fettgewebe befreit sein. Zur Vorbereitung einer Stapleranastomose sind *Tabaksbeutelnähte* erforderlich. Das Legen einer Tabaksbeutelnaht wird durch spezielle Klemmen und Nadel-Faden-Kombinationen sehr vereinfacht.

Stapler gibt es von verschiedenen Herstellern als Mehrweg- oder zunehmend auch als Einweginstrumente.

Die bis jetzt entwickelten Instrumente lassen sich in 4 Gruppen unterteilen:

Lineare Klammernahtinstrumente
Dies sind reine Verschlußinstrumente, deren Klammern in einer geraden Linie gesetzt werden (Abb. 2.17).

Beispiele:
- TA = thorakal-abdominale Verschlußinstrumente (Fa. Auto Suture Deutschland GmbH).
- Proximate linear stapler TL oder TX (Fa. Ethicon Endo-Surgical).

Diese Geräte setzen eine doppelte Klammerreihe mit gegeneinander versetzten Klammern aus Titan oder resorbierbarem Material. Die Magazine unterscheiden sich zusätzlich in der Farbkodierung, die unterschiedliche Klammerlängen kennzeichnen. Die Länge

der Magazine ist aus der Gerätebezeichnung ersichtlich.

Zirkuläre Anastomosierungsinstrumente
Diese sog. intraluminalen Stapler dienen der End-zu-End-Anastomosierung von 2 Hohlorganen und setzen zirkulär invertierende zweireihige Klammernähte.

Beispiel:
- EEA = End-zu-End-Anastomose,
- CEEA = „Curved" End-zu-End-Anastomose (Fa. Auto Suture Deutschland GmbH).
- Proximate circular stapler (Fa. Ethicon).

Die neueren Modelle (Abb. 2.18) gibt es mit geradem und mit gebogenem Schaft. Der Kopf ist abnehmbar.

Das Nahtinstrument wird mit der Andruckplatte von einer gesonderten Inzision aus in den einen Anastomosenschenkel eingeführt und mit einer vorher gelegten Tabaksbeutelnaht fixiert. Der andere Anastomosenschenkel, ebenfalls mit einer Tabaksbeutelnaht versehen, wird durch Zusammendrehen des Schraubmechanismus mit der Andruckplatte dem Instrument genähert. Danach wird der Klammermechanismus ausgelöst und die zirkuläre, invertierende Klammernahtreihe entsteht.

Die zirkulären Stapler haben ein integriertes Messer, das gleichzeitig die Anastomosenringe exzidiert. Die Ringe bleiben auf dem herausnehmbaren Dorn. Es ist zwingend erforderlich, sie auf ihre Vollständigkeit zu überprüfen, da sie die Dichtigkeit der Anastomose dokumentieren.

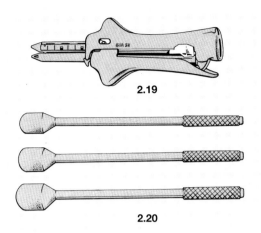

2.19

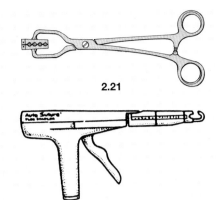

2.21

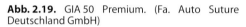

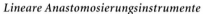

2.20

2.22

Abb. 2.19. GIA 50 Premium. (Fa. Auto Suture Deutschland GmbH)

Abb. 2.20. Bougies. (Aus Heberer et al. 1993)

Abb. 2.21. Wiederverwendbare Tabaksbeutelklemme. (Aus Heberer et al. 1993)

Abb. 2.22. PLDS. (Fa. Auto Suture Deutschland GmbH)

Lineare Anastomosierungsinstrumente

Sie dienen der Herstellung von Seit-zu-Seit-Anastomosen zwischen 2 Hohlorganen bei gleichzeitiger Durchschneidung zwischen den gesetzten Klammerreihen.

Beispiele:
- GIA = Gastrointestinalanastomose (Abb. 2.19; Fa. Auto Suture Deutschland GmbH).
- TLC = „Titan linear cutter" (Fa. Ethicon).

Beide Branchen des Instrumentes werden jeweils in die Lumina der zu anastomosierenden Darmenden geschoben. Sie werden ausgerichtet, zusammengesteckt und verschlossen. Nach dem Auslösen werden die beiden Staplerteile wieder getrennt. Die 2 doppelten Klammerreihen sind gegeneinander versetzt gelegt und das Gewebe ist dazwischen durchtrennt.

Zusatzinstrumente, die die Anwendung der Anastomosierungsinstrumente erleichtern, sind:
- Meßstäbe oder auch Bougies genannt (Abb. 2.20): Sie werden behutsam feucht in das Darmlumen eingeführt, um aufzudehnen und/oder gleichzeitig den Durchmesser des Lumens zu bestimmen.
- Tabaksbeutelklemme (Abb. 2.21): Die Klemme wird mit ihren quergestellten Branchen angelegt und bis zum Anschlag zusammengedrückt. Dann wird durch die beiden vor-

gegebenen längsverlaufenden Nadelrinnen eine doppelt armierte Tabaksbeutelnaht gelegt. Nun kann die Klemme langsam gelöst und die Naht ggf. angezogen und verknüpft werden.
- Instrumentenkopffaßzange zur korrekten Applikation des Kopfes des circulären Staplers.

Einzelklammergeräte

Sie werden zum Klammern von Haut, Faszie oder als Skelettierungshilfe benötigt.

Beispiel:
- (P)LDS-Clips = Ligatur-Durchtrennungsstapler (Abb. 2.22) (Fa. Auto Suture Deutschland GmbH).
  Bei umfangreichen Skelettierungen spart der Einsatz dieses Instrumentes Zeit, denn es setzt bei jedem Auslösen 2 Klammern, zwischen denen es gleichzeitig das Gewebe durchtrennt. Eine Sicherheitsvorrichtung verhindert, daß weiterhin Gewebe durchtrennt wird, wenn im Magazin keine Klammern mehr vorhanden sind.
- Hautstapler:
  Die Hautränder werden mit 2 chirurgischen Pinzetten evertiert, und jedes Auslösen des Instrumentes setzt eine Klammer. Die meisten Staplermodelle gibt es auch als Ausführung für die minimal-invasive Chirurgie.

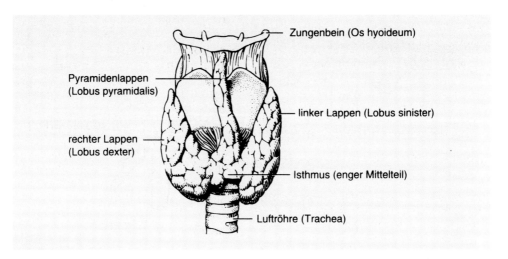

Die verschiedenen Lappen sind beschriftet: Zungenbein (Os hyoideum), Pyramidenlappen (Lobus pyramidalis), linker Lappen (Lobus sinister), rechter Lappen (Lobus dexter), Isthmus (enger Mittelteil), Luftröhre (Trachea).

Abb. 2.23. Ventralansicht der Schilddrüse. Die Abbildung zeigt ein Organ mit einem (fakultativen) Pyramidenlappen, der als Rest des Ductus thyreoglossus verblieben ist. Der Isthmus verbindet den linken mit dem rechten Lappen. (Aus Spornitz 1993, nach Feneis 1974)

2.2
Schilddrüse

2.2.1
Anatomie

Die Schilddrüse liegt als schmetterlingsförmiges Drüsenorgan dicht unter der Haut. Mit ihren beiden Lappen und dem Isthmus umgreift sie hufeisenförmig nach ventral die Trachea und teilweise den Ösophagus. Am Isthmus, der die beiden Lappen miteinander verbindet, kann als entwicklungsgeschichtliches Rudiment ein Lobus pyramidalis ausgebildet sein (Abb. 2.23).

Gefäßversorgung

Die Schilddrüsenlappen werden von der A. thyreoidea superior (entspringt als 1. Ast aus der A. carotis externa) und der A. thyreoidea inferior (aus dem Truncus thyreocervicalis) versorgt. Kurz vor ihrem Eintritt in den Schilddrüsenlappen kreuzt die A. thyreoidea inferior den zum Kehlkopf aufsteigenden N. recurrens in variabler Weise.

Schilddrüsengröße

Das Volumen der Schilddrüse kann sonographisch ermittelt werden. Bei einer erwachsenen Frau beträgt es ca. 13 ml, beim Mann ist das Volumen etwas größer und liegt bei ca. 16 ml.

Feingeweblicher Aufbau und Funktion

Das Schilddrüsengewebe besteht aus zahlreichen Follikeln. Sie nehmen Jod aus dem zirkulierenden Blut auf und leisten die Synthese und Speicherung der beiden Schilddrüsenhormone Tetrajodthyronin = Thyroxin = T_4 und Trijodthyronin = T_3.

Die Regulation der Schilddrüsenhormonproduktion unterliegt einem Regelmechanismus. Daran beteiligt sind die beiden „Zentralen" Hypothalamus und Hypophyse, die jeweils bei Schilddrüsenhormonmangel schilddrüsenstimulierende Hormone produzieren.

Die Epithelkörperchen

Die 4 Epithelkörperchen, auch Nebenschilddrüsen genannt, liegen an der dorsalen Fläche der Thyreoidea. Sie sind linsengroß und liegen außerhalb der capsula fibrosa der Schilddrüse, aber innerhalb der äußeren Bindegewebskapsel. Ihre Parathormonproduktion ist an der Regelung des Calciumhaushaltes beteiligt.

2.2.2
Erkrankungen der Schilddrüse

Struma

> Als Struma oder Kropf wird jede Vergrößerung
> des Halsumfangs bezeichnet, die auf eine Ver-
> größerung der Schilddrüse zurückzuführen ist.

Ursache

Bedingt durch einen Jodmangel, kommt es zunächst zu einer Vergrößerung der Schilddrü-
senzellen und später auch zu einer Zunahme
der Zellen, d. h. zu einer Struma. Da sich die
Zellen nicht in allen Schilddrüsenanteilen
gleichmäßig vermehren, bilden sich mit der
Zeit in fast allen Strumen knotige Veränderungen.

Formen

**Unterscheidung nach der Gewebebeschaf-
fenheit:**
- diffuse Struma,
- uninodöse Struma (1 Knoten),
- multinodöse Struma (viele Knoten),

Unterscheidung nach der Funktion:
- euthyreote Struma: normale Schilddrüsenhormonproduktion,
- hyperthyreote Struma: gesteigerte Hormonproduktion,
- hypothyreote Struma: zu geringe Hormonproduktion.

Die Knotenbildung beruht auf einer umschriebenen Gewebedegeneration, die in der
Zystenbildung enden kann. Daneben treten
vermehrt Bindegewebebildung, Einblutungen
und Verkalkungen auf. Die Ausbildung von
sog. Proliferationszentren führt zur Entwicklung von Adenomknoten. Die genannten Veränderungen können auch nebeneinander auftreten.

Die Zysten und die Veränderungen ohne
funktionsfähiges Schilddrüsengewebe nehmen an der Hormonproduktion nicht mehr
teil. Dagegen weisen Adenomknoten die Fä-
higkeit zur Entkoppelung von den Regulationsmechanismen auf, die zur Autonomie

führt. Die Hormonproduktion eines autonomen Adenoms kann entweder der des umgebenden Schilddrüsengewebes entsprechen
oder in unterschiedlichem Ausmaß bis zur
Hyperthyreose ansteigen.

Besondere Strumaformen
Selten ist die Struma maligna, d. h. das Auftreten eines Schilddrüsenkarzinoms in einer
Struma bzw. die Knotenbildung durch ein
Schilddrüsenkarzinom. Auch seltene entzündliche Veränderungen können mit einer Strumabildung einhergehen (s. unten).

Diagnostik

Anamnese
Zufallsbefund oder Beschwerdesymptomatik?
Herkunft aus einem Endemiegebiet? Dauer
der Strumaentstehung (Veränderung der Kra-
genweite)? Familiäre Belastung?

Inspektion und Palpation
Größe, Lage, Konsistenz, Verschieblichkeit
der diffusen, nodösen oder retrosternalen
Struma, Druckdolenz, Lymphknoten?

Sonographie
Ermitteln der morphologischen Struktur
(gleichmäßige/ungleichmäßige Beschaffenheit, Zysten, Knoten), der Form, der Lage und
des Volumens.

Szintigraphie
Sie sollte jeder auffälligen Sonographie folgen.
Eine Schwangerschaft muß ausgeschlossen
sein. Die nuklearmedizinische Untersuchung
dient der funktionsorientierten Lagebestim-
mung von *kalten* oder *heißen* Knoten und
dem Ausschluß einer fokalen oder dissemi-
nierten Autonomie:

- *kalt:* keine Nuklidaufnahme,
- *heiß:* sehr hohe Nuklidaufnahme.

Laboruntersuchungen
An erster Stelle steht heute die Messung des
TSH-Spiegels (*TSH*: Thyreoidea-stimulieren-
des Hormon). Erhöhte Werte weisen auf eine
Hypothyreose hin, die chirurgisch gesehen ei-
ne untergeordnete Rolle spielt. Erniedrigte
Werte weisen auf eine Hyperthyreose hin. Zur

weiteren Klärung können zusätzlich die T_3- und T_4-Werte im Serum gemessen werden.

Punktionszytologie

Vor allem kalte Knoten sollten sonographisch gezielt zur Entnahme einer Zytologie punktiert werden, um einem Karzinomverdacht nachzugehen. Neben exakter Punktionstechnik ist ein erfahrener Zytologe erforderlich.

Hyperthyreose

Eine Hyperthyreose muß vor einer Operation erkannt und behandelt werden. Daher sollen Grundkenntnisse hier genannt werden.

> Die Hyperthyreose ist durch eine exzessive Schilddrüsenhormonwirkung definiert. Struma und endokrine Augensymptome (Exophthalmus) sind nicht obligatorisch und liegen nur bei bestimmten Formen der Hyperthyreose vor.

Ursachen

Wichtigste Ursachen der Hyperthyreose sind:

- Immunerkrankungen der Schilddrüse. Zu dieser Kategorie gehört u. a. der Morbus Basedow. Er ist geläufig durch den Exophthalmus, dabei handelt es sich jedoch um eine eigenständige Autoimmunerkrankung.
- Funktionelle Autonomie (Morbus Plummer). Bei dieser Form liegt entweder eine gleichmäßig verteilte (disseminierte) Autonomie oder eine (multi)fokale Autonomie vor wie beim autonomen Adenom.
- Im Rahmen einer Schilddrüsenentzündung oder bei Neoplasien kann ebenfalls eine Hyperthyreose auftreten.
- Bei Überdosierung einer Schilddrüsenhormonmedikation tritt die sog. Hyperthyreosis factitia auf.
- Als Struma basedowificata bezeichnet man die Hyperthyreose, die bei einem Patienten mit funktioneller Schilddrüsenautonomie nach Jodkontamination, z. B. durch Kontrastmittel, auftritt.
- Die thyreotoxische Krise kann als Folge einer solchen Struma basedowificata (s. oben) auftreten.

Symptome

Typische Symptome sind: Gewichtsabnahme bei gutem Appetit, häufiger Durchfall, Nervosität, Zittern, Schwäche, Herzklopfen und Schwitzen, auch in Ruhe (z. B. nachts).

Weitere Befunde: Tremor, Adynamie, Tachykardie, gesteigerter Sympathikotonus, gesteigerte Mimik und Motorik.

Gefahr droht bei Operation und Narkose durch das Auftreten einer *thyreotoxischen Krise.* Bei der thyreotoxischen Krise bestehen Fieber, eine extreme Tachykardie und ein Hypertonus (mit einer großen RR-Amplitude) bis hin zur Herzinsuffizienz. Begleitet von Übelkeit, Erbrechen und Durchfall mit krampfartigen Bauchschmerzen führt das Krankheitsbild mit extremem Tremor, Unruhe und dann Stupor, Muskelschwäche und Depression unbehandelt zum Tod des Patienten.

Diagnose

Feststellung typischer klinischer Symptome (s. auch Strumadiagnostik).

Konservative Therapie

Die Basedow-Hyperthyreose und der Morbus Plummer werden zunächst medikamentös behandelt. Liegt eine Autonomie vor, ist nach medikamentös erzielter Euthyreose die definitive Heilung nur durch eine anschließende Radiojodtherapie oder eine Operation (s. unten) möglich. Bleibt bei der Basedow-Hyperthyreose die erst nach Monaten zu erwartende, erhoffte Spontanheilung aus, bleibt auch hier nur die Radiojodtherapie oder die Operation.

Malignome der Schilddrüse

Häufigkeit

Malignome der Schilddrüse sind mit 0,2–0,5% aller Krebserkrankungen selten.

Formen

Im jüngeren Lebensalter sind differenzierte Karzinome (papillär und follikulär) häufiger. Im höheren Lebensalter sind die undifferenzierten Karzinome (anaplastisch) häufiger.

Klinik

Klinische Verdachtsmomente ergeben sich aus raschem Wachstum und der Knotengröße eines Solitärknotens. Szintigraphisch kalte Solitärknoten sind in bis zu 10% maligne Befunde. Kalte Knoten sind zwar bei Frauen häufiger, der relative Anteil an Karzinomen ist jedoch beim Mann größer. Anamnestisch besonders hinweisgebend sind frühere Röntgenbestrahlungen der Halsregion.

Diagnose

Diagnostische Maßnahmen bei Malignomverdacht: Anamnese, körperliche Untersuchung, Sonographie, Szintigraphie, Thoraxröntgen, gezielte Feinnadelpunktion und Abklärung der Schilddrüsenfunktion.

Prognose

Prognostisch gesehen haben die differenzierten Karzinome des jüngeren Menschen eine wesentlich günstigere Prognose als die anaplastischen Formen des mittleren und höheren Lebensalters.

2.2.3
Operationen der Schilddrüse

Präoperative Maßnahmen

Bei einer Hyperthyreose ist immer eine Vorbehandlung erforderlich. Beim hyperthyreoten autonomen Adenom wird mit Thyreostatika und ggf. β-Blockern (Senkung der Pulsfrequenz) vorbehandelt.

Insbesondere beim Morbus Basedow kann zusätzlich durch „Plummern" sowohl eine Euthyreose herbeigeführt werden als auch zusätzlich eine festere, gefäßärmere Gewebskonsistenz erzielt werden, die den chirurgischen Eingriff erleichtert.

Unter Plummern versteht man die Hemmung aller Stufen der Schilddrüsenhormonsynthese und -sekretion durch Gabe von Jod über 5, maximal 10 Tage präoperativ in einer hohen Dosierung (20–200 mg; physiologisch sind 100–200 µg).

Zum Plummern eignen sich die gesättigte Kaliumjodidlösung, Kaliumjodidkompretten oder Lugol-Lösung in einer ärztlich festzulegenden Dosierung.

Vor jeder Operation an der Schilddrüse wird die Stimmbandfunktion (Funktion des N. recurrens) geprüft.

Hinsichtlich der Nebenschilddrüsenfunktion wird die Kontrolle des Kalziumspiegels angeraten.

Operationsziele

- Bei Strumaoperationen erfolgt aus kosmetischen oder mechanischen Gründen im Regelfall die beidseitige subtotale Resektion, d. h. es werden beide Schilddrüsenlappen stark verkleinert. Das Resektionsausmaß richtet sich nach der Grunderkrankung.
- Bei der (hyperthyreoten) Knotenstruma sollen sämtliche knotigen Parenchymanteile entfernt bzw. aus dem Lappenrest enukleiert werden. Lappenrestgröße höchstens $4 \times 2 \times 1{,}5$ cm.
- Beim Morbus Basedow, evtl. ohne Strumabildung, müssen die Lappenreste noch wesentlich kleiner sein, und zwar 2 ml bzw. $2 \times 1 \times 1$ cm.
- Solitäre autonome Adenome werden durch eine Enukleation(sresektion), durch eine Polresektion, besser durch eine einseitige subtotale Resektion entfernt.
- Bei differenzierten Karzinomen wird prinzipiell total (beidseitig) thyreoidektomiert, in der Regel unter Mitentfernung lokaler Lymphknoten. Eine Ausnahme stellen nur innerhalb eines subtotalen Resektionspräparates nachträglich festgestellte kleine umschriebene, abgekapselte, gut differenzierte Karzinome dar. Im Zweifelsfall werden jedoch die Schilddrüsenreste nachreseziert.
- Bei jeder Schilddrüsenoperation sind die 4 Epithelkörperchen und die beiden Stimmbandnerven gefährdet. Diese Strukturen werden geschont, indem sie bevorzugt entweder freipräpariert und dargestellt werden oder indem in ihrem Lagebereich, der dorsalen Schilddrüsenkapsel, jegliche Manipulation unterlassen wird. Bei der totalen und bei der Hemithyreoidektomie ist eine Rekurrensdarstellung obligat.

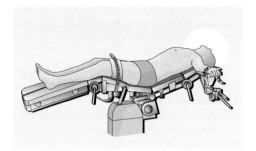

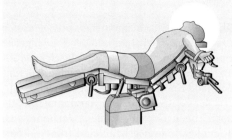

Abb. 2.24. Rückenlagerung: Beide Arme sollten ausgelagert sein, um eine symmetrische Schnittführung zu gewährleisten

Abb. 2.25. Halbsitzende Position

Subtotale Strumaresektion (ein- oder beidseitig)

Indikation

Struma, Morbus Basedow.

Prinzip

Resektion des Schilddrüsengewebes unter Belassung eines kleinen Parenchymrestes. Bei jeder Schilddrüsenoperation muß der Stimmbandnerv, der N. recurrens, geschont werden.

Lagerung

Entweder Rückenlage mit rekliniertem Kopf, neutrale Elektrode am Oberarm. Der Tisch sollte im Kniegelenk abgeknickt sein (Abb. 2.24). Lagert man einen Arm des Patienten an den Körper an, muß der Schnitt vorher angezeichnet werden.

Die zweite Lagerungsmöglichkeit ist die halbsitzende Position mit rekliniertem Kopf (Abb. 2.25).

Am Ende des Eingriffs wird der Kopf etwas angehoben, um den Wundverschluß zu erleichtern.

Instrumentarium

Grundinstrumentarium mit zahlreichen Péan- und Kocherklemmen, ggf. auch mit Mosquitoklemmen, Overholt- und Babyoverholtklemmen, Dissektor, evtl. Rinne und Deschamps, feine Adsonpinzetten, feine Präparierschere, evtl. Allis-Klemmen oder Museux.

Operation

Kocher-Kragenschnitt (s. Zugangswege), wobei sich die Schnittlänge nach der Strumaausdehnung richtet. Die seitliche Begrenzung wird durch den M. sternocleidomastoideus gebildet.

Nach der Spaltung der geraden vorderen Halsmuskulatur in der Linea alba colli sieht man auf die Schilddrüsenkapsel im Isthmusbereich. Blutstillung erfolgt mit dem Elektrokauter.

Bei großen Strumen werden die Vv. jugulares anteriores ligiert. Danach wird der gerade Halsmuskel (M. sternohyoideus) mit dem Elektrokauter oder zwischen 2 Klemmen durchtrennt und ggf. umstochen. Der M. sternocleidomastoideus bleibt immer intakt. Ansonsten wird die Muskulatur mit Roux-Haken, die unter die mittlere Halsfaszie gesetzt werden, beiseitegedrängt.

Die Vorderfläche der Struma läßt sich stumpf mit Präpariertupfer, Dissektor oder Finger darstellen. Die Thyreoidea wird aus ihrem Bett luxiert, sperrende kleine Venen werden ligiert. Beide Schilddrüsenlappen lassen sich über der Trachea mit Overholt-Klemmen oder mit Rinne und Deschamps teilen. Der Isthmus wird dazu von der Trachea gelöst, zu beiden Seiten mit großen Klemmen unterfahren, abgeklemmt, durchtrennt und mit kräftigen Fäden ligiert. Ein evtl. vorhandener Lobus pyramidalis wird vollständig entfernt.

Zuerst wird der obere Schilddrüsenpol freigelegt, dann der untere Pol.

Die oberen Polgefäße (Aa. und Vv. thyreoideae superiores) werden zwischen 2 Overholt-Klemmen doppelt ligiert und durchtrennt.

Wegdrängen oder -schieben der einen Strumahälfte zur Gegenseite und Präparation des lateralen Bindegewebes mit Metzenbaum-

Schere und Pinzette in die Tiefe, bis auf die A. thyreoidea inferior, das untere Polgefäß. Dieses Gefäß kann isoliert und weit entfernt von der Schilddrüse ligiert werden, um sicher sein zu können, den zuvor identifizierten N. recurrens zu schonen. Auf die Ligatur der A. thyreoidea inferior wird häufig verzichtet.

Analoges Vorgehen auf der Gegenseite.

Nach der Versorgung der unteren Polgefäße wird das Schilddrüsenlager vorübergehend mit warmen Kompressen tamponiert. Der untere Pol wird stumpf hervorluxiert, kleine Venen werden unterbunden.

Nach Abpräparation beider Isthmushälften von der Vorderseite der Trachea werden die Kapseln der Schilddrüse in der Resektionslinie mit Klemmen gefaßt und das nodöse Gewebe reseziert. Ein Parenchymrest von mindestens 5 mm Dicke gewährleistet in der Regel die Schonung der Epithelkörperchen. Sicherer ist die Darstellung vor Beginn der Resektion. Nach gezielter Blutstillung auf den Resektionsflächen wird die Schilddrüsenkapsel adaptierend vernäht (Abb. 2.26). Die Kapselnaht ergänzt die Blutstillung.

In jede Schilddrüsenloge wird eine Redondrainage eingelegt. Die Reklination des Kopfes wird aufgehoben und der Halsmuskel vernäht. Evtl. erfolgen Platysma-Subkutisnähte.

Hautnaht, lockerer Verband.

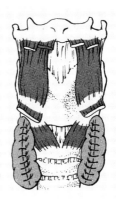

Abb. 2.26. Zustand nach Strumaresektion. (Aus Heberer et al. 1993)

isolieren. Eine histologische Schnellschnittuntersuchung sollte eine fragliche Malignität abklären.

Das Parenchym wird fortlaufend vernäht, der übrige Wundverschluß erfolgt wie oben erwähnt.

Besser ist die sog. *Enukleationsresektion,* bei der Schilddrüsengewebe um den Knoten herum mitentfernt wird. Bei einer Knotenlokalisation im Polbereich sollte eine *Polresektion* durchgeführt werden.

Thyreoidektomie

Die komplette Schilddrüsenentfernung ist die Standardoperation bei Malignomen. Dabei werden beide Lappen total reseziert. Der N. recurrens wird beidseits dargestellt und geschont, die Epithelkörperchen nach Möglichkeit ebenfalls.

Sollten nach der Resektion die 4 Nebenschilddrüsen der dorsalen Kapsel des Resektats anhaften, werden sie abgetragen und halbiert in den M. sternocleidomastoideus replantiert.

Um eine Minderdurchblutung der Epithelkörperchen zu vermeiden, wird die A. thyreoidea inferior nicht unmittelbar am Stamm unterbunden, sondern schilddrüsennah im Bereich ihrer einzelnen Äste.

Retrosternale Struma

Wenn das Strumagewebe nicht mit dem Finger hinter dem Sternum gelöst werden kann,

Enukleation eines Schilddrüsenknotens

Die Enukleation wird heute nur noch selten bei genau abzugrenzenden gutartigen Knoten oder Zysten durchgeführt.

Die Vorbereitung und die Lagerung entspricht der der subtotalen Strumaresektion, ebenso die Schnittführung bis zur Darstellung der Schilddrüse. Beide Lappen werden dargestellt, um genau palpieren zu können, ob sich noch weitere Veränderungen finden. Ist das der Fall, muß eine subtotale Resektion vorgenommen werden.

Das Parenchym über dem Adenom wird mit der Schere oder dem Skalpell inzidiert.

Auf eine Darstellung der oberen Polgefäße und der A. thyreoidea inferior kann meist verzichtet werden.

Fast immer läßt sich der Knoten stumpf mit dem Finger oder einer gebogenen Klemme

erfolgt der Zugang über eine mediane Sternotomie.

Ein retrosternal gelegener Schilddrüsenknoten ohne Verbindung zur Schilddrüse. Operativer Zugang über eine Sternotomie.

Ein Knoten zwischen Trachea und Wirbelsäule. Operation kann ohne Sternotomie erfolgen.

Postoperative Maßnahmen

Nach jeder Schilddrüsenoperation erfolgt eine Funktionskontrolle der Stimmbänder. Bei einseitiger Rekurrensschädigung resultiert Heiserkeit. Bei beidseitigem Schaden kann Atemnot auftreten und sogar eine Tracheotomie erforderlich werden.

Der Kalziumspiegel im Serum wird kontrolliert, bei niedrigem Kalziumspiegel aufgrund einer Epithelkörperchenschädigung ist mit einer Krampfneigung zu rechnen, die durch Kalziumgaben behoben werden kann.

Hormon-/Jodidsubstitution unter Nachkontrollen des Hausarztes wird veranlaßt.

Bei Schilddrüsenmalignomen muß über eine zusätzliche Radiojodtherapie entschieden werden.

2.3
Hernien

Eine Hernie entsteht durch einen Vorfall von Eingeweideanteilen (Bruchinhalt) in eine Vorbuchtung des parietalen Peritoneums (Bruchsack) durch eine Bauchwandlücke (Bruchpforte).

2.3.1
Allgemeines

Formen

Unterschieden werden äußere und innere Hernien.

Äußere Hernien

Brüche der Bauchwand, die von außen sichtbar sind.

Beispiele: Leistenhernie (Hernia inguinalis), Nabelhernie (Hernia umbilicalis), Narbenhernie, Schenkelhernie (Hernia femoralis), epigastrische Hernie (Hernia epigastrica).

Innere Hernien

Brüche innerhalb des Bauchraumes ohne äußerlich sichtbare Zeichen.

Beispiele: Zwerchfellhernien (Hiatushernie), Ileozäkalhernien.

Von einer *Gleithernie* spricht man, wenn Organe oder Organteile, z. B. Harnblase, Zäkum, Sigma mit ihrem Peritonealüberzug teilweise den Bruchsack bilden.

Von einer *symptomatischen Hernie* spricht man, wenn eine intraabdominelle Drucksteigerung, z. B. durch Tumorwachstum oder Aszites, für die Hernienbildung vevantwortlich ist, die Hernie also das Symptom einer Erkrankung darstellt.

Ätiologie

Hernien treten aufgrund erhöhten abdominellen Drucks auf. Es gibt angeborene Formen mit schon vorhandenen offenen Bruchpforten. Die erworbenen Formen sind auf einen Verlust der Bauchwandfestigkeit zurückzuführen. Sie treten meist entlang der Strukturen auf, die durch die Bauchwand ziehen, z. B. entlang großer Blutgefäße (Schenkelhernie) oder entlang des Samenstranges (Leistenhernie).

Inkarzeration – Einklemmung

Eine Inkarzeration einer Hernie besteht dann, wenn der Bruchinhalt nicht mehr spontan durch die Bruchpforte zurück gelangen kann. Mit der akuten Einklemmung droht ganz allgemein die Ernährungsstörung des Bruchinhalts. Eine vitale Bedrohung tritt dann ein, wenn der Bruchinhalt aus Darmschlingen oder Darmwandabschnitten besteht.

Die unmittelbaren Folgen können zunächst eine Koteinklemmung, später ein Ileus sein. Aus der mechanischen bzw. durchblutungsbedingten Ernährungsstörung der Darmwand resultiert die Perforation mit Peritonitis.

Lokal macht sich die akute Inkarzeration mit Schmerzen, Schwellung und Rötung bemerkbar. Durch den peritonealen Reiz kann Übelkeit auftreten, durch den Ileus Erbrechen.

Reposition

Der Zeitpunkt der Inkarzeration kann häufig vom Patienten genau angegeben werden. Dies ist wichtig, da die Reposition eines akuten eingeklemmten Bruches nur innerhalb der ersten 4 Stunden versucht werden sollte. Nur die komplette, also gut gelungene Repositon führt zur raschen Beschwerdefreiheit. Dagegen ist eine Reposition en bloc gefährlich, da bei ihr der Bruch äußerlich verschwunden ist, die wirksame Bruchpforte aber nur gewaltsam in die Tiefe verlagert wurde, ohne eine echte Reposition des Bruchinhalts erzielt zu haben (sog. Pseudoreposition).

Indikationen zur Operation

Jede palpatorisch oder zusätzlich sonographisch diagnostizierte Hernie kann als Wahleingriff zu einem beliebigen Zeitpunkt operiert werden.

Eine Notfallindikation zur Operation besteht immer dann, wenn die Reposition eines akut inkarzerierten Bruches nicht möglich ist oder wenn das Zeitintervall nach akut eingetretener Inkarzeration 4 Stunden überschreitet.

Anatomie des Leistenkanals

Die Kenntnis der Anatomie des Leistenkanals ist die Voraussetzung für die operative Versorgung. Der sogenannte Leistenkanal umgibt beim Mann den Samenstrang, bei der Frau das sehr viel dünnere Ligamentum teres uteri, vom inneren Leistenring lateral intraabdominal nach medial zum äußeren Leistenring, wo der Samenstrang zum Hoden führt.

Der Samenstrang enthält die Gefäßversorgung des Hodens, die A. spermatica und die ableitenden Venen im Plexus pampiniformis sowie den Samenleiter (Ductus deferens). Der Samenstrang wird von einer Muskelschicht (M. cremaster) umhüllt.

Der Leistenkanal ist etwa 4–6 cm lang.

Innerer Leistenring

Er stellt als innerer Eingang einen Schwachpunkt der Bauchdecke dar. Als Lücke der muskulären Bauchdeckenverspannung kann hier der intraperitoneale Druck zur Bruchentwicklung führen. Direkt medial des inneren Leistenrings verlaufen in Körperrichtung die epigastrischen Gefäße.

Äußerer Leistenring

Der äußere „Ausgang" wird vom äußeren Leistenring gebildet.

Die 4 Wände des Leistenkanals

- Hinterwand: Sie wird von der Faszia transversalis gebildet;
- Boden: Ihn bildet das Leistenband; es zieht vom vorderen oberen Darmbeinstachel zur Symphyse.
- Vorderwand: Sie wird von der Externusaponeurose gebildet.
- Dach: Es wird vom Unterrand der Muskelschicht des M. obliquus internus und transversus abdominis gebildet. Diese Muskelschicht wird oberhalb des Leistenkanals vorn von der Externusaponeurose und dorsal von der Transversalisfaszie begrenzt.

Indirekte und direkte Hernien

Eine indirekte Hernie wird auch als schräger, äußerer oder lateraler Bruch bezeichnet.

Eine direkte Hernie wird auch als senkrechter, innerer oder medialer Bruch bezeichnet.

Diese beiden Formen unterscheiden sich durch die Eintrittsstellen in den Leistenkanal. Indirekte Hernien treten am inneren Leistenring in den Leistenkanal und damit lateral der epigastrischen Gefäße in den Leistenkanal ein.

Direkte Hernien sparen den seitlichen Umweg zum inneren Leistenring aus und treten „direkt" auf halber Strecke und damit medial der epigastrischen Gefäße in den Leistenkanal ein.

2.3.2
Leistenhernie

Die Operation einer Leistenhernie läßt sich in 2 Abschnitte untergliedern:

1. Operationsschritt:
Dieser Schritt ist allen konventionellen Operationstechniken gemeinsam. Er beinhaltet die Freilegung und Versorgung des Bruchsackes, die „Herniotomie".

2. Operationsschritt:
Der Verschluß der Bruchpforte mit Verstärkung der Bauchwand basiert auf folgenden Prinzipien:

- Verstärkung der Vorderwand (= Operation nach Halstedt-Ferguson), die aber nur bei Kindern zur Anwendung kommt. (s. Kap. Kinderchirurgie)
- Bei Erwachsenen wird die Hinterwand des Leistenkanals verstärkt, mit unterschiedlichen Möglichkeiten, die Bruchlücke zu verschließen, z. B.
  – nach Bassini (Kirschner),
  – nach Shouldice oder
  – nach McVay oder
  – nach Lichtenstein.

Herniotomie

Indikation

Hernia inguinalis.

Prinzip

Reposition des Bruchsackinhalts, Abtragung des Bruchsackes, Vorbereitung der anatomiegerechten Verstärkung der Bauchwand (je nach angewandter Technik).

Lagerung

Rückenlage, neutrale Elektrode am gleichseitigen Oberschenkel.

Instrumentarium

Grundinstrumentarium, Gummizügel, resorbierbares Nahtmaterial, ggf. Redondrainage.

Operation

Der Hautschnitt verläuft parallel und etwa 2 cm über dem Leistenband.

Durchtrennung des Subkutangewebes und Einsetzen der scharfen Haken. Dadurch stellen sich die Vasa epigastrica superficialia dar, die unterbunden werden. Darstellung der Externusaponeurose inklusive des äußeren Leistenringes. Die Aponeurose wird mit der Schere gespalten, beginnend am äußeren Leistenring.

Die Verklebungen zwischen dem M. cremaster und dem Leistenband sowie zwischen der Hinterwand des Leistenkanals und dem M. obliquus internus abdominis können mit einem feuchten Stieltupfer oder Präparierstiel gelöst werden.

Nach der Eröffung des Leistenkanals liegt das Samenstranggebilde frei, umgeben vom M. cremaster, der gespalten wird. Daraufhin kann der Samenstrang mit einem Gummizügel angeschlungen werden.

Der Bruchsack wird dargestellt, er wird entweder mit 4 kleinen Klemmchen oder mit einem kleinen Duval angeklemmt und vom Samenstrang bis zur Bruchpforte mit einer Metzenbaumschere freipräpariert. Dann sieht man den inneren Leistenring und die epigastrischen Gefäße. Diese liegen entweder medial oder lateral der Bruchpforte.

Der Bruchsack wird an der Spitze eröffnet, der Inhalt inspiziert.

Wenn möglich, wird der Bruchsackinhalt stumpf (unter Zuhilfenahme eines feuchten Stieltupfers) in die Bauchhöhle reponiert. Der Bruchsack wird mit einer Tabaksbeutelnaht verschlossen (Abb. 2.27) und abgetragen.

Der Verschluß der Bruchpforte beinhaltet als wichtigsten Arbeitsschritt die Verstärkung der Hinterwand des Leistenkanals. Dafür gibt es folgende Methoden:

Bruchpfortenverschluß nach Bassini

Voraussetzung dafür ist die vollständige Spaltung der Fascia transversalis.

Die Nähte vereinigen durchgreifend den M. obliquus internus, die Fascia transversalis und den M. transversus abdominis mit dem Leistenband. Zur Sicherung kann die erste Naht durch das Schambeinperiost gelegt wer-

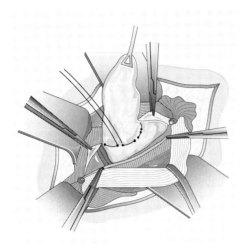

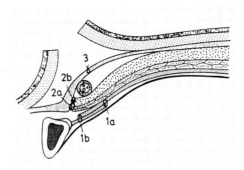

Abb. 2.29. Reparationsprinzip nach E. E. Shouldice (1945), im Querschnitt schematisch dargestellt. Wiedergabe der 4 fortlaufenden Nahtreihen (1 a. b; 2 a. b) zur Wiederherstellung der Hinterwand des Leistenkanals sowie der Naht der Externusaponeurose. (Aus Schumpelick 1984)

Abb. 2.27. Anlegen einer Tabaksbeutelnaht an der Bruchsackbasis

Bassini-Kirschner
Die Bassini-Nähte werden wie oben beschrieben gelegt; dann werden der Samenstrang nach lateral-ventral gehalten und die Externusaponeurose vernäht. Der Samenstrang liegt so auf der Externusaponeurose vor dem ehemaligen Leistenkanal.

Bruchpfortenverschluß nach Shouldice

Dieses Verfahren stellt eine anatomiegerechte Rekonstruktion der Hinterwand des Leistenkanals dar durch Doppelung der ausgedünnten Fascia transversalis (Abb. 2.29).

Hat diese Faszie einen Defekt oder eine fühlbare Schwäche, so ist eine Doppelung indiziert. Dazu wird sie vom inneren Leistenring an mit einer Schere gespalten. Dabei muß besonders auf die darunter liegenden Gefäße geachtet werden.

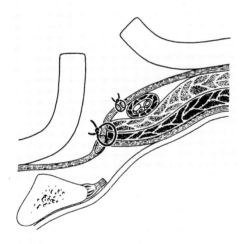

Abb. 2.28. Schema einer Bassini-Operation. (Aus Schiefers 1984)

den (Abb. 2.28). Sie verbindet den Ansatz des M. obliquus internus mit dem Leistenbandansatz am Periost. Wegen möglicher postoperativer Schmerzzustände kann diese Maßnahme nicht generell empfohlen werden.

Die Nähte werden gelegt und angeklemmt und dann in derselben Reihenfolge geknüpft. Der Samenstrang darf nicht eingeengt werden, um die Gefahr einer Hodenatrophie auszuschließen. Schichtweiser Wundverschluß, Verband.

Der obere Anteil der Faszie wird von der Bruchpforte aus mit Kocher-Klemmen gefaßt, dann wird sie teils stumpf (mit Präpariertupfer oder Finger) teils scharf mit der Schere vom präperitonealen Fett abpräpariert. Nun wird auch der untere Faszienteil angeklemmt. Die untere Hälfte der Fascia transversalis wird unter die obere genäht (gedoppelt; Abb. 2.30).

Über die erste Nahtreihe wird zur Doppelung die zweite fortlaufend gelegt. An der Oberkante kann der M. cremaster in die Naht einbezogen werden (Abb. 2.31).

Danach werden der M. transversus abdominis und der M. obliquus internus als zweite

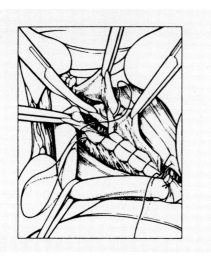

Abb. 2.30. Shouldice-Reparation: erste fortlaufende Nahtreihe der Fasziendoppelung. (Aus Schumpelick et al. 1991)

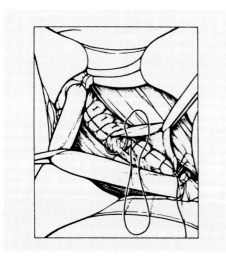

Abb. 2.31. Shouldice-Reparation: Abschluß der Transversalisdoppelung durch Rückführung der ersten Nahtreihe. (Aus Schumpelick et al. 1991)

Schicht an das Leistenband geheftet. Mit einer fortlaufenden Naht wird die Externusaponeurose verschlossen. Schichtweiser Wundverschluß, Verband.

Bruchpfortenverschluß nach McVay/Lotheisen

Ist die Fascia transversalis nicht zur Rekonstruktion geeignet, so bietet es sich an, die Bauchwandmuskulatur an das Lig. Cooperi zu heften. Nach dieser Reparation muß ggfs. die Rektusscheide inzidiert werden, um die Nahtspannung zu reduzieren.

Bruchpfortenverschluß nach Lichtenstein

In den letzten Jahren wird zunehmend ein spannungsfreier Bruchpfortenverschluß durch Implantation eines nicht resorbierbaren Kunststoffnetzes propagiert.

Die Operation beinhaltet zunächst die Darstellung von Bruchsack und Bruchpforte.

Die Präparation verzichtet jedoch auf die Durchtrennung der Transversalisfazie und im Regelfall auf die Bruchsackabtragung. Zwischen Leistenband und M. obliquus internus wird ein keilförmig zugeschnittenes Polypropylennetz (z. B. Prolene, Atrium) mit nicht resorbierbarer Naht spannungsfrei fixiert. Seitlich wird ein Schlitz zur Aufnahme des Samenstranges angelegt. Die beiden schmalen Schenkel des Netzes werden lateral überkreuzt, so daß sie einen inneren Leistenring bilden. Darüber werden die Externusaponeurose und die übrigen Wandschichten wieder verschlossen.

Diese Operation wird häufig in Lokalanästhesie vorgenommen.

In der Literatur werden vereinzelt Einschränkungen für das Vorgehen ohne Allgemeingültigkeit angegeben: ab dem 40. bzw. 50. Lebensjahr, nur bei Rezidivhernien.

In der Nachbehandlung ist keine längere Schonung nötig.

Leistenbruch bei Frauen

Es handelt sich fast immer um eine indirekte Hernie. Der Bruchsack liegt oberhalb des Leistenbandes, der Bruchsackverschluß und die Verstärkung der Hinterwand entsprechen dem Vorgehen beim Mann. Das Lig. rotundum (teres uteri) wird im Leistenkanal fixiert und in die Bassininähte einbezogen oder bei der Fasziendoppelung im lateralen Anteil eingenäht. Eine oft gleichzeitig vorhandene Hydrozele wird reseziert.

Inkarzerierte Hernie

Hier ist meist eine Herniolaparotomie angezeigt, wenn der Darm eingeklemmt ist. Die

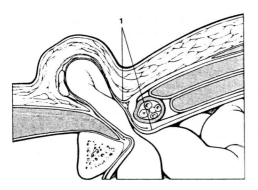

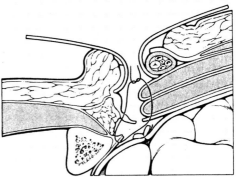

Abb. 2.32. Schematisches Schnittbild zur Darstellung der anatomischen Lagebeziehung einer Hernia femoralis (1 = Schenkelkanal). (Aus Nowak u. Fleck 1991)

Abb. 2.33. Operation nach Lotheisen. Alle Nähte sind zum Lig. Cooperi gelegt. (Aus Nowak u. Fleck 1991)

Lücke in der Externusaponeurose wird erweitert, der M. obliquus internus wird eingekerbt, unter starkem Zug weggehalten und das Peritoneum eröffnet. Der Bruchsackinhalt kann dann beurteilt und reponiert werden. Das Netz und Darmanteile, die sich nicht erholen, müssen nach der Versorgung der Bruchpforte über eine gesonderte Laparotomie reseziert werden, manchmal ist jedoch die Versorgung über die Bruchpforte möglich.

2.3.3
Schenkelhernie (Hernia femoralis)

5–7% aller Hernien sind Femoralhernien. Sie betreffen sehr viel häufiger Frauen als Männer. Inkarzerationen treten häufig auf. Femoralhernien sind immer erworben. Sie treten unterhalb des Leistenbandes am häufigsten medial der A. und V. femoralis aus (Abb. 2.32). Zumeist haben sie eine sehr kleine Bruchpforte.

Indikation

Jede Femoralhernie (Schenkelhernie).

Prinzip

Freilegung entweder wie bei der Leistenhernie von inguinal oder von krural, Reposition des Bruchsackinhaltes, Abtragung des Bruchsackkes, Verschluß der Lücke.

Lagerung

Rückenlage, Dispersionselektrode am gleichseitigen Oberschenkel.

Instrumentarium

Grundinstrumentarium, evtl. einen Gummizügel für das Lig. rotundum.

Operation

Inguinaler Zugang (Lotheisen/McVay)
Hautschnitt wie bei der Inguinalhernie, Spalten der Externusaponeurose.

Darstellen des Bruchsackes unter Berücksichtigung der Nähe der lateral gelegenen V. iliaca externa.

Fassen des Bruchsackes mit Mosquitoklemmen oder kleinen Faßzangen und Eröffnung mit der Metzenbaumschere. Der Bruchsackinhalt wird reponiert, sofern er keine Durchblutungsstörungen aufweist. Dann erfolgen eine Tabaksbeutelnaht oder eine Durchstechungsligatur des Bruchsackes und die Abtragung. Die Leistenkanalhinterwand wird durch eine Fasziendoppelung nach McVay/Lotheisen unter Aussparung des Lig. rotundum verschlossen (Abb. 2.33).

Über dem Ligament wird die Externusaponeurose verschlossen.

Kruraler Zugang

Ideal bei kleinen nicht inkarzerierten Hernien.

Über eine längsverlaufende oder schräge Inzision im Bereich der Leistenbeuge wird das Leistenband von seiner Unterseite her dargestellt und der Bruchsack mit einem feuchten Stieltupfer von den Femoralgefäßen abgeschoben und eröffnet.

Zur Reposition des Bruchsackinhaltes muß meist medial die Bruchpforte erweitert werden. Dazu wird die V. femoralis lateral auf einen Kocherhaken aufgeladen.

Der Bruchsack wird an seiner Basis über einer Tabaksbeutelnaht abgetragen.

3–4 Einzelnähte (nicht resorbierbar), die die Unterkante des Leistenbandes mit der Oberschenkelfaszie (Faszia pectinea) und evtl. dem Cooper-Ligament vereinigen, verschließen die Bruchpforte. Wenn möglich sollte die Faszia transversalis mitgefaßt werden. (Abb. 2.34)

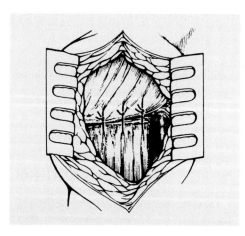

Abb. 2.34. Kruraler Zugang zur Femoralhernie, Nahtverschluß der femoralen Bruchpforte. (Aus Nowak u. Fleck 1991)

2.3.4
Nabelhernie (Hernia umbilicalis)

Die Nabelhernie ist beim Erwachsenen die zweithäufigste Hernienform. Als Bruchpforte dient der Nabelring, der sich so ausweitet, daß Bauchhöhleninhalt austreten kann.

Indikation

Nabelbrüche neigen zu Komplikationen und sollten deshalb frühzeitig operiert werden.

Operation ansonsten bei Beschwerden, erheblicher Größenzunahme oder Einklemmung, bei Bedarf auch aus kosmetischen Gründen.

Prinzip

Reposition des Inhalts, Abtragung des Bruchsackes, Bruchpfortenverschluß durch Fasziendoppelung nach (Dick) Mayo (Abb. 2.35).

Lagerung

Rückenlage, leicht überstreckt, Dispersionselektrode an einem Oberschenkel.

Instrumentarium

Grundinstrumentarium.

Operation

Halbkreis- oder wetzsteinförmige Umschneidung des Nabels, je nach der Größe des Bruches. Günstig ist auch eine quere Inzision unterhalb des Nabels als Zugang.

Durchtrennung des Subkutangewebes bis zur Darstellung der Rektusscheide.

Der Bruchsack wird an der Basis inzidiert und der Inhalt schonend, soweit möglich, reponiert. Dazu muß fast immer der Schnürring eingeschnitten werden. Ein Finger des Operateurs schützt dabei die darunterliegenden Darmschlingen. Der Bruchsack wird zunächst stumpf umfahren, bevor er von der Nabelhaut abgelöst wird.

Adhärente Anteile des großen Netzes werden mit Overholt und Schere freipräpariert und ligiert, bis die Darmschlingen frei sind.

Der Bruchsack wird abgetragen und das Peritoneum mit einer Durchstechungsligatur verschlossen. Für den Verschluß bei kleiner Bruchlücke ist ein einfacher Nahtverschluß ausreichend.

Bei größerer Bruchpforte sollte eine Fasziendoppelung nach Mayo durchgeführt werden.

Dazu werden die Faszienränder mit Klemmen gefaßt und flächig von der Subkutis freipräpariert.

Die Fasziendoppelung wird erreicht, indem zwischen dem unteren Rand des Bruchringes und dem Rand der Rektusscheide U-Nähte so

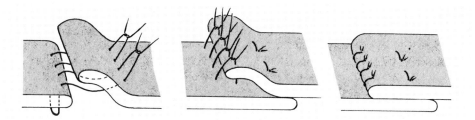

Abb. 2.35. Schematische Darstellung der Fasziendoppelung nach Mayo. (Aus Pichlmayr u. Löhlein 1991)

gelegt werden, daß etwa 1,5 cm Faszienrand
übersteht. Dieser wird nach dem Knüpfen der
Fäden durch eine Z-Naht mit der Rektusscheide
vereint (Doppelung).

Ist die Bruchlücke zu groß oder die Faszie zu
schwach, kann der Defekt auch mit einem Streifen Fascia lata oder mit nicht resorbierbarem
Netz gedeckt werden.

Der Nabel wird refixiert, bei minderdurchblu-
teter Nabelhaut jedoch reseziert (Omphalekto-
mie).

Bei Bedarf Einlegen einer Redondrainage,
Subkutannähte, Hautnaht, Verband.

2.3.5
Epigastrische Hernie

Dieser Hernientyp entwickelt sich oberhalb
des Nabels im Verlauf der Linea alba.

Eine präformierte Faszienlücke in der Linea
alba enthält zuerst nur präperitoneales Fettgewebe, später auch Peritoneum, Netz oder –
seltener – Magen- oder Darmanteile (Abb.
2.36).

Mehrere Bruchlücken können vorkommen.
Häufig handelt es sich nicht um der Definition
entsprechende komplette Hernien, sondern
nur um präperitoneale Lipome, die bei Einklemmung in eine Faszienlücke erhebliche Beschwerden verursachen können.

Indikation

Beschwerden und Herniennachweis (ein Ulkusleiden sollte als Beschwerdeursache ausgeschlossen werden).

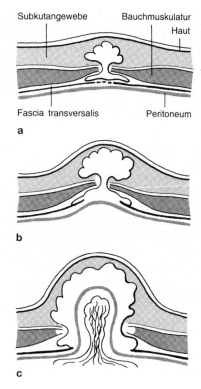

Abb. 2.36 a–c. Hernia epigastrica, **a** Kragenknopf-
artiges präperitoneales Lipom, **b** Beginnende peritoneale Ausstülpung, **c** Ausgebildete Hernie mit
Netz als Inhalt. (Aus Heberer et al. 1993)

Prinzip

Die Freilegung des Bruchsackes, Reposition,
ggf. Resektion des Inhalts. Für den Bruchpfortenverschluß gilt das gleiche Vorgehen wie bei
der Nabelhernie s. Kap. 2.3.4.

Lagerung

Rückenlage, neutrale Elektrode an einem
Oberschenkel.

Instrumentarium

Grund- und Laparotomieinstrumentarium, ggf. Allisklemmen.

Operation

Als Operationszugang sollte beim solitären Bruch der queren Schnittführung der Vorzug gegeben werden. Bei größeren und bei multiplen Brüchen ist der Längsschnitt geeigneter. Präperitoneale Lipome werden insbesondere bei Einklemmung subfaszial abgetragen.
Bruchpfortenverschluß (s. Nabelhernie, Kap. 2.3.4).

2.3.6
Narbenhernien

Nach Bauchoperationen treten in 1–10% Narbenhernien auf.

Schnittführung, Infektionen und ungeeignete Nahttechniken bei der Erstoperation stellen Ursachen der Narbenhernienbildung dar, wie auch Adipositas oder Stoffwechselerkrankungen. Der sichere Faszienverschluß zur Rezidivverhütung ist das Hauptproblem der Narbenbruchversorgung.

Indikation

Die Narbenhernie stellt meist eine elektive Operationsindikation dar. Beschwerden, Größenzunahme oder Einklemmung, sowie kosmetische Gründe bestimmen die Dringlichkeit.

Prinzip

Präparation des Bruches, evtl. Adhäsiolyse, Reparation der Bruchpforte durch spannungsfreien Verschluß der Faszien- und Muskelschichten.

Lagerung

Rückenlage, leicht überstreckt, neutrale Elektrode an einem Oberschenkel.

Instrumentarium

Grund- und Laparotomieinstrumentarium.

Operation

1. Operationsschritt:
Exzision der Narbe; der Bruchsack und intakte nahtfähige Faszienränder müssen exakt dargestellt werden. Erleichtert wird das Vorgehen durch Eröffnung des Bruchsackes mit Lösung der Bruchsackadhäsionen. Durch Austastung von innen wird die Beurteilung der Bauchdeckensubstanz in Hinblick auf die Bruchpfortenränder und auf das Erkennen zusätzlicher Faszienlücken ermöglicht. Zur genauen Darstellung der für die Rekonstruktion verwendbaren Faszienränder ist es notwendig, die gesunde Faszienvorderseite über einige Zentimeter im gesamten Bruchbereich zirkulär vom subkutanen Fettgewebe abzutrennen. Insuffiziente Faszienanteile werden reseziert.

2. Operationsschritt:
Nun erfolgt die spannungsfreie Reparation der Bruchpforte.
Hierzu stehen mehrere Verfahren zur Verfügung:

- Kleinere Narbenhernien: direkte einreihige Stoß-auf-Stoß-Naht mit durchgreifenden Einzelknopfnähten.
- Selten bei noch erkennbarer intakter Schichtung der Bauchdecke: mehrreihiger, schichtgerechter Wundverschluß.
- Fasziendoppelung nach Mayo. Nach dem Vorlegen der ersten U-förmig gestochenen Nahtreihe werden die Bruchränder durch sukzessiven Zug an den Fäden genähert und diese verknotet. Der überstehende „gedoppelte" Faszienrand wird durch eine fortlaufende Naht oder Einzelknopfnähte auf dem gegenüberliegenden Faszienblatt fixiert.
- Implantation von Fremdmaterial, falls die Adaptation der Faszienränder nicht gelingt: (nicht resorbierbare Kunststoffnetze wie Gore-Tex, Mersilene, Prolene, Atrium, Surgipro mesh), Vollhaut- oder Koriumlappen.
Wichtig: das implantierte Material muß breitflächig (3–5 cm überlappend) an den intakten Bruchrändern fixiert werden, um ein belastungsstabiles Einwachsen der Prothese zu

ermöglichen. Der Kontakt der Netzprothese zum Darm muß vermieden werden. Prinzipiell ist die Fixierung des Netzes auf der Faszie oder zwischen Peritoneum und Bauchwand möglich („onlay"- bzw. „underlay"-Technik).

Jedes Fremdmaterial birgt wieder die Gefahr einer Wundheilungsstörung und damit eines Hernienrezidivs.

2.4
Speiseröhre

2.4.1 Anatomie

Die Speiseröhre (Ösophagus) ist ein ca. 28 cm langes Muskelhohlorgan. Sie verbindet den Schlund (Pharynx) mit dem Magen.

Vom zervikalen Anteil (zwischen Halswirbelsäule und Trachea gelegen) tritt der Ösophagus in den Thorax ein. Hier verläuft er S-förmig im hinteren Mediastinum hinter der Trachea und dem Herzen. Mit Ausnahme des Kardiabereichs unterhalb des Zwerchfells (erst hier gibt es einen Serosaüberzug) ist die Speiseröhre relativ beweglich.

Im Übergang des Ösophagus zum Magen befindet sich der sog. His-Winkel, der zur Refluxverhinderung wichtig ist (Abb. 2.37).

Entsprechend der Organdrehung während der Embryonalentwicklung verläuft der linke Ast des N. vagus distal auf der Vorderseite, der rechte Ast distal auf der Hinterseite des Ösophagus.

Die Speiseröhre erhält ihre Blutversorgung im zervikalen Abschnitt aus den Aa. thyreoideae inferiores, im thorakalen Abschnitt direkt aus dem Aortenbogen bzw. aus den der thorakalen Aorta entspringenden Ästen. Im unteren Drittel erfolgt die arterielle Versorgung aus der A. phrenica und der A. gastrica sinistra. Die Gesamtblutversorgung ist entsprechend des relativ geringen Sauerstoffbedarfs spärlich.

Die Versorgung mit Lymphbahnen ist dagegen reichlich.

Indikationen

Chirurgische Eingriffe am Ösophagus verfolgen das Ziel, die Nahrungspassage zu gewährleisten bzw. wiederherzustellen. Behandelt werden Funktionsstörungen und organische Veränderungen, deren Krankheitswert, Diagnostik und chirurgische Therapie nachfolgend besprochen werden soll.

2.4.2
Achalasie-Ösophagospasmus

Es handelt sich um eine Innervationsstörung der Ösophagusmuskulatur mit funktioneller Stenose. Ein Karzinom muß durch Endoskopie und Biopsie ausgeschlossen werden.

Indikation

Segmentaler Muskelspasmus und typische Stenosesymptomatik:

Dysphagie (= Schluckstörung), Regurgitation (= Hochwürgen unverdauter Speisen), Schmerz und Gewichtsabnahme.

Erfolglose, ggf. mehrfache Aufdehnungsbehandlung.

Prinzip

Anteriore Myotomie nach Gottstein/Heller: Durchtrennung der Ösophagusmuskulatur im Stenosebereich.

Lagerung

Rückenlage, leicht überstreckt, ggf. mit rekliniertem Kopf. Neutrale Elektrode an einem Oberarm.

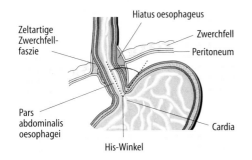

Abb. 2.37. Ösophagus mit Übergang in den Magen

Instrumentarium

Grund- und Laparotomieinstrumentarium, Gummizügel.

Operation

> Von einer Laparotomie aus wird der Hiatus oesophagei, die Durchtrittstelle des Ösophagus durch das Zwerchfell, erweitert. Mit dem Anschlingen der Speiseröhre wird sie nach kranial mobilisiert. Die Myotomie beginnt über der Stenose und reicht bis mindestens 2 cm nach kaudal über die Kardia. Die Kombination mit einer Antirefluxplastik (s. Kap. 2.4.4) oder einer proximal selektiven Vagotomie (s. Kap. 2.5.2) ist möglich.

2.4.3
Zervikales Ösophagusdivertikel (Zenker)

Die Schleimhautaussackung durch die Muskelschichten des zervikalen Ösophagus nach links wird ebenfalls mit einer Innervationsstörung in Zusammenhang gebracht.

Die Symptomatik besteht in einem Druckgefühl des meist mit Speiseanteilen gefüllten Sackes, der auch das Lumen der Speiseröhre beengen kann. Neben der Schluckstörung bestehen weitere Risiken in Aspirieren von Speiseresten, Divertikelentzündungen mit Perforation, Blutungen, Mediastinitis und langfristig in der malignen Entartung.

Die Kontrastmittelröntgenuntersuchung des Schluckaktes führt zur Diagnose.

Indikation

Obstruktion, Schluckbeschwerden, Hustenreiz beim Schlucken, Divertikulitis, Blutungen, Mediastinitis.

Prinzip

Abtragung des Divertikelsackes und ggf. die Längsdurchtrennung des Muskelschlauchs unterhalb des Divertikelhalses (Krikomyotomie) über einige Zentimeter.

Lagerung

Rückenlage, Oberkörper leicht aufgerichtet, Kopf rekliniert und nach rechts gedreht. Neutrale Elektrode am linken Oberarm.

Instrumentarium

Grundinstrumentarium, Allis- oder Duvalklemme, dünner Zügel oder Nervhäkchen, bei Bedarf Stapler, z. B. TA 30 (Fa. Auto Suture Deutschland GmbH) oder Linear Cutter TLC 50 (Fa. Ethicon) (s. Kap. 2.1).

Operation

> Schräger Hautschnitt am Innenrand des linken M. sternocleidomastoideus. Das Platysma und die Halsfaszie werden zusammen mit dem Skalpell durchtrennt. Der M. sternocleidomastoideus wird am vorderen Rand mobilisiert und mit Roux-Haken beiseitegehalten. Die mittlere Halsfaszie wird durchtrennt.
>
> Mit Einsetzen von schmalen Haken, z. B. nach Langenbeck, stellt man das Divertikel dar. Die A. carotis, die V. jugularis und der N. vagus werden dabei nach lateral und die Trachea und der Schilddrüsenlappen nach medial weggehalten.
>
> Das Divertikel wird mit einer Organfaßzange nach Allis oder Duval gefaßt und bis zur Basis teils durch scharfe, teils durch stumpfe Präparation freigelegt. Der N. recurrens sollte möglichst identifiziert und mit einem Zügelchen angeschlungen oder auf ein Nervhäkchen gelegt werden.
>
> Durch das Einführen einer dicken Magensonde am Divertikel vorbei wird der Ösophagus geschient und einer postoperativen Stenose gleichzeitig vorgebeugt.
>
> Stumpfes Hervorluxieren des Divertikels, ggf. Myotomie des M. cricopharyngeus in der Mitte der Hinterwand.
>
> Die Myotomie erfaßt die Pars transversalis des M. cricopharyngeus und die obere Ösophagusmuskulatur über ca. 4 cm Länge.
>
> **Abtragen des Divertikels:**
> - Mit einem linearen Stapler (Abb. 2.38): Es ist darauf zu achten, daß kein Anteil der Ösophaguswand mit in die Klammerreihe gelangt. Eine zusätzliche Übernähung der Klammernahtreihe kann entfallen. Nach der

Abtragung sollte mit warmer Kochsalzlösung gespült werden.

- Geschlossene Resektion zwischen 2 weichen Klemmen.
- Offene Resektion mit Schere und Pinzette, nachdem an der Basis eine Tabaksbeutelnaht gelegt wurde. Nach der Resektion wird der kurze Stumpf versenkt und mit einer zusätzlichen Naht verschlossen.

Einlegen einer dünnen Drainage, Adaptation der Halsmuskeln und des Platysma, Subkutan-, Hautnaht, Verband.

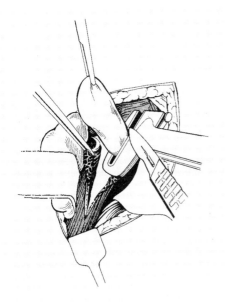

Abb. 2.38. Abtragung eines Zenker-Divertikels mit einem linearen Verschlußstapler. (Aus Allgöwer u. Siewert 1992)

2.4.4
Hiatushernie

Hiatus bedeutet Spalt. Bei der Hiatushernie liegt ein Bruch des Zwerchfells am Hiatus oesophagei vor; die Hiatushernie führt zur Refluxkrankheit.

Ätiologie

Das Hauptkennzeichen der Refluxkrankheit ist ein gestörter Verschlußmechanismus des unteren Ösophagussphinkters. Fast immer liegt gleichzeitig eine axiale Hiatushernie vor (s. unten).

Die Refluxösophagitis ist gekennzeichnet durch peptische Epitheldefekte und ihre Folgen, verursacht durch die zurücklaufenden aggressiven Verdauungssäfte des Magens. Je nach Schwere wird die Refluxösophagitis in *4 Stadien* eingeteilt:

Stadien der Refluxösophagitis
I = fleckförmige entzündliche Schleimhautinfiltration,
II = zusammenlaufende Schleimhautläsionen,
III = tiefgreifende zirkuläre Ulzerationen,
IV = peptische Stenose.

Das Hauptsymptom ist Sodbrennen mit Verstärkung in Rückenlage. Komplikationen sind die narbige Schrumpfung sowohl im Durchmesser als auch in der Längsausdehnung. Daraus folgen die narbige Stenosierung und der sog. Endobrachy-Ösophagus mit Verschiebung der Ösophagus-/Magenschleimhautgrenze in den Ösophagus hinein. Frühkomplikationen sind Blutung und Perforation.

Für die Entartung des sog. Barrett-Ösophagus wird der gallige Reflux aus dem Duodenum verantwortlich gemacht. Die Barrett-Schleimhaut hat Ähnlichkeit mit der Darmschleimhaut (sog. intestinale Metaplasie).

Am Barrett-Ösophagus droht die maligne Entartung.

Formen

Die häufigste Form der Hiatushernie ist die *axiale* Hiatushernie. Es handelt sich um einen Gleitbruch (s. Hernien), der mit einer intrathorakalen Verlagerung der Kardia einhergeht (Barrett-Syndrom). Ein Krankheitswert ergibt sich erst aus der Kombination mit einer Sphinkterinsuffizienz.

Als weitere Form der Hiatushernie ist die *paraösophageale* Hernie anzusehen. Bei dieser Hernienform ist die Lage der Kardia konstant, der Sphinkter ist in der Regel nicht beeinflußt. Es wölben sich jedoch Magenanteile neben der Speiseröhre am Zwerchfellschenkel vorbei ins Mediastinum vor. Im Extremfall

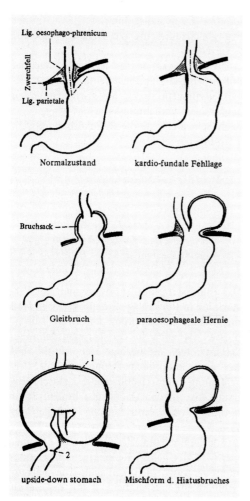

Abb. 2.39. Fehlanlage der Kardia und Form von Hiatushernien. (Aus Pichlmayer u. Löhlein 1991, nach Nissen u. Rossetti 1959)

kann ein totaler Magenvolvulus („upside-down-stomach") mit kompletter Magenverlagerung in den Thorax auftreten (Abb. 2.39).

Symptome

Die Symptomatik ergibt sich aus der Einklemmungsgefahr der Magenwand mit Blutungs- und Perforationsgefahr.

Diagnostik

Die exakte Anamneseerhebung hat zu klären, ob die Beschwerden auf einen Reflux vom Magen in die Speiseröhre zurückzuführen sind.

Die Ösophagus-Magen-Röntgenuntersuchung unter Provokationstest in Kopftieflage und unter Bauchpresse des Patienten machen die Diagnose bezüglich des vorliegenden Hernientyps und der Kardiainsuffizienz möglich. Insbesondere bei der axialen Hiatushernie kann die Endoskopie klären, welches Stadium der Refluxösophagitis vorliegt. Die Gewebsprobenentnahme zur Histologie ist zur Klärung der malignen Entartungstendenz im Barrett-Ösophagus wichtig.

Die ph-Metrie und Manometrie im Ösophagus sind entscheidende Untersuchungen vor der Operationsplanung.

Fundoplicatio und Gastropexie nach Nissen/Rossetti

Indikation

Gleithernie mit Refluxösophagitis, chronisch blutende Hiatusgleithernie, Versagen der konservativen, medikamentösen Therapie, paraösophageale Hernie mit Einklemmung, „upside-down-stomach". Voraussetzung für die Fundoplicatio ist eine normale Ösophagusmotorik.

Prinzip

Reposition der Hernie, Beseitigung des Refluxes durch Bildung einer Manschette aus der Funduswand, die um den distalen Ösophagus gelegt wird, relative Einengung des Hiatus, Wiederherstellung des spitzen His-Winkels (Abb. 2.40), Gastropexie.

Lagerung

Rückenlage, leicht überstreckt, Dispersionselektrode an einem Oberschenkel.

Instrumentarium

Grund- und Laparotomieinstrumentarium, Duval- und Allisklemmen, Rochard-Haken, Gummizügel.

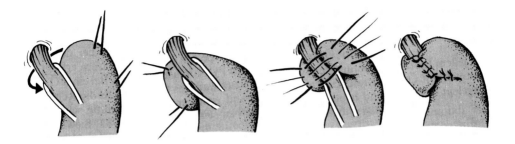

Abb. 2.40. Prinzip der Fundoplicatio. (Aus Pichlmayr u. Löhlein 1991)

Operation

Obere querverlaufende oder vielfach auch mediane Laparotomie. Inzision der peritonealen Umschlagfalte, Darstellung des Hiatus oesophagei. Der Anästhesist legt eine dicke Magensonde, etwa 26–28 Charr., die die Kardia schienen soll. Der terminale Ösophagus wird mit Schere und Pinzette oder auch mit Overholt und Schere über 4 cm mobilisiert, mit einem großen Overholt unterfahren und mit dem Gummizügel angeschlungen.

Der Magen wird mit einer Duval-Klemme gefaßt und aus dem Mediastinum heruntergezogen. Eventuell vorhandene Verwachsungen lassen sich stumpf oder mit der Schere lösen. Der proximale Magen wird nun über eine kurze Strecke mit Overholt, Schere und Ligaturen am Fundus skelettiert, um danach eine spannungsfreie Fundusmanschette bilden zu können. Die Kardia wird kleinkurvaturwärts mit einem Haltefaden, der mit einer Mosquitoklemme gefaßt wird, markiert. Die Fundusvorderwand wird mit Allisklemmen als Falte hinter dem Ösophagus nach rechts gezogen und dort mit denselben Klemmen aufgespannt.

Ventral wird ebenfalls eine solche Falte gebildet, die dann mit der anderen zusammen um den Ösophagus gelegt wird; beide werden vorn mit seromuskulären Nähten vereinigt (Abb. 2.40). So entsteht eine Manschette, die auf 2–3 cm vernäht und mit Sicherungsnähten an der Magenvorderwand versehen wird, um ein teleskopartiges Hochgleiten der Manschette zu verhindern.

Ob die Speiseröhrenwand bei 2 oder 3 Nähten mitgefaßt wird, wird unterschiedlich beurteilt.

Diese um die Kardia gebildete Manschette soll gewährleisten, daß kein Reflux in den Ösophagus stattfindet. Abschließend erfolgt ggf. das Anheften des Magens an die vordere Bauchwand – Gastropexie nach Rossetti.

Redondrainage, schichtweiser Wundverschluß, Verband.

Postoperativ muß für einige Tage eine Magensonde verbleiben, um einen Gaseinschluß („gas bloat") im Magen mit Ausreißen der Manschettennähte zu verhindern. Das funktionelle Ergebnis wird röntgenologisch kontrolliert.

Diese Operation kann auch in laparoskopischer Technik durchgeführt werden (s. Kap. 2.14).

Teresplastik

Bei diesem Verfahren wird das biologische Material des Lig. teres hepatis zur Antirefluxplastik verwendet. Das Ligament wird von der Mittellinie der vorderen Bauchwand und der Leberunterseite abgelöst und kaudal durchtrennt. Der abdominale Ösophagusanteil wird komplett mobilisiert, das Ligament hinter dem Ösophagus auf die Magenvorderwand geführt und dort unter mäßiger Spannung durch seromuskuläre Nähte fixiert. Dadurch wird

der His-Winkel zwischen Ösophagus und Magenfundus steiler, im Ergebnis der Verschlußmechanismus des Ösophagus verbessert.

2.4.5
Ösophaguskarzinom

Das Karzinom ist die häufigste Erkrankung des Ösophagus; sie tritt öfter bei Männern als bei Frauen auf. Dieser Krebs wächst bevorzugt submukös, also zwischen den Wandschichten, so daß intraoperativ die Grenzen häufig sehr schlecht erkennbar sind.

Neben geographischen Unterschieden spielen Kanzerogene wie Tabak, Teerprodukte und der Alkoholkonsum für die Entstehung eine wesentliche Rolle. Der Schwerpunkt der Therapie liegt in der operativen Behandlung.

Folgende *präoperative Untersuchungen* klären die Diagnose und Operabilität ab:

- Gastroskopie mit Biopsie,
- Breischluckröntgenuntersuchung des Ösophagus,
- CT-Untersuchung des Thorax, des Oberbauchs und ggf. der Halsregion zur Abklärung der lymphogenen Metastasierungswege.
- Endosonographie, falls verfügbar, da hier die Beurteilung der Infiltrationstiefe und benachbarter Lymphknoten zuverlässiger ist als bei der Computertomographie.

Transmediastinale Ösophagusexstirpation

Die transmediastinale Ösophagusexstirpation erfolgt über einen abdominalen und ggf. kollaren Zugang. Der abdominothorakale Zugang sollte gewählt werden, wenn eine stumpfe Dissektion nicht möglich ist, die Anastomose intrathorakal angelegt werden soll und eine radikale Lymphadenektomie geplant ist.

Indikation

Karzinome im mittleren und unteren Abschnitt und Magenkarzinome im Kardiabereich, die auf den Ösophagus übergreifen.

Prinzip

Subtotale Entfernung des Ösophagus inklusive der Kardia und Wiederherstellung der Passage durch Ösophagogastrostomie. Eine Ösophago-Ösophagostomie ist in der Regel nicht möglich, da die Anastomose aufgrund der schlechten Durchblutung der Speiseröhre nicht heilen würde.

Lagerung

Rückenlage, leicht überstreckt, den Kopf nach rechts gedreht und evtl. ein Polster unter die rechte Schulter gelegt. Dispersionselektrode am rechten Oberarm.

Instrumentarium

Grund- und Laparotomieinstrumentarium, Rahmen, Rochard-Haken, Gummizügel, Duval, bei Bedarf Stapler, z. B. GIA 50 (TLC), PLDS, ggf. TA 30 und/oder 55 (TL 30 und/oder 60), lange schmale Spatel für die mediastinale Exploration bzw. Dissektion.

Operation

1. OP-Schritt
Bogenförmige querverlaufende Oberbauchlaparotomie oder lange mediane Oberbauchlaparotomie mit linksseitiger Umschneidung des Nabels.

Nach der Exploration des Abdomens wird der Hiatus oesophagei freigelegt.

Die Operation sollte nur ausgeführt werden, wenn der Ösophagus freigelegt werden kann und keine Fernmetastasen vorliegen. Nach der Entscheidung zur Operation wird der Rochard-Haken eingesetzt, der eine gute Einsicht in den Bauchraum bis unter das Zwerchfell ermöglicht.

Mit Overholt, Schere und Ligaturen wird der Übergang Ösophagus–Kardia freipräpariert und die Speiseröhre mit einem Gummizügel angeschlungen. Nach kranial wird zunächst so weit wie möglich unter Sicht präpariert. Dazu wird das Zwerchfell ventral inzidiert bzw. werden die Zwerchfellschenkel durchtrennt.

Die distale Resektionsgrenze berücksichtigt die Prinzipien der Tumorradikalität.

In der Regel wird die Resektion von der Funduskuppe bis in die Mitte der kleinen Kurvatur des Magens mit mehreren Magazinen eines linearen Staplers unter Ausbildung eines Magenschlauchs durchgeführt. Die Kardia verbleibt dabei am Ösophagusresektat.

Beim Kardiakarzinom werden zusätzlich große Anteile des Fundus, zusammen mit der Milz, reseziert. Das Kardiakarzinom kann auch durch eine Gastrektomie therapiert werden (s. 2.5.6 Operation des Magenkarzinoms).

Die Ernährung des Magenschlauchs wird durch die A. gastrica dextra und A. gastoepiploica dextra, die bei der Präparation an der kleinen und großen Kurvatur geschont wurden, gewährleistet.

Die Mobilität des Magenschlauchs nach kranial wird durch die Duodenalmobilisation nach Kocher (s. Magenchirurgie) erzielt.

Die Klammernahtreihe am Restmagen kann fortlaufend mit einer dünnen resorbierbaren Naht eingestülpt werden.

2. OP-Schritt (kollarer Zugang):
Hautschnitt am Hals an der Innenseite des linken M. sternocleidomastoideus, Durchtrennung von Platysma und Halsfaszie.

Die Schilddrüse wird mit Langenbeckhaken zur Mitte gezogen, der zervikale Ösophagus von der Trachea abpräpariert und angeschlungen. Dabei muß auf den N. recurrens geachtet werden.

Stumpfes Auslösen der Speiseröhre aus dem Mediastinum, sowohl vom zervikalen als auch vom abdominalen Zugang her.

Der mobilisierte Ösophagus wird aus der Halswunde gezogen, danach der Restmagenschlauch nach oben geführt. Der kraniale Ösophagusanteil wird mit einer weichen Klemme gefaßt und das Resektat abgesetzt.

Alternativen stellen der Einsatz von Ringstrippern oder Knopfsonden dar. Sie werden nach der Durchtrennung des Ösophagus im Halsbereich in die Speiseröhre geschoben, um diese damit nach abdominal zu ziehen und so zu entfernen.

Nun erfolgt die Ösophagogastrostomie:

Handnahtanastomose
Die Muskulatur des Ösophagus wird mit der Serosa des Magenfundus anastomosiert. Nach der Lumeneröffnung des Magenschlauches folgt eine allschichtige Hinterwandnaht als zweite Nahtreihe.

Je nach Nahttechnik können bei zweireihiger Naht die Knoten der ersten Vorderwandnaht lumenseitig ausgeführt werden. Darüber Anlage einer fortlaufenden zweiten Nahtreihe. Auch eine einreihige fortlaufende Naht ist möglich. Bei manuellen Anastomosennahttechniken sollten vom theoretischen Ansatz her doppelte Nahtreihen vermieden werden,

da sie zur Durchblutungsminderung an der Anastomose führen können.

Stapleranastomose
Über eine kleine Inzision im distalen Anteil des Magenschlauchs wird ein circulärer Anastomosenstapler geführt, am Ende des Magenschlauchs wird mit der Trokarspitze des Zentraldorns perforiert, zuvor wird die Gegendruckplatte in den zervikalen Ösophagusstumpf mit einer Tabaksbeutelnaht eingeknotet.

Das Instrument wird mit der Gegendruckplatte verbunden und nach dem Zusammendrehen wird der Klammermechanismus ausgelöst. Damit entsteht eine zirkuläre Anastomose. Die beiden entstehenden innen liegenden Anastomosenringe müssen auf ihre Vollständigkeit überprüft und danach zur histologischen Untersuchung eingesendet werden. Die kleine Inzision im Magenschlauch kann mit einem TA 30 (TL 30) wieder verschlossen werden.

Zählen aller Tücher und Kompressen, Dokumentation ihrer Vollzähligkeit. Bei Bedarf wird im Halsbereich eine Redondrainage gelegt, schichtweiser Wundverschluß, Verband.

Alternativen
- Maschinelle intrathorakale Anastomose, anwendbar beim distalen Ösophaguskarzinom. Dabei wird nach Anlage einer Tabaksbeutelnaht die Gegendruckplatte eines zirkulären Staplers von abdominal in den vorbereiteten Ösophagusstumpf eingeführt.
- Zweihöhleneingriff mit Thorakotomie, mit Hand- oder Stapleranastomose.
- Koloninterponat.

Inoperables Ösophaguskarzinom

Wenn intra- oder präoperativ festgestellt wird, daß ein Ösophaguskarzinom nicht mehr resezierbar ist, erfolgt die innere Schienung im Tumorbereich, die zumindest eine freie Passage für Flüssigkeit und pürierte Speisen erreicht. Dies wird durch Tubuseinlage erreicht. Typen wie der Häring-, Celestine- oder Buess-Tubus oder neuerdings selbstexpandierende Stents aus Metallgeflecht werden verwendet.

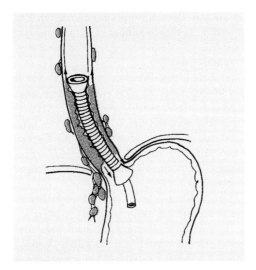

Abb. 2.41. Überbrückung eines inoperablen stenosierenden Ösophaguskarzinoms mit einem Kunststofftubus. (Aus Heberer et al. 1993)

Je nach Behandlungskonzept geht eine Bestrahlung des Tumors voraus, die das Gewebe festigt und damit bei der Dehnung durch den Tubus die Gefahr einer Schleimhautzerreissung verringert.

Die Plazierung des Tubus bzw. der Stents wird zumeist endoskopisch vorgenommen (Abb. 2.41), eine operative Tubuseinlage über eine Gastrotomie erfolgt heute nur noch selten. Nachteil der Endoprothese ist, daß sie verstopfen oder aus der Stenose rutschen kann. Außerdem kann es zur Arrosion kommen. Die neueren Prothesen (z. B. die Buess-Endoprothese) sind so konstruiert, daß sie ohne großen Aufwand gewechselt werden können, weil sie am proximalen Ende eine Schlaufe haben, die das Fassen und Entfernen erleichtert.

2.5
Magen

2.5.1
Anatomie

Der Magen ist ein muskuläres Hohlorgan, das in 3 Abschnitte unterteilt werden kann:

- Fundus,
- Korpus,
- Antrum.

Der Mageneingang wird als Kardia, der Magenausgang als Pylorus bezeichnet, kranial liegt die *kleine* Kurvatur, kaudal die *große* Kurvatur.

Folgende 4 Wandschichten werden von innen nach außen unterschieden:

Mukosa → Submukosa → Muskularis → Serosa.

Mit der unterschiedlichen Zellausstattung der Mukosa werden folgende Substanzen produziert:

- Salzsäure in den *Parietal-* oder *Belegzellen* der Korpus- und Fundusdrüsen.
- Gastrin in der *Antrumschleimhaut,*
- Schleim in den *Nebenzellen,* v. a. in der Pylorusregion,
- Pepsin in den *Hauptzellen.*

Die täglich produzierte Magensaftmenge beträgt 3000 ml. Dabei werden in den 9 Nachtstunden 60% der täglichen Salzsäuremenge sezerniert. Die Säureproduktion unterliegt folgenden Einflüssen:

Vagusreiz – Magenwanddehnung – Gastrinausschüttung – Fettresorption im Duodenum.

In seiner Lage fixiert ist der Magen im Bereich der Kardia am Zwerchfell, zur Leber am Lig. hepatogastrale, zur Milz am Lig. gastrosplenicum und zum Querkolon am Lig. gastrocolicum.

Das Omentum minus (kleines Netz oder auch Lig. hepatogastricum) nimmt von der kleinen Kurvatur seinen Ausgang, das Omentum majus (großes Netz) von der großen Kurvatur.

Gefäßversorgung

Bis auf das Fundusgebiet ist der Magen reichlich durchblutet. Sein Hauptarterienstamm ist der Truncus coeliacus. Von diesem zweigt die kräftige *A. gastrica sinistra* ab, um in der Nähe der Kardia die kleine Kurvatur zu erreichen.

Von der A. hepatica communis entspringt die zartere *A. gastrica dextra,* die durch Arkaden an der kleinen Kurvatur mit der A. gastrica sinistra verbunden ist.

Auch die große Kuvatur wird ähnlich von Gefäßen umfaßt. Links verläuft die *A. gastroe-*

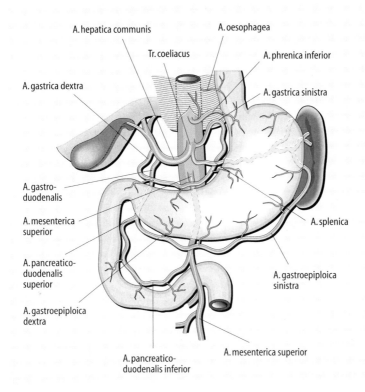

A. hepatica communis

A. oesophagea

Tr. coeliacus

A. phrenica inferior

A. gastrica dextra

A. gastrica sinistra

A. gastro-
duodenalis

A. mesenterica
superior

A. pancreatico-
duodenalis
superior

A. splenica

A. gastroepiploica
sinistra

A. gastroepiploica
dextra

A. pancreatico-
duodenalis inferior

A. mesenterica superior

Abb. 2.42. Die arterielle Gefäßversorgung des Magens

piploica sinistra (sie entspringt aus der A. splenica), rechts die **A. gastroepiploica dextra** (aus der A. gastroduodenalis).

Die **Aa. gastricae breves,** die aus der A. gastroepiploica sinistra bzw. aus der A. splenica entspringen, versorgen den Fundus und einen Teil des Korpus (Abb. 2.42).

> Die Blutversorgung der kleinen Kurvatur erfolgt aus den Aa. gastricae sinistra et dextra, die Blutversorgung der großen Kurvatur aus den Aa. gastroepiploicae sinistra et dextra.

Die venöse Drainage erfolgt über die Vv. gastricae sinistra et dextra und die Vv. gastroepiploicae sinistra et dextra in die V. portae.

Der um die Kardia gelegene Venenplexus stellt eine Verbindung zwischen dem System der Pfortader und dem der V. cava her.

Die Lymphbahnen sammeln die Lymphe unter der Serosa, hauptsächlich im Bereich der kleinen Kurvatur.

2.5.2
Allgemeines zur Magenchirurgie

Indikationen

Es bestehen folgende Behandlungsindikationen:
- Ausschließlich konservativ: entzündliche Veränderungen, dyspeptisch-ulzeröse Störungen.
- Vorwiegend konservativ: Ulkusleiden, unkomplizierte Ulkusblutung.
- Chirurgische Therapie: komplizierte Ulkusblutung, Ulkusperforation, Magenausgangsstenose als Spätkomplikation, Magenkarzinom.

Etwa 10% unserer Bevölkerung entwickeln im Laufe ihres Lebens gastroduodenale Ulzerationen. Die Ulkuskrankheit verläuft chronisch, schubweise rezidivierend. Bei ansteigender Ulkushäufigkeit sinkt die Operationsfrequenz dank moderner medikamentöser Behandlungsmöglichkeiten.

Zur Operation

Als Zugangsweg in der Magenchirurgie eignet sich die quere Oberbauchlaparotomie, aber auch die mediane Oberbauchlaparotomie findet häufig Anwendung.

Klammernahttechniken und manuelle Nahtverfahren werden bei Resektionen und Anastomosierungen angewendet.

In der Ulkuschirurgie werden nichtresezierende und resezierende Operationsverfahren unterschieden.

In der Notfallsituation richtet sich die Auswahl des Operationsverfahrens nach hausinternen Schemata und nach der Erfahrung des Operateurs.

Pathophysiologie der Ulkuskrankheit

Es überwiegen die aggressiven Lumenfaktoren gegenüber den defensiven Phänomenen.

Aggressive Lumenfaktoren:
Säure, Pepsin,
endogen zytotoxische Substanzen
(Gallensäuren, Lezithin etc.).

Defensive Phänomene:
Durchblutung, intakte Schleimhautbarriere (adäquater Schleim, regelrechte Epithelregeneration) und ausreichende Bikarbonatsekretion.

Es wurde zwar die Erkenntnis „Ohne sauren Magensaft kein peptisches Geschwür" gewonnen. Es bestehen jedoch neben der Magensäure weitere Faktoren, die zur Ulkusentstehung beitragen können.

Die wichtigste Ursache spielt die Keimbesiedelung mit Helicobacter pylori. Die sog. Eradikationsbehandlung dieses Keimes führt zu einer deutlichen Senkung von Ulkusrezidiven.

Komplikationen des gastroduodenalen Ulkus

Blutung

Mit einer Häufigkeit von 20% stellt die Blutung die häufigste Komplikation dar. Zur Klärung der Frage, ob weiter konservativ behandelt werden kann oder nicht, ist die Endoskopie unverzichtbar.

Ziele der Notfallendoskopie:
- Lokalisation der Blutungsquelle,
- endoskopische Blutstillung durch Unterspritzung.

Ziele der Kontrollendoskopie:
- Verlaufsbeurteilung der Ulkusabheilung,
- Aussage über die Gefahr einer Rezidivblutung,
- ggf. durch PE Klärung der Ulkusdignität.

Kriterien zur OP-Indikation:
- Die endoskopische Blutstillung gelingt nicht.
- Nach schwieriger endoskopischer Blutstillung ist von der Ulkusgröße her oder bei einem großen Gefäßstumpf kurzfristig eine neue Blutung zu erwarten.
- Die Kreislaufstabilisierung erfordert in den nächsten 24 Stunden mehr als 4 Blutkonserven (grobe Faustregel).
- Zusätzlich besteht eine langjährige Ulkusanamnese mit mehreren medikamentösen Behandlungsphasen.

Die Operation im Blutungsstadium weist eine erhöhte perioperative Letalität auf. Daher sollte möglichst nach endoskopischer Blutstillung und nach einer kurzen Stabilisierungsphase die sog. früh-elektive Operation unter dann optimalen Bedingungen durchgeführt werden.

Ulkusperforation

Die Häufigkeit beträgt 10%. Wie auch die Blutung kann die Perforation die erste klinische Manifestation des Ulkusleidens darstellen. Die freie Perforation tritt klinisch als „akutes Abdomen" in Erscheinung mit den Zeichen der Peritonitis. Bei der Untersuchung findet man ein „bretthartes Abdomen". Die Diagnose wird gesichert durch die Röntgenuntersuchung des Abdomens und des Thorax im Stehen. Zu sehen ist freie Luft unter den Zwerchfellen, beweisend rechtsseitig zwischen Zwerchfell und Leber. Ist eine Stehaufnahme nicht möglich wird die Abdomenaufnahme in Linksseitenlage durchgeführt (freie Luft zwischen Bauchdecke und Leber). Es besteht eine absolute OP-Indikation nach der Diagnosestellung.

Magenausgangsstenose

Die Häufigkeit beträgt 7–11%. Die narbige Magenausgangsstenose ist als Spätkomplikation chronisch-rezidivierender Ulzera anzusehen. Die bindegewebig-narbige Schrumpfung der Entzündungsreaktion um das Ulkus herum führt am Duodenalrohr zur Lumeneinengung.

Klinisch anamnestisch besteht neben der langen Ulkuserkrankung eine Gewichtsabnahme mit zunehmendem Erbrechen angedauter Nahrung. Die Endoskopie mit Gewebeentnahme zur histologischen Untersuchung klärt die Dignität der Stenose.

Es besteht *absolute OP-Indikation,* jedoch mit aufgeschobener Dringlichkeit.

Konservative Ulkustherapie

Die medikamentöse Therapie macht wiederholte endoskopische Kontrollen erforderlich. Neben säureblockierenden Medikamenten werden mit gutem Erfolg Antibiotika im Rahmen einer zeitlich befristeten Eradikationsbehandlung eingesetzt.

Operative therapeutische Verfahren

Nichtresezierende Verfahren

Diese Verfahren wurden besonders in den 60er Jahren angewendet, bevor die medikamentöse Therapie des Ulkusleidens möglich wurde. Je nach chirurgischer Schule haben diese Verfahren auch heute eine Bedeutung für die Ulkuschirurgie. Dazu gehören die Vagotomie und Pyloroplastik, beide Verfahren werden häufig kombiniert.

Bei allen Vagotomieverfahren gilt, daß eine Pyloroplastik erforderlich wird, wenn das Antrum denerviert wird oder wenn der Magenausgang durch Vernarbungen funktionell stenosiert ist.

2.5.3
Selektive proximale Vagotomie (SPV)

Nur noch selten wird diese Operation bei unkompliziertem Krankheitsverlauf als Therapie der Wahl angegeben.

Sie soll auf chirurgischem Wege die Vagusstimulation auf die Parietalzellen des Magenfundus und -korpus unterbrechen.

Die Ausschaltung der Säuresekretion ist davon abhängig, wie sorgfältig die kleine Magenkurvatur vom „Krähenfuß" (N. Latarjet) nach kranial zur Kardia skelettiert wird. Darüber hinaus müssen auf 5 cm Länge am distalen Ösophagus die Vagusfasern und zum Magenfundus hin der N. criminalis durchtrennt werden. Es bestehen Verletzungsrisiken für Milz, Ösophagus, Magen, Pleura und den vorderen Vagustrunkus.

Die Anzahl der Neuerkrankungen nach dieser Operation ist nach neuesten Untersuchungen höher als erwartet und liegt bei 6–20% in 5–10 Jahren und spiegelt damit die Probleme wider, die diesem Verfahren anhaften.

Indikation

Chronisch-rezidivierendes Ulkusleiden beim jüngeren Patienten, therapieresistentes Ulcus duodeni, als Ulkusrezidivprophylaxe nach der Versorgung eines perforierten Ulkus durch Exzision (Histologie) und Übernähung oder nach Umstechung eines blutenden Ulkus über eine Gastrotomie.

Prinzip

Vollständige Denervierung des proximalen Magens, also der Fundus- und Korpusanteile. So kann die antrale Innervation erhalten bleiben (Abb. 2.43).

Kombiniert werden sollte die SPV nach ihren Befürwortern mit einer sog. Drainageoperation (Pyloroplastik), die aber nicht erforderlich ist, wenn der Pylorus intakt und gut durchlässig ist. Der Vorteil liegt in der Erhaltung der normalen Verdauungsfunktionen, des Magenreservoirs und der Duodenalpassage. Von Nachteil ist, daß das Ulkus belassen wird.

Lagerung

Rückenlage, leicht überstreckt, Dispersionselektrode an einem Oberschenkel.

Instrumentarium

Grund- und Laparotomieinstrumentarium, Rochard-Haken, Duval-Klemmen, Gummizügel, evtl. Nervhäkchen und Elektrostimula-

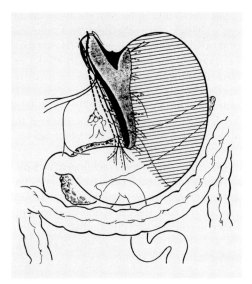

Abb. 2.43. Schematische Darstellung der SPV; Selektive Unterbrechung der zu den säureprodu-
zierenden Magenanteilen führenden Vagusfasern unter Erhaltung des vorderen und des hinteren R. an-
tralis (N. Latarjet; Denervierungsbereich gerastert).
(Aus Allgöwer u. Siewert 1992)

tionsgerät nach Burge, ggf. Methylenblau als
Mittel zur Nervenfärbung.

Operation

Obere querverlaufende oder mediane Laparotomie, Exploration, Einsetzen des Rochard-Hakens. Schienung des Ösophagus durch eine Magensonde und Anschlingen der Speiseröhre,
um die Skelettierung am distalen Ösophagus
über 5–6 cm zu erleichtern.

Der Magen wird mit einem feuchten Bauchtuch oder mit 2 Duvalklemmen gefaßt und das
Korpus nach ventral gezogen.

Ein großer Leberhaken zieht den linken Leberlappen nach rechts. Nun wird der Ramus an-
tralis (N. Latarjet) aufgesucht, der auf keinen Fall
mit im Ösophaguszügel erfaßt werden darf. Er
entspringt ca. 2 cm oberhalb der Kardia aus
dem Hauptstamm des N. vagus oder aus dem
Ramus hepaticus, zieht neben der kleinen Kurvatur nach unten und gibt dabei viele kleine
Äste an den Magen ab. Der N. Latarjet endet an
der Antrum-Korpusgrenze des Magens im sog.
„Krähenfuß".

Die Skelettierung des Magens beginnt an
der kleinen Kurvatur an der Korpus-Antrum-

Grenze. Die Skelettierung erfolgt kranialwärts,
indem die kleine Kurvatur mit Overholt und Ligaturen bis zur Kardia skelettiert wird.

Die Unterscheidung der zu belassenden und
der zu durchtrennenden Vagusäste erfordert
geduldiges und gründliches Präparieren, deshalb bevorzugen viele Chirurgen statt der üblichen Overholt-Klemmen in dieser Phase der
Operation die zarte Version, z. B. den sog. „Ba-
by-Overholt". Hilfreich ist das Anspannen des
Magens mit Duval-Klemmen zum Freipräparieren der Äste, da diese dann leichter sichtbar
sind. Die Skelettierung erstreckt sich ggf. auf
die distale 6 cm breite zirkuläre Ösophagus-
manschette.

Durch die Anspannung des Gummizügels,
der den Ösophagus führt, erhält man freie Sicht
auf den His-Winkel. Die vorhandenen Vagusäste
werden dort mit einer Schere durchtrennt.

Eine zirkuläre Umschneidung der Ösophagusmuskulatur, um die darin verlaufenden Vagusfasern sicher zu durchtrennen, wird kontrovers diskutiert.

Die schichtweise Skelettierung führt dazu,
daß der Fundus im Bereich der kleinen Kurvatur
vorn und hinten vollständig von seinem Serosaüberzug befreit ist.

Die Kontrolle der Vollständigkeit der Vagotomie erfolgt durch Aufsuchen der Äste mit einem Häkchen oder durch den elektromotori-
schen Test nach Burge.

Hierzu wird der Vagus elektrisch stimuliert
und der Druckanstieg im Magen vor und nach
der Vagotomie verglichen. War die SPV vollständig, ist im proximalen Magen kein Druckanstieg
durch Elektrostimulation mehr auslösbar.

Nach der abgeschlossenen Vagotomie wird
ggf. die kleine Kurvatur serosiert. Eventuell erfolgt eine Deckung der Myotomie am Ösophagus durch eine kleine Fundoplicatio.

Nach Blutstillung, Zählen der Bauchtücher
und Kompressen und der Dokumentation der
Vollzähligkeit erfolgt der schichtweise Wundverschluß und der Verband.

- Bei der trunkulären Vagotomie: Durchtrennung der Vagushauptstämme am distalen
  Ösophagus, damit Ausschaltung der extragastralen Äste der Leber, zum Kolon und
  zum Pankreas.
- Bei der selektiv gastrischen Vagotomie: Die
  extragastralen Äste werden isoliert präpa-

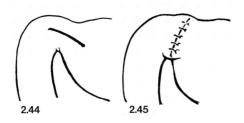

Abb. 2.44. Schnittführung für die Pyloroplastik nach Heinecke-Mikulicz
Abb. 2.45. Quervernähung des Längsschnittes. (Beide aus Heberer et al. 1993)

riert und geschont. Alle zum Magen ziehenden Äste werden durchtrennt.

2.5.4
Pyloroplastik

Das Prinzip der Pyloroplastik beruht darauf, daß mit einer Stauchung des Duodenalrohres zwar eine Verkürzung der Rohrlänge, aber gleichzeitig eine Lumenerweiterung am Rohrquerschnitt erzielt werden kann.

Pyloroplastik nach Heinecke-Miculicz

Sie hat in der nichtresezierenden Ulcuschirurgie ihren festen Platz.

Indikation

- Als Folgeeingriff nach einer Vagotomie, um die Öffnungslähmung des Pylorus zu beseitigen.
- Bei einer Pylorusstenose durch Narbenbulbus.
- Als Kombination mit einer SPV.
- Bei einem Pylorospasmus.

Prinzip

Längsinzision des Pylorus und Quervernähung.

Lagerung

Rückenlage, leicht überstreckt, Dispersionselektrode an einem Oberschenkel.

Instrumentarium

Grund- und Laparotomieinstrumentarium, Allisklemmen, bei Bedarf Rochard-Haken, evtl. TA 30/TL 30.

Operation

Obere querverlaufende oder mediane Laparotomie, Exploration, Leberhaken und/oder Rahmen einsetzen. Um den Pylorus übersichtlich darzustellen, sollte das Duodenum nach Kocher aus dem Retroperitoneum ausgelöst werden (Kocher Manöver, 2.5.7).
   Legen von Haltefäden beidseits des Pylorus. Längsinzision des Pylorus streng in der Vorderwandmitte auf ca. 8–10 cm, wobei ein Teil des Schnittes ins Antrum, der andere Teil zum Duodenum verläuft (Abb. 2.44).
   Die Durchtrennung der Mukosa erfolgt mit dem Elektrokauter.
   Der in die Schnittlinie fallende hypertrophische Teil des Pylorus oder das Vorderwandulkus wird reseziert.
   Mit den in der Pyloruslinie angelegten Haltenähten wird die Wunde so auseinandergezogen, daß sie eine zur Magenlängsachse quer liegende Wunde formt. Diese Wunde wird in der Originalschrift nach Heinecke zweireihig, durch eine innere Mukosanaht und eine äußere Serosanaht, vernäht (Abb. 2.45). Schichtweiser Wundverschluß, Verband.

Alternative:

- Nach Weinberg wird einreihig genäht, mit einer nach innen versenkten seromuskulären Knopfnahtreihe.
- Die Anastomose wird maschinell durchgeführt.

Pyloroplastik nach Finney

Die Pyloroplastik nach Finney schafft eine breitere Verbindung zwischen Magen und Duodenum als die Methode nach Heinecke-Miculicz.
   U-förmige Schnittführung am Duodenum, Pylorus und Magen, zumeist verbunden mit einer Exzision des narbigen Ulkus. Diese beiden Abschnitte werden durch eine Seit-zu-Seit-Anastomose wieder verschlossen.

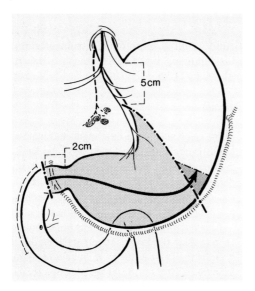

Abb. 2.46. Schematische Darstellung des Resektionsausmaßes einer B-I-Operation. (Aus Allgöwer u. Siewert 1992)

Magenanteile werden entfernt. Der Magenresektion folgt die Wiederherstellung der Nahrungspassage. Dies ist mit verschiedenen Anastomosenformen möglich.

2.5.5
Magenresektion

Die Resektionsverfahren basieren auf den von Billroth entwickelten Operationsmethoden. Man unterscheidet in der Ulkuschirurgie unterschiedliche Resektionsausmaße:

- Wird nur das Antrum reseziert, sollte eine Kombination mit der SPV erfolgen.
- Die „klassische" Zwei-Drittel-Resektion des Magens verfolgt das Ziel, neben der Antrumentfernung auch die säurebildenden Zellen durch Verkleinerung des Magenkorpus zu reduzieren.

Dieses resezierende Vorgehen wird an einigen Kliniken beim chronischen Ulkusleiden, wenn eine definitive chirurgische Sanierung angestrebt wird, bevorzugt. Außerdem wird es bei der Magenausgangsstenose, häufig bei der endoskopisch/konservativ nicht beherrschbaren Ulkusblutung und in den Fällen einer Ulkus-

perforation angewendet, bei denen wegen Ulkusgröße oder entzündlicher Begleitreaktion eine Übernähung nicht möglich ist.

Indikation

Ulcus ventriculi, selten Ulcus duodeni, jedoch bei komplizierter Blutung, bei komplizierter Ulkusperforation, bei Magenausgangsstenose.

Prinzip

Klassische Methode:
Zweidrittelresektion des Magens, einschließlich des Pylorus (Abb. 2.46) mit anschließender Wiederherstellung der Nahrungspassage.

Lagerung

Rückenlage, leicht überstreckt, neutrale Elektrode an einem Oberschenkel.

Instrumentarium

Grund- und Laparotomieinstrumentarium, weiche Darmklemmen, 90° abgewinkelte Klemmen, Rahmen, Rochard-Haken, Magenklemmen (z. B. Moynihan, Billroth), Stapler, evtl. LDS, TA 55 und/oder TA 90 (bzw. PDS-Clipzange TL oder TX 60/90), oder Petz-Klammerapparat.

Operation

Querverlaufende oder mediane Oberbauchlaparotomie mit ggf. linksseitiger Umschneidung des Nabels. Nach der Revision des Abdomens mit ausgedehnter Exploration werden Leberhaken, der passende Rochard-Haken und bei Bedarf ein Rahmen eingesetzt.

Die Magenteilresektion beginnt mit der magennahen Skelettierung der großen Kurvatur unter Erhalt der gastroepiploischen Gefäße.

Der Assistent übt Zug am Colon transversum aus unter Anspannung des Lig. gastrocolicum. Mit seiner Durchtrennung ist die Bursa omentalis eröffnet; die Skelettierung wird nach proximal bis zu den kurzen Magenarterien fortgesetzt, entweder mit Rinne und Deschamps, mit Overholt-Klemmen oder mit einem Einzelklammer-Stapler.

Verklebungen der Magenhinterwand mit dem Pankreas werden stumpf oder scharf gelöst. Am Pylorus wird direkt an der Magenwand präpariert, um die A. gastroepiploica dextra zur Durchblutung des großen Netzes erhalten zu können. Äste der A. gastroepiploica dextra werden ligiert.

Zur Skelettierung der kleinen Kurvatur wird in das kleine Netz eingegangen. Zum Duodenum hin wird die A. gastrica dextra abgesetzt, zur Kardia hin wird die A. gastrica sinistra unter einer doppelten Ligatur abgesetzt. Circa 5 cm unterhalb der Kardia wird die Skelettierung vorläufig beendet; somit ist die Resektionslinie festgelegt.

Nach dem Absaugen und dem Zurückziehen der Magensonde kann der Magen kranial abgesetzt werden.

Er wird entweder mit dem TA 90 geklammert oder mit dem Petz verschlossen. Ebenso möglich ist die Durchtrennung zwischen 2 Klemmen, wobei am verbleibenden Magenteil eine weiche Klemme zum Einsatz kommen muß. Dann wird der Restmagen nach der Durchtrennung mit einer fortlaufenden Naht bis zur Anastomosenlinie verschlossen. Nach dem Einsatz eines Staplers wird der Magen abgesetzt, die doppelte Klammernahtreihe kann serosiert werden.

Die Skelettierung wird über den Pylorus hinaus vervollständigt. Zur übersichtlichen Präparation kann der distale Magenanteil heruntergeschlagen werden.

Die Absetzung des Duodenums erfolgt offen oder zwischen 2 Klemmen (z. B. 90° abgewinkelte oder weiche Darmklemmen).

Sie kann auch mit einem linearen Stapler erfolgen. Bei Präparation bis dicht an das Lig. hepatoduodenale heran sollte offen abgesetzt werden, da dann palpatorisch der Abstand der Papille zum Resektionsrand ausgemacht werden kann.

Anastomose nach Billroth I

Diese Anastomosenform stellt die Duodenalpassage wieder her (Abb. 2.47). Die Anastomosennähte können grundsätzlich ein- oder zweireihig fortlaufend oder in Einzelknopftechnik ausgeführt werden.

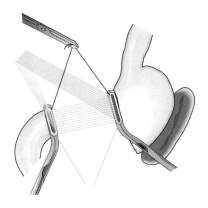

Abb. 2.47. Wiederherstellung der Nahrungspassage nach Billroth-I-Resektion

Nach der Resektion wird der Restmagen an den Duodenalstumpf angenähert. Dieses sollte spannungsfrei möglich sein, andernfalls muß zuerst das Duodenum nach Kocher mobilisiert werden (s. S. 80). 6–7 cm Streckengewinn sind durch das Kocher-Manöver möglich. Komplett ausgeführt läßt sich anschließend der Pankreaskopf dorsal umfassen und der Einblick auf die V. cava ist möglich.

Bei Staplerverschluß des Magenstumpfes und des Duodenums müssen die Klammernahtreihen am Duodenalstumpf und an der großen Kurvatur des Restmagens auf Anastomosenweite entfernt werden.

Der Magenrest und das Duodenum werden mit je einer weichen Klemme gefaßt oder mit Haltefäden einander genäht, damit zunächst die seromuskuläre Hinterwandnaht ausgeführt werden kann.

Die beiden Eckfäden bleiben lang und dienen als Haltenähte. Die Vorderwandnaht wird wieder fortlaufend oder in Einzelknopftechnik ausgeführt. Als „Jammerecke" bezeichnet man einen Schwachpunkt der Billroth-I-Anastomose. Hier treffen die Anastomosennähte mit der Nahtreihe des Magenstumpfverschlusses zusammen. Es wird eine zusätzliche U-Naht als Sicherung gelegt.

Nach der Staplerresektion wird häufig erst die Hinterwandnaht seromuskulär genäht, dann die Klammern exzidiert, eine zweite lumenseitige Nahtreihe ausgeführt und die Anastomose mit der Vorderwandnaht beendet.

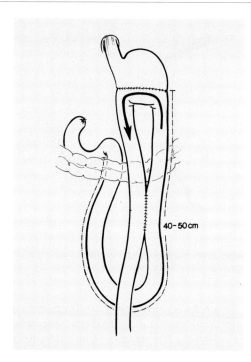

Abb. 2.48. Billroth II: Abschließende Situation nach antekolischer Gastrojejunostomie mit Braun-Fußpunktanastomose. (Aus Allgöwer u. Siewert 1992)

Vor dem Verschluß der Operationswunde kann eine Zieldrainage gelegt werden, v. a. nach intensiver Präparation in der Pankreaskopfregion.

Blutstillung, Kontrolle der Bauchtücher und der Instrumente, Dokumentation der Vollzähligkeit, schichtweiser Wundverschluß, Verband.

Magenresektion und Anastomose nach Billroth II

Bei dieser Anastomosenform wird die Duodenalpassage ausgeschaltet, der Duodenalstumpf muß also verschlossen werden.

Zahlreiche Modifikationen sind bekannt. Die zur Anastomose benötigte Jejunumschlinge kann sowohl ante- als auch retrokolisch hochgezogen werden. Die Entscheidung für das ante- oder retrokolische Vorgehen hängt u. a. von der Mobilität der Jejunumschlinge und der Beschaffenheit des Mesocolon transversum und des großen Netzes ab.

Die Gastroenterostomie nach Y-Roux ist heute ebenfalls weitverbreitet (s. S. 75). Obwohl die maschinellen Techniken sich immer

mehr durchsetzen, wird im folgenden auch die Handnaht angesprochen.

Indikation

Verwachsungen des Duodenums, die erhebliche technische Schwierigkeiten bei der Mobilisation verursachen (z. B. Perforation mit Peritonitis), so daß eine spannungsfreie BI-Anastomose nicht möglich ist; subtotale Resektion in der Karzinomchirurgie.

Prinzip

Zwei-Drittel-Resektion des Magens mit Duodenalblindverschluß und anschließender Gastrojejunostomie mit Braun-Fußpunktanastomose (Abb. 2.48).

Lagerung

Siehe Magenresektion.

Instrumentarium

Siehe Magenresektion und zusätzlich ein linearer Anastomosenstapler (z. B. GIA 50, Fa. Auto Suture Deutschland GmbH, TLC, Fa. Ethicon).

Operation

Der Operationszugang, die Skelettierung und die Magenteilresektion erfolgen in der gleichen Weise wie bei der Billroth-I-Resektion. Nach der Skelettierung über das Duodenum hinaus werden 2 Haltefäden an den Übergang Magen–Duodenum gelegt und angeklemmt. Danach kann das Duodenum mit einer gewinkelten Klemme abgeklemmt und das Resektat abgesetzt werden.

Der Blindverschluß des Duodenalstumpfes erfolgt meist durch eine doppelte Tabaksbeutelnaht. Bei der Anwendung von Staplern kann das Duodenum mit einem GIA 50 (TLC) geklammert und durchtrennt werden. Danach sollte der Stumpf zusätzlich übernäht werden, um einer Nahtinsuffizienz sicher vorzubeugen. Die Duodenalstumpfinsuffizienz ist mit einer Letalität von 50% belastet. Je nach Ulkus- oder Narbenlokalisation kann der Duodenalstumpfverschluß technisch schwierig sein.

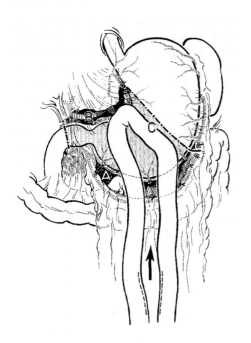

Abb. 2.49. Schematische Darstellung des Resektionsausmaßes und der Schlingenführung. (Aus Allgöwer u. Siewert 1992)

Zur Herstellung der Magen-Darm-Passage sucht der Operateur eine 60–80 cm lange Jejunumschlinge ca. 40 cm hinter dem Treitzschen Band auf. Am angehobenen und im Gegenlicht ausgespannten Mesocolon transversum wird ein gefäßfreier Abschnitt gesucht und mittels Overholt-Dissektion und Ligaturen, oder maschinell eine 6–8 cm lange Öffnung gebildet, durch die die Jejunumschlinge spannungsfrei bis an den Magen hochgezogen werden kann (antekolisch; Abb. 2.49).

Der Nahtverschluß des Mesokolonschlitzes ist obligat, unterschiedlich ist nur der Zeitpunkt. Manche Chirurgen ziehen es vor, diesen Schritt erst am Ende der Operation zu machen. Am Scheitelpunkt der Jejunumschlinge wird eine Seit-zu-Seit-Anastomose mit dem Magenrest hergestellt, die eine Lumenweite von ca. 6 cm aufweist. Dazu wird das Jejunum an die Magenhinterwand gelegt und oral der Klammerreihe am Magenrest mit Ecknähten fixiert, die als Haltefäden dienen.

Der Magen und die Jejunumschlinge werden mit dem Elektrokauter eröffnet und das Lumen abgesaugt oder trockengetupft.

Nach der Naht der Anastomosenhinterwand folgt die Naht der Mukosavorderwand und der Serosavorderwand.

Alternativ sind ein- oder zweireihige sowie Einzelknopf- oder fortlaufende Nahttechniken üblich.

Eine **Braun-Fußpunktanastomose** unterhalb des Mesokolonschlitzes soll einen jejunogastrischen Reflux verhindern. Zu- und abführender Jejunumschenkel werden über ca. 4–8 cm Länge eröffnet und Seit-zu-Seit anastomosiert. Diese Naht wird ein- oder zweireihig ausgeführt.

Nach der Zählkontrolle der Bauchtücher und der Instrumente und der Dokumentation der Vollständigkeit beenden der schichtweise Wundverschluß und der Verband die Operation.

Alternative

Stapleranastomose (z. B. GIA 55, TA 30/50, Fa. Auto Suture, oder TLC 55/75, TL 30/60 Fa. Ethicon) zur Erstellung einer Seit-zu-Seit-Anastomose: beide aneinandergelegten Jejunumschenkel werden mit je einer kleinen Stichinzision versehen, nachdem die Anastomosenlänge mit 2 Haltefäden markiert wurde.

Zur Herstellung der Braun-Anastomose werden beide Branchen des Staplers in die Öffnungen eingeführt, miteinander verbunden und das Instrument ausgelöst.

Nach Kontrolle der Anastomosenlinien auf Bluttrockenheit kann die Inzisionsöffnung schnell mit einem linearen Stapler verschlossen werden.

Billroth II und GE nach Y-Roux

Diese Anastomosenform wird zumeist gewählt, wenn eine spannungsfreie Anastomose nach Billroth I technisch nicht möglich ist. Der gallige Reflux wird sicherer verhindert als bei der klassischen Billroth-II-Magenresektion. Daher wird die Y-Roux-Technik von verschiedenen Kliniken bevorzugt.

Wie beim klassischen Billroth II wird der Magen abgesetzt und das Duodenum blind verschlossen. Die gastrointestinale Passage wird wiederhergestellt, indem eine ausreichend mobile, obere Jejunumschlinge auf-

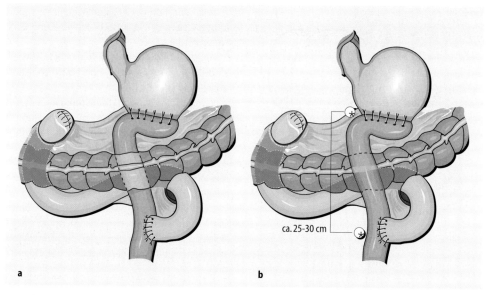

a   b

Abb. 2.50 a, b. Schematische Darstellung **a** einer retrokolisch hochgezogenen Jejunumschlinge zur Gastrojejunostomie nach Y-Roux, **b** einer anteko- lisch hochgezogenen Jejunumschlinge zur Gastrojejunostomie nach Y-Roux

gesucht und etwa am Scheitelpunkt durchtrennt wird. Der abführende aborale Teil dieser Schlinge wird an den Magenstumpf hochgezogen und dort End-zu-Seit-anastomosiert.

Etwa 40 cm unterhalb der Gastrojejunostomie wird der zuführende orale Jejunumschenkel End-zu-Seit mit dem abführenden aboralen Jejunumschenkel verbunden. Dies kann entweder mit Handnaht (Jejuno-Jejunostomie nach Y-Roux; Abb. 2.50) oder in Staplertechnik erfolgen (S. 79).

Bei der alleinigen Gastroenterostomie (GE) nach Y-Roux (Indikation: resezierbare Magenausgangsstenose) wird ohne vorherige Magenteilresektion die dargestellte Jejunumableitung angelegt.

2.5.6
Operation des Magenkarzinoms

Für die Entstehung des Magenkarzinoms werden ursächlich im Rahmen der Nahrungsaufnahme entstehende Karzinogene verantwortlich gemacht.

Die Häufigkeit des Magenkarzinoms nimmt insgesamt ab. Bei einem Überwiegen der Männer in der Geschlechtsverteilung liegt der Häufigkeitsgipfel bei Männern im 6., bei Frauen im 5. Lebensjahrzehnt. Nur etwa $1/3$ der Patienten mit Magenkarzinom, die in chirurgische Behandlung kommen, können nach intraoperativem und histologischem Befund kurativ radikal operiert werden.

Hauptgrund sind nur unspezifische Symptome, die den Patienten oft zu spät zum Arzt führen.

Symptome

Folgende „Leitsymptome" können jedoch erste Hinweise liefern:

- diffuse Oberbauchschmerzen mit gelegentlich dumpfen Dauerschmerzen,
- fehlende Regelhaftigkeit der Schmerzen, Druck- und Völlegefühl,
- Leistungsknick, Abgeschlagenheit (Anämie),
- Teerstühle,
- Dysphagie bei kardianaher Lokalisation,
- Magenentleerungsstörung bei präpylorischer Lokalisation.

Diagnose

Sie muß durch Gastroskopie mit u. U. mehrfacher Biopsieentnahme gesichert werden. Bei einer submukösen zirrhösen Ausbreitung kann die Biopsie mehrfach erfolglos sein. Röntgenologisch läßt sich bei der Kontrastmitteluntersuchung eine Wandstarre darstellen. Die Abdomensonographie dient dem Ausschluß bzw. Nachweis von (Leber)metastasen. Der Vorhersagewert der CT-Untersuchung beschränkt sich auf den Nachweis von Kriterien der Inoperabilität (Metastasen und Tumorinfiltration).

Die Endosonografie bietet als neue Technik zusätzliche Beurteilungsmöglichkeiten

Lokalisation

Die bevorzugten Lokalisationen des Magenkarzinoms sind das Antrum, die kleine Kurvatur und der Fundus-Kardia-Bereich. In 10% der Fälle wächst das Karzinom multizentrisch.

Operative Therapie

Als Grundsatz gilt, daß jedes Magenkarzinom, das mit kurativem Ansatz operiert werden soll, radikal operiert wird. Das bedeutet, daß die Gastrektomie mit Entfernung des großen und des kleinen Netzes durchgeführt wird. Der Nachweis steht noch aus, ob die ausgedehnte Lymphadenektomie eine Prognoseverbesserung bezüglich Rezidivfreiheit und Überlebenszeit mit sich bringt. Die Milzentfernung ist nur dann indiziert, wenn durch die Karzinomlokalisation im oberen Magenkorpus/Fundus ein Lymphknotenbefall am Milzhilus wahrscheinlich wird.

An die Magenentfernung schließt sich die Herstellung einer Anastomose zwischen Ösophagus und Jejunum an.

Gastrektomie

Indikation

Kardia- und Funduskarzinom, andere Magenmalignome, jedes Magenkarzinom, das in kurativer Hinsicht radikal operiert werden soll.

Auch mit palliativer Zielsetzung kann eine Gastrektomie durchgeführt werden.

Prinzip

Resektion des gesamten Magens, häufig en bloc mit Milz, großem und kleinem Netz mit Lymphknotendissektion, Vorbereitung einer ösophagointestinalen Anastomose.

Lagerung

Rückenlage, leicht überstreckt, Dispersionselektrode an einem Oberschenkel.

Instrumentarium

Grund- und Laparotomieinstrumentarium, bipolare Schere, weiche und harte Darmklemmen, ggf. 90° abgewinkelte Klemmen, Duval-Klemmen, Allis-Klemmen, Rahmen, Rochard-Haken, Gummizügel, TA 50/90 (TL 60/90), GIA 50 (TLC 55), EEA oder CEEA, bzw. proximate circular Stapler.

Operation

Querverlaufende, bogenförmige Oberbauchlaparotomie oder obere mediane Laparotomie.

Zunächst erfolgt eine ausgedehnte Exploration des Abdomens zur Überprüfung der Tumorausdehnung und damit der Operabilität. Die Exploration dient gleichzeitig der Suche nach suspekten Lymphknoten. Diese werden, soweit erreichbar, entfernt und zur histologischen Schnellschnittuntersuchung gegeben. Handelt es sich um ein metastasierendes Karzinom, muß entschieden werden, ob eine palliative Gastrektomie mit vertretbarem Risiko durchgeführt werden kann.

Nach der Entscheidung zur Gastrektomie wird das große Netz mit Schere, Overholt und Ligaturen oder mittels des Elektrokauters, alternativ maschinell mit Einzelclipstapler oder bipolarer Schere vom Colon transversum abpräpariert.

Danach kann der Magen hochgeschlagen und evtl. vorhandene Verwachsungen an der Hinterwand gelöst werden. Das Duodenum wird ggf. nach Kocher (s. S. 80) mobilisiert. Eröffnung der Bursa omentalis an der kleinen Kurvatur, die Skelettierung erfolgt duodenalwärts, die A. gastrica dextra wird ligiert und abgesetzt.

Am Magenausgang wird an der großen Kurvatur die A. gastroepiploica dextra ligiert und abgesetzt.

Nach der zirkulären Präparation des Pylorus inklusive 2–3 cm des Duodenums kann letzteres abgesetzt werden, entweder zwischen 2 Klemmen oder mit einem Klammernahtinstrument.

Das Absetzen mit einem **Stapler** zum Duodenalstumpfverschluß wird bevorzugt bei vorgesehener Rekonstruktion nach Y-Roux angewandt. Die Klammernahtreihe am Duodenum sollte übernäht werden.

Die Präparation und Mobilisation des Fundus führt zum Lig. gastrosplenicum, das bei vorgesehener Milzerhaltung zwischen 2 Klemmen durchtrennt und ligiert, ggf. umstochen wird.

Der Magen wird nach kranial über den distalen Ösophagus hinaus freipräpariert, die A. und V. gastrica sinistra möglichst nahe am Truncus coeliacus abgesetzt.

Nach Anzügeln des Ösophagus nach Unterfahren mit einem Overholt wird der Magen über die liegende Magensonde noch einmal abgesaugt und die Sonde zurückgezogen. Bei vorgesehener Stapleranastomose wird am terminalen Ösophagus eine Tabaksbeutelklemme angelegt und die dazugehörende Naht gelegt (Abb.2.51). Bei Handanastomosierung wird das Präparat zwischen Klemmen abgesetzt.

Die Speiseröhre wird mobiler, wenn der vordere und der hintere Vagusast koaguliert und durchtrennt werden.

Nach der Resektion ist die Dissektion der regionären Lymphknoten, insbesondere am Truncus coeliacus, im Hiatus beidseits des Ösophagus, am Pankreasoberrand und im Lig. hepatoduodenale leichter zu handhaben als vor der Resektion.

Die Rekonstruktion der Speisepassage ist auf vielen Wegen zu erreichen. Als häufigste und einfachste Rekonstruktion wird die Ersatzmagenbildung nach Y-Roux dargestellt.

Ersatzmagenbildung durch Ösophagojejunostomie (nach Y-Roux)

Diese Operationsmethode wird auch als „Krückstockanastomose" bezeichnet.

Operation

Die Rekonstruktion beginnt mit dem Aufsuchen einer geeigneten mobilen Jejunumschlinge ca. 40 cm hinter dem Treitz-Band. Diese Schlinge wird so skelettiert, daß sie spannungsfrei, zumeist retrokolisch, an den Ösophagus geführt werden kann. Zwischen 2 Klemmen oder mit einem GIA 50 oder TLC wird die Schlinge durchtrennt.

Die Anastomosierung mit dem Ösophagus sollte End-zu-Seit mit Einzelknopfnähten oder besser mit einem circulären Klammernahtinstrument erfolgen.

In den Ösophagus wird nach Abnehmen der Tabaksbeutelklemme die Andruckplatte des zirkulären Staplers in die Speiseröhre eingeführt.

Eine spezielle Faßzange erleichtert das Einführmanöver. Die Tabaksbeutelnaht wird angezogen und am Dorn geknüpft.

Der Stapler wird in das offene Darmende eingeführt, seitlich gegenüber dem Mesenterialansatz wird mit der Trokarspitze des Zentraldornes punktuell die Jejunalwand perforiert.

Durch die Konnektierung der Andruckplatte mit dem Zentraldorn des Klammernahtgerätes und die Auslösung des Klammermechanismus nach dem Zusammendrehen wird die End-zu-Seit-Anastomose hergestellt (Abb. 2.52).

Nach Entfernung des Nahtinstrumentes kann der offene Jejunumschenkel mit einem linearen Stapler verschlossen werden. Die Dichtigkeit der Anastomose wird folgendermaßen geprüft:

- Die Geweberinge im Stapler werden auf ihre Vollständigkeit kontrolliert,
- Eine gefärbte Lösung (z. B. PVP) wird vom Anästhesisten in die bereits liegende Magensonde gegeben.

Handanastomosen können ggf. mit einer Jejunoplicatio gedeckt werden, d. h. der überstehende Jejunumteil wird wie eine Manschette um die Anastomose gelegt und mit wenigen Nähten fixiert.

Die End-zu-Seit-Anastomose der zuführenden Jejunumschlinge an die abführende Schlinge unterhalb der Mesokolonlücke wird in der Y-Roux-Technik vorgenommen.

Die Anastomose kann sowohl als Handnaht als auch in Staplertechnik als Seit-zu-Seit-Anastomose ausgeführt werden.

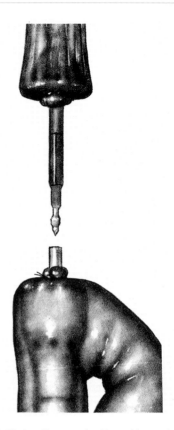

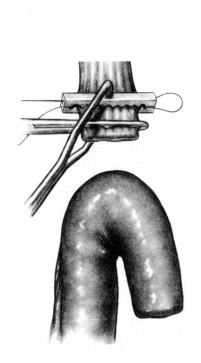

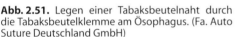

Abb. 2.51. Legen einer Tabaksbeutelnaht durch die Tabaksbeutelklemme am Ösophagus. (Fa. Auto Suture Deutschland GmbH)

Abb. 2.52. Annäherung des Zentraldornes im Ösophagus an die Andruckplatte in der Jejunumschlinge. (Fa. Auto Suture Deutschland GmbH)

Staplertechnik
Eine Branche des GIA (TLC) wird über eine Zusatzinzision in den abführenden Jejunumschenkel eingeführt, die 2. Branche kommt in den offenen Teil des zuführenden Jejunumschenkels zu liegen. Beide Teile werden aneinandergelegt, konnektiert und der Klammervorgang ausgelöst.

Nach der Fertigstellung wird die nun gemeinsame Inzisionsöffnung mit einem linearen Stapler verschlossen.

Bei retrokolischem Jejunumhochzug wird die Mesokolonlücke verschlossen, ggf. werden Drainagen in die Milzloge und subhepatisch gelegt.

Nach der Zählkontrolle der Bauchtücher und des Instrumentariums und der Dokumentation der Vollzähligkeit erfolgt der schichtweise Wundverschluß und der Verband.

Alternativen
Kurdiakarzinom: Die Gastrektomie eignet sich in der Regel bezüglich der Lebensqualität besser als die Kardiafundusresektion. Bei dem zweiten Verfahren bleibt zwar Restmagen erhalten, aber häufig leiden die Patienten postoperativ an den Folgen des Magensaftrefluxes in den Ösophagus, zumal die Pylorusfunktion im Sinne einer Engstellung (bei trunkulärer Vagotomie) gestört sein kann.

Reservoirbildung
Neben der technisch einfachen „Krückstockanastomose" werden eine Reihe weiterer Rekonstruktionsverfahren nach Gastrektomie, z. T. mit Reservoirbildung (z. B. nach Longmire), angegeben. Bezüglich weiterer Einzelheiten wird auf Operationslehren verwiesen.

- *Subtotale Magenresektion* (³/₄): Dieses Operationsverfahren ist bei kurativem Ansatz nur selten indiziert (z. B. kleines Antrum-

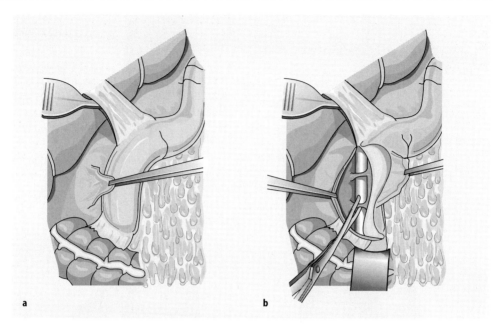

Abb. 2.53 a, b. Operationsschritte des Kocher-Manövers zur Duodenalmobilisierung

karzinom vom intestinalen Typ ohne Lymphknotenbefall, Berücksichtigung der allgemeinen Operationsrisiken).

- *Palliative Operationen:* Das operative Vorgehen richtet sich nach der lokalen Operabilität, nach tumorbedingten Komplikationen (Blutung, Stenosierung, Perforation) und nach dem Allgemeinzustand des Patienten. Neben der Gastrektomie kommen Magenteilresektionen, die Anlage einer Gastroenterostomie (GE) und in seltenen Fällen eine chirurgische oder endoskopische Tubuseinlage in Frage.

Das sog. „Magenstumpfkarzinom" in einem Restmagen wird ebenfalls durch Gastrektomie behandelt.

2.5.7
Kocher-Manöver

Indikation

Duodenalmobilisierung von rechts bei Magenteilresektionen, Gastrektomien, Pyloroplastiken und Pankreasoperationen.

Prinzip

Das rechtsseitig retroperitoneal fixierte Duodenum läßt sich mit dem Pankreas nach lateraler Durchtrennung der Umschlagfalte zum parietalen Peritoneum stumpf von dorsal aus dem Retroperitonealraum herauslösen. Dadurch wird das Duodenum beweglicher; ein Streckengewinn von 6–7 cm wird erreicht (Abb. 2.53).

Operation

Die Leber wird nach oben, das Colon transversum nach unten gehalten. Das Peritoneum wird lateral bogenförmig im Verlauf des Duodenums inzidiert. Mit dem Finger läßt sich dann eine dünne Peritonealschicht in Form eines gefäßfreien Ligaments aufladen, das das Duodenum mit dem Retroperitoneum verbindet.

Teils scharf mit der Schere, teils stumpf wird diese Schicht durchtrennt, bis die V. cava sichtbar wird und der Pankreaskopf unterfahren werden kann.

2.6
Milz

2.6.1
Anatomie

Die Milz (Lien, Splen) liegt im linken Ober-bauch vollständig intraperitoneal, ist relativ klein und wiegt ca. 150 g.

Vom Hilus ausgehend zieht eine Bauchfell-duplikatur, das Lig. gastrosplenicum, zum Magen. Es enthält die Vasa gastrica brevia der großen Kurvatur des Magens. Das Lig. phreni-cosplenicum hält die Milz in ihrer Lage durch Fixation an der dorsalen Bauchwand. Das Lig. pancreaticosplenicum führt die A. und V. splenica aus dem Retroperitonealraum vom Pankreasschwanz zum Milzhilus.

Die Milz ist von einer Kapsel und Serosa (Peritoneum) umhüllt. Alle Gefäße treten aus dem Hilus aus. Die Milzoberfläche ist gefäß-frei.

2.6.2
Splenektomie

Indikation

Die Indikationsstellung zur Splenektomie wird heute sehr differenziert. Die Milz sollte möglichst erhalten werden, weil Kenntnisse über die Milzfunktion und die Folgen des Milzverlusts wichtige Gründe für den Milzer-halt liefern.

Als folgenschwere Komplikation des Milz-verlustes gilt die sog. Postsplenektomie-Sepsis (OPSI/„overwhelming postsplenectomy infec-tion"; Gesamtinzidenz von 4–8%, Letalität von ca. 2,5%).

Negative Erfahrungen nach Milzverlust ha-ben zur Entwicklung milzerhaltender Operati-onstechniken beigetragen.

Elektiv
Bei hämatologisch-onkologischen Erkran-kungen.

In einem Abstand von 3–4 Wochen vor der Operation kann eine Impfung mit polyvalen-ten Pneumokokkenvakzinen vorausgehen. (Diese Impfung wird kontrovers diskutiert.)

Bei sog. Riesenmilzen kann der intraopera-tive Blutverlust durch vorherige angiographi-sche Milzarterienembolisation vermindert werden. Eine perioperative Antibiotikapro-phylaxe wird empfohlen.

Notfallmäßig
Bei stumpfem Bauchtrauma mit Milzzer-reißung.

Die Notfallindikation zur Splenektomie liegt dann vor, wenn ein milzerhaltendes Vor-gehen technisch nicht möglich ist oder ein zeitlicher Verzug hinsichtlich lebensbedrohli-cher Begleitverletzungen nicht toleriert wer-den kann.

Diagnostisch
Zum Beispiel bei Morbus Hodgkin, bei der Gastrektomie wegen Magenkarzinom, bei Me-tastasen im Lig. gastrosplenicum.

Prinzip

Frühzeitige Ligatur und Durchtrennung der Milzgefäßversorgung und Totalexstirpation des Organs.

Lagerung

Bei Zusatzverletzung: Rückenlage.
Bei gezielter Splenektomie: Rückenlage, leicht aufgeklappt (Gallenlagerung), neutrale Elek-trode am linken Oberschenkel.

Instrumentarium

Grund- und Laparotomieinstrumentarium, lange Overholt-Klemmen, lange Schere, Ein-zelclipstapler, evtl. bipolare Schere.

Operation

Bei stumpfen Bauchverletzungen wird eine querverlaufende oder eine mediane Ober-bauchlaparotomie gewählt, um auch Leber, Magen und Darm revidieren zu können.

Zur alleinigen Splenektomie wählt man den linksseitigen Rippenbogenrandschnitt.

Der operative Zugang muß in jedem Fall eine gute Übersicht gewährleisten.

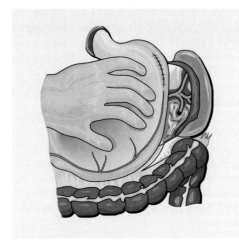

Abb. 2.54. Freilegung des Milzhilus von ventral

Nach der Eröffnung des Bauchraumes wird die Milz freigelegt (Abb. 2.54) und, wenn möglich, mit der Hand umfaßt, um an der ventralen oder dorsalen Seite des Hilus mit der Skelettierung beginnen zu können. Die Präparation muß unter Berücksichtigung der engen Lagebeziehung zum Magen, Pankreas, Kolon und Nebenniere erfolgen (Verletzungsgefahr).

Die Inzision des Lig. splenorenale mit einer Schere und das stumpfe digitale Auslösen der Milz zusammen mit dem Pankreasschwanz setzt die Präparation fort.

Die Milz wird vor die Bauchdecke luxiert und die Milzloge zur Lagefixierung mit warmen Tüchern abgestopft. Das Lig. gastrosplenicum wird nahe des Milzhilus zwischen mehreren Ligaturen durchtrennt. Dann werden von ventral und dorsal die Äste der A. und V. splenica unter Schonung des Pankreasschwanzes präpariert und hilusnah mit Hilfe der Overholt-Klemmen abgeklemmt, doppelt ligiert und durchtrennt. Das Präparat entfällt.

Eine sorgfältige Blutstillung mit warmen Tüchern ist erforderlich.

Das Legen einer Drainage in die Milzloge wird unterschiedlich diskutiert. Bei Verletzungen des Pankreasschwanzes bzw. dessen Gefäßversorgung ist die Einlage einer Spüldrainage anzuraten.

Nach der Zählkontrolle der Bauchtücher, Streifen und Instrumente und der Dokumentation der Vollzähligkeit erfolgt der schichtweise Wundverschluß und der Verband.

Die stürmische Entwicklung laparoskopischer Operationstechniken hat es inzwischen möglich gemacht, eine Splenektomie auch laparoskopisch durchzuführen. Künftige Entwicklungen werden die Indikationsbereiche für eine laparoskopische Splenektomie erst festlegen.

2.6.3
Milzerhaltende Operationstechniken

Der Milzerhalt ist nur sinnvoll, wenn 30–50% Parenchymrest erhalten werden können.

Gelingt die milzerhaltende Operation nicht, muß splenektomiert werden. Generell muß die Milz vor der organerhaltenden Versorgung komplett schonend mobilisiert werden. Bei isolierten kleineren Milzverletzungen kann bei guter Übersicht ggf. auf die komplette Mobilisation verzichtet werden.

Indikation

Häufig bei akzidentellen Milzverletzungen im Rahmen elektiver Oberbaucheingriffe. Der Einsatz milzerhaltender Operationstechniken bei polytraumatisierten Patienten und beim stumpfen Bauchtrauma orientiert sich u. a. am Schweregrad der Milzverletzung und an der Schwere der übrigen Verletzungen.

Erhaltende Operationsverfahren werden v. a. bei kindlichen Verletzungen eingesetzt sowie bei seltenen isolierten benignen Milzerkrankungen (Beispiel: Milzzyste).

Operationstechniken

Naht und Netzplombe

Die direkte Parenchymnaht an der Milz wurde in vielen technischen Varianten beschrieben. Bei Kapsel- und Parenchymdefekten kann die Naht durch eine Netzplombe ergänzt werden, mit der Funktion einer Tamponade oder eines Nahtwiderlagers.

Die Anwendung beschränkt sich in der Regel auf das Vorliegen einer nahtfesten Parenchym- und Kapselkonsistenz. Diese Voraussetzungen werden ideal von der kindlichen Milz erfüllt.

Lokale Hämostyptika

Die Anwendung setzt in der Regel die vorübergehende Bluttrockenheit oder höchstens eine Restsickerblutung der Parenchymfläche voraus. Der Einsatz ist daher häufig nur in Kombination mit anderen Blutstillungsverfahren sinnvoll (s. unten).

Fibrinkleber

Hämostyptikum, das in Form von 2 Komponenten auf die verletzte Parenchymfläche oder Kapselläsion aufgebracht wird. Die eine Komponente besteht aus dem hochkonzentrierten Humanfibrinogen, die andere aus seinen Aktivatoren. Vor der Anwendung müssen die beiden Komponenten aufgetaut und in Spritzen aufgezogen werden. Mit Sprühaufsätzen wird eine flächenhafte, aber sparsame Verteilung erreicht.

Kollagenvlies

Hämostyptikum, das aus resorbierbaren Kollagenfibrillen besteht. Die blutstillende Wirkung setzt bei Blutkontakt ein durch die Förderung der Thrombozytenaggregation.

Tabotamp

Dieses hämostyptisch wirkende Material besteht aus oxydierter, regenerierter Zellulose und führt zu einer raschen Bindung der Proteinbestandteile des Blutes (evtl. in Kombination mit Fibrinkleber).

Saphir-Infrarotkoagulator

Einsatz bei noch anhaltender Blutung von Milzparenchymflächen und Kapselläsionen. Deshalb wird diese Technik in der Regel vor der Anwendung lokaler Hämostyptika zum Einsatz gebracht.

Die Wärmewirkung resultiert aus der Infrarotstrahlung einer Wolfram-Halogenlampe.

Zur Anpassung an die Wundfläche muß aus dem Sortiment verschieden geformter Saphirköpfe der am besten geeignete ausgewählt werden. Unter der Anwendung kann dosierter Druck auf das Gewebe ausgeübt werden, ohne daß die thermische Nekrose am Saphirkopf haftet. Anschließend bei Bedarf Einsatz der oben genannten Hämostyptika.

Der mögliche Einsatz der Laserkoagulation sei hier der Vollständigkeit halber erwähnt. Bei hohem technischen Aufwand bietet diese Technik keine Vorteile gegenüber der Infrarotkoagulation.

Segment-/Teilresektion

Häufig ist die partielle Milzresektion einfacher zu handhaben als eine aufwendige Blutstillung.

- *Segment*resektionen der Milz sind als anatomiegerechte Operationsverfahren anzusehen, die sich an der segmentartigen Gefäßarchitektur der Milzdurchblutung orientieren. Die sorgfältige Präparation und Ligatur der segmentversorgenden Hilusgefäße geht der eigentlichen Resektion und der anschließenden Versorgung der Resektionsflächen voraus. Bei besonderen Abgangsvarianten des oberen Polgefäßes ist ein Erhalt eines ausreichend großen oberen Milzpoles auch nach hilusnaher Unterbrechung der Milzarterie möglich.
- *Teil*resektionen der Milz ohne aufwendige Präparation am Milzhilus sind durch den Einsatz von Klammernahtgeräten möglich geworden. Bewährt hat sich der Staplereinsatz v. a. bei der Polresektion.
  Um erneute Kapseleinrisse beim Schließen des Klammernahtmagazins zu vermeiden, muß das Parenchym an der geplanten Resektionslinie die Möglichkeit erhalten, in das Resektat zu entweichen. Hierzu können Entlastungsinzisionen der Milzkapsel am Resektat hilfreich sein.

Dosierte Organkompression mit Vicrylnetz

Als Hilfsmittel zur Blutstillung durch dosierte Organkompression von außen eignet sich ein speziell vorgefertigtes Netz aus z. B. Vicryl (Fa. Ethicon). Zirkulär angeordnete Zugfäden in verschiedenen Radien erlauben die Ausübung einer situationsgerechten, individuellen Kompression. Auseinanderklaffende Parenchymflächen, z. B. bei tiefgreifenden Milzverletzungen können auf diese Weise angenähert und durch zusätzliches Einbringen von hämostyptischem Material unter Kompression gesetzt werden. Zu beachten ist, daß die angezogenen Zugfäden den Milzhilus nicht strangulieren dürfen.

2.7
Gallenblase und Gallenwege

2.7.1
Anatomie, Diagnostik, Operation/Indikation

Anatomie

Die birnenförmige Gallenblase mündet seitlich über den Ductus cysticus als Blindsack in die ableitenden Gallenwege ein. Fundus, Korpus und Infundibulum lassen sich an der Gallenblase unterscheiden. Die Gallenblase ist bindegewebig mit der Leber verwachsen und außen mit Peritoneum überzogen. Sie speichert die Gallenflüssigkeit und dickt sie ein.

Aus der Leber kommen und vereinigen sich der Ductus hepaticus dexter und der Ductus hepaticus sinister kurz nach ihrem Austritt zum Ductus hepaticus communis. In ihn mündet der Ductus cysticus ein. Unterhalb seiner Einmündung bezeichnet man den Hauptgallengang als Ductus choledochus. Variationen der Länge und der Lage dieser Strukturen können Gallenoperationen schwierig gestalten.

Der Ductus choledochus verläuft im distalen Teil hinter dem Duodenum durch den Pankreaskopf. An der gemeinsamen Einmündung von Pankreas- und Gallengang ins Duodenum liegt die Papilla Vateri.

Die Gallenblase wird arteriell über die A. cystica (einen Ast der A. hepatica dextra) versorgt. Die enge Nachbarschaft der Gallenwege erklärt, daß Gallengangsteine auf den Pankreasgang und Pankreaskopfprozesse auf den Gallengang einwirken können.

Anatomische Varianten erklären, weshalb die Wechselwirkungen unterschiedlich ausgeprägt sein können.

Galle

Die Leber sezerniert mit der Galleflüssigkeit u. a. Gallensäuren, Gallenfarbstoffe und Cholesterin in das Duodenum. Über den rechten und den linken Hepatikusast wird die Galle im Ductus hepaticus communis gesammelt.

Die Gallenflüssigkeit ist ein guter Emulgator für Nahrungsfette und fettlösliche Vitamine. Diese Eigenschaft ermöglicht die intestinale Resorption.

Klinik des Gallensteinleidens

Das typische klinische Merkmal ist der *Schmerz,* in der Regel kolikartig mit Ausstrahlung in die rechte Schulterregion. Die Koliken können rezidivierend auftreten und im Einzelfall über Stunden anhalten. Auslöser von Koliken können der Genuß von Gebratenem, Fett und Ei sein. Bei entzündlichem Krankheitsverlauf treten neben Fieber Dauerschmerzen auf, ggf. mit lokalen peritonitischen Zeichen.

Ein Hinweis auf ein kompliziertes Gallensteinleiden kann der *Ikterus* geben. Der Gallengangverschluß weist neben der typischen Gelbfärbung der Haut (mit Juckreiz) und der Skleren eine Stuhlentfärbung und eine Dunkelfärbung des Urins („bierbraun") auf. Gallengangsteine können eine Pankreatitis auslösen.

Der Ikterus ohne begleitende Koliken („schmerzloser Ikterus") weist auf ein mögliches Pankreaskopfkarzinom hin (s. 2.9). Im Gegensatz zum entzündlichen Gallenblasenhydrops wäre dann ein schmerzloser Hydrops tastbar, das sog. Courvoisier-Zeichen.

Diagnostik

Nach Erhebung der Anamnese und des klinischen Befundes führen folgende Schritte zur Diagnose:

- Differenzierte Laboruntersuchungen, Sonographie, Röntgenuntersuchung, evtl. kombiniert mit endoskopischer Kontrastmittelgabe (ERCP/endoskopisch retrograde Cholangio-Pankreatikographie) erlauben die Eingrenzung der Diagnose.
- Bei Verdacht auf eine Gallengangstenose ist die ERCP zur Diagnosesicherung und evtl. zur endoskopischen Steinbergung geeignet. Die Verfügbarkeit dieser Methode führt in vielen Häusern dazu, daß auf die intraoperative Röntgendarstellung des Gallenganges und auf die Revision des Gallenganges verzichtet wird (sog. therapeutisches Splitting).

Operation

Da die Gallenblase in der Regel der Entstehungsort für Steine ist, wird sie bei einer Steinerkrankung entfernt, um Rezidive zu vermeiden. Dazu stehen verschiedene Verfahren zur Auswahl:

- die klassische Cholezystektomie über den Rippenbogenrandschnitt,
- Cholezystektomie über die sog. Minilaparotomie, bei der ein 3–4 cm langer Schnitt genügt,
- laparoskopische Cholezystektomie (s. „Minimal-invasive Chirurgie"). Dieses Vorgehen hat sich zum Standardverfahren bei elektiven Eingriffen entwickelt.

Operationsindikation bei Cholelithiasis

Absolute Indikation
zur Sofort- oder Notoperation

- Steinerkrankung mit Fieber, Leukozytose und Peritonitis (Gallenblasenempyem, -gangrän, -perforation),
- Gallensteinileus: in den Darm abgegangene Gallensteine verursachen einen Ileus (in der Regel Ileusbeseitigung ohne Sanierung der Gallenblase und Gallenwege).

Dringliche Indikation
(Operation binnen 24–72 Stunden)

- Akute Cholezystitis und Gallenblasenhydrops.

Elektive Indikation

- Cholelithiasis mit Symptomen (Koliken),
- Gallenblasenpolypen,
- Sanierung einer Gallenblasen-Salmonellose bei Dauerausscheidern.

Asymptomatische Gallensteinträger sollten nicht routinemäßig operiert werden. Beim Gallensteinleiden zeigt die frühe Cholezystektomie jedoch bessere Ergebnisse als die Operation erst bei Komplikationen.

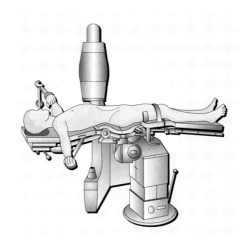

Abb. 2.55. Lagerung zur Cholezystektomie mit geplanter Cholangiographie

2.7.2
Cholezystektomie

Indikation

Symptomatische Cholezystolithiasis, akute Cholezystitis, Gallenblasenhydrops, Gallenblasenempyem, Gallenblasenperforation.

Prinzip

Entfernung der Gallenblase.

Lagerung

Rückenlage, der Patient wird so unterstützt gelagert, daß sich das Operationsfeld anhebt. Dabei sollte darauf geachtet werden, daß die dadurch entstehende Kopftieflage aufgehoben wird. Bei geplanter Cholangiographie muß ein Gonadenschutz angelegt werden.

Neutrale Elektrode an einem Oberschenkel, ggf. Bereitstellung des Bildwandlers (Abb. 2.55).

Instrumentarium

Grund- und Laparotomieinstrumentarium, Gallenblasenfaßzange, ggf. Steinfaßzangen. Bei intraoperativem Röntgen: Knopfkanüle, 50-ml-Spritze und Kontrastmittel.

Operation

Rippenbogenrandschnitt nach Kocher oder Courvoisier. Diese Schnittführung bietet eine gute Übersicht und ermöglicht die Exploration der Bauchhöhle und ist erweiterbar. Allerdings wird die Rektusmuskulatur rechtsseitig durchtrennt. Dies scheint für den postoperativen Wundschmerz und für die Einschränkung der Atemmechanik von Bedeutung zu sein. Seltener wird eine obere mediane Laparotomie als Zugang gewählt.

Nach der Eröffnung des Peritoneums erfolgt die Exploration der Bauchhöhle. Kurze Leberhaken nach Mikulicz machen das Operationsgebiet zugänglich. Hinter die Gallenblase wird mit Richtung auf das Foramen Winslowii ein feuchter Streifen eingebracht, der evtl. austretende Gallenflüssigkeit aufsaugt, bevor sie in die freie Bauchhöhle gelangen kann.

Mit einem flachen Spatel wird das Lig. hepatoduodenale nach links gezogen und so die Sicht auf die Gallenblase freigegeben. Sie wird mit einer Faßzange am Fundus angeklemmt, damit der Zug die Präparation erleichtert. Bei Bedarf muß Gallenflüssigkeit abpunktiert werden, um das Anklemmen ohne Perforationsgefahr zu ermöglichen. Das Lig. hepatoduodenale kann durch Zug am Duodenum angespannt werden, was die Präparation des Ductus cysticus erleichtert.

Das viszerale Peritoneum wird am Infundibulum mit einer Schere inzidiert, Verwachsungen der Gallenblase mit der Leberunterfläche werden mit Schere und Präpariertupfer gelöst. Die Schere muß dabei so angereicht werden, daß ihre Krümmung der Gallenblasenwand folgt.

Die Präparation der Gallenblase kann auf retrogradem oder antegradem Weg erfolgen (s. unten).

Der „Springer" erhält das Präparat und eine Schere mit Pinzette, schneidet damit die Gallenblase auf und entnimmt aus ihrem Inhalt einen Abstrich für die bakteriologische Untersuchung. Dieser Arbeitsschritt erfolgt aus hygienischen Gründen nicht im OP-Saal.

Das Gallenblasenbett kann zur Blutstillung mit einer fortlaufenden Naht verschlossen werden. Eine Drainage wird in Abhängigkeit vom Operationssitus eingelegt.

Nach der Zählkontrolle der Bauchtücher, Streifen und Instrumente und der Dokumentation ihrer Vollzähligkeit erfolgt der schichtweise Wundverschluß sowie der Verband.

Retrograde Cholezystektomie

- Am Infundibulum Inzidieren der Serosa.
- Gallenblasennahes Identifizieren und Absetzen der A. cystica zwischen Ligaturen.
- Stumpfe zirkuläre gallenblasennahe Präparation des Ductus cysticus, die Darstellung der Einmündung in den Ductus choledochus ist nicht obligat.
- Bei Indikation zur intraoperativen Cholangiographie Ligatur des Ductus cysticus gallenblasenwärts, Anschlingen nach distal.
- Inzision des Ductus cysticus, Einführen der Angiographiekanüle, Einknüpfen, Dichtigkeitsprobe und Röntgen (Abb. 2.56). Das Kontrastmittelsystem muß absolut luftleer angereicht werden (Luftblasen erscheinen im Röntgenbild wie Steine), kontrastgebende Bauchtücher, Streifen und Haken werden entfernt.
- Durchtrennung des Ductus cysticus und retrogrades, subseröses Auslösen der Gallenblase aus dem Leberbett mit einer Metzenbaumschere unter fortwährender Blutstillung durch punktförmige Elektrokoagulation (Abb. 2.57).

Antegrade Cholezystektomie

Der antegrade Präparationsweg wird in allen Situationen angewendet, in denen die Hilusgebilde nicht mit völliger Sicherheit identifiziert werden können (bei Entzündung oder anatomischer Variante).

Zwangsläufig führt der Präparationsweg am Fundus beginnend dicht an der Gallenblasenwand entlang auf die A. cystica und das Infundibulum.

Bei der Minilaparotomie (s. unten) ist die antegrade Präparation eine technische Notwendigkeit.

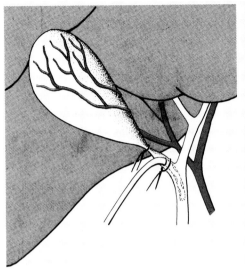

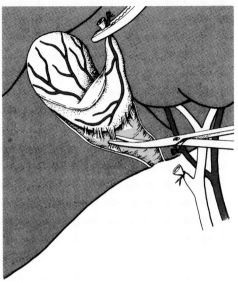

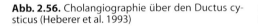

Abb. 2.56. Cholangiographie über den Ductus cysticus (Heberer et al. 1993)

Abb. 2.57. Retrograde Cholezystektomie (Heberer et al. 1993)

Cholezystektomie über eine Minilaparotomie

Als Alternative zur dargestellten „Standardcholezystektomie" kann die Gallenblasenentfernung über eine Minilaparotomie erfolgen.

Über eine ca. 4 cm lange querverlaufende Oberbauchlaparotomie rechts wird die Gallenblase direkt am Fundus eingestellt. Sie wird auf antegradem Weg präpariert. Die Rektusmuskulatur wird ohne Durchtrennung auseinandergedrängt, was den postoperativen Wundschmerz reduzieren soll.

Unter Wegfall der intraoperativen Cholangiographie verkürzt sich die Operationszeit. Darüber hinaus wird das Operationstrauma verringert, erkennbar an der postoperativen Schmerz- und Komplikationsreduktion. Es resultiert eine verkürzte postoperative Liegedauer. Zur Bewältigung der schwierigen Sicht- bzw. Lichtverhältnisse im OP-Feld werden Leuchtspatel und Stirnlampen verwendet.

Die laparoskopische Entfernung der Gallenblase wird in 2.14 („Minimal-invasive Chirurgie") dargestellt.

Besondere Situationen

Gallenblasenhydrops/Cholezystitis/Empyem

In dieser Situation empfiehlt sich die Punktion des Gallenblaseninhalts ggf. mit Nahtverschluß der Punktionsstelle. Das Punktat wird bakteriologisch untersucht.

Blutung

Kann die Blutungsursache nicht übersichtlich und sicher versorgt werden, ist eine großzügige Laparotomie erforderlich. Mit einer Tourniquetanlage am Lig. hepatoduodenale (gefahrlos bis zu 30 min) kann vorübergehend die Blutung gedrosselt werden.

Die manuelle Kompression wird als Baron- oder Pringle-Handgriff bezeichnet.

Die Ligatur der A. hepatica propria geht mit einer hohen Letalität einher und muß daher vermieden werden.

Zu bedenken sind immer die zahlreichen Varianten im Verlauf und in den Aufzweigungen der A. hepatica.

Choledocholithiasis/T-Draineinlage

In Situationen, in denen die Gallengangsanierung durch ERC nicht möglich ist, muß diese chirurgisch erfolgen. Hierzu ist in der Regel eine ausreichende Laparotomie erforderlich. Die laparoskopische Choledochusrevision und T-Draineinlage ist zwar beschrieben, aber noch keine Regeloperation.

2.7.3
Zusatzinstrumentarium
für die Gallenwegchirurgie

Gallengangsonden (Abb. 2.58)
Sie werden benutzt, um bei einer Revision des Ductus choledochus nach Steinen zu tasten. Die Sonden werden gerade und gebogen angeboten, die Spitze ist zumeist olivenförmig.

Gallengangdilatatoren (Abb. 2.59 und 2.60)
Dieses Instrument weitet den Ductus choledochus, um ggf. bis zur Papilla Vateri gelangen zu können, um sie zu spalten. Deshalb wird es auch als „Papillotom" bezeichnet.

Gallensteinlöffel (Abb. 2.61)
Sie dienen zur Entfernung von vorhandenen Steinen aus dem Gallenwegssystem.

Schere nach Potts de Martell (Abb. 2.62)
In den Branchen ist diese Schere um ca. 70° abgewinkelt. Deshalb nennt man sie auch „Knieschere". Mit ihr lassen sich englumige Strukturen (z. B. Ductus choledochus) nach einer Stichinzision längs verlängern.

Gallensteinzange (Abb. 2.63)
Sie wird feucht in den Ductus choledochus eingeführt und faßt dort die Steine.

Abb. 2.58. Gallengangssonde nach Mayo. (Fa. Aesculap)

2.7.4
Die Choledochusrevision mit T-Draineinlage

Indikation

Choledochussteine, die während einer ERC (endoskopisch retrograde Cholangiografie) nicht zu entfernen waren. Der Eingriff wird im Anschluß an die Cholecystektomie durchgeführt.

Seltener Steine, die bei einer Operation der Gallenblase übersehen wurden, da die ERC auch postoperativ eingesetzt werden kann.

Prinzip

Eröffnung des Ductus choledochus zum Entfernen der Steine mit speziellen Instrumenten. Ggf. kann die Papilla Vateri nach der Steinbergung mit Bougies vorsichtig geweitet werden. Verschluß der Choledochotomie unter Einnähen eines T-Drains.

Lagerung

siehe Cholezystektomie

Instrumentarium

Siehe Cholezystektomie. Zusätzlich Steinfaßzangen, Gallensteinlöffel, Gallengangssonden, Fogarty-Katheter, Schere nach Potts de Martell, T-Drain.

Operation

Im Anschluß an die Cholezystektomie wird der Ductus choledochus nach der Spaltung des Lig. hepatoduodenale an der Vorderseite freigelegt. Das Duodenum wird dabei stumpf mittels eines Präpariertupfers abgeschoben.

Distal der Einmündung des Ductus cysticus werden 2 Haltefäden gelegt und angeklemmt. Mit einem feinen 15er- oder 11er-Skalpell wird der Choledochus längs eröffnet und die Inzision mit einer Potts-Schere erweitert. Zur Steinbergung können verschiedene Instrumente zur Anwendung kommen:

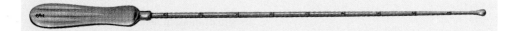

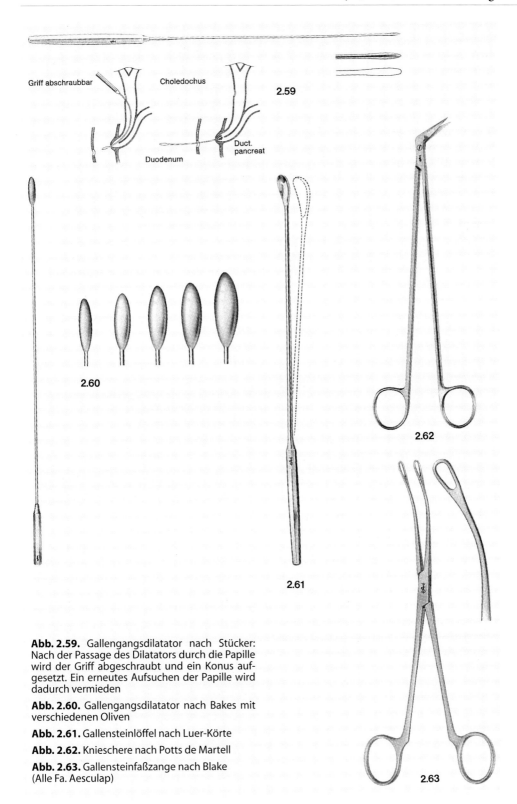

Abb. 2.59. Gallengangsdilatator nach Stücker: Nach der Passage des Dilatators durch die Papille wird der Griff abgeschraubt und ein Konus aufgesetzt. Ein erneutes Aufsuchen der Papille wird dadurch vermieden

Abb. 2.60. Gallengangsdilatator nach Bakes mit verschiedenen Oliven

Abb. 2.61. Gallensteinlöffel nach Luer-Körte

Abb. 2.62. Knieschere nach Potts de Martell

Abb. 2.63. Gallensteinfaßzange nach Blake (Alle Fa. Aesculap)

- Fogarty-Katheter: Er wird feucht ohne Blok-
kung vorgeschoben, hinter den Steinen geblockt, dann zurückgezogen und schiebt so
die Steine zur Choledochotomie. Häufig
muß mit Gallenlöffeln oder einer Steinfaß-
zange nachgeholfen werden (Abb. 2.64 a).
- Cholangioskop: Eine weitere Möglichkeit der
Steinentfernung bietet das Cholangioskop,
das in die Choledochotomie vorgeschoben
wird, um unter Sicht mit einer Faßzange Steine zu bergen.

Der Ductus hepaticus sollte in gleicher Weise
revidiert werden.

Abschließend gibt es die Möglichkeit, die Papille zu bougieren, oder – wenn sie nicht pas-
siert werden kann – eine Papillotomie vorzunehmen.

Sollte die Steinfreiheit der Gallenwege nicht
eindeutig feststellbar sein, muß noch einmal
geröntgt werden.

Nun wird ein T-Drain aus Latex oder (rotem)
Gummi eingelegt, das vorher zu einem Halb-
rohr zugeschnitten wurde. Seine Schenkel müssen so gekürzt werden, daß sie weder einseitig
in einem Ast des Ductus hepaticus noch in der
Papille plaziert werden (Abb. 2.64 b).

Das T-Drain wird durch Naht der Choledochotomie mit feinem resorbierbarem Nahtmaterial (4-0) lagefixiert. Über eine gesonderte
Hautinzision wird es in der rechten Flanke ausgeleitet.

Entscheidend ist, daß sich eine fibrinöse Reaktion um das Drain vom Choledochus bis zur
Bauchdecke innerhalb weniger Tage abspielt,
die abschließend das gefahrlose Herausziehen
ermöglicht (ohne gallige Peritonitis durch austretende Galle, daher keine Silikondrainage verwenden). Zusätzliche Einlage einer subhepatischen Drainage.

Kontrolle der Bauchtücher und der Streifen, Dokumentation ihrer Vollzähligkeit und
schichtweiser Wundverschluß, Verband.

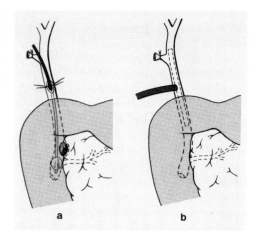

Abb. 2.64 a, b. Choledochusrevision. **a** Entfernung
eines Steines über einen Fogarty-Katheter,
b T-Drain im Choledochus. (Aus Heberer et al. 1993)

2.8
Leber

2.8.1
Anatomie, Diagnostik, Operationsindikationen

Anatomie

Die unter der rechten Zwerchfellhälfte liegende Leber (Hepar) wird vorn vom Rippenbogen
bedeckt; 5 Bänder fixieren sie in ihrer Lage unter dem Zwerchfell: 1. Lig. teres hepatis (zum
Nabel); 2+3. Ligg. triangulare sinistrum et
dextrum; 4. Lig. falciforme hepatis; 5. Lig. co-
ronarium hepatis.

Die Leber ist zwischen 2 venöse Kreisläufe
geschaltet: Der venöse Abfluß des Magen-
Darm-Traktes, der Bauchspeicheldrüse und
der Milz bildet über die Pfortader die Besonderheit einer venösen Blutversorgung. Der venöse Blutabstrom erfolgt über die Venae hepa-
ticae zur V. cava. Die arterielle Blutversorgung, die nur 20% der gesamten Blutzufuhr
darstellt, erfolgt über die Leberarterien
(Abb. 2.65). Die portalen Gefäße werden an ihrer ersten Verzweigung als Pfortadertriade bezeichnet. Im intrahepatischen Verlauf werden
sie von einer bindegewebigen Scheide umhüllt. Das Blut verläßt die Leber über die Lebervenen, die unterhalb des Zwerchfells in die

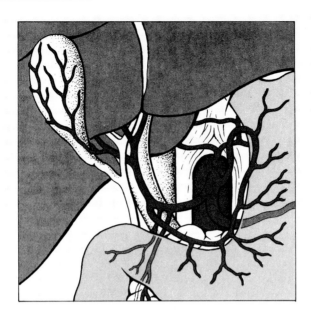

Abb. 2.65. Halbschematische Darstellung des Leberhilus. (Aus Pichlmayr u. Löhlein 1991)

V. cava inferior münden und nicht bindegewebig eingescheidet sind.

Eine Bedeutung für den chirurgischen Eingriff erlangt die innere Segmentarchitektur der Leber dadurch, daß sie vom äußeren Aspekt der Leber nicht erkannt werden kann.

Äußerlich werden ein rechter und ein kleinerer linker Leberlappen unterschieden, die im Bereich der Fissura principalis durch das Lig. teres hepatis und das Lig. falciforme getrennt werden. Auf der Unterseite liegen der Leberhilus (Lig. hepatoduodenale, siehe auch Gallenchirurgie) und rechts die Gallenblase. Beide Strukturen begrenzen den Lobus caudatus. Innerlich werden bezüglich der Gefäß- und Gallengangsverzweigungen 8 Segmente unterschieden.

Bei dieser funktionellen anatomischen Betrachtungsweise werden ebenfalls ein rechter und ein linker Leberlappen unterschieden, wobei die Grenze äußerlich auf die Linie zwischen V. cava und Gallenblase projiziert werden kann. Dies entspricht einer deutlichen Rechtsverschiebung der Lappengrenze gegenüber der vermeintlichen äußeren Lappenbegrenzung.

Diagnostik

Herdartige Leberprozesse werden heute meist durch die Sonographie entdeckt.

Die Computertomographie (CT) erlaubt in der Technik der Kontrastmittelverstärkung (Angio-Bolus-CT) u. a. eine Differenzierung von Metastasen und Hämangiomen. Die Angiographie erlaubt Aussagen über die arterielle und venöse Blutversorgung der Leber. Auch die Szintigraphie kann weitere Fragestellungen abklären. Sowohl sonographie- als auch CT-gesteuert sind gezielte Punktionen möglich:

- bei Abszessen ist durch eine Kathetereinlage gleichzeitig die Therapie möglich;
- die Zytologie-/Bakteriologiegewinnung ist möglich.

Lediglich Zysten, bei denen eine Echinokokkusursache nicht ausgeschlossen werden kann, dürfen nicht punktiert werden.

Blutuntersuchungen erfassen zunächst global die Leberfunktion. Spezielle serologische Untersuchungen können eine Amöbeninfektion als Abszeßursache und die Echinokokkose als Zystenursache nachweisen, negative Befunde gelten jedoch nicht als sicherer Ausschluß dieser Erkrankungen. Als wichtiger Tumormarker des Leberzellkarzinoms muß das Alphafetoprotein (AFP) genannt werden.

Operationsindikationen

Leberresektionen zählen heute zu den sicheren und standardisierten chirurgischen Eingriffen. Lebertransplantationen dagegen werden nur in spezialisierten Zentren durchgeführt.

Wenn weniger als 50% des Leberparenchyms reseziert werden, ist eine klinisch bedeutsame Leberinsuffizienz weitgehend auszuschließen; eine gesunde Leber vermag sogar eine bis zu 80%ige Resektion zu kompensieren.

Das Indikationsspektrum zur Leberresektion umfaßt gutartige und bösartige Läsionen und Traumafolgen.

Gutartige Läsionen

- Hämangiome sind blutschwammähnliche Gefäßtumoren, die bei Wachstum und Beschwerden eine OP-Indikation darstellen.
- Die FNH (fokal noduläre Hyperplasie) kommt relativ selten vor, insbesondere wird bei Frauen ein Bezug zur hormonellen Empfängnisverhütung gesehen. Nur bei Beschwerden und dem Verdacht auf das gleichzeitige Vorliegen eines Leberzellkarzinoms ist die Resektion der dann meist sehr großen FNH-Knoten indiziert.
- Leberzelladenome oder Befunde, die nicht anders eingeordnet werden können, sollten wegen der unsicheren Abgrenzung zum Karzinom und wegen der Blutungs- und Entartungsgefahr generell entfernt werden.
- Große Leberzysten können durch Verdrängungserscheinungen zu Oberbauchbeschwerden führen. Besonders große Zysten (mehr als 600 ml) können zunächst durch mehrfache Punktionen entleert werden. Als nächste Stufe eignet sich die Injektion eines Verödungsmittels zur dauerhaften Verklebung der Zystenwand. Die operative Zystenentdeckelung und -drainage ist sowohl durch einen konventionellen Bauchschnitt, als auch durch laparoskopisches Vorgehen möglich.
- Abszesse werden in erster Linie sonographiegesteuert punktiert und drainiert. Nur bei Versagen oder Nichtdurchführbarkeit dieses schonenden Verfahrens ist die offene chirurgische Drainage angezeigt. Amöben-

abszesse kleineren Ausmaßes sprechen häufig auf die Gabe von Metronidazol an. Dann ist weder die Punktion noch die Operation erforderlich.
- Echinokokkose: Man unterscheidet den *Echinococcus cysticus,* der meist eine große Zyste ausbildet, und den *Echinococcus alveolaris,* der in vielen kleinen zusammenhängenden Zysten wächst. Obwohl eine verbesserte medikamentöse Behandlungsform mit Mebendazol vorliegt, ist im Einzelfall die chirurgische Entfernung angezeigt. Während der Echinococcus alveolaris dann ein möglichst radikales operatives Vorgehen erfordert, sollte beim Echinococcus cysticus lediglich die Entdachung und die Entfernung der eigentlichen Zyste (Zystektomie) – nicht die Resektion der gesamten z. T. aus umgebendem Gewebe bestehenden Zystenwand (Perizystektomie) erfolgen.

Bösartige Läsionen

- Das Leberzellkarzinom (hepatozelluläres Karzinom) kommt sowohl auf dem Boden einer Leberzirrhose vor als auch ohne diese Vorerkrankung.
- Das Gallengangskarzinom (cholangiozelluläres Karzinom) ist prognostisch besonders ungünstig.
- Das Hepatoblastom kommt häufiger beim Kind und bei Jugendlichen vor.

Da keine andere effektive Behandlungsmaßnahme für diese vorgenannten Malignome existiert, sollte die Resektion bei entsprechender Möglichkeit versucht werden. Ausgedehnte Resektionen können bei einer Leberzirrhose nicht durchgeführt werden. Nur im Ausnahmefall kann eine Lebertransplantation erwogen werden.

- Lebermetastasen, besonders bei kolorektalen Primärtumoren und Begrenzung auf einen Leberlappen, stellen eine Indikation zur Resektion dar. Die Grenzziehung, ab welcher Metastasenanzahl und bei welcher Lokalisation keine Resektion mehr möglich bzw. sinnvoll ist, muß im Einzelfall entschieden werden. Sinnvoll ist die Entfernung von solitären Metastasen unter 4–5 cm Größe in gut erreichbarer peripherer Lokalisation. Weite Keilexzisionen werden als ebenso effektiv angesehen wie anatomische Lappen- oder Segmentresektionen (s. unten). In wenigen Fällen ist bei beidseitiger Metastasenlokalisation die Kombination von Hemihepatektomie und Keilresektion bzw. von Resektionen verschiedener Segmente sinnvoll.

2.8.2
Entfernung einer Echinokokkuszyste

Indikation

Monolokuläre Zyste (Echinococcus cysticus).

Prinzip

Die totale Entfernung der Zyste, Belassen der Zystenwand.

Lagerung

Rückenlage des Patienten mit leichter Anhebung der rechten Seite durch Aufklappen des Tisches oder durch ein Polster. Die neutrale Elektrode wird an einem Oberschenkel angeklebt.

Instrumentarium

Grund- und Laparotomieinstrumentarium, Rahmen, z. B. nach Kirschner, Punktionskanüle mit 20-ml-Spritze, 20%ige NaCl-Lösung oder 50%ige Glukoselösung, seltener Silbernitrat.

Operation

Dort, wo die Zyste die Leberoberfläche überragt, wird quer laparotomiert. Die Exploration des Bauchraums muß unbedingt ohne Zerstörung der Zyste erfolgen.

Rund um das befallene Leberareal werden Bauchtücher drapiert, die in z. B. 20%iger NaCl-Lösung getränkt wurden, da diese hypertone Lösung parasitentötend wirkt. Dann wird die Zyste punktiert, ihr Inhalt abgesaugt und dafür die hypertone NaCl-Lösung in den Zystensack instilliert.

Nach einer Einwirkzeit von mindestens 5 min hat sich die Hydatide von der sie umgebenden Wand, der Perizyste, abgelöst. Das Punktionsloch wird erweitert und die Zyste komplett entfernt, die Perizyste bleibt meist bestehen.

Die Leberkapsel wird mit einem Hämostyptikum und ggf. mit Fibrinkleber versorgt.

Nach der Dokumentation der Vollzähligkeit der Bauchtücher und der Instrumente erfolgt der schichtweise Wundverschluß und der Verband.

2.8.3
Leberrevision wegen Trauma

Die Leberverletzung ist nach der Milzruptur die zweithäufigste Verletzung bei polytraumatisierten Patienten mit Abdominalverletzung, die durch massive Blutung zum letalen Ausgang führen kann. Die Versorgung richtet sich nach der Ausdehnung der Verletzung.

Indikation

Stumpfes oder stich-/schußverletzungsbedingtes Oberbauch- oder Brustkorbtrauma mit Blutungsschock.

Prinzip

Wegen der sehr guten Gefäßversorgung der Leber erfordert jede verletzungs- oder operationsbedingte Leberwunde eine gründliche und sorgfältige Blutstillung und Versorgung von Galleleckagen, ggf. eine Resektion des betroffenen Lappens.

Lagerung

Rückenlage, leicht überstreckt, neutrale Elektrode an einem Oberschenkel.

Instrumentarium

Grund- und Laparotomieinstrumentarium, evtl. Rochard-Haken und/oder Rahmen, bei Bedarf Fibrinkleber und resorbierbares Hämostyptikum vorbereiten oder den Infrarotkoagulator, heiße Kochsalzlösung zur passageren Lebertamponade, Satinsky-Klemme zum Abklemmen des Lig. hepatoduodenale.

Operation

Obere bogenförmige, quere oder mediane Laparotomie, die nach thorakal, subkostal und nach rechts jederzeit erweiterbar ist und Exploration des Abdomens, um Begleitverletzungen oder -erkrankungen auszuschließen.

Beim Einsetzen des Rahmens sollte jede Manipulation an der Leber vermieden werden, bis seitens der Anästhesie mehrere venöse Zugänge gelegt worden sind und das Autotransfusionsgerät bereitgestellt ist.

Das Blut, das sich in der Bauchhöhle gesammelt hat, sollte dem Patienten via „cell saver" zurückgegeben werden.

Grundsätzlich sollte nicht mehr durchblutetes oder zerfetztes Gewebe entfernt werden, offene Gallengänge werden umstochen. Abzulehnen sind tief durchgreifende Parenchymdurchstechungsnähte oder eine Leberarterienligatur.

Eine verletzte Gallenblase muß entfernt, ein verletzter Ductus hepaticus oder Ductus choledochus über einem T-Drain genäht werden.

Oberflächliche Einrisse können leicht durch eine Naht versorgt werden, zusätzlich können der Infrarotkoagulator, Vicrylnetz, Kollagenvlies und Fibrinkleber zum Einsatz kommen.

Unter manuellem Abdrücken oder Abklemmen des Lig. hepatoduodenale (z. B. mit Satinsky-Klemme oder einer Tourniquet-Ligatur) können größere Defekte zunächst untersucht und ggf. im Bereich der Hauptblutungsstelle direkt durch Naht (monofiler Faden) versorgt werden. Häufig kann auch eine Blutstillung erzielt werden durch ein sog. *Packing.* Hierbei werden feuchte Bauchtücher von *außen auf* die Leber – *nicht in* die Rupturstelle hineingebracht. Für eine wirkungsvolle Tamponade muß die rechte Leberseite über ihre ganze Konvexität tamponiert werden. Als Voraussetzung ist die Mobilisierung der Leber von der lateralen/dorsalen Bauchwand durch Inzision der peritonealen Umschlagfalte erforderlich. Die Tamponade darf im Bereich des Zwerchfells nicht den venösen Blutabstrom in die V. cava behindern. Hält die Tamponade nach Lockern der Hiluskompression der Blutung stand, kann sie für 1–2 Tage unter passagerem Bauchdeckenverschluß, z. B. mit einem Schienengleitverschluß, belassen werden.

Gelingt durch das Packing die Blutstillung nicht, kann eine notfallmäßige Teilresektion zum Ziel führen (s. unten), ggf. mit erneuter Anlage einer Tamponade.

Bei zentralen Rupturen, ggf. mit Beteiligung der V. cava, der V. portae oder der A. hepatica propria, kann neben der Abklemmung des Leberhilus die Anschlingung der V. cava unter- und oberhalb der Leber die notwendige passagere Blutstillung zur gezielten Versorgung der Blutungsquelle herbeiführen. Diese Maßnahme ist häufig nur schwer durchführbar. Eine Schnitterweiterung zur Thorakolaparotomie muß hier häufig vorgenommen werden.

Die Drainage der Bauchhöhle mit 1–2 weichen Drains ist unbedingt erforderlich.

Nach einer Zählkontrolle der Bauchtücher und Streifen sowie des Instrumentariums und der Dokumentation deren Vollständigkeit erfolgt der schichtweise Wundverschluß und der Verband.

Operationstechnik

Leberresektionen

Unterschieden werden:

- Nichtanatomische Keil-, Segment- oder atypische Resektion, die sich nicht an anatomischen Grenzlinien orientiert, sondern an der Lokalisation einer Läsion (mit einem ausreichend großen Parenchymsaum bei Malignität); sie nutzt die reiche Gefäßversorgung der Leber.
- Dagegen berücksichtigen anatomiegerechte Segmentresektionen, angefangen von der Entfernung einzelner Segmente bis hin zur erweiterten Hemihepatektomie (Abb. 2.66), die bei der Durchführung häufig schwer aufzufindenden anatomischen Segmentgrenzen. Hilfreich ist hierbei die intraoperative Sonografie.

Allgemeine technische Aspekte

Leberresektionen gehen mit Blutverlusten einher. Zur Einschränkung dient v. a. das Pringle-Manöver, d. h. die Abklemmung des gesamten Leberhilus mittels Tourniquet oder Satinskyklemme, die bis 30 min folgenlos und von vie-

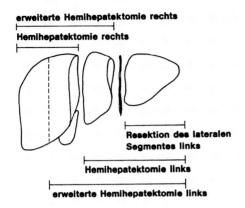

erweiterte Hemihepatektomie rechts

Hemihepatektomie rechts

Resektion des lateralen
Segmentes links

Hemihepatektomie links

erweiterte Hemihepatektomie links

Abb. 2.66. Standardresektionen in der Leberchirurgie

len Patienten bis zu 45–60 min ohne schwere Folgen für die Leberfunktion toleriert wird. Bei zentral sitzenden Prozessen kann als weitere Sicherheit eine totale vaskuläre Isolation durch Anschlingen der V. cava infra- und suprahepatisch zumindest vorbereitet werden (Abb. 2.67 a). Hierbei besteht allerdings die Gefahr der Verletzung der V. cava oder einmündender Leber- und Zwerchfellvenen.

Bei einer anatomischen Rechts- bzw. Linkshepatektomie werden nach völliger Mobilisierung des Leberlappens zunächst am Hilus die

entsprechenden Gefäße durchtrennt (Abb. 2.67 b).

Ein besonders blutsparendes Vorgehen ist möglich, wenn vor der eigentlichen Resektion auch die Lebervenen der betreffenden Seite ligiert und durchtrennt werden. Dabei droht allerdings die Verletzung der jeweiligen Hauptvene. Alternativ wird auch das Aufsuchen der Gefäßstrukturen nach Durchtrennung des Leberparenchyms empfohlen. Bei den atypischen Resektionen unterbleiben die Hiluspräparation und die zentralen Gefäßunterbindungen, die Blutstillung erfolgt direkt an der Resektionsfläche.

2.8.4
Hemihepatektomie

Als Beispiel wird die *rechtsseitige* Hemihepatektomie beschrieben; die Resektionslinie liegt zwischen dem Bett der Gallenblase und links der V. cava (sog. Gallenblasen-Kava-Linie).

Indikation

Leberzellkarzinom, große benigne Tumoren, wie z. B. Adenome (extrem selten), Lebermetastasen, Echinokokkuszysten, ausgedehnte

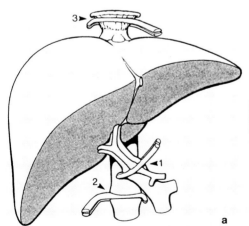

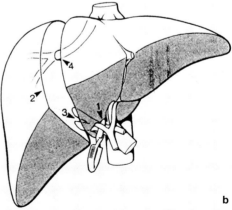

Abb. 2.67. a Technik der kompletten Ausschaltung der Leber aus dem Kreislauf mittels dreifacher Abklemmung: *1* Lig. hepatoduodenale, *2* V. cava inferior infrahepatisch, *3* V. cava inferior suprahepatisch

b Technik der Leberresektion: *1* Abklemmen des Lig. hepatoduodenale, *2* Durchtrennen des Parenchyms, *3* Infrahepatische Ligatur der Glisson-Trias, weit ab vom Hilus, *4* intrahepatische Ligatur der Lebervene. (Aus Bismuth u. Castaing 1990)

Leberverletzungen, die sich über eine Blutstillung nicht beherrschen lassen.

Prinzip

Die Resektion des rechten Leberteils entlang der durch Gefäßversorgung und Gallengänge vorgegebenen Strukturen.

Lagerung

Rückenlage, leicht überstreckt, die Dispersionselektrode klebt am rechten Oberschenkel.

Instrumentarium

Grund- und Laparotomieinstrumentarium, Rochard-Haken, Kirschner-Rahmen, Einzelclipstapler, Tourniquet-Schlingen, Vesselloops (Gefäßschlingen), lange Instrumente, atraumatische Gefäßklemmen (z. B. Satinsky, De Bakey).

Operation

Weiträumige Eröffnung der Bauchhöhle durch die bogenförmige querverlaufende Oberbauchlaparotomie, die bei Bedarf winkelförmig nach intrathorakal erweitert werden kann. Für eine geplante Segmentresektion reicht manchmal der rechtsseitige Rippenbogenrandschnitt.

Die schrittweise Darstellung der Strukturen innerhalb des Lig. hepatoduodenale (D. choledochus, V. portae, A. hepatica propria) geschieht mit der Präparierschere (z. B. nach Metzenbaum) und Overholt-Klemmen. Zuerst wird die A. hepatica communis aufgesucht, mit einem Overholt unterfahren und mit einem Vesselloop angeschlungen, bei der weiteren Präparation stellen sich der Gallengang, die V. portae und die Leberarterie (A. hepatica propria) dar.

Das Duodenum wird ggf. nach Kocher mobilisiert.

Das temporäre Anschlingen des Lig. hepatoduodenale mittels einer Tourniquet-Ligatur ist vielfach obligat, da so jederzeit eine Blutstillung über die Drosselung möglich ist.

Die Entfernung der Gallenblase sollte regelhaft erfolgen.

Rechter und linker Gallengang werden angeschlungen. Der Ductus hepaticus communis

muß bei schwierigen anatomischen oder präparatorischen Verhältnissen geschient werden, um eine verletzungsbedingte postoperative Gallefistel zu vermeiden.

Der rechte Gallengang wird zentral ligiert und durchtrennt, die A. hepatica dextra so weit freigelegt, daß sie an ihrem Abgang unterbunden werden kann. Dadurch kann man auf den darunterliegenden Pfortaderstamm blicken und diesen bis zum Hilus darstellen, wo er sich aufzweigt. Nach vorsichtiger Präparation mit Overholt und Metzenbaum-Schere wird der rechte Abgang zwischen Ligaturen durchtrennt. Der zurückbleibende Stumpf wird zusätzlich mit einer Durchstechungsligatur gesichert.

Zur Darstellung des oberen Leberhilus muß die rechte Lebervene unterbunden werden.

Die Mobilisation des rechten Leberlappens erfolgt durch die Inzision der peritonealen Umschlagfalte an der Rückfläche der Leber. Die V. cava inferior wird dargestellt; alle ihre kleinen Abgänge, die in das Resektat gehen, werden sorgfältig unterbunden.

An der Leberoberfläche macht sich die Minderdurchblutung des gefäßisolierten Abschnittes nun durch bläuliche Verfärbung bemerkbar. Entlang dieser Linie wird die Glisson-Kapsel zunächst inzidiert; das Lebergewebe wird mit dem Finger zerteilt (Finger-fracture-Technik), Gefäße und Gallengänge werden mit Clips versorgt oder mit Klemmen gefaßt und durch Ligaturen versorgt. Alternativ wird auch die Durchtrennung des Lebergewebes mit sog. „Ultraschalldissektoren" empfohlen.

Zusätzlich kann die Resektionsfläche mit Fibrinkleber und/oder Kollagenvlies abgesichert werden. Auch eine Infrarotkoagulation kann zur Anwendung kommen.

Insbesondere bei atypischen Resektionen wird eine fortlaufende Parenchymnaht durchgeführt.

Nach dem Einlegen von 2 weichen Drainagen erfolgt die obligate Zählkontrolle der Bauchtücher und der Instrumente und deren Ergebnisdokumentation, der schichtweise Wundverschluß und der Verband.

Die *linksseitige* Hemihepatektomie ist wegen geringer Parenchymmasse und besserer Übersicht insgesamt einfacher durchführbar.

2.9
Bauchspeicheldrüse

2.9.1
Anatomie/Physiologie

Anatomie

Die 60–85 g schwere, retroperitoneal gelegene Bauchspeicheldrüse (Pankreas) wird in die Abschnitte Kopf, Körper und Schwanz unterteilt.

Der Pankreaskopf wird rechts vom Duodenum umschlossen. Beide haben eine gemeinsame Blutversorgung. Das exokrine und endokrine Organ ist von zahlreichen Ausführungsgängen durchzogen.

Im Duodenum mündet der Hauptausführungsgang des Pankreas, der Ductus Wirsungianus, gemeinsam mit dem Ductus choledochus in die Papilla Vateri; in der sog. Minorpapille mündet in der Regel ein weiterer Ausführungsgang.

Die Vorderfläche des Pankreas grenzt an die Magenhinterwand, lediglich durch die Bursa omentalis getrennt. Der Pankreasschwanz steht in enger Beziehung zum Milzhilus; A. und V. splenica verlaufen an der Oberkante des Pankreas. Dabei geben sie aber viele kleine Äste an die Bauchspeicheldrüse ab (Abb. 2.68).

Das retroperitoneal gelegene Organ liegt ventral der Wirbelsäule und der Aorta auf.

Die arterielle Blutversorgung erfolgt aus Ästen der A. gastroduodenalis (A. pancreaticoduodenalis superior), aus Ästen der A. mesenterica superior (A. pancreaticoduodenalis inferior) und aus der Milzarterie.

Diese Drüse bietet durch ihren anatomischen Aufbau ungünstige Verhältnisse für einen chirurgischen Eingriff, weil sie wenig Bindegewebe, jedoch ein außergewöhnlich reiches Gefäßnetz enthält. Die bindegewebige Kapsel der Bauchspeicheldrüse ist hauchdünn.

Physiologie

Das Pankreas erfüllt auf 2 verschiedene Wege seine Aufgaben bei der Verdauung und der Stoffwechselregulierung:

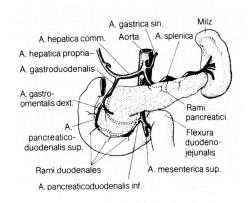

Abb. 2.68. Ansicht der Bauchspeicheldrüse und ihrer Gefäßversorgung bei entferntem Magen. (Aus Schiebler u. Schmidt 1991)

- Das Pankreas hat eine exkretorische Funktion. Es gibt zur Nahrungsverdauung Fermente aus den Azini über die Ausführungsgänge in das Duodenum ab:
  Trypsin → Eiweißspaltung,
  Lipase → Fettspaltung,
  Amylase und
  Maltase → Kohlenhydratspaltung.
- Die inkretorische Funktion beinhaltet die Regulierung des Kohlenhydratstoffwechsels durch Hormonabgabe in die Blutbahn: Langerhans-Inselzellen → Insulinabgabe. → Glukagonsekretion.

2.9.2
Krankheiten der Bauchspeicheldrüse

Akute Pankreatitis

Die akute Pankreatitis ist zunächst ein internistisches Krankheitsbild, verursacht durch Gallengangsteine, Alkoholismus und seltene andere Ursachen.

Die intrapankreatische Aktivierung der oben genannten Verdauungsenzyme und die Verminderung der Zellmembranstabilität führt zu einer „Selbstverdauung" des Organs, die auch über die Organgrenzen hinaus fortschreiten kann.

Symptome

Die Erkrankung beginnt mit Oberbauchschmerzen, die charakteristischerweise gürtelförmig v. a. links in den Rücken ausstrahlen.

Häufig treten Übelkeit, Erbrechen mit einem Subileusbild auf als Ausdruck der begleitenden Paralyse des Darmes. Neben Meteorismus tritt Fieber auf. Als Zeichen des peritonealen Reizes kann neben heftigen Schmerzen eine Abwehrspannung im Oberbauch bestehen.

Verlauf

80% der akuten Pankreatitiden heilen über die ödematöse Verlaufsform aus, 20% können in die nekrotisierende Verlaufsform übergehen. 50% der nekrotisierenden Verlaufsformen gehen mit einem septischen Krankheitsbild einher.

Komplikationen und Folgen

Lokal: peripankreatische Nekrosen mit Ausbreitung im Retroperitoneum. Ausbildung von Pseudozysten, die perforieren können. Außerdem besteht die Möglichkeit der Superinfektion und der Arrosionsblutung. Weitere Folgen können Abszeß- und Fistelbildung sein.

Organsystemisch: Kreislaufschock und pulmonale Insuffizienz. Niereninsuffizienz, Ileus, Gerinnungsstörungen, gastrointestinale Blutungen.

Therapie

Konservativ

Primär werden alle akuten Pankreatitiden konservativ therapiert, bei schweren Verläufen auch sehr aggressiv. Grundsätzlich wird orale Nahrungs- und Flüssigkeitskarenz eingehalten, mit Entlastung des paralytischen Magen-Darm-Traktes mit einer Magensonde. Bei der Schmerzmitteltherapie sollen keine Opiate verabreicht werden (Papillospasmus).

Bei schwerem Verlauf werden evtl. Antibiotika angesetzt, bei Ateminsuffizienz frühzeitig Intubation und Beatmung, bei Flüssigkeitseinlagerung und Nierenversagen auch Hämofiltration.

Operativ

Nur bei kompliziertem Verlauf nach Ausschöpfung der konservativen Therapie frühestens 8 Tage nach Krankheitsbeginn, da die frühe operative Therapie mit hoher Letalität belastet ist. Nekrosektomie bei infizierten Nekrosen, Operation bei Perforation benachbarter Hohlorgane im Rahmen einer nekrotisierenden Pankreatitis, bei Kolonstenosierung.

Operationskonzept

Die Nekrosektomie erfolgt einzeitig oder bei ausgedehnten Nekrosen im Konzept der Etappenlavage (s. Kap. 2.13). Frühzeitig werden Spüldrainagen zur Ableitung des aggressiven Pankreassekretes in die Pankreasloge eingelegt.

Bevorzugt wird die spätsekundäre Operation (nach Wochen bzw. Monaten) mit Sanierung der Spätfolgen:

Drainageoperation von Pankreaspseudozysten durch Pseudozystojejunostomie nach Y-Roux (s. Kap. 2.5.5 Magenchirurgie). Ein nach Pankreaskopfpankreatitis permanent aufgestauter Pankreasgang kann durch Ableitung mit einer nach Y-Roux ausgeschalteten Jejunumschlinge ebenfalls abgeleitet werden (sog. Operation nach Puestow; s. Abb. 2.69 und 2.70).

Chronische Pankreatitis/Pankreaskopfkarzinom

Hinweise für ein Pankreaskopfkarzinom ergeben sich bei schmerzlosem Ikterus mit schmerzlosem Gallenblasenhydrops (Courvoisier-Zeichen). Außerdem tritt meist eine Gewichtsabnahme auf.

Die chronische Pankreatitis verläuft meist über Jahre in Schüben, meist mit heftigen Schmerzattacken. Mit dem „Ausbrennen" des Organs wird es funktionslos. Es kommt zu Fettstühlen und insulinpflichtigem Diabetes mellitus.

Diagnostik

In 90–95% der Fälle läßt sich präoperativ die Diagnose eines Pankreaskopfkarzinoms und die lokale Operabilität folgendermaßen sichern:

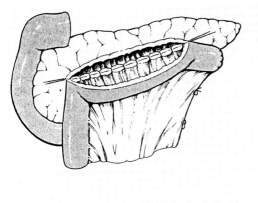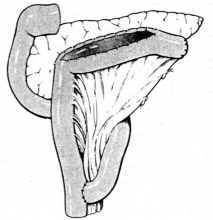

Abb. 2.69. Laterolaterale Pankreatikojejunostomie. (Aus Reding 1988)

Abb. 2.70. Fertiggestellte laterolaterale Pankreatikojejunostomie mit Y-Anastomose nach Roux. (Aus Reding 1988)

- Laborwerte und Tumormarker (CA 19-9),
- Sonographie/Computertomographie,
- perkutane Feinnadelpunktionszytologie,
- ERCP, ggf. mit Gangzytologie,
- Angiographie, Splenoportogramm, MDP (Duodenalstenose?), evtl. PTC.

Nur bei 5–10% der Patienten stellt sich das Problem der Differentialdiagnose zur chronischen Pankreatitis intraoperativ.

Die Karzinome des Pankreasschwanzes sind seltener, ihre Klinik ist häufig erst in fortgeschrittenem Stadium erkennbar, da die Stenosierung der Gallenwege fehlt.

Operationsindikation

Ein kurativer Therapieansatz für das Pankreaskopf- und das Papillenkarzinom ergibt sich nur bei frühen Erkrankungsstadien mit der partiellen Duodenopankreatektomie nach Whipple. Verschiedene Modifikationen der Rekonstruktionen werden beschrieben.

Operationstechnische und tumorradikale Gründe sprechen beim Pankreaskopfkarzinom zwar für die totale Duodenopankreatektomie. Die Langzeitergebnisse sind jedoch nicht günstiger, zumal die Lebensqualität bei der Whipple-Operation durch den Erhalt des Pankreasschwanzes besser ist. Nach totaler DPE tritt zwangsläufig ein insulinpflichtiger Diabetes mellitus auf!

Das Pankreasschwanzkarzinom wird, falls die Operabilität lokal gegeben ist, durch die Linksresektion des Organs therapiert.

2.9.3
Drainage einer Pankreaspseudozyste

Pseudozysten treten häufig als Folge einer akuten oder chronischen Pankreatitis auf (sog. Defektheilung).

Indikation

Große persistierende Pseudozysten im Bereich des Pankreaskörpers oder -schwanzes mit ausreichend dicker Wandung.

Prinzip

Die eröffnete Zyste wird durch eine Darmschlinge drainiert, um die Sekrete kontinuierlich sicher ableiten zu können.

Lagerung

Rückenlage, leicht überstreckt, neutrale Elektrode an einem Oberschenkel.

Instrumentarium

Grund- und Laparotomieinstrumentarium, Rochard-Haken, Rahmen, Allisklemmen, lange Präparationsinstrumente, Gummizügel, bei Bedarf Bougierungsstäbe, Einzelclipstapler, GIA 50 oder TLC 55.

Operation

Querverlaufende bogenförmige Oberbauchlaparotomie oder obere mediane Laparotomie.

Nach der Exploration und dem Einsetzen der selbsthaltenden Haken und ggf. des Rahmens wird das Lig. gastrocolicum mit Overholt-Klemmen in kleinen Schritten durchtrennt und ligiert, die Zyste kann identifiziert werden. Häufig eignet sich auch der Zugang durch das vorgewölbte Mesocolon transversum. Der tiefste Punkt der Zyste wird zur Ableitung gewählt.

Die Umgebung des Pankreas wird mit feuchtwarmen Bauchtüchern abgedeckt, um zu verhindern, daß Sekret aus der Pseudozyste in die freie Bauchhöhle gelangt.

Rechts und links der Zyste werden Haltefäden gelegt und angeklemmt.

An ihrer oberflächlichsten Stelle wird mit einer Kanüle punktiert, die Einstichstelle wird mit einem Overholt gespreizt und so der Zystenzugang auf 2–3 cm erweitert. Die Zystenränder können nun mit 3–4 Allisklemmen gefaßt werden, um den Zugang offenzuhalten. Der Inhalt und die Nekrosen werden abgetragen, gespült und abgesaugt.

Eine etwa 40 cm lange ausgeschaltete Jejunumschlinge wird in der Y-Roux-Technik (s. 2.5) retokolisch hochgezogen und an der Zyste anastomosiert. Der Pankreassaft fließt über das Jejunum ab.

Verschluß der Mesokolonlücke und des Lig. gastrocolicum.

Nach der Zählkontrolle der Tücher und des Instrumentariums und der Dokumentation deren Vollständigkeit erfolgt der schichtweise Wundverschluß und der Verband.

Gelegentlich gelingt die endoskopische Drainage bei engem Kontakt zwischen Zyste und Magenwand.

2.9.4
Distale Pankreasresektion
(Linksseitige Pankreasresektion)

Die linksseitige subtotale Pankreasresektion entfernt 60–80% des gesamten Drüsenparenchyms.

Indikation

Multiple Pseudozysten im Pankreasschwanz, das seltene Insulinom, selten Pankreasschwanzkarzinome, vom Schwanz ausgehende Pankreasfistel, diffus sklerosierende Pankreatitis.

Prinzip

Resektion des Pankreasschwanzes mit einem Teil des Pankreaskörpers mit Unterbindung der A. splenica und deshalb zumeist kombiniert mit einer Splenektomie. Bei benignen Befunden kann milzerhaltend vorgegangen werden.

Lagerung

Rückenlage, leicht überstreckt, neutrale Elektrode an einem Oberschenkel.

Instrumentarium

Grund- und Laparotomieinstrumentarium, evtl. Rochard-Haken, Rahmen, überlange Präparationsinstrumente, Zügel, Vesselloops, bei Bedarf Einzelclipstapler und linearer Verschlußstapler.

Operation

Querverlaufende bogenförmige Oberbauchlaparotomie oder große mediane Laparotomie. Exploration des Bauchraums und Einsetzen des Rahmens.

Mit der Durchtrennung des Lig. gastrocolicum zwischen Overholt-Klemmen und der Lösung der Magenhinterwand vom Pankreas beginnt die Skelettierung.

Die Milz wird, wenn sie nicht bei besonders günstigen anatomischen Verhältnissen belassen werden kann, in bekannter Weise mobilisiert (s. 2.62). Die A. splenica wird in Höhe der Resektionslinie bzw. an ihrem Abgang aus dem Truncus coeliacus präpariert, doppelt ligiert und durchtrennt. Die Milzvene wird kurz vor der V. mesenterica superior abgesetzt.

Das Peritoneum wird an der Unterkante des Pankreasschwanzes inzidiert, die Milz luxiert und nach rechts gezogen. Das stumpfe Abpräparieren des Pankreasschwanzes inklusive der V. splenica vom Retroperitoneum muß schrittweise und äußerst behutsam erfolgen, um u. a. eine Begleitverletzung der Nebenniere zu vermeiden.

Wenn die V. portae erreicht ist, müssen vor allen weiteren Operationsschritten die kleinen Zuflüsse sorgfältig ligiert werden.

Die A. hepatica communis wird sicher identifiziert, der Pankreasober- und -unterrand vorsichtig von der V. portae bzw. V. mesenterica superior abgelöst, die V. gastrica dextra wird ligiert.

Das Absetzen hinter einer doppelten Klammernahtreihe mit einem resorbierbaren TA-Magazin (Polysorb) stellt die einfachste Art der Resektion dar.

Eine andere Möglichkeit besteht darin, daß 4–5 mm distal der geplanten Resektionslinie das gesamte Pankreas zirkulär ligiert und dann distal der Ligatur mit dem Messer durchtrennt wird.

Der Verschluß der Resektionsfläche erfolgt durch resorbierbare Einzelknopfnähte.

Wurde präoperativ keine ERCP durchgeführt, wird der Ductus Wirsungianus sondiert, um sicherzustellen, daß im Kopfabschnitt keine Stenose vorliegt.

Ein Drain, am besten als Spüldrainage vorbereitet, wird nahe der Resektionsfläche plaziert und separat ausgeleitet.

Nach der Zählkontrolle der Tücher und des Instrumentariums und der Dokumentation deren Vollzähligkeit erfolgt der schichtweise Wundverschluß und der Verband.

2.9.5
Partielle Duodenopankreatektomie nach Whipple

Rechtsseitige Pankreasresektion

Indikation

Pankreaskopfkarzinom, Karzinom der Papilla Vateri, evtl. chronische Kopfpankreatitis (hier wird zunehmend die duodenumerhaltende Pankreaskopfresektion angewendet), distales Gallengangskarzinom.

Prinzip

En bloc werden der Pankreaskopf mit dem Duodenum und dem distalen Anteil des Magens reseziert. Neben der Resektion des distalen Ductus choledochus wird auch die Cholezystektomie durchgeführt. Die Rekonstruktion beinhaltet die Wiederherstellung der Magen-Darm-Passage, die Ableitung der Galle über eine biliodigestive Anastomose und die Anastomosierung des Pankreasschwanzes ebenfalls mit einer Jejunumschlinge oder durch Implantation in die Magenhinterwand (s. Abb. 2.71 und 2.72).

Lagerung

Überstreckte Rückenlage, neutrale Elektrode an einem Oberschenkel.

Instrumentarium

Grund- und Laparotomieinstrumentarium, Allisklemmen, lange Präparationsinstrumente, Rochard-Haken, Kirschner-Rahmen, Gummizügel, Vesselloops, LDS, TA 55, GIA 50 (TLC oder TL), bei Bedarf Payr-Sonde (Kocher-Rinne) und Deschamps.

Indikationen zum Palliativeingriff

Eine biliodigestive Anastomose wird bei Stenosierung des Ductus choledochus angelegt. Bei einer begrenzten Lebenserwartung ist meist nur die endoskopische Einlage einer Gallengangsprothese sinnvoll.

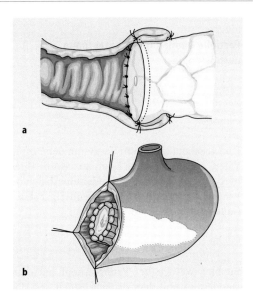

a

b

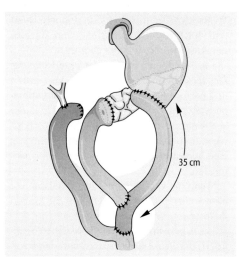

35 cm

Abb. 2.71 a, b. Skizze Pankreasanastomosen nach partieller Duodenopankreatektomie (OP nach Whipple). **a** Technik der 2reihigen Pankreatojejunostomie. **b** Intragastrale Lage der pankreatogastralen Anastomose

Abb. 2.72. Pankreatojejunostomie End-zu-Seit nach kephaler Duodenopankreatektomie und isolierter Ableitung von Galle- und Magensaft durch Y-Anastomosen nach Roux

Eine Gastroenteroanastomose muß bei Infiltration bzw. Stenosierung des Duodenums als Umgehungsanastomose zur Aufrechterhaltung der Nahrungspassage angelegt werden.

Häufig ist es sinnvoll, beide Eingriffe miteinander zu kombinieren – auch wenn noch keine Duodenalstenose aufgetreten ist, um dem Patienten bei fortgeschrittener Erkrankung weitere Operationen zu ersparen (s. S. 75, Magenchirurgie).

Für beide Anastomosen eignet sich wieder die Y-Roux-Technik.

Operation

Meist querverlaufende bogenförmige Oberbauchlaparotomie. Ausgedehnte Exploration, um ggf. die Operationsindikation zu revidieren. Nach dem Einsetzen des Rochard-Hakens und eines Rahmens wird das Lig. gastrocolicum aufgesucht und zwischen Overholt-Klemmen durchtrennt und ligiert.

Die Duodenalmobilisation nach Kocher ist zwingend erforderlich, um die Beweglichkeit des Pankreaskopfes zu prüfen, die einen Aspekt der Operabilität darstellt.

Das Lig. hepatogastricum wird ebenfalls zwischen Klemmen durchtrennt, dabei wird die A. gastrica dextra ligiert.

Duodenum und Pankreas müssen sich problemlos von den Mesenterialgefäßen ablösen lassen. Die Identifikation der A. hepatica und der Pfortader ist obligat.

Der vom Duodenum umgebene Pankreaskopf wird mit Overholt-Klemmen und Präparierschere freigelegt, bis dorsal die V. cava sichtbar ist. Danach wird das Pankreas schonend an seiner Unterkante skelettiert, mit einem langen Overholt links neben der V. mesenterica superior unterfahren und mit einem Gummizügel angeschlungen.

Die Unterbindung der A. gastroduodenalis und die Durchtrennung des Ductus choledochus setzen die Präparation fort. Das untere Drittel des Magens wird wie bei der Billroth-I- oder Billroth-II-Operation skelettiert und zwischen Klemmen oder mit einem linearen Stapler abgesetzt.

Das Duodenum wird bis zur Flexura duodenojejunalis skelettiert und mit dem GIA 50 bzw. TLC oder auch zwischen Klemmen durchtrennt, die Gallenblase wird entfernt (s. 2.7.2).

An der Resektionslinie wird das Pankreas offen mit dem Diathermiemesser abgesetzt.

Alternativ wird das Pankreas vorher entweder mit einem großen Overholt unterfahren, um 2 zirkuläre Ligaturen zu legen und zu knoten, oder die Fäden werden mittels Deschamps über die Kocher-Sonde gelegt.

Das Gesamtpräparat entfällt.

In manchen Kliniken ist es üblich, eine Okklusion des verbleibenden Ductus Wirsungianus vorzunehmen. Dazu wird eine Tabaksbeutelnaht um den Ausführungsgang im Pankreasrest gelegt und Prolamin (Ethibloc) instilliert. Nach dessen Aushärtung wird die Naht zugezogen und geknüpft.

Es gibt verschiedene Möglichkeiten der Rekonstruktion. Die häufigste ist wohl die Reparation in der Y-Roux-Technik.

Das offene Ende der an der Flexura duodenojejunalis abgesetzten Jejunumschlinge, ante- oder retrokolisch hochgezogen, wird End-zu-End mit dem Pankreasrest anastomosiert (Abb. 2.71 a). Die zweireihige Naht erfolgt invertierend (sog. Teleskopanastomose).

In eine zweite Y-Roux-Schlinge wird der Ductus choledochus End-zu-Seit als biliodigestive Anastomose eingepflanzt (Abb. 2.72).

Etwa 40 cm unterhalb der biliodigestiven Anastomose wird das Jejunum durchtrennt und an den aboralen Teil wird der Magenrest End-zu-End anastomosiert.

Eine weitere wichtige Modifikation besteht in der Implantation des Pankreasrestes in die Magenhinterwand als Pankreatogastrostomie (Abb. 2.71 b). Diese Technik ist weniger komplikationsträchtig als die pankreatojejunale Anastomose.

Die biliodigestive Anastomose wird in diesem Falle wieder in der Y-Roux-Technik End-zu-Seit angelegt.

Eine weitere Anastomosierungsvariante bietet die Billroth-II-Technik mit Anlage einer Braun'schen Fußpunktanastomose.

1–2 weiche Drainagen werden gelegt.

Nach der Zählkontrolle der Tücher und Instrumente und der Dokumentation der Vollzähligkeit erfolgt der schichtweise Wundverschluß und der Verband.

Leider ist beim *Pankreaskopfkarzinom* häufig nur noch ein Palliativeingriff möglich, da es meist zu spät diagnostiziert wird. Als Entscheidungskriterien gelten:

- Nachweis der LK-/Fernmetastasierung (Schnellschnitt, CT),
- lokale Infiltration des Tumors in die A. mesenterica superior oder in die Pfortader bzw. in die Nachbarorgane.

Fernmetastasen und Peritonealkarzinose verhindern häufig selbst einen Palliativeingriff.

2.10 Dünndarm

2.10.1 Anatomie/Physiologie

Anatomie des Duodenums, des Jejunums und des Ileums

Als Dünndarm bezeichnet man den Darmteil vom Pylorus bis zur Ileozökalklappe. Er ist etwa 4–6 m lang.

Hinter dem Pylorus beginnt das obere Duodenum, die sog. Pars superior, daran schließt sich die Pars descendens und die Pars horizontalis an. Die abschließende Pars ascendens mündet am Treitz-Band in das Jejunum.

Das Duodenum erhält seine Blutversorgung aus Ästen der A. mesenterica superior.

Der Anfangteil des Duodenums ist auf 2–3 cm Länge ebenso wie das Jejunum fast zirkulär mit Serosa bedeckt. Der größere Teil des Duodenum liegt retroperitoneal.

Das Duodenum umfaßt hufeisenförmig den Pankreaskopf. Beide Organe haben eine gemeinsame Blutversorgung.

Das Jejunum und das Ileum hängen in ganzer Länge frei am Mesenterium.

Das Jejunum im linken oberen und das Ileum im rechten unteren Teil der Bauchhöhle werden vom Omentum majus wie von einer Schürze bedeckt. Das Ileum endet an der Bauhin-Klappe.

Die Gefäßversorgung des Dünndarms erfolgt aus Ästen der A. mesenterica superior.

Das Kolon umringt das Dünndarmkonvolut wie ein Rahmen.

Chirurgisch bedeutsam ist ein evtl. vorhandenes Meckel-Divertikel, ca. 70 cm vor der Ileozökalklappe. Es hat über ein Mesenteriolum eine eigene Gefäßversorgung.

Physiologie

Die Aufgaben des Dünndarms bestehen in der Resorption von verschiedenen Nahrungsbestandteilen sowie in der Sekretion von Amylasen und Proteinasen. Außerdem werden Gallensalze rückresorbiert.

Enterotomie

Als Enterotomie bezeichnet man die zeitweilige Eröffnung des Dünndarmlumens. Nachdem die erforderliche Manipulation im Lumen beendet ist, muß die Darmwandwunde wieder verschlossen werden.

Man spricht von einer Duodenotomie, einer Jejunotomie oder einer Ileotomie.

Der Darm wird mit dem Skalpell zwischen 2 Haltefäden quer eröffnet, der Fremdkörper, ein Polyp oder ein Adenom wird entfernt und die querverlaufende Öffnung ein- oder zweireihig wieder verschlossen. Auf diese Art engt man das Darmlumen, wenn überhaupt, nur geringfügig ein.

2.10.2
Dünndarmresektion

Man kann entweder einzelne Dünndarmsegmente oder längere Strecken resezieren. Wichtig ist hier der Kontaminationsschutz.

Indikation

Inkarzerierte Hernie mit nekrotisch gewordenem Darmabschnitt, Mesenterialinfarkt, Karzinome, Sarkome, Morbus Crohn, Meckel-Divertikulitis oder traumatische Dünndarmverletzungen.

Prinzip

Das betroffene Dünndarmsegment wird zumeist mit Mesenterium reseziert und End-zu-End anastomosiert.

Lagerung

Rückenlage, Dispersionselektrode an einem Oberschenkel.

Instrumentarium

Grund- und Laparotomieinstrumentarium, Rahmen, Duval- und Allis-Klemmen, weiche Darmklemmen, 90° abgewinkelte Klemmen, bei Bedarf Rinne und Deschamps, Einzelclipstapler und lineare Anastomosenstapler.

Operation

Der Zugang erfolgt zumeist über eine mediane Unterbauchlaparotomie; zuerst wird die Bauchhöhle exploriert.

Nach dem Einsetzen des Rahmens oder großer Bauchdeckenhaken (z. B. nach Fritsch) sieht man auf das große Netz, das hochgeschlagen wird. Die betroffene Schlinge wird aufgesucht und der zum betreffenden Dünndarmsegment gehörende Mesenterialbezirk V-förmig skelettiert. Dazu wird das Peritoneum beiderseits eingeschnitten, das Fettgewebe mit Präpariertupfern abgeschoben. Mit Hilfe von Overholt-Klemmen oder mit Rinne und Deschamps werden zwischen Ligaturen seitlich die Gefäßarkaden unterbrochen und ggf. das Zentralgefäß durchtrennt.

Die Arterien lassen sich im OP-Gegenlicht sichtbar machen.

Der Darm wird an den Resektionslinien zirkulär vom Fett befreit und nach beiden Seiten ausgestrichen. Dann werden die Darmklemmen angesetzt.

Am verbleibenden Darmende wird jeweils eine weiche Darmklemme gesetzt und an die Resektatenden je eine harte Klemme, um nach der Durchtrennung mit dem Skalpell jede Verunreinigung der Bauchhöhle zu vermeiden. Aus diesem Grund empfiehlt sich hier auch die Anwendung eines linearen Anastomosenstaplers.

Das Darmlumen kann nach der Durchtrennung mit einem z. B. in PVP-Lösung getränkten Stieltupfer gesäubert werden.

Zur Rekonstruktion der Darmpassage durch eine End-zu-End-Anastomose werden die beiden Darmenden über die verbliebenen weichen Klemmen zusammengeführt und die Einzelnähte für die Serosahinterwand gelegt.

Die Klemmen können geordnet auf eine Pinzette gefädelt werden.

Die weichen Darmklemmen werden parallel nebeneinandergelegt, die Nähte verknotet.

Die Naht der Mukosahinterwand und -vorderwand erfolgt häufig fortlaufend, die Serosavorderwand wird invertierend genäht. Üblich ist auch die ein- oder zweireihige fortlaufende Nahttechnik der Vorder- und Hinterwand.

Der Verschluß des Mesenterialschlitzes und das Anordnen des Darmpaketes im Sinne von Noble beenden den eigentlichen Eingriff.

Nach der Zählkontrolle der Tücher und Instrumente und der Dokumentation ihrer Vollzähligkeit kann die Bauchhöhle schichtweise verschlossen werden.

Verband.

2.11 Blinddarm

2.11.1 Appendizitis

Die vordere freie Tänie des Zökums dient als Leitbahn zur Appendix, die ein Anhängsel des Dickdarms und durchschnittlich 7,5–10 cm lang ist.

Der Wurmfortsatz hat ein Mesenteriolum, in dem die A. appendicularis verläuft. Am Ansatz dieses Mesenteriolums ist die Appendix vom Peritoneum überzogen.

Die Appendizitis ist die häufigste Diagnose in der Allgemeinchirurgie, die Appendektomie der häufigste Eingriff.

Probleme bei Diagnose und Therapie

- Untersuchungsverfahren zum sicheren Beweis oder Ausschluß einer akuten Appendizitis fehlen.
- Eine akute Appendizitis muß bei jedem Patienten mit abdominellen Beschwerden erwogen werden, der bereits geringe Symptome eines peritonealen Reizes zeigt.
- Die einzige Möglichkeit, die Sterblichkeit von 0,7/100 000 Einwohner weiter zu senken und die Schwere der Erkrankung zu mindern, besteht in der Appendektomie vor Eintritt der Gangrän oder Perforation.

Einteilung der Appendizitisformen

Akute Appendizitis
Erkennbar an der ödematösen Auftreibung, der entzündlichen Rötung und dem fibrinösen Exsudat in der Umgebung.

Akut-phlegmonöse Appendizitis
Sammelbegriff für alle destruktiven Formen einschließlich der perforierten, gangränösen und eitrigen Appendizitis und Periappendizitis.

Bei der Perforation unterscheidet man folgende Arten:

- freie Perforation, die zur Peritonitis führt
- gedeckte Perforation, die zum perityphlitischen Abszeß führt, einer lokal begrenzten Eiteransammlung.

Die gedeckte Perforation geht zumeist aus dem perityphlitischen Infiltrat hervor. Dieses ist als lokale Tumorbildung tastbar. Hierbei tritt eine starke entzündliche Begleitreaktion ohne Eiter auf.

Chronische Appendizitis
Bei der chronischen Appendizitis handelt es sich in der Regel um einen Folgezustand nach akuter Appendizitis mit Übergang in eine Vernarbung. Die hier zeitweise auftretenden Schmerzen verschwinden mit der Appendektomie.

Pathophysiologie der Appendizitis

Es wird angenommen, daß die Appendizitis die Folge einer Lumenverlegung der Appendix unterschiedlicher Ursache ist.

Aus der fokalen Appendizitis wird durch erhöhten Binnendruck und Wandödem bei „Fesselung" von außen (durch die Serosa) die Durchblutung gedrosselt. Damit nimmt die Wandschädigung zu. Auf dem günstigen Keimnährboden entsteht nach der eitrigen Einschmelzung die Gangrän und schließlich die Perforation.

Wege zur klinischen Diagnose

Anamnese
Die „klassische" Schmerzabfolge beginnt meist diffus im Epigastrium oder in der Na-

belregion. Dieser schlecht lokalisierbare „Organschmerz" wird auch als *viszeraler* Schmerz bezeichnet.

Begleitet wird dieses Symptom von Inappetenz und Übelkeit. Danach stellt sich meist Erbrechen ein.

Nach einer variablen Zeit (Stunden bis Tage) ziehen die Schmerzen punktförmig lokalisiert in den rechten Unterbauch. Diese Form des parietalen (somatischen) Schmerzes zeigt das Übergreifen des Prozesses auf das parietale Peritoneum an (Quadrantenperitonitis).

Diese klassische Schmerzabfolge tritt allerdings nur in 55% der akuten Appendizitiden ein; andererseits kommt sie auch bei bis zu 25% der Fälle anderer Erkrankungen vor.

Körperliche Untersuchungsbefunde
Prüfung des Spontan-, Druck- und Erschütterungsschmerzes:

Typisch sind:
- Lokalisation des Spontanschmerzes punktförmig im rechten Unterbauch,
- Druckschmerz am sog. McBurney-Punkt bei der Tastuntersuchung,
- Auslösung eines Erschütterungsschmerzes durch Beklopfen der Bauchdecke bzw.
- Prüfung des Loslaß- und kontralateralen Loslaßschmerzes,
- Douglas-Schmerz als Zeichen der entzündlichen Reizung des Peritoneums bei der rektalen Untersuchung.

Labor- und Meßbefunde
Zur weiteren Diagnostik werden die Temperaturmessung, die Leukozytenzählung und die Sonographie eingesetzt.

Kein Verfahren ist in der Lage, das Vorliegen einer Appendizitis zu beweisen.

Besonderheiten einzelner Patientengruppen
- Kinder: Bei Kleinkindern verläuft die Entzündung des Wurmfortsatzes foudroyant. Die Differentialdiagnose einer Appendizitis ist um so schwieriger, je jünger die Patienten sind.
- Junge Frauen: Die „negative Laparotomierate", d. h. daß bei der Operation keine Appendizitis vorgefunden wird, ist doppelt so hoch wie bei den übrigen Patienten. Aus diesem Grund sollte präoperativ eine gynäkologische Untersuchung, auch mit Ultraschall, durchgeführt werden.

- Schwangerschaft: Auf 2000 Schwangerschaften entfällt eine akute Appendizitis, und zwar am häufigsten in den ersten 6 Monaten. Die Symptome differieren kaum gegenüber Nichtschwangeren. Lediglich im letzten Drittel erschweren die Lageänderung und die Nachbarschaft des sich kontrahierenden Uterus die Diagnose. In allen Schwangerschaftsstadien sollte frühzeitig appendektomiert werden.
- Hohes Alter: Die Rate der perforierten Wurmfortsätze liegt mit über 30% doppelt so hoch wie bei den übrigen Patienten. Als Grund ist die geringer ausgeprägte Klinik und die größere Indolenz anzusehen. Bei einer häufig größeren Zahl von Begleiterkrankungen resultiert eine erhöhte Mortalität.

Besonderheiten aufgrund der zeitlichen Operationsindikation
Mit der klinischen Diagnose „akute Appendizitis" ergibt sich die zeitlich dringende Operationsindikation:

- OP-Vorbereitung und Planung sollten maximal 2 Stunden in Anspruch nehmen.
- Auf die Forderung der Nüchternheit vor der Narkoseeinleitung muß verzichtet werden.
- Bei Zeichen der diffusen Peritonitis sollte die Vorbereitungszeit aktiv genutzt werden.
- Bei unklarer Symptomatik dient eine längere Vorlaufzeit der Beobachtung und der Erhebung von Kontrollbefunden. Mit dem Zeitpunkt der Diagnosestellung gelten die oben genannten Forderungen.

Sonderfälle
Beim perityphlitischen Infiltrat bzw. Abszeß wird häufig eine Indikation für ein zunächst konservatives Vorgehen gesehen mit initialer Antibiotikatherapie und der Intervallappendektomie nach 2–3 Monaten. Obwohl dieses Vorgehen vielerorts praktiziert und in der Literatur angegeben wird, kann die Sofortoperation unter Antibiotikaprophylaxe mit Fortführung als Therapie den Krankheitsverlauf abkürzen. Besonderer Wert in der Diagnostik kommt hier der präoperativen Sonographie zu.

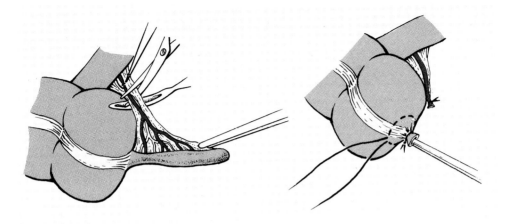

Abb. 2.73. Skelettierung des Mesenteriolums zur Appendektomie. (Aus Heberer et al. 1993)

Abb. 2.74. Stumpfversenkung nach Appendixabtragung. (Aus Heberer et al. 1993)

2.11.2
Appendektomie (bei mobilem Zökum)

Indikation

Akute Appendizitis.

Prinzip

Hervorluxieren des Zökumpols, Absetzen der Appendixbasis, ggf. Versenken des Appendixstumpfes, Revision des Ileums wegen eines Meckel-Divertikels.

Operation

Der häufigste Zugang führt über den Wechselschnitt im rechten Unterbauch. Obwohl kosmetisch ungünstig und nur schlecht erweiterbar, kommt vielfach bei unklarer Anamnese oder Prognose der Pararektalschnitt zur Anwendung. Besonders geeignet ist dagegen der Querschnitt, da er sich beliebig verlängern läßt. Bei perityphlitischen Befunden ist dieser Aspekt besonders wichtig.

Nach der Eröffnung des Peritoneums und dem Einsetzen der stumpfen Haken (nach Roux, Kocher, Mikulicz) wird der Dünndarm abgedrängt, mit Haken beiseite gehalten und so die Sicht auf das Zökum ermöglicht. Mit der Hand läßt sich unter leichtem Zug und vorsichtigem Hin- und Herziehen das Zökum mit der Appendix vor die Bauchdecke luxieren. Wenn es die anatomischen

Lagerung

Rückenlage, Dispersionselektrode am rechten Oberschenkel.

Instrumentarium

Grundinstrumente, Bauchtücher, evtl. längere Haken (z. B. Leberhaken nach Mikulicz), Appendixquetsche, ersetzbar durch eine Overholt-Klemme.

Gegebenheiten erlauben, sollte man auf das Verlegen des Zökums vor die Bauchdecke verzichten, um Wandschäden zu vermeiden, denn diese Läsionen sind wahrscheinlich die Ursache von postoperativen Adhäsionen oder Darmverschlüssen.

Mit einer Klemme (nach Péan oder Kocher) wird das Mesenteriolum an der Appendixspitze gefaßt. Der Wurmfortsatz selbst sollte so wenig wie möglich berührt werden. Die meist im Gegenlicht sichtbare A. appendicularis wird mit einem Overholt unterfahren und doppelt ligiert. Anschließend wird das Mesenteriolum mit Overholt und Schere oder mit Rinne und Deschamps bis zur Zökumbasis skelettiert (Abb. 2.73).

An der Basis wird die Quetsche angesetzt und vorher mehrfach zusammengedrückt. Im gequetschten Bereich wird eine dicke Ligatur gelegt. Mit einem Skalpell wird der Wurmfortsatz zwischen Appendixklemme und Ligatur durchtrennt.

Nach einer Stumpfdesinfektion (z. B. mit einer PVP-Lösung) ist die Appendektomie beendet.

Vielerorts üblich ist immer noch die Stumpfversenkung am Zökum durch eine Tabaksbeutelnaht aus dünnerem Nahtmaterial.

Der Stumpf wird dann mit einer Pinzette im Zökum versenkt (Abb. 2.74). Die Tabaksbeutelnaht wird zugezogen und kann mit einer Z-Naht gesichert werden.

Alle Instrumente, die mit dem geöffneten Zökum Kontakt hatten (Messer, Pinzette, Tupfer), werden abgeworfen.

Am Dünndarm sollte über eine Distanz von ca. 1 m nach einem Meckel-Divertikel gefahndet werden. Nur bei fortgeschrittenen Entzündungsprozessen wird darauf verzichtet. Der Douglas-Raum wird mit Stieltupfern sorgfältig ausgetupft. Lag eine Perforation vor, wird das Abdomen mit warmer Kochsalzlösung gespült und vorhandene Fibrinbeläge komplett entfernt. Nur selten ist eine Drainageneinlage gerechtfertigt.

Schichtweiser Wundverschluß nach erfolgter Zählkontrolle und Dokumentation, Verband.

Schwieriger gestaltet sich die Appendektomie bei retrozökal gelegenem Wurmfortsatz. Häufig muß auf die eben beschriebene antegrade Appendektomie verzichtet werden. Es wird zuerst der Zökumpol mobilisiert, um dann die Appendix an der Basis zu unterfahren und zu ligieren. Danach wird durch dosierten Zug an sog. „Kletterligaturen", die abschnittweise wie die Basisligatur angelegt wurden, die Appendix bis zur Spitze mobilisiert und freipräpariert. Nachfolgend wird die Appendix wie oben beschrieben skelettiert und abgesetzt.

Komplikationen

Die Komplikationen sind:
- Wundinfektion,
- Abszeßbildung (intrapelvin/subphrenisch/interenterisch),
- Kotfistel und
- bei 1% aller Operierten Entwicklung eines operationsbedürftigen Ileus.

Das Komplikationsrisiko ist bei einer gangränösen oder perforierten Appendizitis erhöht. Durch den Einsatz von Antibiotika als perioperative Prophylaxe läßt sich die Wundinfektionsrate senken.

Perforationsgefahr besteht bei weniger als 20% in den ersten 24 Stunden, bei mehr als 70% nach 48 Stunden.

Zur laparoskopischen Entfernung der Appendix s. 2.14 (MIC).

2.12
Dickdarm

M. LIEHN, A. POSER

2.12.1
Anatomie/Physiologie

Anatomie

Kolon
Als Dickdarm (Kolon) bezeichnet man den etwa 1,5 m langen Darmanteil von der Ileozökalklappe bis zum Anus.

Das Kolon wird noch einmal in Abschnitte unterteilt. Dabei beginnt man rechts unten und unterscheidet folgende Abschnitte:

- *Appendix:* Sie entspricht einem rudimentären Zökumabschnitt.
- *Zökum:* Es reicht bis zur Ileozökalklappe (Bauhin-Klappe). Dies ist der weiteste Dickdarmabschnitt, allseitig von Serosa umgeben und somit frei intraperitoneal beweglich.
- *Colon ascendens.*
- *Flexura coli dextra:* an der Unterseite der Leber; das Kolon liegt retroperitoneal, im Gegensatz zu den beiden vorherigen Abschnitten.

- *Colon transversum:* Es liegt intraperitoneal und ist an der dorsalen Bauchwand mittels eines Mesokolons fixiert, das Ober- und Mittelbauch abgrenzt. Das Colon transversum geht über in die
- *Flexura coli sinistra,*
- *Colon descendens,* das retroperitoneal liegt.
- *Sigma:* Es liegt im linken Unterbauch intraperitoneal und hat dementsprechend ein Mesosigma.
- *Rektum:* Es liegt retroperitoneal und ist der unterste Abschnitt des Dickdarms.

Das Colon transversum ist mit dem Netz locker verwachsen. Auch das Zökum liegt intraperitoneal und ist bis zu einem gewissen Grad mobil.

Die anderen Dickdarmstrecken sind breit an der hinteren Bauchwand fixiert.

Der Dickdarm unterscheidet sich vom Dünndarm durch 3 auffallende Merkmale:

- *Tänien:* 3 Längsstreifen aus zusammengebündelten Fasern der Längsmuskulatur.
- *Haustren* (= Schöpfgefäße): Ausbuchtungen zwischen den Tänien, die durch Einschnürungen gegeneinander abgesetzt sind.
  Das Innenrelief des Dickdarms ist durch halbmondförmige Kontraktionsfalten, die
- *Plicae semilunares,* gekennzeichnet. Sie entsprechen Kontraktionszuständen der Ringmuskulatur und wandern mit der Peristaltik (sog. „Fließen der Haustren").
  Appendices epiploicae: Kleine, von Serosa überzogene Fettläppchen längs der Tänien.

Der Dickdarm umgibt den Dünndarm wie ein Rahmen.

Rektum

Das Rektum beginnt dort, wo das Darmrohr sein Meso verliert (Mescolon sigmoideum). Es hat eine Länge von ca. 15–20 cm.

Zwei Krümmungen finden sich in der Sagittalebene:

- Flexura sacralis: durch die Kreuzbeinkrümmung bedingt,
- Flexura perinealis: konvex nach vorn zur Umgehung des Steißbeins.

Das Rektum zeigt meist 3 halbmondförmige Querfalten. Oberhalb dieser Querfalten liegt die Rektumampulle – ein besonders erweiterungsfähiger Darmabschnitt, in dem sich Darminhalt vor der Defäkation ansammeln kann. Die Ampulle verjüngt sich analwärts trichterförmig und geht in den Analkanal über.

Arterielle Gefäßversorgung:

- A. mesenterica superior: Sie entspringt unterhalb des Truncus coeliacus vor dem 1. LWK und hinter dem Pankreas aus der Aorta und gibt folgende Äste ab:
  – A. ileocolica,
  – A. colica dextra,
  – A. colica media.
  Die A. mesenterica superior versorgt den Darmkanal von der unteren Duodenalhälfte bis zur linken Kolonflexur (Cannon-Böhm-Punkt).
- A. mesenterica inferior: Sie entspringt gegenüber des 3. LWK aus der Aorta und gibt folgende Äste ab:
  – A. colica sinistra,
  – Aa. sigmoideae,
  – A. rectalis superior.
  Die A. mesenterica inferior versorgt Colon descendens, Sigmoid und den größten Teil des Rektums.
- A. iliaca interna: sie gibt folgende Äste ab:
  – Aa. rectalis mediae
  – Aa. rectalis inferiores.

Venöse Gefäßversorgung:

- V. mesenterica superior: Sie entspricht dem Ausbreitungsbiet der Arterie. Sie bildet hinter dem Pankreas mit der V. splenica die Pfortader.
- V. mesenterica inferior: Sie entspricht dem Ausbreitungsgebiet der Arterie und mündet hinter dem Pankreas in die V. splenica (Abb. 2.75).

Lymphgefäße:

In der Darmwand liegt ein submuköses, intermuskuläres und subseröses Netzwerk.

Alle Netzwerke hängen miteinander zusammen und leiten die Lymphe der Darmwand ab. Die Lymphknoten nehmen die Lymphe des Darmes auf.

Sie liegen in 3 Gruppen:

- am Darmrand,
- in der Mitte des Mesenteriums,
- an der Mesenterialwurzel.

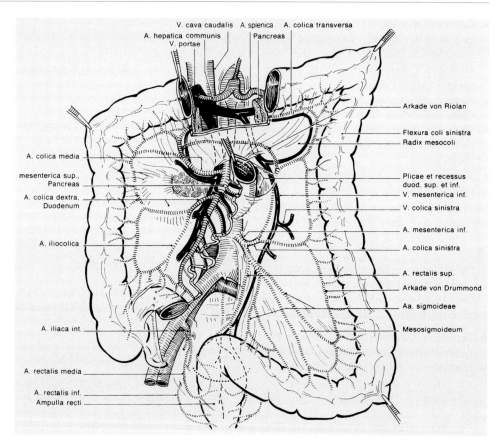

Abb. 2.75. Arterielle und venöse Blutversorgung des Dickdarms. (Aus Allgöwer u. Siewert 1992)

Die Lymphknoten münden schließlich in Lymphknoten vor der Aorta und der V. cava inferior. Die gesamte Lymphe des Darmes sammelt sich im Truncus intestinalis.

Physiologie

Die Hauptaufgabe des Kolons ist die Aufnahme, Eindickung und Weitergabe unverdauter Nahrungsreste.

Wie alle übrigen Darmabschnitte, besitzt auch der Dickdarm eine Vagusversorgung (fördert Peristaltik) und eine Sympathikusversorgung (hemmt Peristaltik).

Kontraktionen und Bewegungen sind stark von den Funktionen des übrigen Magen-Darm-Kanals abhängig (= gastrokolischer Reflex).

Der Dickdarm scheidet keine Fermente aus. Die sog. Lieberkühn-Drüsen liefern als Gleit- und Schmiermittel ein seromuköses Sekret.

Bei pflanzlicher Nahrung kann die Verdauung durch Dünndarmfermente fortgesetzt werden. Ein Teil der Spaltprodukte wird resorbiert, der andere wird durch Gärung und Fäulnis zerstört.

Der Dickdarm besitzt eine physiologische Flora von Bakterien, die Eiweiße und Kohlenhydrate zu energiearmen Abbauprodukten spalten – zur Zellulose. Die Eiweißabbauprodukte werden teils aus dem Darm ausgeschieden, teils vom Dickdarm resorbiert, in der Leber entgiftet und als gepaarte Schwefelsäuren im Harn ausgeschieden.

Der Darminhalt ist nach 3- bis 4stündigem Aufenthalt im Dünndarm noch relativ dünnflüssig. Er wird im Dickdarm durch Wasserresorption auf ca. $^1/_4$ seines Volumens eingedickt.

Ist das Dickdarmepithel geschädigt, z. B. durch Cholerabazillen, entstehen dünnflüssige Stühle mit einem großen, lebensgefährlichen Wasserverlust. Der Dickdarm ist auch Ausscheidungsorgan für Quecksilber, Wismut, Eisen, Kalzium, Magnesium und Phosphate.

Aus dem Ileum gelangen täglich ca. 1,5 l Stuhl in das Zökum, davon werden ca. 1000–1200 ml Wasser rückresorbiert. Die Rückresorption von Natrium erfolgt aktiv im Austausch mit Kalium. Die Bakterien benötigen die von ihnen abgebauten Kohlenhydratreste im wesentlichen zur Bestreitung ihres eigenen Stoffwechsels.

Eine größere Rolle spielt die Resorption von Wirkstoffen durch das Kolon. Es handelt sich dabei um Vitamine, die durch die Darmflora gebildet werden: Biotin, Folsäure, Nikotinsäure und Vitamin K.

Die Passagezeit des Dickdarminhalts beträgt zwischen 10 und 90 Stunden.

2.12.2
Diagnostik, Einteilung und Therapie kolorektaler Karzinome

Das kolorektale Karzinom gilt bei beiden Geschlechtern als zweithäufigstes Malignom. Der Haupterkrankungsgipfel findet sich im 6.–7. Lebensjahrzehnt (Durchschnittsalter 65 Jahre), aber auch ein Auftreten im 2. und 3. Jahrzehnt ist möglich.

Die Ursachen sind multifaktoricll. Umweltfaktoren (chronische Karzinogenexposition) und insbesondere die Zusammensetzung der Nahrung spielen eine wesentliche Rolle. Ballaststoffreiche Ernährung reduziert das Kolonkarzinomrisiko. Ein familiär gehäuftes Auftreten ist ebenfalls bekannt.

Operationen beim Dickdarmkrebs werden im wesentlichen durch die anatomischen Gegebenheiten der Gefäße, der Lymphknoten und Faszien bestimmt.

Der Schwierigkeitsgrad der Eingriffe ist bedingt durch das fortgeschrittene Lebensalter der Patienten, durch das oft ausgedehnte Tumorwachstum sowie das keimbesiedelte Operationsmilieu. Auch die Tatsache, daß die Dickdarmwand gegenüber dem Dünndarm weniger mechanisch belastbare Kollagenfasern enthält, ist von Bedeutung.

Klassifikation und Stadieneinteilung

Sowohl für prognostische Aussagen als auch für den Vergleich verschiedener Therapiemethoden in den entsprechenden Stadien hat man sich international auf ein einheitliches Dokumentationssystem geeinigt. Die sog. TNM-Klassifikation wird zugrunde gelegt.

Der Primärtumor (T = Tumor) wird nach seiner Tiefeninfiltration beurteilt (z. B. T 4 – organüberschreitende Tumorinvasion in Nachbarorgane).

Für die N-Klassifikation (N = Nodulus) sind Lokalisation und Zahl der befallenen Lymphknoten entscheidend.

Die M-Klassifikation (M = Metastase) lokalisiert nachgewiesene Fernmetastasen.

Vier verschiedene makroskopische Kolonkarzinomtypen lassen sich unterscheiden:

- Blumenkohlartiges oder polypoides Karzinom: Es wächst v. a. in das Darmlumen hinein (= exophytisch).
- Ulzeriertes Karzinom: Im Zentrum liegt ein Ulkus vor, der Tumor wächst an seinem Randwall weiter.
- Ringförmig stenosierendes Karzinom.
- Diffus infiltrierendes Karzinom.

80% der Kolonkarzinome sind Adenokarzinome. Die 5jährige Heilungsquote bei kurativ resezierten Patienten liegt bei 70%. Rund die Hälfte aller Patienten haben zum Operationszeitpunkt bereits befallene Lymphknoten.

Beschwerden treten oft erst bei fortgeschrittenem Tumorwachstum auf durch Änderung der Stuhlgewohnheiten (Verstopfung im Wechsel mit Diarrhöen), Blut- und Schleimabgang im Stuhl und die sog. Spätsymptome wie Gewichtsverlust, Blutarmut und ein mechanischer Ileus. Die Diagnostik erfolgt wie nachfolgend beschrieben.

Diagnostik

Die *Anamnese* erfragt Schmerzen, Begleitsymptome, z. B. Fieber oder Erbrechen, Änderung der Stuhlgewohnheiten, Blut und Schleimabgang, Gewichtsverlust, Blutarmut oder aufgetretene Schwäche.

Zum *klinischen* Untersuchungsbefund gehört die Beurteilung des Abdomens (Peritonitis, Ileus etc.), die rektale digitale Unter-

suchung sowie die Beurteilung der Gesamtsituation des Patienten.

Zur *endoskopischen* Diagnostik gehört die
Proktoskopie, Rektoskopie sowie die komplette Koloskopie. Probeentnahmen können
bei all diesen Untersuchungen entnommen
werden und müssen histologisch beurteilt
werden.

Die *röntgenologische* Abdomenübersicht
gibt Auskunft über freie Luft im Bauchraum,
die auf Perforationen schließen läßt und zeigt
ggf. Spiegel, die auf einen Ileus hinweisen können.

Über eine Kolonkontrastdarstellung oder/
und einen retrograden Gastrografineinlauf
können anatomische Verhältnisse, Tumoren,
Volvulus usw. diagnostiziert werden.

Die *Sonographie* dient der Tumordarstel-
lung, der Metastasensuche, z. B. an der Leber,
der Aszeskontrolle und der Abszeßdiagno-
stik. Außerdem läßt sich ein sekundärer
Harnaufstau feststellen.

Die *Computertomographie* klärt die lokale
Operabilität, z. B. bei großen Tumoren im
kleinen Becken, die Lymphknotenmetastasen
oder eine Peritonealkarzinose ab.

Im *Labor* werden Tumormarker, Blutbild,
BSG, BGA usw. untersucht.

Operationsvorbereitung

Voraussetzung für Operationen am Dickdarm
ist eine optimale Vorbereitung des Patienten.
Das heißt, der Darm wird präoperativ ortho-
grad und evtl. retrograd gespült, um bei dem
Eingriff eine möglichst bakterienarme
Schleimhaut vorzufinden; eine sog. orale Lavage mit 6 l Polyethylenglykol und Elektrolyt-
zusatz wird am Vortag der Operation zur hy-
dromechanischen Darmreinigung vorgenommen. Eine Kontraindikation dafür stellt
natürlich der Ileus dar.

Die perioperative Antibiotikaprophylaxe
(bei Narkoseeinleitung mit einem Cephalo-
sporin und Metronidazol) führt zu einer dra-
stischen Senkung der postoperativen Infektionen. Allgemeine Vorbereitungsmaßnahmen
sind ein zentraler Venenkatheter, ein Blasenverweilkatheter und evtl. eine arterielle Blut-
druckmessung.

Allgemeine Operationsprinzipien

Die chirurgische Behandlung der kolorektalen
Karzinome hat sich durch die Einführung der
Klammernahttechnik deutlich gewandelt.
Kontinenzerhaltende Eingriffe mit Anastomosierung im kleinen Becken verdrängten zunehmend die abdominosakrale Rektumamputation.

Bei Handanastomosen wird synthetisches,
resorbierbares Nahtmaterial vom Typ Polyglykolsäure der Stärke 3-0 empfohlen.

Grundsätze zur Verhütung einer Tumorzellaussaat:

- präliminäre Ligatur der versorgenden
  Haupt-Blut- und Lymphgefäße,
- Blockade des Darmlumens an den Resek-
  tionsgrenzen: „no touch isolation",
- Einhüllung des tumortragenden Darm-
  anteils bei Befall der Serosa.

**Allgemeine OP-Schritte
bei Kolonresektionen**

- Festlegung der Resektionsgrenzen je nach
  Tumorlokalisation, Lymphknotenbefall und
  Metastasenbildung.
- Mobilisierung der Darmenden zur Schaffung
  spannungsfreier Nahtverbindungen (*keine
  Spannung auf der Anastomose*).
- Skelettierung unter Beachtung der Gefäß-
  versorgung der Darmenden (bis $1/2$ cm).
- End-zu-End-Anastomose, biologisch am
  günstigsten, abschließender Akt eines ge-
  planten operativen Vorgehens.
- Verschluß des Mesenterialschlitzes.
- Keine Drainage bei unkomplizierten Opera-
  tionen.
- Sphinkterdehnung als Abschluß der Kolon-
  anastomosenoperation.

2.12.3 Hemikolektomie rechts

Indikation

Tumoren der rechten Kolonhälfte, z. B. im Zökum, im Colon ascendens oder in der rechten
Flexur, bei Enteritis regionalis und Mesenterialinfarkt in der Colon-ascendens-Region.

Prinzip

Resektion des gesamten Colon ascendens, inklusive der rechten Flexur, Zökum mit Appendix, der Ileozökalklappe bis zum Colon transversum (Abb. 2.76). Die Darmkontinuität wird durch eine Ileotransversostomie wiederhergestellt.

Lagerung

Rückenlage, den Tisch leicht nach links gekippt, die neutrale Elektrode wird an einem Oberschenkel befestigt.

Instrumentarium

Grund- und Laparotomieinstrumentarium, evtl. bipolare Schere, Kirschner-Rahmen, weiche und harte Darmklemmen, Gummizügel; bei Bedarf: Stapler, Einzelclip, GIA-50 oder

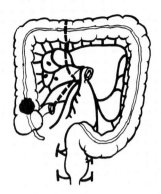

Abb. 2.76. Hemikolektomie rechts: Tumorlokalisation im rechten Kolon mit den daraus resultierenden Resektionsgrenzen. (Aus Heberer et al. 1993)

TLC, TA 30 oder TA 50, CEEA oder proximate circular stapler.

Operation

Rechtsseitiger Mittelbauchquerschnitt oberhalb des Nabels.

Die Exploration des Abdomens klärt bei einem Karzinom ab, ob Metastasen vorhanden oder sonstige Begleiterkrankungen erkennbar sind.

Der Dünndarm wird nach links verlagert, mit feuchten Bauchtüchern abgedeckt und mit Leberhaken weggehalten.

Mit dem Einsetzen des Rahmens schafft man ein übersichtliches Operationsfeld.

Zuerst werden die Resektionslinien festgelegt. Entweder durch Haltefäden, die angeklemmt werden oder bei einem vorliegenden Karzinom durch Bändchen, die zirkulär um den Darm geschlungen werden, die „no touch isolation" nach Turnbull.

Zökum und Colon ascendens werden nach links gehalten und die peritoneale Umschlagfalte wird seitlich des Dickdarms von der rechten Flexur bis zur Resektionsgrenze am Zökum mit einer Schere inzidiert.

Nach kranial spannen sich das Lig. hepatocolicum und das Lig. duodenocolicum an, die zwischen Klemmen durchtrennt werden. Das Lig. gastrocolicum wird zwischen Klemmen magennah abgesetzt. Hier kann auch die bipolare Schere zum Einsatz kommen.

Das rechte Kolon kann stumpf vom Retroperitoneum gelöst werden. Dann werden die A. ileo-

colica und die A. colica dextra identifiziert und abgangsnah zwischen 2 Ligaturen durchtrennt. Bei einer Karzinomerkrankung muß evtl. auch die A. colica media ligiert werden.

Die gleichnamigen Venen werden gleichfalls ligiert und durchtrennt, die Lymphknoten entfernt.

Die Durchtrennung des Mesokolons beginnt an der terminalen Ileumschlinge etwa 10 cm vor der Ileozökalklappe mittels Overholt-Präparation oder auch mit Rinne und Deschamps. Zwischen Unterbindungen wird das Mesenterium der terminalen Ileumschlinge, das Mesokolon des Zökums, des Colon ascendens, der rechten Flexur und des Anfangsteils des Colon transversum durchtrennt.

Bei einem Tumor der rechten Flexur muß die Operation erweitert werden. Dann wird die A. colica media ligiert und ca. 2/3 des Colon transversum reseziert.

Nach der Befreiung des zu resezierenden Darmanteils von seiner Netzschürze wird die übrige Bauchhöhle mit feuchten Tüchern abgedeckt, damit ein Kontaminationsschutz bei unvorhergesehenem Austritt von Darminhalt besteht.

Ist die Operationsindikation wegen eines Karzinoms gestellt worden, sollte vor der Darmresektion ggf. eine ausgedehnte Lymphadenektomie mit Schnellschnittuntersuchungen vorgenommen werden, um evtl. die Resektionsgrenzen zu erweitern.

Ileum und Kolon werden zwischen Darmklemmen durchtrennt. Dazu wird an den verbleibenden Teil jeweils 1 weiche Darmklemme und an das Präparat je 1 harte Klemme angesetzt. Zwischen der weichen und der harten Klemme wird der Darm mit dem Skalpell durchtrennt, und das Resektat entfällt. Das Lumen wird mit Stieltupfern, ggf. in Desinfektionslösung getränkt, gereinigt.

Um die Kontinuität des Verdauungstraktes wiederherzustellen, erfolgt in der Regel eine End-zu-End-Anastomosierung zwischen Ileum und Colon transversum. Dazu werden die mit den weichen Klemmen verschlossenen Darmenden einander angenähert und bei einreihiger Einzelknopfnaht zuerst die Hinterwandnähte, dann die Vorderwandnähte gelegt.

Auch fortlaufende Nahttechniken haben sich bewährt.

Der Lumenunterschied der Darmenden kann durch vorheriges Legen von Ecknähten und größeren Nahtabstand auf der Dickdarmseite ausgeglichen werden; das Ileumende kann aber auch angeschrägt werden.

Die Mesenteriallücke wird verschlossen, d. h. das verbliebene Mesokolon und das Dünndarmmesenterium werden mit einigen Nähten vereinigt.

Das eröffnete Retroperitoneum kann offen belassen werden. Eine Drainageeinlage ist in der Regel nicht erforderlich.

Nach der Zählkontrolle der Bauchtücher und der Instrumente und der Dokumentation deren Vollzähligkeit erfolgt der schichtweise Wundverschluß und der Verband.

2.12.4
Hemikolektomie rechts
mit Klammernahttechnik

Zusätzlich benötigtes Instrumentarium:

- LDS (Abb. 2.77 a),
- CEEA (Abb. 2.77 b) oder ILS,
- TA 55 (Abb. 2.77 c),
- GIA 50 (Abb. 2.77 d) oder TLC,

- Tabaksbeutelklemmen,
- Allis-Klemmen,
- Bougies
- Instrumentenkopffaßzange.

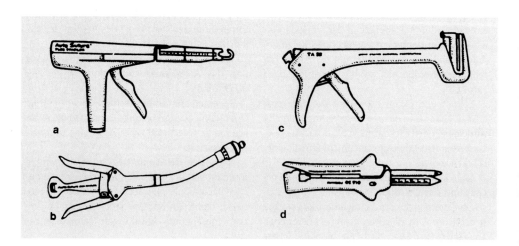

Abb. 2.77 a–d. Stapler für die Hemikolektomie. (Fa. Auto Suture Deutschland GmbH)

Bis zur Resektion gleichen die Operationsschritte der bereits dargestellten Hemikolektomie rechts (s. oben). Die Resektion erfolgt abweichend zwischen 2 harten Darmklemmen an den Resektatenden und 2 Tabaksbeutelklemmen am oralen Ileumende und am Transversumstumpf.

Durch die Tabaksbeutelklemme werden spezielle Nähte gelegt. Mit einer kleinen anatomischen Klemme werden die Enden der monofilen Fäden angeklemmt.

Zur Abschätzung der Magazingröße für das End-zu-End-Anastomosengerät wird nach Abnahme der Tabaksbeutelklemmen der Lumendurchmesser mit den Meßstäben festgestellt und bei Bedarf bougiert. Bewährt hat sich ebenfalls die vorsichtige Bougierung mit einer Kornzange.

Zwischen Haltefäden wird am Colon transversum eine quere Kolotomie angelegt. Der Abstand von der Tabaksbeutelnaht sollte mindestens 8 cm betragen. Das CEEA- oder ILS-Instrument wird durch die Kolotomie eingeführt und die erste Tabaksbeutelnaht geknüpft.

Das Ileum wird mit 3–4 Allisklemmen offengehalten, um die Andruckplatte des zirkulären Staplers einzuführen; diese wird dann mit der gelegten Tabaksbeutelnaht fixiert.

Maschinell ohne zirkulären Stapler ist eine funktionelle End-zu-End-Anastomose in Seit-zu-Seit-Technik mit 2 Magazinen eines linearen Anastomosenstaplers möglich. Die beiden Teile des Staplers werden einander genähert, und nach der Konnektierung bis zur vorgegebenen Markierung wird der Klammervorgang ausgelöst.

Nach Öffnen um 3 halbe Umdrehungen wird der Stapler nun vorsichtig unter rotierenden Bewegungen aus dem Darm entfernt. Die zirkuläre Anastomose ist komplett, wenn am Zentraldorn des Staplers zwei vollständige Darmwandringe vorhanden sind.

Die Kolotomie am Querkolon wird nach Kontrolle der Anastomose auf Bluttrockenheit mit Allisklemmen gefaßt und mit einem linearen Stapler verschlossen.

Der Verschluß der Mesokolonlücke erfolgt in der zuvor dargestellten Weise, ebenso der schichtweise Wundverschluß und der Verband.

Alternativ ist eine End-zu-End-Anastomosierung (s. 2.12.8: Sigmaresektion) „durch die Klammernahtreihe" am Colon transversum möglich.

Bei der End-zu-Seit-Ileotransversostomie wird mit dem Führungsdorn des CEEA- oder ILS-Staplers vom Kolonlumen aus antimesenterial perforiert und das Instrument anschließend mit der Andruckplatte im Ileum konnektiert. Nach Entfernung des Nahtgerätes wird das offene Kolonlumen mit einem TA-30 oder 55 verschlossen.

2.12.5
Transversumresektion

Fast nur bei Kolonkarzinomen, Enteritis regionalis im Transversumbereich.

Resektion des Colon transversum zumeist mit dem bedeckenden Netz und Passagenrekonstruktion durch End-zu-End-Kolo-Kolostomie (Abb. 2.78).

Rückenlage, leicht überstreckt, neutrale Elektrode an einem Oberschenkel.

Siehe Hemikolektomie rechts.

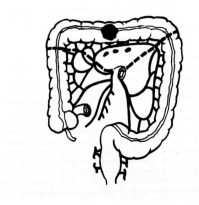

Abb. 2.78. Transversumresektion: Tumorlokalisation im Transversum und die resultierenden Resektionsgrenzen. (Aus Heberer et al. 1993)

Operation

Über eine querverlaufende Oberbauchlaparotomie erfolgt die Exploration des Abdomens und die Suche nach Metastasen bzw. Sekundärtumoren.

Nach dem Einsetzen des Rahmens können die Resektionsgrenzen festgelegt werden, die möglichst lateral der rechten und der linken Flexur liegen sollten. Dazu müssen beide Flexuren mobilisiert werden; rechts wird dafür u. a. das Lig. hepatocolicum und links das Lig. phrenicocolicum durchtrennt.

Das Lig. gastrocolicum wird zwischen Ligaturen so durchtrennt, daß die A. und V. gastroepiploica unverletzt bleiben. Bei ausgedehnten Befunden wird jedoch die Mitnahme erforderlich.

Das große Netz wird von der großen Kurvatur des Magens abpräpariert, der Abgang der A. colica media dargestellt und doppelt unterbunden, ebenfalls die entsprechenden Venen und Lymphgefäße.

Um eine Kotkontamination der Bauchhöhle während der Resektion zu vermeiden, wird der zu resezierende Teil des Kolons mit feuchten Bauchtüchern umlegt.

Der verbleibende Darmteil wird mit weichen Darmklemmen abgeklemmt, das Resektat wird mit scharfen Klemmen verschlossen. Zwischen diesen Klemmen wird der Darm mit einem Skalpell durchtrennt und das Resektat entfällt. Das Lumen wird mit einem trockenen Tupfer oder mit Desinfektionsmittel (z. B. Betaisodona) gereinigt.

Die Anastomose muß spannungsfrei möglich sein, ggf. müssen das Colon ascendens und das Colon descendens noch weiter mobilisiert werden.

Die Naht erfolgt in gleicher Weise, wie bei der Hemikolektomie rechts dargestellt.

Nach der Wiederherstellung der Passage wird die Mesokolonlücke verschlossen.

Die Einlage eines Drains ist nicht obligat.

Nach der Zählkontrolle und der Dokumentation der Vollzähligkeit der Bauchtücher und der Instrumente kann der schichtweise Wundverschluß und der Verband erfolgen.

2.12.6
Transversumresektion mit Stapleranwendung

Zusätzliches Instrumentarium: linearer Stapler und intraluminaler, zirkulärer Anastomosenstapler, Tabaksbeutelklemmen, Bougies, Allisklemmen.

Operation

Sie erfolgt in gleicher Weise, wie bei der Hemikolektomie rechts dargestellt, als End-zu-End-Anastomose:

Nach dem Festlegen der Resektionsgrenzen werden an das Resektat scharfe Klemmen gelegt, an die beiden verbleibenden Enden je eine Tabaksbeutelklemme, durch die die Tabaksbeutelnähte gelegt werden.

Nach der Durchtrennung des Darms mit dem Skalpell wird über eine gesonderte querverlaufende Kolotomie ein zirkulärer Stapler eingeführt und mit der gelegten Tabaksbeutelnaht fixiert, die Gegendruckplatte wird in das andere offene Darmlumen eingeführt und ebenfalls mit der Naht verknotet.

Nach dem Auslösen des Instruments ist die zirkuläre Anastomose fertig, der Stapler wird unter rotierenden Bewegungen aus dem Darm entfernt und die Schleimhautringe auf Vollständigkeit kontrolliert.

Die Kolotomie kann nach erfolgter Blutstillung mit einem linearen Verschlußstapler quer geklammert werden.

2.12.7
Hemikolektomie links

Indikation

Karzinomlokalisation von der linken Flexur bis zum Colon descendens.

Prinzip

Resektion der linken Flexur und des Colon descendens (Abb. 2.79). Die Kontinuität des Darmes wird durch eine End-zu-End-Transversorektostomie bzw. -sigmoidostomie wiederhergestellt.

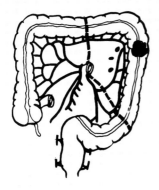 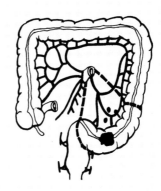

Abb. 2.79. Hemikolektomie links: Tumorlokalisation und Resektionsgrenzen. (Aus Heberer et al. 1993)

Abb. 2.80. Sigmaresektion: Tumorlokalisation und Resektionsgrenzen. (Aus Heberer et al. 1993)

Lagerung

Rückenlage, leicht überstreckt, neutrale Elektrode am linken Oberschenkel.

Instrumentarium

Siehe 2.12.3: Hemikolektomie rechts.

Operation

Operationsschritte:
- Oberbauchlaparotomie, quer.
- Mobilisierung des Colon descendens und des Sigmas.
- Mobilisation der linken Kolonflexur und des linksseitigen Querkolons.
- Zentrale Ligatur der A. und V. mesenterica inferior. Je nach Tumorlokalisation ggf. nur Ligatur der A. colica sinistra und Aa. sigmoideae mit Erhalt der A. rectalis superior.
- Skelettierung und Durchtrennung des tumortragenden Abschnittes.
- Transversorektostomie durch Handnaht oder in Staplertechnik.

2.12.8
Sigmaresektion

Indikation

Sigmakarzinom.

Prinzip

Resektion der Sigmaschleife (Abb. 2.80) mit Rekonstruktion durch End-zu-End-Anastomose zwischen Rektum und Colon descendens.

Lagerung

Steinschnittlage mit abgesenkten Beinen, neutrale Elektrode am linken Oberschenkel.

Instrumentarium

Grund- und Laparotomieinstrumentarium, Golligher- oder Kirschner-Rahmen, Allis- und Duval-Klemmen, Gummizügel, Darmklemmen, evtl. Klammernahtinstrumente und Tabaksbeutelklemmen, evtl. bipolare Schere.

Bei einer Stapleranastomose von anal ist ein separater Instrumentiertisch nötig mit Darmrohr, Blasenspritze, scharfer Klemme, zirkulärem Klammernahtinstrument, evtl. Bougies, Stieltupfern und gefärbter Spüllösung.

Operation

Über eine mediane oder querverlaufende Unterbauchlaparotomie erfolgt die Exploration des Abdomens. Nach dem Einsetzen des Rahmens wird das Dünndarmpaket in feuchte Tücher oder in einen sterilen Intestinalbeutel gelegt und nach oben abgedrängt.

Die Resektionslinien werden festgelegt.

Das Sigma wird angespannt und die peritoneale Umschlagfalte an der seitlichen Bauchwand mit der Schere inzidiert.

Bei unübersichtlichen anatomischen Verhältnissen kann der linke Ureter aufgesucht und ggf. mit einem dünnen Gummizügel angeschlungen werden.

Das Sigma läßt sich stumpf nach medial abschieben. Die A. mesenterica inferior wird unterhalb des Abganges der A. colica sinistra zentral ligiert und durchtrennt.

Das Colon descendens muß nach kranial so weit mobilisiert werden, daß nach der Resektion die Darmenden spannungsfrei anastomosiert werden können.

Die Skelettierung des Mesosigmas erfolgt mit Overholt-Klemmen oder mit einem Einzelclipstapler.

Beidseits werden weiche Darmklemmen angesetzt und das Resektat zwischen scharfen Klemmen verschlossen. Dazwischen wird der Darmabschnitt mit dem Skalpell abgesetzt.

Die Reinigung der Darmlumina erfolgt mit trockenem oder in Desinfektionslösung getränktem Tupfer.

Dann werden die beiden Stümpfe des Colon descendens und des Rektums aneinandergelegt und durch Handnaht End-zu-End miteinander anastomosiert (s. 2.12.3: Hemikolektomie rechts). Auf die Anlage eines passageren Anus paeternaturalis kann in der Regel verzichtet werden.

Nach der Zählkontrolle der Bauchtücher und der Instrumente und der Dokumentation der Vollzähligkeit folgt der schichtweise Wundverschluß und der Verband.

Klammernahtanastomose

Das Sigma wird distal mit einem linearen Stapler oder mit einem linearen Anastomosenstapler verschlossen und durchtrennt.

An dem Colon-descendens-Stumpf wird eine Tabaksbeutelklemme mit der dazugehörenden Naht angelegt, die Gegendruckplatte des zirkulären Klammernahtinstrumentes wird eingeführt und festgeknotet.

Von anal wird zunächst mit Darmrohr und gefärbter Spüllösung die Klammernaht am Rektumstumpf auf Dichtigkeit geprüft. Nach einer Sphinkterdehnung wird der Stapler eingeführt. Dazu kann er vorher mit z. B. Instillagel gleitfähiger gemacht werden.

Der Dorn wird aus dem Klammernahtinstrument herausgedreht und durchstößt den Rektumstumpf mittig dicht an der Klammerreihe. Nach der Adaptation des Magazins zur Gegendruckplatte entsteht mit der Auslösung des Klammervorganges die zirkuläre Anastomose.

Nach Öffnen je nach Gerätetyp mit 3 bzw. 2 halben Umdrehungen wird das Gerät vorsichtig entfernt, die ausgestanzten Anastomosenringe auf Vollständigkeit überprüft.

Zusätzlich wird von anal ein Darmrohr eingeführt und darüber gefärbte Spüllösung in den Darm instilliert. Die Dichtigkeit gilt als gegeben, wenn keine Flüssigkeit über die Anastomose austritt.

Erweiterte Resektionen

Indiziert bei Tumorlokalisationen im Grenzbereich der Lymphabflußgebiete, bei großen Tumoren oder bei Mehrfachtumoren.

Beispiel: Tumorwachstum über die linke Flexur mit Infiltration der Milz und Lymphknotenmetastasierung.

Es besteht die Indikation für eine subtotale Kolektomie mit Lymphknotendissektion und Splenektomie. Anastomosierung als Ileorektostomie.

Kontinenzunterbrechende Koloneingriffe

Kontinenzunterbrechende Operationen haben bei der Behandlung des Dickdarmkarzinoms in den letzten Jahren an Bedeutung verloren.

Indikationen stellen lediglich noch dar:
- ausgedehnte, nichtoperable Tumoren,
- eine Peritonealkarzinose,
- eine Tumorinfiltration in den Schließmuskel oder

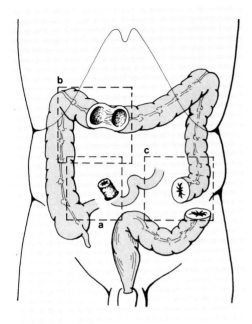

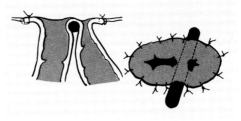

Abb. 2.82. Doppelläufige Kolostomie mit „Reiter". (Aus Heberer et al. 1993)

Abb. 2.81. Optimale Anus-praeter-Positionen. *a* Ileostoma, *b* Transversostoma, *c* Sigmaafter. (Nach Schumpelick et al. 1989; aus Heberer et al. 1993)

- schwerste Komplikationen mit Peritonitis, z. B. nach Tumorperforation oder nach nicht korrigierbaren Anastomosenkomplikationen.

2.12.9
Anus-praeternaturalis-Kolostomie

Anus praeternaturalis (AP) nennt man eine künstlich angelegte Darmöffnung, durch die der gesamte Darminhalt an die Bauchoberfläche entleert wird.

Die Fistel wird immer nach dem Darmanteil benannt, der zur Bauchdecke ausgeleitet wird (Abb. 2.81).

Eine solche Darmausleitung kann doppelläufig oder im Falle der Exstirpation des Rektums und des distalen Kolonanteils als endständiger AP angelegt werden.

Bei Colitis ulcerosa und familiärer Polyposis wird die totale Proktokolektomie damit beendet, daß man das Ende des verbliebenen Ileums in die Haut einnäht. Diese Ableitung wird Ileostoma oder Enterostoma genannt. Im

Unterschied zum Colostoma wird hier die Ausleitung prominent angelegt, indem der Ileumstumpf „umgestülpt" wird.

Doppelläufiger Anus praeternaturalis

Der doppelläufige AP wird als vorübergehender Darmausgang geplant, entweder bei einer Ileusoperation oder nach einer Darmresektion zur Schonung der Anastomose (Abb. 2.82).

Bei einer primär nicht sanierbaren Ileusursache im Bereich des Sigmas sollte der AP, wenn möglich, an der rechten Flexur angelegt werden, um bei der später vorgesehenen Resektion für eine spannungsfreie Anastomose die linke Flexur mobilisieren zu können.

Ein dauerhafter AP kann auch im Bereich des Sigmas angelegt werden.

Doppelläufiger Anus praeternaturalis nach Maydl

Indikation

Als Notfalleingriff bei einem stenosierenden Karzinom mit Ileuserscheinungen oder zur Schonung einer frischen Darmanastomose.

Prinzip

Durch eine Inzision neben der Laparotomiewunde wird eine mobilisierte Dickdarmschlinge hervorgezogen, über einen „Reiter" gelegt, fixiert und erst eröffnet, wenn die Laparotomiewunde verschlossen ist.

Lagerung

Rückenlage, neutrale Elektrode an einem Oberschenkel.

Instrumentarium

Grund- und Laparotomieinstrumentarium, Gummizügel, gebogene Kornzange, Reiter (aus Glas, Metall oder Gummi).

Operation

Zur Anlage des AP wird meist eine mediane Laparotomie vorgenommen. Der Anus wird durch eine zweite sparsame, zirkuläre, höchstens zweimarkstückgroße Inzision, z. B. im rechten Oberbauch, ausgeleitet. Eine Ausleitung über eine einzige Laparotomiewunde ist komplikationsbehaftet.

Um den Kolonabschnitt ohne Spannung vor die Bauchdecke lagern zu können, wird der Mesokolonansatz in einem gefäßfreien Areal mit einem Overholt gespalten, um den Darm mit einer gebogenen Kornzange durch einen Gummizügel anzuschlingen.

Anschließend wird der Darmabschnitt mit 2–3 seromuskulären Spornungsnähten zwischen zu- und abführendem Schenkel im Bereich der Tänie zur „Doppelflinte" ausgebildet.

Dann kann die Schlinge mittels des Zügels durch die gesonderte Inzision der Bauchdecke vorverlagert werden. Der Zügel liegt auf der Faszie und dient später als Reiter. Es gibt jedoch auch spezielle Glas- oder Metallstäbchen als Reiter.

Es kann eine sog. „Reiternaht" ausgeführt werden; sie faßt die Rektusscheide in Form einer U-Naht zwischen der vorverlagerten Darmschlinge (Abb. 2.83), so daß der Darm auch nach dem Abschluß der Operation nicht wieder in die Bauchhöhle zurückgleiten kann. Gleichzeitig wird der zuführende von dem abführenden Schenkel getrennt.

Der AP kann mit Einzelknopfnähten der Serosa am Peritoneum fixiert werden.

Die Laparotomiewunde wird verschlossen.

Der Reiter kann mit einer Naht an der Haut festgenäht werden. Bei den neueren industriell gefertigten Reitern mit Steckverbindung ist diese Naht überflüssig.

Die Eröffnung des Kunstafters erfolgt nach Verschluß und Abdeckung der Laparotomiewunde mit einer Klebefolie.

Häufig wird der gesporte AP lediglich mit Hilfe des epifaszial gelegenen Gummizügels und mit mukokutanen Nähten fixiert, alle weiteren Nähte erscheinen verzichtbar.

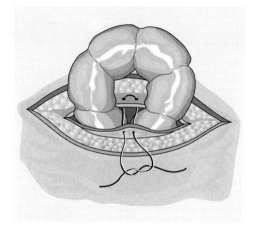

Abb. 2.83. „Reiternaht": U-Naht der Rektusscheide

Zurückverlagerung

Ist der Anus praeter nicht mehr erforderlich, kann er zurückverlagert werden. Voraussetzung ist, daß die Darmpassage bis zur Analöffnung frei ist.

Operation

Die Haut wird um den AP spindelförmig (wetzsteinförmig) umschnitten.

Mit mehreren Einzelknopfnähten werden die beiden Seiten der Hautumschneidung miteinander vereinigt. Dadurch wird eine Verunreinigung durch den austretenden Darminhalt vermieden.

Die Verwachsungen zwischen den beiden Darmschenkeln und den Bauchwandschichten werden teils stumpf, teils scharf gelöst.

Zwei weiche Darmklemmen werden an die zu- und abführende Schlinge gesetzt, die Haut und das Narbengewebe aus der Umgebung des Anus praeters werden bis zum Serosarand abgetragen.

Der Darmverschluß erfolgt quer mit Einzelknopfnähten, die Knoten liegen im Lumen. Eine zweite, seromuskuläre Nahtreihe beendet den Verschluß.

Bei Bedarf wird eine Drainage in die Nähe des ehemaligen künstlichen Anus gelegt. Sollte die Darmschlinge im Verschlußbereich stenosiert sein, ist es besser, ein kurzes Stück zu resezieren und eine End-zu-End-Anastomose zu erstellen, als die Stenose zu belassen. – Schichtweiser Wundverschluß, Verband.

Endständiger Anus praeternaturalis
(terminaler AP)

Wird eine Rektumamputation vorgenommen oder kann eine Anastomose zwischen dem proximalen und dem distalen Darmabschnitt nach einer Resektion nicht hergestellt werden, muß das Sigma den endständigen AP bilden und nach außen abgeleitet werden (Abb. 2.84).

Der verschlossene Darm wird durch eine Inzision der Bauchdecke seitlich der Laparotomie ausgeleitet. Ist die Operation geplant, sollte diese Stelle am stehenden Patienten vorher eingezeichnet werden, um eine optimale postoperative Stomapflege zu gewährleisten.

Die Haut wird im Ausleitungsgebiet rundlich so großflächig excidiert, daß eine Stenose des AP nicht wahrscheinlich ist. Mit einer stumpfen Klemme, z. B. einer Kornzange, wird nach der Faszieninzision eine Bauchdeckenlücke geschaffen. Die durchgezogene Darmschlinge wird durch mehrere Einzelknopfnähte am parietalen Peritoneum fixiert.

Die Lücke zwischen Mesosigma und Peritoneum muß geschlossen werden, um eine innere Hernie zu verhindern.

Verschluß der Laparotomiewunde in üblicher Art und Weise.

Eröffnen des Darms und Vernähen der Sigmaschleimhaut mit der Haut durch Einzelknopfnähte. Dabei wird die Darmwand geringfügig ausgestülpt.

Versorgung mit einem Kolostomabeutel.

Operation nach Hartmann

Prinzip:
- Resektion des tumortragenden Abschnittes,
- Blindverschluß des Rektumstumpfs,
- endständige Ausleitung des Sigmas als Stoma im linken Unterbauch.
- Es besteht die Möglichkeit einer Reanastomose zur Wiederherstellung der Darmpassage.

Palliative Umgehungsanastomosen

Im allgemeinen sollte jeder resektionsfähige Tumor mit palliativer Zielsetzung entfernt werden, um zumindest zeitlich begrenzt eine bessere Lebensqualität zu erreichen.

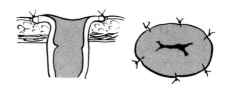

Abb. 2.84. Endständige Kolostomie. (Aus Heberer et al. 1993)

Bei nichtresektablen Tumoren, z. B. im Zökum oder Colon ascendens oder bei Dünndarmmetastasen, sind Umgehungsanastomosen indiziert.

Dabei wird durch eine Seit-zu-Seit-Anastomosierung des Ileums vor der Stenose mit dem Dickdarmabschnitt hinter der Stenose (z. B. Quercolon) die Darmpassage an dem Tumor vorbeigeleitet.

2.12.10
Rektumresektion/-amputation

Karzinomlokalisation

Am Rektum werden ein oberes, ein mittleres und ein unteres Drittel unterschieden. Etwa 42% der Dickdarmkarzinome sind im Rektum lokalisiert. Arteriell wird das Rektum im oberen Drittel über die A. rectalis superior (entspringt aus der A. mesenterica inferior), im mittleren und unteren Drittel über die paarigen Aa. rectales mediae und Aa. rectales inferiores (entspringen aus der A. iliaca interna) versorgt (s. Abb. 2.75).

Der venöse Abfluß erfolgt über die V. rectalis superior in die V. portae und über die V. rectalis media und inferior zur V. cava inferior.

Tumoren der oberen $^2/_3$ des Rektums können meist kontinenzerhaltend operiert werden. Ein Sicherheitsabstand von mindestens 1–2 cm unterhalb des unteren Tumorrandes wird als ausreichend angesehen.

Mit der Einführung der Klammernahttechnik bei der Chirurgie des Rektumkarzinoms verdrängten sphinktererhaltende Rektumresektionen mit Anastomosierung im kleinen Becken zunehmend die abdominosakrale Rektumamputation. Mit dieser Technik sind

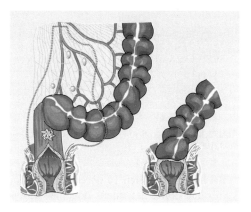

Abb. 2.85. Rektumresektion: Tumorlokalisation und Resektionsgrenzen. (Aus Heberer et al. 1993)

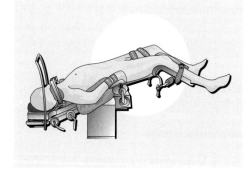

Abb. 2.86. Perineallagerung für den abdominalen Teil der Operation

Anastomosen bis ca. 2 cm oberhalb der Anokutanlinie möglich.

Kontinenzerhaltende anteriore Rektumresektion

Indikation

Tumorbefall im Übergang vom Rektum zum Sigma.

Prinzip

Resektion des tumorbefallenen Gebietes (Abb. 2.85) und End-zu-End-Sigmoidorectostomie, entweder per Handanastomose oder unter Zuhilfenahme eines zirkulären Staplers, der von anal eingebracht wird.

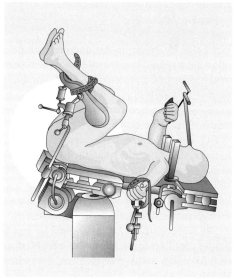

Abb. 2.87. Lagerung für die anale Stapleranastomose

Lagerung

Perineallage, d. h. abgewandelte Steinschnittlage (Abb. 2.86 und 2.87), neutrale Elektrode an einem Oberschenkel.

Instrumentarium

Grund- und Laparotomieinstrumentarium, extralange Präparationsinstrumente, Golligher- oder Kirschner-Rahmen, Gummizügel, abgewinkelte Darmklemmen, z. B. nach Götze, weiche Darmklemmen.

Bei Stapleranwendung: Tabaksbeutelklemmen, Bougies, Allisklemmen und ein Zusatztisch mit dem zirkulären Klammernahtinstrument, Darmrohr, Gleitgel, gefärbter Spüllösung und Stieltupfer.

Operation

Der Operateur steht meist an der linken Seite des Patienten.

Der Zugang über die untere mediane Laparotomie ermöglicht eine ausgedehnte Exploration mit Inspektion der Leber, der Milz und des kleinen Beckens.

Die Resektionslinien werden festgelegt und ggf. mit Haltefäden markiert.

Das Sigma wird von der seitlichen Bauchwand gelöst, der linke Ureter dargestellt und bei Bedarf angeschlungen.

Das Mesenterium wird entlang der Resektionslinien mit Overholt und Ligaturen durchtrennt, die A. und V. mesenterica inferior an ihren Abgängen ligiert.

Die Mobilisation des Colon descendens wird erreicht durch die Overholt-Dissektion der Bänder, die die linke Flexur halten.

Das Beckenbodenperitoneum um den Darm herum wird mit der Schere inzidiert.

Die Auslösung des Rektums im Becken erfolgt im Spaltraum der Grenzlamelle, ventral begrenzt durch die Samenblasen bzw. die Vaginalhinterwand, dorsal begrenzt durch die Kreuzbeinhöhle. Auf diese Weise, entfällt mit dem Resektat der gesamte mesorektale Fettkörper, der mögliche Lymphknotenmetastasen enthält.

Seitlich werden die Paraproktien mit den Gefäßen unter Schonung der Harnleiter durchtrennt. Das Rektum wird mit einer weichen Darmklemme im verbleibenden Teil und mit einer abgewinkelten Klemme z. B. nach Satinsky im abfallenden Teil gequetscht und dazwischen mit dem Skalpell durchtrennt.

Der gleiche Vorgang wird am Sigma wiederholt.

Bei der Anwendung von Klammernahtinstrumenten wird am Rektumstumpf ein lineares Klammernahtinstrument und am Sigmastumpf eine Tabaksbeutelklemme angesetzt.

Die Anastomose erfolgt entweder von Hand oder maschinell.

Tiefe Rektosigmoidostomie von Hand

Um ein Abrutschen des Rektumstumpfes zu verhindern, sollten mehrere Haltefäden oder Allisklemmen angelegt werden.

Die beiden Darmstümpfe werden spannungsfrei einander genäht. Die Anastomose beginnt mit vorgelegten seromuskulären Hinterwandnähten, wobei am Sigma die Serosa, am Rektum bei fehlender Serosa die Muskelwand gefaßt werden.

Danach werden die gelegten Hinterwandnähte geknüpft. Die Vorderwand wird allschichtig genäht, die Knoten ins Lumen versenkt.

Tiefe Kolorektalanastomose mittels eines zirkulären Anastomosenstaplers

Nach Freipräparation des Rektum wird unterhalb des Tumors mit einem linearen Stapler abgesetzt. Nach Sphinkterdehnung und Überprüfung der Dichtigkeit der Klammernahtreihe am Rektumstumpf wird der zirkuläre Stapler vor dem Einführen mit einem sterilen Gleitgel benetzt und über den Analkanal eingeführt. Der Rektumstumpf wird mit dem Dorn des Klammernahtinstruments mittig perforiert.

Die zirkuläre Anastomose wird mit einem möglichst großen Magazin geklammert, nachdem die Gegendruckplatte in den oralen Kolonschenkel eingeknüpft und in das Nahtmagazin eingerastet ist.

Bei exakter Ausführung kommen dadurch 2 zirkuläre, konzentrische Klammerreihen zustande, während ein zirkuläres Messer geringeren Durchmessers das von den Klammern zusammengedrückte invertierte Gewebe im Kolon und Rektum durchschneidet.

Nach behutsamer Entfernung des Staplers werden die Darmwandringe auf Vollständigkeit überprüft. Danach wird durch Auffüllen mit einer gefärbten Spülflüssigkeit über ein Darmrohr die Anastomosendichte zusätzlich überprüft. Eventuell vorhandene Anastomosendefekte müssen sorgfältig übernäht werden, im Zweifelsfall muß die Anastomose reseziert und neu angelegt werden.

Als letzter Schritt der Operation kann eine Extraperitonealisierung der Anastomose erfolgen. Das in umgekehrter U-Form eröffnete Peritoneum des Beckenbodens wird so rekonstruiert, daß die Wundränder vorn zusammengenäht und hinten zirkulär an das Sigma angeheftet werden. So wird die Anastomose außerhalb des Peritoneums verlagert. Wenn das gut mobilisierte Colon descendens locker in das kleine Becken fällt, wird der gleiche Effekt erzielt.

Eine Drainage kann neben dem Darm durch das Peritoneum des Beckenbodens geführt werden, bei unkompliziert verlaufener Operation ist dies aber nicht erforderlich.

Nach der obligaten Zählkontrolle und Dokumentation der Vollzähligkeit der Bauchtücher und der Instrumente beginnt der schichtweise Wundverschluß. Die Operation endet mit der Versorgung der Drainage und dem Verband.

Abdominoperineale Rektumamputation

Indikation

Rektumkarzinom, sehr nah am Anus, ohne die Möglichkeit, den Sphinkterapparat erhalten zu können.

Prinzip

Totale Entfernung des distalen Sigmas, Rektums und des Anus mit systematischer Entfernung des Lymphabflußgebietes en bloc. Endständige Ausleitung des Restsigmas als Anus praeternaturalis. Die Operation kann nahezu gleichzeitig von abdominal und sakral mit 2 Operationsteams durchgeführt werden.

Lagerung

Steinschnitt-, Trendelenburg-Lagerung, Dispersionselektrode an einem Oberschenkel.

Operation

Instrumentarium

- Abdominal: Grund- und Laparotomie-instrumente, lange Präparationsinstrumente, lange Haken, Kirschner-Rahmen, Götze-Klemmen, Duval-Klemmen, weiche Darmklemmen, Gummizügel, bei Bedarf linearer Verschlußstapler und Einzelclipstapler, bei Bedarf bipolare Schere.
- Sakral: Grundinstrumentarium mit Diathermie, Allisklemmen.

Wenn mit 2 Teams gearbeitet wird, müssen die Instrumente und Bauchtücher für den sakralen Eingriff streng separat gehalten und getrennt von denen des abdominalen Eingriffs gezählt werden.

Zur Vorbereitung der Operation wird ein Dauerkatheter gelegt, bei weiblichen Patientinnen kann die Scheide austamponiert werden, um so eine Präparationshilfe zu bieten.

Die Analöffnung wird mit einer dicken Naht verschlossen.

Die Position des vorgesehenen Anus praeter wurde am stehenden Patienten präoperativ eingezeichnet.

Abdominale Phase
Der Operateur steht auf der linken Seite des Patienten, der erste Assistent ihm gegenüber, der zweite zwischen den Beinen des Patienten. Die instrumentierende Pflegekraft steht am günstigsten links neben dem Operateur, den Instrumentiertisch über ein Bein des Patienten geschoben.

Als Zugang kommt die untere mediane Laparotomie, von der Symphyse bis zum Nabel, zur Anwendung. Bei Bedarf läßt sich der Schnitt verlängern.

Der erkrankte Mastdarmabschnitt und die benachbarten Organe werden nach harten, tumorinfiltrierten Lymphknoten abgetastet.

Die Präparation des Rektums und des Sigmas ähnelt der für die anteriore Rektumresektion. Zuerst wird mit der Schere das Sigma aus der Adhä-sion zum linken Retroperitoneum gelöst, und nach rechts gezogen.

Das proximale Sigma wird mit einem linearen Verschlußstapler geklammert und vom Resektat abgesetzt. Der gleiche Arbeitsschritt kann mit z. B. einem linearen Anastomosenstapler durchgeführt werden. Es sollte keine zu lange Sigmaschlinge belassen werden, damit später kein Siphon besteht oder ein Prolaps des Sigmakunstafters auftritt. Der Rektum- wie auch der Sigmastumpf werden desinfiziert und können mit einem Gummihandschuh bedeckt werden, um eine Kontamination der Bauchhöhle zu vermeiden.

Retroperitoneal wird der linke Ureter dargestellt und ggf. mit einem dünnen Gummizügel angeschlungen.

Nach Inzidieren des Beckenbodenperitoneums erfolgt die Mobilisierung des Rektums durch dorsales stumpfes Eingehen in die Sakralhöhle in Höhe des Promontoriums. Die **A. sacralis media** sollte ligiert werden, ggf. wird die A. mesenterica inferior dargestellt und doppelt ligiert. Nach der Freipräparation der Rektumvorderseite werden seitlich die Paraproktien stumpf aufgeladen und zwischen Overholt-Klemmen und Ligaturen durchtrennt.

Das zirkuläre Auslösen des Rektums wird soweit wie möglich bis zur Levatormuskulatur von abdominal her durchgeführt.

Perineale Phase

Wenn nur ein Team zur Verfügung steht, beginnt diese Phase nach ausgiebiger Mobilisation des Rektums von oben. Andernfalls beginnt das zweite Team mit der perinealen Phase, wenn das erste Team mit der abdominalen Rektumauslösung anfängt.

Der After wird spindelförmig mit dem Skalpell oder dem Diathermiemesser umschnitten, und mit Schere und Pinzette zirkulär freipräpariert.

Es folgt die zylinderförmige Auslösung des Rektums mitsamt der Schließmuskulatur aus dem ischiorektalen Fettgewebe.

Anschließend wird das Lig. anoccocygeum dorsal und die Levatorenmuskulatur seitlich durchtrennt.

Nach Hervorluxieren des blind verschlossenen Rektumstumpfes aus der Sakralwunde heraus können die verbliebenen Gewebebrücken zur Prostata bzw. Scheidenrückfläche durchtrennt werden.

Sakral wird die Blutstillung vervollständigt und die Sakralwunde primär mit einer fortlaufenden Hautnaht verschlossen; alternativ gibt es die Möglichkeit, sie offen zugranulieren zu lassen. Hierzu wird ein Folienbeutel mit Streifentamponaden eingelegt.

Nach einem Handschuh- und Instrumentenwechsel kann die abdominale Versorgung fortgesetzt werden. Stand ein zweites Team zur Verfügung, kann der abdominale Operateur bei Bedarf während des Sakralwundenverschlusses eine Netzplombe herstellen. Dazu wird das Omentum majus vom Querkolon abgelöst und soweit freipräpariert, daß es gestielt nur noch an den linken gastroepiploischen Gefäßen hängt. So wird es dann in die Sakralhöhle gezogen, die es wie eine Plombe ausfüllt.

Nach der Zählkontrolle der Tücher und Instrumente und der Dokumentation der Vollzähligkeit wird das Beckenbodenperitoneum durch Naht oder Einnähen eines resorbierbaren Netzes (z. B. Vicryl) verschlossen. Dies verhindert das Hineinrutschen von Dünndarmschlingen in die Sakralhöhle und gilt als Schutz bei evtl. erforderlicher Bestrahlung.

Das Dünndarmpaket wird im Sinne von Noble angeordnet. Die beiden lateralen Peritonealränder von der Harnblase bis zur Wurzel des verbliebenen Mesosigmaanteils können fortlaufend vernäht werden.

An der angezeichneten Ausleitungsstelle des Anus praeter wird eine Bauchdeckenlücke geschaffen, durch die der geklammerte Sigmaschenkel gezogen wird.

Eine seitliche Schnürnaht zwischen Sigma und parietalem Peritoneum der Bauchwand verhindert ein Durchrutschen der Dünndarmschlingen.

Nach Entscheidung des Operateurs wird in den Douglas-Raum eine dicke Drainage gelegt. Die Laparotomiewunde wird verschlossen, wenn die Bauchtücher und Instrumente gezählt und ihre Vollzähligkeit dokumentiert wurden.

Nach dem Laparotomieverschluß wird die Hautnaht abgedeckt und der blindverschlossene Sigmaschenkel zirkulär wenige Millimeter über dem Hautniveau abgetrennt. Die Darmwand wird leicht ausgestülpt, an der Haut fixiert und mit einem Kolostomabeutel versorgt.

Nachbehandlung

Bei wandüberschreitend gewachsenen Rektumkarzinomen oder bei Vorliegen von Lymphknotenmetastasen wird eine kombinierte Radiochemotherapie postoperativ empfohlen. Eine weitere ambulante Nachsorge ist erforderlich.

Komplikationen

Beim Kolon-Rektum-Karzinom
- Anastomoseninsuffizienz: Die Rate der Nahtinsuffizienzen mit notwendiger Rela-

parotomie ist im allgemeinen gering. Die Insuffizienzen treten häufiger bei sehr tiefen Anastomosen auf.
- Wundinfektion: Die Wundinfektrate konnte von 50–60% früher auf ca. 10% unter Durchführung einer perioperativen Antibiotikaprophylaxe und der Darmlavage gesenkt werden.
- Letalität: Die Letalität ist abhängig von den Begleiterkrankungen und der Tumorausdehnung.

2.12.11
Vorgehen bei Analkarzinom

Das Analkarzinom ist selten und macht nur etwa 1–2% der kolorektalen Karzinome aus.

Zu unterscheiden sind:
● das Analrandkarzinom,
● das Analkanalkarzinom.

Das Analkarzinom erscheint als flacher, derber, oft zentral ulzerierter Tumor.

Meist liegt histologisch ein Plattenepithelkarzinom vor (90%).

In Übereinstimmung mit der regionalen Lymphdrainage finden sich 3 Metastasierungswege:

● proximal gelegene Analkarzinome metastasieren
   – in die Mesenteriallymphknoten und
   – in die Beckenlymphknoten.
● Tumoren distal der Linea dentata metastasieren vorrangig
   – in die oberflächlichen inguinalen Lymphknoten.

Das Behandlungskonzept hat sich zugunsten einer Kontinenzerhaltung in den letzten Jahren erheblich verändert.

Nach Probeentnahme und histologischer Sicherung erfolgt zunächst eine kombinierte Radiochemotherapie. Nach einem Intervall von 6–8 Wochen wird eine Nachexzision im Bereich des Tumorbettes vorgenommen. In $^4/_5$ der Fälle ist der Tumor komplett eliminiert. Bei nur $^1/_5$ der Patienten ist dann noch Resttumor nachweisbar. Bei großem Resttumor oder einer Sphinkterinfiltration ist erst dann eine adominoperineale Resektion (s. oben) erforderlich.

2.12.12
Divertikel und ihre Behandlung

> Das Divertikel ist die häufigste erworbene Fehlbildung des Dickdarmes. Es handelt sich dabei um Ausstülpungen der Darmschleimhaut durch Lücken in der Muskelschicht. Da die Wandung nicht aus allen Schichten des Dickdarms besteht, bezeichnet man sie auch als Pseudodivertikel.

Divertikulose

Eine Divertikulose zu haben, besagt lediglich das Vorhandensein von Divertikeln, deren Häufigkeit mit dem Alter zunimmt. 40% der über 60jährigen und 50% der über 70jährigen Menschen weisen eine Divertikulose auf, jedoch bedarf nur jeder 10. davon ärztlicher Hilfe.

Divertikulitis

Diesem Krankheitsbild liegen entzündliche Veränderungen der Divertikel zugrunde. Die Entzündung ist zunächst in unmittelbarer Nähe der Divertikel lokalisiert (Peridivertikulitis), bei einem Fortschreiten der Erkrankung auf angrenzende Organe liegt eine Perikolitis vor. Hier können sich Abszesse bilden, es kann zu freien Perforationen mit Peritonitis kommen, ebenso können sich narbige Folgezustände mit Stenose und Fistelbildung entwickeln. Auch Divertikelblutungen können auftreten.

Pathogenese der Divertikulitis

In den Divertikeln, die sich im Bereich der Gefäß-Muskel-Lücken der Dickdarmwand ausbilden, entwickeln sich sog. Kotsteine. Durch Drucknekrosen der Schleimhaut beginnt der Entzündungsprozeß, aus Mikroperforationen entwickeln sich peridivertikulitische Entzündungsinfiltrate.

Komplikationen

● Gedeckte Perforation, Abszeß,
● freie Perforation mit Peritonitis,
● Stenose bei chronischer Divertikulitis,
● Blutung,
● Blasenfistel mit Abgang von Darmgas und Stuhlpartikeln im Urin und andere Fisteln.

Lokalisation

In 50% aller Fälle ist das Sigma isoliert befallen und in 90% der Erkrankungen beteiligt.

Anamnese

Patienten mit einer Divertikulitis kommen erst bei Schmerzen oder Entzündungszeichen in chirurgische Behandlung. Wichtig ist dann die Frage, ob schon früher ähnliche Beschwerden bestanden haben.

Befund: Typisch sind folgende Symptome:
Die Sigmadivertikulitis zeigt das Bild einer sog. „Linksappendizitis":

- Übelkeit und Erbrechen,
- umschriebene Druckschmerzhaftigkeit und lokale Abwehrspannung im linken Unterbauch,
- Sigma als walzenförmige Geschwulst tastbar,
- rektale Untersuchung schmerzhaft,
- Fieber, Leukozytose.

Diagnostik

- Abdomenleeraufnahme (Ausschluß freie Luft!),
- Sonografie,
- retrograde Gastrografin-Darstellung des Kolons, gegebenenfalls in Kombination mit einer Computertomografie,
- Koloskopie,
- evtl. Zystoskopie, Fisteldarstellung.

Divertikelblutung

Diese Blutungen sind oft massiv und zum Schock führend, v. a. bei älteren Patienten mit Bluthochdruck. Die Blutungsquelle ist selten durch eine selektive Angiographie darstellbar und dann in der Regel im Colon ascendens und in der linken Flexur zu finden.

Therapie

Konservative Behandlung
Die konservative Behandlung ist angezeigt bei dem 1. Schub einer einfachen Divertikulitis sowie bei einer passageren Blutung.

Operationsindikationen
- Elektive Frühresektion
  - bei Beginn im jugendlichen Alter,
  - bei einem schweren Erstanfall,
  - bei häufig heftigen Attacken mit peritonitischen Zeichen,
  - bei einem großen Divertikelkonglomerattumor,
  - bei gehäuften Fieberschüben,
  - bei rezidivierenden Blutungen.
- Absolute OP-Indikation:
  - Perforation mit und ohne Peritonitis,
  - Ileus,
  - massive Blutung.
- Operationen mit aufgeschobener Dringlichkeit:
  - lokale Abszedierung,
  - inkompletter Ileus,
  - Fistelung,
  - rezidivierende Blutung.

Operative Therapie
Das wichtigste Prinzip ist die Beseitigung des septischen Herdes. Eine Resektion des sichtbar und tastbar veränderten Sigmaabschnitts sollte über mindestens 20 cm erfolgen. Dabei sollte die obere Resektionsgrenze ca. 10 cm oberhalb des Entzündungsherdes liegen.

Das Vorhandensein von weiter proximal gelegenen Divertikeln bei sonst unauffälliger Kolonbeschaffenheit ist bedeutungslos.

Die primäre Kontinenzresektion mit einer Descendorektostomie ist das Verfahren der Wahl (s. Kolonkarzinom S. 112 ff.).

Auch bei der perforierten Kolondivertikulitis wird seit längerer Zeit eine primäre Anastomose angelegt, die nachfolgend im Konzept der Etappenlavagetherapie kontrolliert werden kann (s. Peritonitis, ETL, S. 134 ff.). Der endgültige Bauchdeckenverschluß erfolgt dann bei unauffälliger lokaler Anastomosensituation und beherrschter Peritonitis.

Den Patienten bleibt damit die Anlage eines Anus praeternaturalis erspart, ein Sekundäreingriff ist nicht mehr erforderlich. Nur im Ausnahmefall sollte eine Resektion des Sigmas mit Blindverschluß des Rektumstumpfes und Anlage eines endständigen Sigma-AP erfolgen (s. Hartmann-Technik, S. 121).

Gründe hierfür können ein kritischer Allgemeinzustand des Patienten, die technische Undurchführbarkeit einer Anastomose oder Anastomosenkomplikationen sein.

Eine alleinige Anus-praeter-Anlage ist selten indiziert.

Bei allen kontinenzerhaltenden Notfalloperationen ist die intraoperative Darmspülung erforderlich.

2.12.13
Morbus Crohn

Diese Krankheit wurde nach ihrem Erstbeschreiber benannt.

> Unter einem Morbus Crohn verstehen wir eine Krankheit, die gekennzeichnet ist durch eine chronische, vernarbende Entzündung aller Darmwandschichten.

Vor allem der untere Abschnitt des Dünndarms, aber auch der Dickdarm ist betroffen. Die Entzündung kann ein Darmsegment oder auch mehrere Segmente mit dazwischenliegenden gesunden Abschnitten des gesamten Magen-Darm-Trakts betreffen.

Es können abschnittsweise der untere Dünndarm, der Dickdarm, Mastdarm und Darmausgang entzündlich verändert sein, seltener sind Duodenum, Magen, Ösophagus oder Mund befallen.

Die befallenen Darmanteile neigen durch Vernarbungen und Verdickungen der Darmwand, zu Stenose, Abszeß- oder Fistelbildung.

Bevorzugt sind junge Erwachsene beiderlei Geschlechts betroffen.

Mikroskopisch betrifft die Entzündung alle Anteile der Wand und ist durch eine Granulombildung gekennzeichnet. Ursache und Krankheitsentstehung sind unbekannt. Eine familiäre Häufung wird beschrieben, autoimmunologische Prozesse werden ursächlich vermutet.

Symptome

- Immer wieder auftretende Bauchschmerzen,
- Durchfälle,
- Fieber,
- Gewichtsverlust,
- verminderter Appetit u. v. m.

Der Verlauf der Erkrankung ist chronisch mit unvorhersehbaren spontanen Verschlimmerungen und Remissionen. Auch nach operativer Entfernung befallener Darmteile sind Rückfälle häufig (40%).

Diagnostik

Die Diagnostik erfordert einen erfahrenen Internisten, der das Spektrum der endoskopischen und radiologischen Untersuchungen des Magen-Darm-Trakts beherrscht.

Karzinomrisiko

Das Karzinomrisiko ist bei Befall des Kolons und des Rektums um ca. das 5fache erhöht. Meist geht ein Verlauf von über 10 Jahren voraus.

Komplikationen

- Fistelbildung,
- Analfissuren,
- Abszesse,
- Blutungen,
- Stenose, Ileus,
- Perforation,
- toxisches Megacolon,
- Karzinom u. v. a.

Therapie

Der Morbus Crohn ist zur Zeit weder mit einer medikamentösen noch mit einer chirurgischen Therapie heilbar. Im Vordergrund steht nach der Sicherung der Diagnose und Kenntnis über die Ausdehnung und Aktivität der Erkrankung die konservative internistische Behandlung.

Eine Operationsindikation ist dann gegeben, wenn Komplikationen zu einem chirurgischen Vorgehen zwingen.

Operative Therapie

- Angestrebt wird immer die Resektion des befallenen Darmabschnittes (keine palliative Bypassoperation). Die Resektion soll sparsam erfolgen (Golligher).
- Der Nachweis histologischer Veränderungen im Resektionsrand hat keinen Einfluß auf Komplikations- und Rezidivrate.
- Die Rezidivrate nach chirurgisch kurativer Operation beträgt 40%.
- Eine End-zu-End-Anastomose wird zur Vermeidung eines Blindsackes empfohlen.
- Die Verwendung von resorbierbarem Nahtmaterial ist obligat.
- Die Antibiotikaprophylaxe erfolgt wie bei allen anderen Darmeingriffen.

Operative Eingriffe:

- Sparsame Ileozökalresektion: siehe Technik der Hemikolektomie rechts. Der Unterschied besteht darin, daß nach der Teilresektion des betroffenen Dünn- und Dickdarmes die Anastomosierung als Ileo-Ascendostomie erfolgt.
- Stricturoplastik: Hier handelt es sich um einen minimalen Eingriff bei kurzstreckigen Stenosen des Dünndarms. Der stenosierende Narbenring wird längs gespalten und quer mit Einzelknopfnähten vernäht.

Operative Techniken bei Morbus Crohn des Kolons: Ileosigmoidostomie/Ileorektostomie (s. Kolonkarzinom, Colitis ulcerosa), Proktokolektomie mit Ileostomaanlage.

2.12.14
Colitis ulcerosa

Colitis ulcerosa ist eine Entzündung mit einhergehender Geschwürbildung des Dickdarms.

Die Erkrankung beschränkt sich primär auf die Schleimhaut des Rektums, erfaßt nur in seltenen Fällen, die fulminant verlaufen, tiefere Darmschichten. Die befallene Schleimhaut ist diffus gerötet und zeigt oberflächliche Geschwüre. Typisch ist die von distal nach proximal gerichtete Ausdehnung der Erkrankung, wobei das Rektum immer befallen ist.

Im Gegensatz zum Morbus Crohn bleibt die Colitis ulcerosa immer auf den Dickdarm beschränkt.

Der Haupterkrankungsgipfel liegt zwischen dem 20. und 40. Lebensjahr, die Krankheit kann jedoch zu jedem Zeitpunkt auftreten.

Ursache und Entstehung sind bisher nicht eindeutig bekannt, man vermutet aber auch hier ursächlich autoimmunologische Prozesse. Psychosomatische Faktoren gehören ebenfalls zum Krankheitsbild.

Man spricht von einer „Colitistypischen Persönlichkeitsstruktur", die durch eine starke „Über-Ich-Zensur" und einen schwachen Willen mit abnormer Konfliktverarbeitung gekennzeichnet ist.

Die Colitis ulcerosa verläuft meist schubweise, wobei sich Phasen geringer oder fehlender Beschwerden mit Zeiten erhöhter Entzündungsaktivität abwechseln.

Symptome

Im Vordergrund der Beschwerden stehen blutige und schleimig-eitrige Durchfälle, wobei das Ausmaß vom Grad des Dickdarmbefalls abhängt. Ist das gesamte Kolon betroffen, kann es zu schweren, sehr häufigen Diarrhöen kommen, die mit erheblichem Blutverlust, Fieber, Gewichtsabnahme und Blutarmut einhergehen.

Diagnostik

Siehe Morbus Crohn Kap. 2.12.13.

Karzinomrisiko

Das Karzinomrisiko ist bei Patienten mit einer Colitis ulcerosa etwa 10mal größer als das der Normalbevölkerung. Bei ausgedehntem Kolonbefall zeigt sich nach 10jährigem Krankheitsverlauf eine Karzinomhäufigkeit von 5%, nach 25jährigem Verlauf eine von 50%.

Komplikationen

- Perforation in ca. 2% der Fälle.
- Toxische Kolondilatation in ca. 10% der Fälle, d. h. gefährliche Komplikation mit totaler oder segmentaler Weitstellung des Kolons aufgrund schwerer funktioneller und morphologischer Darmwandschädigung. Innerhalb weniger Stunden kommt es zu schwersten toxischen Erscheinungen mit septischen Temperaturen, Schüttelfrost, Tachykardie, Schläfrigkeit und Verwirrtheitszuständen sowie zum Kreislaufschock.
- Massive Blutung.
- Perianale Abszesse.

Therapie

In der Regel ist eine konservative internistische Therapie erforderlich. Erst bei einer Verschlimmerung der Krankheit unter konservativer Behandlung, beim Auftreten von Komplikationen oder Ausbleiben von Remissionen ist eine chirurgische Therapie in ca. 25–30% der Fälle erforderlich.

Bei langfristiger Erkrankung ist die Operation im Sinne einer Karzinomprophylaxe indiziert.

Operative Technik

Ziel der operativen Therapie ist die Entfernung des erkrankten Dickdarms, um damit das Befinden des Patienten zu verbessern und krankheitsspezifische oder therapiebedingte Komplikationen zu vermeiden.

In den letzten Jahren hat sich auch bei der Colitis ulcerosa die kontinenzerhaltende Operation zunehmend durchgesetzt. Etwa ²/₃ der Patienten können kontinenzerhaltend operiert werden.

Operationsverfahren

- Proktokolektomie mit endständiger Ileostomie:
  Indiziert ist dieses Operationsverfahren bei schweren entzündlichen Veränderungen auch im distalen Rektum, also dem potentiellen Anastomosenbereich.
- Proktokolektomie mit ileorektaler Anastomose, also kontinenzerhaltend:
  Hierbei verbleiben ca. 5 cm des distalen Rektums. Regelmäßige Kontrollen und Rektumbiopsien sind erforderlich. Durchführbar ist dieses Verfahren nur bei Patienten mit geringen Entzündungszeichen im distalen Rektum.
  Nach der Resektion des Kolons erfolgt eine terminale Anastomose zwischen Ileum und Rektum (Technik s. tiefe anteriore Rektumresektion S. 122 ff.).
- Subtotale Kolektomie mit Proktomukosektomie und ileoanalem Pouch, also kontinenzerhaltend:
  Dieser Eingriff sollte nicht im Notfall erfolgen.

Operationsschritte:
- Subtotale Kolektomie,
- Skelettierung des Dünndarms (Abb. 2.88),
- Konstruktion des J-Reservoirs (Abb. 2.89 und 2.90).

2.12.15
Dickdarmileus

> Unter Ileus (Darmverschluß) verstehen wir eine inkomplette oder komplette Störung der Darmpassage, die durch eine Verengung oder Verlegung (= mechanischer Ileus) der Darmlichtung oder durch eine Lähmung des Darms (= paralytischer Ileus) verursacht wird.

Pathophysiologie des Ileus

Darmparalyse und schwerste allgemeine Krankheitssymptome führen bei Überforderung der körpereigenen Regulations- und Abwehrmechanismen zur Ileuskrankheit.

Ursachen

- Karzinom des Dickdarms (häufigste Ursache),
- Divertikulitis,
- Volvulus.

Besonderheiten

Der Dickdarmileus tritt meist bei älteren Menschen auf. Er entwickelt sich im Gegensatz zum Dünndarmileus langsamer.

Das Behandlungsziel besteht in der Beseitigung des mechanischen Hindernisses und der Behandlung des auslösenden Grundleidens, meist durch eine Tumorresektion.

Anamnese

Siehe Kolonkarzinom (S. 112 ff.).

Lokalisationsdiagnostik

- Röntgen-Abdomenübersicht,
- retrograde Kolondarstellung mit wasserlöslichem Kontrastmittel,
- Endoskopie.

Therapie

Besonderheiten der operativen Therapie
Patienten mit einem Dickdarmileus weisen eine hohe Krankenhausletalität auf, Ursachen sind v. a. das Alter, die Ileuserkrankung und die notfallmäßige Operation.

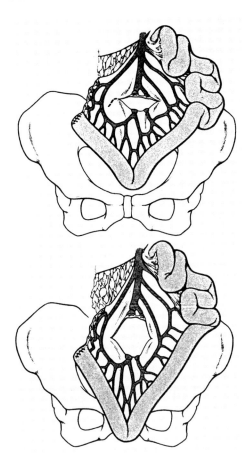

Abb. 2.88. Mesenterialmobilisation. Durchtrennung zentraler Mesenterialgefäße unter Erhalt der A. ileocolica. (Aus Buhr et al. 1993)

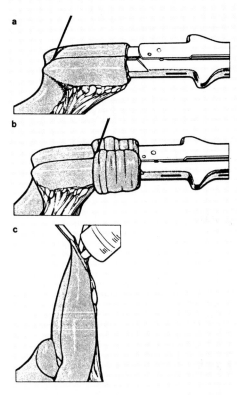

Abb. 2.89 a–c. Bildung eines J-Reservoirs mittels Klammernahtgerät. **a** Über eine Öffnung im Bereich des Pouch-Apex wird das Gerät erstmals so abgeschossen, daß die Naht antimesenterial liegt. **b** Das so gebildete Reservoir wird über dem zweiten Gerät aufgefädelt und der Vorgang wiederholt. **c** So entsteht ein Pouch von ca. 15 cm Länge und ca. 160 ml Volumen. (Aus Buhr et al. 1993)

Eine präoperative Darmvorbereitung mittels Lavage ist nicht möglich.

Operationstechnik
Grundsätzlich werden auch hier einzeitige, kontinenzerhaltende Eingriffe mit primärer Anastomosierung angestrebt. Eine intraoperative Darmspülung ist erforderlich.

Bei unsicheren Lokalverhältnissen an der Darmwand ist evtl. eine Übernahme des Patienten in das Konzept der Etappenlavage (s. S. 134 f.) erforderlich.

Nur bei erheblichen Risikofaktoren oder bei inkurablem, ausgedehntem Tumorleiden ist die palliative Anus-praeter-Anlage oder die Diskontinuitätsresektion nach Hartmann indiziert.

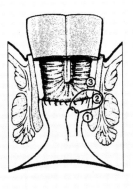

Abb. 2.90. Pouch-anale Anastomose als Dreipunktnaht: *1* Analschleimhaut, *2* Sphinktermuskulatur, *3* Pouchwand allschichtig (es werden 12–16 Nähte benötigt). (Aus Buhr et al. 1993)

2.12.16
Volvulus des Dickdarms

> Hierunter wird eine Torquierung (= Drehung/ Krümmung) des Dickdarms um die Mesenterialachse verstanden mit Verlegung des Darmlumens und evtl. Durchblutungsstörung durch Strangulation bis hin zur Gangrän.

Am häufigsten ist das Sigma, seltener sind Zökum und Transversum betroffen. Voraussetzung ist eine sehr lange Schlinge mit einem Mesenterium, das an der Basis schmal ist.

Symptome

- Auftreten meist als akutes, einmaliges Ereignis,
- kolikartige Schmerzen und Stuhlverhalt,
- typisch ist ein ballonartig aufgetriebenes Abdomen,
- später Entwicklung einer Ileussymptomatik.

Therapie

Eine konservative Therapie (endoskopische Absaugung) weist sehr hohe Rezidivraten auf. Deshalb ist eine Sigmaresektion bzw. Hemikolektomie rechts bei einem Volvulus des Zökums oder des Transversums indiziert.

2.13
Peritonitis

2.13.1
Einteilung und Therapie

> Unter dem Begriff Peritonitis versteht man eine Entzündung der Bauchhöhle, die sich unbehandelt rasch zu einer lebensbedrohlichen Systemerkrankung entwickeln kann.

Dieses besondere Merkmal der Peritonitis beruht auf den Eigenschaften des Peritoneums mit seiner relativ großen Oberfläche und seinen Funktionsverknüpfungen zum Lymphsystem und u. a. zur Leber und zur Lunge.

Formen

Primäre Peritonitis (eher seltene Form):
- abakteriell (ohne Keimnachweis), z. B. bei der Peritonealkarzinose,
- bakteriell (mit Keimeintritt über die Blutbahn oder Lymphgefäße) sog. spontane Peritonitis bei Leberzirrhose, durch Keimaszension bei der Pelveoperitonitis bei der Frau.

Sekundäre Peritonitis (ca. 80% aller Peritonitisfälle)
Meist nach entzündlicher Hohlorganperforation. *Beispiele:* Appendizitis, Cholezystitis, Morbus Crohn, Colitis ulcerosa, Divertikulitis, Darminfarkt, Dünndarm- und Ulkusperforation.

- *Postoperative* Peritonitis: als Folge einer Nahtinsuffizienz einer Anastomose oder durch intraoperative bzw. postoperative Kontamination mit pathogenen Keimen.
- *Posttraumatische* Peritonitis: Folgen eines stumpfen oder perforierenden Bauchtraumas, Peritonitis nach endoskopischer Perforation.

Therapie

Die Therapie der Peritonitis basiert auf folgenden Maßnahmen:

- chirurgische Herdsanierung der Infektionsquelle,
- intensivmedizinische Maßnahmen mit dem Versuch der Rekompensation der im Rahmen der Sepsisfolge insuffizienten Organsysteme,
- unterstützende gezielte antibiotische Therapie.

Ohne die Intensivmedizin mit den Möglichkeiten u. a. der Langzeitbeatmung und der Hämofiltration wären die heute etablierten aggressiven Verfahren der chirurgischen Herdsanierung nicht möglich.

Die Prognose der diffusen Peritonitis ergibt sich aus 3 wesentlichen Faktoren:

- Lokalisation und Beschaffenheit der Infektionsquelle,
- Infektionsdauer,
- Qualität der chirurgischen Arbeit.

Ein großer Anteil von Peritonitiden (ca. 85%) kann erfolgreich mit der konsequenten Durchführung der bereits 1926 von Martin Kirschner geprägten und als *Standardtherapie* bezeichneten Methode behandelt werden:

- suffiziente chirurgische Herdsanierung,
- intraoperative Lavage mit Nekrosektomie,
- definitiver Bauchdeckenverschluß mit Einlegen einer lokalen Drainage.

Der Nutzen einer lokalen Drainage muß allerdings bezweifelt werden, zumal Drainagen durch Fibrin schnell verstopfen können und durch Arrosion entstehende Darmfisteln als schwerwiegende Komplikation anzusehen sind.

Nach den Ergebnissen klinischer Erfahrung reicht die genannte Standardtherapie für etwa 15% der schweren Peritonitisfälle nicht aus. Insbesondere postoperative Peritonitisfälle und hiervon nochmals schwerer betroffen die Nahtinsuffizienzen weisen eine hohe Letalität (um 50%) auf.

Die Suche nach neuen chirurgischen Ansätzen mündete in folgenden *Behandlungskonzepten* für die schweren Peritonitisformen:

- geschlossene postoperative kontinuierliche Dauerspülung,
- offen belassenes Abdomen („open package"),
- offene kontinuierliche Peritonealspülung (dorsoventrale Dauerspülung),
- Etappenlavagetherapie (Synonyma: geplante Relaparotomie, Vierquadrantenlavage, programmierte Peritoneallavage).

Auf die *Etappenlavagetherapie* soll hier kurz eingegangen werden:

Dieses Verfahren wird seit seiner Einführung 1980 erfolgreich eingesetzt. Die Letalität der schweren Peritonitisfälle konnte gesenkt werden. Die *Herdsanierung* als wichtigste chirurgische Maßnahme dieses Konzepts wird dabei schrittweise (in *Etappen*) gelöst.

Wie bei der offenen Wundbehandlung wird die Abdominalhöhle anfangs mit kochsalzgetränkten Streifen ausgelegt, wenn die Beläge sich nicht ablösen lassen. Parallel zur unverzichtbaren intensivmedizinischen Stabilisierung des Gesamtorganismus kann häufig erst unter den nun besseren Bedingungen die definitive chirurgische Herdsanierung ausgeführt werden.

Für das halboffene Verfahren der Etappenlavagetherapie erfolgt ein temporärer Wundverschluß mit einem speziell dafür entwickelten Schienengleitverband, dem Ethizip. Er wird nach individuellem Zurechtschneiden fortlaufend an Peritoneum und Faszie fixiert. Der zunächst breite Zuschnitt hilft, den anfangs hohen intraabdominellen Druck zu reduzieren. Die Breite wird im Verlauf durch Abnähte oder Wechsel gegen einen schmaler zugeschnittenen Ethizip dem abklingenden Darmödem angepaßt. Beim Wechsel erfolgt eine Wundrandtoilette, außerdem läßt sich die auseinandergewichene Bauchdecke redressieren.

Das Reoperationsintervall liegt zunächst bei 24 Stunden und verlängert sich bei Befundverbesserung und -stabilisierung auf 2 Tage. Das Dünndarmkonvolut wird jedesmal mit einer Polyethylenfolie abgedeckt, um einsetzende Verklebungen zwischen Bauchdecke und Darmschlingen zu verhindern. Außerdem verhindert die Folie den Verlust von Exsudat.

Regelhaft wird der Dünndarm im Sinne von Noble, d. h. schleifenförmig angeordnet, eine sichere Prophylaxe des mechanischen Ileus.

Der Verschluß der Bauchhöhle erfolgt bei sauberer Abdominalhöhle. Dies kann in Extremfällen länger als 3 Monate dauern. Faszie und Peritoneum werden entweder fortlaufend mit resorbierbarer Schlingennaht oder mit durchgreifenden resorbierbaren Einzelknopfnähten adaptiert. In Ausnahmefällen, häufiger nach Längslaparotomien, gelingt der primäre Bauchdeckenverschluß nicht. Nach Abwarten der Granulationsbildung auf dem Dünndarmkonvolut wird die Subcutis zum Hautverschluß mobilisiert. In diesen Fällen muß später eine Revision der Bauchdecken erfolgen.

Die Etappenlavage erscheint gegenüber den oben genannten Verfahren den Vorteil einer optimalen postoperativen intraabdominellen Sepsiskontrolle zu bieten. Neu im Behandlungsverlauf einer intraabdominellen Infektion auftretende Komplikationen werden rechtzeitig erkannt und behandelt.

2.13.2
Etappenlavage (ETL)

Indikation

Diffuse Peritonitis (s. oben).

Prinzip

Nach Herdsanierung wird intraoperativ lavagiert und ggf. vorhandene Nekrosen abgetragen; temporär wird ein Adaptationsverschluß, z. B. ein „Ethizip" an dem parietalen Peritoneum und der Faszie fixiert.

Lagerung

Rückenlage, neutrale Elektrode an einem Oberschenkel.

Instrumentarium

Grund- und Laparotomieinstrumentarium, Bauchtücher, große und kleine Kochsalzschüssel, warmes NaCl 0,9%, oder besser Ringerlösung, um keine Elektrolytverschiebung zu forcieren, Ethizip und eine fortlaufende, atraumatische Naht. Wichtig ist ein Dokumentationsordner, in dem für jeden Patienten genau eingetragen wird, wie viele Bauchtücher oder Streifen im Bauchraum belassen werden, die bei der nächsten Lavage entfernt werden müssen.

Operation

Relaparotomie bzw. querverlaufende Laparotomie, Exploration, Herdsanierung und Nekrosenabtragung. Danach wird der Bauchraum mit Bauchdeckenhaken nach Fritsch offengehalten und mit warmer physiologischer Kochsalzlösung oder Ringerlösung gespült. Der Schienengleitverschluß wird angepaßt und seine Ränder zurechtgeschnitten.

Das Peritoneum wird mit Mikulicz-Klemmen gefaßt und der Ethizip fortlaufend so eingenäht, daß gleichzeitig die Faszie mitgefaßt wird. Aus den Wundwinkeln kann das Exsudat ungehindert abfließen.

Eine Polyethylenfolie bedeckt den nach Noble angeordneten Dünndarm.

Während der einzelnen Lavagen müssen vorhandene Fibrinbeläge vorsichtig mit einer breiten anatomischen Pinzette oder feuchten Kompressen entfernt werden.

Nach wenigen Behandlungstagen ist es meist erforderlich, den Verschluß zu verkleinern, um die Redression der Bauchdecke zu unterstützen.

2.14
Minimal-invasive Chirurgie (MIC)

2.14.1
Entwicklung

Die erste Laparoskopie am Menschen wurde bereits 1910 vorgenommen. In der Gynäkologie gehörte die diagnostische Laparoskopie schon bald zum Standard.

In die Chirurgie jedoch hat diese Technik erst in den letzten Jahren massiv Einzug halten können. Die Bezeichnung als minimal-invasive Chirurgie – kurz **MIC** – hat sich durchgesetzt.

Diese Art der Operation stellt an die Chirurgen und auch an das Operationspflegepersonal ganz andere Anforderungen als die „offene" Chirurgie.

Die hier benötigten Instrumente sind der Anwendung durch Trokarkanäle hindurch angepaßt, sie werden anders angereicht. Das technisch aufwendige Zubehör ist einfach zu handhaben. Wichtige Zubehörteile für das Personal sind die Videokamera und der Monitor, da der Operateur nicht mehr über das Okular der Optik die Operationshandgriffe kontrolliert, sondern das gesamte Team den Operationsablauf auf dem Monitor verfolgt. Somit ist der/die Instrumentierende in der Lage, situationsgerecht zu instrumentieren.

Wichtig für die Bereitstellung der technischen Zusatzgeräte ist ein fahrbarer Regalturm, auf dem alles zusammen und übersichtlich aufgebaut ist und der bei Bedarf transportiert werden kann. Dieser sog. „Geräteturm" kann komplett mit allen benötigten Zubehörteilen in den Operationssaal gefahren werden.

Alle technischen Geräte müssen untereinander vernetzt sein.

2.14.2
Technische Grundausstattung

CO_2-Insufflator

Ein elektronisch gesteuertes Gerät zum Einbringen des Gases in die Abdominalhöhle zum Anlegen und Aufrechterhalten des Pneumoperitoneums.

Vor Beginn einer laparoskopischen Operation muß immer der Inhalt der Gasflasche kontrolliert werden, um ein Wechseln der Flasche intraoperativ zu vermeiden.

Kamera

Die Chipkamera, die mit der Optik verbunden wird, ist durch ein langes Kabel mit der Stromquelle verbunden, die Operation kann zur Dokumentation vom Videorecorder aufgezeichnet werden. Die Kamera wird intraoperativ mit einem sterilen Überzug versehen. Die Weiterentwicklung hat zu ersten brauchbaren 3-D-Kameras geführt. Das Operationsteam muß dazu spezielle Brillen tragen.

Kaltlichtquelle

Sie sollte eine hohe Leistung aufweisen, da beim Operieren mit Hilfe des Monitorbildes eine entsprechende Helligkeit benötigt wird.

Das Kaltlichtkabel benötigt eine ausreichende Länge, um vom sterilen Operationsgebiet an die Lichtquelle angeschlossen werden zu können. Es ist autoklavierbar.

Saug-Spül-Pumpe

Ein Gerät zur Lavage des Abdomens. Bei Blutungen und am Ende einer laparoskopischen Operation wird der Bauchraum gespült und anschließend die Flüssigkeit wieder abgesaugt.

Hochfrequenzgerät

Ein Hochfrequenzgerät (HF-Gerät) muß entweder auf dem Geräteturm bereitgestellt werden, oder ein separat stehendes Gerät kommt zum Einsatz. Das bedeutet, daß alle Regeln der HF-Chirurgie bei der monopolaren Koagulation eingehalten werden müssen (s. HF-Chirurgie, S. 5 f.). Bipolare Instrumente können ebenfalls angeschlossen werden.

Ultraschallskalpell

Ein Instrument der neueren Generation ist das Ultraschallskalpell, das von verschiedenen Herstellern angeboten wird. (Auto Suture, Ethicon etc.)

Dieses Skalpell findet sowohl in der offenen als auch in der minimal-invasiven Chirurgie Anwendung. Da insbesondere bei laparoskopischen Eingriffen die Gefahren der HF-Chirurgie nicht zu unterschätzen sind, kann das Ultraschallgerät hier eine Alternative bieten.

Mit dem Ultraschallskalpell kann der Chirurg schneiden und koagulieren, ohne daß der Patient in einen Stromkreis einbezogen wird. Es fließt im Patienten kein elektrischer Strom, sondern die Koagulation erfolgt mechanisch durch die Schwingungen der Titanklinge.

In dieser neueren Technologie müssen wir uns an neue Begriffe gewöhnen:

z. B.: **Kavitation** (lat. cavus = hohl)

Durch das hochfrequente Vibrieren der Klinge entstehen Wellen mit phasenweise Über- und Unterdruck im Gewebe. Durch die kurzfristige Entstehung von Unterdruck bilden sich in den Zellen Dampfblasen (Kavitation), ohne daß es zu einer Erhöhung der Temperatur kommt.

Im Bindegewebe trennen sich durch diese Bläschenbildung (Volumenzunahme) präparatorische Schichten voneinander. Das kann bei der Präparation schlecht zugänglicher Regionen helfen.

z. B.: **Koaptation** (lat. aptare = kleben)

Das Gewebe wird durch die Vibration verklebt, besser noch verschweißt. Durch die Schwingungen und den Druck, den der Operateur auf das Gewebe ausübt, kleben die Kollagenmoleküle zusammen und verkleben (bei ca. 37–63°C) oberflächliche Blutgefäße. Die Druchtrennung des Gewebes erfolgt danach relativ bluttrocken.

z. B. **Koagulation**

Diesen Begriff kennen wir aus der HF-Chirurgie (durch dichten Strom wird Hitze erzeugt, die Eiweiße werden denaturiert und verkleben).

Die Koagulation des Ultraschallinstruments erfolgt nicht so schnell wie die des Stromes, da die Hitze mechanisch erzeugt wird (durch Reibung entsteht Wärme!) und somit nicht so groß ist.

Die Anwendung erfordert also ein bißchen Geduld!

Das Ultraschallinstrument besteht aus mehreren Teilen:

1. Dem Generator, der an das Stromnetz angeschlossen werden muß. Optimal steht der Generator auf einem fahrbaren Wagen. An den Generator wird ein Fußschalter angeschlossen, über den die verschiedenen Leistungsstufen des Ultraschallskalpells gesteuert werden können.
2. Dem Handstück, in dem der Wechselstrom in Schwingungen „umgewandelt" wird. Diese Umwandlung sorgt für ca. 55 500 Hz Schwingungen/sec (z. B. Fa. Ethicon). Im Handgriff ist das nicht spürbar.
3. Verschiedene Aufsätze, zum Teil autoklavierbar, zum Teil Einwegmaterial, werden auf dem Handgriff aufgesetzt und mit einem Klingenschlüssel fixiert. (Schere, Klinge, Dissektionshaken, Kugel etc.).

Der Koagulationsvorgang erfordert keinen Instrumentenwechsel; er setzt keinen Rauch frei, so daß gerade in der laparoskopischen Chirurgie jederzeit die Sicht erhalten bleibt. Auch die Reinigung der Optik kann deshalb weniger häufig notwendig werden. Kleine Wasser- und Fetttröpfchen werden freigesetzt, die im Monitor wie feine Schneeflocken erscheinen und sich schnell absetzen. Bei der Präparation ist die Gefahr einer Hitzeschädigung an nahegelegenen Organen relativ gering.

Hinweise für das OP-Personal

– Der Generator testet sich selbst bei jedem Einschalten!
– Das Handstück sowie das Silikonkabel sind mit dem Klingenschlüssel autoklavierbar.
– Achten Sie darauf, daß einige Aufsätze autoklavierbar sind, einige jedoch als Einwegmaterial nicht wieder aufbereitet werden dürfen.
– Überprüfen Sie, ob die Klinge korrekt im Handgriff sitzt. Fixieren Sie sie mit dem

Klingenschlüssel, bis Sie das charakteristische „Klick" hören.
– Eine häufige Säuberung des Koagulationskopfes oder des Skalpells ist nicht nötig. Haftet trotzdem ein Geweberest an der Klinge? Aktivieren Sie die Klinge 1–2 sec ohne Patientenkontakt.
– Achten Sie darauf, daß das Handstück nach dem Sterilisationsvorgang nicht mehr feucht ist. Ist das der Fall, trocknen Sie das Handstück, indem Sie das Instrument während Ihrer Instrumentenvorbereitung 5 min eingeschaltet haben.
– Bedenken Sie, daß das Handstück nicht in Feuchtigkeit getaucht werden darf.
– Einen Sturz aus der Höhe des Instrumententisches verträgt es nicht!
– Lassen Sie den Handgriff, wenn er nicht gebraucht wird, nicht auf dem Patienten liegen!
– Ein häufiger Instrumentenwechsel ist nicht mehr nötig.

2.14.3
Instrumentelle Grundausstattung

Beispielhaft werden hier einige wenige Instrumente vorgestellt. Die Entwicklung der Instrumentarien geht gerade in diesem Bereich so schnell voran, daß kein Anspruch auf Aktualität erhoben werden kann.

Veress-Nadel (Abb. 2.91)

Dieses Instrument zum Anlegen eines Pneumoperitoneums gibt es in verschiedenen Durchmessern, unterschiedlichen Längen, als resterilisierbares Instrument und als Einweginstrument.

Bei Mehrwegutensilien muß vom instrumentierenden Personal grundsätzlich die Funktionsfähigkeit des Schnappmechanismus für den Nadelschutz und die Durchgängigkeit überprüft werden.

Die Handhabung in Form einer Blindpunktion der Bauchhöhle meist durch eine Hautinzision unterhalb des Nabels birgt die Gefahr der Organ-/Darmperforation. Daher werden bei der Punktion die Bauchdecken angehoben. Mit dem Eindringen in die Bauchhöhle

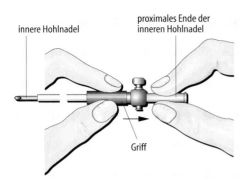

Abb. 2.91. Resterilisierbare Veress-Nadel

wird der Schnappmechanismus des Nadel-schutzes hörbar ausgelöst.

Vor der Gasinsufflation werden mit einer 10-ml-Spritze diverse Sicherheitstests durch-geführt:

Läßt sich NaCl 0,9%-Lösung leicht einbringen, läßt sich kein Blut, sondern Luft aspirieren, kann davon ausgegangen werden, daß die Nadelspitze regelrecht frei im Bauchraum liegt.

Die Gasinsufflation kann nun beginnen, ein abrupter Druckanstieg am CO_2-Insufflator weist auf eine Fehllage der Veress-Kanüle hin und zwingt zur Korrektur.

Viele Operateure verzichten neuerdings auf die Veress-Kanüle und bevorzugen nicht nur bei voroperierten Patienten das offene Vorgehen. Dabei wird nach der Hautinzision die Faszie angeklemmt und inzidiert. Mit einem stumpfen Instrument wird der freie Weg in die Bauchhöhle geprüft, und die Trokarhülse ohne Trokarspitze vorgeschoben.

Trokare

Trokare gibt es mit verschiedenen Durchmessern (12, 11, 10 und 5 mm) und verschiedenen Längen (Abb. 2.92). Wichtig bei allen Trokaren ist, daß die Hähne sich leicht öffnen und schließen lassen und daß die Trokare sich ohne Kraftaufwand aus ihren Hülsen ziehen lassen.

Die neueren Einwegmodelle der verschiedenen Anbieter haben den Vorteil, daß die Trokarspitze nach dem Erreichen der Abdominalhöhle zurückschnappt, sobald es keinen Widerstand mehr zu überwinden gilt. Die Trokarspitzen können rundgeschliffen oder mehrkantig ausgeformt sein. Eine absolute Sicherheit gegen Verletzungsgefahren bieten diese Trokare jedoch auch nicht.

Optiken

Zumeist kommt eine 30°- oder 45°-Optik zum Einsatz, die über einen passenden Trokar eingeführt wird. Daran wird das Lichtleitkabel und die Kamera angeschlossen, mit einem industriell gefertigten Überzug steril bezogen und an der Patientenabdeckung mit einem Klebestreifen fixiert. Optiken werden körperwarm angereicht oder mit einem Anti-Beschlagmittel betupft.

Clipapplikatoren

Die Clipzangen (Abb. 2.93) werden zumeist über eine 10-mm-Trokarhülse eingebracht, nachdem sie mit dem gewünschten Clip gefüllt wurden (diese Clips stehen aus Titan oder aus resorbierbarem Material, z. B. PDS, zur Verfügung).

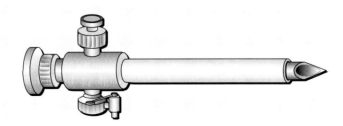

Abb. 2.92. Trokar: Ventile verhindern, daß das CO_2 wieder aus dem Bauchraum entweichen kann

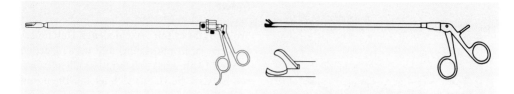

Abb. 2.93. Resterilisierbarer Clipapplikator.
(Fa. Olympus, Winter + Ibe)

Abb. 2.94. Resterilisierbare Hakenschere.
(Fa. Olympus, Winter + Ibe)

Dazu wird die Zange in geöffnetem Zustand mit den Branchen auf das Clipmagazin gedrückt. Werden bei dem Anreichen der Applikatoren versehentlich die Handgriffe zusammengedrückt, fällt der vorbereitete Clip heraus. Beachten Sie, daß die Clips in die korrekte Zange gefüllt werden! Jede Clip-Größe hat ihren „eigenen" Applikator. Ein PDS-Clip paßt nicht in die Zange für Titan-Clips!

Manche Clipzangen haben vorn am Arbeitsteil ein ausfahrbares Häkchen zur Erleichterung der Präparation. Die Clipapplikatoren werden von vielen Anbietern als Einweginstrument geliefert.

Reduzierhülsen

Diese Hülsen reduzieren den Durchmesser der schon eingebrachten Trokarhülsen auf den differierenden Durchmesser der Arbeitsinstrumente, so daß während der Arbeitsvorgänge kein Gas entweichen kann, wenn z. B. die 5-mm-Schere über eine 10-mm-Hülse eingeführt wird.

Den neueren Trokaren werden dazu nur noch Reduzierkappen aufgesetzt. Diese passen für mehrere unterschiedliche Instrumentenschaftdurchmesser.

Andere Trokare reduzieren durch ein Ventilsystem ohne Extra-Kappen.

Scheren

Sie werden entsprechend den Trokaren mit 10 oder 5 mm Durchmesser angeboten.

Die meisten Modelle, vornehmlich Einweginstrumentarium, haben einen beweglichen Drehkopf, so daß der Operateur in der Lage ist, die Schere nur in den Branchen zu drehen, ohne den Instrumentenhandgriff umzusetzen.

Eine in den Branchen aufgebogene Schere ist die *Hakenschere* (Abb. 2.94).

Jede Schere muß vor dem Anreichen 2- bis 3mal geöffnet und geschlossen werden, um eine Hemmung auszuschließen.

Ein isolierter Schaft ermöglicht, die Schere an das monopolare HF-Gerät anzuschließen, um vor dem Schneiden zu Koagulieren.

Eine bipolare Schere steht ebenfalls zur Verfügung.

Gewebezange

Diese Zange (Abb. 2.95) hat ein relativ großes, grobes Maul und wird häufig als Zange für Präpariertupfer genutzt. Der Tupfer muß fest eingespannt sein. Die Arretierung darf aber nicht bis auf die letzte Raster geschlossen werden, damit die Zange nicht durch Überspannung aufspringt.

Es ist darauf zu achten, daß jeder Tupfer der/dem Instrumentierenden zurückgegeben wird.

Taststab

Der Taststab ist ein stumpfer, runder Metallstab, mit dem sondiert, ausgetastet, ausgemessen oder auch Organe weggehalten werden können (Abb. 2.96).

Hakenelektrode

Die Hakenelektrode ist ein langer, vorn entweder 90° abgewinkelter oder abgerundeter Stab, auf den Gewebestrukturen aufgeladen werden können. Der Stab hat einen monopolaren HF-Anschluß (Abb. 2.97). Das Gewebe wird koaguliert und anschließend mit einer Schere durchtrennt. Vielfach haben diese Hakenelektroden einen Spülkanal, damit während des Koagulierens gespült und der entstehende Rauch abgesaugt werden kann.

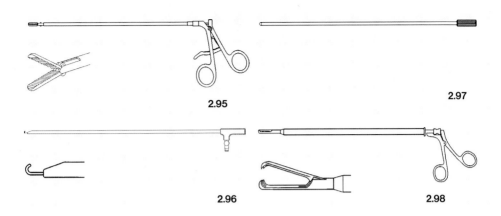

2.95

2.97

2.96

2.98

Abb. 2.95. Gewebezange als Mehrweginstrument. (Fa. Olympus, Winter + Ibe)

Abb. 2.96. Taststab. (Fa. Olympus, Winter + Ibe)

Abb. 2.97. Hakenelektrode mit HF-Ansatz. (Fa. Olympus, Winter + Ibe)

Abb. 2.98. Gewebefaßzange. (Fa. Olympus, Winter + Ibe)

Löffelzange

Die Branchen dieser Zange sind wie Löffel geformt. Sie kommt zum Bergen von Steinen oder Biopsien zur Anwendung.

Faßzange

Gewebefaßzangen gibt es in vielen Größen und Stärken. Sie sind arrettierbar und haben ein geriefeltes Maul, das innen oft eine löffelartige Riefelaussparung hat, um das Gewebe nicht zu traumatisieren. Sie eignen sich z. B. zum Fassen der Gallenblase (Abb. 2.98).

Dissektionszangen sind kleine Faßzangen mit konisch zulaufenden Branchen mit Querriefelung. Sie eignen sich zur Präparation von Gewebs-/Organstrukturen.

Nadelhalter

Das Nähen während einer laparoskopischen Operation erfordert sicher das größte Umdenken. Die Nadelhalter gibt es in verschiedenen Variationen, wobei sich v. a. der Arbeitsgriff von anderen Instrumenten unterscheidet. Zum Knoten ist immer ein zweites Instrument notwendig, wenn kein vorgeknoteter Faden benutzt wird.

Bergesack

Ein Kunststoffbeutel, über eine Einführhilfe eingebracht, wird intraabdominal ausgerollt, um z. B. die Gallenblase oder die Appendix aufzunehmen, damit sie kontaminationsfrei vor die Bauchdecke gezogen werden können. Zum anderen kann in dem Sack eine Steinzertrümmerung vorgenommen werden. Damit ist eine problemlose Bergung der Konkremente möglich.

Bergetrokar

Große Trokare, die die Inzision bis auf 33 mm dilatieren können, um Resektate kontaminationsfrei zu entfernen. (Z. B. bei Sigmaresektionen)

Saug-Spül-Kanüle

Sofern nicht über die vorhandenen Spülkanäle der einzelnen Instrumente gesaugt wird, kann eine Saug-Spül-Kanüle an die Saug-Spül-Pumpe angeschlossen werden. Über einen Schlauch wird die Spülflüssigkeit ins Abdomen geleitet, über einen anderen Schlauch wird abgesaugt. 5- und 10 mm Saugrohre finden hier Verwendung.

2.14.4
Handhabung

Die Instrumente müssen während der Operation ständig saubergehalten werden, damit Blut- und Gewebereste nicht die Handhabung erschweren.

Der Operateur schaut meist kontinuierlich auf den Monitor, so daß das Operationspersonal beim Einführen der langen Schäfte in die Trokarhülsen behilflich sein sollte.

Instrumentenaufbereitung

Nach Beendigung der Operation wird das Einmalmaterial entsprechend entsorgt und das wiederverwendbare Instrumentarium der Aufbereitung zugeführt. Dazu muß es unmittelbar nach Gebrauch durchgespült, desinfiziert und gereinigt werden, damit keine Blut- und Eiweißreste antrocknen.

Die Instrumente werden zerlegt, alle Hähne müssen offen sein. Stark verschmutzte Hohlräume können, soweit zugänglich, mit einer kleinen Bürste gereinigt werden. Das Problem sind immer noch die Spül- und Saugkanäle an den Instrumenten, die nahezu unzugänglich für die mechanische Reinigung sind. Die Instrumentenwaschmaschinen müssen mit einem Einsatz versehen sein, auf den die Hohlschaftinstrumente aufgesteckt werden können um eine Spülung, Desinfektion und Reinigung zu gewährleisten.

Vor der Sterilisation müssen die Instrumente mit vollentmineralisiertem Wasser gespült werden.

Das Metallinstrumentarium und die Lichtleitkabel können im Dampf sterilisiert werden. Bitte berücksichtigen Sie die Auskühlzeit der Optiken! (Niemals mit kaltem Wasser abschrecken.)

Die älteren Optiken müssen noch gassterilisiert werden. Neuerdings kann auch die umweltfreundliche Plasmasterilisation angewandt werden.

2.14.5
Operationen

Laparoskopische Cholezystektomie

Nicht nur aus Gründen des Komforts für den Patienten (günstige Kosmetik, weniger Schmerzen), sondern auch aus betriebs- und volkswirtschaftlicher Sicht, nämlich einerseits Abrechnung als Fallpauschale, andererseits Verkürzung des Krankenhausaufenthalts und der Krankheitsdauer, ist die endoskopische Cholezystektomie zu einem Standardeingriff geworden.

Die intraoperative Cholangiographie ist auch bei dieser Methode durchführbar.

Indikation

Cholezystolithiasis, Gallenblasenhydrops, chronische und akute Cholezystitis.

Kontraindikationen:
Gallige Peritonitis nach Gallenblasenperforation, Gallenblasenphlegmone, Gerinnungsstörungen, akute Pankreatitis. Stellt sich während der Inspektion und Präparation heraus, daß sich der Ductus cysticus und die A. cystica nicht optimal gegen den Ductus choledochus abgrenzen lassen, muß auf die konventionelle Methode der Cholezystektomie umgestiegen werden.

Prinzip

In dem mit CO_2 aufgefüllten Intraperitonealraum wird durch in der Regel 4 Trokare mittels Schere, Clips und HF-Koagulator bzw. Ultraschallskalpell die Gallenblase retrograd entfernt, nachdem die A. cystica und der Ductus cysticus zwischen Clips durchtrennt wurden.

Lagerung

Steinschnittlage mit abgesenkten Beinen, neutrale Elektrode an einem Oberschenkel (Europäische Lagerung).

Alternativ: Rückenlage mit gespreizten Beinen (Amerikanische Lagerung).

Instrumentarium

Laparoskopische Grundausstattung:
- „Geräteturm" mit CO_2-Insufflator inklusive Gasflasche, Saug-Spül-Pumpe, Optikwärmer, alternativ steriles Antibeschlagmittel;
- Kaltlichtquelle, Videorecorder, Kamera, Monitor, HF-Gerät, evtl. Ultraschallskalpell;
- Veress-Nadeln und 10-ml-Spritze, Trokare mit Trokarhülsen, Optik, Taststab, Clipapplikator mit Clips (Titan- oder resorbierbare Clips), Hakenschere, Haken- und/oder Messerelektroden für den HF-Anschluß,

evtl. Sichelklingenansatz für das Ultraschallskalpell, Reduzierhülsen bzw. -kappen, Faßzangen, Dissektionszangen, Löffelzange, Präpariertupfer.

Steriler Bezug für die Kamera.

Skalpell, Präparierschere z. B. nach Metzenbaum, 2 chirurgische Pinzetten und 1 Nadelhalter.

Bereitgestellt werden sollte bei jeder laparoskopischen Operation das Instrumentarium, das benötigt wird, um eine notfallmäßige Laparotomie oder ggf. Thorakotomie vornehmen zu können.

Vor der Operation wird der Magen über eine Magensonde entleert.

Operation

Das Operationsgebiet wird desinfiziert und der Patient abgedeckt.

Der Operateur und ein fakultativer zweiter Assistent stehen rechts bzw. links des Patienten, der erste Assistent zwischen den Beinen des Patienten. Alternativ kann der Operateur zwischen den Beinen stehen, der erste Assistent links, der fakultative zweite rechts. Die/der Instrumentierende fährt seinen Tisch über das linke Bein des Patienten.

Um einen Raum für die endoskopische Untersuchung zu schaffen, muß zunächst CO_2 in den Intraperitonealraum insuffliert werden.

Dazu wird eine Veress-Nadel in Kopftieflage am Nabel in den Bauchraum unter Hochziehen der Bauchdecken eingeführt, ohne daß dabei Darmschlingen verletzt werden dürfen. Durch diese Kanüle werden mit dem CO_2-Gasinsufflator ca. 3–6 l Gas in das Abdomen gefüllt. Alternativ wird offen die 10-mm-Trokarhülse durch eine Mini-Inzision von Faszie und Peritoneum vorgeschoben. Über diese Hülse erfolgt die Gasinsufflation.

Währenddessen ist Zeit für die/den Instrumentierende(n) und den „Springer", alle benötigten Kabel anzuschließen und das Kamerakabel mit einem sterilen Bezug zu versehen.

Bei einigen Kameras muß der sog. „Weißabgleich" erfolgen. Dabei wird vor die Optik ein weißer Tupfer gehalten, der dann auf dem Monitor weiß erscheinen muß. Mit einer Korrekturtaste wird die korrekte Farbeinstellung vorgenommen.

Wenn die Insufflation beendet ist, wird die Veress-Nadel entfernt. Durch einen kleinen Hautschnitt am Nabel wird unter Perforation der Faszie ein 10- oder 12-mm-Trokar mit Hülse eingeführt. Danach wird der Trokar entfernt und durch eine 30°- oder 45°-Optik ersetzt und der Gasanschluß auf die Trokarhülse gesetzt.

Die Optik muß entweder vorgewärmt oder aber mit einem „Antibeschlagmittel" betupft werden, um klare Sicht auf das Operationsgebiet zu haben und zu behalten. Dann wird die Inspektion des Abdomens vorgenommen.

Folgende Trokare werden zusätzlich eingeführt:
- ein 5er-Trokar im rechten Unterbauch, ein weiterer 5er-Trokar in der Medioklavikularlinie subkostal rechts und
- paramedian links im Epigastrium ein weiterer 10-mm oder 12-mm-Trokar.
(Diese Angaben variieren sicherlich von einer Abteilung zur anderen.)

Zuerst werden evtl. vorhandene Adhäsionen zur Bauchdecke durchtrennt, ein Rundumblick durch die Bauchhöhle vorgenommen, dann wird die Gallenblase freipräpariert.

Durch die eine Hülse wird der Taststab geführt, der die Leber aus dem Sichtfeld halten soll, durch die andere Hülse wird eine Faßzange an die Gallenblase geschoben, um diese am Infundibulum zu fassen und zu spannen. Häufig wird die Gallenblase auch am Fundus angeklemmt.

Durch eine dritte Hülse wird eine HF-Elektrode plaziert. Mit deren Hilfe wird der Ductus cysticus und die A. cystica freipräpariert. Diese Elektrode wird häufig im Wechsel mit einer Hakenschere, einem Dissektor oder einem eingespannten Präpariertupfer benutzt.

Nach der Präparation wird die Elektrode oder die Schere durch den Clipapplikator ersetzt. Der Ductus cysticus und die A. cystica werden zentral doppelt und peripher einfach verschlossen. Nach Entfernung des Applikators werden diese beiden Gebilde mit der Hakenschere abgesetzt.

Die Gallenblase wird angespannt, und mit der HF-Hakenelektrode oder der Ultraschallklinge retrograd vollständig aus dem Leberbett gelöst.

Nach dem Umsetzen der laparoskopischen Optik in den zweiten großen Trokar im Oberbauch wird die Gallenblase unter Sicht mit dem Infundibulum und durch Zurückziehen des Trokars in den Nabeltrokar vor die Bauchdecke gezogen. Nach Eröffnung und Absaugen kann sie mitsamt kleiner Steine entfernt werden.

Eventuell muß am Nabel ein zusätzlicher Faszieneinschnitt ausgeführt werden oder über einen Bergesack wird die Gallenblase kontaminationsfrei und ohne Steinverlust entfernt. Bei Bedarf müssen Steine in dem Sack zertrümmert werden. Ist die Gallenblase zu groß für die Extraktion am Nabel-Trokar-Einschnitt, kann entweder die Inzision im Faszienniveau erweitert oder über einen Bergetrokar dilatiert werden.

Während laparoskopischer chirurgischer Eingriffe wird bei Bedarf der Intraperitonealraum gespült, um z. B. Blut, Koagulationsrückstände, Gallenflüssigkeit oder andere Sekrete zu entfernen. Dies beugt Infektionen und evtl. späteren Verwachsungen vor.

Für die Spülung wird ein Zufluß- und ein Abflußschlauch an die Saug-Spül-Pumpe angeschlossen, so daß man über einen Ansatz spülen und danach über denselben Ansatz absaugen kann.

Nach der Entfernung der Gallenblase muß eine gründliche Inspektion des Gallenblasenbettes und des subhepatischen Bereiches vorgenommen werden.

Die Blutstillung erfolgt mit der HF-Elektrode, bzw. mit der Ultraschallklinge, bei Bedarf kann Kollagenvlies oder auch Fibrinkleber eingebracht werden. Eventuell wird subhepatisch unter Sicht eine Drainage plaziert.

Alle Trokarhülsen werden mit den Instrumenten entfernt, das CO_2 abgelassen und die Inzision mit Naht oder Pflasterverband verschlossen.

Alle Geräte werden ausgeschaltet, die zu- und abführenden Schläuche und Kabel diskonnektiert.

Laparoskopische Appendektomie

Indikation

Phlegmonöse Form der Appendizitis, z. T. auch die gangränöse Appendizitis

Kontraindikation: Adhäsionsbauch, Abszeß, diffuse Peritonitis.

Findet sich intraoperativ ein laparoskopisch nicht abtragbares Meckel-Divertikel, ist ggf. auf die konventionelle Methode umzusteigen.

Prinzip

Laparoskopische Entfernung der Appendix ohne Versenkung des Stumpfes.

Lagerung

Steinschnittlage, neutrale Elektrode am rechten Oberschenkel. Alternativ Rückenlage mit gespreizten Beinen.

Instrumentarium

Technisches und instrumentelles Grundinstrumentarium wie bei der Cholezystektomie beschrieben. Ein Bergesack sollte hier immer verwendet werden, ebenso laparoskopische Nadelhalter, bzw. vorgefertigte Schlingen (z. B. Röder-Schlingen) oder ein Endo-GIA oder Endocutter.

Operation

Die Anlage des Pneumoperitoneums erfolgt wie bei der Cholezystektomie beschrieben.

Die Plazierung der verschiedenen Trokare wird der Lokalisation des geplanten Eingriffs angepaßt (Nabel, rechter und linker Unterbauch).

Die Appendix wird mit einer Zange gefaßt und gespannt. Das Mesenteriolum wird mit der HF-Hakenelektrode oder der Ultraschallklinge und der Hakenschere präpariert, die A. appendicularis doppelt geclipt.

Die Appendix wird an der Basis mit 2 vorgefertigten Schlingen, die über eine Trokarhülse eingebracht werden, doppelt unterbunden (Abb. 2.99) und mit einer Messerelektrode abgetragen, der Stumpf wird desinfiziert.

Das Herausziehen des Präparates erfolgt über einen Bergesack oder in einem Trokar, da es hier auf keinen Fall zu einer Berührung der entzündeten Appendix mit den Schichten der Bauchwand kommen darf.

Eine Stumpfversenkung, wie wir sie aus der konventionellen Chirurgie kennen, erfolgt hier nicht!

Bei Bedarf wird der Intraabdominalraum gespült, danach wird das CO_2 abgelassen, die Trokare entfernt und die Einstichstellen verschlossen.

Alternativ kann die Appendix mit Mesenteriolum mittels eines Endocutters bzw. eines Endo-GIA in einem Arbeitsgang abgesetzt werden. Zum Einsatz dieser Stapler muß ein 12-mm-Trokar eingebracht werden.

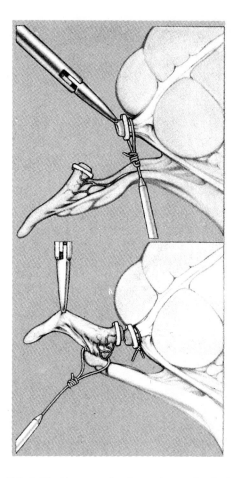

Abb. 2.99. Abtragen der Appendix an der Basis. (Jaeger u. Ladra 1993)

Laparoskopische Hernioplastik

Neben der konventionellen offenen Methode haben sich in den letzten Jahren laparoskopische Techniken zur Leistenhernienversorgung etabliert. Für die endoskopischen Techniken gelten die Versorgungskriterien ähnlich wie für die „offenen" Verfahren:

- Der Bruchsack wird präpariert und abgetragen oder reponiert.
- Die Hinterwand des Leistenkanals wird verstärkt.

Anders als bei der konventionellen Methode erfolgt die Hinterwandverstärkung im Bereich der Faszia transversalis immer durch Implantation eines nicht resorbierbaren Kunststoffnetzes, das meistens mit Clips fixiert wird. Als Mindestmaß werden Netzgrößen von 13 × 8 cm empfohlen, häufig werden 15 × 10 cm und größer gefordert, um Hernienrezidive sicher zu verhindern.

Grundsätzlich werden zwei Zugangswege unterschieden:

- TAPP (= **T**rans **A**bdominal **P**reperitoneal **P**atch):
  Bei diesem Zugangsweg wird das Kunststoffnetz auf laparoskopischem Wege, also durch die freie Bauchhöhle, nach Durchtrennung und Präparation des Peritonealüberzuges und des Bruchsackes von innen vor die Bruchpforten plaziert.

- TEP (= Total Extraperitoneal Patch):
  Bei diesem Zugangsweg wird die Bauchhöhle nicht eröffnet, sondern es wird am Nabel beginnend ein präperitonealer Weg zwischen M. rectus abdominis und hinterem Blatt der Rektusscheide bis zur Leistenregion so weit stumpf aufgedehnt, bis der präperitoneale Raum vor den Bruchpforten die Ausbreitung des Kunststoffnetzes erlaubt.

Indikation

Eine einheitliche Empfehlung kann auf Grund fehlender abschließender Studienergebnisse immer noch nicht gegeben werden. Als vorteilhaft wird die elektive Indikation zur Versorgung von Rezidivhernien und beidseitigen Hernien im Erwachsenenalter bei Vorliegen von Narkosefähigkeit angegeben. Die Realität reicht von völliger Ablehnung bis zur Ausweitung der Indikation auf alle Hernienversorgungen.

Prinzip

Transperitoneale oder präperitoneale endoskopische Freilegung des Bruchsackes, der Bruchpforte, der Faszia transversalis und der Samenstranggebilde. Verschluß der Bruchpforte und Hinterwandverstärkung mit einem industriell gefertigten, nicht resorbierbarem Netz. Das Netz muß alle Bruchpforten weit überlappend abdecken.

Lagerung und Vorbereitung

Trendelenburg-Lagerung in 20–30°-Position (Abb. 2.100), ggfs. mit Abspreizung der Beine, neutrale Elektrode bei einseitiger Versorgung am Oberschenkel der OP-Seite. Unmittelbar präoperativ sollte die Entleerung der Harnblase erfolgen.

Instrumentarium

Technische laparoskopische und instrumentelle Grundausstattung. Neben dem 10-mm-Optiktrokar wird bei einseitiger Versorgung für die zu operierende Seite ein 12-mm-Trokar bevorzugt, für die andere Seite reicht ein 5-mm-Trokar. Bei beidseitiger Versorgung

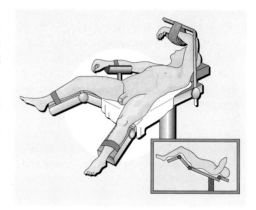

Abb. 2.100. Lagerung zur laparoskopischen Herniotomie

werden zwei 12-mm-Trokare bevorzugt. Das Ultraschallschneidegerät erleichtert die sichere Präparation der Strukturen. Zur Netzfixation wird ein Clipapplikator benötigt, vorzugsweise ein automatisch nachladendes Gerät, das die benötigte Anzahl an Clips (bis 20) enthält. Spezielle Hernienstapler (Ethicon Endosurgery, Auto Suture, Origin) geben die Clips wie Tackerklammern bzw. als spiralförmige Klammern ab.

Operation

TAPP

Der männliche Patient wird in bekannter Weise abgewaschen und inklusive des Hodenbereiches abgedeckt. Operateur und Assistenz stehen entweder beidseits des Patienten oder operieren vom Kopfende aus.

Nach Anlage des Pneumoperitoneums in standardisierter Technik Einbringen der 30°- oder 45°-Optik in den 10-mm-Nabeltrokar. Die Nabelinzision kann sowohl unterhalb, als auch oberhalb des Nabels angelegt werden. Nach der Inspektion und Exploration Herstellen der Kopftieflage und Einstellen der Bruchpforte.

Einbringen von 2 weiteren Arbeitstrokaren: Bei einseitiger Versorgung 12-mm-Trokar auf der Hernienseite lateral des M. rectus abdominis, auf der anderen Seite reicht ein 5-mm-Trokar, bei beidseitiger Versorgung Einbringen von zwei 12-mm-Trokaren beidseits lateral.

Nach Einschneiden des Peritoneums ventral der Bruchpfortenkante zwischen Plica umbilica-

lis medialis bis lateral in die Nähe des Becken-
kamms erfolgt die sorgfältige Präparation der
anatomisch wichtigen Strukturen: Bruchpforte
und Bruchsack, Schambein, Coopersches Band,
Tractus ileopubicus, epigastrische Gefäße, Samenleiter und Samenstranggefäße, Identifizieren der Beckengefäße. Die Präperation erfolgt
mit Schere, Hakenelektrode oder Ultraschallklinge und Dissektor. Der Peritonealüberzug
wird weit nach dorsal und schmal nach ventral
abgelöst, der Bruchsack dabei reponiert.

Das Kunststoffnetz wird zusammengerollt
über den 12-mm-Trokar eingebracht. Es wird
über der Bruchpforte, den Samenstranggebil-
den und der Fascia transversalis ausgebreitet
und sparsam v. a. medial und ventral mit Clips
fixiert.

Als Anwandlung wird auch das Einschneiden
des Netzes durchgeführt mit Unterfahren der
Samenstranggebilde und der epigastrischen
Gefäße. Die Netzvereinigung am Einschnitt erfolgt dann mit Clips. Lateral dorsal im Operationsgebiet sollen keine Clips wegen drohender
Nervenirritationen plaziert werden.

Das Peritoneum muß über dem Kunststoffnetz durch endoskopische Naht oder mit Clips
verschlossen werden, um gefährliche Darmad-
häsionen zu vermeiden.

Nach Entfernung der Trokare unter laparoskopischer Sicht werden an den 12-mm-Inzisio-
nen Fasziennähte durchgeführt. Hautnaht und
Pflasterverband beenden den Eingriff.

Operation

TEP

Nach gleichartiger Vorbereitung und Abdek-
kung des Patienten erfolgt als wesentlicher
Operationsschritt die Schaffung eines künstlichen präperitonealen Raumes. Hierzu wird auf
der Operationsseite neben dem Nabel eine Inzision von ca. 15 mm Länge unter Sicht bis auf
das vordere Blatt der Rektusscheide geführt,
die Rektusmuskulatur zur Seite gehalten und
auf dem hinteren Blatt der Rektusscheide
stumpf mit einem Baby-Stieltupfer in Richtung
Symphyse eingegangen. Anschließend wird in
die gleiche Richtung ein spezieller Ballon-Dis-
sektionstrokar eingeführt und bis zum Kontakt
mit dem Tuberculum pubicum unter palpatori-

scher und visueller Kontrolle von außen vorgeschoben. Je nach Trokarmodell wird die Bal-
lonhülse entfernt und der Ballon durch Auffüllen mit CO_2 oder Kochsalzlösung entfaltet. Dieses führt zu einer stumpfen Gewebsspaltung
mit Abhebung des Peritoneums. Langsamer
und schwieriger ist die stumpfe Präparation des
präperitonealen Raumes mit Hilfe konventio-
neller wie endoskopischer Instrumente und der
Optik selbst.

In den geschaffenen Raum wird mittig zwischen Nabel und Symphyse ein 5-mm-Trokar in
die Medianlinie eingestochen. Von hier aus wird
die laterale Dissektion des Raumes ergänzt. Von
lateral wird unter endoskopischer Sicht meist
ein 12-mm-Arbeitstrokar eingeführt. Alle Prä-
parationsschritte müssen eine Verletzung des
Peritoneums vermeiden, um einen Gasverlust
von präperitoneal nach intraperitoneal zu verhindern.

Die eigentliche Vorbereitung der Netzim-
plantation erfordert die gleichen präparatorischen Operationsschritte, wie sie zur **TAPP** erforderlich sind. Lediglich der peritoneale Bruchsack wird in Richtung Bauchraum abgedrängt.
Wird das Netz nicht mit Clips fixiert, muß das
Gas so abgelassen werden, daß die korrekte
Netzposition bis zum Kontakt mit dem Peritoneum verfolgt werden kann.

Die Versorgung einer bilateralen Hernie ist in
der Regel ohne zusätzliche Trokare möglich.
Der Präperitonealraum kann über die Mittellinie
leicht zur Gegenseite erweitert werden. Entweder wird eine entsprechend breite Netzprothese mit individuellen Maßen im beidseitigen Ex-
traperitonealraum ausgebreitet oder ein zweites Kunststoffnetz auf der Gegenseite plaziert.

Bei der Trokarentfernung und der Versorgung der Trokarinzisionen gelten die Regeln
der **TAPP**-Technik.

Laparoskopische Fundoplicatio nach Nissen/Rosetti

Für das Krankheitsbild der Hiatushernie mit
Refluxösophagitis und für die Operationsindikation s. Kap. 2.4.4 Hiatushernie.

Wie für die konventionelle Operation gilt,
daß das chirurgische Vorgehen erst indiziert
ist, wenn bei gesicherter funktioneller und/
oder endoskopischer Diagnose die medika-

mentöse Therapie langfristig (etwa 6 Monate) versagt. Medikamentös kann zwar die Säure-ausschüttung des Magens wirksam verhindert werden, jedoch nicht der gallige Reflux aus dem Duodenum. Nach neuerer Auffassung ist dieser meßbare Gallereflux für die Entstehung der intestinalen Epithelmetaplasie im distalen Ösophagus (Barrett-Schleimhaut) verantwortlich. Die Verfügbarkeit der laparoskopischen Fundoplicatio könnte zukünftig unter Berücksichtigung des Gallerefluxes eine häufigere Indikationsstellung zur Folge haben.

Prinzip

Reposition der Hernie, Beseitigung des Refluxes durch Bildung einer Manschette aus der Funduswand, die um den distalen Ösophagus gelegt und fixiert wird, relative Einengung des Hiatus.

Lagerung

Rückenlagerung, ein Arm ausgelagert, Anti-Trendelenburg-Position, Beine gespreizt. Die Dispersionselektrode wird an einem Oberschenkel angebracht.

Vorbereitung

Ein kräftiger Magenschlauch wird eingelegt, Blasenkathetereinlage. Der Monitor steht rechts am Kopfende.

Instrumentarium

Außer der Laparoskopieeinheit und dem laparoskopischen Grundinstrumentarium werden neben dem Optiktrokar vier weitere Arbeitstrokare benötigt (meist drei 10-mm-Trokare und ein 5-mm-Trokar), außerdem zwei große atraumatische Haltezangen für den Magen (Babcock-Zangen), ein Leberretraktor, monopolare Hakenelektrode, Schere und mehrere Multiclip-Zangen. Alternativ kann die Anwendung des Ultraschallschneidegerätes mit einer Einmalkoagulationsschere empfohlen werden.

Operation

Der Operateur steht zwischen den Beiden des Patienten, der erste Assistent steht rechts, der zweite Assistent links neben dem Patienten, die instrumentierende Pflegekraft rechts neben dem Operateur.

Nach der üblichen OP-Felddesinfektion und Abdeckung erfolgt zunächst die Anlage des Pneumoperitoneums entweder in offener Technik oder mit Hilfe einer Veress-Kanüle unter Berücksichtigung der Sicherheitstests. Der Optiktrokar wird ca. 3 cm oberhalb des Nabels in der Mittellinie eingebracht. Am linken Oberbauch werden zwei weitere 10-mm-Trokare eingebracht, ein weiterer im rechten Oberbauch, so daß alle Trokare auf einer Kreislinie liegen. Der 5-mm-Trokar wird median im Epigastrium eingestochen.

Nach der Exploration der Bauchhöhle wird die Kardia-Fundus-Region eingestellt. Dazu wird mit dem Leberretraktor der linke Leberlappen weggehalten. Mit Schere oder Ultraschallmesser wird im Bereich des kleinen Netzes unter Schonung dort vorkommender kleinerer Leberarterienäste das Peritoneum parallel zur rechten Ösophaguskante inzidiert. Diese Inzision wird ventral um den Hiatus nach links fortgeführt. Zunächst wird von rechts der rechte Zwerchfellschenkel, danach der linke Zwerchfellschenkel dargestellt, dabei wird der Ösophagus dorsal stumpf unterfahren.

Die Speiseröhre kann nun zirkulär stumpf zum Mediastinum hin mobilisiert, die Hiatushernie reponiert werden, dabei werden die Vagusäste geschont.

Die große Magenkurvatur wird vom Übergang des Korpus zum Fundus beginnend skelettiert, dabei werden die Aa. gastricae breves und das Lig. gastrosplenicum entweder mit der Ultraschallkoagulationsschere oder mit Clips durchtrennt. Die Präparation berücksichtigt die enge Nachbarschaft zum Milzhilus bzw. zum oberen Milzpol und endet am linken Zwerchfellschenkel mit der kompletten Mobilität des Magenfundus.

Vor der Fundoplicatio erfolgt nun von rechts die hintere Hiatoplastik mit 2–3 nicht resorbierbaren endoskopisch oder extrakorporal geknüpften Einzelknopfnähten unter Fassen der Muskulatur des rechten und linken Zwerchfellschenkels.

Dabei wird der Ösophagus nach ventral hochgehalten.

Zur Fundoplicatioanlage wird der distale Ösophagus mit einer Babcock-Zange unterfahren, die Funduskante im mittleren Anteil gefaßt und dorsal als Manschette durchgezogen. Diese liegt dann locker, wenn nach Loslassen der Zange der Fundusanteil liegenbleibt. Die Vereinigung mit der Fundusvorderwand erfolgt spannungsfrei mit 2–3 Einzelknopfnähten aus nicht resorbierbarem Nahtmaterial. Die Knotenausführung erfolgt entweder endoskopisch oder in extrakorporaler Technik. Die distale Naht faßt tangential die Ösophagusvorderwandmuskulatur, um eine Manschettendislokation zu verhindern. Während der Naht liegt eine dicklumige Magensonde. Die Manschettenweite wird durch Unterfahren mit einem Präpariertupfer auf lockeren Sitz überprüft.

Nach Kontrolle auf Bluttrockenhait Einlage einer Drainage, Entfernen der Trokare unter laparoskopischer Sicht. Versorgen der Faszienlücken mit Nähten. Hautnähte und Pflasterverbände beenden die Operation.

Ausblick

Zur Zeit befinden sich weitere laparoskopische Operationsverfahren auf dem Prüfstand der wissenschaftlichen Beurteilung. Die Laparoskopie hat Einzug gehalten beim akuten Abdomen und beim Bauchtrauma. Teilweise kann die Laparoskopie bei diesen Indikationen sogar therapeutisch eingesetzt werden. Zumindet bietet sie eine Hilfestellung für die Optimierung der Schnittführung der anschließenden Laparotomie. Bei umschriebenen Peritonealadhäsionen oder beim Brideileus ist ausschließlich laparoskopisches Vorgehen möglich.

Die Entwicklung des laparoskopischen Instrumentariums ist rasant. Die Verfechter von Einweg- und Mehrwegmaterialien, Industrie und Ärzteschaft, Krankenhäuser und Krankenkassen stehen sich im Disput unter verschiedenen Erwartungen gegenüber. Die Zahl erfahrener laparoskopischer Operationsteams hat deutlich zugenommen. Die Einführung der Laparoskopie bei Kolonresektionen verzeichnet bereits recht erfolgreiche Arbeitsgruppen. Vor der Einführung als breit anzuwendendes Standardverfahren müssen jedoch noch sorgfältige Studien durchgeführt werden.

Der gegenwärtige Stand laparoskopischen Operierens kann insgesamt nur ausschnittsweise erfaßt und dargestellt werden.

KAPITEL 3

Traumatologie und orthopädische Chirurgie 3

I. MIDDELANIS-NEUMANN, J. R. DÖHLER

Sowohl die orthopädische Chirurgie als auch die Traumatologie befassen sich mit dem Bewegungsapparat und der Wirbelsäule, die Orthopäden mehr mit chronischen, die Unfallchirurgen mehr mit akuten, verletzungsbedingten Problemen. Während die Orthopädie ein eigenständiges und großes Fach ist, versteht sich die Unfallchirurgie als Teilgebiet der Chirurgie. Daß die beiden Gebiete in einem Kapitel skizziert werden, ist nicht nur in der nahen Verwandschaft, sondern auch im gemeinsamen operativen Instrumentarium begründet.

Da Knochenbrüche zum Alltag jeder Operationsabteilung gehören und ihre Behandlung weitgehend standardisiert ist, sind im folgenden mehr unfallchirurgische als orthopädische Akzente gesetzt.

Jede Frakturversorgung zielt darauf ab, die normale Funktion des gebrochenen Knochens so rasch und gefahrenarm wie möglich wiederherzustellen. Welchen Weg man dabei einschlägt, hängt von folgenden Punkten ab:

- Art der Fraktur,
- Lokalisation der Fraktur,
- geschlossene/offene Fraktur,
- Begleitverletzungen,
- Alter und Verfassung des Patienten.

3.1
Frakturen

Fraktur bedeutet den Integritätsschaden eines Knochens durch Kräfte, die seine Belastbarkeit übersteigen.

3.1.1
Einteilung

Unterscheidung nach der Art der Einwirkung

Traumatische Fraktur
Der gesunde Knochen bricht durch eine plötzliche und unverhältnismäßige Gewalteinwirkung. Man unterscheidet:

- Biegungsfrakturen – die Konvexseite des Knochens reißt; aus der Konkavseite wird ein Biegungskeil ausgesprengt;
- Torsionsfrakturen – durch übermäßige Drehkräfte;
- Abrißfrakturen – durch übermäßige Zugkräfte auf Insertionen und Apophysen (s. 3.1.2);
- Kompressionsfrakturen – durch Stauchungen, z. B. von Wirbelkörpern.
- Querfrakturen;
- Schrägfrakturen;
- Etagen- oder Stückfrakturen;
- Mehrfragment- oder Trümmerbrüche;

- Kettenfrakturen einer Extremität, z. B. Fersenbein, Schienbeinkopf und Hüftgelenk derselben Seite;
- Luxationsfrakturen – Kombinationen von Verrenkung und Bruch eines Gelenks, z. B. oberes Sprunggelenk;
- Defektfrakturen mit ausgedehnten Knochenzerstörungen, z. B. bei Schußverletzungen;
- Grünholzfrakturen bei Kindern mit intaktem Periostschlauch und gebrochener Kortikalis.

Frakturen mit Gelenkbeteiligung müssen fast immer operiert werden, weil nur dadurch eine anatomiegerechte Rekonstruktion der knorpeligen Gelenkfläche möglich ist. Andernfalls droht die bleibende Fehlform einer Gelenkfläche (präarthrotische Deformität), die die Entwicklung von degenerativen Verschleißerscheinungen des betreffenden Gelenks zwangsläufig nach sich zieht.
Wichtige Beispiele: Ellenbogen, Hüfte, Knie und oberes Sprunggelenk.

Pathologische Frakturen
Bruch eines vorerkrankten Knochens ohne besondere Gewalteinwirkung bei Tumoren, Metastasen, Osteoporose und Osteomalazie.

Ermüdungsfrakturen
Rezidivierende Belastungen und Mikrotraumen schwächen eigentlich gesundes Knochengewebe, das schließlich ohne eine akute Gewalteinwirkung bricht.
Beispiele: Marschfrakturen von Mittelfußknochen, Schenkelhalsbrüche bei Marathonläufern.

Geschlossene und offene Frakturen

Es versteht sich von selbst, daß eine offene Fraktur infektionsgefährdeter ist als eine geschlossene. Das gilt sowohl für eine kleine Knochendurchspießung der Haut als auch für einen offenen Verrenkungsbruch mit äußerer Verunreinigung. Je ausgedehnter und zweifelhafter die Haut- und Weichteilverhältnisse in der Umgebung einer Fraktur sind, desto sinnvoller ist es in den meisten Fällen, mit einer definitiven operativen Behandlung der Fraktur zu warten.

- Offene Frakturen 1. Grades: Durchspießungen der Haut von innen nach außen durch die Bruchenden.
- Offene Frakturen 2. Grades: größere und von außen geschädigte Hautwunden mit lokal begrenzter Schädigung des Weichteilmantels.
- Offene Frakturen 3. Grades: große Hautdefekte mit freiliegender Fraktur, massiver Zerstörung des Weichteilmantels und eventueller Schädigung von Nerven und Gefäßen.

3.1.2
Lokalisation

Der Bruchort eines Knochens ist wichtig, weil die Blutversorgung und das Verhältnis von kortikalem zu spongiösem Knochen unterschiedlich sind. Gelenknahe Abschnitte vom Röhrenknochen sind größer und brauchen daher weniger kortikalen Knochen (Spongiosaschrauben). Am dicksten ist die Kortikalis dort, wo der Knochen am schlanksten ist, nämlich im mittleren Abschnitt des Schaftes (Kortikalisschrauben).

Zu beiden Enden hin verbreitert sich der diaphysäre Schaft in den *Metaphysen*. Die gelenkbildenden Enden eines Röhrenknochens sind die *Epiphysen*. Beim Kind und Jugendlichen steuern die knorpeligen Wachstumsfugen zwischen der Epiphyse und der Metaphyse das Längenwachstum eines Röhrenknochens. Das Wachstumspotential ist innerhalb einer Fuge gleich, aber anteilmäßig im Hinblick auf eine ganze Extremität verschieden: Die untere Wachstumsfuge des Femurs und die obere Wachstumsfuge der Tibia sind für 70% des Längenwachstums vom ganzen Bein verantwortlich. Die Schädigung einer noch offenen Wachstumsfuge bedeutet eine teilweise Beeinträchtigung des Wachstumspotentials und damit die Entstehung einer Fehlform (X-Ellenbogen, O-Knie).

Apophysen sind Knochenvorsprünge, die als Ursprung oder Ansatz von Sehnen dienen, z. B. Tuberculum majus des Humerus, Trochanter major und minor des Femurs und Tuberositas tibiae. Sie können ausreißen und müssen manchmal operativ refixiert werden.

3.1.3
Behandlung des Patienten

Die Frakturbehandlung besteht in einer unverzüglichen *Reposition,* in einer adäquaten und konsequenten *Fixation* und in einer möglichst raschen *Rehabilitation.*
Zur Behandlung von Knochenbrüchen kommen folgende Prinzipien in Frage:

- konservative Behandlung,
- operative Behandlung und
- Misch- oder Kompromißlösungen,
- besondere Verfahren.

Konservative Frakturbehandlung

Die konservative Frakturbehandlung umfaßt Verbände, Schienungen, Gipse und Extensionen. Extensionen sind durch Wickel- und Klebeverbände über die Haut und durch querliegende Drähte im Knochen möglich.

Die häufigsten Beispiele von Drahtextensionen sind:

- das Olecranon bei Humerusfraktur,
- das suprakondyläre Femur und der Tibiakopf bei Trümmerfrakturen des Femurs und
- das Fersenbein bei (offenen) Trümmerfrakturen des Unterschenkels/Sprunggelenks.

Zur Ruhigstellung von Knochen oder Gelenken eignen sich Schienen aus Metall oder Kunststoff, Gipsschalen, gespaltene zirkuläre Gipsverbände und spezielle Orthesen (z. B. Sarmiento-Brace für die Humerusfraktur). In der Traumatologie und Orthopädie der Wirbelsäule sind manchmal Gipsliegeschalen und am Kopf verankerte Fixations- und Extensionssysteme (Halos) nötig.

Operative Frakturbehandlung

Eine operative Frakturbehandlung bedeutet nicht unbedingt die Freilegung, aber immer die innere Stabilisierung des Knochenbruchs mit geeignetem Fremdmaterial nach weitgehender, möglichst idealer Wiederherstellung der normalen Anatomie.

Dazu eignen sich extra- und intramedulläre Kraftträger wie Platten, Schrauben, Drähte, Cerclagen sowie Stifte und Bänder aus Kunststoff (PDS) und äußere Spanner.
Intramedulläre Kraftträger sind Verriegelungsnägel am Ober- und Unterschenkel, Federnägel (Ender), Bündelnägel (Hackethal), Nancy-Nägel und Rush-Pins. Den Bruchbereich braucht man dabei in aller Regel nicht freizulegen.

Die 1958 in der Schweiz gegründete Arbeitsgemeinschaft für Osteosynthesefragen (AO) hat sich um die systematische Einteilung und um die standardisierte Behandlung von Knochenbrüchen weltweites Ansehen erworben. Ein wesentliches Prinzip der sog. AO-Technik ist die *interfragmentäre Kompression.* Sie zielt auf eine stabile Osteosynthese und eine primäre Knochenheilung durch Kompression der exakt reponierten Fraktur. Eine solche Osteosynthese kann statisch oder dynamisch realisiert werden:

- Statische Kompression: Hierbei werden die Fragmente dauernd und gleichmäßig zusammengedrückt, was bei Schräg- oder Spiralfrakturen von Röhrenknochen durch Zug- oder Gleitschrauben und sonst durch vorgespannte Platten und äußere Spanner (axiale Kompression) erreicht werden kann.
- Dynamische Kompression durch eine Zuggurtung: Dabei wird die Zugseite des gebrochenen Knochens durch Platten oder Cerclagen komprimiert.

Heute gilt das allgemeine Interesse der *biologischen Osteosynthese.* Sie bedeutet

- einen möglichst kleinen Zugang,
- eine relativ stabile Osteosynthese,
- den Verzicht auf die anatomische Reposition aller Fragmente.

Dieses Vorgehen gefährdet nicht zusätzlich die Durchblutung. Kallusbildung ist erwünscht.
Dafür entwickelte Implantate sind beispielsweise Brücken- und Wellenplatten, die bei Schaftfrakturen die Trümmerzonen aussparen und die LC-DC-Platte, die eine geringe Auflagefläche am Knochen hat.
Wenn keine interfragmentäre Kompression möglich oder erwünscht ist, z. B. bei Trüm-

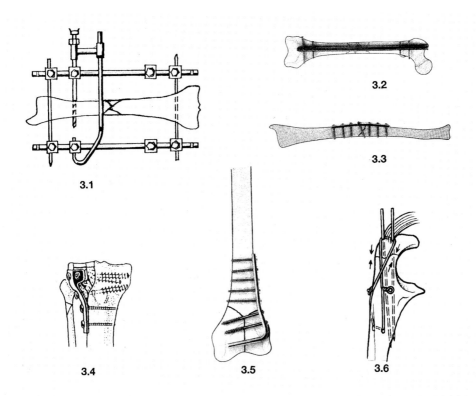

Abb. 3.1. Bilateraler Rohrfixateur

Abb. 3.2. Verriegelungsnagel

Abb. 3.3. Zugschraube und Platte

Abb. 3.4. Zugschrauben und Abstützplatte

Abb. 3.5. Zugschrauben und Zuggurtungsplatte

Abb. 3.6. Zuggurtungsosteosynthese.
(Alle aus Texhammar u. Colton 1994)

merbrüchen, wird das *Schienungsprinzip* angewendet. Man unterscheidet:

- extramedulläre Schienungen mittels Fixateur externe (Abb. 3.1) oder Abstützplatte und
- intramedulläre Schienungen mittels Mark- oder Verriegelungsnagel (Abb. 3.2) oder Spickdrähte.

Interfragmentäre Kompression und Schienung können auch kombiniert werden, z. B.

- Zugschraube und Schutzplatte (Abb. 3.3): Können Schrauben der äußeren Belastung nicht standhalten, werden sie durch eine zusätzliche Neutralisationsplatte gesichert.

- Zugschraube und Abstützplatte (Abb. 3.4), häufig an Metaphysen;
- Zugschraube und Zuggurtungsplatte (Abb. 3.5);
- Kirschner-Drähte und Zuggurtungsdraht (Abb. 3.6, Zuggurtung): Die Kirschner-Drähte dienen der Schienung und Rotationsstabilität. Häufige Anwendungen an Akromeoklavikulargelenk, Olekranon, Patella, Innenknöchel.

Besondere Frakturbehandlungen

Dazu gehören sogenannte *Minimalosteosynthesen* von Frakturen mit Gelenkbeteiligung bei Osteoporose und verschiedene *Fixateurs externes* (s. 3.2.10).

An der Wirbelsäule dienen sog. *Fixateurs internes* (Dick, Kluger, BWM u. a.) und *Fixateurs externes* (Magerl) zur dorsalen Stabilisierung von Wirbelkörperfrakturen. Die beiden angrenzenden Wirbelkörper werden mit transpedikulären Schrauben besetzt und über

Gewindestangen auf beiden Seiten verbunden (s. Kap. 3.3.1).

Zu den besonderen Verfahren gehören auch die häufigen *Endoprothesen* (s. Kap. 3.2.7) und die *Verbundosteosynthesen mit Implantaten und Zement.*

Operativ behandelte Frakturen heilen nicht schneller oder langsamer als konservativ behandelte. Die operative Behandlung ist aber besonders dann sinnvoll, wenn der betreffende Patient rascher mobilisiert und die Belastungs- oder Übungsstabilität der verletzten Extremität früher erreicht werden kann als bei einer konservativen Behandlung. Idealziel jeder Behandlung ist die vollständige Wiederherstellung der Funktion (Beweglichkeit, Belastbarkeit, Schmerzfreiheit) bei Vermeidung möglichst aller Komplikationen.

Komplikationen

Sowohl bei operativen als auch bei konservativen Frakturbehandlungen sind Komplikationen möglich.

Lokale Komplikationen:
- Fehlstellung des Knochens und/oder des Gelenks,
- Wachstumsstörungen bei Verletzungen der Epiphysenfuge,
- Pseudarthrosen (hypertrophe, hypotrophe und avitale),
- Infektionen (2% bei geschlossenen und 10% bei offenen Frakturen),
- Knochennekrosen (Hüftkopf),
- Verkürzungen,
- Verlängerungen.

Allgemeine/indirekte Komplikationen:
- Wundheilungsstörungen, Thrombosen/Embolien,
- Gipsschäden,
- Fettemboliesyndrom,
- Durchblutungsstörungen/Kompartmentsyndrom,
- Nervenschädigungen (N. peronaeus, N. ulnaris),
- Kontrakturen, Gelenksteifen,
- Muskelatrophien,
- Bettlägerigkeit, Dekubitalulzera.

3.2
Instrumente, Implantate und ihre Anwendung

Jede Firma hat ihre Implantate und Instrumente aufeinander abgestimmt und kompatibel gemacht. Bei einer Osteosynthese sollten niemals Sets unterschiedlicher Firmen verwendet werden.

Instrumente und Implantate werden aus rostfreiem Stahl (Chrom-Nickel-Molybdän) oder aus Titan hergestellt. Titanlegierungen und Reintitan bergen ein geringeres Allergie- und Infektionsrisiko als Stahl. Auch hier ist es wichtig, unterschiedliche Materialien nicht zusammen zu benutzen. Eine Titanplatte muß mit Titanschrauben besetzt werden.

Ein weiterer Grundsatz ist, jedes Implantat nur einmal zu benutzen!

3.2.1
Allgemeines Knocheninstrumentarium
(Abb. 3.7–3.18)

Abb. 3.7. Elevatorium: Dient als Hebelinstrument ▷ (Langenbeck)

Abb. 3.8. scharfer Löffel: Ovale und runde Formen mit scharfen Kanten (Schede)

Abb. 3.9. Raspatorium: Knochenschaber m. scharfen Seitenkanten (König)

Abb. 3.10. Scharfer Knochenhaken („Einzinker")

Abb. 3.11. Hohlmeißelzange: Zum Entfernen von Knochen- und Knorpelsplittern (Luer)

Abb. 3.12. Metallhammer: Weiterhin gibt es Kunststoffhammer. Grundsätzlich gilt: Metall auf Metall, Kunststoff auf Kunststoff (Ombredanne)

Abb. 3.13. Osteotom (Lambotte)

Abb. 3.14. Hohlmeißel: Meißel sind schneidende Instrumente, die es in verschiedenen Größen, Formen, Wölbungen gibt (Lexer)

Abb. 3.15. Knochensplitterzange: Schneidende Kanten, in unterschiedlichen Abwinkelungen erhältnis (Liston)

Abb. 3.16. Flachmeißel (Lexer)

Abb. 3.17. Knochenhebel stumpf: Sie halten Weichteile zurück und heben den Knochen an. Sie dienen als Schutz beim Einbringen von Meißeln und Sägen („Hohmannhebel")

Abb. 3.18. Knochenhebel spitz (Verbrugge-Müller) (Alle Fa. Aesculap)

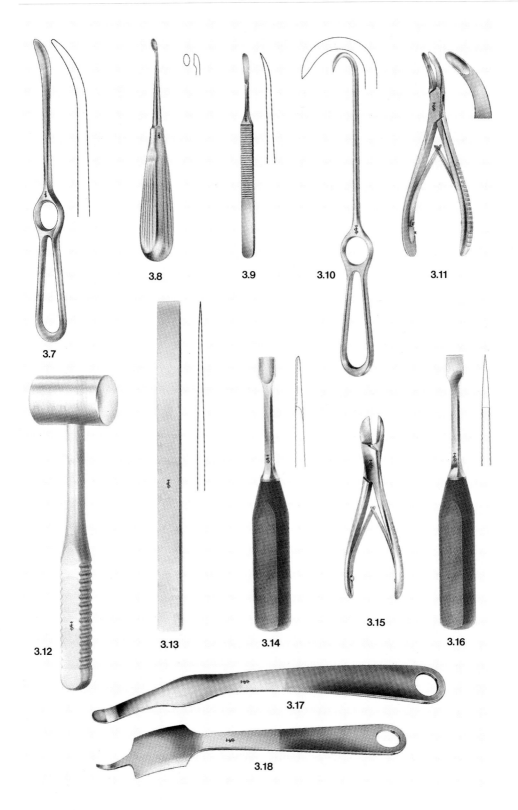

3.7

3.8

3.9

3.10

3.11

3.12

3.13

3.14

3.15

3.16

3.17

3.18

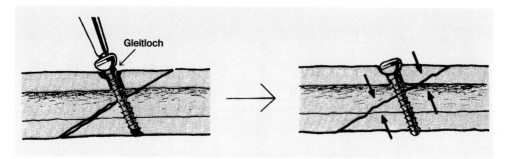

Abb. 3.19. Kortikaliszugschraube. (Aus Müller et al. 1992)

3.2.2
Schrauben

Schraubentypen

Es werden Standard- und Kleinfragmentschrauben vorgestellt (Fa. Synthes)!

Kortikalisschraube ∅ 4,5 mm
(∅ 3,5 mm Kleinfragment)

Anwendung vorwiegend im kortikalen Knochen der Diaphyse. Sie hat ein durchgehendes, enges, flaches, nicht selbstschneidendes Gewinde. Es wird *immer* ein Gewindeschneider benötigt. Ihr Kerndurchmesser ist breit, was die Stabilität im festen Knochen erhöht. Wenn die Schraube einen Bruchspalt quert und ihn als *Zugschraube* komprimieren soll, muß sie im kopfnahen Fragment frei gleiten und im gegenüberliegenden fassen.

Beim Anziehen der Zugschraube wird interfragmentäre Kompression erzeugt (Abb. 3.19).

Tabelle 3.1. Wichtige Maße der Kortikalisschraube

	Standard-fragment ∅ 4,5 mm	Klein-fragment ∅ 3,5 mm
Gewindedurchmesser	4,5 mm	3,5 mm
Kerndurchmesser	3,0 mm	2,4 mm
Bohrer	3,2 mm	2,5 mm (gold)
Gleitlochbohrer	4,5 mm	3,5 mm
Gewindeschneider	4,5 mm	3,5 mm (gold)

Das Schraubenmeßgerät gibt die Länge der Schraube einschließlich Spitze und Kopf an!

Einbringen einer Kortikalisschraube
∅ 4,5 mm

Bohrer ∅ 3,2 mm mit Bohrbüchse ⇒ Schraubenmeßgerät (Schraubenlänge einschließlich Schraubenkopf in mm) ⇒ Gewindeschneider ∅ 4,5 mm im Handgriffstück mit Bohrbüchse ⇒ großer Schraubenzieher (Sechskant) mit entsprechender Schraube.

Einbringen einer Kortikalisschraube
∅ 4,5 mm als Zugschraube

Bohrer ∅ 4,5 mm mit Bohrbüchse (1. Fragment) ⇒ Steckbohrbüchse ∅ 4,5/3,2 mm ⇒ Bohrer ∅ 3,2 mm (2. Fragment) ⇒ evtl. Kopfraumfräse ⇒ Schraubenmeßgerät ⇒ Gewindeschneider ∅ 4,5 mm mit Bohrbüchse ⇒ großer Schraubenzieher mit entsprechender Schraube.

Titan-Kortikalisschaftschraube: bei ihr ist der Schaftdurchmesser gleich dem Gewindedurchmesser. Somit erhöht sich die Wider-

Instrumente zum Einbringen von Schrauben   ▷

Abb. 3.20. Kleine Bohrmaschine
Abb. 3.21. Gewindeschneider
Abb. 3.22. T-Griff mit Schnellkupplung
Abb. 3.23. Kleiner Sechskantschraubenzieher
Abb. 3.24. Schraubenmeßgerät
Abb. 3.25. Spiralbohrer
Abb. 3.26. Dreifach-Zielbohrbüchse
Abb. 3.27. Doppelbohrbüchse
Abb. 3.28. DCP-Bohrbüchse
Abb. 3.29. LC-DCP-Universalbohrbüchse
Abb. 3.30. Steckbohrbüchse
Abb. 3.31. Kopfraumfräse
Abb. 3.32. Selbsthaltende Schraubenpinzette. (Alle Fa. Synthes, Abb. 3.27 aus Texhammer, Colton 1995)

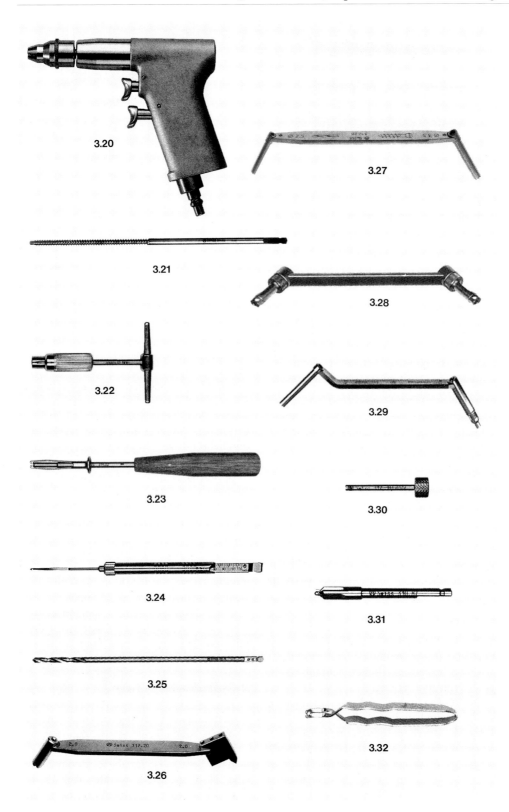

3.20

3.27

3.21

3.28

3.22

3.29

3.23

3.30

3.24

3.31

3.25

3.26

3.32

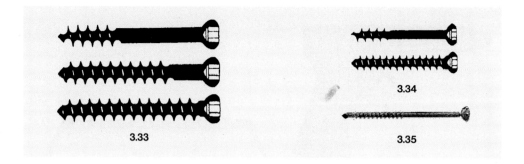

Abb. 3.33. Standardspongiosaschraube : 16 mm, 32 mm, durchgehendes Gewinde. (Aus Müller et al. 1992)

Abb. 3.34. Kleinfragmentspongiosaschraube: kurzes und langes Gewinde. (Aus Müller et al. 1992)

Abb. 3.35. Malleolarschraube. (Aus Texhammer u. Colton 1994)

Tabelle 3.2. Wichtige Maße der Spongiosaschraube

	Standard-fragment ⌀ 6,5 mm	Klein-fragment ⌀ 4,0 mm
Gewindedurchmesser	6,5 mm	4,0 mm
Kerndurchmesser	3,0 mm	1,9 mm
Bohrer	3,2 mm	2,5 mm (gold)
Gleitlochbohrer	keiner	keiner
Gewindeschneider	Selten!	Selten!
	6,5 mm	4,0 mm

standsfähigkeit beim Einsatz als Zugschraube. Ein Gewinde muß ebenfalls geschnitten werden (Schaft ⌀ 3,5/4,5 mm; Gewinde ⌀ 3,5/ 4,5 mm). Die Eingangskortikalis muß mit dem ⌀ 3,5 bzw. 4,5 mm Bohrer erweitert werden.

Gewindeschneidende (selbstschneidende) Kortikalisschraube: Beim Eindrehen dieser Schraube entsteht eine größere Wärmeentwicklung als bei den herkömmlichen Kortikalisschrauben.

Spongiosaschraube ⌀ 6,5 mm (⌀ 4,0 mm Kleinfragment)

Anwendung vorwiegend in der Epi- und Metaphyse des Knochens (= spongiöser, weicher Knochen). Die Spongiosaschrauben besitzen einen dünnen Kern und ein tiefes Gewinde. Neben den Schrauben mit durchgehendem Gewinde gibt es die mit unterschiedlicher Gewindelänge, sog. Schaftschrauben (Abb. 3.33 und 3.34). Während der Knochenheilung kann Kortikalis den gewindefreien Schaft einmauern. Die Entfernung dieser Schraube kann große Probleme bereiten.

Die Verwendung eines Gewindeschneiders kann gelegentlich in der Eingangskortikalis nötig sein. Durchquert die Spongiosaschraube einen Frakturspalt, sollte sie als Zugschraube eingesetzt werden; das Gewinde faßt nur im Gegenfragment. Ein besonderes Bohrmanöver ist dafür nicht erforderlich; es muß die ent-

sprechende Gewindelänge ausgewählt werden.

Durchbohrte Spongiosaschrauben, können über einen Kirschnerdraht gezielt eingebracht werden. Mit diesen Schrauben wird auch ein perkutanes Vorgehen ermöglicht. Die Fa. Synthes hat für diese Schrauben spezielles Instrumentarium entwickelt

In Tabelle 3.2 sind die wichtigsten Maße der Spongiosaschraube zusammenfaßt.

Einbringen einer Spongiosaschraube ⌀ 6,5 mm
Bohrer ⌀ 3,2 mm mit Bohrbüchse ⇒ Schraubenmeßgerät ⇒ (selten! Gewindeschneiden mit ⌀ 6,5 mm) ⇒ großer Sechskantschraubenzieher mit entsprechender Schraube.

Beim Einbringen einer Spongiosaschaftschraube soll bei harter Eingangskortikalis mit dem ⌀ 4,5 mm Bohrer vorgebohrt werden.

Malleolarschraube ⌀ 4,5 mm

Anwendung nur im spongiösen metaphysären Knochen, wenn keine große Zugbeanspruchung erwartet wird. Ihr Gewinde entspricht dem der Kortikalisschraube ⌀ 4,5 mm. Sie besitzt eine speziell geformte Trokarspitze, durch die sie sich im spongiösen Knochen ihr

Tabelle 3.3. Wichtige Maße der Malleolarschraube

	Standardfragment Ø 4,5 mm
Gewindedurchmesser	4,5 mm
Kerndurchmesser	3,0 mm
Bohrer	3,2 mm
Gleitlochbohrer	keiner
Gewindeschneider	Selten! 4,5 mm

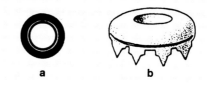

Abb. 3.36. a Metallunterlegscheibe, **b** Kunststoff-unterlegscheibe mit Zackenkranz. (Aus Müller et al. 1992)

Gewinde selbst herstellen kann; daher wird ein Gewindeschneider selten benötigt. Die Malleolarschraube hat ein halbes Gewinde und einen glatten Schaft (Abb. 3.35). Eingesetzt wird sie v. a. am unteren Tibiaende (Innenknöchel).

Tabelle 3.3 faßt die wichtigsten Maße der Malleolarschraube zusammen.

Unterlegscheiben

Verwendung mit Spongiosa- und Malleolarschrauben. Die Unterlegscheiben verhindern das Einsinken des Schraubenkopfes in die dünne Kortikalis des meta- oder epiphysären Knochens. Die flache Scheibenseite liegt der Kortikalis an (Abb. 3.36 a).

Verwendung:
- Ø 7,0 mm für Kleinfragmentspongiosaschrauben,
- Ø 13 mm für Standardspongiosaschrauben.

Unterlegscheiben mit Zackenkranz ermöglichen die Fixierung von Bändern und Sehnen am Knochen, ohne dabei zu Drucknekrosen zu führen. Sie sind aus Kunststoff gefertigt und zur Darstellung im Röntgenbild mit einem feinen Metallring versehen (Abb. 3.36 b).

3.2.3
Platten

Plattentypen

Jede Platte kann mehrere Funktionen erfüllen:
- Kompression: Die Fraktur wird in Längsrichtung des Knochens durch Spannung komprimiert.
- Neutralisation: Die Platte soll reponierte Fragmente halten und Biege- und Rotationskräfte neutralisieren. *Beispiel:* distale Fibulafraktur (s. Kap. 3.3.8.).

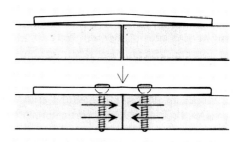

Abb. 3.37. (Aus Müller et al. 1992)

- Abstützung: Die Platte soll ein Abrutschen gelenknaher Frakturteile verhindern oder einer Spongiosaanlage Halt bieten. *Beispiel:* Tibiakopffraktur (s. Kap. 3.3.8).

Zur Kompression von Querbrüchen sollte eine Platte vor dem Anbringen etwas vorgewölbt werden, um auch die Gegenseite der Fraktur zusammenzudrücken (Abb. 3.37).

Gerade Rundlochplatte

- Für Ø 4,5-mm-Kortikalisschrauben und Ø 6,5-mm-Spongiosaschrauben (Standardfragment).
- Schmal mit Löchern in einer Reihe und breit mit versetzten Löchern.
  Anwendung: schmal, z. B. Tibia, Ulna; breit, z. B. Humerus-, Femurschaft.
- Axiale Kompression über einen Plattenspanner möglich.
- Spezielle Rundlochbohrbüchse verwenden.
- Durch die leichte Schräge im „Pendelloch" kann die Schraube bis zu 9° geschwenkt werden.

Instrumente zum Zurichten und Anbringen von Platten

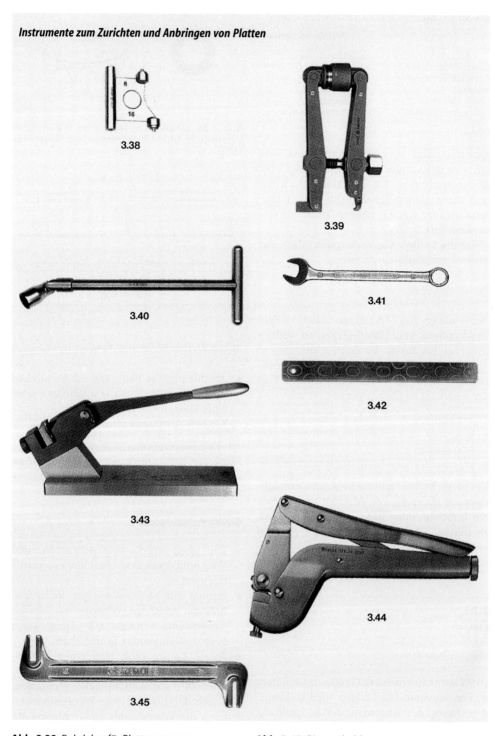

3.38

3.39

3.40

3.41

3.42

3.43

3.44

3.45

Abb. 3.38. Bohrlehre für Plattenspanner

Abb. 3.39. Plattenspanner

Abb. 3.40. Kardanschlüssel

Abb. 3.41. Ringgabelschlüssel

Abb. 3.42. Biegeschablone

Abb. 3.43. Biegepresse

Abb. 3.44. Biegezange

Abb. 3.45. Schränkeisen (Alle Fa. Synthes)

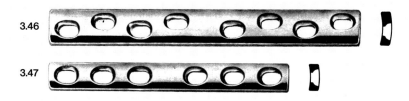

Abb. 3.46. DC-Platte breit   **Abb. 3.47.** DC-Platte schmal

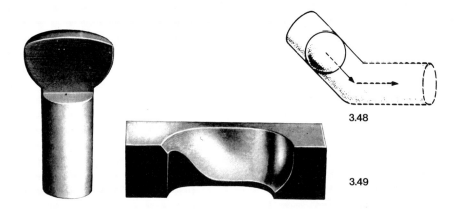

Abb. 3.48. Kugelgleitprinzip

Abb. 3.49. Schräge Unterseite der Schraube gleitet auf schrägem Plattenloch (alle aus Müller et al. 1992)

Spann-Gleitloch-Platten

DCP (Dynamic Compression Plate)

- Axiale Kompression ohne Spanngerät ist möglich – durch die ovalen und einseitig schrägen Plattenlöcher (Abb. 3.49). Die Schrauben können exzentrisch und zentrisch eingesetzt werden. Mehrere Fragmente können einzeln komprimiert werden.
- Jede exzentrisch eingedrehte Schraube bringt Kompression von 1 mm (pro Hauptfragment sind zwei exzentrische Schrauben möglich).
- Verwendung der speziellen zentrischen und exzentrischen DCP-Bohrbüchsen.
- Zusätzlich ist die axiale Kompression über einen Plattenspanner möglich, besonders bei Osteotomien.
- Die Kombination mit einer interfragmentären Zugschraube ist möglich.

Anwendung:
- DCP Standardfragment breit, Löcher versetzt (Abb. 3.46): z. B. Humerus-, Femurschaft.
- DCP Standardfragment schmal (Abb. 3.47): z. B. Tibia.
- DCP Kleinfragment: z. B. Radius, Ulna, Klavikula.

Kugelgleitprinzip

Kugel = Schraubenkopf; Gleit = Plattenloch.

Der Schraubenkopf gleitet im ovalen und abgeschrägtem Plattenloch (Abb. 3.48, 3.49).

Um ein korrektes Anbringen der Platte zu erreichen, sind die DCP-Bohrbüchsen oder die Universalbohrbüchse notwendig.

Neutrale oder zentrische Bohrbüchse
- Sie ist grün.
- Sie findet am häufigsten Anwendung.
- Sie plaziert die Schraube mit bestmöglichem Halt im Plattenloch.

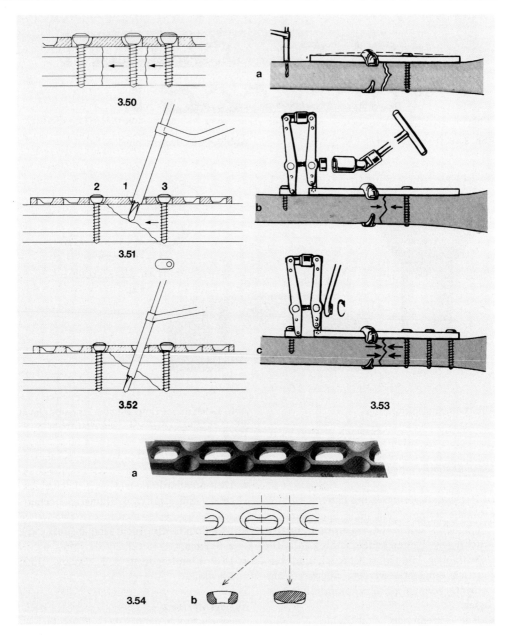

Abb. 3.50–3.53. DC-Platte: Kompression durch DC-Platte; interfragmentäre Kompression und Platten-spanner; **Abb. 3.54 a, b** LC-DC-Platte (Abb. 3.50–3.52, 3.54 aus Texhammar u. Colton 1994; Abb. 3.53 a–c aus Müller et al. 1992)

● Zusätzlich findet pro Schraube eine *mini-*
male Längenverschiebung der Platte von
0,1 mm statt.

Exzentrische Bohrbüchse
● Sie ist gelb.

● Sie wird nur für Spannschrauben verwendet.
● Beim Einsetzen der Schraube trifft diese
den schmalen Plattenlochzylinder 1 mm
von der Endposition entfernt.

- Der maximale Spannweg einer Schraube beträgt 1 mm (50–80 kp).
- Der Pfeil auf dieser Bohrführung hat immer in Richtung Fraktur oder Osteotomie zu zeigen.

> Wichtig ist, daß zuerst die Spannschrauben frakturnah eingesetzt werden, da sonst die Gefahr besteht, daß die Fragmente auseinanderweichen.

DC-Platteneinsatz bei verschiedenen Frakturen

Vorgehen bei Querbrüchen
In neutraler Stellung wird die Platte mit der ersten Schraube fixiert. Es folgt die zweite Schraube, die exzentrisch im Gegenfragment fixiert wird. Alle weiteren Schrauben werden zentrisch eingebracht. Damit wird ein Spannweg von 1 mm erreicht.

Soll mehr Kompression erzielt werden, werden beide Schrauben exzentrisch eingesetzt und dann wechselseitig angezogen (2 mm Spannweg).

Zusätzlich kann im gleichen Fragment eine zweite Spannschraube angebracht werden. Die erste Spannschraube muß etwas gelöst werden, die zweite wird fest angezogen, dann wieder die erste. Verfährt man im Gegenfragment genauso, wird der maximale Spannweg von 4 mm erreicht.

Vorgehen bei Stückfrakturen
Es ist möglich, die verschiedenen Fragmente nacheinander zu komprimieren (Abb. 3.50).

Vorgehen bei Schrägbrüchen
DCP und interfragmentäre Zugschraube: Gleitloch (4,5 mm) vorbereiten; Platte so verschieben, daß die Bohrbüchse exzentrisch zu liegen kommt; Anbringen einer Neutralschraube im Gegenfragment. Im ersten oder zweiten Plattenloch neben der Bohrbüchse wird eine exzentrische Schraube eingesetzt (Abb. 3.51). Plazieren der Zugschraube (Abb. 3.52). Diese Schraube übt dann zusätzliche Kompression auf den plattenfernen Bruchspalt aus. Alle restlichen Schrauben neutral einbringen.

DCP-Platte mit Plattenspanner (Abb. 3.53):
- Anwendung, wenn stärkere Kompression erwünscht ist (> 80 kp).

- Verwendung der grünen, zentrischen DCP-Bohrbüchse.
- Wenn möglich, sollte zusätzlich eine interfragmentäre Zugschraube eingesetzt werden.

Die etwas überbogene Platte mit einer Schraube frakturnah befestigen und gegen die Fraktur ziehen (a). Im Gegenfragment die Distanzbohrbüchse am Plattenende einsetzen; 3,2-mm-Bohrer; messen; 4,5-mm-Gewindeschneider; Plattenspanner in die Nut einhängen und mit einer Kortikalisschraube befestigen; leichtes Anziehen des Plattenspanners mit dem Kardanschlüssel (b); restliche Schrauben im plattenspannerfernen Fragment neutral anbringen; Spannen des Gerätes (c); neutrales Besetzen der noch freien Plattenlöcher; Entfernen des Plattenspanners (Kortikalisschraube verwerfen!). Besetzen des letzten Plattenloches.

LC-DC-Platte („limited contact DCP")

- Sie ist die Verbesserung der DCP.
- Ihr Material ist Reintitan, ein Produkt das weniger Allergien auslöst.
- Die Platte besitzt an der knochenzugewandten Seite Aussparungen, wodurch die Plattenauflagefläche minimiert wird. Das hat eine Verringerung von Durchblutungsstörungen des Knochens zur Folge. (Abb. 3.54a, b)
- Außerdem besitzen die unterschnittenen Plattenlöcher zwei schiefe Ebenen, so daß Kompression zu beiden Seiten hin möglich ist. Die Platte weist keinen lochfreien Mittelteil auf. (Abb. 3.54a, b)
- Es werden spezielle LC-DCP-Bohrbüchsen oder die Universalbohrbüchse (Abb. 3.29) benötigt. Letztere ermöglicht zum einen die Bohrungen in Neutral-, Schräg- oder Kompressionsstellung, zum anderen den Einsatz der Bohrer/Gewindeschneider $\varnothing$ 4,5 mm–3,2 mm und $\varnothing$ 3,5 mm–2,5 mm (Kleinfragment).

Auch die neutrale LC-DCP-Bohrbüchse weist einen Pfeil auf, der immer zur Fraktur zeigen muß (Ausnahme: die Platte soll in Abstützfunktion am Tibiakopf angebracht werden; dann muß der Pfeil von der Fraktur weg zeigen).

- Die LC-DC-Platte benötigt Titanschrauben. Speziell konzipiert wurden hierfür die Kortikalisschaftschrauben (s. Kap. 3.2.2 Schrauben), die sich aufgrund ihrer Stabilität als interfragmentäre Zugschrauben und Kompressions- oder Spannschrauben eignen.
- Wie die DCP gibt es die LC-DC-Platte im Standardfragment in breit und schmal sowie als Kleinfragmentplatte. Ihre Anwendungsbereiche sind die der DCP (s. Kap. 3.2.3).

Rohrplatten

- Nur 1 mm dick.
- Ihre Ränder graben sich in den Knochen ein, dadurch guter Knochenkontakt und gute Rotationsstabilität.
- Wegen der oval geformten Löcher ist bei leicht exzentrischem Bohren eine geringe Selbstspannung möglich.
- Axiale Kompression über einen Plattenspanner ist möglich.

Halbrohrplatte (Standardfragment; Abb. 3.55): z. B. Radius, prox. Ulna, Klavikula, Tibiaschaft.

Drittelrohrplatte (Kleinfragment; Abb. 3.56): z. B. Malleolus lateralis, Fibulaquerfraktur, Olekranon.

Viertelrohrplatte: für 2,7-mm-Kortalisschrauben, z. B. Mittelhandknochen.

Rekonstruktionsplatten

- Dreidimensional biegbar mittels Schränkeisen (nicht über 15° biegen).
- Ausführungen passend für jede Schraubengröße.

Gerade Platten (Abb. 3.57): im Standard- und Kleinfragment enthalten, für z. B. Verletzungen im Beckenbereich, Kalkaneusfrakturen.

leicht vorgebogene Platten: Sie kommen dann zum Einsatz, wenn stärkeres Verbiegen zu erwarten ist.

Spezialformen

Diese Platten sind für bestimmte anatomische Gegebenheiten entwickelt worden. In erster Linie dienen sie der Abstützung im gelenknahen Bereich, d. h. sie verhindern ein Absinken und bilden das Widerlager für Schrauben in diesen Knochenabschnitten.

Etliche dieser Platten sind auch in Reintitan erhältlich.

Allen im Standardfragment enthaltenen Platten sind folgende Merkmale gemeinsam:

- Im Plattenkopfbereich können Spongiosaschrauben eingebracht werden.
- Im Plattenschaft weisen sie ein längliches Loch auf, durch das entweder eine interfragmentäre Zugschraube oder eine Kortikalisschraube zur vorläufigen Plattenfixierung eingesetzt werden kann.
- Das Einsetzen eines Plattenspanners ist möglich.
- Die Lochangabe der Platte entspricht der Anzahl der Schaftlöcher.
- Ein Nachbiegen der Platten ist möglich.

T-Platten (Abb. 3.58)
Der Schaft besitzt ein rundes Profil.

Anwendung: zur Abstützung meist am medialen Tibiakopf und am Humeruskopf.

T-, L-Abstützplatten (Abb. 3.59)
Sie sind doppelt gebogen und dienen der Abstützung des lateralen Tibiaplateaus. Bei den L-Platten werden rechte und linke unterschieden.

Recht- und schrägwinklige T-Platten sind auch im Kleinfragment enthalten. Im Plattenkopf sind drei Schraubenlöcher. Ihr Anwendungsbereich ist der distale Radius.

Löffelplatte (Abb. 3.60)
Der Schaft besitzt ein V-förmiges Profil und ist der Tibiavorderkante angepaßt.

Anwendung: distale Tibiafraktur mit großem dorsalem Fragment und einer ventralen Trümmerzone.

Sie wird ventral angelegt (Pilon-Fraktur).

Sie wird aufgrund ihrer Größe nicht mehr so häufig verwendet.

Kleeblattplatte (Abb. 3.61)
Diese Platte ist im Plattenschaft dicker als im Kopfbereich. Dadurch kann sie gut dem Knochen anmodelliert werden. Sie wird mit Kleinfragmentschrauben besetzt. Der Einsatz von

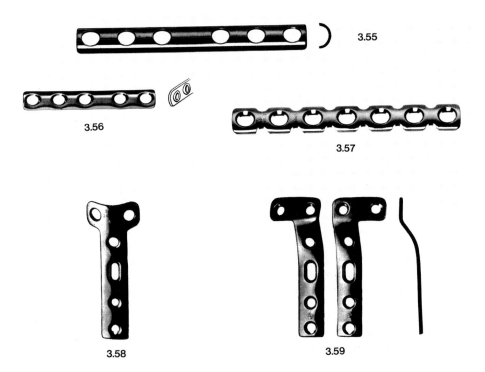

3.55

3.56

3.57

3.58

3.59

Abb. 3.55. Halbrohrplatte

Abb. 3.56. Drittelrohrplatte

Abb. 3.57. Rekonstruktionsplatte

Abb. 3.58. T-Platte

Abb. 3.59. L-Abstützplatten. (Alle aus Müller et al. 1992)

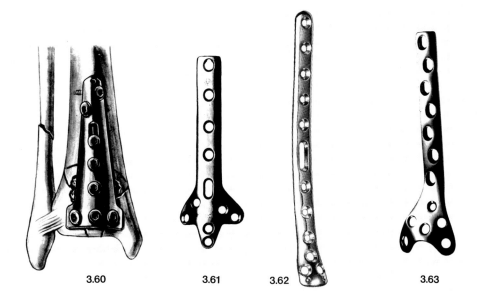

3.60

3.61

3.62

3.63

Abb. 3.60. Löffelplatte

Abb. 3.61. Kleeblattplatte

Abb. 3.62. Distale Tibiaplatte (Fa. Link)

Abb. 3.63. Kondylenabstützplatte. (Abb. 3.60, 3.61, 3.63 aus Müller et al. 1992)

∅ 4,5 mm Kortikalisschrauben im Schaftbereich ist jedoch möglich.

Anwendung vorwiegend an der distalen Tibia, medial oder ventral angelegt (Pilon-Fraktur); aber auch am proximalen Humerus.

Ausnahme: Diese Platte ist im Kleinfragmentsortiment enthalten.

Distale Tibiaplatte (May; Abb. 3.62)

Diese Platte ist in sich verwunden und paßt sich dem gelenknahen Knochen gut an.

Im distalen Plattenanteil befinden sich Löcher, durch die

- Kirschner-Drähte gebohrt oder
- Spongiosaschrauben in unterschiedlichsten Winkeln eingebracht werden können.

Im proximalen Plattenanteil befindet sich ein ovales Plattenloch, das den Einsatz eines Plattenspanners ermöglicht.

Unterschieden werden rechte und linke Platten (Beispiel: DT/R = distale Tibiaplatte rechts) in unterschiedlichen Längen.

Kondylenabstützplatte (Abb. 3.63)

Der Plattenkopf nimmt wegen der runden Löcher Spongiosaschrauben auf. Der Plattenschaft gleicht dem der breiten DCP. Die Verwendung des Plattenspanners ist möglich. Sie wird für die rechte und linke Seite hergestellt.

Anwendung: Mehrfragmentbrüche der Femurkondylen.

Winkelplatten

- Der Winkel wird zwischen Klinge und Schaft gemessen.
- Die Löcher sind wie bei den geraden, breiten Platten versetzt.
- Sie werden als Rundloch- oder als DC-Platten hergestellt.
- Es werden die Schrauben des Standardfragments benötigt.
- Die Winkelplatten haben eine U-förmige Klinge; für Kleinkinder gibt es T-förmige Profile.

Kondylenplatten, 95° (Abb. 3.64)

Die 2 klingennahen Löcher sind für 6,5-mm-Spongiosaschrauben gefertigt.

Anwendung: distaler und per- bis subtrochanterer Femurbereich.

130°-Winkelplatte (Abb. 3.65)

Anwendung: Schenkelhals- und pertrochantere Frakturen, Valgisierungsosteotomien.

Platten für Osteotomien (Abb. 3.66)

Anwendung: Intertrochantere und suprakondyläre Umstellungsosteotomien des Femurs.

Allgemeines zur intraoperativen Durchleuchtung

Die Anwendung von Röntgenstrahlen auf Menschen wird durch die Röntgenverordnung geregelt. Jeder der beruflich Umgang mit Röntgeneinrichtungen hat sollte daher seinen Status im Rahmen der jeweils aktuellen Verordnung klären. Unter Röntgendurchleuchtung versteht man nach der Röntgenverordnung die Anwendung einer Einrichtung zur elektronischen Bildverstärkung mit Fernsehkette und automatischer Dosisleistungsregelung. Dabei darf der Röntgenstrahler nur während der Durchleuchtung oder zum Anfertigen einer Aufnahme angeschaltet sein.

Bei etlichen Operationen in der Traumatologie und Orthopädie werden die wesentlichen Schritte unter Durchleuchtung durchgeführt, daher sollen Patient und Personal geschützt werden. Die drei Grundsätze im Strahlenschutz sind:

Abstand

Die Dosis D nimmt mit dem Quadrat des Abstandes A ab:

$$D \sim \frac{1}{A^2}$$

- ausreichenden Abstand zum Röntgengerät bzw. zum Bildwandler.
- Vermeiden direkt in den Strahlengang zu geraten.

Aufenthaltsdauer

Die Dosis wächst proportional mit der Expositionszeit t:

$$D \sim t$$

- kurze Durchleuchtungszeiten, keine „Dauerdurchleuchtung"
- Tragen eines Dosimeters.
- Dokumentieren der Durchleuchtungszeit.

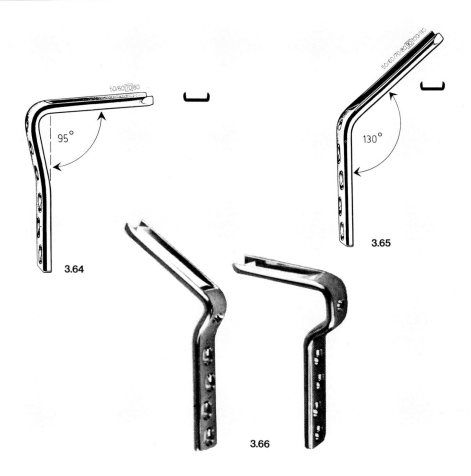

Abb. 3.64. 95°-Kondylenplatte

Abb. 3.65. 130°-Winkelplatte
(Beide aus Müller et al. 1992)

Abb. 3.66. Osteotomieplatten (Fa. Synthes)

Abschirmung
Die Dosis nimmt bei Gammastrahlung mit der
Dicke der Abschirmschicht d exponentiell ab:

$$D = D_0 \cdot e^{-\mu \cdot d}$$

- Gonadenschutz für den Patienten.
- Tragen einer dicken Bleischürze.
- Tragen eines Halsschutzes (Schilddrüse).

Anwendung der 130°-Winkelplatte
und 95°-Kondylenplatte

Spezialinstrumentarium
Benötigt werden die in den Abb. 3.67–3.74 dargestellten Instrumente.

Zusätzlich:
- Grundinstrumentarium,
- Knochengrundinstrumentarium
  (s. Kap. 3.2.1 Allgemeines Knocheninstri-
  mentarium),
- Bohrmaschine, oszillierende Säge bei Um-
  stellungsosteotomien,
- Kirschner-Drähte ⌀ 2,0 mm (s. Kap. 3.2.5
  Drähte),
- 16-mm-Meißel,
- evtl. Repositionszange (s. Kap. 3.2.4),
- Standardschrauben und -instrumente,
- Winkel-, Kondylenplattenset.

Spezialinstrumentarium

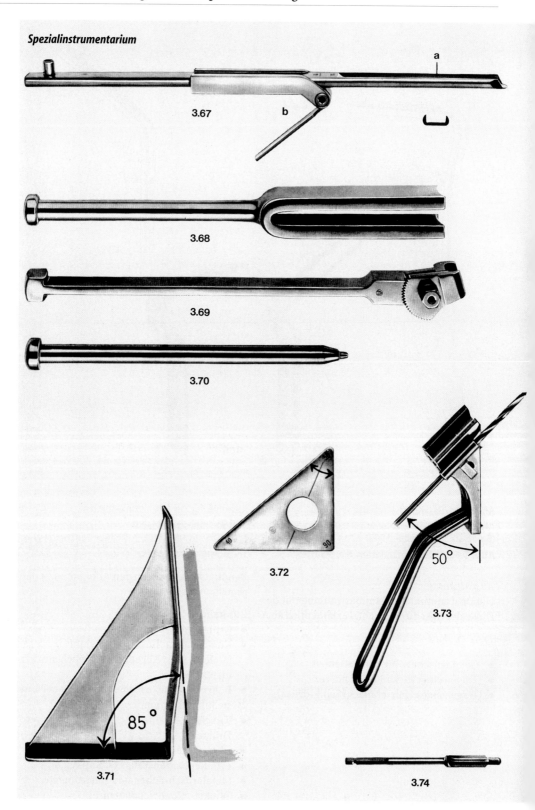

3.67

3.68

3.69

3.70

3.71

3.72

3.73

3.74

Lagerung

- Rückenlagerung auf einem geraden Röntgentisch (s. Kap. 3.2.7 Hüftendoprothesen) oder auf einem Extensionstisch (s. Kap. 3.2.8 Marknagel).
- Die zu operierende Seite weit zur Tischkante hin lagern.
- Anlegen der neutralen Elektrode nach Vorschrift.
- Bildwandler und Strahlenschutz.

Abdeckung

Hauseigen, Stoffwäsche immer doppelt und wasserundurchlässig; das betroffene Bein zum besseren Hantieren steril wickeln.

Operation mit der 130 -Winkelplatte

Zur Versorgung von Femurhalsfrakturen wird diese Platte kaum noch verwendet. Die 120°- und 130°-Winkelplatten werden aber in der orthopädischen Chirurgie für intertrochantere Valgisierungsosteotomien gebraucht. Dieser Eingriff wird im folgenden beschrieben. Wegen der besseren Verständlichkeit zeigen die Abb. 3.75–3.78 aber die Osteosynthse einer medialen Femurhalsfraktur.

Für die Frakturversorgung müßte der Patient auf dem Extensionstisch gelagert und mit dem Bildwandler geröntgt werden, für die intertrochantere Umstellungsosteotomie nicht.

◁ **Abb. 3.67.** Plattensitzinstrument (**a**) mit Führungsplatte (**b**): Der Flügel der Führungsplatte wird mit dem großen AO-Schraubenzieher festgestellt

Abb. 3.68. Schlitzhammer

Abb. 3.69. Ein- und Ausschlaginstrument

Abb. 3.70. Nachschlagbolzen

Abb. 3.71. Kondylenzielgerät

Abb. 3.72. Winkelmesser

Abb. 3.73. 130°-Plattenzielgerät: Das Zielgerät ermöglicht die korrekte Zielrichtung für die 130°-Winkelplatte, das Bohren mit dem Ø 3,2-mm-Bohrer, das Einbringen eines Ø 3,0-mm-Steinmannnagels, das Bohren mehrerer Ø 4,5-mm-Bohrlöcher

Abb. 3.74. Zapfenfräse. (Alle aus Müller et al. 1992)

Intertrochantere Valgisierung um 20° (Abb. 3.79)

Hautschnitt: Gerader langer Hautschnitt an der Außenseite des oberen Femurdrittels. Nach Spaltung der Fascia lata wird zunächst die vordere Hüftkapsel dargestellt und spindelförmig reseziert. Der M. vastus lateralis wird L-förmig vom Tuberculum innominatum und vom Septum intermusculare mit Messer und Raspatorium abgelöst. Dabei wird er mit einem großen Wundhaken nach vorn und unten gezogen und dann mit Hohmann-Hebeln weggehalten.

Wenn man um 20° valgisieren und eine 130°-Platte verwenden will, muß zunächst der maßgebliche Einschlagwinkel der Vorschlagklinge markiert werden: In einem Winkel von 130°–20° = 110° zum Femurschaft wird ein Kirschner-Draht in das obere Femurende gebohrt. Zur Kontrolle der Antetorsion vom Schenkelhals wird ein freier Kirschner-Draht aufgelegt.

Unterhalb vom Tuberculum innominatum wird die Kortikalis für den Klingeneinschlag mit dem Ø 3,2 mm Bohrer eröffnet.

Die Führungsplatte wird auf einen Winkel von 70° eingestellt und durch diese das Plattensitzinstrument parallel zu den beiden Kirschner-Drähten mit Hammer und Schlitzhammer eingeschlagen (ähnlich Abb. 3.77). Der Operateur muß darauf achten, daß er parallel zum AT-Draht und damit zum Schenkelhals bleibt und die Einschlagebene nicht verkippt; andernfalls drohen die Perforation des Schenkelhalses, Ischiadikusläsionen und große Probleme bei der Reposition und Plattenmontage. Auf dem Plattensitzinstrument befindet sich eine Maßskala, auf der man die eingeschlagene Klingenlänge ablesen kann.

Wenn das Plattensitzinstrument (Vorschlagklinge) auf 50–60 mm eingeschlagen ist, können die beiden Kirschner-Drähte entfernt und das obere Femurende osteotomiert werden: 2 cm unterhalb und absolut parallel zur Vorschlagklinge wird mit einer breiten oszillierenden Säge osteotomiert. In 130° zum Femurschaft folgt die Resektion des lateralbasigen Ganzkeils.

Jetzt kann das Plattensitzinstrument mit dem Schlitzhammer herausgeschlagen werden. Dabei sollte das freibewegliche Kopf-Hals-Stück mit einer Zweipunkterepositionszange (Abb. 3.83) gehalten werden.

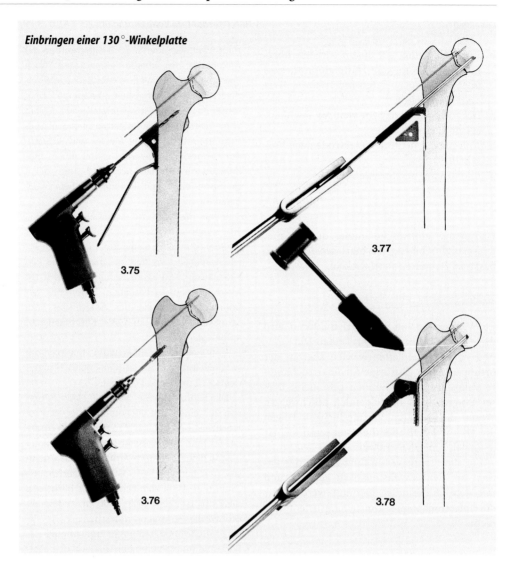

Einbringen einer 130°-Winkelplatte

3.75

3.77

3.76

3.78

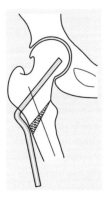

Abb. 3.79

Abb. 3.75–3.78. Versorgung einer medialen Schenkelhalsfraktur mit einer 130°-Winkelplatte. (Aus
Texhammar u. Colton 1994)

Abb. 3.79. OP-Skizze für eine intertrochantere Val-
gisierungsosteotomie mit einer 130°-Winkelplatte.

Abb. 3.80–3.81. Versorung einer proximalen Femurfraktur mit einer 95°-Kondylenplatte.

Einbringen einer 95°-Kondylenplatte

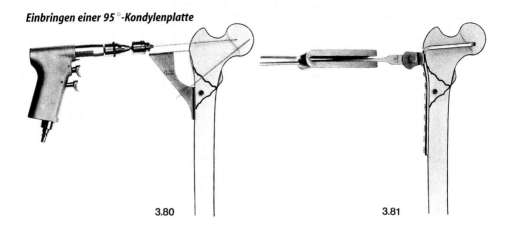

3.80   3.81

Die 130°-Platte mit 60 mm Klingenlänge wird genau unterhalb des Plattenwinkels in das Einschlaggerät eingespannt, dabei muß der Instrumentenschaft parallel zur Winkelplattenklinge stehen (ähnlich Abb. 3.78). Behutsames Einsetzen der Platte.

Der Femurschaft wird an die Osteotomie und die Platte gebracht und mit einer großen Repositionszange (Ulrich) provisorisch gehalten. Auch bei einer DC-Winkelplatte wird der Plattenspanner (Abb. 3.39) montiert und maximal mit dem Kardanschlüssel gespannt. Dabei sollte die Osteotomie „wasserdicht" schließen.

Besetzung von zwei der meistens vier Schraubenlöcher mit neutral gebohrten Kortikalisschrauben. Verwendung der DCP-Bohrbüchse grün, dem ⌀ 3,2-mm-Bohrer und dem ⌀ 4,5-mm-Gewindeschneider. Abnahme des Plattenspanners. Einbringen einer exzentrischen (DCP-Bohrbüchse gelb; Abb. 3.28) und schließlich einer dritten neutralen Kortikalisschraube. Das Nachspannen der Schrauben von distal nach proximal bedeutet eine dritte Kompressionskomponente auf die schräge Osteotomie.

Tücher und Instrumente zählen (Dokumentation).

Refixation des M. vastus lateralis am Tuberculum innominatum. Tiefe Redondrainage, Faszien-, Subkutan- und Hautnaht. Steriler Verband, postoperative Röntgenkontrolle.

Operation mit der 95°-Kondylenplatte am proximalen Femur

Für die 95°-Kondylenplatte gilt das gleiche Prinzip wie für die 130°-Winkelplatte. In der Unfallchirurgie hat sie zugunsten anderer Systeme (Gamma-Nagel, unaufgebohrter Femurnagel) an Bedeutung verloren. In langer Form ist sie manchmal bei subtrochanteren Femurfrakturen sinnvoll (Abb. 3.80, 3.81).

In der orthopädischen Chirurgie werden die 95°-Kondylenplatten nicht so häufig verwendet wie die rechtwinkligen Osteotomieplatten mit einer sog. Unterstellung (Abb. 3.66). Diese Rechtwinkelplatten haben eine Unterstellung von 10, 15 oder 20 mm, vier DCP-Löcher und eine 50 oder 60 mm lange Klinge. Sie eignen sich gut für die intertrochantere Varisierung und die suprakondyläre Umstellung.

Es werden 2 K-Drähte gebohrt, der erste dient zur Richtungsorientierung (Anteversion). Der zweite wird mit Hilfe des 85°-Kondylenzielgerätes (Abb. 3.71) in den Trochanter major eingebracht (Abb. 3.80). Nun kann der erste Draht wieder entfernt werden.

Das Kortikalisfenster wird entweder nur mit einem 16-mm-Meißel oder mit dem 85°-Kondylenzielgerät und dem daraufgeschobenen 130°-Zielgerät vorbereitet. Es folgen dann Bohrungen mit dem 4,5-mm-Bohrer und das Verbinden der Löcher mit der Zapfenfräse. Die untere Fensterkante wird mit dem Meißel abgerundet.

Die Führungsplatte wird auf einen Winkel von 85° eingestellt (der bewegliche Teil liegt dem Knochen an) und darüber das Plattensitzinstrument mit Schlitzhammer und Hammer eingeschlagen. Auf der Maßskala Klingenlänge ablesen und Zurückschlagen des Instrumentes mit dem Schlitzhammer.

Das Einschlaggerät muß mit dem Instrumentenschaft parallel zur Klinge eingespannt sein (Abb. 3.81). Die Klinge nicht vollständig einschlagen. Die Reststrecke wird mit dem Nachschlagbolzen eingebracht. Die Plattenlöcher werden mit Schrauben besetzt.

3.2.4
Repositionszangen

Bei der Vielzahl von Repositionszangen kann nur eine begrenzte Auswahl erstellt werden! Die Abb. 3.82, 3.83 und Abb. 3.85–3.88 stellen häufig benötigte Repositionszangen/-stößel dar.

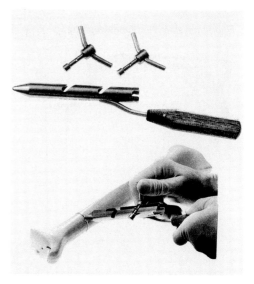

Abb. 3.84. Verspannen einer Drahtumschlingung. (Aus Texhammer u. Colton 1994)

3.2.5
Drähte

Cerclage

Die Drahtumschlingung (Cerclage) dient zur vorläufigen Fixierung der Fragmente und zur Fixierung von Platten, wenn keine Schrauben eingebracht werden können.

Ein Draht wird mit einer Drahtführung um den Knochen gelegt, dann das eine Drahtende durch die Öse am anderen Ende gezogen und mit einem Spanngerät verspannt (Abb. 3.84). Kürzen des freien Drahtendes mit einem Seitenschneider und Anlegen der Drahtspitze mit einer Flach- oder Spitzzange an den Knochen.

Titan- und Kunststoffbänder sind breiter und schneiden weniger ein als Drahtcerclagen.

Zuggurtung

Das Prinzip ähnelt einem Baukran, dessen Mast die Last des Auslegers nur deshalb tragen kann, weil gegenseitige Seile die Zugkräfte des hinteren Auslegerendes aufnehmen. Bei der Zuggurtung wird der gebrochene oder osteotomierte Knochen mit Kirschner-Drähten in der richtigen Stellung gehalten. Der

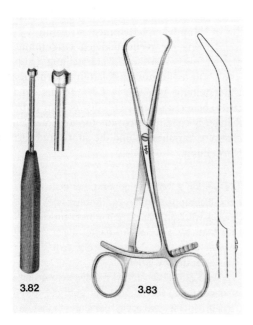

3.82   3.83

Abb. 3.82. Wörrlein, durchbohrter Repositionsstößel (Kronenspieß)

Abb. 3.83. Repositionszange spitz: Auch mit Gewindesperre erhältlich. Sie reponiert etwas ausladende Knochenfragmente

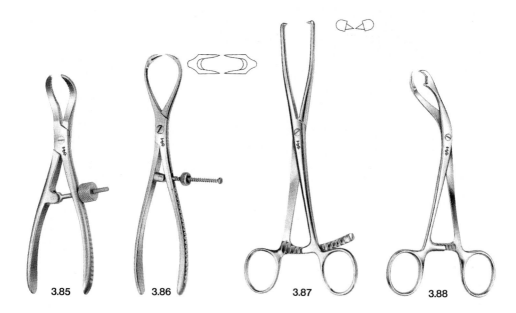

Abb. 3.85. Gezahnte Zange mit Gewindesperre: Zur Reposition aber auch zur vorübergehenden Fixierung einer Platte

Abb. 3.86. Patellazange

Abb. 3.87. Knöchelfaßzange

Abb. 3.88. Verbrugge: Auch mit Gewindesperre erhältlich. Zur vorübergehenden Reposition und zur Fixation einer Platte (Alle Fa. Aesculap)

Zuggurtungseffekt entsteht durch einen Cerclagedraht, den man um die freien Drahtenden herumführt und jenseits der Fraktur oder Osteotomie fixiert.

Häufige Beispiele

- Fraktur oder Osteotomie des Olecranon: Dislokation durch den Zug des M. trizeps.
- Patellafraktur: Dislokation durch den M. quadrizeps, besonders bei Beugung des Kniegelenkes.
- Sprengung des Acromeoklavikulargelenks: Dislokation durch den M. sternocleidomastoideus.
- Abriß der Osteotomie des Trochanter major: Dislokation durch die kleinen Mm. glutei.

Für die praktische Realisierung benötigt man zwei Kirschner-Drähte und einen Cerclagedraht. Die beiden Kirschner-Drähte dienen als innere Gleitschiene und Rotationssicherung. Der Cerclagedraht kann bogen- oder achtförmig angelegt werden. Die beiden En-

den des herumgeführten Cerclagedrahtes werden mit einer Flachzange oder einer Drahtspannzange unter Zug verzwirbelt. Am Olecranon und Trochanter major ist für die distale Fixierung ein Bohrloch sinnvoll. Am Innenknöchel ist eine Schraube mit Unterlegscheibe praktisch. An Stelle des Cerclagedrahtes kann man auch PDS-Kordel verwenden.

Drahtinstrumentarium

Zusätzlich zum Drahtinstrumentarium werden meist noch benötigt:

- Bohrmaschine und Jakobsfutter,
- Raspatorium,
- Elevatorium,
- scharfer Löffel oder „Zahnarzthäkchen",
- evtl. Repositionszange,
- Einzinker,
- evtl. Hohmannhebel,
- Dreifachzielbohrbüchse (Abb. 3.26),
- 2-mm-Bohrer,
- Hammer.

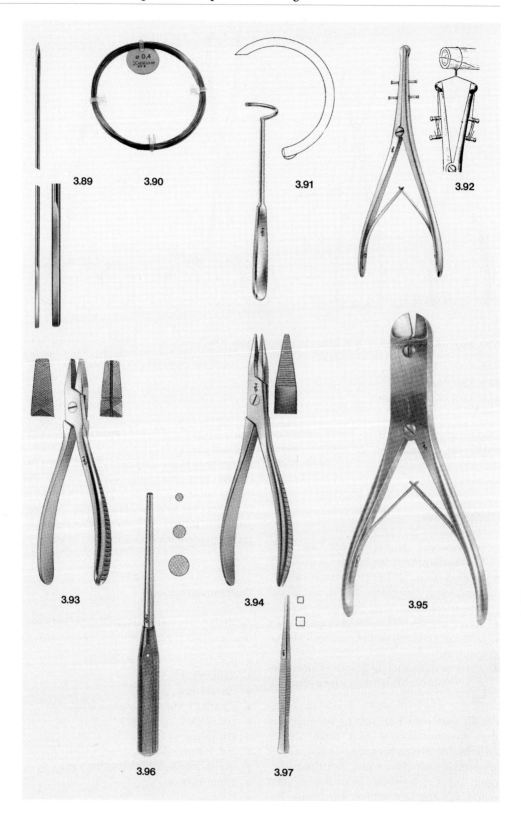

3.89   3.90   3.91   3.92

3.93   3.94   3.95

3.96   3.97

Zuggurtung bei Sprengung
des Akromioklavikulargelenks (Abb. 3.98)

Instrumentarium

- Grundinstrumentarium,
- allgemeines Knocheninstrumentarium (s. Kap. 3.2.1),
- Zweispitzenrepositionszange oder Kugelspieß (s. Kap. 3.2.4 Repositionszangen),
- Drahtinstrumentarium.

Lagerung

- Gerade Rückenlagerung oder auch halbsitzende Lagerung auf einem Durchleuchtungstisch,
- leichte Erhöhung der betroffenen Schulter,
- leichte Reklination und Seitendrehung des Kopfes,
- Anlegen der neutralen Elektrode nach Vorschrift,
- Bildwandler und Strahlenschutz (s. Kap. 3.2.3 Winkelplatten).

Abdeckung

Hauseigen, Stoffwäsche immer doppelt und wasserundurchlässig; die Schulter weit nach hinten freilassen und den betroffenen Arm zum besseren Hantieren steril wickeln.

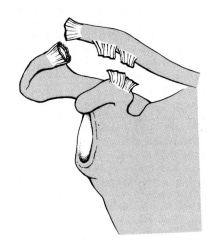

Abb. 3.98. Sprengung des Akromioklavikulargelenks. (Aus Heberer et al. 1993)

Operation

Hautschnitt: S-förmig, das Akromion umfahrend, etwas unterhalb der Klavikula verlaufend.

Freipräparieren bis zum Gelenk und Darstellung der Stümpfe des Lig. coracoclaviculare. Vorlegen von U-Nähten (Material z. B. Polydioxanon, PDS), die noch nicht geknotet werden.

Eingeschlagene Kapselreste werden aus dem Gelenkspalt entfernt.

Reposition der Klavikula (z. B. mit Kugelspieß).

Einbohren von zwei parallel verlaufenden Kirschner-Drähten vom Akromion in die Klavikula. Dort finden sie in der Klavikulakortikalis Halt.

Mit dem 2-mm-Bohrer wird durch die Klavikula quer ein Loch gebohrt; Durchfädeln des Cerclagedrahtes (evtl. mit Hilfe einer dicken Kanüle) und diesen in Achtertour um die K-Draht-enden legen.

Mit einem Drahtspanngerät oder einer Zange den Cerclagedraht anziehen.

Cerclage- und K-Drähte werden mit dem Seitenschneider gekürzt und mit der Spitzzange umgebogen. Die Drahtenden werden evtl. mit Hilfe eines Stößels und Hammers dem Knochen angelegt.

Nun Knüpfen der zuvor gelegten korakoklavikularen U-Nähte. Naht der Gelenkkapsel, Einlegen einer Redondrainage, schichtweiser Wundverschluß, Anlegen eines Desault-Verbandes (industriell hergestellte Bandage, Gilchrist).

◁ **Abb. 3.89.** Kirschner-Draht (K-Draht) mit Trokarspitze: stehen in verschiedenen Längen und Durchmessern zur Verfügung. Sie werden im Bohrfutter der Bohrmaschine eingespannt

Abb. 3.90. Weicher Cerclagedraht: auch vorgeschnitten, mit/ohne einer Öse versetzt

Abb. 3.91. Drahtumführung, Hohlnadel

Abb. 3.92. Demel, Drahtspannzange

Abb. 3.93. Flachzange

Abb. 3.94. Flachzange (Spitzzange)

Abb. 3.95. Seitenschneider: eine Drahtschneidezange, die in unterschiedlichen Größen zur Verfügung steht, entsprechend der Dicke der Drähte

Abb. 3.96. Caspar, Stößel

Abb. 3.97. Passow, Stößel: unterschiedlichste Formen. Drähte können dem Knochen angelegt, Spongiosa in Defekte eingebracht, Gelenkflächen angehoben werden (Alle Fa. Aesculap)

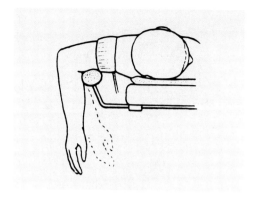

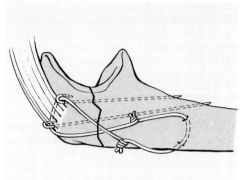

Abb. 3.99. Bauchlagerung zur Versorgung einer Olekranonfraktur. (Aus Müller et al. 1992)

Abb. 3.100. Zuggurtungsosteosynthese bei Olekranonfraktur. (Aus Heberer et al. 1993)

Zuggurtung bei Olekranonfraktur

Instrumentarium

Siehe Sprengung des Akromioklavikulargelenks (Kap. 3.2.5).

Lagerung

- Gerade Rückenlagerung: Der Arm liegt auf dem Bauch des Patienten und sollte frei beweglich sein.
- Bauchlage: Dabei wird der Oberarm auf einem Brett oder einer Stütze gelagert, der Unterarm bleibt frei beweglich. Gutes Abpolstern gefährdeter Stellen (Abb. 3.99).
- Wenn üblich, Blutsperre oder Blutleere.
- Anlegen der neutralen Elektrode nach Vorschrift.
- Bildwandler und Strahlenschutz (s. Kap. 3.2.3 Winkelplatten).

Blutsperre und Blutleere

Viele Operationen am Arm und Bein werden leichter und sicherer, wenn die Blutzufuhr unterbrochen ist.

Bei der **Blutsperre** wird die Extremität hochgehalten und abgebunden. Früher nahm man dafür eine feste Binde und ein Drehkreuz (frz. Tourniquet). Heute verwendet man spezielle Druckmanschetten. Bei der **Blutleere** (von Esmarch) wird die Extremität hochgehalten und mit einer Gummibinde von distal nach proximal ausgewickelt, bevor

die pneumatische Druckmanschette gefüllt wird.

Die Blutleere wird fast ausschließlich in der Hand- und Fußchirurgie angewendet. Die Blutsperre genügt meistens und eignet sich besonders für Eingriffe am Ellenbogen- und Kniegelenk.

Bei der Blutsperre und Blutleere kommt dem Fachpersonal im OP besondere Verantwortung zu. Die Anlage und die Überwachung der Druckmanschette erfordert besondere Sorgfalt und Gewissenhaftigkeit.

Folgende Materialien sind erforderlich:
- Strumpf, z. B. Tube-Gaze
- Polsterwatte
- Papiertapes zum Abkleben des Manschettenrandes
- Geeignete Manschetten für Arme, Beine und Kinder
- Automatische Kompressionseinheit mit Druckregelung und Zeitschaltuhr

Die Höhe des Manschettendrucks liegt ausschließlich in der Verantwortung des Operateurs; die Überwachung obliegt dem Pflegepersonal.

Am Arm sind Drücke von 200–250 mm Hg, am Bein von 350–450 mm Hg üblich.

Vom Pflegepersonal muß die Höhe und die Dauer des Manschettendrucks exakt dokumentiert werden.

Abdeckung

- Hauseigen, aber Wäsche immer doppelt und wasserundurchlässig;
- zum besseren Hantieren den betroffenen Unterarm steril wickeln.

Operation

Hautschnitt: bogenförmig auf der Radialseite, die Olekranonspitze umfahrend. Achtung: Gefahr der Schädigung des N. ulnaris, daher ggf. Anschlingen.

Darstellen der Frakturränder, Entfernung von Koagula und Gewebsteilen mit scharfem Löffel oder „Zahnarzthäkchen", Ausspülen des Frakturspalts.

Reposition mit Einzinker oder Kugelspieß oder Zweipunktezange.

Einbohren von zwei parallelen Kirschner-Drähten (1,6–1,8 mm), von der Olekranonspitze in die beugeseitige Kortikalis der proximalen Ulna.

Mit dem 2-mm-Spiralbohrer wird ein Bohrloch (ca. 3 cm distal der Fraktur) quer durch die Ulna angelegt; Durchziehen eines Cerclagedrahtes und Bilden einer Achtertour um die freien K-Drahtenden unter der Trizepssehne.

Mit einem Drahtspanner den Cerclagedraht anziehen und anschl. abkneifen. Mit der Flach-, Spitzzange werden die K-Drähte umgebogen und mit dem Seitenschneider abgekniffen (bis auf eine Länge von 8–10 mm). Die K-Drahtaken werden so gedreht, daß sie die Zuggurtungsschlinge umfassen. Alle Drahtenden sollen dem Knochen angelegt sein (evtl. mit Hilfe von Stößel und Hammer; Abb. 3.100).

Einlegen einer Redondrainage, schichtweiser Wundverschluß, Polsterverband und dorsale Gipsschiene.

Zuggurtung bei Patellafraktur

Dislokation durch den Zug der Quadrizepssehne bzw. des Lig. patellae.
Versorgung:
Querfraktur – durch Zuggurtung,
Längsfraktur – durch Verschraubung,
Trümmerfraktur – kombinierte Verfahren, manchmal Entfernung der Patella.

Instrumentarium

Siehe Sprengung des Akromioklavikulargelenks (Kap. 3.2.5).

Lagerung

- Rückenlagerung,
- leichte Beugung im Knie, durch Unterschieben einer Polsterrolle,
- evtl. das gesunde Bein etwas absenken,
- Blutsperre oder Blutleere, Werte nach Arztangabe, Dokumentation (s. Kap. 3.2.5 Olekranonfraktur)
- Anlegen der neutralen Elektrode nach Vorschrift,
- Bildwandler und Strahlenschutz (s. Kap. 3.2.3 Winkelplatten).

Abdeckung

- Hauseigen, Stoffwäsche immer doppelt und wasserundurchlässig;
- zum besseren Hantieren den betroffenen Unterschenkel steril wickeln.

Operation

Hautschnitt quer über der Patellamitte. Darstellen der Fraktur und Abschieben des Gewebes vom Frakturrand (Raspatorium oder Messer). Reposition mit z. B. Patellarepositionszange.

Verschiedene Vorgehensweisen:

1. Mit Hilfe einer dicken Kanüle wird nun ein dicker, weicher Cerclagedraht hart am Knochen unter der Quadrizepssehne um den oberen Patellapol geführt, über der Patella gekreuzt und ebenfalls hart am Knochen um den unteren Patellapol geführt. Der Draht soll so tief wie möglich liegen, aber nicht im Gelenkspalt. Anziehen des Drahtes mit dem Drahtspanner und Abkneifen mit dem Seitenschneider.

2. Dasselbe Vorgehen wie unter 1. beschrieben, jedoch mit 2 Cerclagedrähten, wobei der erste tief durch die Sehne, der zweite oberflächlich durch die Sehne geführt wird, ohne Bildung einer Achtertour über der Patella.

3. Mit dem 2-mm-Bohrer werden im proximalen Patellafragment 2 parallele Bohrungen durchgeführt (Abb. 3.101 a). Dann erfolgt die Reposition mit einer Zange. Zwei Kirschner-

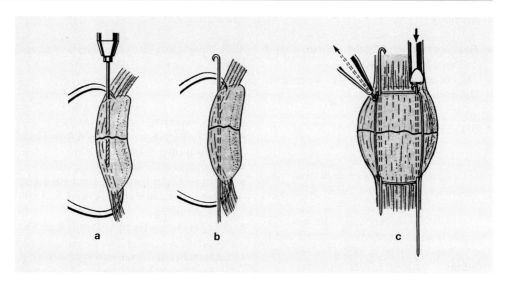

Abb. 3.101 a–c. Zuggurtungsosteosynthese bei Patellafraktur (Aus Müller et al. 1992)

Drähte werden durch die Bohrungen geführt und weiter nach distal vorgebohrt (Abb. 3.101 b). Um die 4 K-Drahtenden wird der Cerclagedraht gelegt und angespannt (Abb. 3.101 c). Umknicken der proximalen K-Drahtenden und Versenken. Die distalen Enden werden gekürzt und leicht versenkt.

Der seitliche Reservestreckapparat wird ggf. vernäht; Kapselnaht, Redondrainage, Wundverschluß, evtl. dorsale Gipsschiene in leichter Beugestellung.

3.2.6
Dynamische Hüftschraube und dynamische Kondylenschraube

Die dynamische Hüftschraube (DHS; Fa. Synthes) ist die heute wohl gebräuchlichste Laschenschraube.

Weitere Verfahren sind u. a. die Laschenschrauben nach Pohl, Seidel, Richards.

Prinzip

Die DHS ermöglicht das Gleitlaschenprinzip. Der Schraubenschaft gleitet im Plattenzylinder und führt somit zur dynamischen Kompression.

Vorteile der DHS gegenüber Winkelplatte

- Weniger aufwendige Operation.
- Kleiner Hautschnitt und damit geringere Verletzung der Weichteile.
- Die DHS ist belastungsstabil.
- Keine Implantatperforation im Hüftkopf.
- Kompression in Schraubenrichtung.

Indikation

- Vorwiegend bei pertrochanteren Femurfrakturen.
- Die DHS-Trochanterstabilisierungsplatte (Abb. 3.103) ermöglicht den Einsatz der DHS bei fehlender medialer Abstützung und Mehrfragmentbrüchen. Mit einer Sperrschraube kann vorübergehend der Gleitmechanismus ausgeschaltet werden.

Aufbau der DHS

Die DHS besteht aus:
- Einer breiten durchbohrten Spongiosaschraube mit einem 22 mm Gewindeanteil. Sie wird durch die Fraktur in den Schenkelhals eingebracht. Der Schaft ist nicht rund, sondern zu zwei Seiten hin abgeflacht. Das Schaftende hat zwei Nuten und im Innern ein Gewinde zur Aufnahme von Instrumenten und der Kompressionsschraube;
- einer DC-Platte, deren proximales abgewinkeltes Ende über den Schraubenschaft

geschoben wird und dem Femurschaft anliegt. Der Zylinderteil besitzt ebenfalls zwei Abflachungen, damit die Schraube rotationsstabil gleiten kann. Die Zylinderstandardlänge beträgt 38 mm. Der Winkel zwischen DCP und Zylinder variiert zwischen $135\,°-150\,°$;

- einer Kompressionsschraube, die von hinten in die Spongiosaschraube eingedreht wird und zusätzliche Kompression auf den Frakturspalt ausübt (nicht obligat).

Spezialinstrumentarium (Abb. 3.102–3.114)

Zusätzlich werden benötigt:
- Grundinstrumentarium,
- allgemeines Knocheninstrumentarium (s. Kap. 3.2.1),
- Bohrmaschine,
- Standardschrauben und Instrumente (s. Kap. 3.2.2).

Lagerung

- Rückenlagerung auf einem Extensionstisch (Abb. 3.161 und 3.162, Kap. 3.2.8),
- Vor der Fixation der Füße müssen diese gut abgepolstert werden.
- Der Arm auf der zu operierenden Seite wird am Narkosebügel nach Abpolsterung aufgehängt.
- Probeschwenken des C-Bogens in beiden Ebenen und unsterile Reposition.
- Anlegen der neutralen Elektrode nach Vorschrift.
- Bildwandler und Strahlenschutz (s. Kap. 3.2.3 Winkelplatten).

Abdeckung

- Hauseigen, aber Wäsche immer doppelt und wasserundurchlässig;
- Die sterile Abdeckung eines auf dem Extensionstisch gelagerten Patienten und des Röntgengerätes ist immer problematisch, da beim intraoperativen Durchleuchten das Gerät in die axiale Ebene geschwenkt werden muß und dabei die Tücher vom Boden hochgezogen werden.
  Hier ist ein Einmalabdecksystem von Vorteil.
- Separates Abdecken des Durchleuchtungsgerätes.

Operation

Vor der Hautdesinfektion und dem Abdecken erfolgt das unsterile Repositionsmanöver unter Durchleuchtung auf dem Extensionstisch.

Mit dem Messerrücken und dem BW wird die Hautschnitthöhe ermittelt.

Präparation bis zum Knochen und Einsetzen von Hohmann-Hebeln.

Mit dem DHS-Zielgerät $(135\,°-150\,°)$ und T-Handgriffstück wird der Führungsdraht mit Gewinde ($\varnothing$ 2,5 mm) bis unter den Knorpel in den Femurkopf gebohrt. Dieser Draht muß die ganze Zeit während des Einsetzens der DHS-Schraube liegenbleiben! Seine Lage ist in der Mitte des Schenkelhalses (Abb. 3.115).

Anlegen des Meßstabes an den Gewindedraht. Die angegebene Länge ist die Strecke, die der Draht im Knochen liegt (Abb. 3.116).

Zusammensetzen und Einstellen des Dreistufenbohrers, wobei von der ermittelten Länge 10 mm abgezogen werden müssen, da der Dreistufenbohrer nur bis 10 mm an das Gelenk herangebohrt wird.

Beispiel: wird auf dem Meßgerät 105 mm abgelesen, so muß der Stufenbohrer auf 95 mm eingestellt werden (Abb. 3.117). Der Dreistufenbohrer bereitet den Sitz für die Schraube, den Plattenzylinder und die korrekte Lage der Platte am Femurschaft vor. Oft kommt beim Zurückbohren des Dreistufenbohrers der Zieldraht mit heraus, dann kann, mit Hilfe der kurzen Zentrierhülse und einer umgekehrt eingesetzten DHS-Schraube der Draht wieder korrekt plaziert werden.

Bei fester Knochenstruktur *kann* das Gewinde vorgeschnitten werden. Dafür werden benötigt: T-Handgriff, Gewindeschneider, kurze Zentrierhülse.

Eindrehen der Schraube mit Führungsschaft, Verbindungsschraube, DHS-Schraube, DHS-Schraubenschlüssel, langer Zentrierhülse.

Auf dem Schraubenschlüssel befindet sich eine Skala (0–15). Erreicht beim Eindrehen die 0 die laterale Kortikalis, liegt die Schraube korrekt 10 mm vom Gelenk entfernt (Abb. 3.118). Bei osteoporotischen Knochen kann die Schraube etwas weiter eingedreht werden.

Wichtig ist, daß der Griff des Schlüssels am Ende des Eindrehens parallel zum Femurschaft steht. Nur so läßt sich die Platte später in korrekter Stellung über den Schraubenschaft schieben.

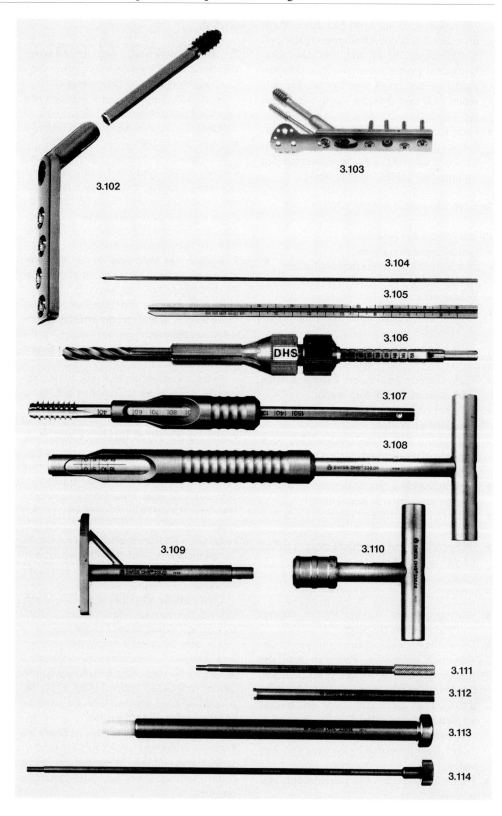

3.102

3.103

3.104

3.105

3.106

3.107

3.108

3.109

3.110

3.111

3.112

3.113

3.114

Aufschieben der entsprechenden DHS-Platte.

Entfernung des Führungsschaftes und des Führungsdrahtes. Leichtes Einschlagen des Plattenzylinders mit dem Einschlagbolzen und Hammer.

Ein neuentwickelter DHS-Schlüssel ermöglicht das gleichzeitige Einbringen von Schraube und Platte. Er besteht aus einem Schraubenschlüssel, einer langen Verbindungsschraube, einer offenen Zentrierhülse und einem entsprechenden Einschlagbolzen.

Einbringen der Kortalis-Schrauben mit dem 3,2-mm-Bohrer, dem 4,5-mm-Gewindeschneider, der zentrischen DCP-Bohrbüchse usw.

Eventuell wird nun die Kompressionsschraube mit dem großen Sechskantschraubenzieher in die DHS-Schraube eingedreht (Abb. 3.119).

Zuvor muß die Extension nachgelassen werden.

Schichtweiser Wundverschluß, Verband.

Bei der Metallentfernung wird zuerst die Kompressionsschraube, dann die Platte und anschließend die DHS-Schraube entfernt.

Zur Entfernung der DHS-Schraube wird die lange Verbindungsschraube benötigt, die während des Ausdrehvorgangs Zug ausübt. Diese wird durch den DHS-Schraubenschlüssel geschoben und von hinten in die DHS-Schraube eingedreht.

◁ **Abb. 3.102.** DHS

Abb. 3.103. Trochanterstabilisierungsplatte mit Antirotationsschraube

Abb. 3.104. Führungsdraht mit Gewinde

Abb. 3.105. Meßgerät

Abb. 3.106. Dreistufenbohrer

Abb. 3.107. Gewindeschneider mit kurzer Hülse

Abb. 3.108. Schraubenschlüssel mit langer Hülse

Abb. 3.109. Zielgerät

Abb. 3.110. T-Handgriff

Abb. 3.111. Verbindungsschraube

Abb. 3.112. Führungsschaft

Abb. 3.113. Einschlagbolzen

Abb. 3.114. Verbindungsschraube für die Metallentfernung. (Aus Müller et al. 1992, 3.103 aus Texhammer, Colton 1995)

Dynamische Kondylenschraube

- Die dynamische Kondylenschraube (DCS) wird v. a. bei kondylären, manchmal auch bei subtrochanteren Femurfrakturen eingesetzt.
- Der Winkel zwischen Gleitschraube und Platte beträgt 95°.
- Prinzip und Instrumentarium sind ähnlich der DHS und deutlich mit DCS gekennzeichnet.
- Die Kompressionsschraube wird belassen und nicht wie bei der DHS vorzeitig entfernt.
- Ein Plattenspanner wird meistens benötigt.

3.2.7
Hüftendoprothesen

Als erster künstlicher Gelenkersatz wurden die Hüftendoprothesen vor 40 Jahren von Charnley in England entwickelt. Sie sind wohl der wichtigste Beitrag der Orthopädie zur Medizin in diesem Jahrhundert, zugleich auch ein gutes Beispiel für das gemeinsame Armentarium der Orthopädie und der Unfallchirurgie.

In Deutschland werden pro Jahr 120 000 Hüftendoprothesen implantiert. 1996 waren es 60 000 zementierte und 40 000 zementfreie Schäfte und 35 000 zementierte und 60 000 zementfreie Schraub- und Pressfitpfannen.

Indikationen

- gelenknaher Femurhalsbruch
- degenerative Koxarthrose
- Tumoren des oberen Femurendes
- Hüftkopfnekrose

Mediale Schenkelhalsfraktur

Bei jungen Menschen versucht man, mit Spongiosaschrauben den Hüftkopf zu erhalten. Die mediale Schenkelhalsfraktur (SHF) ist eine intrakapsuläre (die laterale eine extrakapsuläre) Fraktur. Durch ein intrakapsuläres Frakturhämatom entsteht die Gefahr der Hüftkopfnekrose. Deshalb müssen kopferhaltende Operationen möglichst schnell erfolgen. Je lateraler die Frakturlinie verläuft, um so günsti-

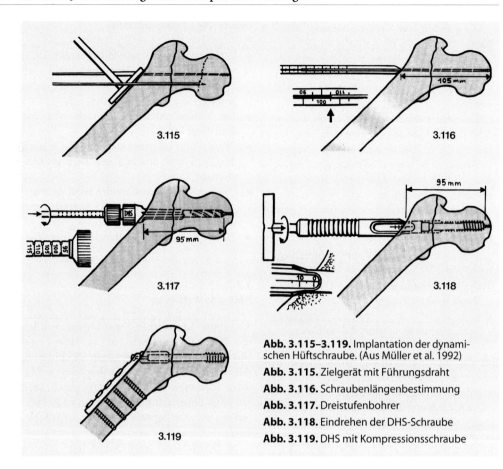

3.115

3.116

3.117

3.118

3.119

Abb. 3.115–3.119. Implantation der dynamischen Hüftschraube. (Aus Müller et al. 1992)
Abb. 3.115. Zielgerät mit Führungsdraht
Abb. 3.116. Schraubenlängenbestimmung
Abb. 3.117. Dreistufenbohrer
Abb. 3.118. Eindrehen der DHS-Schraube
Abb. 3.119. DHS mit Kompressionsschraube

ger ist die Prognose, da dann die Versorgung des proximalen Fragments durch die Kapselgefäße aus der A. circumflexa femoris unbeeinträchtigt bleibt.

Wichtigste Komplikationen der medialen SHF

- Hüftkopfnekrose,
- Pseudarthrose.

Prothesenmodelle

Zementierte Prothesen

1. Einfache Endoprothese (Moore u. a.):
Eine Metallprothese mit fest integriertem Kopf. Da die natürliche Pfanne hier nicht zusätzlich mit einem Polyethyleneinsatz ausgekleidet ist, kommt es schnell zur Abnutzung der Pfanne. Diese Prothese wird nur noch bei bettlägerigen Patienten implantiert, um deren Pflege zu erleichtern.

2. Bipolare oder Doppelkopf-Endoprothese
Sie besteht aus einem Metallschaft, einem meist separaten Metall- oder Keramikkopf und einem Aufsatz aus Polyethylen in einer sphärischen Metallkappe. Diese paßt in die natürliche Hüftpfanne und schützt sie vor zu schneller Abnutzung. Diese Prothesenform wird v. a. bei alten Patienten angewendet.

Bei 1. und 2. wird die Hüftpfanne nicht bearbeitet, die Operation ist weniger aufwendig und kürzer als die Implantation der 3. Form:

3. Totalendoprothese (Abb. 3.120):
Sie besteht aus einem Metallschaft, einem Metall- oder Keramikkopf und einer Pfanne (meist Polyethylen). Hier wird die natürliche Pfanne durch eine künstliche ersetzt.

In Gruppe 2 und 3 gibt es Modelle, die zementlos eingebracht werden können.

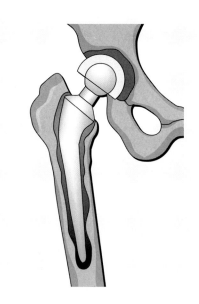

Abb. 3.120. Totalendoprothese (TEP) des Hüftgelenks. (Aus Heberer et al. 1993)

Zementlose Prothesen

Sie kommen in Frage wenn:
- der Knochen gut durchblutet ist,
- der Knochen nicht osteoporotisch ist,
- der Knochen mechanisch widerstandsfähig ist,
- der Patient vernünftig und leistungsfähig ist, da eine postoperative Entlastung über einige Wochen erforderlich ist.

Bei der Vielzahl der Modelle sind die zu unterscheiden, die sich durch ihre Formgebung an die Markhöhlenform anpassen und die mit einer speziellen Oberflächenbeschaffenheit. Zementfreie Pfannen werden eingedreht, eingeschlagen (Pressfit) oder mit Schrauben im Acetabulum fixiert.

In jede Pfanne wird ein Polyäthylen- oder Keramik- oder PE/Metallinlay gesteckt, welches je nach Befund symmetrisch, asymmetrisch (bei Luxationstendenz) oder flach geformt sein kann.

Problematisch ist die Verankerung im Femurschaft. Daher ist es wichtig einen optimalen Sitz im Trochanterbereich zu erzielen. Die Schaftprothese kann ebenfalls in Pressfit-Technik eingeschlagen oder einzementiert werden. Auf ihren Konus wird der Keramik- oder Metallkopf aufgesteckt.

Die sog. Hybridprothese ist eine Kombination aus zementierter und zementloser TEP. Die Pfanne wird nicht zementiert, der Schaft zementiert.

Allgemeines Instrumentarium

- Grundinstrumentarium,
- allgemeines Knocheninstrumentarium (s. Kap. 3.2.1 Allgemeines Knocheninstrumentarium),
- große Bohrmaschine mit oszillierender Säge,
- Knochenzementspritze oder Vakuumpumpe.

Knochenzement

Der Knochenzement besteht aus zwei Komponenten, einer Flüssigkeit und einem Pulver. Häufig ist der Zement mit einem antibiotischen Zusatz versetzt.

Das Anrühren kann manuell oder mit einer Vakuumpumpe erfolgen.

Die Bestandteile des Knochenzementes (Polymere, Monomere, freie Radikale) sind in der Regel während der Verarbeitung sehr aggressiv. Daher muß man beim Umgang mit Knochenzement immer doppelte Handschuhe tragen.

Vorbereitet werden:
- Anrührschale mit Spatel,
- doppelte Handschuhe,
- Zementspritze,
- Spüllösung gegen Hitzeentwicklung beim Aushärten,
- sichtbare Uhr,
- Vorbereitete Prothese mit entsprechendem Implantierinstrument.

Die Vorbereitung sollte streng nach Herstellerangabe erfolgen (1. Flüssigkeit; 2. Pulver → rühren → ruhen lassen → rühren → abfüllen → Applikation; genaue Zeitangaben!).

Spezialinstrumentarium

Jeder Hersteller bietet sein eigenes Prothesenmodell mit dem entsprechenden Instrumentarium an. Daher soll der Operationsablauf nur allgemein und mit Instrumentenbeispielen beschrieben werden (Abb. 3.121–3.134).

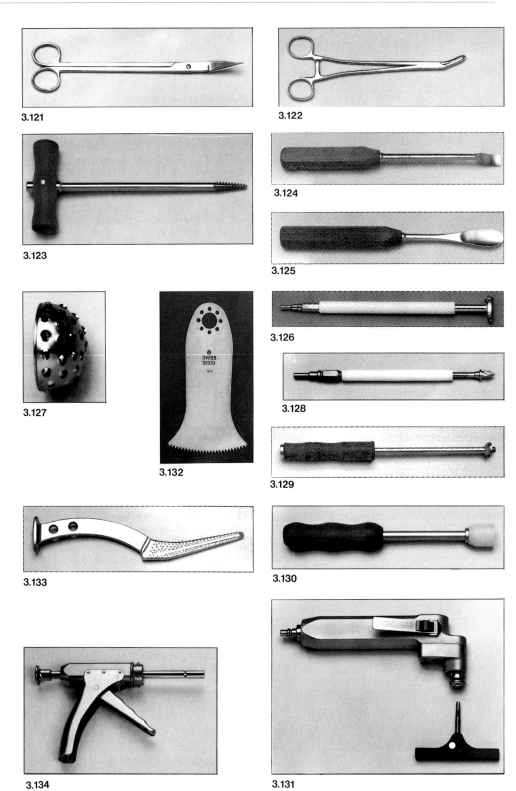

3.121

3.122

3.123

3.124

3.125

3.127

3.132

3.126

3.128

3.129

3.133

3.130

3.134

3.131

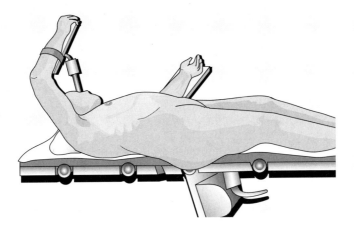

Abb. 3.135. Rückenlagerung für anterolateralen Zugang bei Hüftendoprothesenimplantation

Zugänge und Lagerung

Anterolateraler Zugang nach Watson-Jones
(Abb. 3.135)
- Rückenlagerung.
- Die betroffene Seite wird etwas über die Tischkante gelagert.
- Der Arm wird gut abgepolstert aufgehängt.
- Anlegen der neutralen Elektrode nach Vorschrift.
- Der Beingurt wird oberhalb des Knies des nicht zu operierenden Beins fixiert.

- Der *Hautschnitt* beginnt unterhalb der Spina iliaca anterior, umfährt von hinten den Trochanter major und verläuft weiter zum proximalen Drittel des Oberschenkelschaftes.
Spaltung der Faszia lata. Eingehen auf die Gelenkkapsel zwischen M. gluteus medius und M. tensor fasciae latae.

Posterolateraler Zugang (Abb. 3.136)
- Stabile Seitenlagerung mit sicherer Abstützung durch seitlich am Tisch angebrachte Stützen und Polsterkissen.
- Der Arm der kranken Seite wird gut abgepolstert aufgehängt oder in einer Halbschale gelagert. Kein direkter Metall-Haut-Kontakt, da Verbrennungsgefahr.
- Anlegen der neutralen Elektrode nach Vorschrift.
- Der Beingurt wird oberhalb des Knies des nicht zu operierenden Beins fixiert.
- Der *Hautschnitt* beginnt leicht bogenförmig hinter dem Trochanter major und endet im proximalen Oberschenkelschaftbereich. Spaltung der Fascia lata. Eingehen auf die Gelenkkapsel hinter dem M. gluteus maximus. Die Außenrotatoren werden an ihrem Ansatz abgelöst, später refixiert.

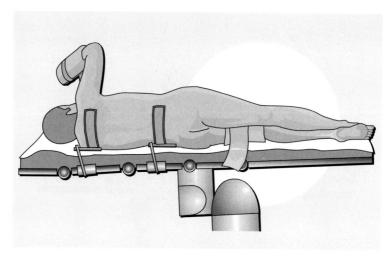

Abb. 3.136. Stabile Seitenlagerung bei Hüftprothesenimplantation

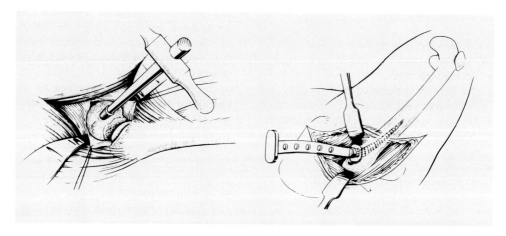

Abb. 3.137. In Rückenlage: Extraktion des Hüft-kopfes. (Aus Baltensweiler 1989)

Abb. 3.138. In Rückenlage: Aufraspeln der femora-len Markhöhle. (Aus Baltensweiler 1989)

Transglutealer Zugang

- Lagerung wie beim anterolateralen Zu-gang.

Abdeckung

- Hauseigen, aber Wäsche immer doppelt und wasserundurchlässig;
- das betroffene Bein in einer Stockinette ste-ril wickeln.

Implantation einer zementierten Doppelkopfendoprothese

Liegt die Gelenkkapsel frei, so wird diese T-förmig inzidiert. Einsetzen diverser Hohmann-Hebel (zuerst scharfe, später stumpfe Hebel).

Mit der oszillierenden Säge wird der Schenkelhals an seiner Basis, proximal des Trochanter minor, durchtrennt. Oft wird ein breiter gerader Meißel zur Hilfe genommen.

Herausheben des Hüftkopfes mit dem T-Extraktor (Abb. 3.137).

Teilweises Entfernen der Gelenkkapsel mit einer Kapselfaßzange und Messer.

Ausmessen des Hüftkopfes mit der Schublehre. Nun entscheidet sich die Größe des Polyethylenaufsatzes mit der Metallkappe, die später die natürliche Pfanne auskleiden soll. Diese darf nicht kleiner als der extrahierte Hüftkopf sein. Eventuell wird nun eine Probeimplantation vorgenommen. Abstopfen der Pfanne mit einem Streifen.

Vorbereitung des Femurschaftes: Mit einem scharfen Löffel wird nun die erste Spongiosa aus dem Schaft entfernt und aufbewahrt. Die Femurmarkhöhle wird mit Formraspeln (passend zum jeweiligen Prothesentyp) erweitert (Abb. 3.138). Manchmal ist es notwendig, zuvor den Markraum mit Markraum- oder Rosenbohrern zu erweitern. Die ausgesuchte Prothese oder ein Probemodell wird probeweise in den Schaft eingebracht, um evtl. Korrekturen vorzunehmen zu können. Der Schaft wird gespült und dann mit einem Streifen ausgetrocknet.

Anrühren des Knochenzements nach Herstellervorschrift mit doppelten Handschuhen oder Vorbereitung mit der Vakuumpumpe. In den Schaft wird ein Redon, dessen Perforationsende gekürzt ist, eingelegt und an den Sauger angeschlossen. Mit einer Zementspritze wird der Knochenzement in den Schaft eingedrückt, die Redondrainage unter Sog gezogen (zur Schaftentlüftung), die trockene, saubere Prothese angereicht.

Mit dem passenden Einschlaggerät und Hammer wird sie eingeschlagen und in richtiger Position gehalten. Hervortretender überschüssiger Knochenzement wird entfernt. Beim heißen Aushärten wird mit kalter Ringer-Lösung gespült. Nach 8–10 min ist der Knochenzement fest. Wenn üblich, erfolgt ein Handschuhwechsel.

Überstehende Zementkanten werden mit einem Luer oder Meißel abgetragen.

Entfernen des Streifens aus der Pfanne.

Entscheidung, welcher Metall-/Keramikkopf benötigt wird (die Halslänge variiert). Dieser wird in das Polyethyleninlay mit der Metallkappe eingebracht und auf die Schaftprothese gesteckt.

Reposition mit dem Reponierstößel. Kontrolle der korrekten Lage und der Beweglichkeit sowie Beinlängenvergleich (eine Korrektur ist möglich, indem eine andere Halslänge des Steckkopfes gewählt wird).

Zählen der Tücher (Dokumentation).

Eine Redondrainage wird in das Gelenk gelegt. Subfasziale und subkutane Drainagen sind oft sinnvoll.

Schichtweiser Wundverschluß, evtl. elastischer Verband, postoperative Röntgenkontrolle.

Bei Totalendoprothese:
Entknorpelung der Gelenkpfanne mit Raffelfräsen in steigender Größe. Entscheidung, welche Pfanne implantiert wird.

Je nach Prothesenmodell werden nun mit einem Bohrer Verankerungslöcher im Pfannenboden gebohrt.

Anrühren einer kleineren Portion Knochenzement, die mit der Hand (doppelte Handschuhe) in die Pfanne eingebracht wird. Die Pfanne wird mit Hilfe des jeweiligen Pfanneneindrückers eingesetzt. Mit einem scharfen Löffel o. ä. wird der überschüssige Knochenzement entfernt. Kühlung mit Ringerlösung.

Weiteres Vorgehen s. Doppelkopfendoprothese.

3.2.8
Marknagelung

Das Prinzip der Marknagelung wurde Ende der 30er Jahre von Gerhard Küntscher in Kiel entwickelt. Der Marknagel ist ein intramedullärer Kraftträger, d. h. eine Schienung des gebrochenen Knochens in seiner Markhöhle.

Die Marknagelung ist bei vielen Brüchen des Femurs, der Tibia und des Humerus ein bewährtes Verfahren, das an Bedeutung eher gewinnt als verliert. So sind die retrograden Femurmarknägel und die halbelastischen Federnägel für kindliche Schaftfrakturen interessante Neuentwicklungen.

Vorteile der Marknägel

- Der Bruch braucht meistens nicht freigelegt zu werden, die einzelnen Fragmente bleiben in ihrem Weichteilverband liegen (geschlossene Marknagelung);
- in komplizierten Fällen sind offene Repositionen und zusätzliche Fragmentsicherungen wie Cerclagen möglich (offene Marknagelung);
- kurze Operationsdauer,
- geringes Operationstrauma,
- geringer Blutverlust,
- kurze postoperative Liegedauer,
- keine besondere Nachbehandlung,
- rasche Belastungs- oder Übungsstabilität.

Formen

Die vielen modernen Marknägel unterscheiden sich vom klassischen Küntscher-Nagel in zwei Prinzipien:

- Sie lassen sich am oberen und unteren Ende mit Bolzenschrauben verriegeln.
- Man kann zwischen unaufgebohrten und aufgebohrten Marknägeln wählen.

Aufgebohrter Marknagel

Ein weitverbreiteter Verriegelungsnagel ist der von Grosse und Kempf (Howmedica). Seine Implantation wird auf den folgenden Seiten beschrieben. Der Nagel kann durch ein Gerät eingeschlagen und entfernt werden, das durch ein Gewinde im aufgeweiteten oberen Nagelende eingedreht werden kann.

Wie alle sog. aufgebohrten Marknägel ist dieser Nagel ein längsgeschlitzter Hohlstahl in Kleeblattform; diese Form gewährleistet eine viel größere Steifigkeit als ein einfaches Rohr. Aufgebohrte Marknägel gibt es in verschiedener Länge und Stärke.

- Femurnägel sind in ihrem oberen Anteil gerade. Es gibt rechte und linke, da die proximale antegrade Verriegelungsschraube schräg eingebracht werden muß.
- Tibianägel sind in ihrem oberen Anteil abgewinkelt, was das Einschlagen erleichtert. Keine Unterscheidung in rechts und links.

Unaufgebohrter Marknagel

Die unaufgebohrten Marknägel sind aus Stahl oder Titan gefertigt. Sie werden in die nicht aufgebohrte Markhöhle der Tibia oder des Femurs eingeschlagen. Als Vorzüge der unaufgebohrten Marknägel gelten:

- Der Wegfall des Bohrungstraumas,
- der Wegfall des Totraums beim gebohrten Nagel,
- beim Titannagel das geringere Infektionsrisiko und
- die Stimulation der Knochenbildung.

Retrograder Nagel

Die retrograden Nägel werden durch das Kniegelenk in den Femurschaft eingeschlagen. Das bedeutet zwar eine Arthrotomie und eine Knorpelschädigung vom Gleitlager der Kniescheibe; dafür sind sie aber eine elegante und leistungsfähige Option bei den kniegelenksnahen Brüchen des unteren Femurendes, die man mit den üblichen Marknägeln weder korrekt reponieren noch dauerhaft halten kann.

Eine interessante Neuentwicklung sind die langen unaufgebohrten retrograden Titannägel, deren Spitze im oberen Femurende sagittal verriegelt werden kann. Ob sich diese Nägel als praktische Alternative in der Routineversorgung von Schaftfrakturen erweisen, bleibt abzuwarten.

Verriegelung

Ein Marknagel kann an einem Ende (dynamisch) oder an beiden Enden (statisch) verriegelt werden. Dabei werden proximal und/oder distal der Fraktur selbstschneidende Schrauben durch den Knochen eingebracht.

Die **statische Verriegelung** verhindert, daß
- reponierte Trümmerbrüche an Länge verlieren, daß
- sich ein Knochenende über den einliegenden Marknagel verdreht.

Indikationen:
- Trümmerbrüche, Knochendefekte, Etagenfrakturen;
- jeder unaufgebohrte Marknagel

Bei der **dynamischen Verriegelung** werden nur dort Verriegelungsschrauben eingebracht, wo keine Rotationsstabilität gewährleistet ist.

Indikationen:
- Quere oder kurze Schrägfrakturen im Metaphysenbereich;
- einfache Diaphysenfrakturen;
- diaphysäre und metaphysäre Pseudarthrosen, die durch axiale Belastung zur Ausheilung gebracht werden sollen.

Unter **Dynamisierung** versteht man die Umwandlung der statischen in die dynamische Verriegelung. Wenn einige Wochen nach einer Marknagelung genügend Kallus zu sehen ist und der Patient das verletzte Bein belasten kann, beschleunigt die Dynamisierung die Knochenbildung.

Gefahren und Probleme der Marknagelung

- Anreichen des falschen Nagels, z. B. am Femur rechts statt links;
- falsche Reihenfolge der Bohrköpfe;
- Verkanten oder Abbruch des Bohrkopfs in der Markhöhle;
- erster Führungsspieß ohne Knopfspitze;
- Sprengung oder Perforation des Schafts;
- Einschlagen des Femurnagels in Rekurvation statt Antekurvation;
- falsche Längenwahl;
- mangelnder Knochenkontakt der Fraktur (Pseudarthrose) nach Einschlagen des Nagels – Extension im Lagerungsgerät nachgeben!
- Drehfehler durch unbemerkte Lagerungs- oder Repositionsfehler.

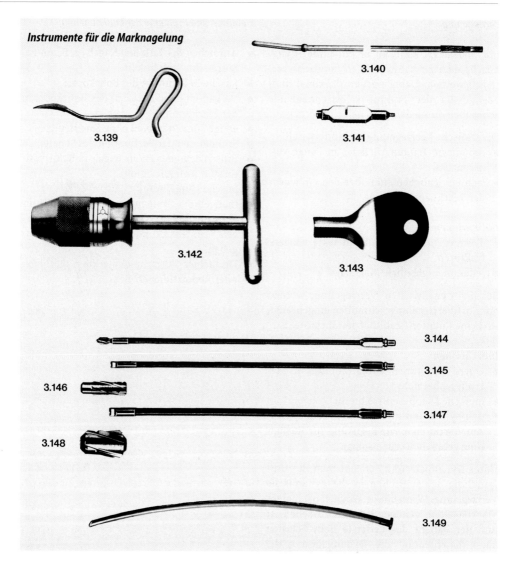

Instrumente für die Marknagelung

3.140

3.139

3.141

3.142

3.143

3.144

3.145

3.146

3.147

3.148

3.149

Abb. 3.139. Pfriem

Abb. 3.140. Führungsspieß mit versetzter Olive („Knopf")

Abb. 3.141. Haltegriff für den Spieß

Abb. 3.142. Universalbohrfutter (Schnellspannfutter)

Abb. 3.143. Gewebeschutz (nach Böhler)

Abb. 3.144. Bohrwelle mit ∅ 9 mm schneidendem Bohrkopf

Abb. 3.145. Bohrwelle ∅ 8 mm für Bohrköpfe bis ∅ 12,5 mm

Abb. 3.146. Markraumbohrkopf

Abb. 3.147. Bohrwelle ∅ 10 mm für Bohrköpfe ∅ 13 bis 19 mm

Abb. 3.148. Markraumbohrkopf

Abb. 3.149. Markraumrohr („Teflonrohr")
(Alle aus Müller et al. 1992)

Ausschlaginstrumente

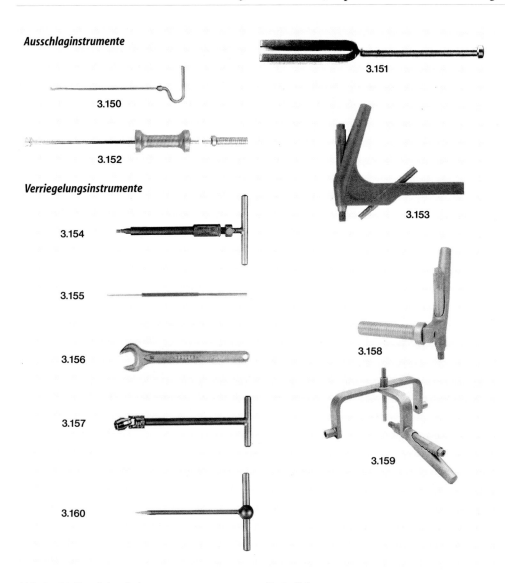

Verriegelungsinstrumente

Abb. 3.150. Extraktionshaken

Abb. 3.151. Schlitzhammer. (Aus Texhammar u. Colton 1994)

Abb. 3.152. Extraktionsgerät

Abb. 3.153. Femur Einschlag- und Zielgerät

Abb. 3.154. Eindrehschlüssel mit Halterung

Abb. 3.155. Meßlehre

Abb. 3.156. Gabelschlüssel

Abb. 3.157. Kardanschlüssel

Abb. 3.158. Tibia-Einschlaggerät

Abb. 3.159. Tibia-Zielgerät

Abb. 3.160. Pfriem
(Abb. 3.150 und 3.152–3.160 Fa. Howmedica)

Zusätzlich:
- Grundinstrumentarium
- evtl. Wundspreizer,
- große Bohrmaschine.

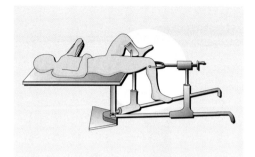

Abb. 3.161. Lagerung z. B. Femurmarknagel, DHS

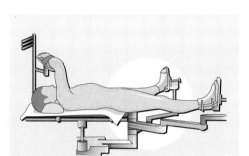

Abb. 3.162. Lagerung z. B. DHS, Gamma-Nagel: das gesunde Bein kann auch auf einer Göpel-Stütze hochgelagert werden

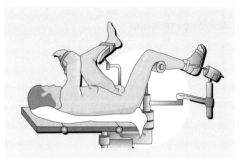

Abb. 3.163. Lagerung Unterschenkelmarknagel: wegen der distalen Verriegelung ist eine Kalkaneusextension sinnvoller als ein Extensionsschuh

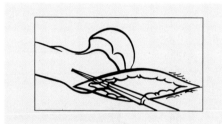

Abb. 3.164 Eröffnung des oberen Femurendes mit Pfriem (Fa. Howmedica)

Lagerungsmöglichkeiten

Bei der Nagelung geschieht jeder Schritt unter Durchleuchtung, daher müssen alle – sowohl Patient als auch OP-Personal geschützt sein (Kap. 3.2.3 Winkelplatten).

Ist eine Lagerung auf dem Extensionstisch nicht möglich, so kann der Patient auf einem geraden Durchleuchtungstisch gelagert werden, muß aber zu Repositionszwecken mit einem Distraktor versorgt werden.

Operation

Femurmarknagelung
Auf dem Extensionstisch wird vor der Desinfektion und dem Abdecken unter Röntgenkontrolle (in a.p.- und seitlicher Aufnahme) möglichst exakt reponiert.

Hautschnitt: oberhalb der Trochanterspitze und Freilegung derselben.

Mit dem großen Pfriem/Vorbohrer wird die Trochanterspitze perforiert und der Femurmark-

Abdeckung

- Hauseigen, aber Wäsche immer doppelt und wasserundurchlässig; hier ist ein Einmalabdecksystem von Vorteil.
- Die sterile Abdeckung eines auf dem Extensionstisch gelagerten Patienten und des Röntgengerätes ist immer problematisch, da beim intraoperativen Durchleuchten das Gerät in die seitliche Ebene geschwenkt werden muß und dabei die Tücher vom Boden hochgezogen werden.
- Separates Abdecken des Durchleuchtungsgerätes.

raum eröffnet (Abb. 3.164); evtl. Verwendung eines Wundspreizers.

Vorschieben des gekrümmten Führungsspießes mit „Knopf" (∅ 3 mm), eingespannt in einem Schnellspannfutter oder Haltegriff. Auffädeln der Fragmente und Vortreiben des Spießes bis in die distale Femurkondyle. Der „Knopf" dient als Sperre für die Markraumbohrwellen. Außerdem können abgebrochene Bohrköpfe entfernt werden.

Einsetzen des Hautschutzes.

Mit den flexiblen Bohrwellen wird der Markraum so weit aufgebohrt, bis Kortikaliskontakt entsteht. Es wird mit der 9-mm-Bohrwelle begonnen. *Nur diese* ist vorn scharf. Man setzt die Bohrungen schrittweise, mit um 0,5 mm zunehmendem Durchmesser fort (Abb. 3.165).

Der Markraum wird um 0,5–1 mm (je nach Nageltyp) weiter aufgebohrt, als der tatsächliche Nageldurchmesser beträgt.

Über den Spieß wird das strahlendurchlässige, unten markierte Teflonrohr geschoben. Dieses dient zum Ausspülen des Markraumes (nicht obligat) und zum sicheren Spießwechsel. Nur glatte Spießenden können durch den Nagel herausgezogen werden. Dieser Spieß muß zuvor ausgemessen sein! Nach dem Spießwechsel wird das Teflonrohr entfernt.

Man bestimmt die Nagellänge, indem das freie Ende des Spießes abgemessen und das Ergebnis von der Gesamtlänge abgezogen wird.

Es gibt rechte und linke Femurmarknägel, da die proximale Verriegelung schräg erfolgt.

Nun wird der Marknagel mit dem jeweiligen Einschlaggerät über den Spieß mit einem Hammer eingeschlagen (Abb. 3.166). Proximal soll der Nagel mit der Trochanterspitze abschließen und distal weit in die Metaphyse reichen.

Hat der Nagel die Fraktur überschritten, wird die Extension nachgelassen.

Nach Entfernen des Führungsspießes und dem Wundverschluß ist die Marknagelung beendet.

• *Proximale Verriegelung (Grosse und Kempf)*
Durch das proximale Zielgerät (Einschlag- und Zielgerät identisch) wird eine Zentrierhülse geschoben, die den Weg der speziellen selbstschneidenden 130°-Verriegelungsschraube vorgibt.

Mit dem kleinen Pfriem wird die Kortikalis angekörnt; der 5-mm-Spiralbohrer bohrt beide Kortikales auf; Entfernung der Hülse; Messen der Schraubenlänge; durch das Zielgerät wird die Schraube mit dem T-Schraubendreher eingedreht (Abb. 3.167).

Entfernung des Zielgerätes.

• *Distale Verriegelung (Grosse und Kempf)*
Hierfür kann ein Zielgerät verwendet werden, das am Bildwandler befestigt wird.

Wichtig ist, daß die Nagellöcher im seitlichen Strahlengang auf dem Monitor kreisrund erscheinen. Dazu sollte das Bein in der Extension abgespreizt werden.

Markierung der Inzisionsstelle mit dem kleinen Pfriem. Stichinzision der Haut; Ankörnen der lateralen Kortikalis mit dem kleinen Pfriem; Bohren beider Kortikales mit dem 4,5-mm-Spiralbohrer; Erweitern der ersten Kortikalis mit dem 6-mm-Spiralbohrer. Dieses Vorgehen erleichtert das Eindrehen der Schraube, die zum Schraubenkopf hin dicker wird. Bestimmen der Schraubenlänge; Eindrehen der selbstschneidenden Schraube mit dem T-Schraubendreher.

Dasselbe Vorgehen bei der zweiten Verriegelungsschraube.
– Proximaler schichtweiser Wundverschluß,
– distal Hautnaht der Inzisionen,
– Verband,
– wenn vorhanden, Entfernen der Drahtextension,
– abschließende Röntgendokumentation.

Tibiamarknagelung
(s. auch Femurmarknagelung)
Auf dem Extensionstisch exakte Reposition in zwei Ebenen.

Desinfektion der Haut und anschließende Abdeckung.

Hautschnitt zwischen der Tuberositas tibiae und dem Kniescheibenunterrand medial des Lig. patellae.

Einsetzen eines Wundsperrers,
Eröffnen des Markraumes mit dem großen Pfriem,
Einbringen des Führungsspießes mit „Knopf",
Aufbohren des Markraumes mit den flexiblen Bohrwellen.

Über das Teflonrohr wird der Führungsspieß gewechselt.

Nagellängenbestimmung.

Mit Hilfe des Einschlaggerätes wird der Nagel vorgetrieben (Abb. 3.168).

Nachlassen der Extension. Entfernung des Spießes.

Der Nagel soll proximal mit der Tibiavorderkante abschließen und distal ca. 1 cm über dem Sprunggelenk enden.

• *Proximale Verriegelung*
5 cm vor Beendigung der Nagelung wird das Einschlaggerät gegen das proximale Tibiazielgerät ausgewechselt. Dann wird der Nagel weiter vorgetrieben.

Proximal sollte nur quer oder schräg verriegelt werden; denn in der sagittalen Richtung droht die katastrophale Verletzung der A. poplitea (Abb. 3.169).

Stichinzision der Haut; durch das Zielgerät Einbringen der Führungshülse; mit dem kleinen Pfriem wird die Kortikalis angekörnt; beide Kortikales werden mit dem 3,5-mm-Spiralbohrer durchbohrt; Erweitern der ersten Kortikalis mit dem 5-mm-Spiralbohrer (erleichtert das Schraubeneindrehen); Messen der Schraubenlänge, Einbringen der selbstschneidenden Schraube mit T-Schraubendreher.

● *Distale Verriegelung*

Die beiden distalen Schrauben werden von medial eingebracht.

Das Vorgehen ist gleich dem der proximalen Verriegelung:

- Hautverschluß der Inzisionsstellen,
- Verband,
- Entfernen der Drahtextension,
- abschließende Röntgendokumentation.

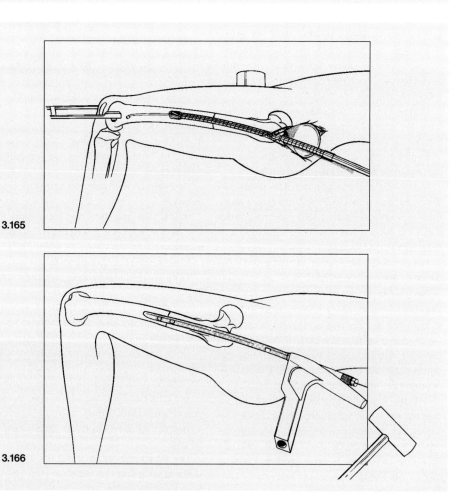

3.165

3.166

Abb. 3.165. Aufbohren der Femurmarkhöhle
Abb. 3.166. Einschlagen des Marknagels (Beide Fa. Howmedica)

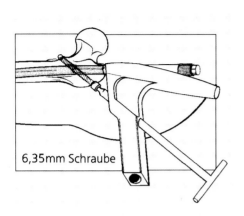

Abb. 3.167. Femurverriegelungsnagel: proximale Verriegelung. (Fa. Howmedica)

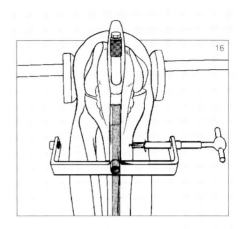

Abb. 3.169. Tibiaverriegelungsnagel: proximale Verriegelung (Fa. Howmedica)

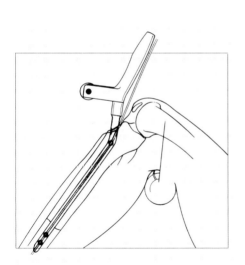

Abb. 3.168. Tibiamarknagelung. (Fa. Howmedica)

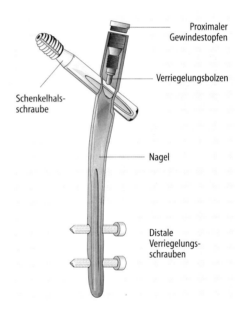

Abb. 3.170. Gamma-Nagel

3.2.9
Gamma-Nagel

Dieses System (Howmedica) vereinigt die Vorteile eines intramedullären Kraftträgers im Femurschaft und einer Gleitlochschraube im Schenkelhals.

Ähnliche Systeme sind der Gleitnagel GN (Endocare) und der unaufgebohrte Femur-Titannagel (UFN, Synthes).

Indikation

Die pertrochantere und besonders die subtrochantere Femurfraktur.

Aufbau des Gamma-Nagels (Abb. 3.170)

Er besteht aus folgenden Teilen:

1. *Breite ⌀ 12mm-Schenkelhalsschraube:* Diese Schraube kann in verschiedenen Win-

keln durch einen Nagel (2.) eingebracht werden (125°, 130°, 135°). Die Schraube ist an ihrer Spitze abgeflacht, um Penetrationen zu vermeiden. Ihr Gewinde ist selbstschneidend. Im Schaft verfügt sie über Längsrillen, in die der Verriegelungsbolzen (3.) greifen soll.

2. *Marknagel:* Seine Standardlänge beträgt 200 mm.
   Der Nagel verbreitet sich nach proximal. Die Nägel werden mit ⌀ 11, 12 und 14 mm hergestellt. Der proximale Durchmesser ist bei allen Nägeln gleich: 17 mm. Der Gamma-Nagel kann distal mit 2 Schrauben verriegelt werden.
   Das operative Vorgehen ähnelt der Femurverriegelungsnagelung (Kap. 3.2.8).

3. *Verriegelungsbolzen:* Er wird von proximal durch den Nagel auf den Schenkelhalsschraubenschaft eingedreht und faßt in dessen Rillen. Dieser Bolzen wird nicht ganz fest angezogen, damit ein laterales Gleiten der Schenkelhalsschraube möglich ist.

4. Ein Gewindestopfen wird am proximalen Nagelende eingedreht, um das Einwachsen von Gewebeanteilen zu vermeiden und somit das Eindrehen von Instrumenten bei der Metallentfernung zu erleichtern.

Für lange subtrochantere Frakturen oder einer Kombination von Schaft- und Schenkelhalsfrakturen stehen längere Marknägel zur Verfügung, die aber dem Aufbau des Standardnagels (200 mm) entsprechen. Bei den langen Nägeln werden jedoch rechte und linke unterschieden (Antekurvation des Femurschafts).

Lagerung

Rückenlagerung auf einem Extensionstisch

- Das Bein wird extendiert, das gesunde Bein möglichst weit abgespreizt oder in einer Beinschale hoch gelagert, um ein problemloses Durchleuchten zu gewährleisten (s. Kap. 3.2.8 Marknagel).
- Anlegen der neutralen Elektrode nach Vorschrift.
- Bildwandler und Strahlenschutz (s. Kap. 3.2.3 Winkelplatten).

Abdeckung

- Hauseigen, aber Wäsche immer doppelt und wasserundurchlässig; hier ist ein Einmalabdecksystem von Vorteil.
- Die sterile Abdeckung eines auf dem Extensionstisch gelagerten Patienten und des Röntgengerätes ist immer problematisch, da beim intraoperativen Durchleuchten das Gerät in die seitliche Ebene geschwenkt werden muß und dabei die Tücher vom Boden hochgezogen werden.
- Separates Abdecken des Durchleuchtungsgerätes.

Spezialinstrumentarium

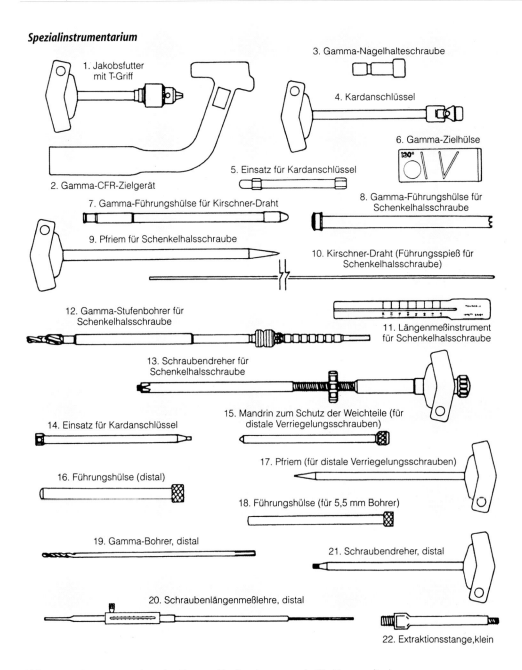

1. Jakobsfutter mit T-Griff
2. Gamma-CFR-Zielgerät
3. Gamma-Nagelhalteschraube
4. Kardanschlüssel
5. Einsatz für Kardanschlüssel
6. Gamma-Zielhülse
7. Gamma-Führungshülse für Kirschner-Draht
8. Gamma-Führungshülse für Schenkelhalsschraube
9. Pfriem für Schenkelhalsschraube
10. Kirschner-Draht (Führungsspieß für Schenkelhalsschraube)
11. Längenmeßinstrument für Schenkelhalsschraube
12. Gamma-Stufenbohrer für Schenkelhalsschraube
13. Schraubendreher für Schenkelhalsschraube
14. Einsatz für Kardanschlüssel
15. Mandrin zum Schutz der Weichteile (für distale Verriegelungsschrauben)
16. Führungshülse (distal)
17. Pfriem (für distale Verriegelungsschrauben)
18. Führungshülse (für 5,5 mm Bohrer)
19. Gamma-Bohrer, distal
20. Schraubenlängenmeßlehre, distal
21. Schraubendreher, distal
22. Extraktionsstange, klein

Abb. 3.171. Instrumentarium des Gamma-Verriegelungsnagels (Fa. Howmedica)

Operation

Da viele Schritte der Marknagelung ähnlich sind, wird der Verlauf gekürzt angegeben:

Auf dem Extensionstisch wird zunächst unter Durchleuchtung die Fraktur unsteril reponiert. Desinfektion der Haut und anschließendes Abdecken.

Um eine korrekte Schenkelhalsstellung zu erzielen, wird perkutan ein 2-mm-Kirschner-Draht parallel zur Achse des Femurhalses eingebracht. (Dieser Schritt kann auch später, vor dem Einsetzen der Schenkelhalsschraube, erfolgen.)

Hautschnitt: proximal vom Trochanter major.

Marknagelung (s. auch Kap. 3.2.8 Marknagel): Durch die Trochanterspitze wird mit dem großen Pfriem die Kortikalis perforiert.

Einbringen des Führungsspießes mit „Knopf".

Aufbohren des Markraumes mit den flexiblen Bohrwellen. Beim Gamma-Nagel soll der distale Markraumbereich 2 mm weiter sein als der Nageldurchmesser. Proximal findet immer eine Erweiterung des Trochanterbereichs auf 17 mm statt.

Vorsichtiges Einführen des Nagels mit der Einbringungsvorrichtung von Hand (Abb. 3.172). Zum Ende der Nagelung muß der Griff dieses Gerätes parallel zum Kirschner-Draht stehen.

Führungsspießentfernung und Einschieben der entsprechenden Ziellehre in die Einbringungsvorrichtung. Die Ziellehre gibt die Richtungen für die Schenkelhalsschraube und die distalen Verriegelungsschrauben an.

Eindrehen der Schenkelhalsschraube: Führungshülse mit Kirschner-Drahtführung im Zielgerät einsetzen; Hautinzision; Ankörnen der Kortikalis mit dem Schenkelhalsschraubenpfriem; über die K-Drahthülse Einbringen des Drahtes mit Gewindeanteil bis an die Gelenkfläche des Hüftkopfs; Ermittlung der Schraubenlänge mit dem Längenmeßgerät, das dem Draht angelegt wird (Längenangabe = Spießlänge ohne Gewindeanteil). Einstellen des Stufenbohrers auf die entsprechende Schraubenlänge (Abb. 3.173). Der Bohrer wird über den Führungsspieß geschoben. Maschinelles Bohren bis zum Anschlag auf die Führungshülse; Montage der Schenkelhalsschraube auf das Eindrehgerät (Abb. 3.174). Durch die Führungshülse wird die Schraube eingebracht. Die Schraube soll 5 mm länger sein als der ermittelte Wert, damit sie aus der lateralen Kortikalis herausragt und damit ein Gleiten ermöglicht wird. Am Schluß muß der Griff des Eindrehgerätes parallel oder senkrecht zur Ziellehre stehen.

Einbringen des Verriegelungsbolzens mit dem Sechskant- und Kardanschlüssel von proximal durch den Nagel in eine der Längsrillen der Schenkelhalsschraube. Nach dem Eindrehen wird er um 1/4 Drehung gelockert. Dadurch wird das Gleiten möglich, die Rotation aber verhindert.

Mit dem Sechskantschraubendreher wird, zur Vermeidung von Verlegungen des proximalen Nagelanteiles, ein Gewindestopfen eingedreht.

Die distale Verriegelung: Ist eine distale Verriegelung erforderlich, wird nach K-Draht und Führungshülsenentfernung die Rändelschraube der Ziellehre etwas gelöst und die distale Führungshülse mit Mandrin im oberen Loch der Zielvorrichtung eingesetzt (Abb. 3.175). Hautinzision; Mandrinentfernung; Ankörnen der Kortikalis mit dem kleinen Pfriem; Aufbohren beider Kortikales mit dem distalen 5,5-mm-Bohrer und entsprechender Führung; Ermitteln der Schraubenlänge; Eindrehen der selbstschneidenden Verriegelungsschraube mit dem distalen Schraubendreher.

Gleiches Vorgehen bei der zweiten Schraube unter Verwendung einer zweiten distalen Führungshülse.

Abschließende Röntgenkontrolle. Nach Entfernung der Einbringvorrichtung folgt der schichtweise Wundverschluß mit evtl. Einlegen einer Redondrainage und Verband.

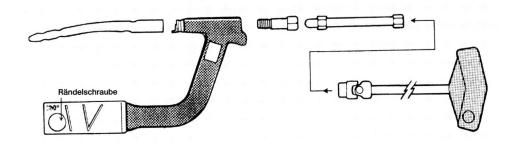

Abb. 3.172. Gamma-Nagel: Montage der Einbringvorrichtung

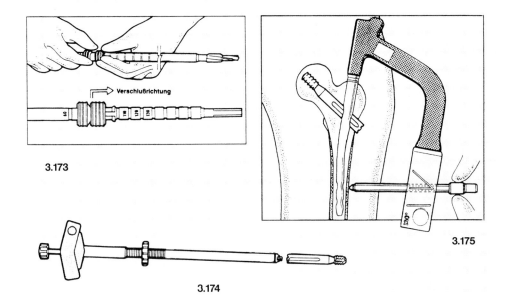

Abb. 3.173. Gamma-Nagel: Vorbereitung des Stufenbohrers

Abb. 3.174. Gamma-Nagel: Schenkelhalsschraube mit Eindrehvorrichtung

Abb. 3.175. Gamma-Nagel: distale Verriegelung. Plazierung der Führung für die erste Schraube. (Alle Fa. Howmedica)

3.2.10
Fixateur externe

Prinzip

Die Fraktur wird durch einen Verbund von frakturfernen Schanz-Schrauben, K-Drähten oder Steinmann-Nägeln mit Hohlstäben oder speziellen Haltesystemen stabilisiert.

Vorteile

- Geringe Traumatisierung.
- Stabilisierung der offenen Fraktur außerhalb des Verletzungsgebietes.
  Hierbei steht weniger die Fraktur als vielmehr die Ausdehnung und Verschmutzung der Weichteilverletzung im Vordergrund.
- Sichere Ruhigstellung.
- Förderung der Kallusbildung durch Dynamisierung.

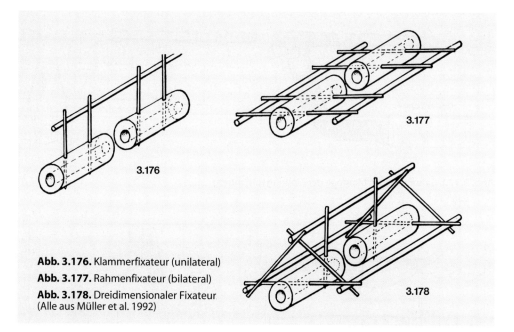

Abb. 3.176. Klammerfixateur (unilateral)
Abb. 3.177. Rahmenfixateur (bilateral)
Abb. 3.178. Dreidimensionaler Fixateur
(Alle aus Müller et al. 1992)

- Distraktion, z. B. bei Beinverlängerungen.
- Stellungskorrekturen möglich.
- Die Metallentfernung kann meist in Lokal-
  anästhesie oder ohne Betäubung ambulant
  durchgeführt werden.
- Bessere Wundpflege als im Gips.

Gefahr

- Lockerung von Schrauben oder Nägeln im
  Knochen.
- Infektion der Schraubeneintritts- bzw. Aus-
  trittsstellen. Deshalb ist gute Schrauben-
  pflege nötig.

Indikationen

- Frakturen mit großen Weichteildefekten:
  - offene Frakturen 2. und 3. Grades,
  - ausgeprägte Weichteilquetschungen,
  - massive Schwellung,
  - Ablederung der Haut.
- Defektbrüche (z. B. Schußverletzung),
- infizierte Frakturen,
- Pseudarthrosen,
- Segmenttransport,
- gelenkübergreifende Fixation zur Ruhigstellung von Trümmerbrüchen,
- vorübergehende Fixation bei Polytraumen
  (Zeitfaktor!),

- manche Arthrodesen (Kniegelenk, oberes
  Sprunggelenk),
- in der Orthopädie:
  - Beinverlängerungen,
  - Achsenfehlstellungen,
- zunehmend bei frischen/geschlossenen
  Frakturen,
- Sicherung von Minimalosteosynthesen.

Modelle/Systeme

- Klammerfixateur
  (unilateral; Abb. 3.176).
  Beispiele:
  - Orthofix nach de Bastiani (Kendall),
  - Monofixateur (Howmedica),
  - AO-Rohrfixateur (Synthes),
  - Unifix (Synthes).
- Rahmenfixateur (bilateral; Abb. 3.177).
  Beispiele:
  - AO-Fixateur (Synthes),
  - Raoul-Hoffmann-System.
- Dreidimensionaler Fixateur;
  (Abb. 3.178).
  Beispiel:
  - AO-Fixateur in V- oder Zeltform (Syn-
    thes).
- Dreieckfixateur (im Gelenkbereich).
- Ringfixateur nach Ilizarov.

- kleiner AO-Fixateur (z. B. für Radius- und Handfrakturen; Synthes).
- Zangenfixateur (Synthes) zur *vorübergehenden* Fixation z. B. bei schwersten Polytraumen. Perkutane Klammern an einem Längsstab stabilisieren den Unterschenkel. Es werden keine Schrauben oder Nägel eingebracht. Dieses System ist nicht belastungsstabil.

Lagerungsmöglichkeiten

- Rückenlagerung auf dem Extensionstisch (s. 3.2.8: Marknagellagerung).
- Rückenlagerung auf dem Röntgentisch.

Orthofix-System (de Bastiani)

Da hier nicht jedes Fixateursystem vorgestellt werden kann, soll der unilaterale Fixateur am Beispiel des Orthofix dargestellt werden:

Montage

- Am Unterschenkel wird der Orthofix von medioventral angebracht.
  Dadurch werden Weichteile geschont, der N. peroneus und Gefäße nicht komprimiert oder verletzt.
- Am Oberschenkel wird der Orthofix lateral montiert.

Vorteile

- Möglichkeit der axialen Dynamisierung.
- Möglichkeit der Kompression und Distraktion.
- Nach dem operativen Eingriff sind Korrekturen möglich.
- Weniger Schraubenlockerung, da diese konisch zulaufen. Dadurch schneidet sich jeder Gewindegang sein eigenes Bett im Knochen, die Schraube ist fest verankert. Konische Schrauben dürfen *nicht* zurückgedreht werden, sie wären dann gelockert.

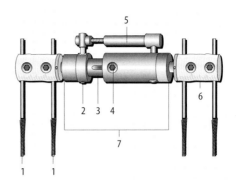

Abb. 3.179. Aufbau des Orthofix: *1* selbstschneidende Schrauben; *2* Kugelgelenke; *3* Teleskopeinheit (stabile oder dynamische Fixation); *4* Sicherungsschraube; *5* abnehmbare Kompressor-Distraktoreinheit; *6* gelenkig montierte Backe; *7* Zentralkörper

Aufbau (Abb. 3.179)

Instrumente und Implantate
(Abb. 3.180–3.189)

Zusätzlich werden benötigt:
- wenig Grundinstrumentarium,
- Bohrmaschine,
- Hammer.

Abdeckung

- Hauseigen, aber Wäsche immer doppelt und wasserundurchlässig; hier ist ein Einmalabdecksystem von Vorteil.
- Die sterile Abdeckung eines auf dem Extensionstisch gelagerten Patienten und des Röntgengerätes ist immer problematisch, da beim intraoperativen Durchleuchten das Gerät in die seitliche Ebene geschwenkt werden muß und dabei die Tücher vom Boden hochgezogen werden.
- Separates Abdecken des Durchleuchtungsgerätes.

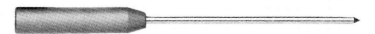

Abb. 3.180. Trokar. (Fa. Kendall)

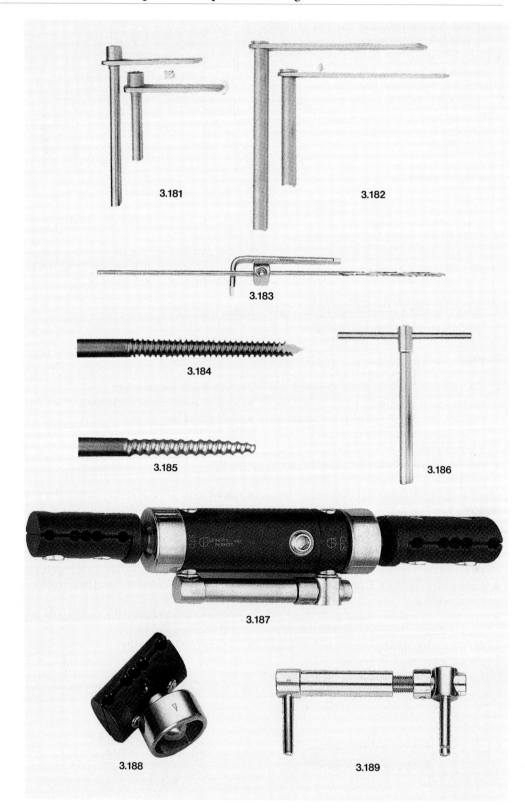

3.181

3.182

3.183

3.184

3.185

3.186

3.187

3.188

3.189

Operation

Die einzelnen Schritte werden mit dem Bildwandler kontrolliert (Kap. 3.2.3 Winkelplatten)!

Der auf dem Durchleuchtungs- oder Extensionstisch gelagerte Patient (s. Kap. 3.2.8 Marknagel) wird nach der Hautdesinfektion abgedeckt.

Hautinzision, Einbringen einer *Schraubenlehre*, kurz oder lang, durch die der Trokar geschoben wird, der die Schraubenlehre in genaue Position bringen soll. Entfernen des Trokars. Mit dem Hammer leichtes Befestigen der gezahnten Führungshülse am Knochen.

Durch die Schraubenlehre wird die *Bohrlehre* geschoben. Diese ist ebenfalls in kurz und lang sowie in verschiedenen Durchmessern vorhanden:

∅ 3,2 mm für Spongiosaschrauben, ∅ 4,8 mm für Kortikalisschrauben.

Durchbohren beider Kortikales mit dem 3,2-mm- oder 4,8-mm-Bohrer. Die Bohrer besitzen einen Bohrstop, um Weichteilverletzungen zu vermeiden (Abb. 3.190).

Eindrehen der entsprechenden Schraube durch die Schraubenlehre mit dem *T-Schraubenschlüssel*. Die Schrauben dürfen nicht mehr zurückgeschraubt werden (konisches Gewinde).

Schraube und Schraubenlehre bleiben liegen, auf sie wird die *Orthofixschablone* gesetzt, die es möglich macht, die übrigen Schrauben in korrekten Abständen einzubringen (Abb. 3.191). Anschließend Entfernen der Schablone. Bei der Anwendung des Orthofix II entfällt der Einsatz der Schablone. Die Fixateurbacken lassen sich aufklappen und als Zielgerät verwenden.

Montage des entsprechenden *Orthofixkörpers:* die Zentralschraube muß dabei nach vorn zeigen, die übrigen nach oben (Abb. 3.192).

Der Abstand zwischen Fixateur und Haut soll 1–2 cm betragen:

– wegen der postoperativen Schwellung,
– um ein sorgfältiges Pflegen der Schraubeneintrittsstellen zu ermöglichen.

Anziehen der Backenschrauben (Senkschrauben) mit dem Inbusschlüssel.

Nun erfolgt die genaue Reposition. Danach werden die Muttern der Kugelgelenke zuerst mit dem Inbusschlüssel, dann mit dem Drehmomentschlüssel angezogen. (Der Drehmomentschlüssel ist ausschließlich für die zwei Muttern der Kugelgelenke!)

Die Zentralschraube wird mit dem Inbusschlüssel gefestigt.

Um Kompression zu erzielen, besteht die Möglichkeit des Einsatzes der Kompressor-Distraktor-Einheit (nie bei frischen Frakturen). Diese wird in die Kugelgelenkmuttern eingesetzt.

Nach der Montage des Fixateurs muß die Beweglichkeit der angrenzenden Gelenke kontrolliert werden. Außerdem ist auf evtl. Hautspannungen zu achten. Ggfs. müssen die Inzisionsstellen erweitert werden.

Soll der Fixateur später dynamisiert werden, so braucht nur die Zentralschraube gelöst zu werden.

Abb. 3.190. Orthofix: Bohrer mit Bohrstop und Bohrlehre (Fa. Kendall)   ▷

◁ **Abb. 3.181.** Bohrlehre

Abb. 3.182. Schraubenlehre

Abb. 3.183. Bohrer mit Bohrerstop

Abb. 3.184. Kortikalisschraube

Abb. 3.185. Spongiosaschraube

Abb. 3.186. T-Schraubenschlüssel

Abb. 3.187. Dynamisch-Axialer-Fixateur

Abb. 3.188. T-Backe

Abb. 3.189. Kompressor-Einheit (Alle Fa. Kendall)

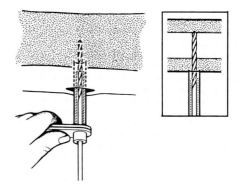

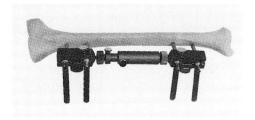

Abb. 3.191. Orthofix-Zielgerät mit plazierten Schrauben (Fa. Kendall)

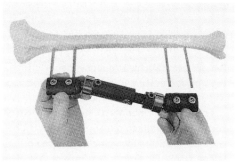

Abb. 3.192. Orthofix: Systemmontage (Fa. Kendall)

AO-Rohrfixateur

Mit dem Rohrfixateur (Synthes) sind folgende *Montageformen* möglich:
- Klammerfixateur (unilateral) – mit Schanz-Schrauben; Anwendung: z. B. Tibia, Femur, Unterarm.
- Rahmenfixateur (bilateral) – mit Steinmann-Nägeln; Anwendung: z. B. Kniegelenk, Tibia).
- Rahmenfixateur (bilateral 2 Ebenen) – mit Steinmann-Nägeln und Schanz-Schrauben; Anwendung: z. B. Tibia.
- Dreieckanordnung (unilateral) – mit Schanz-Schrauben; Anwendung: z. B. distaler Unterschenkel, Sprunggelenk, Ellenbogen.

Korrekturmöglichkeit:
- Bis zu einem gewissem Grad bei Achsenabweichungen, indem nachträglich schwenkbare Backen oder Scharnierstücke eingesetzt werden können.
- Ein Nachteil ist, daß die Rotation von Anfang an exakt eingestellt werden muß, da spätere Korrekturen kaum möglich sind.
- Der Klammerfixateur läßt sich axial dynamisieren.

Instrumente und Implantate (Abb. 3.193–3.202)

Zusätzlich werden benötigt:
- wenig Grundinstrumentarium,
- Bohrmaschine,
- Hammer.

Dreifachtrokar (Abb. 3.193 a) lang und kurz
Er kann bei allen Montageformen benutzt werden. Er besteht aus einem Trokar und zwei Bohrbüchsen (∅ 5 mm/3,5 mm und ∅ 6,0 mm/ 5 mm).

Darüber ist es möglich,
- einen spitzen Trokar (∅ 3,5 mm) zur exakten Positionierung der Bohrführung einzusetzen,
- ∅ 4,5 mm und ∅ 3,5 mm zu bohren,
- die 4,5- und 5,0 mm-Schanz-Schraube oder einen Steinmann-Nagel bei liegender Bohrbüchse direkt einzudrehen.

Bohrungen
- 5,0-mm-Schanz-Schraube: Verwendung des 3,5-mm-Spiralbohrers.
- 4,5-mm-Schanz-Schraube: Verwendung des 3,5-mm-Spiralbohrers mit Erweiterung der ersten Kortikalis auf 4,5 mm.
- 4,5-mm-Steinmann-Nagel: Verwendung des 3,5-mm-Spiralbohrers.
- 5,0-mm-Steinmann-Nagel: Verwendung des 4,5-mm-Spiralbohrers.

Abb. 3.193 a–f. a Dreifachtrokar, **b** Offener Druck- ▷ spanner, **c** Spiralbohrer, **d** Steckschlüssel, **e** Ringgabelschlüssel, **f** Universalbohrfutter

Abb. 3.194. Fixateurrohr aus Stahl; auch als Kohlefaserstab erhältlich

Abb. 3.195. Schanz-Schraube mit konischem Gewinde

Abb. 3.196. Schanz-Schraube mit flachem Gewinde

Abb. 3.197. Steinmann-Nagel. (Fa. Synthes)

Abb. 3.198. Steinmann-Nagel mit mittlerem Gewinde. (Fa. Synthes)

Abb. 3.199. Schwenkbare Universalbacke

Abb. 3.200. Rohr-zu-Rohr-Backe

Abb. 3.201. Universalgelenk

Abb. 3.202. Offene Backe. (Abb. 3.193–3.196 und 3.199–3.202 aus Müller et al. 1992). Neu: Die offene schwenkbare Backe, hier nicht abgebildet

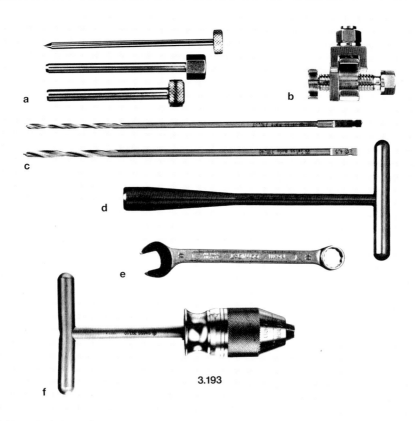

a

b

c

d

e

f

3.193

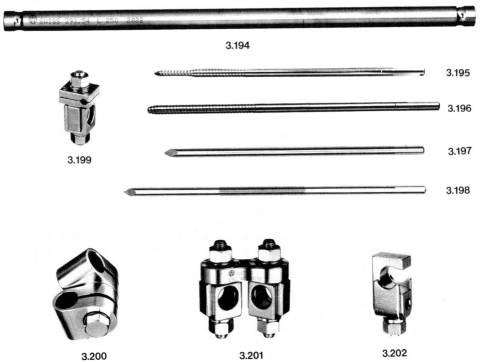

3.194

3.199

3.195

3.196

3.197

3.198

3.200   3.201   3.202

Operationen

Beispiel: Rahmenmontage

Bei Tibiafraktur: Es müssen je 2 Steinmann-Nägel proximal und distal der Fraktur eingebracht werden.

Der 1. Steinmann-Nagel wird 3 cm oberhalb des oberen Sprunggelenkes (OSG) plaziert.

Stichinzision der Haut; Einsetzen der Dreifachbohrbüchse mit dem spitzen Trokar und sichere Positionierung der Führung; Entfernen des Trokars; Bohren mit dem 4,5-mm-Bohrer; Eindrehen des 5-mm-Steinmann-Nagels mit dem Universalhandgriff; bei Austritt des Nagels auf der Gegenseite Hautinzision.

Der 2. Steinmann-Nagel wird 3–4 cm distal des Kniegelenks von lateral eingebracht. Zu diesem Zeitpunkt ist auf eine korrekte Rotationsstellung zu achten, ggf. den Steinmann-Nagel nochmals verändern.

Diese Steinmann-Nägel werden mit 2 Rohren verbunden, auf denen je 4 schwenkbare Einzelbacken vorbereitet sind. Die Fixation ist zunächst zur provisorisch.

Es erfolgt nun die endgültige Reposition unter Bildwandlerkontrolle.

Der 3. und 4. Steinmann-Nagel wird, evtl. mit Hilfe eines speziellen Zielgerätes, durch die an den Rohren schon montierten Backen, eingebracht (Abb. 3.203).

Falls gewünscht, können nun die 2 proximalen und die 2 distalen Nägel gegeneinander verspannt werden. Dafür sind die offenen Druckspanner erforderlich. Die Verspannung der Nägel gegeneinander (Trümmerbruch) dient der Vermeidung von Mikrobewegungen zwischen Kortikalis und Nagel sowie der Vermeidung von Knochenresorption um die Nägel (Infektionsrisiko).

Durch Verspannung der Nägel (proximal und distal) miteinander wird Kompression auf die Fraktur ausgeübt.

Festziehen aller Backenschrauben, Aufsetzen der Schutzkappen für die Enden der Steinmann-Nägel.

Sorgfältiges Verbinden der Nagelaustrittstellen. Nie den gesamten Fixateur mit elastischen Binden o. ä. wickeln, da die Hautkontrolle unbedingt notwendig ist. Bei Hautspannungen müssen Entlastungsinzisionen vorgenommen werden.

Beispiel: Dreidimensionale Montage

Sie findet ihre Anwendung, wenn in den Hauptfragmenten nur beschränkt Platz vorhanden ist; d. h. die Montage von je 2 Steinmann-Nägeln proximal und distal der Fraktur ist nicht möglich.

Praktische Realisierung: Pro Hauptfragment je 1 von lateral eingebrachter Steinmann-Nagel (Rahmenmontage) und eine von ventral eingedrehte Schanz-Schraube (ähnlich Klammerfixateur). Beide Systeme werden über Stangen verbunden (Zeltmontage; Abb. 3.204).

Zunächst wird die Rahmenkonstruktion angebracht (s. Rahmenmontage) mit je 1 Steinmann-Nagel.

Die Rohre sind mit 2 schwenkbaren Einzelbacken (für die Steinmann-Nägel) und einer feststehenden Backe in der Mitte (zur Stangenfixierung) versehen.

Einbringen der Schanz-Schrauben von ventral mit Hilfe des Dreifachtrokars.

Trokar entfernen; Bohren durch beide Kortikales mit dem 3,5-mm-Spiralbohrer; Eindrehen der 5,0-mm-Schanz-Schraube mit dem Universalhandgriff durch die Bohrbüchse. Die Schanz-Schrauben werden mit einem kurzen Rohr, über 2 feststehende Backen verbunden. Eine Dreifachbacke in der Mitte dieses Rohres ermöglicht die Verbindung zur seitlichen Rahmenmontage durch 5-mm-Verbindungsstäbe.

Ringfixateursystem[1]

Fixateur-externe-Systeme

Grundsätzlich sind 2 Systemaufbauten zu unterscheiden: der drahtangekoppelte Ringfixateur und der schraubenangekoppelte unilaterale Fixateur. Eine Sonderstellung nehmen sog. Hybridsysteme ein, die durch die Kombination von Komponenten beider vorgenannter Systemvarianten versuchen, Vorteile der Systeme zu vereinen und Nachteile zu eliminieren.

Ringfixateur

Bei den Ringfixateuren (Abb. 3.205) handelt es sich um ein aus Viertel-, Halb- oder Vollringen montiertes Rahmensystem, wobei die ein-

---

[1] Von Dr. med. K. Lang, Oberarzt der Klinik für Orthopädie, Charité Berlin.

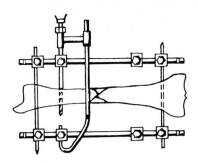

Abb. 3.203. Fixateur-externe-Rahmenmontage. (Aus Texhammar u. Colton 1994)

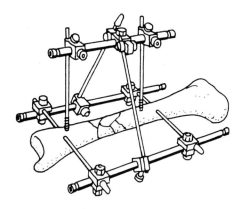

Abb. 3.204. Fixateur externe: dreidimensionale Montage. (Aus Séquin u. Texhammar 1986)

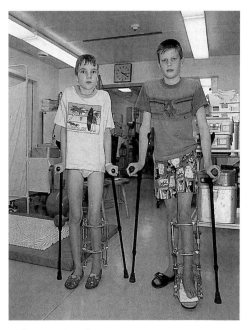

Abb. 3.205 Ringfixateursystem

zelnen Ringelemente durch längsverlaufende Gewindestäbe oder spezielle Spindeln zur Kompression oder Distraktion untereinander verbunden sind. Der zu behandelnde Extremitätenabschnitt wird über den Knochen perforierende Kirschnerdrähte, die unter Vorspannung an den Ringebenen verankert werden, zentral in der Rahmenkonstruktion fixiert. Die Anzahl der erforderlichen Rahmenebenen richtet sich nach anatomischen und therapeutischen Möglichkeiten. Grundsätzlich ist der Ringfixateur durch seinen dreidimensionalen, die Extremität umfassenden Aufbau hochstabil und ermöglicht somit eine zügige Mobilisation des Patienten. Notwendige Korrekturen sind kontinuierlich im Distraktions- und Kompressionsmodus möglich. Ebenso können Achs- und auch Rotationskorrekturen kontinuierlich erfolgen. Nachteilig

ist aufgrund des relativ komplexen Systemaufbaus der Patientenkomfort, insbesondere im Bereich der körperstammnahen Extremitätenabschnitte. Besonders vorteilhaft ist der Ringfixateur im gelenknahen Bereich und bei osteopenischem oder osteoporotischem Knochen, da die Stabilität des Gesamtsystems gegenüber anderen Osteosyntheseformen selbst in solchen Einsatzbereichen erheblich höher liegt. Als Kraftabträger werden üblicherweise 1,8 mm starke Kirschnerdrähte verwendet, da diese im vorgespannten Zustand eine ausgezeichnete Stabilität aufweisen und aufgrund ihres Querschnittes ein geringes Risiko eines fortgeleiteten Infektes aufweisen.

Unilateraler Fixateur

Beim unilateralen Fixateur erfolgt mit statischen Systemen eine Fragmentfixation in gewünschter Stellung; nachträgliche Korrekturen sind meist nicht oder unter besonderem Aufwand möglich. Die dynamischen Systeme sind sowohl zur Fragmentfixation als auch zu Korrekturen geeignet. Jedoch ist aufgrund der technischen Ausführung den Systemen eine mehrdimensionale Korrektur von Achsfehlstellungen, insbesondere von Rotationsfehlstellungen, nicht möglich. Diese sind also im Normalfall bei der Anlage des Systems einzeitig zu korrigieren. Hauptvorteil der unilateralen Systeme ist die Erreichbarkeit der körperstammnahen Extremitätenabschnitte und aufgrund der Systemgröße ein hoher Patientenkomfort. Jedoch ist durch die biomechanischen Grenzen der Systeme eine unmittelbar postoperative Vollbelastung nicht immer möglich. Der gelenknahe Einsatz und auch die Verankerung von Schanzschrauben im osteoporotischen Knochen ist häufig nicht zufriedenstellend, weshalb in solchen Fällen der Einsatz des unilateralen Systems limitiert ist. Der relativ große Durchmesser der Schanzschrauben bedeutet ein besonderes Infektionsrisiko für fortgeleitete Infekte. Angesichts der zum Teil langen Tragezeiten in der wiederherstellenden Chirurgie muß der Einsatz des unilateralen Fixateurs kritisch überdacht werden.

Hybridsysteme

Durch die Kombination von Ring- und unilateralen Fixateuren entstehen sog. Hybridfixateure, die die Vorteile der verschiedenen Systeme vereinen und Nachteile beseitigen können. So sind bei Ringfixateuren spezielle Klemmbacken für Schanzschrauben und Steinmannnägel erhältlich. Des weiteren gibt es Adaptermodule, die eine direkte Ankoppelung eines Ringfixateurs oder einer Ringebene an ein unilaterales System ermöglichen. Somit können gelenknahe Abschnitte stabil versorgt und Infektionsrisiken minimiert werden.

Behandlungsindikationen

Allgemeines

Da die Indikationen vielfältig sind und die Behandlung zum Teil sehr aufwendig und langwierig verläuft, muß jeder Fixateureinsatz individuell geplant werden. Man orientiert sich am Behandlungsziel, an den anatomischen Gegebenheiten und am Zustand des Patienten. Zur präoperativen Diagnostik gehören Nativröntgenbilder in zwei Ebenen und Extremitätenlangaufnahmen in zwei Ebenen. Hieraus sind im Regelfall alle relevanten Achs- und Längenbestimmungen möglich. Teilweise müssen zur differenzierten Achsmessung Spezialaufnahmen und zur Bestimmung einer Rotationsfehlstellung computertomographische Rotationsmessungen herangezogen werden. Bei jeder Planung, insbesondere bei aufwendigen Korrekturen, ist die Anfertigung einer Planungsskizze sinnvoll. Nach dieser Skizze wird das System vormontiert und anschließend am Patienten probiert. Bei unilateralen Systemen ist die Vormontage aufgrund ihrer Modularität meist verzichtbar. Sollte ein Ringfixateur verwendet werden, ist auf einen ausreichenden Abstand (2 cm) zwischen Haut und Ringebenen zu achten. Somit werden postoperative Schwellungszustände und Druckstellen vermieden. Nach der Vormontage werden das System und die notwendigen Zusatzteile sterilisiert, so kann die zeitraubende Montage während der Operation entfallen.

Bei Verlängerungsprozeduren vor Wachstumsabschluß ist unter Berücksichtigung der Zielstrecke eine Überkorrektur zu planen. Da diese altersabhängig unterschiedlich ist, muß die finale Körperendhöhle berechnet werden. Hierzu stehen verschiedene Methoden zur Verfügung, die auf der Erfassung des kalendarischen Alters, des Skelettalters (Reifebestimmung anhand Röntgenvergleich der linken Hand) und der aktuellen Körpergröße beruhen. Mit speziellen Berechnungsformeln kann die finale Körperendhöhe bestimmt werden. Anteilig wird dann auf die entsprechenden Extremitätenabschnitte das zu erwartende Wachstum geschätzt und die Überkorrektur festgelegt. Die Überkorrektur beträgt im Regelfall ca. 30% des aktuellen Längendefizites. Bei der multiplen Verlängerung Kleinwüchsiger erfolgt die Festlegung der einzelnen Distraktionsstrecken anhand von Fotos des Patienten, indem zwei identische Fotos zu einem Bild mit proportionalem Verhältnis von Körperstamm und Extremitäten kombiniert werden.

Spezielle Indikationen

Da die Behandlungsindikationen ein breites Spektrum umfassen, sollte zur besseren Übersicht eine Systematisierung erfolgen. Grundsätzlich muß in angeborene und erworbene Störungen unterteilt werden. Die weitere Differenzierung erfolgt hinsichtlich des Ausmaßes der pathologischen Störung in:

- Achs- und Längendefizite,
- Kontinuitätsstörungen ohne Achs- und Längendefizite,
- Kontinuitätsstörungen mit Achs- und/oder Längendefiziten,

- komplette oder inkomplette Defektsituationen mit oder ohne Achs- und Längendefizite,
- Gelenkkontrakturen/-fehlstellungen.

In dem Bereich der einfachen Achs- und Längendefizite ohne Kontinuitätsverlust fallen angeborene Fehlbildungen wie z. B. die Femurdysplasie, das Fibulaaplasiesyndrom oder erworbene Defizite wie z. B. die posttraumatische Wachstumsstörung oder Verkürzung, Verkürzungen nach Poliomyelitis und Verkürzungen im Rahmen von Systemerkrankungen mit epiphysärer Beteiligung (Achondroplasie, Morbus Ollier). Bei isolierten einseitigen Längendefiziten ist die Verlängerung im Bereich des Unterschenkels ab >3 cm indiziert, da die orthopädietechnische Schuhzurichtung ab 3 cm unbefriedigende funktionelle Ergebnisse erbringt. Im Bereich des Femur erfolgt die Behandlung isolierter Längendefizite ebenfalls ab >3 cm, da in diesem Fall die Kniegelenkachse einen funktionell nachteiligen Seitenunterschied aufweist. Im Fall von kombinierten Achs- und Längendefiziten, insbesondere bei Rotationsfehlstellungen, ist die Behandlung des komplexen Fehlers bereits bei einem Längendefizit <3 cm angezeigt. Im Bereich der oberen Extremität gilt eine relative Behandlungsindikation. Die Orientierung erfolgt an den funktionellen Defiziten und dem Anspruch des Patienten.

Die multiple Verlängerung Kleinwüchsiger ist nur bei disproportioniertem Kleinwuchs sinnvoll, da durch die Verlängerung funktionelle Defizite ausgeglichen werden können, ohne das ästhetische körperliche Erscheinungsbild zu beeinträchtigen. Zudem muß in diesen Fällen die Indikation sehr kritisch gestellt werden, da an die Mitarbeit dieser Patienten sehr hohe Anforderungen gestellt werden müssen.

In den Bereich der Kontinuitätsstörungen mit oder ohne Achs- und Längendefizite zählen im wesentlichen posttraumatische Zustände. So ist die Fixateur-externe -Behandlung bei offenen und geschlossenen Frakturen mit massiver Weichteilschädigung oder auch einfachen Frakturen bei Polytraumatisierten die Methode der Wahl. Hierbei kann die Fraktur im Fixateur ausbehandelt oder im Zeitversatz auf ein internes Osteosyntheseverfahren gewechselt werden. Ein weiteres Indikationsgebiet stellen Pseudarthrosen dar. Der Verfahrenswechsel auf einen Fixateur externe bietet sich besonders bei fehlgeschlagenen internen Osteosynthesen an. Die Behandlung von Knocheninfektionen wird durch eine infektferne Stabilisierung sehr günstig beeinflußt. Einen Sonderfall stellt die angeborene Unterschenkelpseudarthrose dar.

In den Bereich der Behandlungsindikationen mit inkompletten oder kompletten Defektsituationen sind traumatische, postinfektiöse und tumorbedingte Defekte die zum Teil nach mehrfachen Voroperationen persistieren, zu zählen. Diese sind sehr häufig lange vorbestehend und zudem durch ausgesprochen narbige Weichteilverhältnisse, welche in die Defektsituation einbezogen sein können, kompliziert. In diesen Situationen hat sich die Fixateur externe-Behandlung gegenüber den konventionellen Operationsmethoden deutlich etabliert, da durch das Verfahren keine wesentlichen zusätzlichen Weichteilschädigungen erzeugt werden und mit dem Verfahren eine komplexe Störung simultan behandelbar ist.

Bei Vorliegen von Gelenkkontrakturen oder -fehlstellungen, wie z. B. der rebellische Klumpfuß oder der posttraumatische Spitzfuß nach peripheren Nervenläsionen, kann durch einen Fixateur externe eine kontinuierliche Redression mit Normalisierung der Gelenkstellung erreicht werden. Bei Vorliegen einer Arthrose, insbesondere des oberen Sprunggelenkes, kann zudem eine arthroskopische Arthrodese im Fixateur durchgeführt werden. Ein weiteres Indikationsfeld etabliert sich zunehmend im Bereich der Weichteilschäden. Hier kann durch ein Fixateur externe -System bei isolierten Weichteildefekten eine Distraktion mit Defektdeckung erfolgen.

Behandlungsverfahren

Es sollen die Prizipien etablierter Verfahren reflektiert werden; deshalb muß auf einzelne Besonderheiten verzichtet werden.

Fixation im Neutral- oder Kompressionsmodus

Die Neutral- und Kompressionsosteosynthese ist ein statisches Verfahren. Die pathologische Störung wird mit dem Fixateursystem bis zur Ausheilung fixiert. Diese Verfahren werden insbesondere bei Frakturen und Pseudarthrosen angewendet. Dabei ist dem Behandelnden die Entscheidung überlassen, ob ein Ring- oder ein unilateraler Fixateur verwendet wird.

Die Fragmentfixation wird unterhalb und oberhalb der Fraktur oder Pseudarthrose mit mindestens zwei Kraftabträgerebenen durchgeführt. Bei osteoporotischen Knochenverhältnissen empfiehlt es sich, drei Kraftabträgerebenen zu verwenden. Die Distanz der Ebenen zur Fraktur oder Pseudarthrose muß ausreichend groß sein, um eine sichere Fixation zu gewährleisten. Das Einbringen der Kraftabträger berücksichtigt den anatomischen Verlauf von Nerven und Gefäßen und wird unter Röntgendurchleuchtung durchgeführt. Die Reposition von Fragmenten oder Dislokationen wird über den Fixateur realisiert, welcher nach erfolgter Korrektur in Neutralposition (Mehrfragmentfrakturen, Spiral- oder Schrägfrakturen) oder maximaler Kompression (Querfrakturen, Pseudarthrosen) statisch fixiert wird. Insbesondere bei der Verwendung von Ringfixateuren können große Knochenfragmente mit speziellen Drähten (Oliven- oder Stoppdrähte) in die Frakturzone adaptiert werden. Die Entfernung des Fixateursystems erfolgt beim Nachweis einer ausreichenden knöchernen Konsolidierung. Die betroffene Extremität sollte danach mit einem Brace (z. B. Sarmiento fracture brace) immobilisiert werden, da bei sofortiger Vollbelastung eine Refrakturgefahr gegeben ist.

Kallusdistraktion

Die Kallusdistraktion (Abb. 3.206 a–c) oder auch Kallotasis ist ein Verfahren zur Behandlung von angeborenen oder erworbenen Längendefiziten, die in Kombination mit Achsfehlstellungen auftreten können. Dabei bedient sich das Verfahren grundsätzlich der natürlichen Kallusreifung und -heilung.

Nachdem der vormontierte Fixateur angelegt wurde, erfolgt eine Osteo- oder Kortikotomie. Je nach Lokalisation wird diese idealerweise im diametaphysären Knochen durchgeführt, da in diesem Bereich die Kallusreifung zuverlässig und schnell erfolgt. Die Fixateure verfügen über jeweils zwei Kraftabträgerebenen und sind mit Distraktionsspindeln ausgestattet, über die die kontinuierliche Verlängerung nach einer initialen Phase der Kallusreifung erfolgt. Im Bereich des Femur liegt aus anatomischen Gründen die Osteotomie meist diaphysär; daher muß eine längere Phase der intialen Kallusreifung kalkuliert werden. Nach Abschluß der Distraktionsphase erfolgt auch die knöcherne Konsolidierung langsamer; deshalb müssen die Systeme länger am Patienten verbleiben. Der Distraktionsbeginn liegt alters- und grunderkrankungsabhängig zwischen dem 4. und 20. Tag nach Operation. Üblicherweise wird 1 mm/Tag in 4 Einzelschritten distrahiert. Bei Systemerkrankungen wie der Achondroplasie muß zuweilen das Distraktionstempo gesteigert werden, da eine vorzeitige Verknöcherung zu befürchten ist. Andererseits kann es bei Patienten mit Reifungsstörungen des Regenerates zu einer Herabsetzung des Distraktionstempos kommen. Bei der Verwendung von Ringfixateuren ist eine begleitende Achsabweichung simultan korrigierbar. Rotationsfehlstellungen werden im Regelfall intraoperativ behoben.

Werden unilaterale Fixateure verwendet, müssen Achsabweichungen und Rotationsfehlstellungen intraoperativ einzeitig korrigiert werden. Die Behandlung kann auch bifokal, das heißt über zwei Osteotomieebenen erfolgen. Diese Vorgehensweise bietet sich bei Patienten an, bei denen große Längen- und Achsabweisungen vorliegen. Eine spezielle Verfahrensweise ist die Hemikallotasis, bei welcher eine Achskorrektur auf der Basis einer kontinuierlichen Kallusdistraktion erfolgt.

Distraktionsepiphyseolyse

Die Distraktionsepiphyseolyse oder Chrondrodiatasis bedient sich der Möglichkeit, daß nach Aufreißen der Wachstumsfuge abtropfende Knorpelzellen zu einem reifen Kallusgewebe und somit zu einer Verknöcherung führen. Die Methode ist demzufolge nur bei offenen Epiphysenfugen anwendbar, d. h. nur im Wachtumsalter. Da die Epiphysenfuge nach Behandlungsabschluß meist verknöchert, sollte die Distraktionsepiphyseolyse nicht bei Kindern unter 10 Jahre erfolgen. Die ideale Lokalisation ist die proximale Tibia, jedoch darf die Verlängerungsstrecke wegen einer zu befürchtenden Kniegelenkinstabilität nicht mehr als 10 cm betragen.

Da der Knochen operativ nicht durchtrennt werden muß, ist lediglich der Fixateur anzulegen. Dieser verfügt über eine Kraftabträgerebene im Bereich der Epiphyse und zwei Ebenen unterhalb der Wachstumsfuge. Prinzipiell ist das Verfahren auch am Femur möglich jedoch liegen die Kraftabträger hier unweigerlich im Kniegelenk und es ergibt sich somit eine hohe Infektionsgefahr, weshalb das Verfahren auf die proximale Tibia beschränkt bleiben sollte. Unter Beachtung aller genannten Prämissen ist die Distraktionsepiphyseolyse ein elegantes Verfahren mit einer ausgezeichneten Verknöcherungstendenz. Verlängert wird ab dem ersten postoperativen Tag jeweils 1 mm pro Tag in vier Einzelschritten, wobei auftretende Beschwerden beim Patienten häufig um den 7. postoperativen Tag ein Aufreißen der Wachstumsfuge signalisieren.

Kombinierte Distraktions-Kompressionsosteosynthese/Knochenfragmenttransport

(Abb. 3.207 a–d)

Diese Verfahren finden Anwendung bei inkompletten oder kompletten Knochendefekten mit oder ohne Achs- und Längendefizit. Welches Verfahren angewandt wird, richtet sich im wesentlichen nach der Defektstrecke. Beträgt der Defekt weniger als 4–5 cm kommt

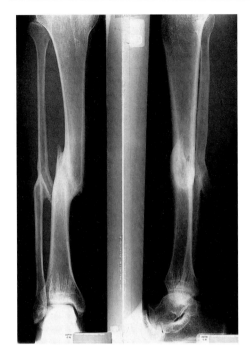

Abb. 3.206 a–c. Kallusdistraktion

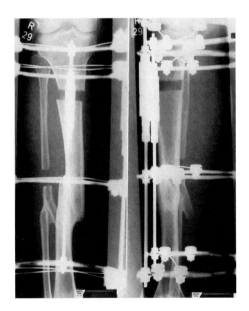

Abb. 3.206 b

die kombinierte Distraktions- Kompressions-osteosynthese zum Einsatz. Dieses Verfahren bedient sich einer Kombination aus Kallusdistraktion, wobei die Distraktionsebene defektfern angelegt wird, und einer Kompressionsosteosynthese, d. h. der Defekt wird primär

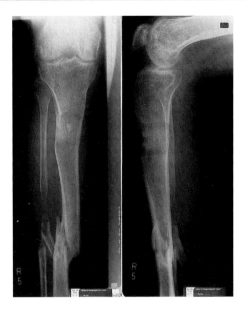

Abb. 3.206 c

unter Druck gebracht. Vorteil dieses Verfahrens ist die simultane Korrektur verschiedener Störungen mit einem Verfahren.

Die Anzahl der Kraftabträgerebenen richtet sich nach den anatomischen Gegebenheiten und liegt bei mindestens 2 Ebenen ober- und unterhalb der Distraktionsebene und 2 Ebenen ober- und unterhalb der Kompressionsebene. Da 2 Ebenen immer zwischen Distraktions- und Kompressionsebene liegen, sind somit 6 Ebenen notwendig. In der Distraktionsebene werden spezielle Distraktionsspindeln verwendet, die Kompression erfolgt über die Bewegung der Kompressionsebenen zueinander intraoperativ.

Betragen die Defekte mehr als 5 cm erfolgt nach Defektresektion/Debridement ein Knochenfragmenttransport. Das notwendige Fixateursystem verfügt über mindestens sechs Kraftabträgerebenen, dabei wird der Extremitätenabschnitt über zwei jeweils weit proximal und distal liegende Ebenen fixiert und eine mittlere Ebene dient als Transportebene, über welche nach defektferner Osteotomie ein Knochenfragment kontinuierlich in den Defekt transportiert wird. Dieses wird nach Erreichen des defektseitigen Fragmentes mit diesem unter Druck gebracht (Docking) und der entstandene Kallus des Transportfragmentes kann knöchern ausreifen. Prinzipiell

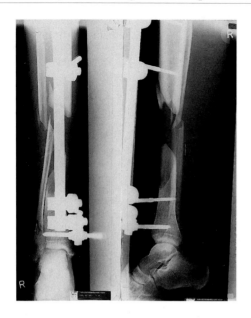

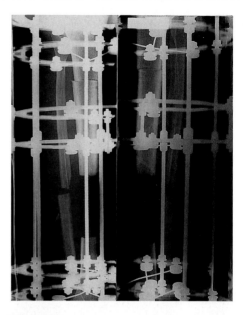

Abb. 3.207 a–d. Segmenttransport

Abb. 3.207 b

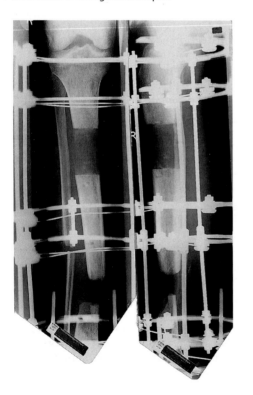

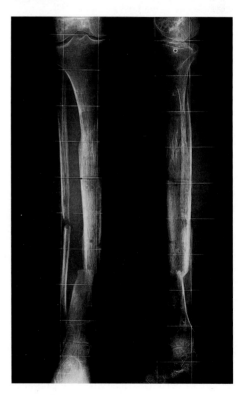

Abb. 3.207 c

Abb. 3.207 d

ist dieses Verfahren auch für den bifokalen Transport bei großen Defekten geeignet.

Gelenkredression

Bei Vorliegen von Gelenkkontrakturen oder Fehlstellungen kann über einen Fixateur externe eine kontinuierliche Normalisierung der Gelenkstellung mit Wiederherstellung der Gelenkfunktion erreicht werden. Zudem kann das Verfahren bei massiven Fehlstellungen mit einer zweiseitigen Arthodese zur sicherung des Korrekturergebnisses verwendet werden.

Hierzu sind jeweils zwei Kraftabträgerebenen im Bereich proximal und distal der Gelenkebene nötig, wobei die Längsgewindespindeln über spezielle Gelenke, die ihren Mittelpunkt in der Gelenkachse haben müssen, verbunden sind. Die Redression erfolgt postoperativ kontinuierlich in ähnlicher Weise, wie die Kallusdistraktion. Nach erfolgter Redression ist zur Erhaltung des Korrekturergebnisses eine Ruhigstellungsphase notwendig.

Arthroskopische Arthrodese

Speziell bei Arthrodesen des oberen Sprunggelenks ohne wesentliche Destruktionen und Fehlstellungen bietet die arthroskopische Arthrodese wesentliche Vorteile gegenüber den konventionellen Techniken. Der Fixateur wird mit jeweils 2 Ebenen ober- und unterhalb der Gelenkebene montiert und dient intraoperativ als Distraktor zur Öffnung des Gelenkspaltes. Bei liegendem Fixateur kann die arthroskopische Shaverarthrodese erfolgen und anschließend die Arthrodeseflächen mittels des Fixateurs bis zur knöchernen Konsolidierung unter Druck gebracht werden.

Fazit

Unter Beachtung der technischen Anforderungen und der Komplikationsmöglichkeiten sind mit dem Ringfixateur verschiedenartigste Indikationen hervorragend behandelbar. Gegenüber alternativen Verfahren besteht zudem häufig der Vorzug, daß mit einem Verfahren simultan komplexe Störungen behandelt werden können. In der Nachbehandlung ist insbesondere auf durch Kraftabträger fortgeleitete Infekte (Pin-track-Infekte) zu achten.

Eine wesentliche Rolle spielt die kontinuierliche krankengymnastische Nachbehandlung zur Kontrakturprophylaxe. Regeneratstörungen werden durch regelmäßige Röntgenkontrollen rechtzeitig identifiziert und führen somit nicht zu Komplikationen. Letztlich obliegt es der Erfahrung des Behandelnden, inwieweit das Behandlungsziel erfolgreich realisiert werden kann.

3.3
Behandlungsgrundsätze und Operationsbeispiele bei Verletzungen und Erkrankungen einzelner Skelettabschnitte

3.3.1 Wirbelsäule

Die meisten knöchernen Verletzungen der Wirbelsäule betreffen die Wirbelkörper der dorsolumbalen und der lumbosakralen Wirbelsäulenabschnitte. Dabei kann es sich um einfache Absprengungen der Vorderkante, um eine vordere Kompression und um Berstungsbrüche der Wirbelkörper handeln. Eine segmentale Instabilität mit oder ohne neurologische Komplikationen ist nur dann zu erwarten, wenn die Hinterkante des Wirbelkörpers gebrochen oder der diskoligamentäre Halteapparat des betreffenden Segments zerrissen ist. Diese Weichteilverletzungen betreffen v. a. die Halswirbelsäule. Bei ihrer von Natur aus ausgiebigen Beweglichkeit ist sie für solche Verletzungen anfällig. Sie gehen oft mit nur geringfügigen knöchernen Schädigungen an den kleinen Wirbelgelenken einher, führen aber zu Aufbraucherscheinungen der Bandscheiben mit entsprechenden Beschwerden.

Behandlung

Frische Kompressionsbrüche von Wirbelkörpern mit intakter Hinterkante ohne neurologische Symptome brauchen erst bei einem Neigungswinkel der betreffenden Deckplatte von mindestens 30° operativ aufgerichtet zu werden. Spätere Aufrichtungen kommen nur selten in Frage und sind nur durch aufwendige Eingriffe von vorn und/oder hinten möglich.

Berstungsbrüche mit defekter Hinterkante und diskoligamentäre Schäden mit Luxationen werden meistens primär stabilisiert. Dazu eignen sich in besonderer Weise sogenannte Fixateur interne-Systeme (siehe Abschn. Fixateur interne in diesem Kap.), bei denen Schrauben paarweise von hinten durch die Bogenwurzeln in die Wirbelkörper eingebracht werden. Bei luxierten Segmenten der Halswirbelsäule sollte die betreffende Bandscheibe von vorn entfernt werden, bevor die Reposition in Narkose erfolgt; denn anderenfalls droht grundsätzlich die Gefahr einer hohen Querschnittslähmung, indem die geschädigte Bandscheibe bei der Reposition nach hinten luxiert.

Postoperative Beschwerden sind oft durch schwerwiegende diskoligamentäre und muskuläre Begleitverletzungen bedingt, die entsprechende Narbenbildungen nach sich gezogen haben. Sie können aber auch auf nicht ideal plazierte Implantate hinweisen. Manche Nervenwurzelreizerscheinungen lassen sich durch entlastende Eingriffe (Dekompressionen, Laminektomien, Neurolysen und Foraminotomien – s. Neurochirurgie) bessern.

Osteoporotische Sinterungen von Wirbelkörpern operativ zu stabilisieren, ist weder nötig noch möglich. Im Hinblick auf die lokalen und muskulären Verhältnisse der meist älteren Patienten muß die Muskulatur durch Krankengymnastik soweit wie möglich gekräftigt werden. Ansonsten kommen stützende Rumpforthesen (halbelastische Stützmieder, Hohmann'sches Überbrückungsmieder, Dreipunktmieder) in Frage.

Brüche der Quer- und Dornfortsätze von Wirbelkörpern sind meist indirekte Schäden. Sie machen einen nur kleinen Anteil der Wirbelsäulenverletzungen aus. Selbst wenn sie ausnahmsweise stärkere und länger andauernde Beschwerden verursachen sollten, genügt die physikalische Behandlung mit Wärme und stabilisierende Krankengymnastik.

Fixateur interne

Indikationen

- Traumatologische Indikation: instabile Frakturen der unteren Brust- und der Lendenwirbelsäule.

- Orthopädische Indikation: lumbale Spondylolisthese (Wirbelgleiten).

Allgemeine Hinweise

- Verankerung des Fixateurs am nächsten intakten Wirbel ober- und unterhalb der Fraktur.
- Spondylolisthese: Instrumentation (Implantatverankerung) eines Segments, d. h. des abgerutschten und des darunterliegenden Wirbelkörpers.
- Bei einer Impressionsfraktur wird manchmal aus dem hinteren Beckenkamm Spongiosa entnommen und transpedikulär implantiert.
- Transpedikulärer Zugang zum Wirbelkörper.
- Seitliche Bildwandlerkontrolle während der Operation.

Lagerung

- Normalerweise *Bauchlage* auf einem geraden Durchleuchtungstisch (Abb. 3.208). Weitere Lagerungsmöglichkeit: die modifizierte Bauchlagerung (Abb. 3.209).
- Eine Unterpolsterung im Thoraxbereich unterstützt die LWS-Lordose.
- Hilfreich ist eine spezielle Kopfstütze oder eine Dreipunkthalterung nach Mayfield (s. Kap. Neurochirurgie).
- Gute Abpolsterung im Brust-, Becken- und Unterschenkelbereich, sowie der Arme auf Armauslegern.
- Anlegen der neutralen Elektrode nach Vorschrift.
- Bildwandler und Strahlenschutz (s. Kap. 3.2.3 Winkelplatten).

Abdeckung

- Hauseigen, aber Wäsche immer doppelt und wasserundurchlässig.
- Bei dieser Operation besteht das Problem der korrekten Abdeckung des Tisches einschließlich des Bildwandlers, da dieser während der gesamten Operation auf Frakturhöhe positioniert sein muß.
- Die Abdeckung muß so erfolgen, daß aus den hinteren Beckenkämmen Spongiosa zu entnehmen ist.

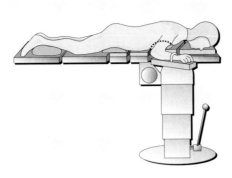

Abb. 3.208. Fixateur interne: Bauchlagerung

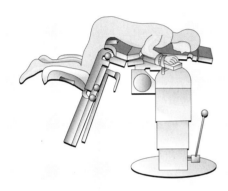

Abb. 3.209. Fixateur interne: modifizierte Bauchlagerung

Instrumentarium

- Spezialinstrumente und Implantate,
- Bohrmaschine,
- Grundinstrumentarium,
- evtl. neurochirurgisches Instrumentarium (Laminektomie),
- Knochengrundinstrumentarium (s. Kap. 3.2.1),
- Spongiosaentnahmeinstrumentarium (s. Kap. 3.3.2),
- Bolzenschneider,
- Wirbelsäulenwundspreizer z. B. nach Caspar.

Operation

Vor der Desinfektion und dem Abdecken muß der Bildwandler für die seitliche Projektion der Fraktur eingestellt werden.

Hautschnitt: mit dem elektrischen Messer längs über den entsprechenden Dornfortsätzen. Darstellung der Intervertebralgelenke durch Abschieben der Muskulatur mit dem Raspatorium.

Unter Röntgenkontrolle werden in die der Fraktur benachbarten gesunden Wirbelkörper (jeweils rechts und links) 2-mm-Kirschner-Drähte transpedikulär eingebracht (sie sollen u. a. der Richtungsorientierung dienen Abb. 3.210).

Austausch der K-Drähte gegen Schanz-Schrauben: Bohrerdurchmesser etc. richtet sich nach dem jeweiligen Fixateurmodell. Anreichen der Schanz-Schraube im Schnellspannhandfutter (Abb. 3.211). (Achtung: nicht zu weites Eindrehen, Verletzungsgefahr der Aorta!)

Die vorbereiteten Gewinde- oder glatten Stäbe mit je 2 Backen werden locker (rechts und links) auf die Schrauben geschoben. Die Fixateurkörper kommen zwischen den Dornfortsätzen und den Schanz-Schrauben zu liegen.

Nun erfolgt die korrekte Einstellung der Frakturzone durch manuelle Verschiebung der Schanz-Schrauben und Verdrehen der Distraktionsmuttern am Gewindestab (Abb. 3.212). Nach erfolgreicher Reposition folgt das Anziehen aller Backen und Stabmuttern mit den jeweiligen Schlüsseln.

Kürzen der Schanz-Schrauben mit dem Bolzenschneider.

Weiterhin besteht die Möglichkeit, die beiden Gewindestangen über Querstangen und Backen miteinander zu verbinden.

Ist eine Spongiosaanlage im Defektbereich notwendig, dann wird zunächst Spongiosa aus den hinteren Beckenkämmen entnommen (s. Kap. 3.3.2).

Die Pedikel des erkrankten Wirbelkörpers werden vorsichtig aufgebohrt und ein Spongiosatrichter in das Bohrloch tief eingeführt.

Mit Hilfe eines speziellen Stößels wird der Wirbelkörper mit der Spongiosa aufgefüllt (Abb. 3.213).

Einlage von Redondrainagen.

Schichtweiser Wundverschluß im Beckenkamm- und Wirbelsäulenbereich.

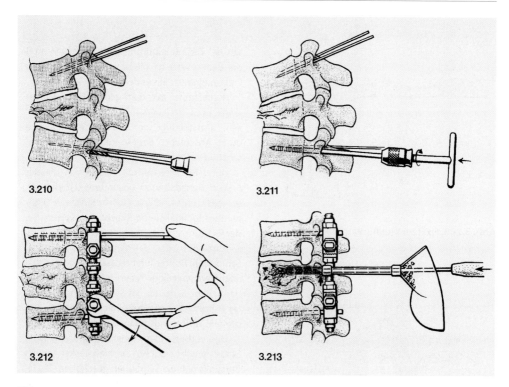

3.210　3.211

3.212　3.213

Abb. 3.210–3.213. Anlage des Fixateur interne. (Aus Müller et al. 1992)

3.3.2
Becken

Frakturformen und ihre Versorgung

Beckenfrakturen sind schwere, nicht selten lebensbedrohende Verletzungen, die in einer großen Vielfalt auftreten. So steht am einen Ende des Spektrums die osteoporotische Schambeinfraktur beim älteren Patienten, die allenfalls einer vorübergehenden Schmerzmedikation bedarf. Dagegen finden sich am anderen Ende des Verletzungsspektrums Trümmerfrakturen mit Beteiligung der Hüftpfannen und des Kreuzbeins, Blasen- und Harnleiterrissen, lebensbedrohlichen Gefäßverletzungen und bleibenden Schäden des motorischen und vegetativen Nervensystems.

Zur Einteilung der Beckenfrakturen sind verschiedene Konzepte entwickelt worden. Im wesentlichen geht es um folgende Fragen:

- Einfache oder mehrfache Unterbrechung des Beckenrings aus Kreuzbein, Darmbein und Sitz- oder Schambein?
- Vorn und/oder hinten frakturiert?
- Symphysensprengung?
- Sog. Schmetterlingsfraktur: Schambein- und Sitzbeinfraktur beiderseits?
- Beteiligung einer oder beider Hüftpfannen?
- Sprengung einer oder beider Kreuz-Darmbeinfugen?

Je schwerer eine Beckenfraktur ist, desto besser ist es im allgemeinen, mit der operativen Stabilisierung zu warten. Denn beim frisch verletzten Patienten lassen sich die diffusen Blutungen aus verletzten venösen und arteriellen Gefäßen und aus den frakturierten Knochen nur mit sehr geringen Erfolgsaussichten eindämmen. In solchen Fällen kann deshalb die provisorische Stabilisierung des Beckens mit einer großrahmigen Beckenzwinge (Fa. Synthes) sinnvoll sein. Sie wird mit Schrauben an der Außenseite der Darmbeinschaufeln fixiert. Der komprimierende

Rahmenbügel kann nach oben und nach unten geklappt werden, so daß Röntgen- und CT-Untersuchungen des Beckens möglich sind.

Primär operationswürdig sind *vordere Beckenringfrakturen* und *Symphysensprengungen,* die zu einem Riß der Harnblase oder zu einem Ausriß der Harnröhre geführt haben. In Zusammenarbeit mit einem Urologen müssen diese Verletzungen primär versorgt werden. Eine gesprengte Symphyse läßt sich mit einem Schraubenpaar und einer Drahtcerclage und/oder mit einer kurzen Platte zusammenbringen und halten. *Schmetterlingsfrakturen* des vorderen Beckenrings können mit langen Rekonstruktions- oder Gliederplatten stabilisiert werden. Osteosynthesen der Sitzbeine sind nie nötig.

Acetabulumfrakturen des Hüftgelenks können den vorderen und hinteren Pfannenpfeiler betreffen. Sog. *zentrale Hüftluxationen* bedeuten eine Durchschlagung des Pfannenbodens durch den Hüftkopf. Diese schweren Verletzungen bedeuten immer das Risiko einer irreversiblen Gelenkzerstörung. Deshalb sollten sie möglichst anatomiegerecht rekonstruiert werden. Das geht aber nur, wenn durch gute Röntgen- und CT-Aufnahmen eine genaue und zuverlässige Beurteilung der Fraktur möglich ist und wenn sich der Patient von den unmittelbaren Unfallfolgen erholt hat (Kreislauf, Atmung, Bewußtsein). Diese Eingriffe erfordern große operative Erfahrung und eine sorgfältige Vorbereitung, nicht zuletzt beim instrumentierenden Pflegepersonal. Probat sind Schrauben und Rekonstruktions- oder Gliederplatten.

Im hinteren Abschnitt kann das Becken durch *Längsfrakturen des Kreuzbeins* oder durch eine *Sprengung der Kreuzdarmbeinfugen* instabil sein. Die Sprengung einer Kreuzdarmbeinfuge geht meist mit einer gleich- oder gegenseitigen Fraktur des vorderen Beckenrings einher. Deshalb ist es oft sinnvoll, die gesprengte Kreuzdarmbeinfuge mit 1 oder 2 von lateral eingebrachten Zugschrauben zu stabilisieren.

Bei polytraumatisierten Patienten und instabilen Beckenfrakturen ist die Montage eines äußeren Spanners (AO-Rohrfixateur, s. Kap. 3.2.10) sinnvoll. Dabei werden die Schanz-Schrauben in die vorderen Beckenkämme eingeschraubt und mit Stangen rahmenförmig verbunden. Eine solche äußere Ruhigstellung einer Beckenfraktur trägt auch zur Eindämmung des mit ihr einhergehenden Blutverlustes bei, was gerade in der Frühphase eines unfallbedingten Volumenmangelschocks sehr wichtig ist.

Entnahme autologer Spongiosa

Die Spongiosa wird im Vergleich zur Kortikalis schneller revaskularisiert und hat eine wesentlich höhere Umbaurate. Daher kann die Spongiosa auch im Infekt heilen.

Indikationen

- Unterfütterung und Auffüllen von Defekten der gelenknahen Spongiosa, z. B. bei Impressionsfrakturen: Spongiosastückchen.
- Bei kortikalen Defekten, z. B. bei Trümmerbrüchen: Chips oder Keile.
- Zur Aktivierung bei verzögerter Knochenheilung. Dabei wird zusätzlich zur Spongiosaanlage eine sog. Dekortikation vorgenommen.
- Vordere und hintere Fusionsoperation (Verblockung) der Wirbelsäule, z. B. bei der Operation nach Cloward mit einem Knochendübel.
- An der Schulter: Operation nach Eden-Hybinette: kortikospongiöse Blöcke.

Entnahmestellen

- Größtes Reservoir: vorderer und hinterer Beckenkamm;
- Trochantermassiv;
- Tibiakopf, z. B. für die distale Tibia und den Fuß;
- distale Tibia für die Knöchel;
- lateraler Humerusepikondylus für Defekte am Radiusköpfchen.

Instrumente

- Grundinstrumentarium.
- Knochengrundinstrumentarium
  (s. Kap. 3.2.1);
  - Raspatorium,
  - Elevatorium,
  - scharfe Löffel,
  - Hohl-, Flachmeißel,
  - Hohmann-Hebel,
  - Hammer,
  - Stößel für die spätere Spongiosaimplantation.
- Oszillierende Säge für Blöcke und Keile.
- Spezialfräsen/Bohrer für Knochendübel.

Lagerung

- Die Entnahme am *vorderen Beckenkamm* erfolgt in Rückenlage auf einem normalen OP-Tisch mit Unterposterung des Beckens.
- Die Entnahme am *hinteren Beckenkamm* erfolgt in Bauch- (s. Abb. 3.208) oder Seitenlage.
  Gute Abpolsterung im Brust-, Becken- und Unterschenkelbereich, sowie der Arme, die auf Armauslegern fixiert werden.
- Anlegen der neutralen Elektrode nach Vorschrift.

Abdeckung

- Hauseigen, aber Wäsche immer doppelt und wasserundurchlässig.
- Beckenkamm möglichst weit nach hinten – lateral – freilassen, weil vorne der N. cutaneus femoris lateralis zum Oberschenkel zieht.

Operation: Spongiosaentnahme vom vorderen Beckenkamm

> Der Hautschnitt verläuft über dem vorderen Darmbeinkamm, aber nicht über die Spina iliaca anterior superior hinaus wegen der Gefahr der Nervenverletzung. Nach stumpfem Abschieben der Muskulatur wird ohne Schädigung des Periosts der Beckenkamm freigelegt.
> Einsetzen von Hohmann-Hebeln o. ä.
> Zunächst wird mit einem schmalen (quer), dann mit einem breiten geraden Meißel (längs) ein rechteckiger Knochendeckel aus der Crista

iliaca ausgemeißelt, der aber auf der medialen Seite durch das Periost festgehalten wird.
> Mit scharfen Löffeln und Hohlmeißeln kann nun die Spongiosa aus dem Darmbein entnommen werden (Abb. 3.214). Das entnommene Material wird in einem geschlossenen Gefäß trocken gelagert.
> Ein kortikospongiöser Span wird vom medialen Rand der Crista iliaca entnommen. Die Muskulatur wird von der Innenseite der Beckenschaufel abgeschoben. Der Span wird so abgemeißelt, daß die äußere Kortikalis des Beckenkamms intakt bleibt (Abb. 3.215). Zur Keilentnahme ist die Verwendung einer oszillierenden Säge möglich.
> Es erfolgt die Blutstillung mit Einlage eines Hämostyptikums. Der Knochendeckel wird zurückgeklappt und mit resorbierbaren Periostnähten angeheftet.
> Einlegen einer dicken Redondrainage, schichtweiser Wundverschluß.

Bei der Entnahme von Spongiosa aus dem *hinteren Beckenkamm* besteht die Gefahr der Verletzung des Iliosakralgelenks!

3.3.3
Schulter und oberes Humerusende

- Knöcherne Verletzungen des Schultergelenks: Frakturen des Schlüsselbeins und des Schulterblattes einerseits und des Humeruskopfes andererseits.
- Weichteilverletzungen: Sprengungen des Akromioklavikulargelenks, Risse der Rotatorenmanschette und Luxationen des Humeruskopfes.

Knöcherne Verletzungen

Klavikulafrakturen
Die meisten Klavikulafrakturen heilen nach konservativer Behandlung mit einem Rucksackverband folgenlos aus. Bei Pseudarthrosen und verkürzten und schmerzhaften Fehlstellungen sind die offene Reposition und eine Plattenosteosynthese (Kleinfragment-DC-/LC-DC-Platte oder Rekonstruktionsplatte) nötig.

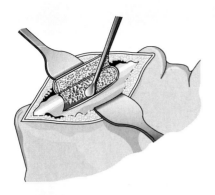

Abb. 3.214. Spongiosaentnahme aus dem vorderen Beckenkamm mit scharfem Löffel

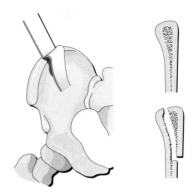

Abb. 3.215. Entnahme eines kortikospongiösen Spans mit Osteotom

Scapulafrakturen

Auch die Scapulafrakturen heilen in aller Regel folgenlos aus. Die eher seltenen Trümmerfrakturen der Gelenkpfanne vom Schulterblatt müssen zur Wiederherstellung der Gelenkfläche (Fossa glenoidalis) operativ rekonstruiert werden.

Frakturen des oberen Humerusendes

Die Kopf- und Halsbrüche des oberen Humerusendes gehören zu den häufigsten Verletzungen. Bei Trümmerbrüchen und osteoporotischen Knochen ist eine anatomiegerechte Rekonstruktion des Kopfes oft nicht möglich. Das Behandlungsspektrum reicht von der einfachen Ruhigstellung bis zum endoprothetischen Ersatz.

- leicht abgeknickte subkapitale Humerusfrakturen bei Kindern und manche nicht dislozierte Frakturen bei älteren Patienten lassen sich konservativ behandeln, z. B. mit einer Gilchrist-Bandage;
- läßt sich der abgerutschte und reponierte Humeruskopf nicht halten, bieten sich Kirschner-Drähte und die neue Titanwendel an, die perkutan oder nach einem kleinen Hautschnitt von der Vorderseite des Humerusschafts in den Humeruskopf eingebracht werden können;
- bei Trümmerbrüchen des Kopfes kommen drei Verfahren in Frage:
  - Operative Freilegung der Fraktur mit Entfernung der kleineren Fragmente;

  Abdeckung des Schafts mit dem größten knorpelüberdeckten Kopfteil, der mit Kirschner-Drähten und einer Drahtcerclage oder PDS-Kordel fixiert wird;
  - Osteosynthese mit Abstützplatten in T- oder L-Form;
  - Implantation einer (zementierten) Humeruskopfendoprothese;
- proximale Metaphysenfrakturen mit intaktem Humeruskopf können durch antegrade Marknägel fixiert werden.

Weichteilverletzungen

Sprengungen des Akromioklavikulargelenks

Diese Verletzungen bedeuten eine Schädigung des Kapselbandapparates vom lateralen Ende der Klavikula, vom Akromion und Processus coracoideus. Je nach ihrem Schweregrad und dem Ausmaß der Instabilität werden diese Verletzungen meist nach Tossy (Grad 1–3) eingeteilt. Nicht jedes „Klaviertastenphänomen" muß operiert werden. Wenn das laterale Klavikulaende um mindestens Schaftbreite oberhalb vom Acromion steht, ist die *operative Stabilisierung* sinnvoll:

- Zuggurtung (s. Kap. 3.2.5 Drähte),
- Hakenplatte,
- temporäre Arthodese mit einem kräftigen Kirschner-Draht,
- Naht der Bänder und PDS-Kordel-Verstärkung,

- Verschraubung nach Bosworth (Spongiosaschraube durch die Klavikula in das Korakoid) und Bandnaht,
- Balsarplatte.

Risse der Rotatorenmanschette

Risse der Rotatorenmanschette betreffen wie die meisten Sehnenschäden degenerativ vorgeschädigtes Gewebe. Bei Schmerzen und Funktionsverlusten (kraftlose Abduktion und Außenrotation des Armes) sollten sie auch bei älteren Patienten refixiert werden. Der Nachweis von Rissen der Rotatorenmanschette gelingt durch die klinische Untersuchung, eine Ultraschalluntersuchung oder eine Kernspintomographie.

Operation

Instrumentarium

- Grundinstrumentarium,
- allgemeines Knocheninstrumentarium (s. Kap. 3.2.1),
- Bohrmaschine mit Fräsen.

Lagerung

- Rückenlagerung des Patienten mit leicht angehobenem Oberkörper.
- Anbringen der neutralen Elektrode nach Vorschrift.

Abdeckung

- Hauseigen, Stoffwäsche immer doppelt und wasserundurchlässig; den Arm der betroffenen Seite zum besseren Hantieren steril wickeln.

Operation

Nach Hautdesinfektion und sterilem Abdecken wird ein ca. 6 cm langer Hautschnitt vom Vorderrand des vorderen lateralen Akromionecks nach distal geführt.

Stumpfes Auseinanderdrängen der Deltoideusmuskulatur; ca. 1 cm des Deltoideusansatzes am vorderen äußeren Akromioneck wird abgelöst. Längsspaltung der Bursa subacromealis. Ein schmaler Hohmann-Hebel wird unter das Akromion geführt und am dorsalen

Rand verhakt. Ca. 45° zu diesem Hohmann-Hebel wird mit einem geraden Meißel das vordere äußere Eck und die vordere Kante des Akromions nach dorsal abgemeißelt *(Akromioplastik).*

Jetzt wird die Rotatorenmanschette dargestellt, mit einer Haltenaht gefaßt und sowohl unterhalb als auch oberhalb der Manschette weit nach dorsal teils stumpf, teils scharf mobilisiert. Läßt sich die Sehne gut bis zum Tuberculum majus verlagern, wird oberhalb des Tuberkels eine Knochennut von ca. 2 cm Länge, 3 mm Breite und 5 mm Tiefe gefräst. In diese Knochennut können Fadenanker (Mitek u. a.) implantiert werden. Mit den an diesen Ankern anheftenden Fäden wird die Rotatorenmanschette gefaßt und nach Anfrischung in die Knochennut gezogen.

Nach Einlage einer Redondrainage wird die Bursa subacromealis genäht, der Deltoideus am Akromion refixiert und die Hautwunde verschlossen.

Bei älteren Patienten mit noch guter aktiver Beweglichkeit der Schulter genügt oft eine arthroskopische Erweiterung des subakromealen Raumes.

Arthroskopische Operation

Instrumentarium

- Wenig Grundinstrumentarium (Stichskalpell),
- Arthroskopisches Spezialinstrumentarium,
- Kamerabezug,
- Spül-, Saugsystem.

Lagerung

- Der Patient befindet sich in einer sog. Strandstuhlhaltung, wobei das Beinteil abgeklappt, der Tisch nach hinten gekippt und der Oberkörper angehoben wird.
- Die zu operierende Schulter muß gut freiliegen.
- Anlegen der neutralen Elektrode nach Vorschrift.
- Überprüfung der Geräte auf Funktionstüchtigkeit: Kaltlichtquelle, Videoanlage, Spülsystem, Shaver etc.

Abdeckung

- Hauseigen, Stoffwäsche immer doppelt und wasserundurchlässig; den Arm der betroffenen Seite zum besseren Hantieren steril wickeln.

Operation

Nach Desinfektion und sterilem Abdecken erfolgt ca. fingerbreit unterhalb und medial des hinteren äußeren Akromionecks die Hautinzision, über die das Arthroskop zunächst in das Schultergelenk und nach dessen Inspektion in den Subakromealraum vorgeschoben wird.

Etwa 3–4 cm ventral des vorderen äußeren Akromionecks wird eine zweite Hautinzision gemacht, über die mit dem Tasthaken das vordere äußere Akromioneck lokalisiert wird. Über diesen Zugang wird ein rotierendes Messer (Synovialisresektor) in das Gelenk eingeführt, mit dem die Unterfläche des Akromions von Bindegewebe gereinigt wird.

Nach Darstellung des Knochens wird der Synovialisresektor gegen einen Acromionizer (rotierende Walzenfräse) ausgetauscht, mit dem die vordere äußere Unterseite des Akromions abgeschrägt wird.

Nachdem über den Arthroskopieschaft eine Drainage in den Subakromealraum eingeführt worden ist, erfolgen die Hautnähte.

Schulterluxationen
Nach ihrer Entstehung können sie in 5 Formen eingeteilt werden:

- habituelle Luxationen aufgrund konstitutioneller Faktoren,
- verletzungsbedingte Luxationen,
- rezidivierte Luxation nach einer verletzungsbedingten Luxation,
- willkürliche, d. h. vom Patienten beliebig oft hervorzurufende Luxationen,
- angeborene Formen.

Nach der Richtung der Schulterluxation unterscheidet man sog. unidirektionale von multidirektionalen Instabilitäten. Operiert werden können lediglich unidirektionale Instabilitäten, während multidirektionale Instabilitäten eine Domäne der krankengymnastischen Behandlung sind.

Operationen bei Schulterluxationen können offen oder arthroskopisch durchgeführt werden. Prinzipiell erfolgt die Refixation des ausgerissenen Labrum glenoidale mit Fadenankern (Mitek u. a.) unter Raffung der meist ausgewalzten vorderen Gelenkkapsel. Es gibt auch verschiedene plastische Verahren zur Raffung der vorderen Kapsel (z. B. Kapsel-T-Shift nach Neer). Das Einfalzen von Knochenblöckchen in die Vorder- oder Rückseite des Scapulahalses, das Anschrauben von Knochenblöckchen am Vorder- oder Hinterrand der Gelenkpfanne oder die Umstellungsosteotomie des Oberarmkopfes haben an Bedeutung verloren.

3.3.4
Humerusfrakturen

Schaftfrakturen

Viele extraartikuläre Schaftfrakturen des Humerus können konservativ behandelt werden, z. B. mit einem sog. Sarmiento-Brace oder mit einem Hängegips. Bei ausbleibender Kallusbildung oder neurovaskulären Komplikationen, sollten diese Humerusschaftbrüche operativ stabilisiert werden.

Besser als Platten eignen sich dafür von oben oder unten eingebrachte Marknägel und die retrograde Bündelnagelung.

Epikondylenbrüche

Suprakondyläre Humerusfrakturen müssen meist, *perkondyläre* immer operiert werden (Drittelrohr- und DC/LC-DC-Platte, von dorsal, Schrauben oder Kirschner-Drähte zur Rekonstruktion der Kondylenrolle; s. Kap. 3.2.2 und 3.2.3).

Bei diesen Eingriffen am unteren Humerusende sollte der Patient auf dem Bauch und der Oberarm auf einem Armbrett oder einer Metallstütze liegen (s. Kap. 3.2.5, Abb. 3.99).

Zur besseren Übersicht und Präparation ist eine Osteotomie des Olecranon sinnvoll, damit der M. triceps von der Rückseite des Humerus abgelöst und hochgeklappt werden kann. Die Osteotomie wird am Ende des Eingriffs mit einer Zuggurtungsosteosynthese (s. Kap. 3.2.5) übungsstabil gemacht.

Bei den perkondylären Humerusfrakturen und ihrer operativen Versorgung muß besonders auf den N. ulnaris in seiner Rinne am Epikondylus ulnaris geachtet werden. Oft ist eine Entdachung der Rinne und eine Anschlingung des Nervs sinnvoll.

3.3.5
Verletzungen von Ellenbogen, Unterarm und Hand

Ellenbogenluxation und Olekranonfraktur

Reine Luxationen des Ellenbogengelenks ohne Frakturen sind eher selten. Sie sollten in Narkose reponiert und in 90° Beugung bei aufgedrehtem Unterarm eingegipst werden.

Dagegen sind die Olekranonfrakturen der Ulna häufig und müssen als Gelenkbrüche immer operiert werden. In den meisten Fällen reicht eine Zuggurtungsosteosynthese (s. Kap. 3.2.5). Wenn der Processus coronoideus in einem großen und gut reponiblem Stück abgebrochen ist, läßt er sich mit einer Schraube am Ulnaschaft fixieren. Bei instabilen Luxations- und Trümmerfrakturen vom proximalen Unterarm mit Ellen- und Speichenbeteiligung sind aufwendige Rekonstruktionsversuche eher von Nachteil. Besser ist die rasche Stabilisierung der Ulna mit einer Platte.

Fraktur des Radiusköpfchens

Manche Frakturen des Halses vom Radiusköpfchen kann man konservativ behandeln, wenn das Köpfchen nicht zu stark abgekippt ist. Andernfalls ist eine operative Rekonstruktion mit Kirschner-Drähten, PDS-Stiften/Ethipins, Miniplättchen sinnvoll.

Nichtreponible Trümmerfrakturen rechtfertigen manchmal die primäre, arthrotische und schmerzhafte Deformierungen die sekundäre Resektion des Speichenköpfchens. Bei diesen Resektionen muß das Ringband erhalten werden, weil es das obere Speichenende bei der Drehung um die Elle fesselt.

Unterarmfrakturen

Frakturen beider Unterarmknochen

Komplette Unterarmfrakturen werden bei Kindern konservativ, bei Erwachsenen operativ behandelt. Plattenosteosynthesen und intermedulläre Federnägel von Radius und Ulna sind probat. Durch den Zug der Membrana interossea als Kraftüberträger zwischen den beiden Unterarmknochen hat der Bruch eines einzelnen Unterarmknochens die Neigung zur Fehlstellung und sollte deshalb operiert werden. Das gilt besonders für Frakturen des einen und Luxationen des anderen Knochens (Monteggia- und Galeazzi-Schäden).

Wie am Unterschenkel sind bei den engen Räumen auch am Unterarm Kompartmentsyndrome möglich. Ihre Behandlung besteht in einer unverzüglichen Längsspaltung der Haut und des Faszienmantels in ganzer Länge.

Distale Radiusfraktur

Eine distale Radiusfraktur mit oder ohne Abriß vom Griffelfortsatz der Elle (Processus styloideus ulnae) gehört zu den häufigsten Verletzungen und betrifft alle Altersgruppen, besonders die mittleren und höheren.

Bei Kindern handelt es sich meist um sog. Grünholzfrakturen, die allenfalls reponiert werden müssen und in einer 3- bis 4wöchigen Gipsbehandlung problemlos ausheilen.

Bei Erwachsenen machen abgekippte oder zertrümmerte handgelenksnahe Speichenfragmente manchmal erhebliche Probleme: Eine einigermaßen anatomiegerechte Stellung und eine hinlängliche Stabilität lassen sich dann durch Kirschner-Drähte (quer und schräg durch den Processus styloideus radii), bei beugeseitigen Abkippungen durch beugeseitige Platten und bei Trümmerfrakturen durch einen äußeren Spanner (s. Kap. 3.2.10; Hoffmann-Fixateur) bewerkstelligen.

Verletzungen an Handwurzel und Hand

Manche Frakturen der Handwurzelknochen lassen sich konservativ behandeln, obwohl sie meist auch Zerreißungen des komplizierten Bandapparates bedeuten.

Frakturen des Kahnbeins als Gelenkpartner des unteren Speichenendes sind relativ häufig. Sie lassen sich klassisch-konservativ mit ei-

Tabelle 3.4. Behandlung der verschiedenen Frakturen des proximalen Femurs

Mediale Schenkelhalsfraktur	Lateral-pertrochantere Schenkelhalsfraktur	Subtrochantere Oberschenkelfraktur
– Verschraubung – Duokopfprothese – ggfs. UFN – Miss-A-Nail	– Kompressions- und Gleitlochschrauben (DHS, Pohl, Seidel, Richards) – 130°-Winkelplatte – Federnägel (Ender) – UFN –Spiralklinge	– Gamma-Nagel – Y-Verriegelungsnagel – lange 95°-Kondylenplatte – UFN –Spiralklinge

nem Oberarmgips behandeln, entwickeln aber relativ häufig Pseudarthrosen. Deshalb neigen manche Kliniken zur primären oder frühsekundären Osteosynthese mit einer speziellen Kompressionsschraube (Herbert).

Frakturen der Mittelhandknochen können oft konservativ behandelt werden, besonders wenn es sich um eingestauchte basisnahe Frakturen der Schäfte handelt. Dislozierte Schaftfrakturen und abgekippte Köpfchenfrakturen sollten reponiert und mit Kirschner-Drähten oder Plättchen fixiert werden.

Frakturen der Grund-, Mittel- und Endglieder können mit Gips- oder Schienenverbänden behandelt werden: 30°-Überstreckung im Handgelenk, 90°-Beugung im Grund- und Mittelgelenk der Langfinger.

3.3.6
Frakturen und Fehlformen des Femurs

Am Oberschenkelknochen unterscheidet man folgende Frakturen:

- mediale und laterale Femurhalsfrakturen,
- pertrochantere Frakturen (durch den großen und kleinen Rollhügel),
- subtrochantere Frakturen,
- Schaftfrakturen,
- distale/suprakondyläre Frakturen,
- perkondyläre Frakturen (mit Gelenkbeteiligung).

Proximales Femur

Tabelle 3.4 gibt einen Überblick über das Vorgehen bei den verschiedenen Frakturen des Oberschenkels und Schenkelhalses.

Mediale Schenkelhalsfrakturen
Bei den medialen Schenkelhalsfrakturen ist die Frage wichtig, ob die Stellung des Kopfes und das Alter des Patienten den Versuch einer hüftkopferhaltenden Behandlung rechtfertigen. Wenn der Patient noch jung oder trotz fortgeschrittenen Alters in guter Verfassung ist und der Hüftkopf nicht abgerutscht ist, kann man manchmal mit einer Verschraubung oder sogar mit einer konservativen Behandlung auskommen. Da es sich bei den Femurhalsfrakturen aber meist um ältere und reduzierte Patienten handelt, der Hüftkopf abgerutscht ist, eine Hüftkopfnekrose droht und die Patienten so rasch wie möglich mobilisiert werden müssen, sind oft Endoprothesen (s. Kap. 3.2.7) nötig. Dazu eignen sich besonders die sog. Doppelkopf- oder bipolare Schalenendoprothesen, die eine Erhaltung der natürlichen Hüftpfanne ermöglichen: Der Prothesenkopf aus Keramik oder Metall steckt im Kunststoffinlay einer frei beweglichen Pfannenschale aus Metall, deren Größe der natürlichen Hüftpfanne entspricht.

Laterale und pertrochantere Frakturen
Bei lateralen und pertrochanteren Frakturen muß eine möglichst belastungsstabile Osteosynthese erreicht werden. Dafür sind Platten mit Gleitlochschrauben (s. Kap. 3.2.6) am besten geeignet (Pohl-Laschenschraube, Richards-Schraube, Dynamische Hüftschraube).

Subtrochantere Femurfrakturen
Subtrochantere Femurfrakturen, besonders diejenigen mit einer pertrochanteren Komponente, sind am besten durch intramedulläre Kraftträger mit einer axial beweglichen Schenkelhalsschraube zu stabilisieren (s. Kap. 3.2.9 Gamma-Nagel). Das obere Femurende ist bei diesem Verfahren achsgerecht und belastungsstabil fixiert. Wie bei der dynamischen Hüftschraube kann auch bei einem

implantierten Gamma-Nagel der verschraubte Schenkelhals belastet werden, ohne daß eine Perforation der Schraube durch den Hüftkopf droht. Beim Gamma-Nagel ist die distale Verriegelung mit 1 oder 2 Bolzschrauben sinnvoll, damit die Rotationsstabilität gewährleistet ist.

Der unaufgebohrte Femurnagel (UFN) mit Spiralklinge stabilisiert ebenfalls die hohe subtrochantäre Fraktur.

Schaftbrüche des Femurs

Schaftfrakturen des Femurs, insbesondere Etagen- und Trümmerbrüche, lassen sich am besten mit Marknägeln (s. Kap. 3.2.8) stabilisieren. Das kürzere Frakturende, manchmal auch das andere, sollten durch Verriegelungsschrauben stabilisiert werden. Andernfalls drohen ein Einstauchen und Verdrehen der Fraktur, weil der Nagel in den sich weitenden spongiösen Metaphysen ungenügenden Halt hat. Unaufgebohrte Marknägel werden immer an beiden Enden verriegelt.

Supra- und perkondyläre Frakturen

Suprakondyläre Frakturen
Unterhalb einer gewissen Entfernung vom Kniegelenk (5–8 cm) sind distale Femurfrakturen als suprakondyläre Frakturen zu bezeichnen. Zur Stabilisierung solcher Frakturen stehen eine Reihe verschiedener osteosynthetischer Materialien zur Verfügung. Als Standardverfahren gilt heute die Stabilisierung mittels einer DCS (Dynamische Kompressionsschraube – s. Kap. 3.2.6, die in offener Technik oder als sog. eingeschobene Platte (minimal-invasive Osteosynthese) implantiert wird. Weit seltener kommen Kondylenplatten, die von lateral eingeschlagen und am distalen Femurschaft verschraubt werden, zur Anwendung. Ein noch relativ junges Osteosyntheseverfahren zur Stabilisierung solcher Frakturen stellt die retrograde Marknagelung dar. Bei dieser Operation wird nach Reposition unter Bildwandlerkontrolle ein Marknagel über eine Stichinzision durch das Kniegelenk zur Stabilisierung in den Oberschenkelschaft vorgeschoben und im peripheren und zentralen Fragment durch quere Schrauben verriegelt. Dieses Verfahren bietet sich auch insbeson-

dere bei osteoporotischen Knochen an, weil der sehr weiche Femurkondylus durch spezielle Verriegelungsschrauben mit breiter Auflage fixiert werden kann. Bei Kindern sind minimale Osteosynthesen mit medialen und lateralen Kirschner-Drähten empfehlenswert.

Perkondyläre Frakturen
Bei den perkondylären Frakturen macht die Gelenkbeteiligung immer eine anatomiegerechte Rekonstruktion des Kondylenmassivs nötig. Diese ist mit großen Zweipunkt- und Repositionszangen möglich und läßt sich mit langen Spongiosaschrauben oder durchbohrten Schrauben fixieren (s. Kap. 3.2.2).

Die meisten perkondylären Femurfrakturen haben auch eine suprakondyläre Komponente. Deshalb ist nach der Rekonstruktion des Kondylenmassivs die Osteosynthese mit einer Platte nötig. Zur Anwendung kommen die DCS-, die 95°-Winkelplatte oder die Kondylenplatte nach Burri, die aber im Gegensatz zu den ersten beiden Osteosyntheseplatten keine Winkelstabilität garantiert. Diese Schrauben- und Plattenosteosynthesen des distalen Femurs sind oft übungsstabil, aber selten belastungsstabil.

3.3.7
Traumatische und degenerative Knieschäden

Das Kniegelenk muß nicht nur im Sport, sondern auch im Alltag erheblichen Belastungen standhalten. Ohne jede knöcherne Führung muß es gestreckt und gebeugt stabil sein. Die komplizierte Roll- und Gleitbewegung der Femurkondylen auf dem Tibiaplateau und die sog. Schlußrotation des Unterschenkels bei der Streckung werden nur von Muskeln, Sehnen und Bändern gewährleistet. Dabei sind die Muskeln eine aktive/dynamische und das Kapselbandsystem eine passive/statische Komponente. Die eine Komponente kann Mängel der anderen zumindest zeitweise und begrenzt kompensieren.

Dynamische Stabilisierung

Die dynamische Stabilisierung obliegt v. a. folgenden Muskeln und Sehnenzügen:

- M. quadriceps femoris/Patella/Lig. patellae: vorn.
- Pes anserinus aus Mm. gracilis, semitendinosus und sartorius: medial und vorn.
- Mm. gastrocnemius und semimembranosus: dorsal.
- M. popliteus: dorsal und lateral.
- Tractus iliotibialis, die sehnige Verstärkung der Faszia lata (M. tensor fasciae latae), mit seiner Insertion am Gerdy-Punkt des Tibiakopfes: lateral.
- M. biceps femoris mit seiner lateralen Insertion am Fibulaköpfchen.

Statische Stabilisierung

Folgende Strukturen gewährleisten die statische Stabilisierung:

- Mediale und laterale Retinacula der Kniescheibe.
- Mediales Seitenband mit einem oberflächlichen und einem tiefen Anteil und dem Lig. meniskofemorale und meniskotibiale.
- Laterales Seitenband. Beide Seitenbänder sind bei gestrecktem Kniegelenk gespannt, bei gebeugtem entspannt.
- Menisken, faserknorpelige Puffer, Führungshilfen und Stabilisatoren des Kniegelenks. Ihre Basis ist mit der Gelenkkapsel und mit dem tiefen Anteil des medialen Seitenbandes verwachsen.
- Vorderes Kreuzband.
- Hinteres Kreuzband.
  Beide Bänder bestehen aus mehreren Hauptbündeln, sind halbschraubenförmig verdreht und in keiner Kniegelenksstellung ganz entspannt oder ganz gespannt.

Knieband- und Meniskusschäden

Insertionsausrisse

Die Insertionsausrisse von Sehnen sind selten. Der Ausriß des Lig. patellae oder der Quadrizepssehnenausriß am Oberrand der Kniescheibe können vorkommen und müssen operiert werden. In beiden Fällen erfolgt eine Si-

cherung der Nähte durch eine sog. Rahmennaht durch Draht oder autologes Sehnenmaterial. Bei dorsolateralen Kapselbandschäden kann die Popliteussehne ausgerissen sein und sollte dann reinseriert werden.

Meniskusschäden

Meniskusschäden können traumatischer und/oder degenerativer Natur sein. Sie treten akut (Blockade, Erguß) oder chronisch auf. Meniskusschäden sind medial oder lateral lokalisiert, betreffen Vorderhorn, Pars intermedia oder Hinterhorn und reichen von randlich degenerativen Veränderungen bis zu kapsulären Ausrissen. Meniskusschäden können isoliert oder in Kombination als Korbhenkel-, Lappen- oder Radiärriß auftreten. Der Rupturverlauf kann horizontal sein, es können komplette oder auf Ober- oder Unterfläche imkomplett verlaufende Längsrisse vorkommen. Von großer Bedeutung sind degenerative Veränderungen der Menisken, die von randlichen Auffaserungen bis zur Zerstörung des gesamten Gewebes reichen. Meniskusschäden werden heute fast ausschließlich arthroskopisch behandelt. Grundsätzlich stehen für die Behandlung von Meniskusläsionen die Resektion und die Refixation zur Verfügung. Ein spezielles Instrumentarium für die Meniskuschirurgie ist notwendig. Für resezierende Verfahren sind dies Korbschneider, Meniskotome, Punches, Shaver, Arthroresektoren und Laser. Für die Meniskusrefixation benützt man Nahtkanülen oder den sog. T-Fix (Smith & Nephew), die in In-side-in-, Out-side-in- oder Inside-out-Technik zur Anwendung kommen.

Arthroskopische Kniegelenkoperationen[2]
Meniskusoperation

Instrumentarium

- Geringes Grundinstrumentarium (Stichskalpell),
- Arthroskopisches Spezialinstrumentarium (s. Text),
- Kamerabezug,
- Spül-, Saugsystem.

[2] Von Dr. R. Wenzel (Instruktor der Deutschsprachigen Arbeitsgemeinschaft für Arthroskopie), Plau am See.

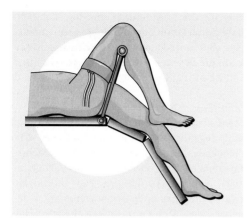

Abb. 3.216. Lagerung zur Meniskusresektion

Lagerung

Arthroskopische Operationen können je nach
Erfordernis in

- Rückenlage mit handbreit oberhalb des
  Knies angebrachten lateralen Stützen oder
- mit hängendem Knie auf einer abgepol-
  sterten Knierolle durchgeführt werden
  (Abb. 3.216).
- Eine Blutsperre ist nur selten notwendig (s.
  Kap. 3.2.5 Olekranonfraktur).
- Die Neutralelektrode wird nach Vorschrift
  fixiert.
- Überprüfung der Geräte auf Funktions-
  tüchtigkeit: Kaltlichtquelle, Videoanlage,
  Shaver, Spülsystem etc.

Abdeckung

- Wird keine Einmalabdeckung verwendet,
  so muß bei Stoffwäsche immer doppelt und
  mit wasserundurchlässigen Tüchern abgedeckt werden. In einer Stockinette wird der
  Unterschenkel steril eingewickelt.

Operation

Anterolaterale Stichinzision knapp neben der
Kniescheibenspitze.

Bei um ca. 70° gebeugtem Knie wird die
Schleuse unter leicht drehenden Bewegungen
in Richtung auf das vordere Kreuzband auf geradem Wege in das Kniegelenk eingebracht.
Nach Durchstoßen der Synovialis wird das Kniegelenk vorsichtig gestreckt und der Trokar in
den oberen medialen Rezessus vorgeschoben.
Entfernung des stumpfen Trokars aus der
Schleuse, Einsetzen der Kamera mit Kaltlichtkabel. An den beiden drehbaren Hähnen werden zum einen der Zulauf für die Spülflüssigkeit
und zum anderen die Saugung angeschlossen.
Empfehlenswert ist, auf das Saugkabel, das
vom Sauger kommt, ein Y-Stück aufzustecken,
an dem zwei weitere Saugschläuche angeschlossen werden, von denen der eine zum Arthroskop geführt wird und der andere auf dem
OP-Tisch liegenbleibt, um evtl. austretende
Spülflüssigkeit aufzusaugen.

Über eine zweite suprameniskeal mediale
Stichinzision, wobei die genaue Plazierung zuvor mit einer Kanüle sondiert worden ist, wird
der Tasthaken in das Gelenk eingebracht.

Es folgt nunmehr der diagnostische Rund-
gang im Gelenk im oberen Rezessus beginnend
über das Femoropatellargelenk, die mediale
Gelenkkapsel in das mediale Kompartment. Bei
gebeugtem Knie und etwas Geschick und
Übersicht gelangt man mit dem Arthroskop in
den dorsomedialen Rezessus zur Beurteilung
des Innenmeniskushinterhorns sowie der dorsomedialen Gelenkkapsel. Nach Inspektion und
Beurteilung der Kreuzbänder sowie der Plica in-
frapatellaris erfolgt nach Umlagerung des Kniegelenks nun die sog. Viererposition. Die Beurteilung des lateralen Kompartments sowie des
dorsolateralen Rezessus. Ein Abschluß der Untersuchung bildet die Beurteilung der lateralen
Gelenkkapsel.

Über den suprameniskealen medialen Zugang ist der größte Teil der im Gelenk notwendigen operativen Eingriffe möglich. Dies betrifft
insbesondere Operationen am Innenmeniskus.

Einlegen einer intraartikulären Redondrainage nach Bedarf. Hautnähte der Stichinzisionen,
steriler Verband.

Derzeit mögliche arthroskopische
Kniegelenksoperationen

1. Operation an den Menisken

- Partielle und subtotale Meniskektomie medial und lateral
- Meniskusrefixationen medial und lateral

2. Operationen am Gelenkknorpel

- Entfernung loser Knorpelanteile
- Refixationen osteochondraler Fragmente → Kleinfragmentschraube durchbohrt, resorbierbares Material Ethipin
- Pridiebohrungen → 1,2 mm Kirschner-Draht
- Abrasionschondroplastiken → Kugelfräse
- Knorpelknochenplastiken → Verpflanzung gesunder Knorpel- und Knochenzylinder aus nicht belasteten Anteilen des Kniegelenks in zerstörte Gebiete mit Hohlfräsen

3. Operationen an der Gelenkinnenhaut

- Synoviabiopsie
- Partielle subtotale oder totale Synovektomie
- Resektion der Plica mediopatellaris
- Zottenresektionen

4. Operationen am Hoffa-Fettkörper

- Vollständige oder Teilentfernung des Hoffa-Fettkörpers

5. Bandoperationen

- Ersatz des vorderen Kreuzbandes (Lig. patellae, Semitendinosus)
- Hintere Kreuzbandersatzoperationen mit freiem Lig. patellae

6. Operationen im Femoropatellargelenk

- Laterale Retinaculotomie bei Patellafehlgleiten
- Naht des medialen Retinaculum in Verbindung mit einer lateralen Retinaculotomie bei frischen, rezidivierenden oder habituellen Patellaluxationen

7. Frakturen im Bereich des Kniegelenks

- Refixation ausgesprengter osteochondraler Fragmente → durchbohrte Kleinfragmentschraube, Ethipin
- Bestimmte Formen der Tibiakopfbrüche → durchbohrte Großfragmentschraube, retrograde Nagelung bei suprakondylären Femurfrakturen

Rupturen der Seitenbänder und Kreuzbänder

Risse der Seitenbänder lassen sich oft problemlos vernähen (resorbierbares Nahtmaterial 2-0), reinserieren oder durch eine Ersatzoperation (vorderes und hinteres Kreuzband, laterales Seitenband) versorgen. Für die Reinsertion von Ausrissen eigenen sich Schrauben mit Zackenkranzunterlegscheiben, Krampen und Plättchen (Burri).

Zur Rekonstruktion mancher Schäden der dorsolateralen Kapselschale und der tiefen Schicht vom medialen Seitenband kann es nötig sein, die knöcherne Insertion eines Seitenbandes abzumeißeln und anschließend zu refixieren.

Rupturen der Kreuzbänder entstehen fast nie isoliert, sondern im Rahmen komplexer Band-Kapsel- und Meniskusschäden.

Meist ist das vordere Kreuzband betroffen, das dünner und verletzungsanfälliger ist als das hintere. Diese schwerwiegenden Verletzungen lassen sich klinisch erkennen und beurteilen. Am besten in Narkose vor einer Arthroskopie oder Arthrotomie.

Vordere Kreuzbandersatzplastiken mit autologem Material

Zum gegenwärtigen Zeitpunkt haben sich zwei operative Verfahren zum Ersatz des vorderen Kreuzbandes durchgesetzt: mit einem freiem Lig. patellae-Transplantat oder mit der Semitendinosussehne. Beide Verfahren haben zahlreiche Variationen erfahren, so daß hier nur der prinzipielle Ablauf der Operation beschrieben werden kann.

Meniskus- und Knieinstrumentarium bei offenen Operationen

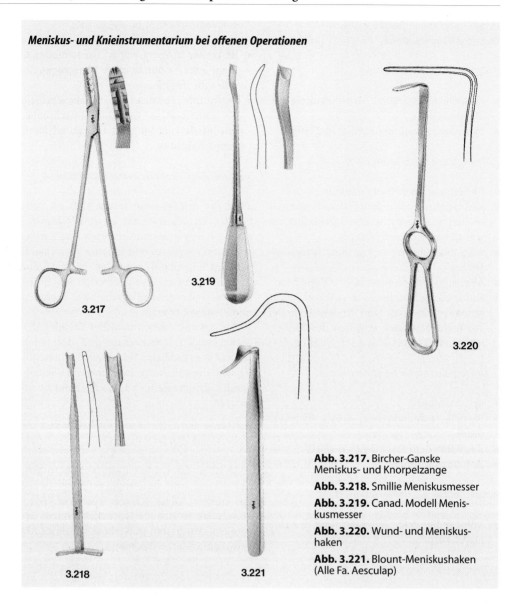

3.217

3.219

3.220

3.218

3.221

Abb. 3.217. Bircher-Ganske Meniskus- und Knorpelzange

Abb. 3.218. Smillie Meniskusmesser

Abb. 3.219. Canad. Modell Meniskusmesser

Abb. 3.220. Wund- und Meniskushaken

Abb. 3.221. Blount-Meniskushaken (Alle Fa. Aesculap)

Zusatzinstrumentarium

- Kirschner-Drähte, Drahtfänger, Drahtgabeln,
- durchbohrte Spiralbohrer oder besser noch Hohlbohrer,
- Zielgeräte für die transossären Bohrungen,
- Isometriemeßgeräte, Tensiometer,
- Nahtbänckchen,
- Interferenzschrauben aus Titan oder resorbierbarem Material,
- Krampen,
- feine oszillierende Säge,
- Meißel und Luer.

Lagerung

- Der Patient befindet sich in Rückenlagerung.
- Das verletzte Knie wird hängend auf einer Knierolle gelagert, so daß das Kniegelenk

um 100–110° problemlos gebeugt werden kann.

- Eine Blutsperremanschette wird möglichst hoch am Oberschenkel angelegt (s. Kap. 3.2.5 Olekranonfraktur),
- die neutrale Elektrode am anderen Oberschenkel nach Vorschrift fixiert.

Abdeckung

- Bei Verwendung von Stoffwäsche muß immer doppelt und mit wasserundurchlässigen Tüchern abgedeckt werden. In einer Stockinette wird der Unterschenkel steril gewickelt.

Operation vordere Kreuzbandersatzplastik mit freiem Lig. patellae

Knapp medial der Kniescheibenspitze erfolgt die Hautinzision von der Spitze der Kniescheibe bis zur Tuberositas tibiae (ca. 5 cm).

Darstellung des Lig. patellae. Abmessen der Breite von ca. 1 cm des mittleren Drittels der Kniescheibensehne. Heraussägen von Knochenblöckchen von etwa 1 cm Breite und 1,5 cm Länge aus der Patellaspitze sowie aus der Tuberositas tibiae. Vor dem vollständigen Herausmeißeln der Knochenblöckchen wird in die Knochenblöckchen je eine Bohrung von 2 mm Durchmesser eingebracht. Im Anschluß Herausmeißeln der Knochenblöckchen und Gewinnung des Transplantates.

Mit Hilfe der Bohrhülsen können die Transplantate zugerichtet werden und der Durchmesser der Bohrung für den tibialen und femoralen Kanal bestimmt werden. Die Knochenblöckchen können durch die eingebrachten Bohrungen mit kräftigen Mersilenefäden, besser noch mit dünnem Draht armiert werden (Abb. 3.222). Das Transplantat wird feucht eingelegt.

Längsspaltung des Hoffa-Fettkörpers und Einsetzen eines speziell für diese Operationstechnik vorgesehenen Sperrers. Darstellung der Fossa intercondylica. Resektion der Kreuzbandstümpfe. In Abhängigkeit von der Anatomie erfolgt eine Erweiterung des intekondylären Raumes (Notchplastik). Im Anschluß wird das tibiale Zielgerät plaziert. Die Bohrung soll 55° ansteigend vom anteromedialen Schienbeinkopf in das Zentrum des Kreuzbandansatzes eingebracht werden. Plazierung eines entsprechend 2,5 mm im Durchmesser messenden Kirschner-Drahtes über das Zielgerät. Das Zielgerät wird entfernt und der Kirschner-Draht mit einem Spezialbohrer in den bestimmten Durchmesser des Knochenblocks überbohrt.

Für die Pressfitverankerung des Knochenblocks im distalen Femur erfolgt durch den tibialen Bohrkanal die Plazierung einer Ziellehre, durch die ein Fadenanker mit armiertem Mersilenefaden in das vermeintliche Zentrum des isometrischen Punktes plaziert wird. Aufsetzen des Isometriemeßgerätes und Bestimmung des isometrischen Punktes. Der Vorgang muß so oft wiederholt werden, bis man eine genaue Plazierung des proximalen Kreuzbandanteils erreicht. Über den tibialen Bohrkanal wird ein langer 2,5-mm-Kirschner-Draht in das Zentrum des isometrischen Punktes femoral eingebohrt und anterolateral am Femur perkutan ausgeleitet. Auch dieser Kirschner-Draht wird mit einem Spiralbohrer des zuvor bestimmten Durchmessers überbohrt (Abb. 3.223), mit Fadengabel oder Fadenfänger wird nach Entfernung des Kirschner-Drahtes ein kräftiger Mersilenefaden durch den tibialen und femoralen Bohrkanal perkutan anterolateral am Oberschenkel herausgeleitet. An diesem Faden wird das Transplantat befestigt und in das Kniegelenk eingezogen. Kann im femoralen Kanal eine Pressfitverankerung erreicht werden, sind hier keine weiteren Maßnahmen erforderlich. Liegt der Knochenblock dagegen relativ lose im Bohrkanal, wird der Knochenblock im proximalen Bohrkanal mit einer Interferenzschraube (Titan oder resorbierbares Material) verblockt. Dabei muß man darauf achten, daß die Sehne im Bohrkanal dorsal zu liegen kommt.

Jetzt erfolgt ein mehrfaches Durchbewegen des Kniegelenks. Dabei ist darauf zu achten, daß eine volle Streckung des Gelenks möglich ist, und das Transplantat weder am hinteren Kreuzband, noch im Bereich der Fossa intercondylica reibt. Mit einem Tensiometer wird das Transplantat unter Spannung gebracht (ca. 20 kp).

Danach wird mit dieser Vorspannung der Knochenblock im tibialen Bohrkanal mit einer Titaninterferenzschraube verblockt. Nochmalige Kontrolle auf freie Kniegelenksbeweglichkeit.

Im Anschluß wird eine Drainage interartikulär eingelegt. Öffnen der Blutsperre, Blutstillung.

Naht des Hoffa-Fettkörpers mit resorbierbarem Nahtmaterial der Stärke 2-0. Naht des Lig. patellae mit resorbierbarem Material der Stärke 2-0, Subkutannaht und Hautnaht beenden die Operation.

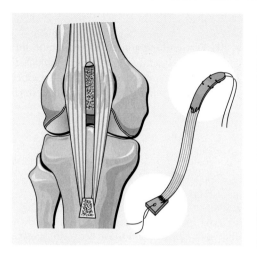

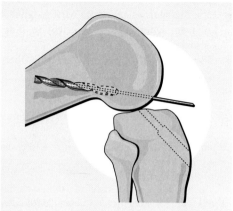

Abb. 3.222. Vordere Kreuzbandplastik: Freies Transplantat

Abb. 3.223. Vordere Kreuzbandplastik: Bohrung durch den lateralen Femurkondylus über einen Kirschner-Draht

Operation vordere Kreuzbandersatzplastik in Semitendinosus – Technik

Über eine etwa 2 cm lange Hautinzision fingerbreit medial der Tuberositas tibiae wird die Semitendinosussehne aufgesucht. Nach Anschlingen der Sehne erfolgt die Lösung der Sehne von den umgebenden Sehnen, insbesondere von Pes anserinus.

Ist die Sehne sicher dargestellt und auch vom umgebenden Gewebe befreit, wird ein Ringstripper (s. Gefäßchirurgie Abb. 4.27) auf der Sehne plaziert und dieser weit nach proximal vorgeschoben bis die Sehne am Muskelansatz gelöst werden kann. Am Tibiakopf wird die Sehne mit einem feinen Periostlappen vom Schienbeinkopf abgelöst.

Die Semitendinosussehne wird möglichst vierfach gelegt und auf einer Nahtbank fixiert. In einer speziellen Nahttechnik werden beide Sehnenenden mit beschichteten Polyesterfäden (Ethibond) vernäht und die Fäden langgelassen. Ist der recht aufwendige Nahtvorgang abgeschlossen, erfolgt über ca. 30 min das Vorspannen des Semitendinosustransplantates auf der Nahtbank.

Über einen anterolateralen Zugang wird das *Arthroskop* in das Gelenk eingeführt. Die Fossa intercondylica wird dargestellt. Noch evtl. vorhandenes Narbengewebe oder Kreuzbandmaterial wird aus der Fossa intercondylica entfernt und die Notchplastik durchgeführt.

Unter arthroskopischer Kontrolle wird ein Zielgerät zur Einbringung des tibialen Kirscher-Drahtes plaziert. Der Kirschner-Draht wird in 45° aufsteigendem Winkel vom Schienbeinkopf in das Zentrum des Ansatzes des ehemaligen vorderen

Kreuzbands eingebracht. Überbohren des Kirschner-Drahtes mit flexiblen Bohrern bis 8 mm Durchmesser. Über den tibialen Bohrkanal wird eine zweite Ziellehre in das Gelenk vorgeschoben. Plazierung des Zielgeräts zur Bestimmung des isometrischen Punktes. Einbringung eines Nahtankers in das Zentrum des isometrischen Punktes und Bestimmung der Isometrie. Sind die isometrischen Verhältnisse intakt, wird ein 2,5-mm-Kirschner-Draht durch den tibialen Bohrkanal in das Femur eingebohrt und perkutan anterolateral am Oberschenkel herausgeleitet. Der Kirschner-Draht wird mit einem Spezialbohrer überbohrt, nachdem zuvor der Durchmesser am Transplantat bestimmt worden ist. Auch die Länge des einzubringenden Bohrkanals muß anhand des Transplantats und dessen Verankerungsnähten bestimmt werden.

Der proximale Sehenanteil wird mit einem Nahtplättchen (Endobutton) versehen. Unter arthroskopischer Sicht wird die Semitendinosusplastik über die zuvor angelegten Bohrkanäle in das Gelenk eingezogen. Der Endobutton wird durch Zug an den beiden Mersilenefäden verkippt, so daß er flach auf dem Femur zu liegen kommt. Entfernung der beiden Mersilenefäden. Im Anschluß wird über ein Tensiometer eine ausreichende Spannung des Transplantats erreicht und die Verankerung am Schienbeinkopf mit einem Nahtknopf erreicht.

Über das Arthroskop wird eine Drainage in das Kniegelenk eingeführt. Es erfolgt der schichtweise Wundverschluß.

Implantation einer Knieendoprothese

Bei der Vielzahl von Knieendoprothesen kann man gekoppelte, teilgekoppelte und ungekoppelte Modelle unterscheiden, die man ganz oder teilweise zementiert oder zementfrei einsetzen kann. Zwar hat sich der ungekoppelte und teilgekoppelte bikondyläre Oberflächenersatz weltweit durchgesetzt; jedoch haben gekoppelte Endoprothesen nach wie vor ihre Bedeutung bei rheumatischen Deformitäten und instabilen Gelenken. Einige Endoprothesen ermöglichen die sog. Schlußrotation des Kniegelenks, indem sie ein drehfähiges Inlay auf dem Tibiakopf haben.

Instrumentarium

- Grundinstrumentarium
- Allgemeines Knocheninstrumentarium (s. Kap. 3.2.1)
- Knieendoprothesenspezialinstrumentarium;

Operation

Streckseitiger Mittelschnitt und Arthrotomie von medial.

Umkippen der Kniescheibe nach lateral und maximal mögliche Kniebeugung. Mit Faßzange und Messer werden die Menisken und das vordere Kreuzband reseziert.

Mit einem breiten Hohlmeißel und einem schmalen geraden Meißel werden die osteophytäre Notch entfernt und ein Zugang zur Markhöhle des Femurs ermöglicht.

Die bei allen Prothesenmodellen übliche lange Ausrichtstange wird tief in das Femur eingeführt und hält verschiedene Abkantblöcke an der Unter- und Vorderseite der Femurkondylen. Dadurch wird eine winkelgerechte Resektion von der Unterseite der Femurkondylen möglich. Auf diese Resektionsfläche werden weitere Abkantblöcke aufgesetzt, über die größengerechte Schnittflächen für die betreffende Prothese exakt gesägt werden können. Zur Überprüfung wird ein Probeimplantat aufgesetzt.

Bei der Zurichtung des Tibiaplateaus kommt es entscheidend auf die Längsachse des Unterschenkels an; denn rechtwinklig zu ihr wird das Tibiaplateau reseziert. Bei den meisten Prothesen dienen dazu externe Stangensysteme, die in der Mitte des Tibiaplateaus (in der Eminentia interkondylica) eingehakt und oberhalb vom Sprung-

jede Firma bietet für ihr System das entsprechende Instrumentarium an

- Knieinstrumente (s. Abschn. autologe Kreuzbandplastik)
- oszillierende Säge
- evtl. Knochenzement (s. Kap. 3.2.7)

Lagerung

- Rückenlage,
- Anlegen der neutralen Elektrode nach Vorschrift,
- Blutsperre; Werte nach Arztangabe und Dokumentation (s. Kap. 3.2.5 Olekranonfraktur)

Abdeckung

- Hauseigen, aber Wäsche immer doppelt und wasserundurchlässig.
- Handschuhabdeckung mit Kompresse über den Zehen; keine Sackabdeckung des Unterschenkels, weil die zuverlässige Beurteilung der Tibiaachse möglich sein muß.

gelenk mit einer großen Klammer gehalten werden. Die einsteckbaren Ausrichtstangen sollten auf die Basis des II. Mittelfußknochens zeigen. Wenn das hintere Kreuzband erhalten werden soll, wird die tibiale Insertion mit einem schmalen geraden Meißel von vorn geschützt. Über den an der Vorderseite des Schienbeinkopfs montierten Sägeblock können nun das mediale und laterale Tibiaplateau mit Säge und breitem Meißel reseziert werden. Dabei sollte der Oberschenkel von einem Assistenten manuell oder mit einer Haltestange im Femur hochgezogen werden. Größenbestimmung des tibialen Implantats und Probereposition mit Inlay.

Wenn die Beinachse gerade, das Knie voll streckbar und die Seitenstabilität gut und gleich ist, werden die Probeimplantate herausgenommen und der Tibiakopf zur Aufnahme des definitiven Implantats vorbereitet. Dazu dienen bei vielen Prothesen großkalibrige Zapfen und Antirotationslamellen an der Unterseite der tibialen Prothese. Fast alle Tibiaplateaus werden einzementiert, üblicherweise mit zweiseitigem Knochenzement auf dem Plateau und an der Unterseite der Prothese.

Das femorale Prothesenschild kann zementfrei aufgeschlagen werden; besonders beim resezierten hinteren Kreuzband ist aber die zweiseitige

Zementierung nötig. Reposition des Gelenks mit einem Probeinlay, dann mit einem paßgerechten definitiven Inlay.

Wenn ein Gelenkfächenersatz der Kniescheibe nötig ist, wird zunächst die Dicke der Patella bestimmt und größengerecht reseziert. Die randständige Synovialis und die Osteophyten werden mit Messer und Luerzange abgetragen. Das ent-

sprechende PE-Implantat wird ebenfalls zweiseitig aufzementiert und mit einer Zange unter Druck gehalten.

Öffnung der Blutsperre, zwei Redondrainagen, Verschluß der Arthrotomie. Subkutane Redondrainage, Subkutan- und Hautnähte, steriler, evtl. mit Watte gepolsteter Verband und Wicklung des Beins mit elastischer Binde.

3.3.8
Verletzungen und Deformitäten von Unterschenkel und Sprunggelenk

Nach der Lokalisation unterscheidet man am Unterschenkel folgende Frakturen:

- Tibiakopffrakturen mit Impression oder Sprengung des Tibiaplateaus.
- proximale Metaphysenfrakturen,
- Unterschenkelschaftfrakturen (Tibia und Fibula),
- distale Metaphysenfrakturen ohne Gelenkbeteiligung,
- distale Unterschenkelfrakturen mit Gelenkbeteiligung (Pilon tibial),
- Frakturen der Malleolengabel, d. h. Luxationsfrakturen des oberen Sprunggelenkes.

Tibiakopffrakturen

Sie betreffen fast immer das Gelenk. Dabei ist das mediale oder laterale Tibiaplateau in der Mitte des Kniegelenks in der Längsrichtung abgebrochen, nach unten verschoben und manchmal auch in sich gesprengt. Diese Brüche verlangen immer eine exakte und stabile Rekonstruktion, weil sonst sekundäre Instabilitäten und arthrotische Zerstörungen der Gelenkfächen zwangsläufig sind. Eine zuverlässige Beurteilung des Tibiaplateaus ist nur auf Röntgenschichtaufnahmen (Tomographien) möglich. Handelt es sich um einfache Frakturen ohne Impressionen/Verschiebungen, genügen Verschraubungen mit langen Spongiosaschrauben oder durchbohrten Schrauben. Ansonsten muß das betreffende Tibiaplateau durch ein Kortikalisfenster „aufgestößelt" und mit körpereigenem Knochen unterfüttert werden. Dann muß das reponierte Tibiaplateau mit ein oder zwei Abstützplat-

ten in Form eines T oder L abgefangen werden.

Einteilung

- Spaltbruch oder Meißelbruch
  Immer ohne Gelenkimpression und Plateauverbreiterung.
  Versorgungsmöglichkeit:
  – Schraubenosteosynthese mit Standardfragment-Spongiosaschrauben.
  – Sicherer ist eine abstützende Platte.
- Impressionsfraktur
  Versorgungsmöglichkeit:
  – Anheben der Gelenkfläche durch Spongiosaunterfütterung,
  – zusätzlich eine Abstützplatte.
- Kombination aus Spalt-/Meißelbruch und Impressionsfraktur.
- Bikondyläre Fraktur, Y- oder T-Fraktur
  Versorgungsmöglichkeit:
  – laterale Abstützung durch eine Platte,
  – medial häufig Stabilisierung, durch z. B. eine schmale DC-Platte: Doppelplattenosteosynthese.

Instrumentarium

- Grundinstrumentarium,
- Knochengrundinstrumentarium (s. Kap. 3.2.1),
- evtl. Meniskusinstrumentarium, spezielle Häkchen,
- Instrumente zur Spongiosaentnahme und -anlage (Meißel, Löffel, Hammer, Stößel; s. Kap. 3.3.2),
- Standardfragment (Schrauben, Platten, s. 3.2.2 und 3.2.3).
- evtl. Repositionszangen,
- Bohrmaschine,

- Kirschner-Drähte,
- evtl. Schränkeisen.

Lagerung

- Rückenlagerung,
- leichte Beugung im Knie, durch Unterschieben einer Polsterrolle/Kniestütze,
- evtl. das gesunde Bein etwas absenken,
- Blutsperre, Werte nach Arztangabe und Dokumentation (s. Kap. 3.2.5 Olekranonfraktur),
- Anlegen der neutralen Elektrode nach Vorschrift,
- Bildwandler und Strahlenschutz (s. Kap. 3.2.3 Winkelplatten).

Abdeckung

- Hauseigen, aber Wäsche immer doppelt und wasserundurchlässig.
- Den betroffenen Unterschenkel zum besseren Hantieren in einer Stockinette steril wickeln.
- Falls eine Spongiosaentnahme erforderlich ist, müssen die vorderen Beckenkämme bei der Abdeckung frei bleiben.

Zugänge

1. Parapatellarer lateraler Zugang, der beliebig verlängert werden kann.
2. Kurzer medialer Zugang parallel zum medialen Tibiakopf.
   Bei bilateralen Frakturen kann diese Inzision zusätzlich erforderlich sein, um z. B. eine DC-/LC-DC-Platte zur medialen Stabilisierung anbringen zu können. *Wichtig!* Mindestabstand von 1. zu 2. muß 5–6 cm betragen, um die Durchblutung nicht zu gefährden.

Bei einer *Meißelfraktur,* bei der ein Fragment lediglich abgerutscht ist, werden zunächst Kirschner-Drähte vorgebohrt, die durch Anheben die Gelenkfläche wieder korrekt einstellen. Die Osteosynthese erfolgt dann durch zwei Spongiosaschrauben und Unterlegscheiben. *Stabiler* ist eine Abstützplatte.

Bei einer *bikondylären Fraktur* wird das Gelenk beidseits eröffnet. Mit Kirschner-Drähten erfolgt zunächst die Reposition der einzelnen Fragmente. Nach Anhebung der Gelenkfläche ist evtl. eine Spongiosaunterfütterung erforderlich.

Am lateralen Tibiakopf wird eine T- oder L-Abstützplatte angeschraubt, medial z. B. eine schmale DC- oder eine zweite Abstützplatte.

Operation: Laterale Tibiakopffraktur

Spongiosaentnahme: aus dem vorderen Beckenkamm (s. Kap. 3.3.2). Sollte sehr viel Spongiosa benötigt werden, so kann die Entnahme auch aus dem hinteren Beckenkamm erfolgen, was aber ein Umlagern und ein erneutes Abdecken zur Folge hat.

Freilegen des lateralen Tibiakopfes: laterale parapatellare Hautinzision; Spaltung der Faszie in Längsrichtung, Inzision des Tractus iliotibialis bis zum oberen Wundwinkel. Abschieben der Muskulatur und Einsetzen eines Hohmann-Hebels nach lateral. Eröffnung des Gelenks (quer) unterhalb des Außenmeniskus (ein Saum sollte am Tibiakopf stehenbleiben, um den Meniskus später wieder anheften zu können). Anheben des Meniskus mit einem Langenbeck-Haken. Nach medial werden, ebenfalls mit einem Haken, das Lig. patellae und der Hoffa-Fettkörper weggehalten.

Vorbereiten eines 1 × 1 cm großen Kortikalisfensters an der Außenseite der proximalen Tibia mittels Flachmeißel und Hammer (Abb. 3.224).

Durch diese Öffnung wird mit einem Stößel die Gelenkfläche angehoben (Abb. 3.225). Auffüllen des Tibiakopfdefektes mit der zuvor entnommenen Spongiosa.

Anbringen einer T- oder L-Abstützplatte: Besetzen der Plattenkopflöcher mit 6,5-mm-Spongiosaschrauben: 3,2-mm-Spiralbohrer mit Gewebeschutz; Messen; Schraube mit entsprechend langem Gewinde.

Im Plattenschaft werden vorwiegend 4,5-mm-Kortikalisschrauben benötigt: 3,2-mm-Spiralbohrer mit Gewebeschutz; Messen; 4,5-mm-Gewindeschneider mit Gewebeschutz; Schraube (Abb. 3.226).

Nun erfolgt, wenn erforderlich, die Rekonstruktion des Kapsel-, Bandapparates. Refixation des Meniskus. Einlegen von Redondrainagen; Gelenkkapselverschluß; weiterer schichtweiser Wundverschluß. Anlegen einer abnehmbaren Knieschiene.

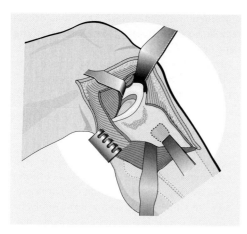

Abb. 3.224. Tibiakopffraktur: Erstellen des Kortikalisfensters

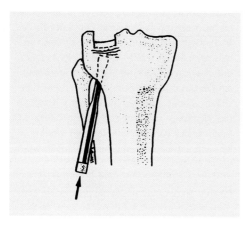

Abb. 3.225. Tibiakopffraktur: Anheben der Gelenkfläche mit Stößel

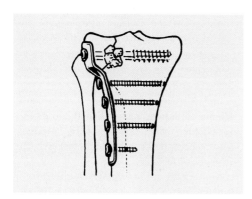

Abb. 3.226. Tibiakopffraktur: Abstützplatte (Beide aus Müller et al. 1992)

Valgisierende Umstellungsosteotomie des Tibiakopfs

Indikationen

- Varusgonarthrose, mediale Meniskopathie
- Genu varum (O-Bein) verschiedener Ursache bei Erwachsenen

Instrumentarium

- Grundinstrumentarium,
- Knochengrundinstrumentarium (s. Kap. 3.2.1)
- oszillierende Säge mit großem und kleinem Sägeblatt,
- Bohrmaschine und 2,0-mm-Bohrer,
- Kirschner-Drähte,
- Coventryklammern mit Faßzange und Einschlaginstrument,
- PDS-Kordel mit Drahtenden.

Lagerung

- Rückenlagerung,
- Tuchrolle unter den Oberschenkel, damit die Gefäße und Nerven der Kniekehle nicht während der OP an die Rückseite des Tibiakopfes gedrückt werden.
- Anlegen der neutralen Elektrode nach Vorschrift.
- Blutsperre; Werte nach Arztangabe und Dokumentation (s. Kap. 3.2.5 Olekranonfraktur).

Abdeckung

- Hauseigen, aber Wäsche immer doppelt und wasserundurchlässig.
- Den betroffenen Unterschenkel zum besseren Hantieren in einer Stockinette steril wickeln.

Operation

Hautschnitt. Etwa 15 cm an der Außenkante von Kniegelenk und Schienbeinkopf. Der N. peroneus kann, aber muß nicht hinter der lateralen Bizepssehne aufgesucht und angeschlungen werden. Ablösung der M. tibialis anterior vom Außenrand der Insertion des Lig. patellae über die Außenseite des Tibiakopfs bis zur Vorderseite des oberen Fibulaendes mit geradem Raspatorium.

Fibulateilentnahme: mit einem gebogenen Raspatorium wird das subkapitale Fibulastück streng subperiostal umfahren, das mit stumpfen Hohmann-Hebeln eingestellt wird. Während die Muskulatur mit einem großen Langenbeckhaken nach unten weggehalten wird, wird ein 3 bis 5 mm breites Stück aus der Fibula herausgesägt. Durch das freie obere Ende des Fibulaschafts wird ein 2,0 mm Loch gebohrt, durch das eine PDS-Kordel mit Drahtenden gezogen wird.

Osteotomie: strenge subperiostale Umfahrung der Rückseite vom Tibiakopf mit gebogenem Raspatorium, stumpfen Hohmann-Hebeln. Umfahrung der Vorderseite vom kniegelenksnahen Schienbeinkopf mit gebogenem Raspatorium, so nahe wie möglich am Oberrand der Tuberositas tibiae. Einsetzen eines stumpfen, evtl. geschwungenen Hohmann-Hebels. Markierung des medialen Kniegelenkspalts mit feinem dünnen Kirschner-Draht. 1–1,5 cm unter diesem K-Draht, aber oberhalb der unteren Ansatzstelle vom medialen Seitenband endet die leicht ansteigende Osteotomie mit dem großen Sägeblatt. In den Osteotomiespalt wird ein loses Sägeblatt oder ein langer Meißel eingelegt. Damit wird die Orientierung er-leichtert und die obere Osteotomiefläche gesichert, wenn der lateralbasige Keil herausgesägt wird. Er soll nur $^2/_3$ bis $^3/_4$ der Osteotomiebreite betragen (mediale Aufklappung, kürzere Kantenlänge). Kontrolle, ggfs. Komplettierung der ersten Osteotomieebene mit langem Meißel.

Valgisierendes Umstellungsmanöver mit medialem Knack: Dabei wird die Fibula mit der PDS-Kordel so geführt, daß das obere Schaftende in die Unterseite des Köpfchens einstaucht. Mit einer speziellen Faßzange wird eine stufenlose Klammer von vorn über die Osteotomie eingeschlagen. Eine passende Stufenklammer wird von lateral in der Frontalebene eingeschlagen; dabei muß an der Innenseite des Tibiakopfs gegengehalten und die harte Kortikalis an der Außenseite des Tibiakopfs mit einem geraden Pfriem vorgebohrt werden (Abb. 3.227).

Die PDS-Kordel der Fibula wird um die Ansatzstelle des lateralen Seitenbandes herumgeführt und verknotet.

Redondrainage über dem Tibiakopf, Öffnen der Blutsperre, Blutstillung, Refixation des abgelösten M. tibialis anterior. Subkutan- und Hautnaht. Steriler Verband und Kontrolle. Anlage einer einfachen Orthese, z. B. Mekronschiene.

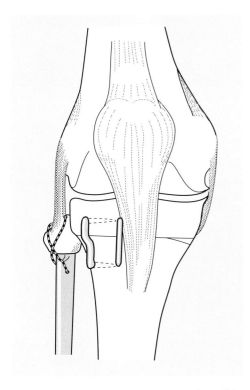

Abb. 3.227. Umstellungsosteotomie des Tibiakopfs (aus Blauth/Schuchardt 1986)

Tibiaschaftfrakturen

Proximale Schaftfrakturen, Trümmer- und Etagenbrüche des mittleren und manchmal auch des distalen Drittels der Tibia lassen sich mit Verriegelungsnägeln stabilisieren. Beträgt der Abstand vom unteren Ende der Tibiafraktur zum oberen Sprunggelenk weniger als 7 cm, ist die Marknagelung kaum noch möglich.

Bei der in diesem Skelettabschnitt ohnehin delikaten Blutversorgung sind offene Osteosynthesen problematisch, so daß man nach Möglichkeit bei einer konservativen Frakturbehandlung oder Marknagelung bleibt. In schwierigen Fällen kann man auf äußere Spanngeräte (Fixateur externe; s. Kap. 3.2.10) zurückgreifen.

Pilonfrakturen

Distale Unterschenkelfrakturen mit Gelenkbeteiligung der Tibia sind sog. Pilon-Tibialfrakturen (Abb. 3.228). Hinsichtlich des Unfallmechanismus und der Behandlung sind diese Frakturen streng von den (häufigen) Frakturen des oberen Sprunggelenkes zu unterschei-

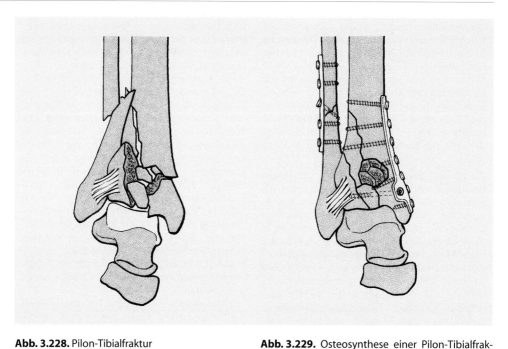

Abb. 3.228. Pilon-Tibialfraktur

Abb. 3.229. Osteosynthese einer Pilon-Tibialfraktur (Beide aus Heberer et al. 1993)

den. Da sich alle operativen Behandlungen als komplikationsträchtig erwiesen haben, neigt man heute zu konservativen Behandlungen. Dabei spielen die äußeren Spanner natürlich die größte Rolle.

- Drittelrohrplatte an die Fibula, Pilonplatte (s. Kap. 3.2.3 mit distalen Spongiosa- und proximalen Kortikalisschrauben an die Tibia (Abb. 3.229).
- Besonders bei offenen und verunreinigten Frakturen sind vorsichtige Kompromißlösungen anzustreben:
- Drahtextension am Fersenbein, Gipse, äußere Spanner, PMMA-Ketten und Kirschner-Drähte.

Frakturen des oberen Sprunggelenks (OSG)

Einteilung

Operativ werden all die Frakturen versorgt, die mit einer Inkongruenz der Gelenkfläche einhergehen. Am OSG ist die Beurteilung der distalen Fibula vorrangig, da diese sich nur bei korrekter Fibulastellung der Incisura tibiae anpaßt und damit die korrekte Ausheilung der Syndesmose und der Membrana interossea gewährleistet.

Die Einteilung nach Danis und Weber bezieht sich ausschließlich auf die Frakturhöhe an der distalen Fibula.

Fibulafraktur: distal der Syndesmose (Weber A)
- Syndesmose intakt,
- Membrana interossea intakt,
- Malleolus medialis: Lig. deltoideum intakt; evtl. Abscherfraktur.

Versorgungsmöglichkeit: z. B. Kleinfragment Spongiosaschrauben und Unterlegscheiben, Krallenplatte.

Fibulafraktur in Höhe der Syndesmose (Weber B)
- Syndesmose: 50% defekt,
- Membrana interossea intakt,
- Malleolus medialis: Es kann entweder eine Ruptur des Lig. deltoideum oder eine Abrißfraktur vorliegen.

Versorgungsmöglichkeit: z. B. zwei interfragmentäre Zugschrauben, Zugschraube(n) und Drittelrohrplatte an die Fibula.

Bei Syndesmosenverletzung Naht oder transossäre Fixation.

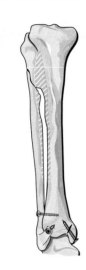

Abb. 3.230. Osteosynthese einer Maisonneuve-Fraktur

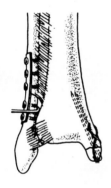

Abb. 3.231. Osteosynthese einer Luxationsfraktur des OSG. (Aus Müller et al. 1992)

Malleolus medialis: Zuggurtung oder zwei Spongiosaschrauben und Unterlegscheiben oder zwei Malleolarschrauben und Unterlegscheiben.

Fibulafraktur oberhalb der Syndesmose (Weber C)
- Syndesmose gerissen,
- Membrana interossea bis zur Frakturhöhe eingerissen,
- Malleolus medialis: Ruptur des Lig. deltoideum oder Fraktur (*bimalleoläre* OSG-Fraktur).

Versorgungsmöglichkeit z. B.: Fibula (s. Weber B).

Malleolus medialis: Zuggurtung oder zwei Spongiosaschrauben mit Unterlegscheiben oder zwei Malleolarschrauben und Unterlegscheiben

Stellschraube (nicht obligat):

Sie wird dann angewandt, wenn nach Osteosynthese und Syndesmosennaht die Stabilität im OSG nicht ausreichend ist (s. folgender OP-Verlauf).

Maisonneuve-Fraktur
- Sonderform der Weber-C-Fraktur, bei der die Fibula in ihrem oberen Drittel frakturiert ist.
- Syndesmose und Membrana interossea sind gerissen.
- Am Innenknöchel Bandruptur oder Fraktur.

Versorgung: Die Fibulafraktur wird nicht versorgt; Syndesmosennaht und Stellschraube; ggf. Versorgung des Innenknöchels (Abb. 3.230).

Auf der normalen OSG-Röntgenaufnahme ist die Maisonneuve-Fraktur nicht zu sehen!

Bimalleoläre OSG-Fraktur mit Ausriß des hinteren Tibiakantendreiecks!
Am hinteren Tibiakantendreieck (Volkmann Dreieck) setzt die hintere Syndesmose an!

Es wird reponiert und fixiert, wenn mehr als $1/5$ der tibialen Gelenkfläche abgebrochen ist.

Versorgungsmöglichkeit: Zunächst wie bei der Weber-C-Fraktur. Hinteres Kantendreieck: Üblich ist die Verschraubung der distalen Tibia von ventral nach dorsal mit einer 6,5-mm Spongiosaschraube und Unterlegscheibe (4,0-mm-Schraube ebenfalls möglich).

Eine Verschraubung vom Innenknöchelschnitt aus ist ebenfalls möglich.

Luxationsfraktur des OSG

Hier soll die Fibula mit einer interfragmentären Zugschraube, einer Drittelrohrplatte und der Syndesmosennaht versorgt werden.

Der Innenknöchel wird mit einer Zuggurtung versorgt (Abb. 3.231). Zusätzlich ist in diesem Fall eine Stellschraube notwendig.

Instrumentarium

- feines Grundinstrumentarium,
- Knochengrundinstrumentarium (s. Kap. 3.2.1),
- Drahtinstrumentarium (s. Kap. 3.2.5),
- Bohrmaschine,
- Kleinfragment (s. 3.2.2 und 3.2.3),
- evtl. Standardfragment.

Lagerung

- Rückenlagerung,
- Unterschenkel des erkrankten Beines leicht erhöht lagern, durch Unterschieben eines Polsterkissens/rolle,
- evtl. das gesunde Bein absenken,

- Blutsperre, Werte nach Arztangabe und dokumentation (s. Kap. 3.2.5 Olekranonfraktur),
- Anlegen der neutralen Elektrode nach Vorschrift,
- Bildwandler und Strahlenschutz (s. Kap. 3.2.3 Winkelplatten).

Abdeckung

- Hauseigen, aber Wäsche immer doppelt und wasserundurchlässig.
- Den betroffenen Fuß steril wickeln.

Operation

- *Osteosynthese der Fibula:* Hautschnitt leicht bogenförmig vor (**Vorsicht:** Gefahr der Hautnervschädigung) oder hinter dem Außenknöchel.
  Darstellung der Fraktur, Einsetzen von Hohmann-Hebeln.
  Säubern des Frakturspaltes mit dem „Zahnarzthäkchen", feinem scharfen Löffel. Entfernung eingeschlagener Gewebeanteile. Ausspülen des Frakturspaltes.
  Stufenfreie Reposition der Fraktur und provisorische Fixation mit Repositionszangen (z. B. Repositionszange mit Spitzen).
- Einbringen einer interfragmentären Zugschraube: mit dem 3,5-mm-Spiralbohrer und Gewebeschutz Bohren im ersten Fragment; Steckbohrbuchse; 2,5-mm-Spiralbohrer für das zweite Fragment (evtl. Kopfraumfräse); Messen; 3,5-mm-Gewindeschneider und Gewebeschutz; Eindrehen einer 3,5-mm-Kortikalisschraube.
- Anbringen der Drittelrohrplatte: Durch Biegen und Verwinden wird eine 5- bis 7-Loch-Drittelrohrplatte mit kleinen Schränkeisen oder Plattenhaltezangen dem Knochen angepaßt.
  Anschrauben der Neutralisationsplatte im kortikalen Bereich: 2,5-mm-Spiralbohrer und Gewebeschutz; Messen; 3,5-mm-Gewindeschneider und Gewebeschutz; 3,5-mm-Kortikalisschraube.

Im spongiösen Bereich oder bei alten, spröden Knochen: 2,5-mm-Spiralbohrer und Gewebeschutz; Messen; 4,0-mm-Spongiosaschraube.
- Naht der vorderen Syndesmose mit feinen, resorbierbaren U-Nähten. Bei einem knöchernen Ausriß kann die Syndesmose mit einer 4,0-mm-Spongiosaschraube und Unterlegscheibe mit Spitzen transossär fixiert werden.
- *Versorgung des Innenknöchels:* Hautschnitt leicht gebogen, vor oder hinter dem Knöchel. Soll von dieser Inzision aus auch das hintere Tibiakantendreieck mitversorgt werden, so wird die hintere Inzision gewählt.
  Die V. saphena magna wird geschont.
  Darstellung der Fraktur und Säubern des Frakturspalts durch Nachuntenziehen des distalen Fragments mit einem Einzinker. Entfernen von Koageln und evtl. eingeschlagener Weichteile.
  Reposition mittels Zweipunktezange oder Einzinker oder Kugelspieß.
- *Zuggurtung:* Schräges Einbringen von zwei parallelen 2-mm-Kirschner-Drähten von der Innenknöchelspitze aus nach proximal; mit dem 2-mm-Spiralbohrer wird proximal der Fraktur ein Bohrkanal quer angelegt; durch diesen wird ein Cerclagedraht gezogen und in Achtertour um die K-Drahtenden gelegt (anstelle der Querbohrung ist das Einbringen

einer Schraube möglich, um deren Kopf die Drahtschlinge geführt wird).

Anspannen des Cerclagedrahtes mit dem Drahtspanngerät oder Verdrillen mit der Flachzange; mit dem Seitenschneider werden der Cerclagedraht sowie die K-Drähte gekürzt; Umbiegen der K-Drahtenden mit der Flach-/ Spitzzange; Versenken der Drahtenden mit Stößel und Hammer.

Bildwandlerkontrolle der Osteosynthese.

- *Stellschraube:* Besteht nach der Osteosynthese noch weiterhin Instabilität, wird zur Sicherung der Syndesmose eine Stellschraube angebracht. Bei der Weber-C-Fraktur ist die Membrana interossea bis zur Fraktur gerissen, daher: je proximaler die Fraktur, desto größer die Instabilität; Extremform: Maisonneuve-Fraktur.

Als Stellschraube kann eine 4,5-mm-Kortikalisschraube genommen werden, häufig wird aber eine 3,5-mm-Kortikalisschraube verwendet:

4–6 cm oberhalb des Gelenks wird die Stellschraube eingebracht. Der Bohrkanal verläuft etwas schräg durch die Fibula in die weiter ventral gelegene Tibia. Mit dem 2,5-mm-Spiralbohrer und Gewebeschutz werden nur 3 Kortikales durchbohrt; Messen; 3,5-mm-Gewindeschneider und Gewebeschutz; 3,5-mm-Kortikalisschraube.

Diese Schraube darf *nie* nach dem Zugschraubenprinzip angebracht werden, da die Fibula nicht gegen die Tibia gedrückt, sondern die korrekte Stellung des Gelenks gesichert werden soll.

Die Stellschraube wird schon nach ca. 6 Wochen entfernt, um eine knöcherne Überbrückung zwischen Tibia und Fibula zu vermeiden.

Einlegen einer Redondrainage lateral und medial.

Wundverschluß: feine Gelenkkapselnaht; Subkutannaht; Hautnaht.

US-Gipsschale für einige Tage, je nach Ausmaß der Bandverletzung bis zu 5 Wochen.

Bandschaden und chronische Instabilität am oberen Sprunggelenk

Die Außenseite des Sprunggelenks wird von 3 Bändern gehalten:

- Lig. fibulotalare anterius,
- Lig. fibulocalcaneare,
- Lig. fibulotalare posterius.

Das Ausmaß einer Band- und Kapselschädigung läßt sich indirekt auf gehaltenen Röntgenaufnahmen von vorn und seitlich beurteilen. In operationswürdigen Fällen ist das vordere Band immer, das mittlere Band oft und das hintere Band nur selten gerissen.

Therapie

Vernähung der Stümpfe, evtl. Reinsertion mit transossären Nähten, Kapselnaht.

Die Innenseite des OSG wird vom Lig. deltoideum stabilisiert. Wenn diese Gegend bei OSG-Frakturen blutunterlaufen ist, ohne daß im Röntgenbild Frakturen des Innenknöchels zu erkennen sind, wird die Stabilität intraoperativ mit dem Bildwandler geprüft und gegebenenfalls durch eine Naht wiederhergestellt.

Chronische laterale Instabilität

Nach einmaliger oder mehrfacher Distorsion des oberen Sprunggelenks nicht verheilte Schädigung des lateralen Kapselbandapparates. Zahlreiche Stabilisierungsverfahren, am gebräuchlichsten mit distal gestielter Sehne vom M. peronaeus brevis (Watson-Jones oder Evans).

Bei Kindern und Jugendlichen Verwendung eines Perioststreifens von der Außenseite der Fibulaspitze.

Arthrodese des oberen und unteren Sprunggelenks

Im *oberen Sprunggelenk* wird dem Fuß beim Gehen die Abrollbewegung ermöglicht. In der Malleolengabel des Schienbeins und des Wadenbeins dreht sich dabei das Sprungbein um eine quere Achse. Wenn die Gelenkflächen von Tibia und Talus zerstört sind – meistens nach länger zurückliegenden Brüchen –, kann die Versteifungsoperation (Arthrodese) mit dem Ziel einer dauerhaften knöchernen Durchbauung (Ankylose) sinnvoll sein. Wenn die arthrotische Zerstörung noch nicht sehr weit fortgeschritten ist, kann die arthroskopische oder offene Gelenklavage hilfreich sein und den Zeitpunkt der Arthrodese hinausschieben. Endoprothesen des oberen Sprunggelenks haben sich noch nicht durchgesetzt und sind sicher weniger zuverlässig als eine Arthrodese.

Instrumentarium

- Grundinstrumentarium,
- allg. Knocheninstrumentarium (s. Kap. 3.2.1)
  - Instrumente zur Blockentnahme/-anlage,
- oszillierende Säge (Blockentnahme Beckenkamm),
- Bohrmaschine mit Jakobsfutter,
- durchbohrte Schrauben mit entsprechendem Spezialinstrumentarium: Führungsdraht mit Gewindespitze, Bohrbüchsen, Bohrer, Gewindeschneider, durchbohrter Schraubenzieher etc.

Lagerung

- Rückenlagerung auf einem Durchleuchtungstisch.
- Unterschenkel des erkrankten Beines leicht erhöht lagern, durch Unterschieben eines Polsterkissens/-rolle.
- Anlegen der neutralen Elektrode nach Vorschrift.
- Blutsperre; Werte nach Arztangabe und Dokumentation (s. Kap. 3.2.5 Olekranonfraktur).
- Bildwandler aus Strahlenschutz (s. Kap. Winkelplatten)

Abdeckung

- Hauseigen, Stoffwäsche immer doppelt und wasserundurchlässig;
- freibewegliche Abdeckung des Unterschenkels; steriles Wickeln oder Abkleben des Fußes.
- Ein vorderer Beckenkamm muß bei der Abdeckung frei bleiben, um die Blockentnahme zu gewährleisten.

Operation

Längsschnitt über der Mitte des oberen Sprunggelenks. Nach Eröffnung des Gelenks in Längsrichtung wird der gelenknahe Knochen von Tibia und Talus mit dem mittelgroßen geraden Raspatorium freigelegt und mit schmalen Hohmann-Hebeln und Langenbeck-Haken eingestellt.

Mit einem mittelbreiten Osteotom (Lambotte-Meißel) und einem leichten Metallhammer werden die tibialen und talaren Gelenkflächen reseziert. Die Resektionsflächen sollten parallel stehen oder ganz leicht aufeinander zulaufen. Die Resektionsweite wird mit einem Meßzirkel oder einem Meßstab bestimmt.

Ein oder zwei entsprechend breite trikortikale Blöcke vom vorderen Beckenkamm derselben Seite (s. Kap. 3.3.2) werden paßgenau in das resezierte obere Sprunggelenk eingestößelt.

Um den Span zu sichern und eine anhaltende Kompression auf beiden Seiten zu gewährleisten, sollte man die Arthrodese mit kanülierten/durchbohrten Schrauben sichern: Unter Bildwandlerkontrolle werden die zwei oder drei Führungsdrähte mit Gewindespitzen von der Tibia, evtl. auch von der Fibula durch den eingefalzten Span bis in die Unterseite des Talus vorgebohrt. Mit dem ∅ 3,2-mm-Bohrer und ggfs. Gewindeschneider kann man dann den idealen Sitz von kurzgewindigen Spongiosaschrauben mit oder ohne Unterlegscheibe gewährleisten.

Öffnung der Blutsperre, Verschluß beider Wunden, steriler Verband mit viel Watte und elastischer Binde.

Arthrodese des unteren Sprunggelenks

Das untere Sprunggelenk ermöglicht Kippbewegungen des Fußes um eine schräge Achse. Wie beim oberen Sprunggelenk ergibt sich die Indikation meistens bei postraumatischen Arthrosen des Subtalargelenks – einer sehr häufigen Folge von Kalkaneusfrakturen. Lähmungsbedingte Instabilitäten (Morbus Friedreich, Poliomyelitis) und voroperierte Klumpfüße beim Erwachsenen sind andere, nicht seltene Indikationen.

Instrumentarium

- Grundinstrumentarium,
- allg. Knocheninstrumentarium (s. Kap. 3.2.1),
- Blount- oder Coventryklammern (s. Kap. 3.3.8, Abb. 3.227) mit Anlegezange.

Lagerung

- Schräglage, durch Unterpolsterung der entsprechenden Seite. So kann der Rückfluß von außen korrekt präpariert werden. Abpolstern gefährdeter Stellen.
- Unterschenkel und Fuß des erkrankten Beines leicht erhöht lagern, durch Unterschieben eines Polsterkissens/-rolle.
- Anlegen der neutralen Elektrode nach Vorschrift.
- Blutsperre; Werte nach Arztangabe und Dokumentation (s. Kap. 3.2.5 Olekranonfraktur).

Abdeckung

- Hauseigen, Stoffwäsche immer doppelt und wasserundurchlässig;
- freibewegliche Abdeckung des Unterschenkels.

Operation

Hautschnitt von der Mitte des Fußrists an die obere Außenseite der Ferse.

Mit Osteotomen (Lambotte-Meißeln von 1 bis 3 cm Breite) und einem leichten Hammer werden die Gelenkflächen von Talus und Kalkaneus reseziert. Um die Peronealsehnen nach vorn weghalten zu können, nimmt man am besten den sogenannten Tägerhaken. In den allermeisten Fällen muß diese subtalare Resektion und Arthrodese an den vorderen Nachbargelenken ergänzt werden, d. h. zwischen Kalkaneus und Kuboid und zwischen Talus und Navikulare.

Wenn sich der Vorfuß in eine plantigrade Stellung bringen läßt und eine eventuelle Spitzfußkomponente beseitigt ist, werden die Resektionsflächen mit Blount- oder Coventryklammern (s. Abb. 3.227) gesichert.

Vom reichlich angefallenen Resektionsknochen werden die kortikalen Anteile mit einer Luerzange entfernt und die Spongiosa in die Resektionsräume eingestößelt.

Öffnung der Blutsperre, Redondrainage, sterile Kompressen, Watte, elastische Binde. Breite Unterschenkelgipsliegeschale.

3.3.9
Zehendeformitäten

Die operative Behandlung von Zehendeformitäten hat in den letzten Jahren enorme Aufmerksamkeit auf sich gezogen. Angeregt durch die in den USA seit langem etablierte (nichtärztliche) Podiatrie haben sich in Deutschland zunächst Chirurgen, bald auch Orthopäden in besonderen Fachgesellschaften zusammengetan. So sollten die Indikationen und Techniken verschiedener Operationen standardisiert und langfristige Ergebnisse optimiert werden. Ein vollständiger Überblick kann im engen Rahmen dieses Kapitels nicht gegeben werden, zumal viele Weichteileingriffe besondere anatomische Kenntnisse voraussetzen und eher den spezialisierten Operateur als das Fachpersonal im Operationsdienst interessieren. Vorgestellt werden drei knöcherne Eingriffe, die in Deutschland weit verbreitet und bewährt sind: Die „klassische" Resektionsinterpositionsarthroplastik (Hohmann, Keller, Brandes), die subkapitale Adduktions- und Verschiebeosteotomie des 1. Metatarsale (Kramer) und die Köpfchenresektion vom Grundglied der kleinen Zehen (Hohmann).

Resektionsinterpositionsarthroplastik
vom Grundgelenk der Großzehe

Indikation

Bei einem Hallux valgus mit arthrotischer Zerstörung des Grundgelenks hat dieser Eingriff nach wie vor seinen Platz, auch wenn mit modernen Verfahren das Gelenk nach Möglichkeit erhalten werden sollte.

Instrumentatrium

- Grundinstrumentarium kurz,
- allg. Knocheninstrumentarium fein
  (s. Kap. 3.2.1),
- oszillierende Säge,
- Bohrmaschine mit Jakobsfutter,
- Kirschner-Draht.

Lagerung

- gerade Rückenlagerung,
- Anlegen der neutralen Elektrode nach Vorschrift,
- Blutsperre; Werte nach Arztangabe und Dokumentation (s. Kap. 3.2.5 Olekranonfraktur).

Abdeckung

- Hauseigen; freibewegliche Abdeckung des Fußes; Stoffwäsche immer doppelt und wasserundurchlässig; Tuchrolle unter den Fuß.

Operation

Das verformte und oft kaum noch bewegliche Gelenk zwischen 1. Mittelfußknochen und Grundglied der Großzehe wird durch einen streckseitigen Hautschnitt möglichst lateral von der Strecksehne eröffnet.

Mit einem kleinen Messer und Raspatorium wird das proximale Drittel vom Grundglied subperiostal umfahren. Dabei muß an der plantaren Beugeseite sorgfältig auf die Beugesehne geachtet werden.

Mit einem Einzinker läßt sich die Gelenkfläche des Grundglieds vorziehen und mit einem kleinen Hohmann-Hebel halten, so daß etwa 1 cm vom Grundglied mit einer kleinen oszillierenden Säge reseziert werden kann. Diese Resektion ist der erste Teil des Eingriffs. Ohne den zweiten, die Interposition, ist er unvollständig und bringt unbefriedigende Ergebnisse: Dazu hält man die Strecksehne mit dem medialen Paratenon nach medial und präpariert das Köpfchen vom 1. Metatarsale mit kleinem Messer und Raspatorium. Die Exostose an der Innenseite des Köpfchens wird mit einem kleinen Hohlmeißel in der Verlägerung des Metatarsaleschafts reseziert, der Rand mit einer Feile geglättet.

Nun kommt es darauf an, das Gleit- und Kapselgewebe an allen Seiten des Metatarsaleköpfchens mit Messer, Raspatorium und Schere zu lösen; denn nur dann kann es als dickes Polster über der Gelenkfläche des Köpfchens mit resorbierbarem Nahtmaterial vernäht werden. Zur postoperativen Ruhigstellung über etwa drei Wochen (Schmerzfreiheit, Distanzhaltung, Narbenbildung) wird ein Kirschner-Draht von der Spitze bis in die Basis des 1. Metatarsale mit der Maschine eingebohrt.

Öffnung der Blutsperre, Blutstillung. Kleine Redondrainage, Wundverschluß, gut gepolsterter Zwischenzehenverband.

Kramerosteotomie

Indikation

- Hallux valgus bei Spreizfuß ohne Arthrose des Grundgelenks.
- Das besondere der nach dem Orthopäden Kramer (Winterthur) benannten Operation besteht darin, daß das fehlgestellte Grundgelenk belassen und mit der Großzehe umgestellt und verschoben wird.

Instrumentarium

- Grundinstrumentarium kurz,
- allg. Knocheninstrumentarium fein
  (s. Kap. 3.2.1),
- oszillierende Säge,
- Bohrmaschine mit Jakobsfutter,
- Kirschner-Draht,
- kleine Zweipunktezange.

Lagerung

- gerade Rückenlagerung,
- Anlegen der neutralen Elektrode nach Vorschrift,
- Blutsperre; Werte nach Arztangabe und Dokumentation (s. Kap. 3.2.5 Olekranonfraktur).

Abdeckung

- Hauseigen; freibewegliche Abdeckung des Fußes; Stoffwäsche immer doppelt und wasserundurchlässig; Tuchrolle unter den Fuß.

Operation

Hautschnitt an der Innenseite vom 1. Metatarsale bis zum Grundgelenk.

Subperiostale Umfahrung des gelenknahen Schafts mit kleinem Raspatorium, Einsetzen von zwei kleinen Hohmann-Hebeln. Mit einem kleinen oszillierenden Sägeblatt wird die Metaphyse des 1. Metatarsale schräg nach distal-lateral osteotomiert und ein medialbasiger Ganzkeil reseziert.

Ein biegsamer, aber nicht zu dünner Kirschner-Draht (1,6 mm) wird von Hand dicht am Grundgelenk und an den beiden Zehengliedern entlanggeschoben, bis die Drahtspitze an der Innenseite der Zehenspitze wieder zum Vorschein kommt. Auf dieses Drahtende wird die Bohrmaschine gesetzt.

Während das freibewegliche Metatarsaleköpfchen mit einer kleinen Zweipunktzange oder einer Tuchklemme soweit wie möglich auf dem spitzen Osteotomieende gehalten wird, drückt man das freie proximale Ende des Kirschner-Drahts in die Markhöhle des 1. Metatarsale und bohrt bis in die kleinen Fußwurzelknochen vor. Das vordere Drahtende wird gekürzt und umgebogen.

Öffnung der Blutsperre, evtl. dünne Redondrainage, Wundverschluß, steriler, gut gepolsterter Zwischenzehenverband.

Sicherung der Drahtspitze mit kleinem Tupfer und langem Heftpflaster.

Hohmann-Operation

Indikation

- Hammer- und Krallenzehen, besonders solche mit sog. Hühnerauge über dem proximalen Interphalangealgelenk.

Prinzip

- Das Prinzip dieser kleinen, weit verbreiteten und bewährten Zehenoperation ist die alleinige Resektion vom Köpfchen des Grundglieds an der 2., 3., 4. oder 5. Zehe.

Instrumentarium

- Grundinstrumentarium kurz,
- allg. Knocheninstrumentarium fein (s. Kap. 3.2.1).

Lagerung

- gerade Rückenlagerung,
- Anlegen der neutralen Elektrode nach Vorschrift,
- Blutsperre; Werte nach Arztangabe und Dokumentation (s. Kap. 3.2.5 Olekranonfraktur).

Abdeckung

- Hauseigen, freibewegliche Abdeckung des Fußes; Stoffwäsche immer doppelt und wasserundurchlässig; Tuchrolle unter den Fuß.

Operation

Kleiner streckseitiger Mittelschnitt über dem Zwischen- oder PIP-Gelenk der Zehe. Dabei wird die Strecksehne längs gespalten.

Mit kleinem Messer und kleinem Raspatorium wird das Köpfchen freipräpariert und hervorluxiert. Mit einem kleinen spitzen Hohmann-Hebel dargestellt, kann es mit einer kleinen Liston- oder Luer-Zange auf 3–5 mm Länge reseziert werden.

Öffnung der Blutsperre, Blutstillung, Hautnaht, steriler Zwischenzehenverband.

Gefäßchirurgie

4

I. MIDDELANIS-NEUMANN

Überblick über das Gefäßsystem
(s. auch Innenseiten des Buchumschlags)

↓ : geht über in …
↝: aus dieser Arterie geht … ab.

Lungenkreislauf

Rechte Kammer
↓
A. pulmonalis (O_2-Aufnahme, CO_2-Abgabe)
↓
Vv. pulmonales (O_2-reich)
↓
Linker Vorhof

Körperkreislauf

Linker Ventrikel
↓
Aortenklappe
↓
Aorta

Aortenbogen

Truncus brachiocephalicus:
- A. subclavia dextra
  ↓
  A. axillaris
  ↓
  A. brachialis
  ↓
  A. radialis und A. ulnaris
- A. carotis communis dextra
  ↓
  A. carotis interna und
  A. carotis externa
    ↝ A. thyreoidea superior
A. carotis communis sinistra
A. subclavia sinistra
↓

Aorta thoracica
Aa. intercostales III–XI
↓
Unterhalb des Zwerchfells
↓

Aorta abdominalis
Truncus coeliacus:
- A. gastrica sinistra
- A. hepatica communis zieht zum
  Lig. hepatoduodenale
    ↝ A. hepatica propria
      ↝ A. gastrica dextra

↝ A. gastroduodenalis
  ↝ A. gastroepiploica dextra
    (= A. gastroomentalis dextra)
- A. splenica (A. lienalis)
  ↝ u. a. Aa. gastricae breves und
    A. gastroepiploica sinistra
    (= A. gastroomentalis sinistra)
- A. mesenterica superior
  ↝ u. a. Aa. jejunales, ileales, ileocoli-
    ca, colica dextra, colica media.
    Versorgung bis zur linken
    Kolonflexur
Aa. renales
A. mesenterica inferior
  ↝ u. a. A. colica sinistra,
    Aa. sigmoideae, A. rectalis supe-
    rior.
    Versorgung bis zum oberen
    Rektumanteil
↓
Bifurkation
↓
A. iliaca communis
A. iliaca interna
  ↝ u. a. A. vesicalis superior und
    inferior, uterina, rectalis media,
    obturatoria, pudenda interna
Versorgung: u. a. Organe des kleinen Beckens,
Beckenwand

A. iliaca externa
Versorgung: u. a. Bauchmuskeln, Samen-
strang, Skrotum bzw. Lig. rotundum, große
Schamlippen)
↓
unterhalb des Leistenbandes
↓
A. femoralis
A. epigastrica superficialis u. a.
A. profunda femoris
Versorgung: Oberschenkel
A. femoralis superficialis*

---

* Die Gefäßchirurgen bezeichnen die A. femoralis
unterhalb der Gabelung als A. femoralis superficialis.

↓
A. poplitea
A. tibialis anterior
↝ u. a. A. dorsalis pedis
Versorgung: Kniegelenk,
Unterschenkelvorderfläche,
Teile des Fußes
A. tibialis posterior
↝ u. a. Aa. plantaris lateralis
und medialis
Versorgung: Kniegelenk,
Unterschenkelbeugeseite, Fuß

Vena portae

Sammelt venöses Blut des gesamten Darmes
(ohne Analkanal), der Milz, des Pankreas, des
Magens
↓
Leber
↓
Cava inferior

V. cava inferior

Sammelt venöses Blut der unteren Extremität, der Beckenorgane und der Bauchhöhle
sowie deren Wandungen, des unteren Teils
des Wirbelkanals und des Rückenmarks
↓
Rechter Vorhof

V. cava superior

Sammelt venöses Blut von Kopf, Hals, Arm,
der Brustorgane, der Teile der hinteren Lei-
beswand, des Wirbelkanals und des Rückenmarks
↓
Rechter Vorhof
↓
Trikuspidalklappe
↓
Pulmonalklappe

An der oberen und unteren Extremität sind
die Venen zunächst paarig angelegt. Ab der
Ellenbeuge bzw. dem Knie besteht nur noch
eine Vene.

4.1
Arterienerkrankungen

4.1.1
Stenosierende Arterienerkrankungen

Arterielle Verschlußkrankheit (AVK)

Aus der Verengung des Gefäßlumens resultiert eine arterielle Minderdurchblutung und damit ein Sauerstoffmangel des abhängigen Gewebes (Abb. 4.1, 4.2).

Entscheidende Faktoren sind:
- Ausmaß der Stenosierung,
- Restdurchblutung,
- Vorhandensein eines Kollateralkreislaufs. (Der Arterienverschluß ist dort besonders schwerwiegend, wo nur eine geringe kollaterale Blutversorgung besteht.)
- Viskosität des Blutes.

Bei einer fortgeschrittenen AVK entwickeln sich:
- fehlender Puls, Schmerzen,
- Kälte der Haut, Blässe,
- Parästhesien, eingeschränkte Beweglichkeit.

Diese Zeichen nach Pratt treten auf, wenn die Restdurchblutung in Ruhe oder unter Belastung nicht ausreichend ist (Ruheinsuffizienz/ Belastungsinsuffizienz).

Stadieneinteilung der AVK nach Fontaine-Ratschow:

I   Symptomloses Stadium, Verschluß oder Stenose; Zufallsbefund.

II   Claudicatio intermittens
     Unter Belastung reicht die Restdurchblutung nicht aus (Belastungsinsuffizienz).
     a) Die Lebensqualität ist bedingt eingeschränkt (noch ausreichend für die täglichen Verrichtungen):
        physikalische Therapie, Gehtraining.
     b) Die Lebensqualität ist erheblich eingeschränkt:
        relative OP-Indikation.

III Ruheschmerz.

IV   Irreversibler Zellschaden, Nekrose; bei bakterieller Infektion: Gangrän.

Akuter Gefäßverschluß durch arterielle Thrombose

Ursachen

Eine arterielle Thrombose betrifft fast immer vorgeschädigte, meist arteriosklerotische Gefäße. Andere Ursachen sind traumatische Gefäßschäden, implantierte Gefäßprothesen und Aneurysmen. *Der Gefäßverschluß befindet sich an der Stelle der Gefäßschädigung.*

Symptome

- Die Symptome sind weniger eindrucksvoll als bei der akuten arteriellen Embolie. Durch die chronische AVK ist meist ein für die Ruhedurchblutung ausreichender Kollateralkreislauf vorhanden.
- Stenosegeräusche.

Therapie

- Thrombektomie mit sofortiger oder späterer lokaler Sanierung des Gefäßschadens (s. Kap. 4.6.1).
- Lysetherapie mit anschließender Ballondilatation der Gefäßenge (s. Kap. 4.2.3).

Akuter Gefäßverschluß durch Embolie

Der Verschluß einer Arterie durch einen mit dem Blutstrom eingeschwemmten Thrombus. Die Embolie ist unabhängig vom Gefäßstatus, es muß kein Gefäßschaden vorliegen. *Gefäßverschluß fern der Ursachenstelle.*

Ursachen

90% kardial:
- linker Vorhof bei Vorhofflimmern und Vorhofthromben,
- Erkrankung der Koronarien,
- Endokarditis.

10% extrakardial:
- Abgehen von Thrombosematerial oder atheromatösen Auflagerungen aus den großen Arterien (Beispiel Aortenaneurysma).

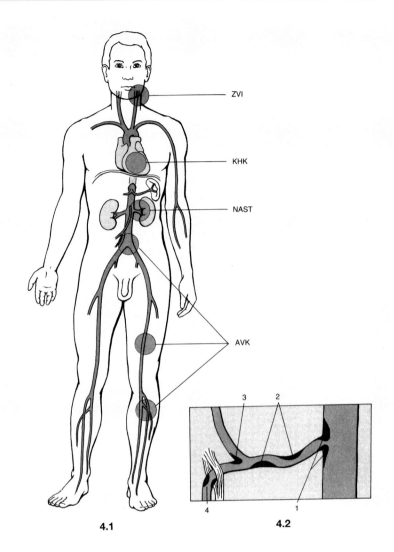

4.1   **4.2**

Abb. 4.1. Bevorzugte Lokalisationen der generalisierten Arteriosklerose. Für die Prognose entscheidend ist zumeist die koronare Herzkrankheit (*KHK*). Es folgt die zerebrovaskuläre Insuffizienz (*ZVI*) mit Stenosen an der Karotisgabel und an den Abgängen der supraaortalen Äste. Die arterielle Verschlußkrankheit (*AVK*) tritt bevorzugt an der abdominalen Aorten-, der Femoralisgabel und im Bereich des Adduktorenkanals auf. Seltener sind die Nierenarterienstenosen (*NAST*)

Abb. 4.2. Die Gefäßveränderungen treten bevorzugt auf: *1* an Gefäßabgängen, *2* an Innenkrümmungen der Gefäßwand, *3* an Aufzweigungen, *4* durch extravasal bedingte Engen. (Aus Heberer et al. 1993)

Auftreten

Akuter Gefäßverschluß durch Embolie tritt am häufigsten auf

- an den Extremitäten,
- an den Hirngefäßen und
- an den Mesenterialgefäßen.

Therapie

- Embolektomie (s. Kap. 4.6.1),
- Thrombembolektomie,
- Lyse

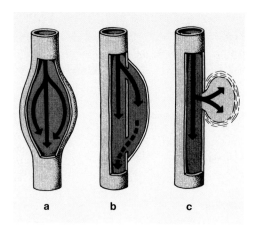

Abb. 4.3. a Aneurysma verum. **b** Aneurysma dissecans. **c** Aneurysma spurium. (Aus Heberer et al. 1993)

4.1.2
Dilatative Arterienerkrankungen/ Aneurysmen

Lokale Ausweitung einer arteriellen Gefäßwand.

Formen

Aneurysma verum (echtes Aneuryma; Abb. 4.3 a):
  Alle Wandschichten (Intima – Media – Adventitia) sind betroffen.
  Das gesamte Aneurysma ist Gefäßwand.

Aneurysma spurium (falsches Aneurysma; Abb. 4.3 c):

● Es kommt aufgrund einer Verletzung der Arterienwand zustande.
  Es entsteht ein paravasales Hämatom. Organisation und Tamponade durch das umgebende Bindegewebe.
  Der Aneurysmasack liegt neben dem Gefäß und hat somit mit den Gefäßwänden nichts zu tun. *Beispiele:* nach Gefäßpunktionen; Nahtaneurysmen.
● Durch bakterielle Infektion wird die Gefäßwand abgebaut, so daß sie schließlich perforiert; das perivasale Hämatom wird wieder im Randbereich von Bindegewebe eingescheidet.

Aneurysma dissecans: Durch einen Intimariß gräbt sich der Blutstrom zwischen Intima und Media (oder Adventitia) ein. Es entsteht ein Falschkanal (Abb. 4.3 b).

● Die Dissektion kann nach außen, aber auch nach innen verlaufen. Die nach innen verlaufende wird als *Reentry* (Wiedereintritt) bezeichnet. Sie ist eine Form der Selbstheilung, die aber eine spätere Ruptur nicht ausschließt.
● Die blind endende Dissektion kann thrombosieren und spontan ausheilen.
● Die Dissektion kann sich beispielsweise in die aus der Aorta abgehenden Arterien fortsetzen bzw. die Organarterienabgänge komprimieren mit der Folge des Funktionsverlustes der betroffenen Organe: Nieren, Darm, etc.
● Der Intimaeinriß tritt zu 95 % im Bereich der thorakalen Aorta (Aortenbogen), zu 5 % im Bereich der abdominalen Aorta auf.

Ursachen

● Arteriosklerose, Hypertonus
● Infektion der Gefäßwand,
● perforierende Verletzungen,
● iatrogen,
● angeboren, bevorzugt Hirnarterien.

Komplikationen

● Freie Ruptur in vorgegebene Höhlen. *Beispiel:* Brust- oder Bauchhöhle.
● Gedeckte Ruptur, d. h. Tamponade des Hämatoms durch benachbarte Organe oder enge Räume. Fast immer rupturiert die Aorta abdominalis unterhalb der Nierenarterien in das Retroperitoneum.
● Akute Embolie durch den Abgang von Wandthromben.
● Zunehmende Thrombose bis hin zum vollständigen Verschluß des Aneurysmas.
● Kompression und Penetration der benachbarten Organe, bedingt durch die Größenzunahme des Aneurysmas.

Therapie

● Ausschaltung des Aneurysmas und Ersatz durch Prothese (s. Kap. 4.6.6).

- Bei der herznahen Aorta bis zum Abgang der linken A. subclavia ist der Einsatz der Herz-Lungen-Maschine notwendig.

4.2 Gefäßchirurgische Operationsmöglichkeiten

4.2.1 Gefäßnaht

Direkter Gefäßverschluß

- Bei großen Gefäßen quer wie auch längs möglich.
- Bei mittleren und kleinen Gefäßen meist mit Hilfe eines Patch (Flicken) möglich, der einer Lumeneinengung vorbeugen soll (möglichst Verwendung von körpereigenem Venenmaterial, sonst Kunststoff).

Anastomosen

- End-zu-End-Anastomose,
- Seit-zu-End-Anastomose oder
- Seit-zu-Seit-Anastomose

Wichtig ist, daß nach distal eine Stufenbildung vermieden wird; sonst ist ein Anheften der Intima erforderlich. Die Gefäßwand muß vollständig durchstochen werden.

Die direkte Naht kann einzeln oder fortlaufend erfolgen.

Nahtmaterial (s. a. Kap. 1.1)

- Nicht resorbierbar immer dann, wenn Prothese (Fremdmaterial) verwendet wird.
- Körpereigenes Material kann mit langsam resorbierbarem Nahtmaterial genäht werden; *Beispiel:* Venenbypass.
- Monofil.
- Material: Polypropylen (Ethicon-Prolene); PTFE (Gore-Tex).
- Meist doppelt armiertes Fadenmaterial.
- Die Auswahl der Nadel richtet sich nach dem Gewebe und der Prothese.

4.2.2 Desobliteration
(Obliteration = Verstopfung)

Bei der Desobliteration wird ein verschlossener Gefäßabschnitt ausgeräumt und das Gefäßlumen wieder durchgängig gemacht.

Allgemein lassen sich 2 Verfahren unterscheiden:

- Direktes Verfahren: Das Gefäß wird direkt über dem Embolus bzw. Thrombus eröffnet.
- Indirektes Verfahren: Das Gefäß wird fern des Embolus eröffnet.

Wichtig sind folgende Vorgehensweisen:

Transluminäre Desobliteration

Die Embolektomie/Thrombembolektomie nach Fogarty bei einem embolischen Gefäßverschluß (Abb. 4.5 und Kap. 4.6.1).

Nach der meist quer ausgeführten Arteriotomie wird ein Ballonkatheter nach Fogarty ortho- und retrograd über den Embolus hinaus vorgeschoben, der Ballon aufgefüllt (Milliliter je nach Kathetergröße) und vorsichtig zurückgezogen. Dabei wird das Verschlußmaterial mitgenommen und mit einer atraumatischen Pinzette entfernt. Dieses Manöver wird solange wiederholt, bis ein guter Blutfluß vorhanden ist. Danach wird lokal Heparin injiziert und das Gefäß direkt verschlossen.

Intramurale Desobliteration

Ausschälplastik (= Thrombendarteriektomie/ TEA) bei einem chronischen Gefäßprozeß wie der Arteriosklerose.

Die Wand des erkrankten Gefäßes besitzt eine gesunde Außenschicht, jedoch eine atheromatöse Innenschicht. Die verkalkten Wandanteile (Intima und evtl. Media) werden entfernt (= das veränderte Endarterium). Bei diesem Verfahren ist besonders darauf zu achten, daß nach Ablösen des Verschlußzylinders an der Innenschicht des distalen Gefäßabschnittes keine Stufe verbleibt; ggf. muß diese mit Naht oder Stent angeheftet werden.

Offenes Verfahren (Abb. 4.4)
Bei kurzstreckigen Stenosen wird der Gefäßabschnitt in ganzer Länge freigelegt, das Gefäß längs inzidiert und der Zylinder mittels Dissektor (s. Kap. 4.5.1) und Overholt ausgeschält. Danach erfolgt meist eine Erweiterungsplastik mit einem Patch (=Flicken).

Vorkommen: z. B. Karotisgabel (s. Kap. 4.6.2), Aortenbifurkation, A. femoralis communis, A. profunda femoris (s. Kap. 4.6.3).

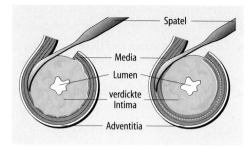

Abb. 4.4. Intramurale Desobliteration mittels Dissektor

Halbgeschlossenes Verfahren (Abb. 4.6)
Häufig bei längerstreckigen Verschlüssen in der Beckenetage.

Beispiel: A.-iliaca-externa-Verschluß. Hier wird die A. femoralis communis längs inzidiert, mit dem Dissektor der zu entfernende Verschlußzylinder zirkulär von der gesunden Schicht etwas gelöst und durchtrennt. Ein Ringstripper (s. Kap. 4.5.1) wird über den Verschlußzylinder geführt und unter drehenden Bewegungen in dieser Schicht vorgeschoben. Am nächsten großen Gefäßabgang (z. B. A. iliaca interna) wird der Zylinder unter leichtem Zug abgetrennt und zusammen mit dem Ringstripper entfernt.

Die Gefahr dieser Methode ohne Sicht ist, daß es durch die Manipulation zur Perforation des Gefäßes kommen kann und damit zu

Abb. 4.5. Transluminäre Desobliteration. (Aus Lüdtke-Handjery 1981)

Abb. 4.6. Intramurale Desobliteration mittels Ringstripper. (Aus Lüdtke-Handjery 1981)

erheblichen Blutungen, die unverzüglich versorgt werden müssen. Daher immer ausreichende Hautdesinfektion nach proximal und entsprechendes Abdecken.

4.2.3
Intraluminale Dilatation nach Dotter-Grüntzig
(Dilatation = Erweiterung)

Mit einem speziellen Dilatationskatheter und Druckmanometer werden unter Kontrastmitteldarstellung atheromatöse Verengungen gesprengt bzw. aufgeweitet.

Indikationen

- Dieses Verfahren bietet sich an bei Risikopatienten, für die ein größerer Eingriff zu belastend wäre.
- Vor allem Verengungen im Becken-, Beinarterienbereich:
  - kurzstreckige Iliakastenosen,
  - kurzstreckige Stenosen der A. femoralis superficialis,
  - kurzstreckige Stenosen im A. poplitea Bereich.
- Stenosen der Koronararterien (PTCA).
- Stenosen der Nierenarterien.

Kontraindiziert ist die Dilatation bei:

- exzentrischen Stenosen mit massiver Verkalkung,
- vollkommenem längerstreckigem Gefäßverschluß.

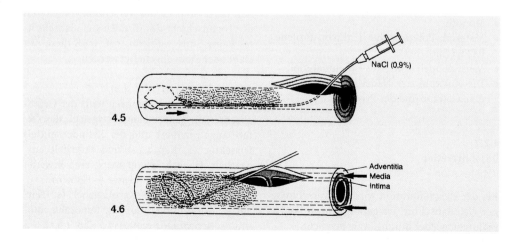

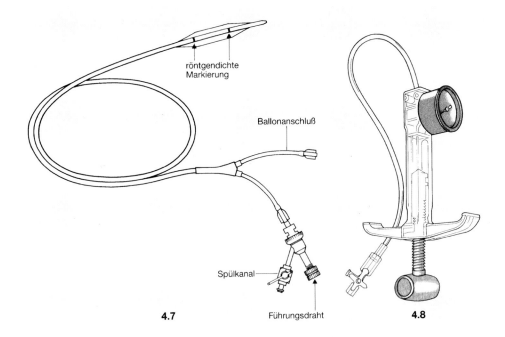

4.7   **4.8**

Abb. 4.7. Dilatationskatheter (Aus Kremer et al. 1992)

Abb. 4.8. Dilatationsspritze mit Druckmanometer (Aus Kremer et al. 1992)

Vorgehensweisen

- Perkutane Dilatation (perkutane transluminale Angioplastie *PTA*);
- intraoperative, halboffene Dilatation (intraoperative transluminale Angioplastie *ITA*).

Spezialinstrumentarium

Neben dem Grundinstrumentarium und Gefäßstandardinstrumentarium (s. Kap. 4.5.1) werden benötigt:
Dilatationskatheter nach Dotter-Grüntzig (Abb. 4.7):
Es handelt sich hierbei um einen doppellumigen Katheter. Über das eine Lumen ist es möglich, zu spülen und Kontrastmittel (Angiographie) zu verabreichen. Nach der Dilatation kann man intraoperativ lysieren. Das zweite Lumen endet in einem Ballon, der wesentlich stabiler ist als der des Fogartykatheters.
Diese Katheter sind in unterschiedlichen Ausführungen erhältlich. Es variiert zum einen der Ballondurchmesser, zum anderen die Ballonlänge. Der Ballon besitzt eine röntgen-

dichte Markierung, läßt sich aber noch besser darstellen, wenn er mit verdünntem Kontrastmittel gefüllt wird.

Führungsdraht (Seldinger-Draht):
Mit diesem Draht wird der Katheter korrekt plaziert.

Dilatationsspritze mit Druckmanometer (Abb. 4.8):
Da bei der Dilatation über mehrere Sekunden ein gleichmäßiger Druck im Stenosebereich gehalten werden muß, kann mit dieser Spritze a) die Druckstärke abgelesen werden, b) durch eine Arretierung der Druck ohne Kraftaufwand gehalten werden.

Für die PTA steht ein zusätzliches Punktionsset zur Verfügung.

Kontrastmittel, meist verdünnt.

Durchleuchtungseinheit, Röntgengerät:
Ein wesentlicher Bestandteil dieses Verfahrens ist die Angiographie. Um die Durchleuchtungszeiten und die Dosierung des Kontrastmittels so gering wie möglich zu halten, sind in den letzten Jahren besondere DSA-Anlagen

entwickelt worden (DSA = digitale Subtraktionsangiographie). Trotzdem ist es notwendig, den Patienten wie auch das Personal zu schützen!

Intraoperative Durchleuchtung

Folgende Grundsätze sind dabei zu beachten (s. a. Kap. 3.2.3 unter Winkelplatten):

- Den Patienten so gut wie möglich schützen.
- Tragen einer dicken Bleischürze.
- Eventuell Tragen eines Halsschutzes.
- Vermeiden, direkt in den Strahlengang zu geraten.
- Ausreichender Abstand zum Röntgengerät.
- Kurze Durchleuchtungszeiten.
- Tragen eines Dosimeters.
- Dokumentieren der Durchleuchtungszeit.

Beschreibung der ITA

Meist wird die Femoralisgabel über einen lateralen, unterhalb des Leistenbandes verlaufenden Leistenlängsschnitt aufgesucht, freipräpariert, die einzelnen Gefäße angeschlungen, anschließend abgeklemmt.

Arteriotomie (oder Punktion, dann aber ohne Blutflußunterbrechung) der A. femoralis communis und Vorschieben des Katheters nach proximal oder distal bis hin zum Stenosebereich.

Auffüllen des Ballons und Halten eines bestimmten Druckes über mehrere Sekunden. Dabei werden die atheromatösen Massen oder Thromben an die Gefäßwand gedrückt. Dieses Verfahren wiederholt sich bis der gesamte Stenosebereich durchgängig ist.

Die einzelnen Schritte erfolgen unter Durchleuchtung/Angiographie.

Verschluß der Arteriotomie, Blutstillung, Redoneinlage, schichtweiser Wundverschluß.

4.2.4
Gefäßtransplantation

Umgehungstransplantat (Bypass; Abb. 4.9)

Ein Gefäßabschnitt ist verschlossen und wird durch eine Prothese oder ein autologes Venentransplantat im Sinne eines Kollateralgefäßes umgangen. Hierbei bleibt der Verschluß bestehen. Der Anschluß findet oberhalb und unterhalb der Obliteration statt.

Venenbypassformen

- Umkehrbypass: Die Vene wird entnommen, dann um 180° gedreht und an entsprechender Stelle anastomosiert (s. Kap. 4.6.4).
- In-situ-Bypass: Die Vene verbleibt in ihrem natürlichen anatomischen Venenbett. Alle Abgänge werden ligiert und im Anastomosenbereich auch durchtrennt. Von distal aus vorgeschoben, werden die Venenklappen mit einem Venenklappenschneider entfernt, anschließend anastomosiert (s. Kap. 4.6.4).

Beispiele: anatomische Bypässe:

- aortofemoraler Bypass (AVK; s. 4.6.6),
- femoropoplitealer Bypass.

Beispiele: extraanatomische Bypässe:

- femorofemoraler Bypass („cross over"; s. Kap. 4.6.9).
- axillofemoraler Bypass (s. Kap. 4.6.9).

Überbrückungstransplantat
(Interponat; Abb. 4.10)

Der betroffene, erkrankte Gefäßabschnitt wird reseziert und durch eine Prothese oder Vene ersetzt. *Beispiel:* Aortenaneurysma (s. Kap. 4.6.6).

4.3
Gefäßprothesen

Autologes Venenmaterial

Die Vene gehört zwar nicht zu den Gefäßprothesen, sie wird aber wegen der Vorteile des körpereigenen Materials in der Gefäßchirurgie bevorzugt eingesetzt. Wenn eben möglich und vorhanden, wird autologes Venenmaterial an den Extremitäten verwendet, entweder als Bypass, als Interponat oder als Patch bei der Erweiterungsplastik.

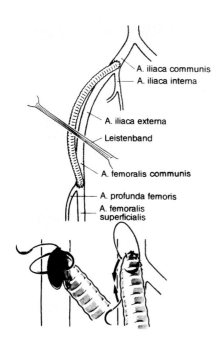

A. iliaca communis
A. iliaca interna

A. iliaca externa

Leistenband

A. femoralis communis

A. profunda femoris
A. femoralis
superficialis

Abb. 4.9. Iliacofemoraler Bypass. End-zu-Seit Anastomose (Aus Lüdtke-Handjery 1981)

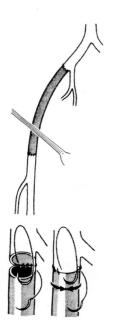

Abb. 4.10. Iliacofemorales Interponat. End-zu-End-Anastomose (Aus Lüdtke-Handjery 1981)

Dacronprothesen (Polyesterfaser)

Diese Kunststoffprothese wird in unterschiedlichen Formen hergestellt, gestrickt, gewebt und speziell beschichtet. Bis auf Letztgenannte sind diese Gefäßprothesen nicht primär dicht und bedürfen einer Versiegelung, die als „Preclotting" bezeichnet wird.

„Preclotting"

Die Prothese muß vor ihrer Implantation mit *nicht heparinisiertem Eigenblut* vorbehandelt werden. Etwa 15 min vor Gebrauch wird Patientenblut abpunktiert und die Prothese in diesem Blut „gebadet" und mehrmals ausgestreift. Dies führt zur Ablagerung von Fibrin in den Prothesenporen und damit, zusammen mit Thrombozyten, zu einer biologischen Versiegelung.

Die in Blut getränkte Prothese wird in einem sauberen, sterilen Behälter aufbewahrt, und bevor sie endgültig eingesetzt wird, soll sie ausgesaugt werden.

Dacronprothesen sind mit und ohne Doppelvelours erhältlich, d. h. die Prothese besitzt innen und außen eine Velourskonstruktion.

Innen ist diese kurz, um nach der Einheilung möglichst gute Fließeigenschaften zu gewährleisten und um die Neointima möglichst niedrig zu halten, die mit der Innenschicht verwächst. Der Außenflor ist hoch und begünstigt dadurch das Einwachsen in das Umgebungsgewebe.

Gestrickte Dacronprothesen

Diese Prothesen sind durch den Kettenwirk-Steppstich besonders verarbeitet, der ein Ausfransen verhindert. Weiterhin besitzen sie eine Markierungslinie, die bei Untertunnelungsmanövern zur Orientierung dient, um ein Verdrehen der Prothese zu verhindern.

- Bei der gestrickten Prothese ist ein „Preclotting" unbedingt erforderlich!
- Sie kann an Extremitäten, im Bauchraum, weniger im thorakalen Bereich verwendet werden.
- Da sie nicht ausfranst, bietet sich die gestrickte Prothese als Patch zur Erweiterungsplastik an.

Gewebte Dacronprothesen

Die gewebte Prothese ist weniger porös als die gestrickte, dadurch wird das „Preclotting" verkürzt.

- Sie besitzt ebenfalls eine Markierungslinie.
- Sie kann an Extremitäten, im Bauchraum und im thorakalen Bereich verwendet werden.

Primär dichte Dacronprothesen

Sie sind besonders imprägniert. *Beispiel:* Doppelveloursprothese mit Hemashield (Meadox), hat eine Kollagenimprägnierung, die sich innerhalb von 12 Wochen durch Kollagenase resorbiert.

- Vorteile: kein „Preclotting", sofortige Einsetzbarkeit, verbesserte Einheilung, geringerer intraoperativer Blutverlust.
- Sie kommen zur Anwendung in besonders akuten Situationen, wie bei der Aortenaneurysmaruptur oder bei Operationen an der thorakalen Aorta. Die Patienten, die mit einer Gefäßruptur o. ä. notfallmäßig operiert werden, weisen meist schlechte Thrombozytenwerte auf, so daß ein „Preclotting" nicht möglich ist.
- Die primär dichten Prothesen dürfen nicht resterilisiert werden!

Resterilisierung von gestrickten und gewebten Dacronprothesen

Prothesen, die durch die Voroperation mit Blut kontaminiert sind, dürfen nicht resterilisiert werden.

- Die Prothesen zum Verpacken nur mit Handschuhen anfassen.
- Geeignetes Verpackungsmaterial für den jeweiligen Sterilisationsvorgang benutzen.
- Beschriftung der Verpackung: Prothesenart, Restlänge (wird bestimmt, indem man die Prothese etwas auseinanderzieht), Durchmesser, Datum, Anzahl der bisherigen Resterilisationen, Name des Verpackenden.
- Dacronprothesen dürfen dampf- und gassterilisiert werden.
- Dreimaliges Sterilisieren ist vom Hersteller erlaubt.

Teflonprothesen
(Polytetrafluorethylen/PTFE)

PTFE ist eine Chemiefaser aus dem Fluorkohlenstoffharz. Zu den Teflonprothesen gehören u. a.: Vitagraft-Prothese mit poröser Oberfläche, Gore-Tex-Prothese (Gore) und Impra-Prothese (Impra).

Als Beispiel wird die *Gore-Tex-Prothese* hier näher beschrieben:

- Ein „Preclotting" ist nicht erforderlich.
- Die Prothese ist nicht oder nur wenig elastisch, daher muß die korrekte Prothesenlänge vor der Implantation bestimmt werden (neu: Gore-Tex-stretch).
- Die Prothesen dürfen nur mit scharfen Instrumenten zugeschnitten werden, da sonst die verstärkte Außenschicht beschädigt wird.
- Wie bei den anderen Gefäßprothesen wird nichtresorbierbares monofiles Nahtmaterial verwendet. Es gibt einen speziellen nichtresorbierbaren, monofilen und mikroporösen Gore-Tex-Faden (Gore) mit einem Luftanteil von 50%. Er reduziert Stichkanalblutungen, da Nadel und Faden den gleichen Durchmesser besitzen. Durch den Luftanteil plaziert sich der Faden gut im Stichkanal. Dieses Nahtmaterial kann gassterilisiert werden.
- Die PTFE-Prothesen werden vorwiegend an den Extremitäten verwendet. Um diese Prothesen über Gelenke implantieren zu können, werden sie auch mit Ringen verstärkt hergestellt. Diese können abgenommen werden, ohne daß die Prothese beschädigt wird.

  Außerdem werden Gore-Prothesen mit dicken und dünnen Wänden produziert.

  Zu Dialysezwecken (AV-Shunt) ist eine spezielle Prothese entwickelt worden, die sich zu einem Ende hin verjüngt ($\varnothing 6 \rightarrow \varnothing 4$, $\varnothing 7 \rightarrow \varnothing 4$).
- Resterilisation einer Gore-Tex-Prothese:
  - allgemeine Voraussetzung s. Dacronprothesen;
  - Dampf- und Gassterilisation ist möglich, aber *keine* Strahlensterilisation
  - kann 10mal resterilisiert werden.

Nachteile von Kunststoffprothesen:
- Dacronprothesen sollen nur in größeren Arterien eingesetzt werden, da der Prothesendurchmesser sich später durch Bildung einer Neointima um 2–4 mm einengt.
- Stichkanalblutungen.
- Das Thrombose- und Infektionsrisiko ist größer als bei Venen.

Vorteile von Kunststoffprothesen:
- Länge und Lumen können nach Bedarf gewählt werden.
- Verkürzung der OP-Zeit.
- Die Anastomosentechnik ist einfacher als bei Venenmaterial.

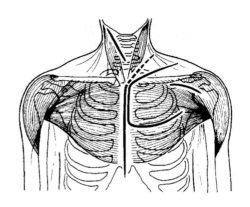

Abb. 4.11 aus Lüdtke-Handjery 1981

4.4
Zugänge

- *Karotisgabel, A. subclavia:* Längsschnitt am Vorderrand des M. sternocleidomastoideus (Abb. 4.11).
- *A. subclavia, A. carotis:* Supraclavikulär (Abb. 4.11).
- *A. subclavia. A. axillaris:* Infraclavikulärer Querschnitt (Abb. 4.11).
- *Aortenbogen, Aorta ascendens, Truncus brachiocephalicus, A. pulmonalis (Hauptstamm):* Mediane Sternotomie (Abb. 4.11) mit oszillierender Säge oder Sternummeißel.
- *Aorta descendens:* Anteroposteriore Thorakotomie im 4. Interkostalraum links, in Rechtsseitenlagerung (Abb. 4.12).
- *Thorakoabdominale Aorta:* Thorakoabdominaler Zugang: mediane abdominale Längsinzision → über den linken Rippenbogen → 4.–6. ICR (Interkostalraum).
- *A. brachialis/A. cubitalis:* S-förmige Inzision in der Ellenbeuge (Abb. 4.13) mit Armauslagerung auf einem Handtisch.
- *Aorta abdominalis, Aa. iliacae communes, Nierenarterien, Viszeralarterien:* Mediane Laparotomie (Abb. 4.15) mit Linksumschneidung des Nabels.
- *Aorta abdominalis, Nierenarterien, Viszeralarterien:* Quer ausgeführte Oberbauchlaparotomie (Abb. 4.15): Dieser Zugang ist zeitaufwendiger, zieht aber weniger Narbenbrüche nach sich als andere Laparotomiezugänge.

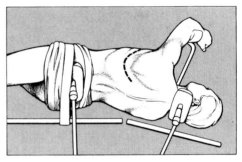

Abb. 4.12 aus Kortmann u. Riel 1988

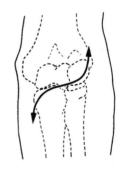

Abb. 4.13 aus Lüdtke-Handjery 1981

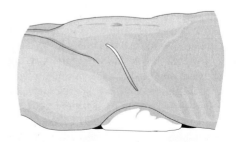

Abb. 4.14

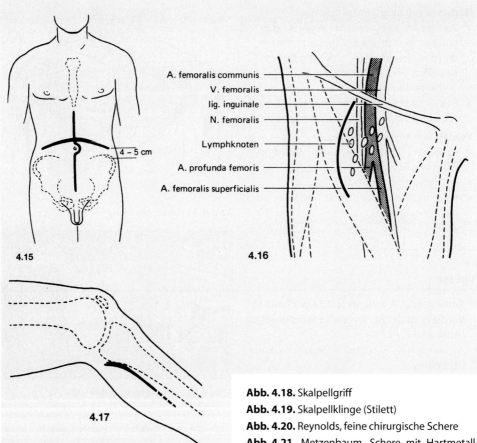

A. femoralis communis
V. femoralis
lig. inguinale
N. femoralis

Lymphknoten

A. profunda femoris

A. femoralis superficialis

4 – 5 cm

4.15

4.16

4.17

Abb. 4.15–4.16 aus Lüdtke-Handjery 1981

- *A. iliaca externa (z. B. cross-over Bypass mit A. iliaca Anschluß):* Kleine extraperitoneale Inzision oberhalb vom Leistenband.
- *Aorta abdominalis, A. iliaca, lumbale Sympathektomie:* Extraperitonealer Zugang (Abb. 4.14) in Rücken- und Halbseitenlage. Von der 12. Rippe schräg zur Rektusmuskulatur. Wechselschnitt oder Durchtrennung der Muskulatur im Schnittverlauf.
- *A. femoralis, A. profunda femoris:* Laterale Längsinzision (Abb. 4.16) unterhalb vom Leistenband. Durch die laterale Inzision sollen die Lymphknoten geschont werden.
- *A. poplitea:* Inzisionen im medialen Kniebereich (Abb. 4.17) entweder oberhalb des Kniegelenks oder unterhalb, dann medial dorsal der Tibiakante verlaufend.

Abb. 4.18. Skalpellgriff   ▷
Abb. 4.19. Skalpellklinge (Stilett)
Abb. 4.20. Reynolds, feine chirurgische Schere
Abb. 4.21. Metzenbaum, Schere mit Hartmetalleinsatz
Abb. 4.22. Potts-Smith, Schere für Herz- und Gefäßchirurgie
Abb. 4.23. De Bakey, Gefäßdilatator („Olive"). (Abb. 4.18–4.23 Fa. Aesculap)
Abb. 4.24. De Bakey, atraumatische Pinzette
Abb. 4.25. Cushing, Pinzette
Abb. 4.26. Intimaspatel (Dissektor)
Abb. 4.27. Vollmar, Ringstripper
Abb. 4.28. Ringstrippergriff
Abb. 4.29. Adson, Saugrohr. (Abb. 4.24–4.29 Fa. Martin)

4.5
Gefäßchirurgisches Instrumentarium

Zum Arbeiten am Gefäß werden bevorzugt *atraumatische* Instrumente wie Pinzetten und Gefäßklemmen verwendet. Diese Instrumente besitzen spezielle Zahnungen, die das Gewebe zwar präzise fassen, aber nicht schädigen.

4.5.1 Standardinstrumentarium (Beispiele)

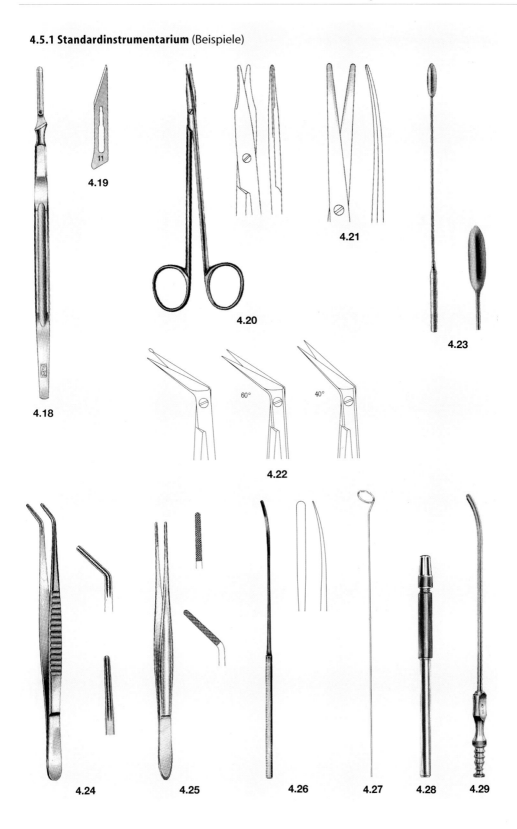

4.19

4.20

4.21

4.23

4.18

4.22

4.24

4.25

4.26

4.27

4.28

4.29

Zusätzliches Instrumentarium (Beispiele)

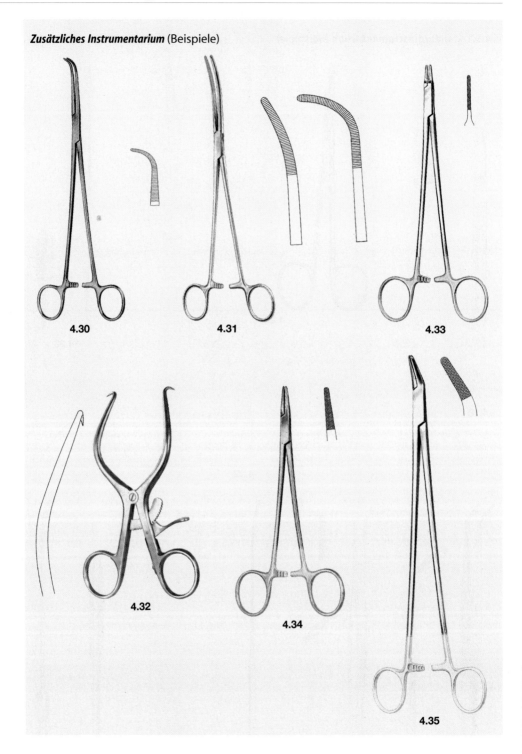

4.30

4.31

4.33

4.32

4.34

4.35

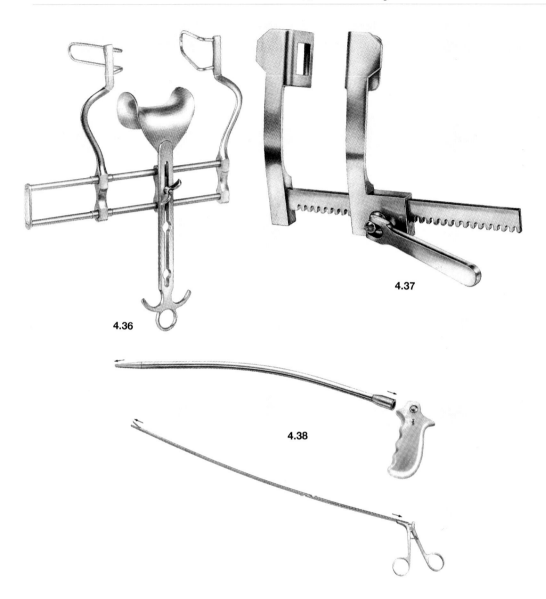

4.37

4.36

4.38

△

4.5.2 Gefäßklemmen und ihre Zahnungen (Beispiele; Abb. 4.39–4.53)

Die einzelnen Typen werden in verschiedenen Längen hergestellt.

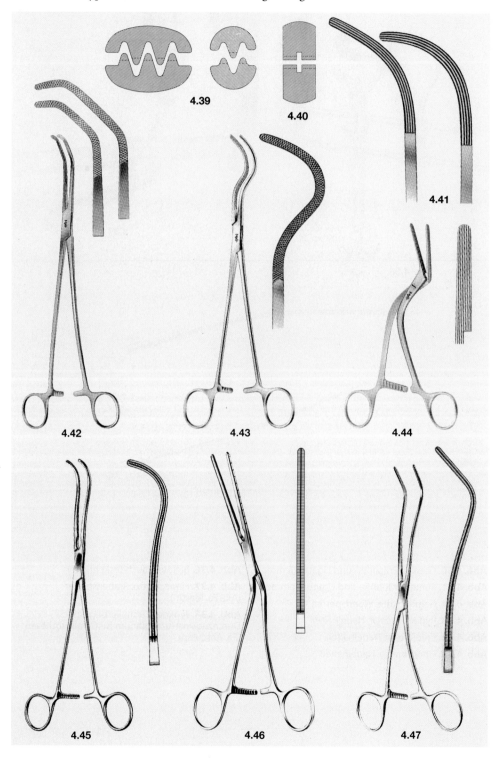

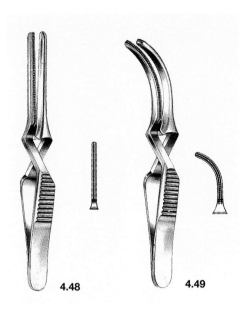

4.48   **4.49**

Abb. 4.48. Atraumatische Bulldog-Klemme gerade (Fa. Martin)

Abb. 4.49. Atraumatische Bulldog-Klemme gekrümmt (Fa. Martin)

◁ **Abb. 4.39.** Atraumatische De Bakey-Zahnung

Abb. 4.40. Atraumatische Cooley-Zahnung

Abb. 4.41. Crafoord, Aurikel-Klemme

Abb. 4.42. Satinsky, Vena-cava-Klemme

Abb. 4.43. Harken, Vena-cava-Klemme

Abb. 4.44. Höpfner, Gefäßklemme
(Alle Fa. Aesculap)

Abb. 4.45. De Bakey, atraumatische Gefäßklemme. (Fa. Martin)

Abb. 4.46. Cooley, atraumatische Gefäßklemme (Iliaca-Klemme) (Fa. Martin)

Abb. 4.47. Cooley, atraumatische Gefäßklemme (Carotis-Klemme) (Fa. Martin)

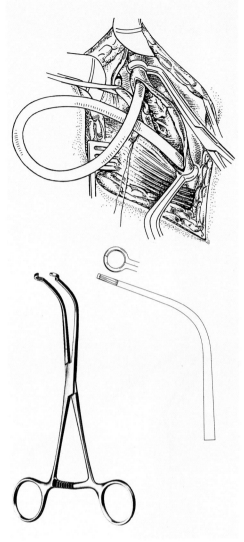

Abb. 4.50. Javid, Karotisklemme (Shunt-Klemme) (Fa. Martin)

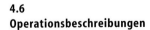

4.6
Operationsbeschreibungen

4.6.1
Embolektomie

Prinzip: Freilegen der entsprechenden Arteriengabel, Gefäßinzision und Ausräumen des Embolus. Die Embolektomie ist eine Kombination aus direkter und indirekter Desobliteration (s. Kap. 4.2.2).

Instrumentarium

- Feines Grundinstrumentarium mit Sperrer, bezogenen – armiert – Klemmchen, Knopfkanüle o. ä.
- Gefäßstandardinstrumentarium mit Bulldog- und Gefäßklemmen.
- Fogartykatheter, evtl. Spülkatheter.
- Evtl. Kontrastmittel zur Gefäßdarstellung.
- Heparin.
- Haltebänder – Gummizügel.
- Evtl. Lokalanästhetikum.

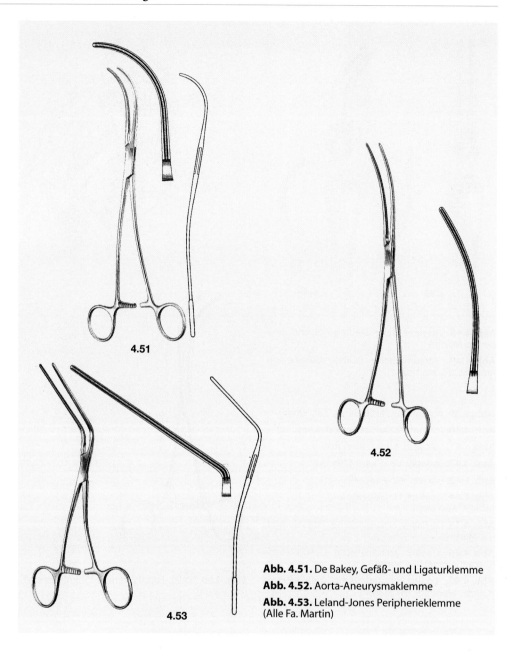

Abb. 4.51. De Bakey, Gefäß- und Ligaturklemme
Abb. 4.52. Aorta-Aneurysmaklemme
Abb. 4.53. Leland-Jones Peripherieklemme
(Alle Fa. Martin)

Lagerung

- Obere Extremität:
  - Rückenlagerung,
  - Lagerung des Armes auf einem Hand-
    tisch.
- Untere Extremität:
  - Rückenlage auf einem Röntgentisch.
- Anlegen der neutralen Elektrode nach Vor-
  schrift.

- Bildwandler und Strahlenschutz
  (s. Kap. 4.2.3 unter Winkelplatten).

Abdeckung

- Hauseigen, Stoffwäsche immer doppelt
  und wasserdicht.
- Die betroffene Extremität steril wickeln.

Operation

- Desinfektion und Abdeckung; Lokalanästhesie
- Hautschnitt:
  Obere Extremität: S-förmig in der Ellenbeuge (s. Kap. 4.4).
  Untere Extremität: lateral gelegene Längsinzision unterhalb des Leistenbandes, um gegen Lymphfisteln vorzubeugen (s. Kap. 4.4).
  Sorgfältiges Freipräparieren der Gefäße, die mit einem Overholt unterfahren und mit Halteband oder Gummizügel einzeln angezügelt werden.
  Obere Extremität: Anschlingen der Aa. radialis, ulnaris und cubitalis (A. brachialis).
  Untere Extremität: Anschlingen der Aa. femoralis communis, profunda femoris, femoralis superficialis.
- Die einzelnen Gefäße und ihre Abgänge werden mit Bulldog- oder kurzen Gefäßklemmen abgeklemmt.
- Die Arterie wird mit dem Stilett meist quer eröffnet.
  Obere Extremität: Die Inzision liegt im Bereich der A. cubitalis (A. brachialis).
  Untere Extremität: Die Inzision liegt im Bereich der A. femoralis communis.
- Embolektomie bzw. Thrombembolektomie:
  Mit dem Fogarty-Katheter (∅ 3–5) wird ortho- bzw. retrograd solange vorgegangen, bis ein ausreichender Blutstrom erzielt ist.
  Durchführung: Öffnen der jeweiligen Gefäßklemme und Vorschieben des Fogarty-Kathe-

ters (Abb. 4.54 a). Auffüllen des Ballons nach Herstellerangabe (Abb. 4.54 b), vorsichtiges Zurückziehen des Ballonkatheters (Abb. 4.54 c). Entnahme des Embolus mit einer Pinzette; lokale Heparingabe (Verdünnung nach Angabe meist 1:100); Schluß der Gefäßklemme.
Von der Arteriotomie aus werden die drei Gefäße in gleicher Weise embolektomiert.

- Eine intraoperative Kontrollangiographie soll folgen.
- Die quer ausgeführte Arteriotomie wird meist mit resorbierbaren oder nichtresorbierbaren monofilen Fäden wie folgt verschlossen:
  1. Ecknaht mit einem bezogenen Klemmchen armieren, 2. Gegenseite Ecknaht, 3. von dort aus fortlaufende Naht. Vor dem Knoten kurzes **„Flushen"** (Öffnen der Gefäßklemmen, um Restgerinnsel und Luft aus dem Gefäß zu entfernen).
  War zuvor eine Längsinzision erforderlich, kann das Einnähen eines Venen- oder Dacronpatches notwendig werden (s. Kap. 4.6.2, 4.6.3).
- Entfernen der einzelnen Gefäßklemmen; Blutstillung; Zählen der Instrumente und Tücher (Dokumentation); Einlage einer Redondrainage; schichtweiser Wundverschluß mit resorbierbarem Nahtmaterial; Intrakutannaht/ Hautklammerung.

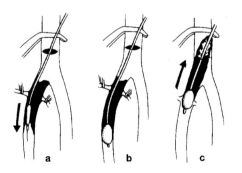

Abb. 4.54 a–c. Embolektomie mit Fogartykatheter (Aus Heberer et al. 1993)

4.6.2
Thrombendarteriektomie der Karotisgabel

Prinzip: Desobliteration im Karotisgabelbereich mit anschließender Erweiterungsplastik mit Venen- oder Dacronpatch.

Indikation

Eine Stenose meist im Abgangsbereich der A. carotis interna (Karotisgabel) durch Arteriosklerose.

OP-Ziel

Schlaganfallprophylaxe.

Stadieneinteilung:

I: Asymptomatisch, Zufallsbefund

In diesem Stadium wird nur dann operiert, wenn es sich um sehr hochgradige Stenosen handelt (> 80%).

II a: TIA (transistorisch-ischämische Attacke)

Hier kommt es zu einer innerhalb von 24 h voll rückbildungsfähigen seitenbetonten Hirnfunktionsstörung. Kleine Thromben gehen von den Plaques ab, Verschluß kleinerer Gefäße mit zeitweiliger Minderdurchblutung des Gehirns. Dies führt zu vorübergehenden Attacken, schlaffe Armlähmung, Sehstörungen.

II b: PRIND (prolongiertes, reversibles, ischämisches, neurologisches Defizit).

Reversible Attacken über 24 h bis zu 1 Woche.

Therapie im Stadium II ist die OP!

OP-Komplikation: Intraoperativer Apoplex.

III: akuter Schlaganfall

Die OP-Indikation ist in nur sehr wenigen Ausnahmen gegeben, dann wenn innerhalb einer Dreistundengrenze operiert werden kann.

IV: Apoplex mit irreversiblen neurologischen Ausfällen

Problematische OP-Indikation, es sei denn, die gegenseitige Karotis ist ebenfalls hochgradig eingeengt.

Instrumentarium

- Feines Grundinstrumentarium mit Sperrer, bezogenen Klemmchen.
- Kurzes Gefäßstandardinstrumentarium (s. Kap. 4.5) mit Bulldogklemmen, Gefäßklemmen, evtl. Javid-Klemme (Abb. 4.50), evtl. Gefäßdilatatoren.
- Shunts in Form von Javid-Shuntröhrchen oder speziellen Ballonkathetern.
- Ein etwas kräftigeres Gummirohr als **Tourniquet** (Drehkreuz, eine Form der Gefäßabklemmung ohne Gefäßklemme. Über ein Halteband wird ein kurzes Gummirohr geschoben, angezogen und mit einer Péanklemme gehalten).
- Kunststoffpatch.

Lagerung

- Rückenlagerung.
- Der Kopf wird leicht rekliniert, zur gesunden Seite gedreht und beispielsweise mit einem Pflasterstreifen fixiert.
- Die Haare müssen gut verdeckt sein, z. B. Einschlagen in ein Dreiecktuch.
- Die Beine etwas gespreizt lagern, um evtl. Vene entnehmen zu können (als Patch zur Erweiterungsplastik).
- Armanlagerung auf der OP-Seite.
- Anlegen der neutralen Elektrode nach Vorschrift.

Abdeckung

- Hauseigen; Stoffwäsche immer doppelt und wasserundurchlässig.
- Die nicht abgedeckte Fläche erstreckt sich seitlich vom Sternum zur Schulter, nach oben bis zum Ohr.
- Bei Venenentnahme muß ein Unterschenkel zugänglich sein.

Operation

- Hautdesinfektion: Brustbereich bis zum Ohr. Bei Venenentnahme Desinfektion des entsprechenden Unterschenkels.
- Soll ein Venenpatch zur Erweiterungsplastik verwendet werden, wird mit der Entnahme eines Stücks der V. saphena magna am distalen Unterschenkel begonnen. Alternativ kommt ein gestrickter oder primär dichter Dacron- oder Gore-Tex-Patch in Frage. Die Hautinzision liegt im Bereich des Innenknöchels. Die Vene wird in entsprechender Länge dargestellt, präpariert, anschließend distal und proximal ligiert, durchtrennt und in Heparin-Ringer-Lösung aufbewahrt. Nach exakter Blutstillung erfolgt der Wundverschluß am Unterschenkel. Abdecken des Wundgebietes. Evtl. findet ein Handschuhwechsel statt.
- Hautschnitt im Halsbereich: längs entlang des Vorderrandes des M. sternocleidomastoideus auf das Mastoid (Processus mastoideus) zu (Abb. 4.11). Durchtrennen des Subkutangewebes und seitliches Abschieben der V. jugularis interna.

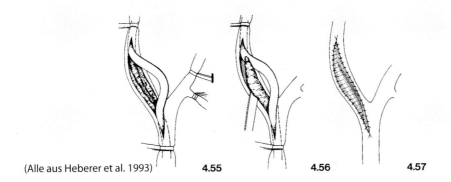

(Alle aus Heberer et al. 1993)   **4.55**   **4.56**   **4.57**

Durchtrennen, ggf. Durchstechen nach medial ziehender Venenäste mit feinem resorbierbarem Nahtmaterial. Einsetzen von Wundspreizern, z. B. Gelpi-Loktite.

- Darstellen der A. carotis communis und distales Anschlingen mit einem Halteband und Tourniquet.
- Weitere Präparation der Karotisgabel. Anschlingen der A. carotis interna und der A. carotis externa sowie kleinerer Abgänge.
  (Beide Gefäße werden vom N. hypoglossus überkreuzt, der die Zunge und den Rachen versorgt.)
- Soll eine intraluminale Shunteinlage erfolgen, so muß vor dem Abklemmen der Gefäße die Shuntgröße erfragt werden und dieser vorbereitet sein.
- Nach systemischer Heparingabe werden die einzelnen Gefäße z. B. mit Bulldog-, 120°Klemmen abgeklemmt (Vorsicht bei der Präparation und Abklemmung der A. carotis communis, hier verläuft der N. vagus, der unbedingt geschont werden muß).
- Längsinzision der A. carotis communis mit dem Stilett und Erweiterung mit der Pottschen Schere bis in die A. carotis interna.
- Evtl. werden nun zur Gefäßdilatation in rascher Folge Gefäßdilatatoren angereicht (ab ∅ 3 mm).
- Einlage des intraluminalen Shunts, erst nach proximal dann nach distal und Fixierung mit

Tourniquets (evtl. Verwendung der JavidKlemme). Entfernen der jeweiligen Gefäßklemmen zur Freigabe des Blutflusses durch den Shunt (Abb. 4.55).

- Bei liegendem Shunt erfolgt die Desobliteration (s. Kap. 4.2.2) der Gefäße mit einer feinen Overholt-Klemme und Dissektor (Abb. 4.56). Ist der Verschlußzylinder entfernt, muß peripher geprüft werden, ob es zu einer Stufenbildung an der Abtragungsstelle gekommen ist. Stufen müssen angeheftet werden (z. B. 7-0 monofile Naht).
- Nach erfolgreicher TEA wird der Venen- oder Kunststoffpatch zurechtgeschnitten.
- Einnähen des Patches mit 2 doppelt armierten Gefäßnähten (z. B. Stärke 6-0), jeweils mit einer Naht in den Arteriotomiewinkeln beginnend. Jede derzeit nicht benutzte Fadenhälfte wird mit einem bezogenen Klemmchen armiert. Kurz vor Beendigung der Erweiterungsplastik werden die Gefäßklemmen wieder angereicht, der Shunt vorsichtig entfernt und ein „Flushmanöver" durchgeführt. Die Naht wird unter Gefäßabklemmung beendet (Abb. 4.57).
- Nach sorgfältiger Blutstillung wird eine Redondrainage eingelegt, alle Instrumente und Tücher gezählt (Dokumentation) und die Wunde schichtweise verschlossen.

4.6.3
Profundaerweiterungsplastik

Prinzip: lokale Thrombendarteriektomie (TEA, s. Kap. 4.2.2) der Femoralisgabel und der A. profunda femoris mit anschließender Erweiterungsplastik mittels eines Venen- oder Kunststoffpatches.

Indikationen

- Lokalisierte arterielle Gefäßverschlüsse oder Stenosen im Bereich der Femoralisgabel.
- Enge des Ursprungs der A. profunda femoris bei komplettem Verschluß der Oberschenkeletage.
- Bei einer Y-Prothesenimplantation mit femoralem Anschluß.

Stenosen der A. femoralis communis bis in die A. profunda femoris, (die A. femoralis superficialis ist dann meist auch verschlossen) führen zu einer Minderdurchblutung des Beines. Die Kollateralen reichen nicht aus. In vielen Fällen ist es möglich, die A. profunda femoris für einen ausreichenden Kollateralkreislauf auf die Unterschenkelarterien wieder zu rekonstruieren. Die Desobliteration langstreckiger Verschlüsse der A. femoralis superficialis hat keine guten Ergebnisse.

Wenn der Profundakreislauf nicht wiederhergestellt werden kann, läßt sich noch ein Bypass auf die A. poplitea anlegen.

Instrumentarium

- Grundinstrumentarium mit Sperrer, bezogenen Klemmchen.
- Gefäßstandardinstrumentarium.
- Bulldog-, Gefäßklemmen, z. B. 120°-Klemmen, Femoralisklemmen.
- Evtl. Ringstripper, evtl. Gefäßdilatatoren.
- Heparinlösung, evtl. Kontrastmittel zur intraoperativen Angiographie.
- Evtl. Kunststoffpatch.

Lagerung

- Rückenlagerung auf einem Röntgentisch.
- Armauslagerung, gutes Abpolstern.

- Anlegen der neutralen Elektrode nach Vorschrift.
- Bildwandler und Strahlenschutz (s. Kap. 4.2.3 unter Winkelplatten).

Abdeckung

- Hauseigen; Stoffwäsche immer doppelt und wasserundurchlässig.
- Den Fuß der betroffenen Extremität steril wickeln.
- Zugänglich müssen das gesamte Bein ohne Fuß und der Unterbauch sein, da 1. Perforationsgefahr bei Ringstrippermanövern besteht und ein retroperitonealer Eingriff erforderlich werden könnte; 2. die Profundaplastik nicht den ausreichenden Erolg haben könnte und dann ein Bypassverfahren notwendig wird (s. Kap. 4.6.4).
- Soll ein Venenstück entnommen werden, ist das kontralaterale Bein ebenfalls steril abzudecken.

Operation

- Zur Erweiterungsplastik soll ein autologer Venenpatch verwendet werden. Proximal des Innenknöchels wird die V. saphena magna dargestellt und in erforderlicher Länge reseziert. Aufbewahren in Heparin-Ringer-Lösung. Wundverschluß am Unterschenkel. Alternativ kann ein gestrickter Dacronpatch verwendet werden.
- Lateraler Längsschnitt unterhalb des Leistenbandes (s. Abb. 4.16), der weiter nach distal geführt werden muß als bei der einfachen Leistenfreilegung. Durch die Präparation von lateral auf die Femoralisgabel werden die Lymphbahnen geschont. Das Gewebe wird nach proximal zwischen Overholt-Klemmen durchtrennt und ligiert, um Lymphfistelbildungen vorzubeugen.
- Nach der Durchtrennung der Oberschenkelfaszie werden Wundspreizer eingesetzt.
- Präparation der A. femoralis communis und der A. femoralis superficialis; Anschlingen der beiden mit Haltebändern.
- Darstellen des A.-profunda-femoris-Abganges und Anzügeln. Die weitere Präparation der A. profunda nach distal erfolgt je nach Verschlußsituation. Dabei müssen über die

Arterie ziehende Venenäste ligiert oder durchstochen werden.

- Nach systemischer Heparingabe werden die Gefäße sowie kleinere Abgänge mit Bulldog- und anderen Gefäßklemmen abgeklemmt.
- Längsinzision des Gefäßes von der A. femoralis communis in die A. profunda femoris, bis die Arterie palpatorisch frei ist. Dies geschieht zuerst mit dem Stilett, dann mit der Pott-Schere.
- Thrombendarteriektomie des Gefäßes mit Dissektor, Overholt-Klemme und Ringstripper für Beckenarterien. Eventuelle Gefäßwandstufen werden mit feinen monofilen Nähten wieder angeheftet.
- Ausspülen des Gefäßes und Überprüfung des ortho- und retrograden Blutstromes. Anschließend evtl. lokale Heparingabe.
- Die entnommene Vene wird mit der Pott-Schere aufgeschnitten und die Venenklappe reseziert oder der gestrickte abgedichtete Dacronpatch zugeschnitten.
  Evtl. werden 2 feine Haltefäden an der Gefäßwand vorgelegt.
- Einnähen des Patch mit 2 doppelt armierten Gefäßnähten 5-0/6-0. Es wird jeweils in den Arteriotomieecken begonnen und beidseits fortlaufend zur Mitte hin genäht. Vor dem Knoten erfolgt ein „Flushmanöver".
- Nach der Gefäßfreigabe und sorgfältiger Blutstillung erfolgt die intraoperative Angiographie. Instrumente und Tücher werden gezählt (Dokumentation), eine Redondrainage eingelegt, die Faszie verschlossen. Schichtweiser Wundverschluß.

4.6.4
Femoropoplitealer Venenbypass

Vorteile des autologen Venenbypass:
- keine Fremdkörperreaktion, gutes Einheilen,
- geringere Infektionsgefahr als bei Kunststoffprothesen,
- geringere Thromboseneigung als bei Kunststoffprothesen.

Nachteile des autologen Venenbypass:
- Es steht nicht immer Venenmaterial in ausreichender Länge oder Qualität zur Verfügung,
- längere Operationszeiten.

Instrumentarium

- Feines Grundinstrumentarium mit Sperrer, bezogenen Klemmchen.
- Gefäßstandardinstrumentarium (s. Kap. 4.5).
- Gefäßklemmen.
- Tunnelierungsgerät.
- Einzelclipstapler.
- Kontrastmittel für die intraoperative Angiographie, evtl. Angioskop.
- Beim In-situ- oder orthograden Bypass: Venenklappenschneider (Valvulotom, Abb. 4.60).
- Heparin.

Lagerung

- Rückenlagerung auf einem Röntgentisch.
- Polsterrolle unter das Knie der zu operierenden Seite, das Bein liegt in Außenrotation.
- Armauslagerung, gutes Abpolstern.
- Anlegen der neutralen Elektrode nach Vorschrift.
- Bildwandler und Strahlenschutz (s. Kap. 3.2.3 unter Winkelplatten).

Abdeckung

- Hauseigen; Stoffwäsche immer doppelt und wasserundurchlässig.
- Den Fuß der betroffenen Extremität steril wickeln.
- Hautdesinfektion des gesamten Beines bis einschließlich des Unterbauches.

Umkehrvenenbypass („reversed bypass")

Die Flußrichtung wird durch die Venenklappen bestimmt, d. h. die Vene muß nach vollständiger Entnahme um 180° gedreht werden. Dadurch kann es zu Kaliberschwankungen im Anastomosenbereich kommen.

Die Venenentnahme durch den Assistenten erfolgt meist parallel zur arteriellen Gefäßfreilegung im Leisten- und Kniebereich.

Im folgenden OP-Verlauf wird mit der Entnahme der Vene begonnen.

Operation

- Die V. saphena magna wird unterhalb des Leistenbandes aufgesucht und am V.-femoralis-Abgang ligiert und durchtrennt. Über mehrere Inzisionen wird die Vene bis zum Kniegelenk freipräpariert. Jeder Venenabgang muß ligiert/geklippt und durchtrennt werden (Abb. 4.58). Die entnommene Vene wird auf Dichtigkeit überprüft und leicht dilatiert. Dazu wird sie am proximalen Ende abgeklemmt und am distalen über eine Knopfkanüle mit Heparinlösung aufgefüllt. Undichte Stellen werden mit feinen nichtresorbierbaren Nähten umstochen. Eignet sich die Vene als Gefäßersatz, muß sie an einem Ende markiert werden, um den Venenklappenverlauf erkennen zu können.
- Nun werden die Leistengefäße freigelegt (s. Kap. 4.6.3) und die Aa. femoralis communis, femoralis superficialis, profunda femoris und kleinere Abgänge angeschlungen.
- Freilegen der A. poplitea. (Die Einteilung der A. poplitea in Segmente ist nur für den Gefäßchirurgen von Bedeutung. Segment 1 (P1) beginnt am Austritt des Gefäßes aus dem Adduktorenkanal bis kurz über den Kniegelenkspalt hinaus. P2 ist für eine Anastomose ungünstig – Abknicken der Prothese. P3 geht bis zum Abgang der A. tibialis anterior.) Hautschnitt an der medialen Seite des prox. Unterschenkels (s. Kap. 4.4, Abb. 4.17). Durchtrennen der Pes-anserinus-Ansätze. Einsetzen von Wundspreizern. Präparation des Gefäßnervenbündels hinter der Tibia. Isolierung und Anschlingen der A. poplitea.
- Die A. poplitea wird nach systemischer Heparingabe abgeklemmt und mit dem Stilett längs inzidiert. Erweiterung mit der Pott-Schere. Die Vene wird um 180° gedreht, an ihrem Ende etwas schräg angeschnitten und mit zwei doppelt armierten Gefäßnähten 6-0/7-0 Seit-zu-End anastomosiert. Nach Beenden der Anastomose wird die Vene mit einer zarten Gefäßklemme abgeklemmt und der Anastomosenbereich freigegeben.
- Nun wird ein Gewebetunnel angelegt, wobei der Weg von der Knieinzision aus zwischen den Muskelköpfen mit dem Finger gelockert und dann weiter das Untertunnelungs-

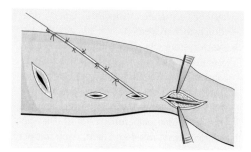

Abb. 4.58. Femoropoplitealer Venenbypass: Venenentnahme

gerät nach proximal zum Leistenschnitt hin vorgeschoben wird. Der stumpfe Trokar des Gerätes wird entfernt und die Vene mit Hilfe eines Durchzuginstrumentes ohne Torsion in die Leiste vorgezogen (Abb. 4.59).
- Evtl. findet nun über die Vene eine intraop. Angiographie statt, um den peripheren Abfluß zu begutachten. Die Angiographie kann auch zu einem späteren Zeitpunkt nach Beendigung der proximalen Anastomose durchgeführt werden.
- Abklemmen der Leistengefäße, Eröffnung der A. femoralis communis, ggf. Desobliteration. Es wird eine End-zu-Seit-Anastomose durchgeführt. Durch schräges Zuschneiden der Vene wird bei der Anastomose zusätzlich der Gefäßbereich erweitert.
- Ist der Bypass durchgängig und die Wundgebiete bluttrocken, werden Instrumente und Tücher auf Vollständigkeit überprüft (Dokumentation), Redondrainagen eingelegt, die Wunden schichtweise verschlossen.
- Ein umgekehrtes Vorgehen ist möglich: End-zu-Seit-Anastomose mit der A. femoralis communis, dann A. poplitea Anastomose. Vorteil: Die Gefahr eines Torsionsfehlers ist geringer.

Da mit einem Umkehrvenenbypass durch die Lumenschwankungen nicht immer optimale Operationsergebnisse erzielt werden, sind noch 2 andere Verfahren üblich:

- der orthograde freie Venenbypass und
- der In-situ-Bypass.

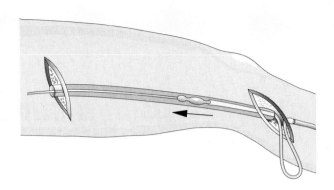

Abb. 4.59. Femoropoplitealer Venenbypass: Tunnellierungsmanöver

Orthograder Bypass

Bei diesem OP-Verfahren wird die Vene auf ihrer Gesamtlänge dargestellt, distal und proximal eröffnet und die Klappen noch in situ mit dem Venenklappenschneider zerstört (Einmalcutter oder resterilisierbare Valvulotome, Ø 2–5 mm, Abb. 4.60).

Danach wird jeder einzelne Venenabgang ligiert oder geklippt und durchtrennt. Nun erfolgt die Entnahme der Vene, die dann parallel zur Arterie verlegt und ohne 180°-Drehung anastomosiert wird (s. Umkehrbypass).

In-situ-Bypass

Hierbei bleibt die Vene in ihrem ursprünglichen Venenbett liegen. Jeder abgehende Venenast wird ligiert/geklippt. Am distalen und proximalen Ende, die zur Anastomosierung freipräpariert werden, werden die abgehenden Äste ligiert/geklippt und durchtrennt.

Der Unterschied zum Umkehrbypass besteht darin, daß die Vene nicht um 180° gedreht wird, sondern die Venenklappen mit einem von distal nach proximal vorgeschobenen Valvulotom zerstört werden.

Mehrmals wird das Valvulotom vorgeschoben und in den Positionen 12.00 – 3.00 – 6.00 – 9 Uhr zurückgeführt. Mit den feinen Messern werden die Klappen dicht an der Gefäßwand abgeschnitten (Abb. 4.60 a–d).

Sind die Klappen zerstört, wird die Vene auf Durchgängigkeit und Dichtigkeit überprüft. Dies geschieht evtl. auch über eine intraoperative Angioskopie.

Ist die Versorgung des Beines über einen A. poplitea – Anschluß nicht gewährleistet aber noch einzelne periphere Unterschenkelarterien durchgängig, so besteht weiterhin die Möglichkeit des kruralen –, oder des pedalen Bypasses.

Ist kein geeignetes Venenmaterial vorhanden, so kann eine PTFE-Prothese verwendet werden, die bei Gelenküberschreitung ringverstärkt sein sollte (s. Kap. 4.3).

Composite-Bypass

Der Composite-Bypass wird bei kleinen (Unterschenkel-)Gefäßen angewandt. Er ist ein kombiniertes Transplantat bei dem im zentralen Abschnitt eine Prothese, im distalen Abschnitt eine autologe Vene verwendet wird.

4.6.5
Lumbale Sympathektomie

Durch die Entfernung des 2. und 3. bis 5. Lumbalganglions wird die sympathische Gefäßinnervation des Beines von der Oberschenkelmitte nach peripher unterbrochen. Die Engstellung der Gefäße (Vasokonstriktion) wird aufgehoben.

Indikation

- Arterielle Gefäßverschlüsse des Unterschenkels evtl. in Kombination mit Verschlüssen der Becken-Oberschenkel-Etage (Abb. 4.61). Die lumbale Sympathektomie

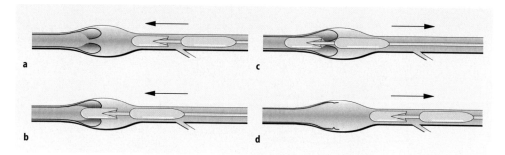

Abb. 4.60 a–d. Darstellung der Funktionsweise eines Venenklappenschneiders

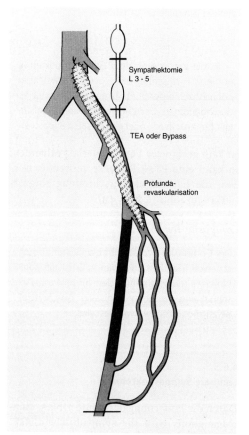

Sympathektomie
L 3 - 5

TEA oder Bypass

Profunda-
revaskularisation

Abb. 4.61. Operation eines Mehretagenverschlusses: Wiedereröffnung der aortoiliakalen Einstrombahn, Profundarevaskularisation, lumbale Sympathektomie (Aus Heberer et al. 1993)

ist als zusätzliche Maßnahme bei einigen rekonstruktiven Gefäßeingriffen zu empfehlen (Triadenoperation).
• Bei arterieller Verschlußkrankheit in der Beckenetage mit zusätzlichen Verschlüssen

von Unterschenkelarterien. Die lumbale Sympathektomie wird in Kombination mit der retroperitonealen Rekonstruktion vorgenommen.
• Bei Mikroangiopathie.

Instrumentarium

• Kurzes und langes Grundinstrumentarium.
• Tiefe Haken (z. B. Leberhaken), Wundspreizer (z. B. nach Finocchietto, nach Balfour, s. Abb. 4.36, 4.37).
• Langes Venen- oder Nervhäkchen.
• Clipzange.

Lagerung

• Rückenlagerung.
• Polsterrolle unter die Flanke der zu operierenden Seite.
• Der Tisch wird aufgeklappt, evtl. etwas seitlich gekippt.
• Armauslagerung auf der OP-Seite.
• Anlegen der neutralen Elektrode nach Vorschrift.

Abdeckung

• Hauseigen, Stoffwäsche immer doppelt und wasserundurchlässig.
• Meist erfolgt die Sympathektomie in Kombination mit einem Gefäßeingriff, dann ist die Abdeckung entsprechend zu erweitern.

Zugang

• Retroperitoneal (s. Kap. 4.4, Abb. 4.14).

Operation

- Flankenschnitt: von der Spitze der 12. Rippe schräg verlaufend bis zur lateralen Begrenzung der Rektusscheide. Durch Wechselschnitt (Aponeurose des M. obliquus externus abdominis → M. obliquus internus → M. transversus) gelangt man auf das Peritoneum.
- Das Peritoneum wird nicht eröffnet, sondern mit tiefen Haken nach medial abgedrängt.
- Nun ist die Wirbelsäule zu tasten. Der Grenzstrang verläuft retroperitoneal auf den vorderen seitlichen Anteilen der Wirbelsäule.
- Eingehen auf die Wirbelsäule rechtsseitig zwischen V. cava und M. psoas, linksseitig zwischen Aorta und M. psoas.
- Der Grenzstrang ist gut zu tasten, seine Struktur ist derb. Präparation und Anheben des Stranges mit dem Venenhäkchen. Absetzen und Clipmarkierung des lumbalen Sympathikusstranges in Höhe des Promontoriums, dann weitere Präparation nach kranial auf einer Strecke von 8–10 cm. Es sollen mindestens 3 Ganglien entfernt werden. (Promontorium = am Übergang von der LWS zum Kreuzbein befindet sich ein deutlicher Vorsprung der Wirbelsäule, welcher ins Becken hineinreicht)
- Blutstillung, Instrumente und Tücher auf Vollständigkeit überprüfen (Dokumentation), evtl. Redondrainage, schichtweiser Wundverschluß.
- Das Präparat unbedingt zur histologischen Untersuchung geben.

Bei männlichen Patienten kann die beidseitige Sympathektomie zu Potenzstörungen führen.

4.6.6
Infrarenaler transperitonealer Aortenersatz

Prinzip:
- *Bauchaortenaneurysma (BAA):* Der Aneurysmasack wird eröffnet und die Prothese als Interponat (s. Kap. 4.2.4) End-zu-End an die nicht aneurysmatisch veränderten Gefäßabschnitte anastomosiert. Diese Methode ist auch über einen extraperitonealen Zugang möglich. Es werden Dacron- oder PTFE-Prothesen eingesetzt. Bei Mitbeteiligung der Beckenarterien wird eine Y-Prothese erforderlich.
- *Arterielle Verschlußkrankheit (AVK):* Bei der AVK der infrarenalen Bauchaorta oder im Bereich der Beckenarterien wird meist ein Bypass (s. Kap. 4.2.4) angelegt. Dieser findet seinen distalen Anschluß meist bifemoral. Gleiches Prothesenmaterial wie beim BAA.

Instrumentarium

- Langes Grundinstrumentarium, zur Leistenfreilegung kurzes Instrumentarium.
- Laparotomieinstrumentarium (s. Kap. 2 Viszeralchirurgie).
- Gefäßstandardinstrumentarium (s. Kap. 4.5).
- Diverse Gefäßklemmen, wie gerade-, 120°-, Satinsky-, gebogene- und Bulldogklemmen.
- Rochard-Haken (s. Kap. 2).
- Heparin.
- Evtl. suprapubischer Blasenkatheter.
- Gefäßprothesen.
- Haltebänder, Gummizügel, evtl. Tourniquets (s. Kap. 4.6.2).
- Nahtmaterial: nichtresorbierbares monofiles Gefäßnahtmaterial z. B. Polypropylen 3-0/4-0; nichtresorbierbares geflochtenes Nahtmaterial, z. B. Polyester zur Lumbalgefäßumstechung beim BAA.

Lagerung

- Rückenlagerung.
- Der Tisch wird aufgeklappt, so daß der Oberkörper etwas überstreckt liegt und leicht seitlich gekippt.
- Armauslagerung links, gutes Abpolstern.
- Anlegen der neutralen Elektrode nach Vorschrift.

Abdeckung

- Hauseigen, Stoffwäsche immer doppelt und wasserundurchlässig.
- Nach proximal erfolgt die Abdeckung bis Mamillenhöhe.
- Nach distal bis mindestens Oberschenkelmitte, da ein bifemoraler Gefäßanschluß erfolgen kann.

Zugang (s. Kap. 4.4; Abb. 4.15)

- Längs verlaufende mediane Laparotomie mit Linksumschneidung des Nabels.
- Bogenförmige querverlaufende Oberbauchlaparotomie.

Operation

Operationsbeginn bei BAA und AVK

Nach Eröffnen des Bauches werden Tücher umlegt und der Rochard-Haken eingesetzt. Zur Darstellung des Retroperitoneums muß der Dünndarm mit Tüchern zur rechten Seite verlagert und mit Leberhaken weggehalten werden.
- Längseröffnung des Retroperitoneums unter Schonung der V. mesenterica inferior und der linken Nierenvene.
- Präparation der infrarenalen Bauchaorta nach proximal bis zu den Nierenarterien, nach distal bis zur Bifurkation oder den Beckenarterien. Schonung der nach links abgehenden A. mesenterica inferior.

Vorgehen beim BAA (Interponat)

- Ausreichende Präparation des Aneurysmahalses nach proximal bis zur linken Nierenvene. Beim BAA kann ein Anzügeln der Aorta nach proximal schwierig sein, daher wird dies meist unterlassen.
- Distale Präparation bis zur Aneurysmaabgrenzung. Wenn eben möglich sollte ein Prothesenanschluß oberhalb der Bifurkation durchgeführt werden (Abb. 4.62).
- Proximales und distales Abklemmen der Aorta (bzw. Aa. Iliacae) mit z. B. einer geraden Gefäßklemme (proximal) und 120°Klemmen (distal). Zeitpunkt notieren!
- Längsinzision der Aneurysmavorderwand mit dem Stilett, dann mit der Potts- oder Präparierschere.
- Digitale Ausräumung des Thrombus, evtl. Säubern der Gefäßwand mit einer Kürette. Einen Teil des thrombotischen Materials zur bakteriologischen Untersuchung geben.
- Durch das Entfernen des Thrombus kann es aus den Lumbalarterien in der Aneurysmahinterwand zu starken Blutungen kommen. Diese werden umgehend mit z. B. einem geflochtenen Polyesterfaden durchstochen. Anschließend kann ein Teil der Aneurysmavorderwand reseziert werden. Anlegen von Haltefäden an die Aneurysmawand.
- Heute werden überwiegend primär dichte Prothesen eingesetzt. Wird eine gestrickte Prothese genommen, so muß diese unbedingt vor der Implantation abgedichtet (s. Kap. 4.3) werden! Meist wird eine Rohrprothese ⌀ 16–20 mm verwendet.
- Es wird mit der proximalen Anastomose (End-zu-End) zwischen Aneurysmahals und Prothesenrohr begonnen (Meist ist eine doppelt armierte Naht der Stärke 3-0 ausreichend). Nach Beendigung Öffnen der proximalen Gefäßklemme und Setzen derselben weiter distal. Umlegen der Anastomose mit einem Streifen. Gleiches Vorgehen distal (Abb. 4.63). Bestehen degenerative Gefäßveränderungen distal der Bifurkation, muß eine biiliakale- oder bifemorale Y-Prothese implantiert werden (Abb. 4.64).
- Gegebenenfalls wird eine offene A. mesenterica inferior reimplantiert. Entscheidend dafür ist der retrograde Rückfluß aus der Arterie, bzw. der Zustand der inneren Beckenarterien.
- Bei Bluttrockenheit wird der restliche Aneurysmasack vor der Prothese vernäht, um eine mögliche Fistelbildung zwischen Prothese und Duodenum zu verhindern.

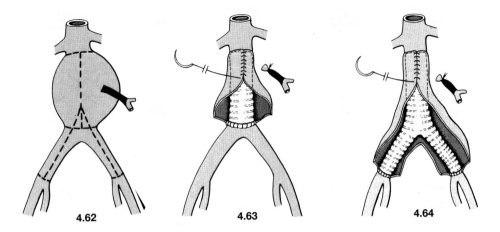

4.62   **4.63**   **4.64**

Abb. 4.62. Das infrarenale Bauchaortenaneurysma

Abb. 4.63. Aortoaortale Interposition

Abb. 4.64. Aortobiiliakale Interposition (Alle aus Heberer et al. 1993)

Vorgehen bei AVK (Bypass)

Wegen der Verlegung der distalen Aorta und/oder beider Iliakalgefäße ist die Umgehung durch einen Bypass notwendig. Der Bypass wird zwischen Aorta und den Aa. iliacae bzw. den Aa. femorales angelegt. Meist ist eine proximale End-zu-Seit-Anastomose möglich, die den Vorteil einer kurzen Abklemmzeit bietet und meistens die Reimplantation der A. mesenterica inferior erübrigt.

- Ist präoperativ ein Leistenanschluß der Prothese sicher, so kann mit der Leistenpräparation (s. Profundaplastik 4.6.3) begonnen werden. Die Gefäße werden angeschlungen und die Wunden mit Tüchern vorübergehend abgedeckt. Dieses Vorgehen bietet zwei Vorteile, 1. daß die Abdominalhöhle kürzer eröffnet ist; 2. die Anastomosen später rascher durchgeführt werden können und dadurch die Ischaemiezeit der unteren Körperhälfte verkürzt wird.
- Eröffnung des Bauches.
- Darstellung der Aorta bis zu den Nierenarterien. Distale Präparation bis zur A. mesenterica inferior.
- Anschlingen der proximalen Aorta, der A. mesenterica inferior und evtl. der Iliakalarterien, wenn kein Leistenanschluß geplant ist.
- Nach dem „Preclotting" (s. Kap. 4.3) der Prothese, wird proximal die Aorta mit einer gebogenen Aortenklemme abgeklemmt. Die Verwendung einer Satinsky-Klemme ist bei einer

End-zu-Seit-Anastomose möglich (tangentiale Wandausklemmung; Abb. 4.65). Wenn noch notwendig können die Iliacalgefäße z. B. mit großen 120°-Klemmen abgeklemmt werden.

- Die proximale Anastomose sollte zwischen den Nierenarterien und der A. mesenterica inferior erfolgen. Dazu wird die Aortenvorderwand mit dem Stilett inzidiert und der Schnitt mit der Pottschen Schere längs erweitert.
- Die Prothese wird angeschrägt und mit 2 doppelt armierten Gefäßnähten mit der Aorta anastomosiert. Unterhalb der Anastomose wird eine weiche Klemme auf die Prothese gesetzt und die proximale Aortenklemme geöffnet. Umlegen der Anastomose mit einem Streifen.
- Nun wird die Prothese, unter schrittweisem Versetzen der Klemme nach distal, vollständig abgedichtet und die Prothesenschenkel ausgesaugt.
- Erfolgen die distalen Anastomosen auf die Iliakalgefäße dann nacheinander und in ähnlicher Art wie bei der proximalen Anastomose. Kurz vor Beendigung der jeweiligen Naht, muß der Blutrückstrom aus der Peripherie überprüft werden.
- Bei bifemoralem Anschluß, der bereits vorbereitet wurde, wird von der Leiste aus ein retroperitonealer Gewebetunnel digital vorbereitet. Es ist darauf zu achten, daß der Ureter bzw. Ureter und Sigma über diesem Tunnel

verlaufen. Mit z. B. einer gebogenen Kornzange werden die Prothesenschenkel ohne
Torsion in die Leisten gezogen.
- Die Gefäße werden abgeklemmt, die A. femoralis communis inzidiert, mit der Pott-
Schere die Inzision erweitert, manchmal bis
in die A. profunda femoris. Injektion von Heparin-Kochsalz-Lösung in die A. femoralis superficialis und A. profunda femoris.
- Falls erforderlich, wird eine lokale TEA vorgenommen.
- Anschrägen der Prothesenschenkel und
Anastomosierung mit je 2 Gefäßnähten End-
zu-Seit (Abb. 4.66).
- Blutstillung, Einlage von Redondrainagen
und schichtweiser Leistenverschluß.

Operationsende bei BAA und AVK

Verschluß des Retroperitoneums.
- Legen des suprapubischen Blasenkatheters
(dies kann auch vor der Eröffnung des Retro-
peritoneums erfolgen), Handschuhwechsel.
- Tücher und Instrumente auf Vollständigkeit
überprüfen (Dokumentation).
- Anordnung des Darmes nach Noble.
- Setzen der Mikuliczklemmen, schichtweiser
Wundverschluß.

4.6.7
Operationen an der thorakalen und thorakoabdominalen Aorta

Die thorakale Aorta wird in 3 Abschnitte eingeteilt (Abb. 4.67):
I: Aorta ascendens
bis zum Abgang des Truncus brachiocephalicus.
II: Aortenbogen
vom Truncus brachiocephalicus bis zum
Abgang der linken A. subclavia.
III: Aorta descendens
vom Aortenbogen bis zum Zwerchfell.

Indikationen

- Eingriffe an der thorakalen Aorta werden
in der Regel wegen einer *aneurysmatischen
Erweiterung* durchgeführt. Dabei unterscheidet man einmal die arterioskleroti-

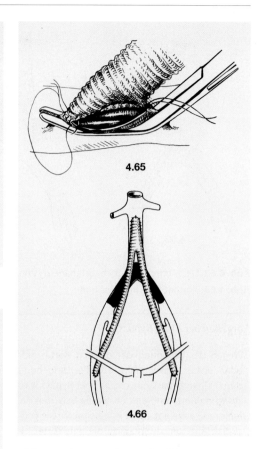

4.65

4.66

Abb. 4.65. Tangentiale Wandausklemmung mit einer Satinsky-Klemme (Fa. Martin)

Abb. 4.66. Aortobifemoraler Prothesenbypass
(Aus Heberer et al. 1993)

schen thorakalen Aneurysmen, die den
Bauchaortenaneurysmen gleichen.
- Eine weitere wichtige Gruppe sind die sogenannten *traumatischen thorakalen
Aneurysmen,* die sich meist in Höhe des
Abgangs der linken A. subclavia entwik-
keln. Ursache ist häufig ein sog. Dezellera-
tionstrauma, d. h. der Körper schlägt plötzlich mit hoher Geschwindigkeit auf einen
stehenden Gegenstand auf (Fenstersturz,
Flugzeugabsturz, Auto vor einen Baum).
Dabei reißt die Aortenwand ein. Die Ver-
blutung wird in den wenigen Fällen, die die
Klinik erreichen oder bei denen sich später
ein Aneurysma entwickelt, durch Kompression der Einrißstelle verhindert (der
sich entwickelnde Bluterguß wird durch
das Brustfell tamponiert).

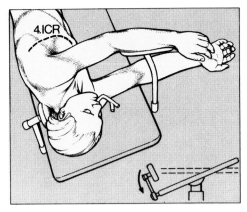

Abb. **4.68** aus Kortmann u. Riel 1988

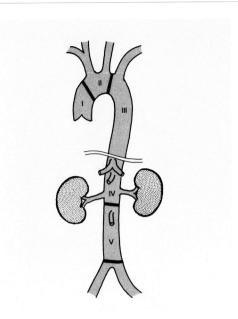

Abb. **4.67.** Abschnitte der Aorta (Aus Heberer et al. 1993)

Lagerung und Zugänge

- Transsternaler Zugang (s. Kap. 4.4, Abb. 4.11): Aorta ascendens.
- Linksseitige Thorakotomie in Rechtsseitenlage (Abb. 4.68): Alle übrigen thorakalen Aorteneingriffe.
  Die Thorakotomie wird im IV. oder V. Interkostalraum durchgeführt. Wir führen sie als sog. anteroposteriore Thorakotomie durch. Erweitert heißt, der Schnitt wird nach hinten bogenförmig bis etwa auf Höhe einer senkrechten Linie durch die Skapulaspitze erweitert.
  - Abstützung des Patienten, durch seitlich am Tisch montierte Halterungen.
  - Gutes Abpolstern, um Druckschäden zu vermeiden.
  - Den Arm auf der OP-Seite am Narkosebügel befestigen oder auf einer Stütze lagern.
  - Anlegen der neutralen Elektrode nach Vorschrift.

Instrumentarium

- Langes Grundinstrumentarium.
- Langes Gefäßstandardinstrumentarium.

- Gefäßklemmen, gerade, gebogen, Satinsky.
- Instrumente zur Thoraxeröffnung: z. B. Rippenschere, Raspatorien, Rippenretraktor (s. Kap. 6 Thoraxchirurgie).
- Rippenspreizer, z. B. Finocchietto.
- Thoraxdrainagen (s. Kap. 1.7 Drainagen).
- Primär dichte Prothesen.
- Haltebänder, Gummizügel.

Abdeckung

- Hauseigen, Stoffwäsche doppelt und wasserundurchlässig.

Operation an der thorakalen Aorta

- Nachdem der linke Brustkorb eröffnet wurde, wird die linke Lunge aus der Beatmung genommen. Dies ist leicht möglich, weil die Patienten mit einem sog. Doppellumentubus, durch den die Lungenflügel getrennt beatmet werden können, intubiert wurden.
- Nach Darstellung des Aneurysmasacks wird die Pleura mediastinalis über der Aorta oberhalb und unterhalb des Aneurysmas gespalten. Dabei muß auf den N. phrenicus und den N. vagus geachtet werden (Abb. 4.69).
- Mit einer Rumel- oder einer Nierenstielklemme wird die freigelegte Aorta oberhalb und unterhalb des Aneurysmas angeschlungen. Vielfach ist es auch notwendig die A. subclavia freizulegen und mit einem Gefäßband anzuschlingen (Abb. 4.70).
- Die Aorta wird entweder oberhalb oder knapp unterhalb der linken A. subclavia mit

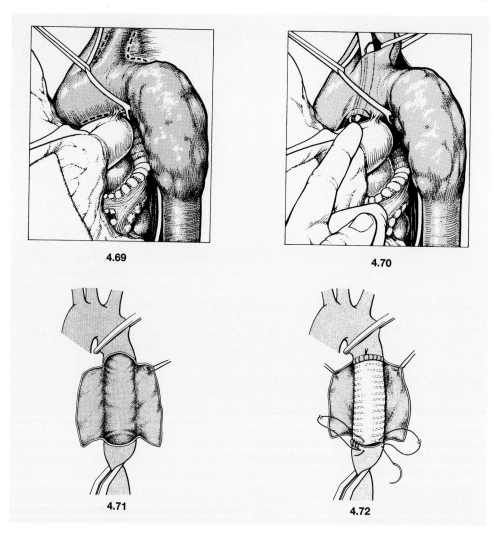

Abb. 4.69. Situs einer Aortenruptur loco typico: angeschlungener N. vagus; Gestrichelt: Inzisionen der mediastinalen Pleura zum Anschlingen der Aorta proximal und distal der linken A. subclavia. (Aus Kortmann u. Riel 1988)

Abb. 4.70. Umfahren der Aorta innerhalb des Aortenbogens. Die linke A. subclavia ist angeschlungen. (Kortmann u. Riel 1988)

Abb. 4.71 u. 4.72 aus Heberer et al. 1993

einer gebogenen Gefäßklemme abgeklemmt. Wird die Aortenklemme oberhalb der A. subclavia gesetzt, muß auch die A. subclavia zusätzlich abgeklemmt werden. Nach Möglichkeit sollte die Klemme aber unterhalb der A. subclavia plaziert werden, um während der Abklemmphase einen besseren Kollateralblutabfluß in die untere Körperhälfte und das Rückenmark aufrechtzuerhalten. Dann erfolgt das Setzen der unteren Aortenklemme – in der Regel eine gerade Klemme – am unteren Pol des Aneurysmas.

- Nun muß alles sehr schnell gehen, da sämtliche Bauchorgane, die Beine und vor allem das Rückenmark nicht mehr ausreichend durchblutet sind. Bei langer Abklemmzeit (länger als 40 min) droht dem Patienten eine Querschnittslähmung, außerdem Leber- und Nierenversagen.
- Das Aneurysma wird längs eröffnet und die Aortenstümpfe kreisförmig umschnitten (Abb. 4.71). Die zurückblutenden Interkostalarterien werden mit nichtresorbierbaren z. B. geflochtenen Polyesternähten umstochen. Muß ein

sehr großer Anteil der thorakalen Aorta ersetzt werden, kann es auch ggf. notwendig werden, einige dieser Interkostalarterien in die Prothese zu reimplantieren.

- Als Prothesenmaterial wird eine primär dichte Dacronprothese mit einem Durchmesser von ca. 20–24 mm gewählt. Die Naht der Anastomosen erfolgt mit nichtresorbierbaren, monofilen Gefäßnähten der Stärke 3-0 in fortlaufender Nahttechnik.
- Nach Fertigstellung der proximalen Anastomose erfolgt die Freigabe des Blutstroms über die Anastomose und das Abklemmen der Prothese mit einer Satinsky-Klemme, sowie die Prüfung auf Bluttrockenheit. Durch kurzes Öffnen der unteren Aortenklemme wird der Rückstrom geprüft und kontrolliert, ob sich eventuell Thromben in der unteren Aorta entwickelt haben, die dann ausgeräumt werden müßten. Der untere Aortenabschnitt wird mit Heparin-

Kochsalz-Lösung gespült und anschließend die distale Anastomose in fortlaufender Nahttechnik erstellt (Abb. 4.72). Nach Beendigung der Naht wird die Prothese mit einer Kanüle entlüftet und der Blutfluß in Kopftieflagerung schrittweise wieder freigegeben.

- Die Prothese wird mit dem eröffneten Aneurysmasack ummantelt. Der Aneurysmasack wird in fortlaufender Nahttechnik vernäht (resorbierbares synthetisches Nahtmaterial).
- Anschließend wird die Lunge gebläht und eine ventrale und dorsale Thoraxdrainage eingelegt.
- Verschluß der Brusthöhle in üblicher Weise: Perikostalnähte werden vorgelegt, dann unter Zuhilfenahme des Rippenretraktors geknotet; Naht der Interkostalmuskulatur z. B. Stärke 0; Naht der Mm. serratus und latissimus dorsi z. B. Stärke 1; Subkutannaht z. B. Stärke 0; Intrakutannaht.

Operation an der thorakoabdominalen Aorta

Der sog. thorakoabdominale Aortenabschnitt (IV; Abb. 4.67) erstreckt sich von der zwerchfellnahen thorakalen Aorta bis zu den Nierenarterien oder weiter nach distal.

Alle Aortenveränderungen, insbesondere Aortenaneurysmen, die sich in diesem Bereich erstrecken, müssen vom thorakoabdominalen Zugang (Zweihöhleneingriff) operiert werden.

Lagerung

Der Patient wird mit dem Becken in horizontaler Lage und dem linken Brustkorb in 60°-Abwinkelung gelagert. Dadurch ist eine kombinierte Laparotomie und Thorakotomie möglich.

Operation

- Die Operation beginnt üblicherweise mit der Thorakotomie im VI. oder VII. Interkostalraum. Der Rippenbogen wird durchtrennt.
- Nach Eröffnung von Thorax und Abdomen wird das Peritoneum lateral des Colon descendens mit einer langen Schere vom kleinen Becken bis zum Zwerchfell gespalten. Anschließend wird das gesamte Peritoneum einschließlich der Bauchorgane nach medial präpariert, bis die Aorta freiliegt. Das Retroperitoneum mit den intraperitonealen Organen wird durch Hakenzug nach rechts gehalten. Anschließend wird das Zwerchfell zirkulär vom Rippenbogen bis zur Aorta durchtrennt.
- Jetzt liegt die Aorta in ganzer Länge vom Abgang der linken A. subclavia bis zur Aortenbif-

urkation frei. Handelt es sich um ein Aneurysma der thorakoabdominalen Aorta, so wird diese nur oberhalb und unterhalb des Aneurysmas angeschlungen.

- Anschließend werden die Nierenarterien, der Truncus coeliacus und die A. mesenterica superior freipräpariert und angeschlungen.
- Nach Abklemmen der Aorta wird das Aneurysma unter Schonung der abgehenden Organarterien eröffnet.
- Mit Hilfe eines zweilumigen Ballonkatheters wird eiskalte Heparin-Natrium- oder Eurocollinslösung in die Nierenarterien injiziert. Auch in den Truncus coeliacus und in die A. mesenterica superior werden jeweils 500 IE Heparin gegeben.

- Dann erfolgt die Naht der proximalen Anastomose in fortlaufender Technik (nichtresorbierbar monofil, Stärke 3-0), anschliessend die distale.
- Der Truncus coeliacus, die A. mesenterica sup. und eventuell auch die rechte Nierenarterie können zusammenhängend aus der Aneurysmawand herausgeschnitten werden und als großer Patch in ein aus der Prothesenwand ausgeschnittenes ovaläres Fenster eingenäht werden. Ggf. müssen auch noch ein oder mehrere Interkostalarterien in gleicher Weise in die Prothese implantiert werden.
- Dann wird der Blutstrom freigegeben. Der Blutstrom sollte nicht länger als 60 min unterbrochen werden.
- Nun wird linksseitig die Prothesenwand erneut mit einer Satinskyklemme tangential ausgeklemmt (Abb. 4.56). Exzision eines ovalären Fensters mit Hilfe von Stilett und Pottscher Schere. Ausschneiden der linken Nierenarterie aus der Aneurysmawand und Implantation der Arterie in die Prothesenwand in fortlaufender Nahttechnik (4-0).
- Nachdem alle Anastomosen hergestellt sind, erfolgt die sorgfältige Blutstillung. Auf das Einlegen von Drainagen in das Retroperitoneum kann in der Regel verzichtet werden. Das Retroperitoneum wird zurückgeschlagen und mit fortlaufender Naht vom kleinen Becken bis zum Zwerchfell vernäht.
- Das Milzparenchym kann bei diesen großen Eingriffen verletzt werden, so daß die Milz zusätzlich entfernt werden muß. Dies geschieht in üblicher Weise mit Overholt-Klemmen und Durchstechungsligaturen (s. Kap. 2: Viszeralchirurgie).
- Nach Verschluß des Retroperitoneums erfolgt die Rekonstruktion des Zwerchfells mit Einzelknopfnähten der Stärke 1.
- Anschließend wird der Rippenbogen adaptiert und mit nichtresorbierbaren geflochtenen Polyestereinzelknopfnähten der Stärke 1 zusammengehalten. In die Thoraxhöhle wird eine vordere und hintere 28-Charr.-Thoraxdrainage eingelegt.
- Instrumente und Tücher auf Vollständigkeit überprüfen (Dokumentation).
- Nach Blähen der Lunge erfolgt der Verschluß der Thoraxhöhle in typischer Weise.
- Anschließend Verschluß der Bauchhöhle ebenfalls in typischer Weise.

4.6.8
Extraperitonealer Prothesenbypass

Aortofemoraler oder iliakofemoraler Prothesenbypass (Abb. 4.73)

Indikation

Einseitige Stenosen oder Verschlüsse der Beckenetage.

Instrumentarium

- Kurzes und langes Grundinstrumentarium mit Sperrer, bezogenen Klemmchen.
- Gefäßstandardinstrumentarium (Kap. 4.5).
- Gefäßklemmen.
- Leberhaken, Finocchietto- oder Balfoursperrer.
- Meist 8-mm-Dacrondoppelveloursprothese gewebt (s. Kap. 4.3).

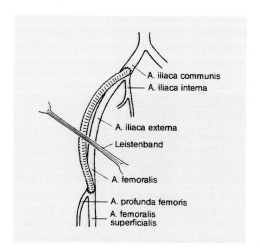

Abb. 4.73. Iliacofemoraler Prothesenbypass. (Aus Lüdtke-Handjery 1981)

Operation

- Flankenschnitt: von der Spitze der 12. Rippe schräg verlaufend bis zur lateralen Begrenzung der Rektusscheide. Durch Wechselschnitt (Aponeurose des M. obliquus externus abdominis → M. obliquus internus → M. transversus) gelangt man auf das Peritoneum.
- Das Peritoneum wird mit Leberhaken und Finocchietto-Sperrer nach medial abgedrängt. Der Ureter kreuzt normal den Beckenschenkel und wird nach ventral gehalten.
- Darstellung der A. iliaca communis. Je nach Verschlußsituation kann es ausreichend sein, nur die A. iliaca communis für die proximale Anastomose freizulegen – iliacofemoraler Bypass. Bei einem höherliegenden Verschluß erfolgt die Präparation und der Anschluß auf die distale Aorta (aortofemoraler Bypass). Hierbei muß zusätzlich die kontralaterale Beckenarterie dargestellt werden, um dann beide Seiten abklemmen zu können.
- Anschlingen der Gefäße.
- Systemische Heparingabe und Abklemmen der Gefäße mit z. B. geraden, leicht gebogenen oder 120°-Gefäßklemmen für die proximale Anastomose. Beim iliakofemoralen Bypass: A. iliaca communis kaudal und kranial und evtl. die A. iliaca interna; beim aortofemoralen Bypass: distale Aorta, beide Aa. iliacae communes.
- Längsinzision der A. iliaca communis oder der distalen Aorta mit Stilett und Pott-Schere. Falls nötig, Desobliteration, wobei zu beachten ist, daß bei der TEA (s. Kap. 4.2.2) der distalen Aorta keine Stufe am Übergang zur A. iliaca der kontralateralen Seite übersehen wird, wegen der Dissektionsgefahr.
- Nach dem „Preclotting" (s. Kap. 4.3) der 8-mm-Prothese schräges Zuschneiden und Anastomosierung End-zu-Seit mit 2 doppelt armierten Gefäßnähten. Nach Beendigung der Naht wird die Prothese distal der Anastomose abgeklemmt und der Blutstrom freigegeben. Umlegen der Anastomose mit einem Streifen.
- Vorbereiten des femoralen Anschlusses (s. 4.6.3) mit lateralem Leistenschnitt, Anschlingen der Gefäße. Der Gewebetunnel wird zunächst digital gelockert, dann mit einer Kornzange von der Leiste aus angelegt. Durchziehen der Prothese; Abklemmen der Leistengefäße; Längsinzision der A. femoralis communis; ggf. Desobliteration (s. Kap. 4.2.2); Anschrägen des Prothesenendes; Heparingabe; End-zu-Seit-Anastomose; Kontrolle des ortho- und retrograden Blutflusses vor Beendigung der Anastomose.
- Nach der Blutstillung Instrumente und Tücher auf Vollständigkeit überprüfen (Dokumentation), Redondrainageneinlage und schichtweiser Wundverschluß beider Wunden.

Lagerung

- Rückenlagerung (s. Kap. 4.4; Abb. 4.14).
- OP-Tisch aufgeklappt, evtl. seitlich gekippt.
- Evtl. Polsterrolle unter die zu operierende Seite.
- Anbringen der neutralen Elektrode nach Vorschrift.

Abdeckung

- Hauseigen, Stoffwäsche doppelt und wasserdicht.
- Der Bereich Unterbauch bis Oberschenkelmitte muß zugänglich sein.

4.6.9
Extraanatomischer Bypass
bei Verschlußprozessen der Beckenetage
(Abb. 4.74)

Femorofemoraler „Cross-over"-Bypass
(Abb. 4.75)

Der „Cross-over"-Bypass ist ein Alternativverfahren zum aortofemoralen Bypass.

Es ist ein femorofemoraler Bypass, der von der noch intakten Seite zur verschlossenen über einen subkutanen, suprasymphysären Tunnel zieht. Voraussetzung ist ein kräftiger Leistenpuls und fehlende AVK der kontralateralen Seite.

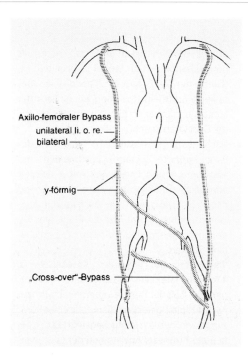

Abb. 4.74. Extraanatomische Bypassformen. (Aus Lüdtke-Handjery 1981)

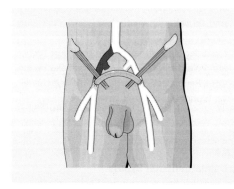

Abb. 4.75. Femorofemoraler Bypass („cross-over")

Indikation

- Verschluß der Aa. iliaca externa und communis.
- Bei schlechtem Allgemeinzustand des Patienten, z. B. pulmonal bedingt, Zustand nach Herzinfarkt, Voroperationen im Abdomenbereich, erfolglose TEA.

Instrumentarium

- Grundinstrumentarium mit Sperrer, bezogenen Klemmchen.
- Gefäßinstrumentarium (s. Kap. 4.5).
- Gefäßklemmen.
- Tunnelierungsgerät,
- Balfoursperrer, bei retroperitonealem A.-iliaca-Anschluß.
- 6–8 mm Dacrondoppelvelourprothese gewebt oder PTFE beringt (s. Kap. 4.3).

Lagerung

- Rückenlagerung.
- Anlegen der neutralen Elektrode nach Vorschrift.

Abdeckung

- Hauseigen, Stoffwäsche doppelt und wasserdicht.
- Der Bereich Unterbauch bis Oberschenkelmitte muß zugänglich sein.

Operation

- Freilegen der Verschlußseite durch einen lateralen Leistenzugang (s. 4.6.3). Zunächst muß festgestellt werden, ob sich die Gefäße für einen Bypass eignen.
- Freilegen der Gegenseite, wobei die Präparation möglichst weit nach kranial erfolgen soll.
- Nach Anzügeln der Gefäße und Abklemmen auf der gesunden Seite, Längsinzision der A. femoralis communis. Anschrägen der zuvor abgedichteten Prothese und anschließende End-zu-Seit-Anastomose. Nach Beendigung der Anastomose wird eine Gefäßklemme an die Prothese gelegt und der Blutstrom in das gesunde Bein wieder freigegeben. Schrittweises Abdichten der Prothese.
- Vorbereiten des Gewebetunnels: dorsal des Leistenbandes, subkutan und suprasymphysär oder durch den Raum zwischen Symphyse und Blase (Spatium retropubicum). Dies ist mit einer gebogenen Kornzange möglich. Die Prothese soll ohne Torsion gestreckt aber nicht unter Spannung zu liegen kommen.

- Abklemmen der Gefäße auf der erkrankten Seite, Längsinzision, ggf. Desobliteration, Zurechtschneiden der Prothese und End-zu-Seit-Anastomose.
- Blutstillung, Instrumenten- und Tücherkontrolle (Dokumentation), Redoneinlage, schichtweiser Wundverschluß.

Beim Cross-over-Bypass zwischen A. iliaca externa und A. femoralis communis (Abb. 4.74) erfolgt der A.-iliaca-Anschluß vom extraperitonealen Zugang aus (s. Kap. 4.6.8).

Axillofemoraler Bypass

Prinzip: Nach dem Anschluß auf die A. subclavia oder A. axillaris wird eine 8-mm-Prothese (Dacron oder PTFE) bis zur A. femoralis communis durch einen subkutanen Gewebetunnel gezogen und dort anastomosiert. Voraussetzung ist die Durchgängigkeit des Truncus brachiocephalicus und der Aa. subclaviae.

Indikation

- Verschlüsse der Beckenetage.
- Erfolglose Thrombektomie.
- Schlechter Allgemeinzustand des Patienten; Palliativeingriff.
- Infizierte retroperitoneale Prothese.

Instrumentarium

- Grundinstrumentarium mit Sperrer, bezogenen Klemmchen.
- Gefäßstandardinstrumentarium, kurz.
- Gefäßklemmen (s. Kap. 4.5).
- Tunnelierungsgerät.

Lagerung

- Rückenlagerung mit ausgelagertem Arm.
- Kopf leicht rekliniert und zur Seite gedreht.
- Polsterung unter die Schulter zum Anheben der Klavikula.
- Anbringen der neutralen Elektrode nach Vorschrift.

Abdeckung

- Hauseigen, Stoffwäsche doppelt und wasserdicht.

- Der Halsbereich bis zur Oberschenkelmitte muß zugänglich sein.

Operation

- Freilegen der Femoralisgabel (s. Kap. 4.6.3); Entscheidung über das weitere operative Vorgehen.
- Querschnitt, etwa 1 Querfinger unterhalb der Klavikula nach lateral (s. Kap. 4.4, Abb. 4.11).
- Darstellung, Anzügeln, Abklemmen, Längsinzision der A. axillaris.
- Abdichten (s. Kap. 4.3) der Prothese und schräges Zuschneiden für die proximale Anastomose. End-zu-Seit-Anastomose. Abklemmen der Prothese und Freigabe des Blutstromes in den Arm.
- Nun wird der Gewebetunnel vorbereitet. Über quere Hilfsschnitte wird die Prothese am Rippenbogen subpektoral und dann bis zur Leiste subkutan durchgezogen (vordere Axillarlinie → seitliche Thorax- und Bauchwand → Leistenbeuge; Abb. 4.76 und 4.77).
- Längsinzision der A. femoralis communis, Zuschneiden der Prothese u. Anastomose.
- Blutstillung, Kontrolle der Instrumente und Tücher (Dokumentation), Redoneinlage, schichtweiser Wundverschluß.

Ist die Durchblutung des zweiten Beines ebenfalls gestört, kann man vom axillofemoralen Bypass subkutan in „Cross-over"-Technik zur kontralateralen Leiste abzweigen.

4.7 Venenerkrankungen

An der unteren Extremität werden folgende Venensysteme unterschieden:

- Oberflächliches Venensystem (Abb. 4.78 a, b)
  Die epifaszialen Vv. saphena magna und parva sammeln das Blut zwischen Haut und Faszie und leiten es über ein Verbindungssystem in die tiefen Venen.
- Verbindungssystem
  Die Vv. communicantes bzw. Vv. perforantes verbinden das oberflächliche mit dem

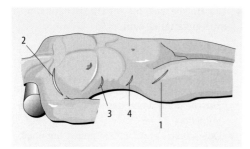

Abb. 4.76. Axillofemoraler Bypass: Schnittführungen. *1* A. femoralis im Bereich der A. profunda femoris, *2* A. subclavia mit bereits angelegter Anastomose, *3, 4* Inzisionen in der seitlichen Thoraxwand zur Anlage des Gewebetunnels für die Kunststoffprothese (nach Podlaha)

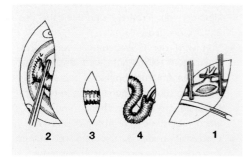

Abb. 4.77. Axillofemoraler Bypass: Durchzug der Dacronprothese. (Aus Glauch u. Haaf 1989) *1–4* siehe Abb. 4.76

tiefen System. Sie werden als Dodd-, Boyd-, Cockettvenen bezeichnet (Abb. 4.78 a, b).
- Tiefes Venensystem
  Die meist paarig angelegten Venen begleiten die Arterien und sammeln nahezu das gesamte venöse Blut der Beine.

4.7.1
Ektasierende Erkrankungen/Varizen

Die Varizen und das postthrombotische Syndrom zählen zu den chronischen Venenerkrankungen.

> Varizen sind sackartig erweiterte, klappeninsuffiziente epifasziale Venen, vorwiegend an den unteren Extremitäten.

Durch die Venenerweiterung können sich die Klappen nicht schließen; es besteht die Gefahr der Strömungsumkehr. Solange die Verbindungsvenen nicht insuffizient sind, d. h. die Klappen sind schlußfähig, kann es nur zu Varizen der oberflächlichen Venen kommen, andernfalls kommt es zu trophischen Störungen.

Man unterscheidet eine primäre und eine sekundäre Varikosis.

Primäre Varikosis

Sie beruht auf einer Wand- und Klappenschwäche der epifaszialen Venen (Abb. 4.79).

Begünstigende Faktoren

- Gravidität.
- Übergewicht.
- Stehberufe.
- Angeborene Bindegewebsschwäche (familiäre Belastung).

Eine Thrombophlebitis kann die Klappen zerstören.

Symptome

- Sichtbare Varizen.
- Schmerzen, nächtliche Wadenkrämpfe.

Diagnostik

Funktionsprüfungen sollen eine sekundäre Varikosis ausschließen. Am wichtigsten ist die Phlebographie.

Therapie

- Konservativ durch Gummistrümpfe und Kompressionsverbände.
- Verödungsbehandlung (Sklerosierung).
- OP nach Babcock „Varizenstripping" (s. Kap. 4.7.3).

Sekundäre Varikosis

Sie entsteht durch eine Phlebothrombose! Dabei bilden sich Varizen in den Kollateralvenen, die den tiefen Verschluß umgehen. *Diese Venen dürfen keinesfalls entfernt werden, da nur sie noch venöses Blut fördern.*

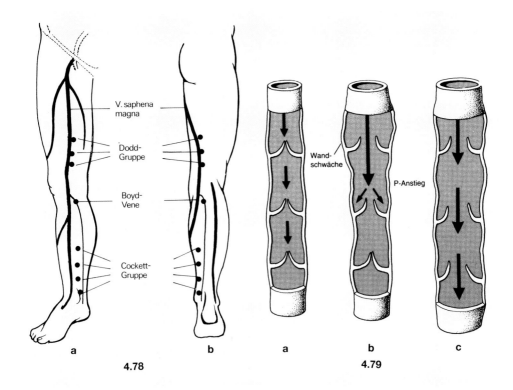

4.78

4.79

Abb. 4.78 a, b. Ansicht der V. saphena magna und der Perforansvenen von vorne (**a**) und von hinten (**b**). (Aus Heberer et al. 1993)

Abb. 4.79 a–c. Entstehung der primären Varikosis. **a** Normalzustand **b** durch Wandschwäche entsteht Klappeninsuffizienz mit Reflux **c** vollständige Klappeninsuffizienz. (Aus Heberer et al. 1993)

4.7.2
Obliterierende Erkrankungen/ Venenthrombose

Oberflächliche Venenverschlüsse werden fast immer von Kollateralen kompensiert. Tiefe Venenverschlüsse führen zu Stauungen und subfaszialen Ödemen. Der Defekt der Perforansklappen setzt das epifasziale Venensystem einem erhöhten Druck aus, und es entsteht eine Ulzeration.

Zu den akuten Erkrankungen der Venen zählen die Phlebothrombose und die Thrombophlebitis.

Phlebothrombose

Thrombotischer Verschluß einer tiefen Vene, z. B. Vv. femoralis, iliaca, cava inferior und su-

perior, subclavia. Löst sich der Thrombus, kann es zur Embolie der Lungenarterien kommen.

Virchow-Trias:
- Schädigung der Venenwand durch ein lokales Trauma (Frakturen, Druck oder Venenerkrankungen als Folge eines Infekts).
- Stase (nach langer Bettruhe).
- Blutveränderungen.

Therapie
- Hochlagern der Beine, Kompressionsverband, Heparinisierung.
- Lysetherapie.
- Venöse Thombektomie mit evtl. Anlage einer arteriovenösen Fistel (s. Kap. 4.7.3).

Phlegmasia coerulea dolens

Eine Sonderform der Phlebothrombose ist die Phlegmasia coerulea dolens: Eine plötzlich eintretende tiefe Beinvenenthrombose des gesamten Beines mit gleichzeitiger Kompression der Lymphgefäße. Die plötzliche Gerinnung des Blutes in allen Venen tritt mit einer reflektorischen arteriellen Minderdurchblutung auf.

Therapie
Die Therapie besteht in der Thrombektomie, Faszienspaltung und Antikoagulanziengabe.

Thrombophlebitis

Thrombotischer Verschluß oberflächlicher Venen mit entzündlichen Wandveränderungen.

Entstehung
- Keimverschleppung.
- Chemische Reizung, z. B. Infusionslösungen.
- Disposition durch z. B. Varikosis, Antikonzeptiva.

Komplikation
Bei mangelhafter Mobilisierung kann die Thrombose auf die tiefen Venen übergreifen.

Therapie
Heparinsalbe, Kompressionsverband, Antiphlogistika, Mobilisation.

4.7.3
Operationsbeschreibungen

Varizenoperation nach Babcock

Prinzip: Entfernung der gesamten V. saphena magna, durch „Venenstripping" und gleichzeitige Ausschaltung insuffizienter Perforansvenen.

Vorbereitung am Vorabend

- Die Varizen und Konvulute werden vor der OP mit einem wasserfesten Stift angezeichnet. Insuffiziente Perforansvenen werden mit einem Kreis markiert.

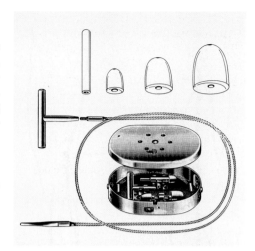

Abb. 4.80. Nabatoff, Krampfader-Besteck. (Fa. Martin)

Instrumentarium

- Grundinstrumentarium klein mit Sperrer, feinen Overholt-Klemmen, feiner Schere.
- Extraktionssonde (Abb. 4.80).
- Elastische Binden.

Lagerung

- Rückenlagerung.
- Evtl. Bauchlage bei V. parva Exstirpation.
- Anbringen der neutralen Elektrode nach Vorschrift.
- Armauslagerung auf der OP-Seite.

Abdeckung

- Hauseigen, Stoffwäsche doppelt und wasserdicht.
- Das ganze Bein und der Unterbauch muß zugänglich sein.

Operation

- Schräg verlaufender Hautschnitt in der Leistenfalte oder etwas proximal davon.
- Freipräparieren der V. saphena magna bis zur Einmündungsstelle in die V. femoralis. Ligieren und Durchtrennen aller hier verlaufenden Abgänge (Krossektomie). Die V. saphena magna wird nahe der V. femoralis unterbunden/durchstochen.

- Distales Freipräparieren der Vene. Quer verlaufende Hautinzision oberhalb des Innenknöchels, Anschlingen der Vene, Ligatur nach distal.
- Eröffnen der Vene mit einer feinen Schere und Vorschieben der Extraktionssonde von distal bis in die Leiste. Ist ein direktes Vorschieben der Sonde nicht möglich, so muß die Vene in Etappen über mehrere Zusatzschnitte und Sonden entfernt werden.
  Distal wird die vorgelegte Ligatur geknotet. Zunächst bleibt die Sonde liegen.
- Noch verbleibende Venenkonvolute werden über kleine Zusatzinzisionen entfernt. Dazu werden sie mit Péan- oder Kocherklemmen gefaßt, durchtrennt, auf den Klemmchen aufgerollt und herausgezogen.
  Insuffiziente Vv. perforantes werden subfaszial ligiert. Die Faszienlücken werden evtl. verschlossen.
- Nun wird die Vene gezogen. Nach Entfernen der Sonde wird das Bein kräftig elastisch gewickelt und für einige Minuten komprimiert. Die V. saphena magna wird auf Vollständigkeit überprüft.

Anders als in Abb. 4.81 wird heute zur Schonung des N. saphenus die Extraktion von proximal nach distal bevorzugt.

- Entfernen der Binden und schichtweiser Leistenverschluß, sowie Verschluß der übrigen Inzisionen (möglichst intrakutane Nähte).
- Nach der OP Anlegen eines Kompressionsverbandes.

Abb. 4.81. Varizenoperation nach Babcock: Nach Aufsetzen des entsprechenden Extraktionssondenkopfes wird die Vene von der distalen Inzision aus nach proximal gezogen. (Aus Heberer et al. 1993)

Venöse Thrombektomie

Prinzip: Entfernen der Thromben mit Ballonkathetern unter Schonung der Venenklappen.

Ziel

- Verhinderung drohender Lungenembolien.
- Entlastung der betroffenen Extremität.
- Verhinderung eines postthrombotischen Syndroms (Dauerschaden der tiefen Venen mit Zerstörung der Klappen: Abflußbehinderung → Unterschenkelödem → sekundäre Varizen → Ulcus cruris).

Indikationen

- Phlegmasia dolens.
- Bei kontraindizierter Lysetherapie.
- Unmittelbar drohende Lungenembolie.
- Isolierte Beckenvenenthrombose (nicht älter als 14 Tage!).

Komplikation

Gefahr der intra- und postoperativen Lungenarterienembolie.

Daher werden während der OP folgende Vorsichtsmaßnahmen getroffen:

- Anti-Trendelenburg-Lagerung.
- Überdruckbeatmung.

Lagerung

- Anti-Trendelenburg-Lagerung (Abb. 4.82).
  - angehobener Oberkörper,
  - leicht abgesenkte Beine.
- Anlegen der neutralen Elektrode nach Vorschrift.

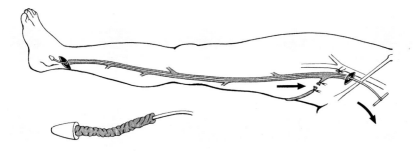

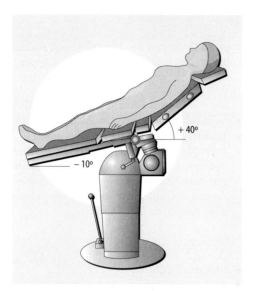

Abb. 4.82. Anti-Trendelenburg-Lagerung

Abdeckung

- Zirkuläre Hautdesinfektion des betroffenen Beines.
- Hauseigen, Stoffwäsche doppelt und wasserundurchlässig.
- Der Bereich Brustkorb bis einschließlich untere Extremität muß zugänglich sein, da notfallmäßig eine Sternotomie erforderlich werden kann.
- Evtl. wird ein Durchleuchtungsgerät benötigt, daher Schutzvorkehrungen treffen (s. Kap. 3.2.3 unter Winkelplatten).

Instrumentarium

- Grundinstrumentarium.
- Gefäßstandardinstrumentarium (s. Kap. 4.5).
- Gefäßklemmen.
- Evtl. ein Stück PTFE Prothese (AV-Fistel).
- Esmarch-Binden.
- Elastische Binden.
- Fogarty-Katheter (evtl. venöse Katheter), evtl. Okklusionskatheter 50 ml und 10 ml.
- In Bereitschaft, falls notfallmäßig eine Sternotomie erforderlich wird: Sternummeißel mit Hammer oder oszillierende Säge, Thoraxsieb und/oder Medikamente zur umgehenden Thrombolyse (z. B. Urokinase).
- Heparin, Haltebänder, Gefäßnähte.

- Evtl. Angioskopieutensilien, evtl. Angiographie.

Operation bei einer Beckenvenenthrombose

- Der Patient wurde bereits schon präoperativ antikoaguliert.
- Auf der gesunden Seite *kann* über einen kleinen Leistenschrägschnitt die V. saphena magna aufgesucht werden, diese quer inzidiert und ein Okklusionskatheter (50 ml) in die V. cava vorgeschoben werden. Kontrastmitteldarstellung der Katheterlage.
  Dieser Schritt ist nicht zwingend erforderlich.
- Leistenlängsschnitt auf der erkrankten Seite und Freipräparieren der V.-femoralis-Gabel. Gute Orientierung bietet die daneben verlaufende A. femoralis. Abklemmen der V. femoralis communis mit Gefäßklemmen.
- Quer verlaufende Venotomie.
- Vorschieben eines Fogarty-Katheters bei maximalem PEEP und vorsichtiges Thrombektomieren. Lokale Heparingabe und Abklemmen der V. femoralis (Abb. 4.83 a, b).
- Nun erfolgt die Thrombektomie des Ober-/Unterschenkels. Zunächst wird das Bein mit Esmarch-Binden ausgewickelt und dann von distal nach proximal ausmassiert (Abb. 4.83 c). Entfernen der Binden; Heparingabe.
- Evtl. erfolgt nun eine Phlebographie oder Phleboskopie.
- (Ein Beckenvenensporn kann mit einem Dilatationskatheter mit Stenteinlage beseitigt werden)
- Verschluß der Venotomie mit Gefäßnahtmaterial etwa der Stärke 6-0.
- Bei isolierter Beckenvenenthrombose oder einem Beckenvenensporn wird eine arteriovenöse Fistel für ca. 3 Monate angelegt. Sie soll den Fluß in Richtung Beckenvene beschleunigen.
  Für die Fistel wird ein Ast der V. saphena magna freipräpariert und einseitig abgesetzt, dann korbhenkelartig auf die A. femoralis verlegt. Anschließend wird die Vene in die A. femoralis End-zu-Seit anastomosiert. Es ist auch möglich, diese Verbindung mit einem Stück PTFE-Prothese vorzunehmen.
  Die AV-Fistel kann auch, je nach Verschlußkonstellation, in Höhe der A. poplitea oder der Knöchelregion angelegt werden.
- Exakte Blutstillung, Kontrolle der Instrumente und Tücher (Dokumentation), Redondrainageeinlage, schichtweiser Wundverschluß.
- Nach 3–6 Monaten wird die Fistel wieder aufgehoben.

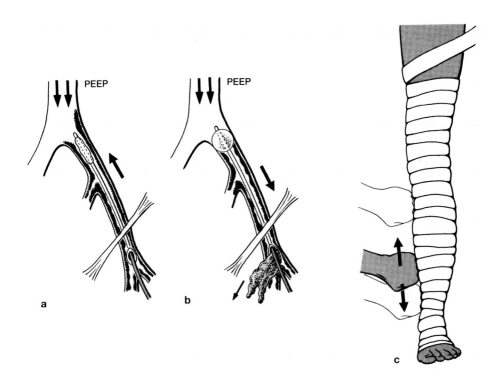

Abb. 4.83 a–c. Venöse Thrombektomie der Beckenetage. (Aus Heberer et al. 1993)

Shunt- und Portsysteme 5

I. MIDDELANIS-NEUMANN

5.1
Katheter und Shunts für die Hämodialyse

5.1.1
Vorhofkatheter nach Demers und Siebold [1]

Der zentralvenöse Demers-Katheter wird zu Dialysezwecken über die V. jugularis externa in den rechten Vorhof eingebracht. Dies ist in Lokalanästhesie üblich. Bei der perkutanen Anlegetechnik im Seldinger-Verfahren wird die V. jugularis interna punktiert.

Vorteile des Katheters

- Häufiges Kanülieren wird vermieden.
- Weniger infektgefährdet als z. B. beim Zugang über die V. femoralis.
- Kaum eingeschränkte Mobilität des Patienten.
- Weiches Kathetermaterial schont die Intima.
- Kann bis zu Monaten liegen.

Katheteraufbau (Abb. 5.1)

Ein röntgenkontrastgebender Silikonschlauch mit fischmaulförmiger Öffnung am intravasalen Ende. Silikon ist elastisch und unterliegt kaum chemischen und physikalischen Veränderungen.

Eine Dacronmuffe verhindert das Verrutschen des Katheters und verwächst mit dem umgebenden Gewebe. Bakterienfilter und Schlauchklemmen befinden sich direkt am Hautaustritt. Am Katheterende ist ein Luer-Lock-Ansatz.

Der Katheter wird in verschiedenen Längen hergestellt.

Operation

Wenn möglich Zugang über die rechte V. jugularis externa:

Der Patient liegt in Rückenlage auf einem Durchleuchtungstisch. Der Kopf ist leicht rekliniert und zur linken Seite gedreht. Der Oberkörper ist etwas aufgerichtet. Anbringen der neutralen Elektrode nach Vorschrift. Patient und Personal tragen einen Röntgenschutz (s. Kap. 3.2.3 unter Winkelplatten).

---

[1] Fa. bionic.

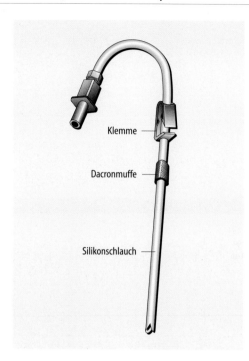

Abb. 5.1. Demers-Katheter

Bevor die Kathetersysteme technisch ausgereift waren, legte man den Scribner-Shunt an der Hand oder am Fuß an. Dazu werden Röhrchen in der Arterie und in der Vene fixiert und über einen Plastikschlauch verbunden. Nach subkutanem Durchzug liegt der Shunt teilweise außerhalb des Körpers.

5.1.2
Arteriovenöse Fistel nach Brescia-Cimino

Eine arteriovenöse Fistel wird den Dialysepflichtigen wenn möglich am nicht dominanten Arm zwischen der A. radialis und der V. cephalica angelegt. Dadurch kommt es zur Erweiterung und Hypertrophie der Vene, die dann zu Dialysezwecken kanüliert werden kann.

Die Art der Anastomosierung kann unterschiedlich sein, häufig wird eine End-zu-Seit-Anastomose der Vene in die Arterie vorgenommen.

Operation

Nach der Hautdesinfektion und Abdeckung erfolgt die örtliche Betäubung.

Der Hautschnitt verläuft quer, fingerbreit in etwa 3 cm Länge oberhalb der Klavikula. Das Platysma wird quer durchtrennt. Liegt die Vene frei, wird sie kaudal und kranial angeschlungen und nach kranial ligiert.

In Kopftieflage wird die Vene mit einer feinen Schere oder dem Stilett eröffnet. Nachdem der Katheter mit Heparin-Kochsalz-Lösung (5000 IE Heparin/100 ml NaCl 0,9%) gefüllt ist, wird er in das Gefäß vorgeschoben. Schnelles Vorgehen wegen der Gefahr der Luftembolie.

Lagekontrolle der Katheterspitze mit Bildwandler und Funktionskontrolle durch Aspiration mit einer Spritze. Bei korrektem Sitz wird die zentrale Ligatur vorsichtig geknotet.

Der Katheter wird durch einen subkutanen Tunnel lateral der Hautinzision ausgeleitet. Die Dacronmuffe soll etwa 1 cm vor der Hautausleitung liegen.

Abschließende Funktionskontrolle und schichtweiser Wundverschluß, Verband.

Der Patient liegt auf dem Rücken. Der zu operierende Arm wird auf einem seitlich am Tisch montierten Handtisch ausgelagert. Anbringen der Neutralelektrode nach Vorschrift oder Vorbereiten der bipolaren Diathermie.

Nach Hautdesinfektion, Abdeckung sowie örtlicher Betäubung (Plexusanästhesie, ITN) wird die Haut bogenförmig inzidiert, so daß Vene und Arterie gut zu erreichen sind.

Ausreichende Präparation der Vene, um eine spannungsfreie Anastomose durchführen zu können. Die Vene wird angeschlungen und nach distal ligiert. Weitere Abgänge müssen unterbunden und durchtrennt werden. Aufweiten der Vene, z. B. mit Gefäßdilatatoren (s. Abb. 4.23 Gefäßchirurgie).

Die Arterie wird freipräpariert, angeschlungen und mit feinen Gefäßklemmen (s. Kap. 4.5, z. B. Mikrobulldogklemmen) abgeklemmt. Mit dem Stichskalpell wird die Arterie längs eröffnet, die Vene mit der feinen Pott-Schere (s. Abb. 4.22) zugeschnitten und End-zu-Seit mit einer 7-0 Gefäßnaht anastomosiert.

Nach Blutstromfreigabe erfolgt die Funktionskontrolle und Blutstillung. Subkutan- und Intrakutannaht schließen sich an, Verband.

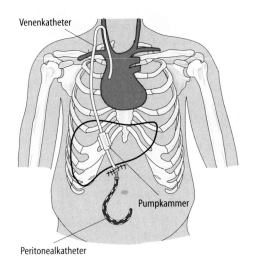

Abb. 5.2. Denver-Shunt

Weitere Fisteln sind in der Ellenbeuge und am Oberarm möglich.

Ist kein geeignetes körpereigenes Gefäßmaterial vorhanden, ist die Gefäßverbindung mit Prothesenmaterial (PTFE, Teflon) möglich. Spezielle Shuntprothesen mit unterschiedlichen Durchmessern werden vom Hersteller angeboten (s. Kap. 4.3).

5.2
Peritoneovenöser Shunt

Der peritoneovenöse Shunt dient der chirurgischen Aszitestherapie bei Leberzirrhose und in den Fällen, wo eine portokavale Shuntanlage nicht möglich ist.

Über einen Katheter wird die Aszitesflüssigkeit dem Blutkreislauf zugeführt.

Alle Systeme bestehen aus 2 Schlauchanteilen, die mit einem Ventil verbunden sind. Der eine Katheter wird in den Peritonealraum, der andere in die obere Hohlvene eingebracht. Sie funktionieren durch das Druckgefälle zwischen Bauchraum und Vene. Der Denver-Shunt besitzt eine Pumpkammer mit Einwegventil, mit dem der Patient das System selbst durchspülen kann.

5.2.1
Denver-Shunt (Abb. 5.2)

Operation

- Der Patient wird in Rückenlagerung auf einen Durchleuchtungstisch gelegt. Der Kopf ist leicht rekliniert und zur linken Seite gedreht. Der Oberkörper ist etwas aufgerichtet. Anbringen der neutralen Elektrode nach Vorschrift. Patient und Personal tragen einen Röntgenschutz (s. Kap. 3.2.3 unter Winkelplatten).
  Nach der Hautdesinfektion, vom Hals bis zum Nabel, und der Abdeckung erfolgt die örtliche Betäubung (ITN).
- Präparation der Halsvene: Etwa 3 cm oberhalb der rechten Klavikula im Bereich der V. jugularis interna erfolgt die Hautinzision. Die Vene wird aufgesucht, zu beiden Seiten hin unterfahren und angeschlungen. In die Wunde wird ein feuchter Streifen gelegt.
- Implantation des Peritonealkatheters: Quer verlaufender Hautschnitt etwa 4 cm unter dem rechten Rippenbogen. Im Faserverlauf wird die Muskulatur gespalten und die Faszia transversalis mit dem Peritoneum dargestellt. Nach dem Vorlegen einer Tabaksbeutelnaht, erfolgt die Stichinzision. Mit einem Sauger wird langsam die Aszitesflüssigkeit abgesaugt.
  Das Shuntsystem wird mit isotonischer Kochsalzlösung gefüllt. Der Peritonalkatheteranteil wird ins Abdomen vorgeschoben, die Tabaksbeutelnaht geknotet und die Muskulatur und Faszie verschlossen, ohne dabei den Katheter zu komprimieren.
- Untertunnelung: Mit einer Kornzange oder einem speziellen Tunnelierungsgerät (Kap. 4.5 Abb. 4.38) wird ein subkutaner Tunnel gebildet, der bis zur Halsinzision reicht. Vorsichtiges Durchziehen des Katheters.
- Fixation der Pumpkammer in einem Interkostalraum mit nichtresorbierbarem Nahtmaterial durch die an der Kammer dafür vorgesehenen Löcher. Der Brustkorb bietet das Widerlager für die Pumpkammer.
- Implantation des Venenkatheters: Der Katheter wird auf die entsprechende Länge gekürzt und am Ende etwas schräg zugeschnitten.

In Kopftieflage wird zwischen den vorgelegten Gefäßbändern die Vene mit dem Stilett eröffnet. Einführen des Venenkatheteranteils und Lagekontrolle mit dem Durchleuchtungsgerät. Die Katheterspitze soll in der V. cava superior direkt am Eintritt in den rechten Vorhof liegen.

Mit feinen Tabaksbeutelnähten wird der Katheter am Gefäß befestigt.

Nach einer Funktionskontrolle des Systems werden beide Wunden schichtweise verschlossen.

5.2.2
Le-Veen-Shunt

Der Le-Veen-Shunt ist das ältere Modell dieser Katheterformen. Er unterscheidet sich vom Denver-Shunt dadurch, daß er zwar ein Ventil, aber keinen Pumpmechanismus aufweist. Das Anlegen des Shunts gleicht sich.

5.3
Portsysteme

Portsysteme sind vollständig implantierbare Kathetersysteme mit einer Infusionskammer (Port), die durch die Haut punktiert werden kann, und einem Katheter. Der Katheter kann fest oder trennbar mit dem Port verbunden sein. Über den Port können Medikamente periodisch oder kontinuierlich verabreicht werden.

Materialien

Die verschiedenen Systeme unterscheiden sich in den Materialien, nicht durch die Implantationstechnik.

Die Infusionskammern werden aus Titan oder Polysulfon und in unterschiedlichen Höhen hergestellt: bei Kindern würde man beispielsweise Flachports implantieren.

Die Kammern werden durch eine Silikonmembran verschlossen, die je nach Modell bis zu 3000mal punktiert werden kann. Ermöglicht wird dies durch Verwendung spezieller Punktionsnadeln. Diese Nadeln gibt es in gerader und für kontinuierliche Infusionen in abgewinkelter Ausführung.

Die Katheter bestehen aus Silikon oder Polyurethran. Von den meisten Herstellern werden zur Implantation des Portsystems Punktionsbestecke mitgeliefert.

Systembeispiele: Port-A-Cath-System (Pharmacia); Implantofix, Celiste (Braun-Melsungen); Vascuport (OHMEDA); Abb. 5.3); Intraport (Fresenius).

Vorteile des Ports

Die Portsysteme werden operativ vollständig implantiert. Das Infektionsrisiko ist vermindert.

Für Langzeittherapien besteht ein sicherer Gefäßzugang, periphere Gefäße werden geschont.

Die Krankenhausverweildauer wird verkürzt, da eine ambulante Betreuung des Patienten möglich ist.

Systemarten

Zentralvenöse Systeme
Sie bieten einen dauerhaften venösen Zugang für die Zytostatikabehandlung von Tumoren, für periodische und kontinuierliche Medikamentenverabreichungen und diagnostische Blutentnahmen, bei schwierigen Gefäßverhältnissen und hohem Insulinbedarf, bei Asthmapatienten und zur parenteralen Ernährung.

Die üblichen Zugänge sind über die rechte V. cephalica und die rechte V. jugularis interna. Letztere wird häufig nach Seldinger-Technik punktiert, d. h. Punktion der Vene, Vorschieben eines Führungsdrahtes über den nach Erweiterung des Gefäßes mittels Dilatator, der Katheter in die obere Hohlvene vorgeschoben wird. Anschließend erfolgt die Implantation des Ports.

Intraarterielle Systeme
Der Aufbau der intraarteriellen Systeme ähnelt dem der intravenösen Systeme. Zur Fixierung im Gefäß verfügen sie über einen Sicherungsring.

Sie dienen der regionalen Chemotherapie bei Primärtumoren und Metastasen, die nicht operiert oder bestrahlt werden. Meist handelt es sich um Lebertumoren. Hierbei wird der Katheter über eine Laparotomie in die A. gastroduodenalis soweit vorgeschoben, daß die

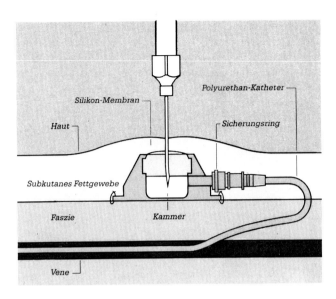

Haut

Silikon-Membran

Polyurethan-Katheter

Sicherungsring

Subkutanes Fettgewebe

Faszie   Kammer

Vene

Abb. 5.3. Venöses Portsystem. (Fa. OHMEDA)

Katheterspitze etwa 2 mm in die A. hepatica propria hineinragt. Die Infusionskammer wird in einer vorbereiteten subkutanen Tasche fixiert. Außerdem wird die Gallenblase zur Vermeidung einer späteren medikamentenbedingten Cholezystitis entfernt und die A. gastrica dextra wegen der Gastritisgefahr ligiert.

Die organbezogene intraarterielle Infusion minimiert systemische Nebenwirkungen von Zytostatika.

Intraabdominelle Systeme

Die intraabdominellen Systeme sind den intravenösen und intraarteriellen sehr ähnlich.

Sie finden Anwendung bei mehrfacher Medikamentenverabreichung in eine Körperhöhle, wie Bauch- und Pleurahöhle.

Operation (zentralvenöses System)

- Der Patient liegt in Rückenlage auf einem Durchleuchtungstisch. Der Kopf ist leicht rekliniert und zur linken Seite gedreht. Der Oberkörper ist etwas aufgerichtet. Anbringen der neutralen Elektrode nach Vorschrift. Patient und Personal tragen einen Röntgenschutz (s. Kap. 3.2.3 unter Winkelplatten). Nach der Hautdesinfektion und dem Abdekken erfolgt die örtliche Betäubung.

- Beim Zugang über die V. cephalica erfolgt die Hautinzision quer, etwa 3 cm unterhalb der rechten Klavikula und bei der V. jugularis interna ca. 2 cm oberhalb davon.

- Die V. cephalica wird aufgesucht, unterfahren, angeschlungen und nach distal ligiert. Mit dem Stilett wird das Gefäß inzidiert und der Venenkatheter vorgeschoben. Es folgt die Lagekontrolle der Katheterspitze mit dem Durchleuchtungsgerät, ggf. unter Kontrastmittelgabe. Nach dem Knoten des nicht resorbierbaren zentralen Fadens wird eine Funktionsprüfung durchgeführt, indem Heparin-Kochsalzlösung gespritzt und anschließend Blut aspiriert wird.

- Vorbereiten der subkutanen Porttasche. Dafür wird weiter distal erneut Lokalanästhetikum injiziert und von der gleichen Hautinzision aus eine entsprechend große Tasche stumpf präpariert. Der Katheter wird ausgemessen und mit dem Port verbunden. Die Infusionskammer wird ohne Abknicken des Katheters in die Tasche eingelegt und mit etwa vier Nähten an der Pektoralisfaszie fixiert.

- Nach dem schichtweisen Wundverschluß der Hautinzision erfolgt eine Probepunktion des Systems mit der Spezialnadel.

Intraspinale Systeme

Die spinalen oder periduralen Systeme unterscheiden sich von den bisher beschriebenen Systemen im Punktionssystem für den Katheter. Der Katheter wird durch einen subkutanen Tunnel geführt und am Port angeschlossen, der gewöhnlich auf den unteren Rippen fixiert wird.

Das System wird zur Langzeitschmerztherapie, bei Tumorschmerzen und anderen Schmerzzuständen eingesetzt.

Thoraxchirurgie

6

M. LIEHN, L. STEINMÜLLER

In diesem Kapitel werden Operationen der Lunge, der Pleura, zum Teil des Mediastinums und der knöchernen Thoraxwand dargestellt.

6.1
Anatomische Grundlagen

6.1.1
Lunge

Die Lunge besteht aus 2 Flügeln, die von jeweils einem Hauptbronchus belüftet werden. An der zur Körpermitte gerichteten Seite befindet sich der Lungenhilus als einzige feste Verbindung der Lunge zum Körper. Hier treten die Hauptbronchien und die Hauptäste der A.pulmonalis ein bzw. die V.pulmonalis aus.

Beide Lungenflügel sind in Lappen und Segmente eingeteilt (Abb. 6.1).

Die Segmente werden durch Segmentarterien und Segmentbronchien versorgt. 2–5 Segmente bilden einen Lappen.

Die Lymphdrainage erfolgt über Lymphknoten in der Lunge, am Hilus und im Mittelfellraum.

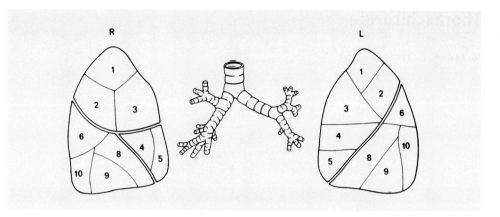

Abb. 6.1. Aufsicht von vorn auf die rechte (*R*) und linke (*L*) Lunge. Die *Doppelstriche* zeigen die Aufteilung in Lappen. Die an der Oberfläche sichtbaren Segmente sind beziffert. Das jeweils 7. Segment ist nur von der mediastinalen Fläche her zu sehen und erscheint deswegen hier nicht. In der Mitte der Bronchialbaum

6.1.2
Mediastinum

Als Mediastinum wird der Raum bezeichnet, der sich zwischen den Lungenflügeln befindet. Vorn wird er durch die Rippen und das Sternum, seitlich durch die Pleura mediastinalis und unten durch das Zwerchfell begrenzt. Nach kranial geht er ohne besondere Abgrenzung in die Halsregion über.

6.1.3
Pleura (Brustfell)

Die Pleura besteht aus 2 Blättern:

- viszerales Blatt: überzieht als „Lungenfell" die Lungenflügel und geht am Hilus über in
- das parietale Blatt, das „Rippenfell".

Zwischen diesen beiden Blättern befindet sich der mit wenig Flüssigkeit gefüllte Pleuraspalt, in dem die beiden Blätter sich während des Atmens gegeneinander verschieben.

6.2
Thoraxinstrumentarium

6.2.1
Spezielles Instrumentarium

Zu dem in Kap. 1.6 vorgestellten Grundinstrumentarium und neben den zum Teil überlangen Klemmen (Satinsky, Organfaßzangen) sowie atraumatischen Pinzetten werden für die Thoraxchirurgie spezielle Instrumente benötigt, von denen hier einige beispielhaft vorgestellt werden sollen (Abb. 6.2–6.13).

Thorakotomie

Rippenraspatorien (z. B. nach Doyen) rechts oder links gebogen (Abb. 6.2). Raspatorien nach Semb (Abb. 6.3) vorn eingekerbt. Rippenschere nach Sauerbruch (Abb. 6.4). Rippenschere nach Brunner (Abb. 6.5). Hohlmeißelzangen (z. B. nach Luer) zum Glätten der Resektionskanten, um intra- und postoperativ

Abb. 6.2. Raspatorium nach Doyen   ▷
Abb. 6.3. Raspatorium nach Semb
Abb. 6.4. Rippenschere nach Sauerbruch
Abb. 6.5. Rippenschere nach Brunner
Abb. 6.6. Thoraxsperrer nach Haight
Abb. 6.7. Rippensperrer nach Finocchietto-Burford

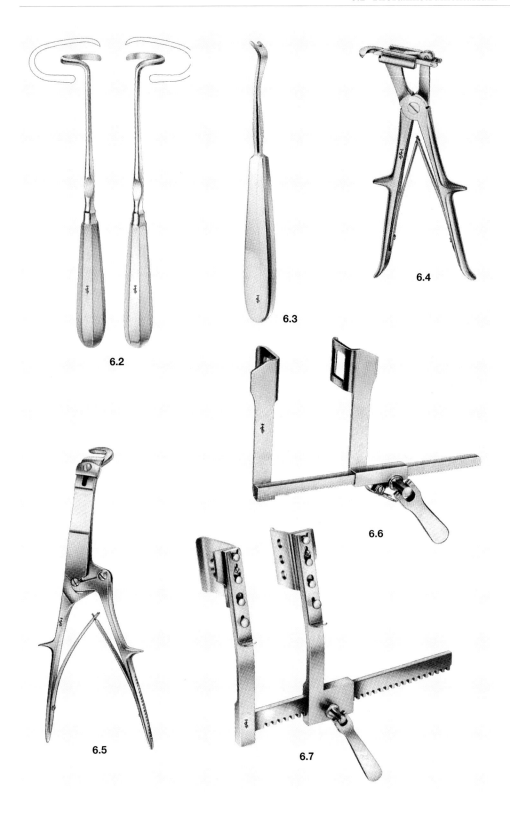

6.2

6.3

6.4

6.5

6.6

6.7

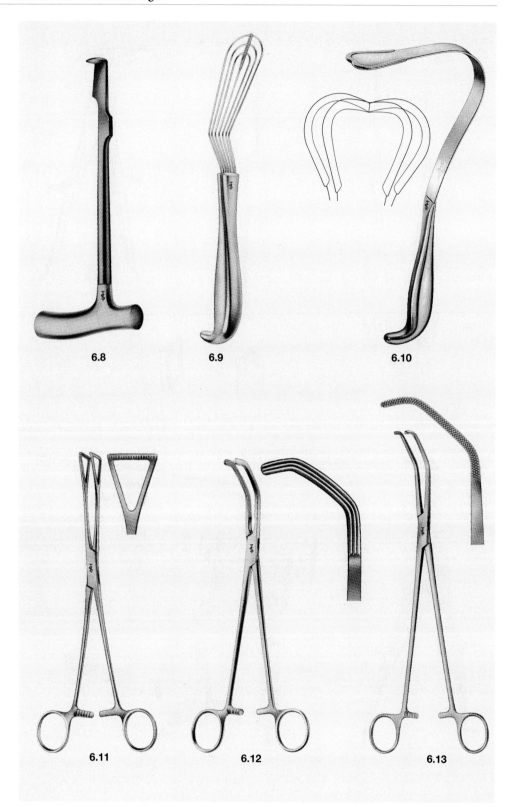

6.8

6.9

6.10

6.11

6.12

6.13

Verletzungen durch spitze Knochenkanten zu vermeiden.

Thoraxsperrer, selbsthaltend, z. B. nach Haight (Abb. 6.6), oder Rippensperrer, selbsthaltend, z. B. nach Finocchietto-Burford (Abb. 6.7). Zur Schonung der Rippen werden unter die Branchen des Sperrers feuchte Bauchtücher gelegt.

Meißel, z. B. nach Lebsche (Abb. 6.8), für die Spaltung des Sternums bei einem frontalen Zugang.

Lungenresektionen

Spatel, die immer feucht angereicht werden, z. B. nach Allison (Abb. 6.9) oder nach Harrington (Abb. 6.10).

Lungenfaßzange nach Duval (Abb. 6.11).

Bronchusklemmen, z. B. nach Price-Thomas (Abb. 6.12)

Parenchymklemmen, z. B. nach Satinsky (Abb. 6.13).

6.2.2
Technische Hilfsmittel

Zusätzlich zum genannten Instrumentarium kommen auch in der Thoraxchirurgie technische Hilfsmittel vermehrt zum Einsatz.

Klammernahtinstrumente

Klammernahtinstrumente (s. Kap. 2.1.2) werden auch in der Thoraxchirurgie zunehmend benutzt, vorzugsweise die linearen Stapler. Sie setzen 2 gerade, gegeneinander versetzte Klammernahtreihen. Sie finden hauptsächlich beim Bronchusverschluß, zum Absetzen des Lungenparenchyms oder für eine Keilresektion Verwendung.

Gerade der Bronchusstumpfverschluß mittels eines Staplers bietet große Vorteile gegenüber der herkömmlichen Methode. Der luft-

dichte Verschluß ist auch unter schwierigen Verhältnissen schnell und sicher möglich.

Fibrinkleber

Fibrinkleber kann intraoperativ zur Anwendung kommen, um Leckagen des Lungenparenchyms abzudichten; durch thorakoskopische Klebung, z. B. bei einem Spontanpneumothorax, die Emphysemblase zu verschließen. Zur Blutstillung oder Parenchymfistelabdichtung eignet sich auch fibrinkleberbeschichtetes Kollagenvlies.

Kunststoffnetze

Nicht resorbierbare Kunststoffimplantate dienen der Rekonstruktion von Thoraxwanddefekten oder dem Ersatz des resezierten Zwerchfells.

Infrarot-Saphir-Koagulator
(s. Milzchirurgie S. 81 ff.)

Mit den unterschiedlich geformten Saphirköpfen läßt sich besonders bei diffusen Blutungen eine wirksame Blutstillung erzielen. Zwischen den einzelnen Anwendungen muß die Sonde in isotonischer NaCl-Lösung gekühlt werden.

Laser

In der Thoraxchirurgie kommen der Nd : Yag-Laser sowie der Argon-Laser zur Anwendung. Damit läßt sich Gewebe schneiden und koagulieren.

Tumoren der Trachea oder der Bronchien können durch ein starres Bronchoskop gezielt verkleinert oder ggf. sogar entfernt werden.

Alle Arbeitsschutzbestimmungen für den Umgang mit Lasern müssen eingehalten werden.

6.2.3
Thoraxdrainage

Vor dem definitiven Thoraxverschluß werden zur Ableitung von Blut, Sekret und Luft ein oder – nach Resektionen – 2 Drainagen gelegt (s. S. 19 f.).

◁ **Abb. 6.8.** Meißel nach Lebsche

Abb. 6.9. Spatel nach Allison

Abb. 6.10. Spatel nach Harrington

Abb. 6.11. Lungenfaßzange nach Duval

Abb. 6.12. Bronchusklemme nach Price-Thomas

Abb. 6.13. Parenchymklemme nach Satinsky

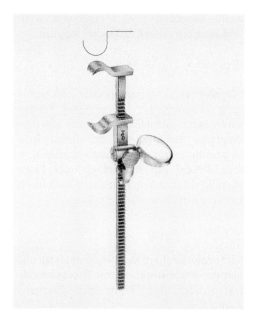

Abb. 6.14. Rippenretraktor nach Bailey

Die erste Drainage liegt ventral-kranial und erreicht die Thoraxkuppel mit dem Ziel, die Luft abzusaugen. Die zweite Drainage liegt dorsal-kaudal mit ihrer Spitze am tiefsten Punkt des Thorax und dient der Blut- und Sekretableitung.

Über eine gesonderte Stichinzision wird der befeuchtete Drainageschlauch durch einen Zwischenrippenraum in die Pleurahöhle eingebracht. Die Thoraxdrainage wird an ein „Wasserschloß" oder ein „Heimlich"-Ventil (ein Lippenventil, das Luft austreten, aber nicht eindringen läßt) angeschlossen.

Das Drain wird sicher an der Haut fixiert. Die Ventilwirkung des Wasserschlosses ermöglicht Luft und Flüssigkeiten, aus dem Thorax zu entweichen und verhindert dabei den Rückstrom. Zusätzlich kann ein Sog (−15 bis −25 cm Wassersäule) angeschlossen werden, um die Ausdehnung der resezierten Lunge zu beschleunigen.

Nach der Entfernung eines ganzen Lungenflügels muß keine Drainage gelegt werden. Sollte jedoch die Entscheidung für eine Drainage fallen, damit während der ersten postoperativen Tage Nachblutungen und Sekretion besser erfaßt werden können, dann darf an der Drainage kein Sog angelegt werden, um keine Mediastinalverschiebung zu provozieren.

Thorakotomieverschluß

Bevor die Operationswunde verschlossen werden kann, werden folgende Maßnahmen durchgeführt:

● Die Wasserprobe: dazu wird warme NaCl-Lösung in den Thorax gefüllt, der Anästhesist bläht die Lunge unter Sichtkontrolle maximal bis zu einem Druck von 40 cm Wassersäule, um Überblähungen zu vermeiden. Bronchopleurale Fisteln im Bereich der Lunge, des abgelösten Interlobiums oder des verschlossenen Bronchusstumpfes können so erkannt und ggf. übernäht werden.
● Kontrolle der Blutstillung ist obligat, die Drainagen werden gelegt (s. oben).
● Tupfer, Streifen, Bauchtücher und Instrumente werden gezählt und ihre Vollständigkeit dokumentiert.
● Ein Teil des Interkostalnerven kann reseziert oder mit einem Lokalanästhetikum infiltriert werden, um postoperative Beschwerden zu minimieren.

Der eigentliche Verschluß der Thorakotomie beginnt mit der Aufhebung der überdehnten Lagerung des Patienten.

Zum Thorakotomieverschluß muß der erweiterte Zwischenrippenraum wieder kontrahiert werden. Hier kommt der Rippenretraktor (-approximator) (Abb. 6.14) nach Bailey zur Anwendung. Seine Greifarme werden um die auseinandergedrängten Rippen gelegt und langsam zusammengeführt.

Die Wunde wird schichtweise verschlossen:
● Perikostalnähte, ggf. unter Zuhilfenahme des Approximators,
● Muskelnähte,
● Subkutannähte,
● Hautnaht.

6.3
Typische Zugänge in der Thoraxchirurgie

6.3.1
Mediane Sternotomie

Die mediane Sternotomie dient als Standardzugang zu den Tumoren im vorderen Mediastinum oder zur thorakalen Trachea.

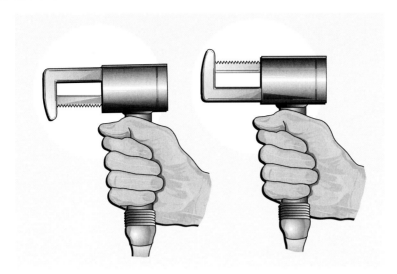

Abb. 6.15. Sternumsäge: Der vorstehende Teil der Säge schützt die Organe unterhalb des Sternums

Die partielle obere Sternotomie ist in manchen Situationen ausreichend, z. B. zur Versorgung intrathorakaler Strumen oder bei anderen Eingriffen im oberen Mediastinum.

Operation

Der Patient befindet sich in Rückenlage.
Die Spaltung des Sternums kann in ganzer Länge oder nur im oberen Anteil erfolgen. Der Hautschnitt beginnt in der Sternummitte, ca. 1 cm unterhalb des Jugulums und geht bis zum Xiphoid. Das Subkutangewebe wird bis auf das Periost durchtrennt, die Knochenhaut wird mit dem Messer oder dem Diathermiestichel inzidiert und in ganzer Länge mit dem Raspatorium vom Sternum abgeschoben.

Das Sternum kann mit einer Sternumschere nach Schumacher oder einem Meißel nach Lebsche (Abb. 6.8) quer wie längs durchtrennt werden.

In der Regel wird das Sternum jedoch mit einer elektrischen oder druckluftbetriebenen Sternumsäge (Abb. 6.15) durchtrennt. Die Blutungen aus der Spongiosa an beiden Sägeflächen werden mit Knochenwachs gestillt.

Verschluß

Das in der Mittellinie durchtrennte Sternum wird mit ca. 5 Drahtnähten verschlossen. Diese werden mit kräftigen Nadeln durch den Knochen gezogen, das darunter liegende Gewebe wird mit einem Spatel geschützt, die Nähte werden gekreuzt, verdrillt, mit einer Drahtschere oder einem Seitenschneider gekürzt, die Enden umgebogen und versenkt.

6.3.2
Posterolaterale Thorakotomie

Operation

Der Patient liegt in Seitenlage, der Operationstisch wird so abgewinkelt, daß die Zwischenrippenräume sich aufdehnen. Der untere Arm wird auf einer seitlich angebrachten Schiene gelagert, der oben liegende Arm wird im Ellenbogen und im Schultergelenk abgewinkelt und am Narkosebügel fixiert.

Der Schnitt verläuft meist zwischen dem 4. und 6. ICR (Intercostalraum) (Abb. 6.16a u. b), die Brustwandmuskulatur wird durchtrennt (M. latissimus dorsi, M. serratus anterior). Der Thorax wird im Zwischenrippenraum mit dem elektrischen Messer eröffnet, bis zum Erreichen des Rippenfells, das ebenfalls eröffnet wird.

Auf eine Rippenresektion kann meist verzichtet werden. Der Zugang wird mit Hilfe eines oder zweier Thoraxsperrer langsam erweitert.

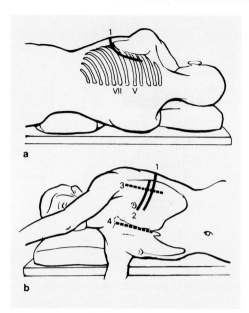

Abb. 6.16. a Posterolaterale Thorakotomie (*1*) in Seitenlage, **b** *1* Fortsetzung der posterolateralen Thorakotomie von **a**, *2* anteriore Thorakotomie, *3* axillare Thorakotomie, *4* mediane Sternotomie (allerdings in Rückenlage). (Aus Heberer et al. 1993)

Verschluß

Kräftige resorbierbare Nähte werden perikostal um die auseinandergedrängten Rippen gelegt, der Zwischenrippenraum mit dem Approximator auf die gewünschte Breite gebracht und die Nähte geknotet. Der M. serratus und der M. latissimus dorsi werden schichtweise fortlaufend adaptierend vernäht.

6.3.3
Anterolaterale Thorakotomie

Über diesen Zugang lassen sich fast alle Thoraxoperationen durchführen, zudem ist er kosmetisch wie auch funktionell günstig.

Operation

Der Patient befindet sich in Seitenlage.
Der bogenförmige Schnitt verläuft im Interkostalraum von der hinteren Axillarfalte bis zum Sternum. Hier ist darauf zu achten, daß bei Frauen die Brustdrüse geschont wird (Abb. 6.16 b).

Der M. latissimus dorsi wird nicht durchtrennt. Die Interkostalmuskulatur wird mit der Diathermie gespalten und der ICR, meist über der 6. Rippe, eröffnet. Über 2 Thoraxsperrer wird das Operationsgebiet gut zugänglich.

6.4
Eingriffe an der Lunge

Operationen an der Lunge setzen eine gute präoperative Diagnostik voraus. Dazu gehören im Bedarfsfall die Computertomographie und die Bronchoskopie. Das Ausmaß der Resektion kann häufig schon anhand der präoperativen Untersuchungen festgelegt werden.

Die Wahl der Schnittführung richtet sich nach dem geplanten Eingriff, eine gute Übersicht über das Operationsgebiet muß gegeben sein.

6.4.1
Resektionen

Die Resektionen richten sich in der Regel, mit Ausnahme der atypischen Resektion, nach den vorgegebenen anatomischen Strukturen (Abb. 6.17).

Atypische Lungenresektion

Indikation

Gutartige Lungentumoren, z. B. Fibrome, Tuberkulome, Emphysemblasen, Metastasen.

Prinzip

Über eine Keilresektion wird Lungengewebe ohne Präparation der zugehörigen Gefäße und Bronchien entfernt.

Lagerung

Seitenlage. Neutrale Elektrode an den gleichseitigen Oberarm.

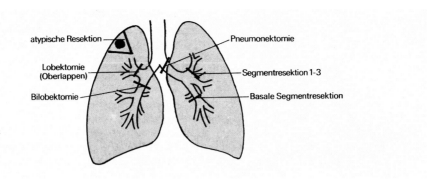

Abb. 6.17. Verschiedene Resektionsverfahren. (Aus Heberer et al. 1993)

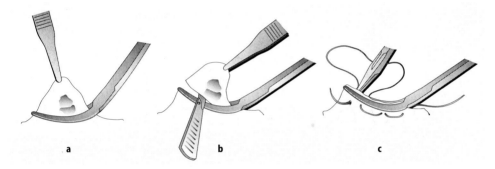

Abb. 6.18 a–c. Atypische Lungenresektion mit Klemme und Skalpell

Instrumentarium

Grund- und Thoraxinstrumentarium, Parenchymklemme oder Stapler, z. B. TA 30/55 (TLC 30/60) oder GIA 50 bzw. 90 oder TLC 55/75.

Operation

Thorakotomie im 4.–7. ICR, je nach Lokalisation des Befundes, Einsetzen des Thoraxsperrers.

- Der betroffene Lungenabschnitt wird mit einer Pinzette oder einer Organfaßzange angehoben und mit einer atraumatischen Klemme abgeklemmt (Abb. 6.18 a). Die Resektion erfolgt mit dem Skalpell über der Klemme (Abb. 6.18 b). Das Parenchym wird mit zwei fortlaufenden Nähten verschlossen (Abb. 6.18 c).
- Der betroffene Lungenabschnitt wird angeklemmt und mit einem linearen Stapler geklammert. Das Resektat wird mit einem Skalpell hinter der Klammernahtreihe abgetrennt (Abb. 6.19).

- Mit 2 GIA-Magazinen (GIA 50 oder 90 oder TLC) wird das Lungenparenchym winkelförmig um den Befund geklammert und gleichzeitig durchtrennt, ggf. muß am Treffpunkt der Klammernahtreihen eine U-Naht gelegt werden (Abb. 6.20).

Verschluß der Thorakotomie (s. oben).

Segmentresektion

Unter einer Segmentresektion versteht man die Entfernung eines oder mehrerer Lungensegmente. Als Indikation für diesen Eingriff gelten benigne Tumoren, Bronchiektasen, entzündliche umschriebene Prozesse, kleine Karzinome (N_0-Stadium). Der Zugang richtet sich nach dem betroffenen Segment.

Zuerst werden die Segmentgefäße und die -bronchien präpariert, die Arterie ebenso wie die Vene doppelt ligiert und durchtrennt.

Der Segmentbronchus wird meist mit einem Klammernahtinstrument verschlossen und das Segment digital aus seiner Umgebung

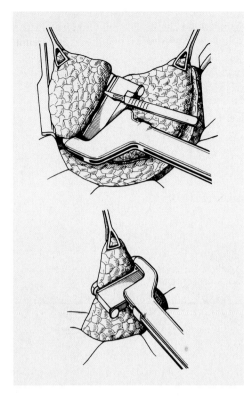

Abb. 6.19. Atypische Lungenresektion mit TA-Stapler. (Aus Durst u. Rohen 1991)

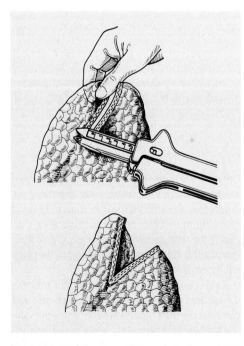

Abb. 6.20. Keilförmige atypische Lungenresektion mittels GIA 50 oder 90. (Aus Durst u. Rohen 1991)

ausgelöst. Nachdem die kleinen eröffneten Bronchialäste umstochen wurden und die Blutstillung beendet ist, wird die Thorakotomie verschlossen. Eine Deckung oder Übernähung der Parenchymwunde ist nicht obligat.

Lobektomie

Die Entfernung eines Lungenlappens gilt bei einem Bronchialkarzinom als Standardverfahren, sofern es sich auf einen Lappen beschränkt.

Nach der Thorakotomie ist in ungünstigen Fällen (z. B. nach einer Pleuritis oder nach Voroperationen) zunächst eine Adhäsiolyse, d. h. die Ablösung der mit der Brustwand verklebten Lunge erforderlich. Nach einer sorgfältigen Exploration wird die Pleura am Hilus eröffnet. Zuerst wird die lappenversorgende Vene aufgesucht, ligiert und durchtrennt, danach gleiches Vorgehen an den Abgängen der Segmentarterien. Der Lappenbronchus wird an seinem Abgang aus dem Hauptbronchus mit dem linearen Klammernahtinstrument verschlossen, durchtrennt und auf Luftdichtigkeit überprüft.

Die Dissektion des Lappens von der verbleibenden Lunge erfolgt zumeist ebenfalls mit einem Stapler.

Die mediastinalen Lymphknoten müssen ausgeräumt und zur histologischen Untersuchung gegeben werden.

6.4.2
Bronchoplastische Eingriffe

Werden aus Gründen der Radikalität Teile des Bronchialsystems entfernt, muß der Bronchus über eine End-zu-End-Anastomose rekonstruiert werden.

Gerade bei Patienten, denen das Risiko einer Pneumonektomie nicht zugemutet werden kann, ist die parenchymsparende bronchoplastische Resektion die Methode der Wahl. In Zweifelsfällen sollte der Radikalität der Vorzug vor funktionellen Erwägungen gegeben werden.

Erscheint z. B. bei zentral wachsenden Tumoren eine Lobektomie nicht radikal genug, kann eine sog. „Manschettenresektion" vor-

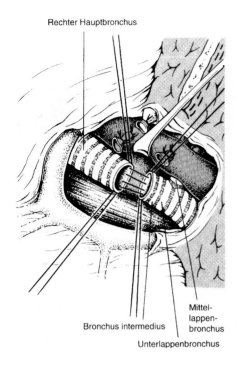

Rechter Hauptbronchus

Bronchus intermedius

Mittel-
lappen-
bronchus

Unterlappenbronchus

Abb. 6.21. Wiederherstellung der Bronchuskontinuität durch End-zu-End-Anastomose mit Einzelknopfnähten. (Aus Heberer et al. 1993)

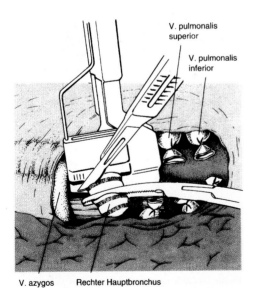

V. pulmonalis
superior

V. pulmonalis
inferior

V. azygos   Rechter Hauptbronchus

Abb. 6.22. Durchtrennung des rechten Hauptbronchus, der zentral mit einem Stapler verschlossen wurde. (Aus Heberer et al. 1993)

genommen werden. Das heißt, daß zusätzlich zur Lappenresektion der Hauptbronchus ober- und unterhalb des Lappens durchtrennt und der tumortragende Teil reseziert wird.

Nach der Schnellschnittuntersuchung des Resektionsrandes wird der Hauptbronchus mit dem Lappenbronchusstumpf End-zu-End-anastomosiert (Abb. 6.21).

Nach dem Einlegen von 2 Thoraxdrainagen erfolgt der Thorakotomieverschluß.

Bilobektomie

Ist das Wachstum eines Karzinoms der rechten Lunge auf den benachbarten Lungenlappen übergegangen, muß dieser Lappen ebenfalls entfernt werden.

Die verbliebene Restlunge füllt nach kurzer Zeit die Pleurahöhle wieder vollständig aus. Nach einer Oberlappenresektion kann es von Vorteil sein, das Ligamentum pulmonale zu durchtrennen, um die Entfaltung der Lunge zu unterstützen.

Pneumonektomie

Die Entfernung eines Lungenflügels wird nur durchgeführt, wenn die Radikalität es erfordert. In günstigen Fällen können die Lungengefäße ohne Eröffnung des Herzbeutels aufgesucht und versorgt werden. Bei zentralem Tumorwachstum müssen aus Radikalitätsgründen die Lungengefäße im eröffneten Herzbeutel präpariert werden.

Nach der Thorakotomie, dem Einsetzen des Sperrers und der ausgedehnten Exploration wird der Hilus präpariert. Bei Karzinomerkrankungen werden zunächst die Lungenvenen, danach die Arterien und zum Schluß der entsprechende Hauptbronchus dargestellt, ligiert, umstochen und durchtrennt. Die Gefäße werden manuell oder mittels eines linearen Staplers, der Bronchus mit einem TA oder TLC verschlossen (Abb. 6.22). Für die A. pulmonalis muß eine Gefäßklemme bereitliegen, falls die Ligatur abrutscht.

Der Hauptbronchusstumpf kann entweder mit einem kleinen Lappen aus der Interkostalmuskulatur oder der Pleura mediastinalis gedeckt werden.

Eine Lymphknotendissektion ist bei Tumoroperationen obligat.

Nach Dichtigkeitsprüfung, Blutstillung und Einlegen einer Thoraxdrainage wird die Thorakotomie verschlossen.

Pleuropneumektomie

Bei einem diffus malignen Pleuramesotheliom kann es erforderlich werden, den Lungenflügel gemeinsam mit der umgebenden parietalen Pleura zu resezieren.

Bei einem ausgedehnten Karzinom müssen manchmal Teile des Perikards und des Zwerchfells mitreseziert werden.

Die hier entstehenden Defekte müssen plastisch gedeckt werden, z. B. mit Kunststoffnetzen.

6.5
Eingriffe an der Trachea

Als Indikation für Trachealresektionen gelten entzündliche Stenosen oder Tumoren. Der Zugang richtet sich nach dem betroffenen Trachealabschnitt. Entweder kann über einen Kocher-Kragenschnitt (s. Zugangswege Kap. 2.1) oder eine mediane Sternotomie die Resektion im oberen Abschnitt durchgeführt werden. Teile der distalen Trachea und der Tracheabifurkation werden über die übliche rechtsseitige Thorakotomie zugänglich.

Eine kurzstreckige Resektion der Trachea (ca. 3 cm) kann ohne umfangreiche Mobilisation erfolgen, die spannungsfreie End-zu-End-Anastomose ist möglich.

Bei Resektionen von bis zu 50% der Trachea müssen zur Wiederherstellung des Atemweges das Lig. pulmonale und das Perikard um die Lungenvenen herum durchtrennt werden.

Bei Bedarf kann über die Mobilisation des Larynx die Resektion noch erweitert werden.

Prä- wie auch intraoperativ werden über eine Bronchoskopie die Resektionsgrenzen festgelegt.

Die Anastomose erfolgt mit Einzelknopfnähten, die gelegt und erst dann geknotet werden, wenn die Trachealstümpfe durch Anlegen des Kinns des Patienten eine maximale Annäherung an das Brustbein erreicht haben.

Die Anastomose kann bei Bedarf mit einem nicht resorbierbaren Kunststoffpatch oder gestielter parietaler Pleura geschützt werden.

6.6
Eingriffe an der Pleura

Pneumothorax

Ursache eines Pneumothorax ist eine stumpfe oder perforierende Verletzung des Thorax mit Perforation oder Einriß der Pleura, er kann auch spontan nach dem Platzen einer Emphysemblase auftreten.

Die *Therapie* ist eine Thoraxdrainage. Dehnt sich die Lunge nach der Drainage nicht wieder vollständig aus, besteht eine Operationsindikation. Diese ergibt sich auch beim Rezidiv.

Das Ziel der *Operation* ist die Entfernung der bullösen Abschnitte der Lunge und die Verklebung der Pleura parietalis mit der Pleura visceralis, um ein Rezidiv zu vermeiden. Das kann man durch eine Anrauhung der Pleura parietalis mittels Elektrokoagulation oder durch Fibrinklebung erreichen.

Heute ist die operative Revision eines Pneumothorax mittels Thorakoskopie nahezu Standard (s. unten).

Pleuraempyem

Der eitrige Pleuraerguß wird mit einer Drainage abgeleitet und ggf. gespült. Das Drain muß am tiefsten Punkt der Ergußhöhle plaziert werden.

Kommt es bei einem chronischen Empyem nicht zu einer Wiederausdehnung der Lunge, sollte eine *Dekortikation* durchgeführt werden.

Dekortikation

Bei einem chronischen Pleuraempyem ist der Empyemsack so derb, daß die Lunge sich nicht mehr ausdehnen kann, man spricht von einer „gefesselten" Lunge.

Über eine posterolaterale Thorakotomie, bei Bedarf mit Resektion der 5. Rippe, wird die viszerale Pleura teils stumpf (mit Stieltupfern) teils scharf (mit einer Schere) entfernt.

Gelingt es auch durch diesen Eingriff nicht, die Lunge zur vollen Entfaltung zu bringen, besteht die Indikation zu einer ***Thorakoplastik***.

6.7
Eingriffe am Mediastinum

Mediastinoskopie

Dieser diagnostische Eingriff dient der Entnahme von Lymphknotenbiopsien. Der Zugang erfolgt chirurgisch über eine Inzision oberhalb des Jugulums.

Operation

Der Patient wird in Rückenlage mit weit rekliniertem Kopf gelagert und steril abgedeckt. Der Hautschnitt wird ca. 2–4 cm über dem Jugulum gelegt, der gerade Halsmuskel wird mit Langenbeck- oder kleinen Rouxhaken auseinandergedrängt. Manchmal muß eine V. thyreoidea inferior ligiert werden.

Die Halsfaszie wird durchtrennt, die Präparation der Trachea erfolgt digital.

Das starre, kurze Mediastinoskop wird unter stumpfer Präparation mit dem Sauger entlang der Trachea eingeführt. Die paratrachealen bzw. die aus dem Bifurkationswinkel und die subkarinalen Lymphknoten werden dargestellt und ggf. bioptiert.

Um die Bifurkation darzustellen, wird das Mediastinoskop gegen ein längeres ausgetauscht.

Durch dieses wird die Probeexzision vorgenommen.

Die sorgfältige Blutstillung und der Wundverschluß beenden diesen Eingriff.

Zugangswege zum Mediastinum

Neben den angesprochenen Zugängen Sternotomie (s. Kap. 6.3.1) oder Thorakotomie (s. Kap. 6.3.2) gibt es hier spezielle Zugangswege:

- *Kollare Mediastinotomie:* z. B. zur Entlastung entzündlicher Prozesse im Mediastinalraum. Der Hautschnitt verläuft über dem Jugulum zwischen beiden Mm. sternocleidomastoidei.

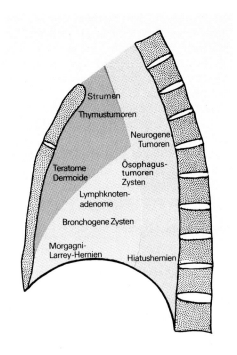

Abb. 6.23. Bevorzugte Topographie der mediastinalen Raumforderungen. (Aus Heberer et al. 1993)

- *Superiore Mediastinotomie:* Der Hautschnitt verläuft parallel zum Vorderrand des M. sternocleidomastoideus.
- *Anteriore Mediastinotomie:* Seitlich neben dem Sternum erfolgt in Höhe der 2.–3. Rippe der Hautschnitt, bei Bedarf müssen die Knorpelanteile der oben genannten Rippen reseziert werden.
- *Posteriore Mediastinotomie:* Der Zugang liegt neben der Wirbelsäule in Höhe der Skapula. Auch hier müssen Rippenanteile reseziert werden.

Mediastinaltumoren

Mediastinaltumoren (Abb. 6.23), z. B. im vorderen Mediastinum sind hauptsächlich

- maligne Thymome,
- maligne Teratome,
- Lymphome,

oder im hinteren Mediastinum

- neurogene Tumoren,
- mesenchymale Tumoren,

Der Zugang zu den Tumoren des vorderen Mediastinums erfolgt über die mediane, longitudinale Sternotomie. Er erfordert eine übersichtliche Darstellung des Operationsgebietes, um die Resektionsgrenzen optimal festlegen zu können.

Nach der Entfernung des Tumors muß ggf. eine Gefäß- oder Perikardrekonstruktion vorgenommen werden.

Drainagen des Mediastinalraums sind obligat.

6.8
Knöcherne Thoraxwand

Korrekturoperationen der *Trichterbrust,* seltener der *Hühnerbrust,* wie auch Tumoroperationen können an der knöchernen Thoraxwand notwendig werden.

Trichterbrust

Indikationen zu einer operativen Behebung dieser Verformung der Thoraxwand sind zumeist kosmetische Gründe und/oder psychische Komponenten, selten eine Funktionseinschränkung. Die Indikation muß in Abhängigkeit vom Patientenalter kritisch gestellt werden.

Das Prinzip der meisten Operationen einer Trichterbrust besteht in der Resektion des Rippenknorpels unter Belassung des umgebenden Periostschlauches.

- Soll eine *Anhebung* durchgeführt werden, wird der eingesunkene Rippenknorpel durchtrennt und teilweise reseziert. Das Sternum wird mobilisiert, angehoben und mit Kirschner-Drähten oder Spangen stabilisiert.
- Bei der sog. *Umkehrung* des Sternums werden Rippen und Sternum durchtrennt und umgekehrt wiedereingesetzt, so daß eine Vorwölbung entsteht.

Rippenresektion

Bei Osteochondromen oder infiltrierend wachsenden Bronchialkarzinomen werden die betroffenen Rippen reseziert. Bei bösartigen Grunderkrankungen werden immer die benachbarten Rippen mitreseziert.

Bei einer gutartigen Grunderkrankung wird der Periostschlauch mit einem elektrischen Messer inzidiert, die Rippe mit einem Raspatorium nach Doyen freigelegt und mit einer Rippenschere im Gesunden durchtrennt. Die Resektionskanten müssen mit einer Hohlmeißelzange geglättet werden, um intra- oder postoperativen Verletzungen des Lungenparenchyms durch spitze Knochenkanten vorzubeugen.

Thoraxwandtumoren

Hier kann es sich um Metastasen, invasiv wachsende Pleuratumoren oder von der Thoraxwand ausgehende Tumoren handeln, z. B. Osteo- oder Chondrosarkome.

Der Tumor wird im Gesunden unter kompletter Mitnahme der betreffenden Rippe(n) entfernt. Bei Bedarf muß der entstehende Defekt plastisch gedeckt werden. Der knöcherne Defekt wird z. B. mit alloplastischen Kunststoffnetzen, die Haut- und Weichteildefekte werden z. B. mit einem Myokutanlappen des M. latissimus dorsi gedeckt.

6.9
Thorakoskopie

Dieser Eingriff beschränkte sich bis vor kurzem noch auf die Diagnostik der Pleuraerkrankungen. In letzter Zeit wird die Thorakoskopie häufiger auch für therapeutische Zwecke genutzt, da die instrumentellen Voraussetzungen verbessert wurden. Die bekannten Kriterien, die bei den abdominalchirurgischen minimal-invasiven Eingriffen dargestellt wurden (s. Kap. 2.1.4) gelten auch hier. Das bedeutet u. a., daß die Möglichkeit bestehen muß, bei Komplikationen ohne Zeitverlust thorakotomieren zu können. Das dazu benötigte Instrumentarium steht bereit und die Desinfektion und sterile Abdeckung erfolgt wie für einen „großen" Thoraxeingriff.

Die endoskopische Grundausstattung ist ähnlich der in Abschn. MIC (S. 135 ff.) beschriebenen. Im Thoraxraum ist die Druckinsufflation von CO_2 nicht nötig, es wird stattdessen ein Pneumothorax erzeugt.

Instrumentelle Vorbereitung

- 3 Trokare, 10,0 mm (im Unterschied zur MIC in der Abdominalchirurgie werden hier keine luftdichten Ventile und Instrumentenschäfte benötigt.)
- Optiken.
- Gewebefaßzangen.
- Tupferfaßzangen.
- Punktionskanüle.
- Elektroden mit HF-Anschluß.
- Lineare Stapler mit nachladbaren Magazinen. Für den Staplereinsatz sind größere Trokardurchmesser erforderlich.

Vorheriges Messen der Gewebestärke kann mit dem Endogauge 30 oder 60 erfolgen. Die genannten Klammernahtinstrumente können endoskopisch parenchymatöses Gewebe klammern und durchtrennen.

Der intubierte Patient wird wie für eine anterolaterale Thorakotomie in die Seitenlage gebracht, die neutrale Elektrode nach Vorschrift befestigt.

Nach der Desinfektion und der sterilen Abdeckung werden ein 10,0-mm-Trokar in der Medioaxillarlinie und die Optik eingebracht.

Die Einstichstelle weiterer Trokare richtet sich nach der Lokalisation des Befundes.

Die Thorakoskopie ermöglicht z. B.:

- Gewebeentnahme mit einer Biopsiezange,
- Abtragung zystischer Befunde mit einem Multifire-Stapler (s. oben) oder auch einer Röder-Schlinge,
- ggf. Durchtrennung narbiger Adhäsionen,
- Provokation einer Pleurodese durch Aufrauhen der parietalen Pleura (HF-Elektrode) bzw. Fibrinkleberapplikation.

Die Zahl der Indikationen für endoskopische Eingriffe im Thoraxraum nimmt zu. Daher können in diesem Rahmen nicht alle erwähnt werden.

Gynäkologie 7

I. MIDDELANIS-NEUMANN

7.1
Anatomische Grundlagen
(Abb. 7.1)

7.1.1
Uterushalteapparat

Drei kranial liegende Bänder:
- Lig. teres uteri (= Lig. rotundum; rundes Mutterband):
  Es entspringt oberhalb der Tubenabgänge, durchzieht den Leistenkanal und endet in den großen Labien. Es besitzt eine „Zügelfunktion", hält den Uterus in Anteflexions- und Anteversionsstellung.

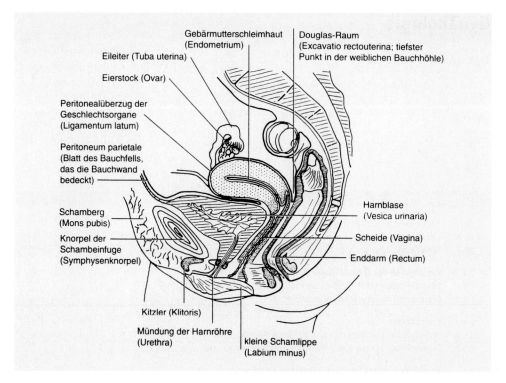

Abb. 7.1. Sagittalschnitt durch das weibliche Becken. (Aus Spornitz 1993)

- Lig. uteroovaricum (= Lig. ovarii proprium):
  Es entspringt im Bereich des Tubenwinkels und zieht zum Ovar.
- Lig. suspensorium ovarii (= Lig. infundibulopelvicum):
  Es entspringt lateral am Ovar und zieht zur Beckenwand. In diesem Ligament verläuft die A. ovarica.

Drei kaudal liegende Bänder:
- Lig. cardinale:
  Dieses setzt mehr seitlich an der Zervix an, zieht aber ebenfalls nach hinten. In diesem Ligament verlaufen die uterusversorgenden Gefäße (A. uterina).
- Lig. sacrouterinum:
  Es verläuft von der Zervix nach hinten – oben um das Rektum und bildet so eine randständige Verstärkung um die durch das Rektum entstehende Lücke.
- Blasenpfeiler: bestehend aus
  - Lig. cervicovesicale (= vesicouterinum). Es zieht von der Zervix nach vorn zur Blase.

  - Lig. pubovesicale. Es zieht von der Blase zur vorderen Beckenwand.

Parametrium (Beckenbindegewebe):
Es verläuft von der Beckenwand zur Zervix und umfaßt diese. Das Parametrium wirkt wie ein Sprungnetz und hält den Uterus im kleinen Becken.
Seine wichtigsten Anteile sind das Lig. sacrouterinum und das Lig. cardinale auf beiden Seiten.

Lig. latum (breites Band = Peritoneum = Mesometrium):
Diese Bauchfellduplikatur zieht von den Uterusseitenbereichen zur seitlichen Beckenwand. Es besitzt wenig Bindegewebe und hat keine haltende Funktion.

Seine Anteile sind:
- Mesosalpinx. Bauchfellduplikatur, die die Tuben umgibt, gebildet aus beiden Blättern des Lig. latum.
- Mesoovarium. Bauchfellduplikatur aus dem hinteren Blatt des Lig. latum. Das Ovar liegt diesem Blatt an.

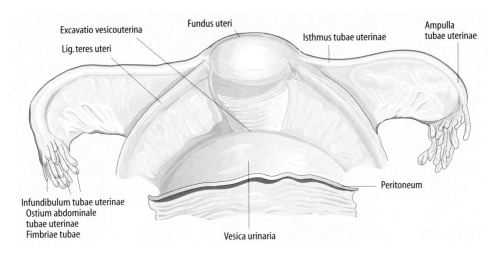

Excavatio vesicouterina

Lig. teres uteri

Fundus uteri

Isthmus tubae uterinae

Ampulla tubae uterinae

Peritoneum

Infundibulum tubae uterinae
Ostium abdominale
tubae uterinae
Fimbriae tubae

Vesica urinaria

Abb. 7.2. Vorderansicht der inneren Geschlechtsorgane

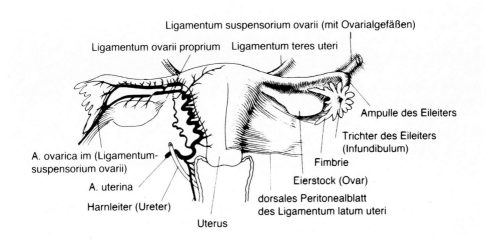

Ligamentum suspensorium ovarii (mit Ovarialgefäßen)

Ligamentum ovarii proprium   Ligamentum teres uteri

Ampulle des Eileiters

Trichter des Eileiters
(Infundibulum)

A. ovarica im (Ligamentum-
suspensorium ovarii)

Fimbrie

A. uterina

Eierstock (Ovar)

Harnleiter (Ureter)

dorsales Peritonealblatt
des Ligamentum latum uteri

Uterus

Abb. 7.3. Rückansicht des Lig. latum mit den inneren Geschlechtsorganen. Auf der linken Seite ist die Anastomose zwischen A. uterina und der A. ovarica zu sehen. (Aus Schiebler u. Schmidt 1987)

Excavatio rectouterina (Douglas-Raum). Einsenkung des Peritoneums zwischen Uterus und Rektum.

Excavatio vesicouterina. Einsenkung des Peritoneums zwischen Uterus und Blase.

Die Abbildungen 7.2 und 7.3 zeigen die Vorder- und Rückansicht des inneren Genitale.

Abbildung 7.4 zeigt den tragfähigen Beckenboden, der vor allem vom M. levator ani (Diaphragma pelvis) gebildet wird.

7.1.2
Gefäßversorgung (Abb. 7.5)

Die **A. uterina** und die **A. ovarica** versorgen das weibliche Genitale.

A. uterina: Sie entspringt aus der A. iliaca interna, verläuft im Lig. cardinale über den Ureter.

Sie teilt sich in 2 Äste:

- R. cervicovaginalis (descendens). Versorgt die Zervix und das obere Scheidendrittel.

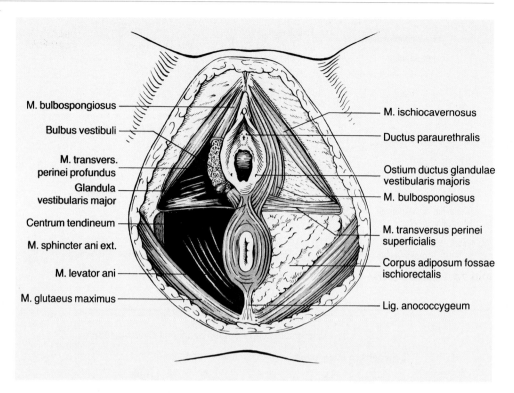

Abb. 7.4. Äußere Geschlechtsteile. Hier ist die Schließmuskelschicht und die Umgebung freipräpariert. (Aus Kaiser u. Pfleiderer 1989)

- R. uterotubalis (ascendens). Versorgt die Tube und den Corpus uteri.

Von beiden gehen Äste ab, die die Vorder- und Rückwand der Gebärmutter versorgen.

A. ovarica: Sie entspringt aus der Aorta in Höhe der A. renalis. Sie zieht durch das Lig. suspensorium ovarii zum Ovar. Zwischen dem R. uterotubalis und der A. ovarica bestehen etliche Anastomosen (Abb. 7.5).

Die *Aa. vesicales inferiores* versorgen das mittlere Scheidendrittel.

Die *Aa. pudendalis und rectales* versorgen das untere Scheidendrittel und die Vulva.

7.2
Zugänge in der Gynäkologie (Laparotomie)

7.2.1
Suprasymphysärer Faszienquerschnitt nach Pfannenstiel

Vorteile:
- Weniger Platzbäuche durch den Wechselschnitt.
- Gute kosmetische Ergebnisse durch den Hautschnitt unterhalb vom Haaransatz.

Nachteil:
- Schnitt kaum zu erweitern.

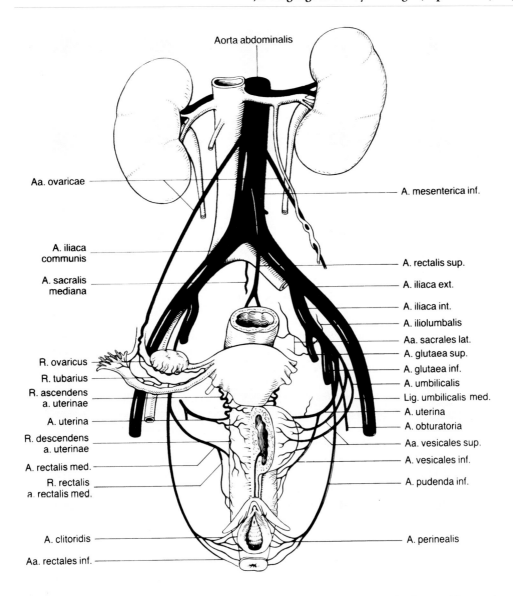

Aorta abdominalis

Aa. ovaricae

A. iliaca communis

A. sacralis mediana

R. ovaricus
R. tubarius
R. ascendens a. uterinae
A. uterina
R. descendens a. uterinae
A. rectalis med.
R. rectalis a. rectalis med.

A. clitoridis

Aa. rectales inf.

A. mesenterica inf.

A. rectalis sup.
A. iliaca ext.
A. iliaca int.
A. iliolumbalis
Aa. sacrales lat.
A. glutaea sup.
A. glutaea inf.
A. umbilicalis
Lig. umbilicalis med.
A. uterina
A. obturatoria
Aa. vesicales sup.
A. vesicales inf.

A. pudenda inf.

A. perinealis

Abb. 7.5. Schematische Darstellung der Gefäßversorgung des weiblichen Genitale, der Harnblase und des Rektums. (Aus Kaiser und Pfleiderer 1989)

Operation

- Steinschnittlagerung mit abgesenkten Beinen (s. Kap. 7.3.1).
- Hautdesinfektion.
- Hautschnitt quer, leicht bogenförmig, wenn möglich unterhalb des suprapubischen Haaransatzes. Durchtrennung des Subkutangewebes bis auf die Rektusscheide.
- Quereröffnung der Faszie zunächst in der Mitte mit dem Skalpell, dann Erweiterung nach rechts und links mit der Cooper-Schere. Anklemmen der Faszienränder mit Kocher-Klemmen.
- Lösen der Faszie von der Vorderwand der Rektusmuskulatur (Abb. 7.6). Dies ist weitgehend stumpf möglich. Die in der Mitte verlaufende Linea alba wird scharf durchtrennt.
- Auseinanderdrängen der Rektusbäuche und Einsetzen von Roux-Haken.

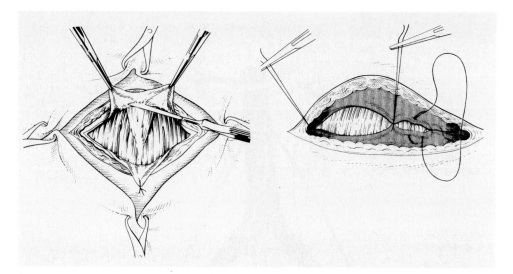

Abb. 7.6. Faszienquerschnitt nach Pfannenstiel: Lösen der Faszie von der Rektusmuskulatur

Abb. 7.7. Faszienquerschnitt nach Pfannenstiel: Verschluß der Faszie. (Beide aus Martius 1980)

- Unterhalb der Rektusmuskulatur liegt die Fascia transversalis, die bei schlanken Patientinnen häufig eine Einheit mit dem Peritoneum bildet.
  Fassen der Fascia transversalis mit 2 chirurgischen Pinzetten und vorsichtiges Spalten mit dem Skalpell. Nachfassen des Peritoneums und Eröffnung, wobei Verletzungen der Blase und des Darmes zu vermeiden sind. Verlängerung des Peritonealschnittes in Längsrichtung nach proximal und distal mit der Schere.
- Einsetzen von Haken, Sperrer oder Rahmen und Abstopfen der Darmschlingen mit Bauchtüchern.

Verschluß

- Anklemmen des Peritoneums mit 3–4 Mikulicz-Klemmen.
- Tücher und Instrumente auf Vollständigkeit überprüfen (Dokumentation).
- Fortlaufende Peritonealnaht im oberen Wundwinkel beginnend.

- Fortlaufende Adaptationsnaht der Rektusmuskeln, am distalen Wundwinkel beginnend. (Dazu kann die Peritonealnaht weiter genutzt werden).
- Exakte Blutstillung.
- Fasziennaht, entweder fortlaufend mit einem Schlingenfaden oder durch Einzelknopfnähte, z. B. der Stärke 1. Bei Einzelknopfnähten werden zunächst Ecknähte angelegt, die lang gelassen werden. Danach erfolgt eine Naht in der Mitte. Soll eine subfasziale Redondrainage eingelegt werden, so erfolgt dies nun. Der restliche Faszienverschluß erfolgt in fortlaufender Nahttechnik (Abb. 7.7).
- Exakte Blutstillung.
- Eventuell Einbringen eines subkutanen Redons.
- Eventuell Subkutannaht mit Einzelknopfnähten.
- Hautklammerung oder Intrakutannaht.

7.2.2
Medianer Unterbauchlängsschnitt

Dieser wird bei größerem Raumbedarf angewendet.

Vorteil:

- Gute Erweiterungsmöglichkeit.
- Geringere Blutungsgefahr.

Nachteil:

- Platzbauch-, Herniengefahr.
- Das kosmetische Ergebnis ist schlechter als beim Pfannenstielschnitt.

Operation

- Steinschnittlagerung mit abgesenkten Beinen (s. Kap. 7.3.1).
- Längsschnitt im Bereich der Linea alba nach distal bis zur Symphyse, nach proximal bis zum Nabel. Bei Schnittverlängerung erfolgt ein linksseitiges Umschneiden des Nabels in ausreichendem Abstand zu diesem. Auf der rechten Seite verläuft das Lig. teres hepatis, ein verschlossener Rest der Nabelvene.
- Durchtrennung des subkutanen Fettgewebes, dann Längsinzision der Faszie.
- Es erscheinen die Ränder der Rektusmuskeln, die stumpf auseinandergedrängt werden.
- Die Fascia transversalis und das präperitoneale Fettgewebe liegen frei. Eröffnen des Peritoneums durch beidseitiges Fassen und Anheben mit chirurgischen Pinzetten und Stichinzision mit dem Skalpell, Längserweiterung mit der Schere.
- Einsetzen von Haken und Abstopfen des Darmes mit Bauchtüchern.

Verschluß
- Anklemmen des Peritoneums mit 4 Mikulicz-Klemmen.
- Tücher und Instrumente auf Vollständigkeit überprüfen (Dokumentation).
- Unterschiedliche Nahttechniken sind möglich: das Fassen aller Schichten in fortlaufender Nahttechnik mit einem Schlingenfaden; der schichtweise Wundverschluß in fortlaufender oder Einzelknopfnahttechnik; die stabile Rekonstruktion der Bauchdecke, wobei zunächst Rektusaponeurose, Muskulatur und Peritoneum durchstochen werden, anschließend wird unter Bildung einer Schlaufe mit dieser Naht, mehr oberflächlich zurückgestochen; Subkutannaht.
- Hautklammerung oder Intrakutannaht.

7.3
Lagerungen

7.3.1
Steinschnittlagerung mit abgesenkten Beinen

Diese Lagerungsform wird bei allen gynäkologischen Laparotomien und Laparoskopien angewendet (Abb. 7.8).

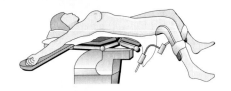

Abb. 7.8. Steinschnittlagerung mit abgesenkten Beinen

- Der Rücken liegt flach, evtl. im Gesäßbereich etwas erhöht durch Abklappen des Tisches.
- Knie und Unterschenkel liegen in Halbschalen. Dabei ist zu beachten, daß dieser Bereich gut abgepolstert wird, um Nervenschäden zu vermeiden.
  Laparotomie: Lagerung der Oberschenkel in Verlängerung des Körpers; dadurch nähert sich das innere Genitale mehr der OP-Wunde.
  Laparoskopie: Winkel der Oberschenkel zum Körper soll ca. 15–20° betragen. Dadurch werden die großen Gefäße weiter nach hinten gebracht, was die Verletzungsgefahr beim Einstich mindert.
- Die Beine sind gespreizt, zwischen ihnen steht der zweite Assistent.
- Auslagerung und gutes Abpolstern der Arme.
- Anbringen der neutralen Elektrode nach Vorschrift.

7.3.2
Steinschnittlagerung mit hochgestellten Beinen

Diese Lagerung wird bei allen vaginalen Eingriffen angewendet (Abb. 7.9).

- Der Rücken liegt flach.
- Das Gesäß ragt etwas über das Tischende.
- Hüftbeugung knapp über 90° durch hochgestellte Halbschalen. Die Unterschenkel müssen gut gepolstert gelagert werden, damit Druckschäden des N. peroneus vermieden werden.
- Weites Spreizen der Beine.

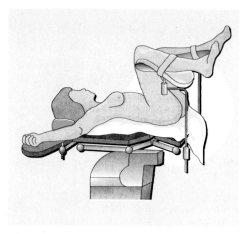

Abb. 7.9. Steinschnittlagerung mit hochgestellten Beinen

- Auslagerung und gutes Abpolstern der Arme.
- Anbringen der neutralen Elektrode nach Vorschrift.

7.4
Gynäkologisches Instrumentarium

Da es sehr viele unterschiedliche, aber gleichwertige Instrumente gibt, wird hier eine Auswahl dargestellt.

7.4.1
Instrumente, die vorwiegend für abdominale Eingriffe verwendet werden (Abb. 7.10–7.20)

Allis-Klemme (s. Kap. 2 Viszeralchirurgie)
Duval-Klemme (s. Kap. 2)

7.4.2
Instrumente, die vorwiegend für vaginale Eingriffe verwendet werden (Abb. 7.21–7.31)

Hysterektomiescheren (s. Kap. 7.4.1).
Parametrienklemmen (s. Kap. 7.4.1).
Allis-Klemme (s. Kap.2 Viszeralchirurgie).

7.4.3
Instrumente für die Laparoskopie
(Abb. 7.32–7.43)

7.5
Vaginale operative Eingriffe

Zu den kleineren Eingriffen gehören:

- Marsupialisation,
- Douglas-Punktion,
- Abrasio,
- Konisation,
- Cerclage.

7.5.1
Marsupialisation marsupium (lat.) = Beutel

Prinzip: Die Methode dient zur Sanierung eines Bartholin-Abszesses oder einer Zyste, indem er eröffnet und ein neuer Drüsenausführungsgang geschaffen wird.

Die Bartholin-Drüsen (Glandulae vestibulares majores, s. Abb. 7.4) produzieren ein Sekret, das die Scheide feucht hält. Sie liegen im Diaphragma urogenitale. Ihre Ausführungsgänge münden in den kleinen Labien. Verstopft der Ausführungsgang, so entsteht zunächst eine schmerzlose Retentionszyste. Bei einer eitrigen Sekundärinfektion bildet sich der Bartholin-Abszeß.

Diese Erkrankung tritt meist einseitig auf und führt zu einer massiven Schwellung des hinteren Drittels der kleinen Labie.

Symptomatik

1. Tag: Mißempfindungen.
2. Tag: beginnende Schwellung und Schmerzen.
3. Tag: erhebliche Schwellung und Schmerzen.
4. Tag: Reifung des Abszesses bis zum 6. Tag.
(Fortsetzung s. S. 326)

Instrumente, die vorwiegend für abdominale Eingriffe verwendet werden (Abb. 7.10–7.20)

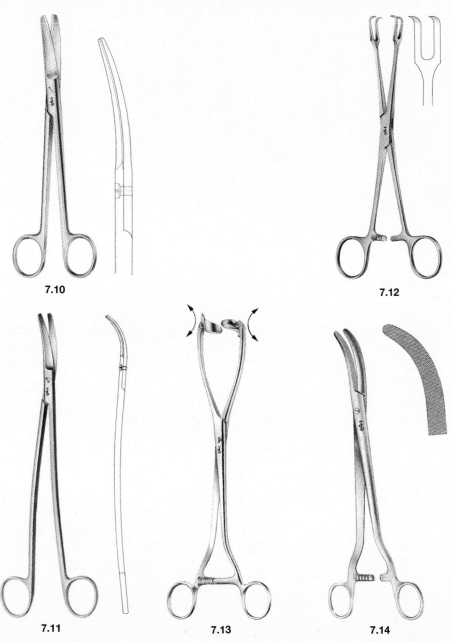

Abb. 7.10. Sims, Uterusschere

Abb. 7.11. Hysterektomieschere stark gebogen

Abb. 7.12. Museux, Uterushakenzange

Abb. 7.13. Collin, Uterusfaßzange

Abb. 7.14. Wertheim, Parametriumklemme
(Alle Fa. Aesculap)

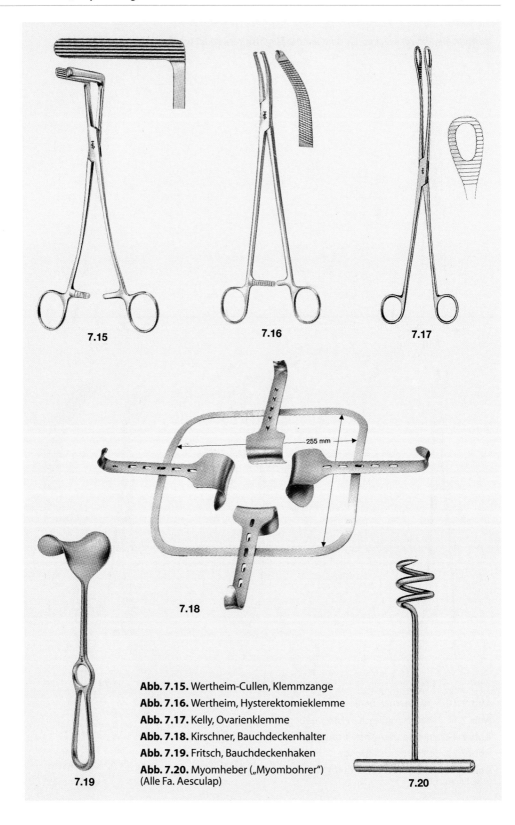

7.15

7.16

7.17

255 mm

7.18

7.19

7.20

Abb. 7.15. Wertheim-Cullen, Klemmzange
Abb. 7.16. Wertheim, Hysterektomieklemme
Abb. 7.17. Kelly, Ovarienklemme
Abb. 7.18. Kirschner, Bauchdeckenhalter
Abb. 7.19. Fritsch, Bauchdeckenhaken
Abb. 7.20. Myomheber („Myombohrer")
(Alle Fa. Aesculap)

Instrumente, die vorwiegend für vaginale Eingriffe verwendet werden (Abb. 7.21–7.31)

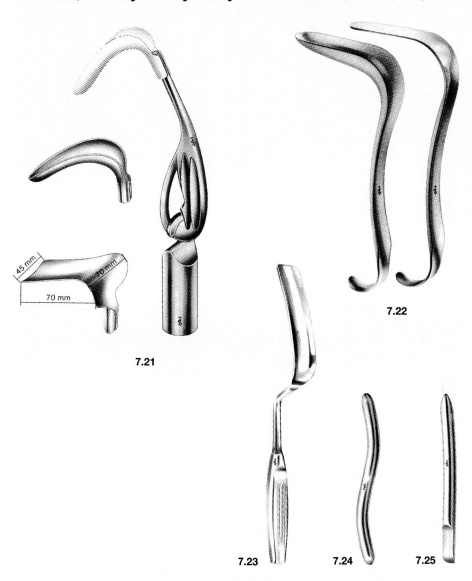

Abb. 7.21. Scherback, Scheidenspekula

Abb. 7.22. Kristeller, Scheidenspekulum oberes und unteres Blatt

Abb. 7.23. Breisky Wiener Modell, Scheidenspekulum

Abb. 7.24. Hegar, Uterusdilatator

Abb. 7.25. Hegar, Uterusdilatator (Alle Fa. Aesculap)

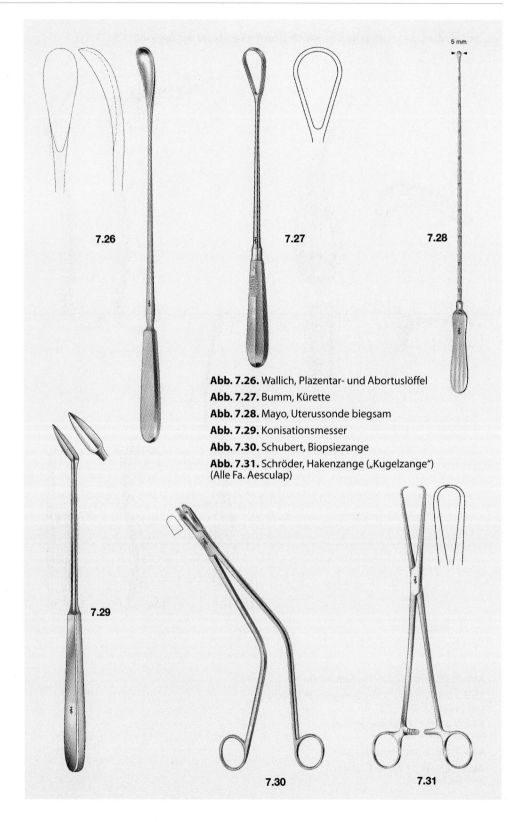

7.26

7.27

7.28

Abb. 7.26. Wallich, Plazentar- und Abortuslöffel
Abb. 7.27. Bumm, Kürette
Abb. 7.28. Mayo, Uterussonde biegsam
Abb. 7.29. Konisationsmesser
Abb. 7.30. Schubert, Biopsiezange
Abb. 7.31. Schröder, Hakenzange („Kugelzange")
(Alle Fa. Aesculap)

7.29

7.30

7.31

Instrumente für die Laparoskopie

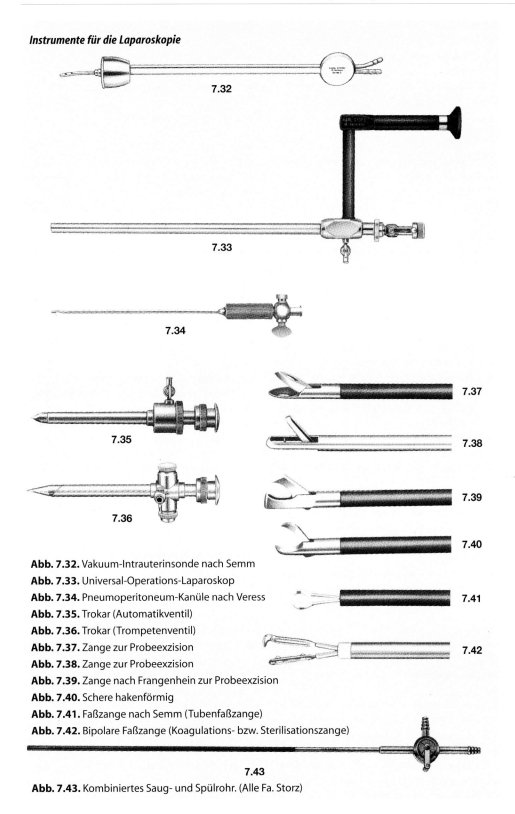

Abb. 7.32. Vakuum-Intrauterinsonde nach Semm

Abb. 7.33. Universal-Operations-Laparoskop

Abb. 7.34. Pneumoperitoneum-Kanüle nach Veress

Abb. 7.35. Trokar (Automatikventil)

Abb. 7.36. Trokar (Trompetenventil)

Abb. 7.37. Zange zur Probeexzision

Abb. 7.38. Zange zur Probeexzision

Abb. 7.39. Zange nach Frangenhein zur Probeexzision

Abb. 7.40. Schere hakenförmig

Abb. 7.41. Faßzange nach Semm (Tubenfaßzange)

Abb. 7.42. Bipolare Faßzange (Koagulations- bzw. Sterilisationszange)

Abb. 7.43. Kombiniertes Saug- und Spülrohr. (Alle Fa. Storz)

Instrumente

- Grundinstrumentarium (Wundset o. ä.).
- Skalpell, Schere, Nadelhalter, evtl. Sauger und Lasche (s. Kap. 1.7: Drainagen).
- Abstrichröhrchen.

Lagerung

Steinschnittlagerung mit hochgestellten Beinen (s. Kap. 7.3.2).

Abdeckung

Hauseigen. Stoffwäsche immer doppelt und wasserdicht. Bei diesem Eingriff ist ein aufwendiges Abdecken nicht unbedingt erforderlich.

Operation

- Desinfektion von Vulva und Scheide, anschließend steriles Abdecken.
- Hautinzisionsbereich ist an der Innenseite der kleinen Labie dort, wo sich die Mündungsstelle des verstopften Drüsenausganges befand.
- Entnahme eines bakteriologischen Abstriches.
- Ausräumen des Abszesses meist mit dem Finger.
- Beginn der Marsupialisation. Die Zystenwand wird von ihrem Grund vorgezogen und an der Schleimhaut der kleinen Labie mit resorbierbaren Einzelknopfnähten fixiert (3-0-Naht).
- Anschließend kann eine Lasche eingelegt werden, um den neuen Ausführungsgang offenzuhalten. Nach der Operation Sitzbäder.

7.5.2
Douglas-Punktion

Prinzip: Punktion des Sekretes im Douglasraum (s. Abb. 7.1) durch das hintere Scheidengewölbe. Bei dem Sekret kann es sich um Gewebsflüssigkeit, Blut oder Eiter handeln.

Im Zuge der Entwicklung der laparoskopischen Möglichkeiten ist die Douglas-Punktion nahezu obsolet geworden.

Instrumente

- Spekula (s. Kap. 7.4.2),
- Hakenzangen/Kugelzangen,
- ca. 12–18 cm lange, dicke Kanüle mit Spritze,
- evtl. Abstrichröhrchen.

Lagerung

- Steinschnittlagerung mit hochgestellten Beinen (s. Kap. 7.3.2).
- Das Becken soll tiefer liegen als der Kopf, damit die Flüssigkeit nicht nach oben abfließt.

Abdeckung

Hauseigen, aber Stoffwäsche immer doppelt und wasserundurchlässig.

Operation

- Desinfektion der Vagina.
- Einstellen des hinteren Scheidengewölbes mit einem Spekulum.
- Anhaken der hinteren Portio mit zwei Hakenzangen und kräftiges Anheben des Uterus.
- Einstechen der Kanüle in das hintere Scheidengewölbe, ca. 1 cm von der Zervix entfernt; Aspiration.

Die Entnahme einer Bakteriologie und Zytologie ist ratsam.

Ergebnisse der Douglas-Punktion

- Aspiration von Gewebsflüssigkeit kann auf eine Ovarialzyste hinweisen, die bis tief in den Douglas reicht. Diese wird dann abpunktiert und zytologisch untersucht.
- Aspiration von altem, geronnenem Blut deutet auf eine rupturierte Extrauteringravidität (s. Kap. 7.6.5) hin. Bei diesem Befund folgt eine Laparoskopie oder/und eine Laparotomie.
- Aspiration von Eiter beweist einen Douglas-Abszeß. Dieser wird durch eine Stichinzision der Scheidenhaut eröffnet (hintere Kolpozöliotomie) und mit einer gebogenen Kornzange erweitert. Ausräumung und Drainieren des Abszesses.

Diagnostisch beweist die Douglas-Punktion nur Flüssigkeit; eine Extrauteringravidität schließt sie z. B. nicht aus. Daher würde sich bei negativer Aspiration eine Laparoskopie anschließen.

7.5.3
Abrasio – Kürettage

Abrasio

Prinzip: Ausschabung des nicht schwangeren Uterus zu diagnostischen und therapeutischen Zwecken unter Verwendung von scharfen Küretten. Der Uterus wird mit scharfen Küretten ausgekratzt, da Teile des Endometriums zur Diagnostik gewonnen werden sollen. Außerdem ist der Uterus nicht weich wie bei Schwangeren.

Diagnostische Gründe:
- Klärung von Blutungsstörungen, insbesondere bei Postmenopausenblutungen.
- Karzinomverdacht.

Therapeutischer Grund:
- Endometriumreste können entfernt werden, bei Hypermenorrhoen.

Fraktionierte Abrasio

Sie dient der Differenzierung von Zervix- und Korpusschleimhaut.
Hiermit kann geklärt werden, ob ein Korpus- oder Zervixkarzinom vorliegt, bzw. wie weit die Ausdehnung in der Fläche ist.

Instrumente

- Spekula; Hakenzangen/Kugelzangen,
- Uterussonde; Hegarstifte,
- scharfe Küretten (s. Kap. 7.4.2),
- evtl. scharfe Löffel; anat. Pinzette,
- 2 Histologiebecher.

Lagerung

Steinschnittlagerung mit hochgestellten Beinen (s. Kap. 7.3.2).

Abdeckung

Hauseigen, Stoffwäsche immer doppelt und wasserdicht. Bei diesem Eingriff ist ein aufwendiges Abdecken nicht unbedingt erforderlich.

Operation

- Narkoseuntersuchung.
- Desinfektion von Vulva und Scheide; Abdeckung.
- Einstellen der Portio mit Spekula.
- Anklemmen der vorderen Portio mit Hakenzangen.
- Dilatation des Zervikalkanales mit dünnen Hegarstiften (ca. 5–6 mm).
- Zervixabrasio mit einer kleinen scharfen Kürette. Eingehen bis zum inneren Muttermund. Die Kürette wird jedesmal vollständig bis vor die Portio herausgezogen. Dieses Material muß streng vom Korpusmaterial getrennt werden!
- Uteruslängenbestimmung mit der Uterussonde, um eine spätere Perforation zu vermeiden.
- Dilatation des Zervikalkanales bis auf ca. 8 mm (Abb. 7.44).
- Korpusabrasio mit scharfen Küretten. Eingehen bis Funduskontakt entsteht, dann werden immer wieder lange Kürettenstriche vorgenommen bis zur Portio (im Uhrzeigersinn vorgehen, 3 – 6 – 9 – 12 Uhr; Abb. 7.45).
- Ausschaben der Tubenecken mit einer kleineren Kürette.

Abortkürettage

Prinzip: Ausschabung des schwangeren Uterus, zur Entfernung von Schwangerschaftsmaterial unter Verwendung von stumpfen Küretten oder Saugküretten.

Saugkürettage

Absaugen des Schwangerschaftsproduktes in der Frühschwangerschaft bis zur 12.–14. SSW.
Dies wird bei gestörten Schwangerschaften oder bei legalen Schwangerschaftsabbrüchen vorgenommen.

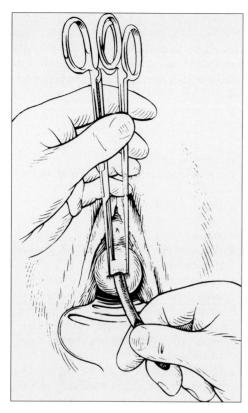

Abb. 7.44 Zervixdilatation (aus Martius 1980)

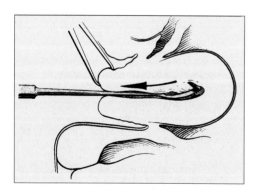

Abb. 7.45 Korpusabrasio (aus Martius 1980)

Vorteile:
- Für das Endometrium die schonendste Methode,
- schnelles Vorgehen,
- geringer Blutverlust.

- Gleiches Vorgehen wie bei der Abrasio.
- Dilatation des Zervikalkanals.
- Die Saugkürette wird wie die Kürette geführt, wobei die Saugöffnung gegen die Uteruswand zeigt.
- Evtl. vorsichtiges Nachkürettieren.
- Histologie.

Kürettage mit stumpfen Küretten

- Gleiches Vorgehen wie bei der Abrasio.
- Langsames Erweitern des Zervikalkanales mit Hegarstiften, die größer sind als bei der Abrasio.
- Entfernen des Schwangerschaftsproduktes mit stumpfen Küretten und Abortzange.
- Vorsichtiges Nachkürettieren, um ein Perforieren des weichen Uterus zu vermeiden und die basalen Schichten des Endometriums zu schonen.

7.5.4
Konisation

Prinzip: Die Entnahme eines Gewebekegels aus der Portio, dessen Spitze bis in den oberen Anteil des Zervixkanals reicht. Anschließend erfolgt eine fraktionierte Abrasio (s. Kap. 7.5.3).

Indikation

- Bei verdächtigen zytologischen Abstrichen (Papanicolaou-Abstrich Stadium IIIb und IVa, b).

Die Konisation ist kontraindiziert beim klinischen Karzinom. Hier wird zunächst eine Probeentnahme vorgenommen.

Ziel

- Exakte histologische Untersuchung.
- Bei nichtinvasiven Neoplasien oder schweren Dysplasien der Zervix endgültige Therapie durch die Entfernung des veränderten Gewebes im Gesunden.

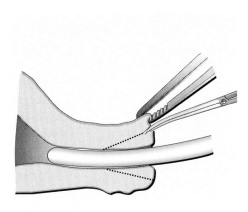

Abb. 7.46 Konisation

Allgemeines

Ektopie: Ein nicht krankhaftes Hervortreten des Zervixzylinderepithels auf die Portiooberfläche, auf der sich normalerweise unverhorntes Plattenepithel befindet. Leiden die Patientinnen unter sehr starken zervikalem Flour oder besteht die Ektopie über mehrere Jahre, kann eine Konisation vorgenommen werden.

Zervixkarzinom: Da die Grenze zwischen dem Zervixepithel und dem Portioepithel – die karzinomgefährdete Zone – bei jungen Frauen mehr auf der Portio, bei älteren Frauen mehr im Zervikalbereich liegt, wird bei jungen Frauen ein breiter, flacher Konus, bei älteren ein schmaler, hoher Konus entnommen.

Technik der Konisation
- Mit dem Skalpell – für eine genauere histologische Untersuchung zur Abklärung verdächtiger Abstriche oder
- mit dem elektrischen Messer/Schlinge – weniger Blutungen (z. B. Behandlung der Ektopie).

Instrumente

- Spekula – auch seitliche Spekula, z. B. Breisky (s. Kap. 7.4.2),
- Hakenzangen/Kugelzangen, langer Skalpellgriff, evtl. Konisationsmesser,
- Kornzangen, mittellange chirurgische und anatomische Pinzette,
- mittellange Schere, Nadelhalter,

- Uterussonde, scharfe Küretten, Hegarstifte,
- Diathermie, evtl. Kugelelektrode, Schlinge.

Lagerung

Steinschnittlagerung mit hochgestellten Beinen (s. Kap. 7.3.2).

Abdeckung

Hauseigen, aber Stoffwäsche immer doppelt und wasserundurchlässig.

Operation

- Desinfektion von Vulva und Scheide, anschließende Abdeckung.
- Einstellen der Portio mit Spekula.
- Wo üblich, Infiltration eines vasokonstriktorischen Medikaments.
- Anfärben der Portio mit Jodlösung (Lugol-Lösung) mit einem Tupfer. Normales Plattenepithel verfärbt sich dann bräunlich, nicht gesunde Bezirke verfärben sich nicht oder werden weißlich. So kann man die Resektionsgrenzen bestimmen.
- Seitliches Anklemmen der Portio mit Hakenzangen.
- Dilatation des Zervikalkanales mit Hegarstiften 8–8,5 mm.
- Umschneiden der Portio mit dem Skalpell, der Schere (Abb. 7.46), dem abgewinkelten Konisationsmesser oder elektrisch. Markierung des entnommenen Konus mit einem Faden bei „12 Uhr".
- Nun erfolgt immer eine fraktionierte Abrasio, um sich über die Konisation im Gesunden zu vergewissern (s. Kap. 7.5.3).
- Blutstillung z. B. mit einer Kugelelektrode oder Thermokoagulator. Evtl. Umstechung der Uterinagefäße.
- Eventuell Sicherung der Wunde mit einer Sturmdorff-Naht (Abb. 7.47) → Gefahr der Zervixeinengung.
- Wo üblich, Streifentamponade über 24 h.
- Wo üblich, legen eines Dauerkatheters über 24 h.

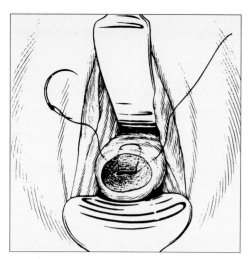

Abb. 7.47 Konisation: Sturmdorff-Naht (aus Martius 1980)

Komplikationen

- Nachblutungen,
- Zervixinsuffizienz im Falle einer Schwangerschaft.

7.5.5
Cerclage

Prinzip: Zervixumschlingung mit einer kräftigen Naht oder einem Band.

Indikation

- Insuffizienz des Gebärmutterhalses in der Schwangerschaft.
  Schon während des zweiten Schwangerschaftsdrittels wird der Verschlußmechanismus geschwächt. Es kommt zur Verkürzung und Auflockerung der Zervix. Der Muttermund öffnet sich, mit der Gefahr des vorzeitigen Blasensprungs.
- Zur Prophylaxe bei vorausgegangenen Spätaborten.
- Als Therapie bei Eröffnung des inneren Muttermundes vor der 28. Schwangerschaftswoche (SSW).

- Spekula, Ovarfaßzangen (s. Kap. 7.4.2),
- Tupfer, Nadelhalter und eine nicht resorbierbare Polyesternaht (oder Shirodkarband).

- Steinschnittlagerung mit hochgestellten Beinen (s. Kap. 7.3.2),
- maximale Beckenhochlage.

Hauseigen, Stoffwäsche doppelt und wasserundurchlässig.

Cerclage nach McDonald

- Desinfektion der Scheide.
- Anklemmen der Portio mit Ovarfaßzangen.
- Legen der nicht resorbierbaren subkutanen Naht, die 4mal ausgestochen wird und dann nicht zu stark angezogen werden darf, um eine gute Durchblutung zu gewährleisten.
- Entfernung der Naht möglichst nicht vor der 37. SSW.

Cerclage nach Shirodkar

- Vorgehen wie bei Cerclage nach McDonald.
- Die Scheidenhaut wird an der Zervix jeweils vorne und hinten ein wenig inzidiert. Blase und Rektum werden mit Präpariertupfern hochgeschoben, um die Naht möglichst hoch legen zu können. Eine nicht resorbierbare Polyesternaht/band mit stumpfer Nadel wird dicht unter der Portiohaut um die Zervix herumgeführt. Der Einstich erfolgt bei „12 Uhr"; es kann bei „6 Uhr" einmal ausgestochen werden.

7.5.6
Vaginale Hysterektomie

Indikationen

- Bei erhöhtem allgemeinem OP-Risiko.
- In Kombination mit Deszensusoperationen.
- Beim Uterus myomatosus, wenn dieser Faustgröße nicht überschreitet. Sonst muß ein Morcellement (Zerstückelung) oder eine Hemisectio durchgeführt werden. Manchmal ist es erforderlich, präoperativ in Narkose die Patientin von vaginal aus zu untersuchen und dann erst die definitive Entscheidung über den Zugang zu treffen.
- Wenn keine Indikation zur Revision der Bauchhöhle besteht.

Vorteile:
- Geringes operatives Trauma,
- leichtere postoperative Mobilisierung der Patientinnen,
- geringeres Thromboserisiko.

Nachteil:
- Eingeschränkte Möglichkeit an den Adnexen zu operieren.
- Technisch schwierig bei Voroperationen am Uterus (z. B. Sectio).

Instrumentarium

- Grundinstrumentarium.
- Instrumente zum vaginalen Operieren, diverse Spekula (z. B. Scherbak, Breisky), Hakenzangen/Kugelzangen (s. Kap. 7.4.2).
- Kräftige Schere (Wertheim), Ovarienzangen, Parametriumklemmen (Wertheim) und „Gegenklemmen" (Kocher-Klemmen).

Lagerung

Steinschnittlagerung mit hochgestellten Beinen (s. Kap. 7.3.2).

Abdeckung

- Hauseigen, Stoffwäsche immer doppelt und wasserundurchlässig.
- Der Operateur sitzt vor dem Gesäß der Patientin und muß daher zusätzlich wasserdicht beschürzt werden.

Operation

- Narkoseuntersuchung.
- Abwaschen der Scheide und des Unterbauches, falls eine Eröffnung des Bauches notwendig wird; anschließend Abdecken.
- Einmalkatheterisierung (bei Hysterektomie mit Scheidenplastiken wird zu einem späteren Zeitpunkt ein suprapubischer Katheter gelegt).
- Evtl. seitliches Fixieren der kleinen Labien mit nicht resorbierbaren Nähten.
- Einstellen und Anhaken der Portio mit Spekula und Hakenzangen. Nach hinten z. B. Einsetzen des Scherbakspekulums. Die Portio kann zunächst mit einem schmalen vorderen Spekulum eingestellt werden (Abb. 7.48, S. 333).
- Zirkuläres Umschneiden der Portio mit dem Skalpell.
- Vorderer Scheidenschnitt (vordere Kolpotomie; Abb. 7.49):
  Präparation und Durchtrennung der Bindegewebsschicht zwischen der Blase und der vorderen Scheidenwand mit Präpariertupfer und Schere (Lig. cervicovesicale). Weiteres Lösen meist digital möglich.
  Die Blasenpfeiler werden durchstochen und durchtrennt.
- Darstellung der vorderen Peritonealumschlagfalte und Eröffnung (vordere Kolpozoeliotomie) mit der Schere, anschließend Fadenmarkierung. Dieser Schritt kann auch später, nach der hinteren Kolpotomie, erfolgen.
- Hinterer Scheidenschnitt (hintere Kolpotomie)
  Die Hakenzangen werden nach oben gezogen. Durchtrennung der Bindegewebsplatte zwischen dem Rektum und der hinteren Scheidenwand (Septum rectovaginale) dicht an der hinteren Zervixwand. Es ist weniger Präparation erforderlich, da das Douglas-Peritoneum wesentlich weiter nach unten reicht.
- Eröffnung des Douglas-Raums (hintere Kolpozoeliotomie).
- Absetzen der Parametrien: Die einzelnen Ligamente und Gewebszüge werden immer abwechselnd rechts und links umstochen und in nicht zu großen Schritten abgesetzt. Man verwendet dabei Parametrienklemmen, eine kräftige Schere und resorbierbare Durchstechungen der Stärke 1.

Es wird mit dem dorsalen Anteil des Parametriums begonnen, den Ligg. sacrouterina.

- Absetzen der Uterinagefäße und der Ligg. cardinalia. Ist das Parametrium abgesetzt, hängt der Uterus nur noch an den Ligg. rotunda und der Adnexe.
- Stürzen des Uterus: Eine Hakenzange an der Portio wird entfernt und an die Hinterwand des Uterus geklemmt. Der Uterus wird vorgezogen, bis der Fundus zu sehen ist (Abb. 7.50). Manchmal ist bei einem großen Uterus ein Morcellement (Zerstückelung des Uterus mit dem Messer) oder eine Hemisectio mit sagittaler Spaltung des Uterus nötig. Dabei dürfen die Adnexgefäße nicht verletzt werden.
- Darstellung der Adnexe: Sollen diese erhalten bleiben, werden sie am Uterusansatz umstochen und abgesetzt. Getrennte Umstechungen des Lig. ovarii proprium, der Tube und des Lig. teres uteri. Die Nähte werden lang gelassen und angeklemmt.
- Entfernen des Uterus.
- Inspektion der Adnexe.
- Verschluß des Peritoneums (Abb. 7.51): Rechts und links wird eine Ecknaht gelegt, die nacheinander das vordere Peritonealblatt, das Lig. teres uteri, den parametranen Stumpf und das hintere Peritonealblatt faßt. Verschluß der restlichen Peritonealwunde. Die Stümpfe liegen nun extraperitoneal.
- Verschluß der Scheidenwunde: Legen von Ecknähten, ohne daß die extraperitonealen Stümpfe mitgefaßt werden, dann Einzelknopfnähte.

7.5.7
Genitaldeszensus

Der Uterus wird in seiner korrekten Lage im kleinen Becken durch folgende Bänder gehalten:

- Ligg. sacrouterina: Uterus hängt am Sakrum,
- Ligg. cardinalia: mittelständige Lage,
- Ligg. teres uteri: Anteversio.

Aus einem Defekt dieses Halteapparates entsteht der *Descensus uteri.*

Die Vagina ist in ihrem unteren Anteil durch das Perineum (= Damm) und die Levatormuskulatur, in ihrem oberen Anteil durch das Beckenbindegewebe fixiert. Besteht hier ein Defekt, so entsteht der *Descensus vaginae.*

Aus der Insuffizienz dieser Haltevorrichtungen entstehen Erkrankungen:

durch Erschlaffung der vorderen Scheidenwand

- Zystozele,
- Urethrozystozele mit evtl. Folge der Harninkontinenz;

durch Erschlaffung der hinteren Scheidenwand

- Rektozele,
- Enterozele.

Descensus uteri und Descensus vaginae können auch zusammen auftreten (*Descensus genitalis*).

Ursachen

- Überdehnung und Verletzung durch Geburten.
- Primäre oder sekundäre (alterbedingte, durch Östrogenmangel in der Menopause) Bindegewebsschwäche.
- Erhöhter intrabdomineller Druck, durch Husten, Heben, Tumoren.

Operative Therapie

Descensus vaginae: Vordere und hintere Scheidenplastik (Kolporrhaphie), Raffung und Stützung der Scheidenwand mit Levatorplastik (Abb. 7.52, S. 334).

Descensus uteri: vaginale Hysterektomie mit vorderer und hinterer Scheidenplastik.

Abb. 7.48. Anhaken und Einstellen der Portio ▷

Abb. 7.49. Vorderer Scheidenschnitt

Abb. 7.50. Uterus luxiert („gestürzt"). (Alle aus Hepp et al. 1991)

Abb. 7.51. Verschluß des Peritoneums. (Aus Martius 1980)

Vaginale Hysterektomie

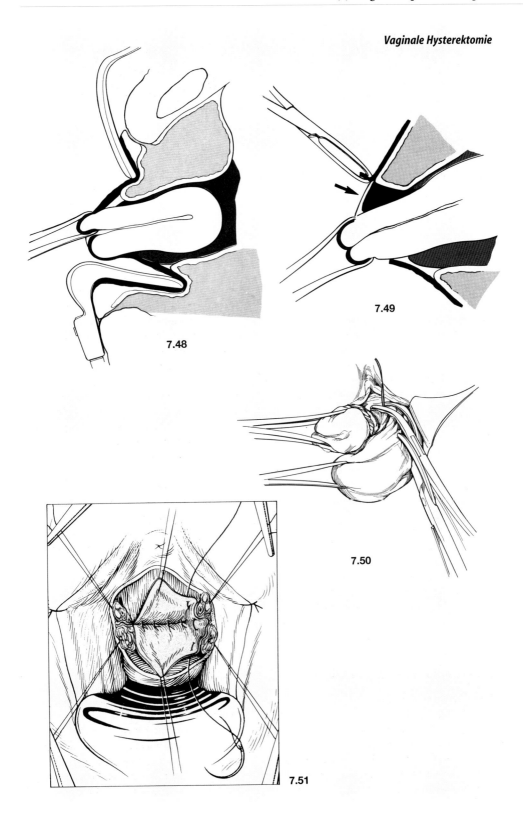

7.48

7.49

7.50

7.51

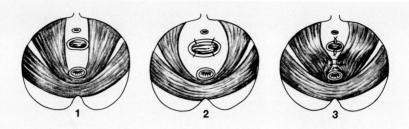

Abb. 7.52. Schematische Darstellung der Scheidenplastiken. *1* Normalzustand; *2* Erweiterung des Hiatus genitalis; *3* Verengung des Hiatus genitalis, durch u. a. Teilresektion der Scheidenwände; Levatornähte über dem Rektum. (Aus Kern 1970)

Operation bei Descensus genitalis

Vordere Kolporrhaphie/vordere Plastik

Vorbereitungsmaßnahmen! Siehe vaginale Hysterektomie

Zur Behebung der Zystourethrozele

- Einsetzen der Spekula, Anklemmen und Vorziehen der Portio mit Hakenzangen.
- Hervorziehen der vorderen Scheidenwand mit Kocherklemmen oder Allis-Klemmen. Spalten der Vaginalhaut durch eine mittlere Längsinzision von der Harnröhrenmündung bis zur Portio dabei soll das Bindegewebe noch intakt bleiben.
- Anklemmen der Schnittkanten mit Kocher- oder Allis-Klemmen und Anheben der jeweiligen Seite zum seitlichen Abpräparieren der Scheidenhaut und des Septum vesicovaginale mit Skalpell, Schere und Präptupfer (Abb. 7.53). Darstellung der Blase.
- Anheben der Blase mit Pinzetten und Lösen des Gewebes zwischen Blase und vorderer Zervixwand. Seitliches Abdrängen der Blasenpfeiler. Wenn die deszendierte Blase so weit mobilisiert ist, daß sie in ihre spätere Lage zurückgedrängt werden kann, ist die Blasenpräparation korrekt durchgeführt. Seitlich muß

die endopelvine Faszie zu erkennen sein.

(Nun beginnt die vaginale Hysterektomie, s. Kap. 7.5.6. Alternativ kann man auch mit der Hysterektomie anfangen und im Anschluß daran die Scheidenplastiken vornehmen. Am Ende der Hysterektomie ist beim Peritonealverschluß darauf zu achten, daß die Peritonealisierung möglichst hoch durchgeführt wird.)

- Versorgen der Zystozele durch Legen von paraurethralen Nähten, die die Urethra anheben und den Urethrablasenwinkel wiederherstellen.
- Zum Anheben des Blasenbodens werden die Kocher-Klemmen auseinandergezogen und das seitliche Bindegewebslager (endopelvine Faszie) mit Einzelknopfnähten in der Mittellinie vereinigt. Angefangen wird im Bereich der Blasenpfeiler, bis hin zum paraurethralen Bindegewebe (Abb. 7.54).
- Ggf. Resektion von überschüssiger Scheidenhaut.
- Spannungsfreier Verschluß der Vaginalhaut mit Einzelknopfnähten oder Z-Nähten.

Hintere Kolpoperineorrhaphie/hintere Plastik

Zur Behebung der Rektozele

- Beidseitiges Anklemmen einer Hakenzange am Übergang Damm und Scheidenhaut. In der Mittellinie, am höchsten Punkt der sich anschließenden hinteren Scheideninzisionsstelle wird eine Kocher-Klemme angesetzt. Nun sind die Inzisionsgrenzen festgelegt.

Seitliches Anspannen der Hakenzangen und Hautinzision quer zwischen beiden Zangen. Von der Mitte dieser Inzision aus erfolgt die mediane Scheidenhautinzision bis zur Klemmenmarkierung (T-Inzision; Abb. 7.55). Die Wundränder werden mit Kocher- oder Allis-Klemmen angeklemmt. Trennung der

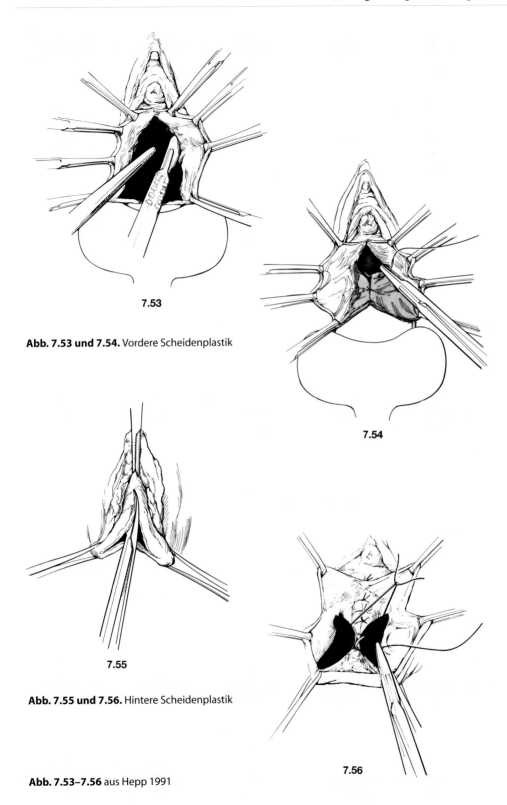

7.53

Abb. 7.53 und 7.54. Vordere Scheidenplastik

7.54

7.55

Abb. 7.55 und 7.56. Hintere Scheidenplastik

7.56

Abb. 7.53–7.56 aus Hepp 1991

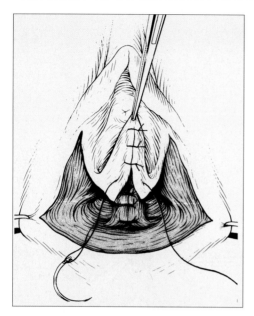

Abb. 7.57 Kolpokleisis (aus Martius 1980)

Scheidenwand vom Septum rektovaginale mit dem Skalpell. Wichtig ist eine ausreichende Präparation nach oben und zur Seite. Nun ist die Rektozele deutlich zu erkennen.

- Die Levatormuskulatur wird dargestellt.
- Der Aufbau des Beckenbodens und damit das Versenken der Rektozele beginnt mit der Raffung und Adaptation des Septum rektovaginale im oberen Bereich des Scheidenschnittes. Dies geschieht durch Einzelknopfnähte, die seitlich eingestochen und in der Mittellinie geknüpft werden (Abb. 7.56).
- Im unteren Anteil wird der Beckenboden durch die Vereinigung der Levatorschenkel zwischen Rektum und Vagina verstärkt (resorbierbares Nahtmaterial der Stärke 2). Mit etwa 3 Nähten werden die Levatorschenkel rechts und links gefaßt und zusammengezogen, wobei das Anziehen des obersten Fadens die Weite der Vagina bestimmt (Abb. 7.56).
- Resektion überschüssiger hinterer Scheidenhaut.
- Scheiden- und Dammhautnaht mit Einzelknopfnähten.
- Auffüllen der Blase mit Blasenspritze und Einmalkatheter, um den suprapubischen Blasenkatheter legen zu können.

Kolpokleisis nach Labhardt
Prinzip: der operative Verschluß der Scheide.
  Dieser wird vorgenommen bei alten Frauen mit Descensus genitalis, die sicher keinen Kohabitationswunsch mehr haben.
  Der Uterus muß nicht entfernt werden.

- Hintere Scheidenplastik. Nach Raffung des Septum rectovaginale und den Levatornähten erfolgt die
- Labhardt-Anfrischungsfigur. Die Hakenzangen werden auseinander gespannt, die vordere Kante der kleinen Labie mit einer Klemme hochgezogen und die Haut von Höhe der Urethramündung bis hin zum Dammwundenwinkel gerade gespalten. Von der Mitte des queren Dammschnittes aus wird beidseits ein dreieckiges Schleimhautstück mit der Schere entfernt.
  Es entsteht eine fünfzipflige Figur (Abb. 7.57).
- Der Wundverschluß beginnt im oberen Wundwinkel der Kolpotomie mit Einzelknopfnähten. Durch Vereinigung der Scheidenwundränder bis zur Urethramündung wird der Damm aufgebaut. Dammverschluß mit Einzelknopfnähten.

7.6
Abdominale operative Eingriffe

7.6.1
Laparoskopie/Pelviskopie

Die Minimal-invasive-Chirurgie (MIC) befindet sich in einer raschen Entwicklung. Sie spielt auch bei der Entfernung von Organteilen (Ovarien), bei der Hysterektomie und bei der extrauterinen Gravidität eine immer größere Rolle. Die Indikationen und die Grenzen dieses modernen Verfahrens werden aber noch diskutiert.

Diagnostische Laparoskopie:
- Punktionen zur Entnahme von zytologischem Material,
- Gewebeentnahmen,
- bei Verdacht auf Extrauteringravidität (nach negativer Douglas-Punktion; s. 7.5.2),
- bei unklaren Unterbauchbeschwerden,

- zur Prüfung der Tubendurchgängigkeit (mit retrograder Blauprobe).

Therapeutische Laparoskopie:
- Tubensterilisation,
- Adhäsiolyse,
- Koagulation von Endometrioseherden.
- Extrauterine Gravidität (EU),
- in manchen Kliniken werden bereits Adnektomien, Myomektomien und die assistierte Hysterektomie (LAVH) durchgeführt.

Instrumentarium

- Laparoskopieinstrumente (s. Kap. 7.4.3),
- Übersichtsoptik, Arbeitsoptik,
- Kaltlichtquelle,
- CO_2-Insufflator,
- evtl. Koagulationsgerät,
- Uterussonde, Hakenzangen, evtl. Portioadapter,
- evtl. Videoanlage.

Lagerung

Steinschnittlagerung, wobei sich intraoperativ die Stellung der Beine verändert. Der Kopf der Patientin liegt tiefer als das Becken, dadurch sinkt der Darm in den Oberbauch und das kleine Becken ist besser überschaubar (s. Kap. 7.3.1).

Abdeckung

Hauseigen, Stoffwäsche immer doppelt und wasserundurchlässig.

Operation

Je nach Indikationsstellung wird die Laparoskopie in Allgemeinnarkose oder in Lokalanästhesie vorgenommen.
Untersuchung in Narkose.
- Hautdesinfektion des Bauches, der Vulva und Vagina; Einmalkatheterisierung.
- Einstellen der Portio mit Spekula, Anklemmen der Portio mit Hakenzangen und Einführen der Uterussonde. Die Instrumente werden z. B. mit Pflaster fixiert. Alternativ kann ein Portioadapter eingesetzt werden.

Mit diesen Instrumenten kann der Uterus während der Laparoskopie bewegt werden.
- Tieferstellen der Beine und Abdeckung.
- Stichinzision am Nabelunterrand. Beidseitiges Anheben der Bauchdecken und Einstechen der Veress-Nadel, die zuvor vom Operateur auf Funktionstüchtigkeit überprüft werden sollte. Lagekontrolle der Nadel.
- Anschließen des Insufflationsschlauchs und Auffüllen des Abdomens mit CO_2 über einen Druckautomaten, um eine bessere Übersicht zu erzielen und Verletzungen zu vermeiden.
- Ist genügend CO_2 eingeströmt, wird die Veress-Nadel entfernt und der Hautschnitt auf Trokargröße erweitert. Vorsichtiges Einführen des Trokars und Ersatz des Mandrins durch die Optik.
- Anschließen des Kaltlichtkabels und der CO_2-Zufuhr. Inspektion der Bauchhöhle. Kopftieflage. Der Assistent kann die Lage des Uterus beliebig verändern, indem er die vaginalen Führungsinstrumente bewegt.
- Es besteht die Möglichkeit, einen Taststab durch das Laparoskop einzuführen. Weiterhin kann über lange Punktionskanülen Flüssigkeit punktiert und aspiriert werden. Mit der Schere werden Verwachsungen gelöst und über die speziellen Koagulationszangen können Blutungen gestillt und die Tuben verschlossen werden.
Eventuell ist das Einbringen weiterer Trokare notwendig.
- Entfernung der Instrumente und Ablassen des Gases durch das Trokarventil.
- Hautklammerung oder Einzelknopfnähte.

7.6.2 Myomenukleation

Allgemeines

Das Myom ist eine gutartige Geschwulst der glatten Uterusmuskulatur. Entartungsgefahr unter 0,5%.

Myome wachsen verdrängend, sind aber zum umgebenden Gewebe scharf abgrenzbar.

Einteilung der Myome nach ihrer Lage:
- Intramurale Myome: Sie liegen im Myometrium und treten am häufigsten auf. Wer-

den sie größer, läßt die Kontraktionsfähigkeit der Uterusmuskulatur nach. Die Patientinnen klagen über verstärkte und längere Menstruationsblutungen sowie über Schmerzen. Es können einzelne, aber auch mehrere Myome auftreten, die durch ihr Wachsen folgende Symptome aufweisen: u. a. Kreuzschmerzen, Entleerungsstörungen des Darmes und der Blase, Anämie, Sterilität.

- Subseröse Myome: Sie liegen zwischen dem Myometrium und dem peritonealen Überzug. Uteruswand und -höhle werden nicht verändert; daher treten auch keine Blutungsstörungen auf.
Es ist möglich, daß es nur mit einem Gefäßstiel verbunden ist. Beschwerden treten dann auf, wenn sie an Größe zunehmen und Nachbarorgane verdrängen, oder wenn es zur Torsion des Gefäßstieles kommt, was eine Nekrose und damit ein akutes Abdomen nach sich ziehen kann.
- Submuköse Myome: Liegen vornehmlich in der Uterushöhle unter dem Endometrium. Sie entwickeln sich mit oder ohne Gefäßstiel in die Gebärmutterhöhle. Es treten vermehrte und verstärkte Blutungen auf. Wehenartige Schmerzen sind möglich, da die Uterusmuskulatur durch Kontraktionen versucht, das Myom auszustoßen.

Therapie

- Myomenukleation/-abtragung (Laparotomie oder Laparoskopie).
- Uterusexstirpation.
- Hysteroskopische Abtragung von submukösen Myomen.

Instrumentarium

- Grundinstrumentarium
- Gynäkologisches abdominales Instrumentarium ohne Parametrienklemmen (s. Kap. 7.4.1) oder
- Laparoskopisches oder hysteroskopisches Instrumentarium.

Lagerung

Steinschnittlagerung mit abgesenkten Beinen (s. Kap. 7.3.1).

Abdeckung

Hauseigen, Stoffwäsche immer doppelt und wasserundurchlässig.

Operation: Myomentfernung

- Eröffnen des Abdomens nach Pfannenstiel (s. Kap. 7.2.1)
Bei einem gestielten subserösen Myom wird das Myom mit z. B. einer Ovarfaßzange, Hakenzange oder Museus hochgezogen und der Stiel dargestellt.
- Entfernung des Myoms mit dem Messer an der Uteruswand, evtl. Exzision des Myometriums.
- Blutstillung mittels durchgreifender Einzelknopfnähte.
Beim intramuralen Myom werden die Serosa und das Myometrium (= Kapsel) mit dem Skalpell gespalten.
Anklemmen des Myoms mit Organfaßzangen und Enukleation mit Schere. Dabei müssen Gefäße koaguliert oder durchstochen werden. Eine Eröffnung der Gebärmutterhöhle sollte vermieden werden.
- Kapselreste vollständig entfernen.
- Das Myombett wird durch Einzelknopfnähte, die den Wundgrund fassen, mehrschichtig verschlossen. Abschließend werden die äußeren Wundränder adaptiert.
- Zur Vermeidung von Verwachsungen kann das Wundgebiet z. B. mit mobilisiertem Blasenperitoneum gedeckt werden.
- Tücher und Instrumente auf Vollständigkeit überprüfen (Dokumentation).
- Schichtweiser Wundverschluß (s. Kap. 7.2.1).

7.6.3
Abdominale Hysterektomie

Indikationen

- Uterus myomatosus,
- bei erfolgloser konservativer Therapie von Blutungsanomalien,
- Korpuskarzinom; Zervixkarzinom,
- evtl. Endometriose bei älteren Patientinnen.

Instrumentarium

- Grundinstrumentarium.
- Gynäkologisches Abdominalinstrumentarium (s. Kap. 7.4.1).
- Blasenhaken.
- Evtl. Klammergerät zum Absetzen des Uterus unterhalb der Zervix (s. Kap. 2 Viszeralchirurgie).

Lagerung

Steinschnittlagerung mit abgesenkten Beinen (s. Kap. 7.3.1).

Abdeckung

Hauseigen, Stoffwäsche immer doppelt und wasserundurchlässig.

Mögliche Verfahrensweisen (indikationsabhängig)

- einfache Uterusexstirpation:
  - mit/ohne Exstirpation der Tube/n,
  - mit/ohne Exstirpation der Adnexe.
- Erweiterte Uterusexstirpation nach Wertheim-Meigs.

Operation: Uterusexstirpation

- Hautdesinfektion; Dauerkatheterisierung; Abdeckung.
- Zugang durch den suprasymphysären Faszienquerschnitt nach Pfannenstiel (s. Kap. 7.2.1).
- Nach dem Abstopfen des Darmes mit Bauchtüchern und Einsetzen eines Rahmens oder mehrerer Haken erfolgt das Anklemmen des Uterus; beim Uterus myomatosus mit einer Museux-Klemme oder einem Myombohrer, beim Karzinom mit stumpfen Klemmen an den Ligg. rotunda oder einer Uterusfaßzange nach Collin. So ist es möglich, den Uterus hochzuziehen und die Strukturen besser darzustellen.
- Fassen der Tube mit einer Ovarfaßzange und Anspannen der Mesosalpinx. Die Tube wird entlang der Mesosalpinx schrittweise über Durchstechungsligaturen abgesetzt (Salpingektomie, s. Kap. 7.6.5, Abb. 7.61). An der Fimbrie wird begonnen, die letzte Ligatur

wird lang gelassen und angeklemmt. Wichtig ist ein gefäßschonendes Operieren, um die Durchblutung des Ovars nicht zu gefährden. Gleiches Vorgehen auf der Gegenseite.

- Sollen die Adnexe nicht entfernt werden, werden beidseits uterusnah je eine Parametrien- oder Kocher-Klemme gesetzt, die die Tube, das Lig. ovarii proprium und das Lig. teres uteri faßt. Umstechung des Adnexbündels mit separater Umstechung des Lig. teres uteri. Die Fäden werden lang gelassen und angeklemmt. Zur Sicherheit ist eine weitere Ligatur ratsam.
- Spalten des Blasenperitoneums (quer) und Abschieben blasenwärts (Abb. 7.58). Abpräparieren der Blase von der vorderen Zervixwand.
- Die Bindegewebsbrücken von den Uteruskanten zur Blase hin werden abgeschoben. In diesem Bereich verlaufen die Ureteren.
- Beidseits stellen sich die uterinen Gefäße und Parametrien dar. Sie werden durchtrennt: Eine Parametrienklemme wird am oberen Anteil des Lig. cardinale, hier verläuft die Arterie, uterusnah angesetzt und eine zweite dahinter. Mit der Parametriumschere wird das Gewebe durchtrennt und die angeklemmten Anteile mit resorbierbarem Nahtmaterial der Stärke 1 durchstochen. In gleicher Weise wird das Ligament schrittweise nach kaudal durchtrennt. Ein mehrfaches Wechseln der Selten erleichtert das Vorgehen. Der Uterus wird immer beweglicher.
- Beim schrittweisen Durchtrennen des Halteapparates folgt nach den Ligg. cardinalia das Absetzen der Ligg. sacrouterina.
- Danach hängt der Uterus nur noch am Scheidenrohr. Mit einem Blasenhaken wird die Blase zurückgedrängt.
- Dicht unterhalb der Portio wird das Scheidenrohr schrittweise umschnitten, die Ränder werden mit kräftigen Klemmen gefaßt (Abb. 7.59). Entfernen des Uterus. Umstechen der einzelnen Klemmen. Desinfektion der Scheide. Wo üblich: Entfernen der mit der Vagina in Berührung gekommenen Instrumente, „Schmutzbetrieb".
- Scheidenverschluß mit Einzelknopfnähten oder einer querverlaufenden Säumung der vorderen und hinteren Scheidenwand.

Abdominale Hysterektomie

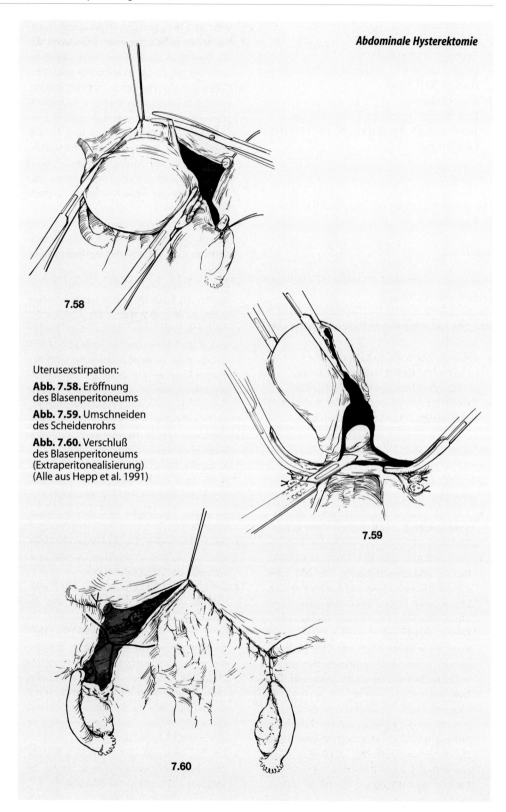

7.58

Uterusexstirpation:

Abb. 7.58. Eröffnung des Blasenperitoneums

Abb. 7.59. Umschneiden des Scheidenrohrs

Abb. 7.60. Verschluß des Blasenperitoneums (Extraperitonealisierung) (Alle aus Hepp et al. 1991)

7.59

7.60

- Kontrolle auf Bluttrockenheit.
- Peritonealisierung des Wundgebietes durch Verschluß des Blasenperitoneums. Mitgefaßt werden 1. die Adnexabgänge im Mesosalpinxbereich dicht unterhalb der Tube, 2. die Ligg. teres uteri und 3. die Scheidenrückwand im Bereich der Ligg. sacrouterinastümpfe. Nun ist das seitliche Wundgebiet extraperitonealisiert (Abb. 7.60).
- Nach Kontrolle des Bauchraumes werden Tücher und Instrumente gezählt (Dokumentation).
- Schichtweiser Wundverschluß (s. Kap. 7.2.1).

Uterusexstirpation mit Adnexexstirpation

Vorgehen beim Korpuskarzinom, da die Metastasierung über die Mesosalpinx erfolgt.
- OP-Verlauf s. Uterusexstirpation.
- Uterusnahes Anklemmen der Tube, des Lig. ovarii proprium und möglichst des Lig. teres uteri. Anklemmen der Tube mit einer Ovarfaßzange und Anspannen des Lig. suspensorium ovarii. Wichtig ist die Identifikation des Harnleiters.
- Umstechung des Lig. suspensorium ovarii, in dem die A. ovarica verläuft. Weitere Umstechungen sind nicht nötig, da die uterusnahe Klemme gesetzt wurde.
- Umstechung des Lig. teres uteri uterusnah.
- Weiterer OP-Verlauf s. Uterusexstirpation.

Erweiterte Uterusexstirpation nach Wertheim-Meigs

Indikation

- operables Zervixkarzinom.

Vorteile der Operation

- Bei jungen Frauen besteht die Möglichkeit, die Ovarien zu belassen und ihre Funktion zu erhalten. Dies ist möglich, da die Metastasierung beim Zervixkarzinom über die Parametrien und nicht wie beim Korpuskarzinom über die Adnexe verläuft. Dann darf aber keine postoperative Bestrahlung erfolgen, sofern die Adnexe aus dem kleinen Becken nicht hochverlagert worden sind.

- Sorgfältige Revision des Abdomens.
- Die Strahlentherapie kann zu schweren Nebenwirkungen führen.

Prinzip

- Entfernung des Uterus und der Adnexe.
- Uterusferne Entfernung des parametranen Beckenbindegewebes. Hierbei besteht die Schwierigkeit, die Ureteren herauszupräparieren.
- Entfernen des oberen Scheidenanteils.
- Entnahme von Lymphknoten im Bereich der:
  - A. iliaca interna und Obturatoriusregion,
  - A. iliaca externa,
  - A. iliaca communis bis hin zur Bifurkation.
Die Lymphknoten werden mehr aus diagnostischen als aus therapeutischen Gründen entfernt.

Operation

- Eröffnen des Abdomens durch einen medianen Unterbauchlängsschnitt (s. 7.2.2).
- Reicht das Karzinom über das kleine Becken hinaus, wird die Operation nicht fortgesetzt.
- Kein direktes Anklemmen des Uterus, sondern Setzen von atraumatischen Klemmen an die Ligg. rotunda.
- Spaltung des Blasenperitoneums rechts und links der Mittellinie. Durch diese getrennten Inzisionen wird stumpf bis auf den Beckenboden vorpräpariert. Dabei entstehen die sog. paravesikalen Gewebsgruben, durch die die spätere Isolierung der Uterinagefäße und die Ureterfreilegung erleichtert werden.
- In einem Abstand von etwa 3 cm vom Uterus werden die Ligg. teres uteri umstochen und durchtrennt.
- Sollen die Adnexe mitentfernt werden, werden diese mit einer Organfaßzange angehoben und die Ligg. suspensoria ovarii umstochen und durchtrennt. Hier verläuft die A. ovarica. Die Fäden werden lang gelassen.
- Entfernung des Lymphknotenfettgewebes beidseits: Nach Spaltung des Lig. latum zwischen Lig. teres uteri und Lig. suspensorium ovarii nach lateral kann es aufgespannt werden. Die Beckengefäße und der Ureter wer-

den sichtbar. Es beginnt die Lymphknoten-
ausräumung an der seitlichen Beckenwand.
Ausgehend von der A. iliaca communis-Ga-
belung, entlang der A. iliaca externa, der A.
iliaca interna, wobei die A. uterina mit dem
Lig. cardinale freipräpariert wird.
(Die Lymphonodektomie wird mit der Prä-
paration der Lymphknoten im Bereich der
Bifurkation abgeschlossen.)
- Unterbindung der Uteringefäße unmittelbar
am Abgang von der A. und V. iliaca interna.
Umstechung der Ligg. cardinalia.
- Mobilisieren des Rektums und Absetzen der
Ligg. sacrouterina.
- Wichtig ist die beidseitige Ureterpräparation
bis zur Einmündung in die Blase. Dabei wird
das Lig. vesicouterinum durchtrennt.
- Es erfolgt die Blasenpräparation bis zu dem
Bereich, in dem die Scheide durchtrennt
werden soll.
- Über mehrere Umstechungen wird das vagi-
naumgebende Gewebe (Parakolpium)
durchtrennt. Die letzte Naht faßt das seitliche Scheidengewölbe und dient als Haltefaden.
- Zum Absetzen des Uterus am Scheidenrohr
werden zwei Parametrienklemmen gesetzt
und unter diesen der Uterus und eine Schei-
denmanschette mit der Parametrienschere
abgesetzt.
- Verschluß der Scheide.
- Es erfolgt die Peritonealisierung des OP-Ge-
bietes.
- Kontrolle von Instrumenten und Tüchern
(Dokumentation).
- Schichtweiser Wundverschluß mit Einlage
von Drainagen (s. Kap. 7.2.2).

7.6.4
Kaiserschnitt (Sectio caesarea)

Indikationen

- Mütterliche: Z. B. schwere Erkrankung der
Mutter. Drohende Eklampsie bei EPH-Ge-
stose.
- Mütterliche und kindliche:
Relatives und absolutes Mißverhältnis.
- Kindliche:
Lageanomalien, z. B. Beckenendlage,

kindliche Asphyxie, Nabelschnurumschlin-
gung, Nabelschnurvorfall,
vorzeitige Placentalösung,
Placenta praevia, Frühgeburt, Mehrlings-
schwangerschaft (Drillinge).

Instrumentarium

- Grundinstrumentarium,
- Fritsche-Haken, kräftige Kocher-Klemmen,
Ovarfaßzangen,
- evtl. eine große stumpfe Kürette,
- evtl. dicke Hegarstifte.

Lagerung

Steinschnittlagerung mit abgesenkten Beinen
(s. Kap. 7.3.1)

Abdeckung

- Hauseigen, aber Stoffwäsche immer doppelt und wasserdicht.
- Sterile wasserdichte Ärmelschoner.
- Bei einer Notsektio erfolgt die Abdeckung
eher sparsam.

Operation

- Hautdesinfektion, Legen eines Blasenkatheters.
- Eröffnung des Abdomens durch einen Pfan-
nenstielschnitt (s. Kap. 7.2.1). Einsetzen der
Fritsch-Haken.
- Im Bereich des unteren Uterinsegmentes,
daran zu erkennen, daß hier das Peritoneum
verschiebbar ist, wird an der Harnblasen-
umschlagfalte das Bauchfell quer inzidiert.
Die Blase wird abpräpariert.
- Mit dem Skalpell wird das untere Uterinseg-
ment quer und leicht bogenförmig eröffnet.
Digitale oder mit der Cooper-Schere Erweiterung der Wunde.
- Vorsichtiges Eröffnen der Fruchtblase.
- Entwickeln des Kindes.
- Nun erfolgt die Abnabelung, indem je 2 Kocherklemmen zum Kind und zur Plazenta hin
gesetzt werden und zwischen diesen die Nabelschnur durchtrennt wird. Das Kind wird
abgegeben und von Kinderärzten untersucht. Das freie Nabelschnurstück wird für
Blutuntersuchungen benötigt.

Die Geburtszeit muß exakt notiert werden, was meist durch die Hebamme geschieht.
- Setzen kräftiger Klemmen in die Hysterotomieecken.
- Es erfolgt die manuelle Entwicklung der Placenta, evtl. unter Zuhilfenahme von Ovarfaßzangen. Eventuell sind ein Nachkürettieren mit einer großen stumpfen Kürette und die Dilatation der Zervix mit Hegarstiften erforderlich.
- Verschluß des Uterus fortlaufend oder mit Einzelknopfnähten, die die Uteruswand ohne Schleimhaut fassen. Eine zweite Nahtreihe kann deckend über die Hysterotomiewunde gelegt werden.
- Verschluß des Blasenperitoneums. Die Uteruswunde liegt nun extraperitoneal.
- Die Blutstillung muß sorgfältig erfolgen, da zu Beginn der Operation nur bedingt darauf geachtet werden kann.
- Kontrolle von Instrumenten und Tüchern (Dokumentation).
- Schichtweiser Wundverschluß (s. Kap. 7.2.1), evtl. Redondrainagen.

- Die Operation muß bis zur Entwicklung des Kindes so rasch wie möglich verlaufen, um eine kurze Narkosedauer zu gewährleisten (sofern der Kaiserschnitt nicht in Peridural- oder Spinalanästhesie erfolgt). Daher sollte man bei eiligen Schnittentbindungen nur das absolut Notwendigste an Instrumentarium vorbereiten.
- Bei einer Zwillingssectio sollten die Kocher-Klemmen zum Abnabeln gekennzeichnet werden.
- Da die Patientin erst unmittelbar vor dem Hautschnitt narkotisiert wird oder einen Periduralkatheter hat, sollte jegliche Unruhe bei den Vorbereitungen vermieden werden.

7.6.5 Eingriffe an der Adnexe

Extrauteringravität – Tubargravidität

Jedes befruchtete Ei, das sich außerhalb der Uterushöhle implantiert, führt zur Extrauteringravidität (EUG).

So entstehen:
- Tubargravidität,
- ampulläre Tubargravidität, evtl. mit Tubarabort,
- selten: Ovarial-, Intestinalgravidität, intramurale Tubargravidität.

Ursachen

- Störungen des Eitransportes:
  - Verwachsungen nach Adnexitiden,
  - anatomische Defekte (angeboren oder nach Operationen).
- Störungen im Eiaufnahmemechanismus.

Diagnostik

→ Schwangerschaftstest,
→ Sonographie,
→ Douglas-Punktion (s. Kap. 7.5.2) bei unklarem Befund,
→ diagnostische Laparoskopie (s. Kap. 7.6.1).

Therapie der EUG

- Therapeutische Laparoskopie (heute favorisiert).
- Laparotomie:
  - partielle Salpingektomie/Segmentresektion,
  - Salpingotomie,
  - Keilexzision,
  - digitale Expression „milk-out",
  - Salpingektomie,
  - selten Adnektomie.
  Nach der therapeutischen Laparoskopie und der Laparotomie kann eine Kürettage erfolgen (s. kap. 7.5.3).

Ziel der Operation sollte es sein, die Tubenfunktion zu erhalten, unabhängig davon, ob es sich um eine Tubargravidität mit oder ohne Ruptur handelt.

Therapeutische Laparoskopie

Siehe 7.6.1 (Laparoskopie).

Hierbei wird:
- die Tube längs gespalten,
- das Schwangerschaftsprodukt entfernt,
- die Tube mit einer feinen Naht wieder vernäht. Dieser Schritt kann u. U. unterbleiben. = Salpingotomie!

Um eine Blutleere zu erreichen, kann zu Beginn der Operation in die Tube ein Medikament mit vasokonstriktorischer Wirkung gespritzt werden.

Laparotomie

Instrumentarium

- Grundinstrumentarium,
- gynäkologisches Abdominalinstrumentarium (s. Kap. 7.4.1),
- evtl. Mikroinstrumentarium,
- feines Nahtmaterial,
- Instrumentarium für die Kürettage (s. Kap. 7.5.3).

Operationen

Allen Versorgungsformen gemeinsam ist:

- Legen eines Blasenkatheters,
- Zugang nach Pfannenstiel (s. Kap. 7.2.1),
- Darstellen der Extrauteringravidität.
- Besteht eine starke Blutung, so können vorübergehend anatomische Klemmen am uterinen Tubenabgang und lateral der Fimbrie gesetzt werden. Damit ist die Blutzufuhr durch die A. ovarica und den R. tubarius unterbrochen.

Salpingektomie bei einem ausgedehnten Defekt

- Fassen der Tube mit einer Ovarfaßzange am Fimbrienende.
- Absetzen der Tube von der Mesosalpinx. Dabei beginnt man mit den Umstechungen bei der Fimbria ovarica, dann folgt das Absetzen der Mesosalpinx in kleinen Schritten dicht am unteren Tubenrand. Dabei sind die ovarversorgenden Gefäße zu schonen (Abb. 7.61).
- Am uterusnahen Tubenabgang wird die Tube keilförmig aus dem Myometrium exzidiert und der R. ascendens (7.1.2) umstochen.
- Decken des Uterusdefektes mit dem Lig. rotundum.

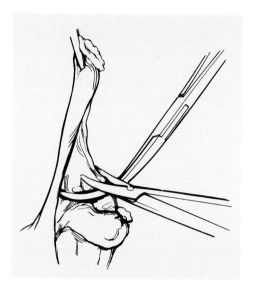

Abb. 7.61. Salpingektomie. (Aus Hepp et al. 1991)

Digitale Expression

Diese kann bei einer weit peripher gelegenen Tubargravidität durchgeführt werden. Die Tube wird dabei mit 2 Fingern zum Fimbrienende hin ausgestreift. Hierbei besteht ein erhöhtes Rezidivrisiko.

Salpingotomie

- Nach Darstellung der Tube wird, über der Vorwölbung, entweder mit dem Skalpell oder mit der Mikroelektrode (Stichelelektrode) die Tube längs inzidiert.
- Ausräumung des Schwangerschaftsproduktes. Evtl. vorsichtiges Kürettieren der Anhaftungsstelle.
- Nach der Blutstillung erfolgt der Verschluß der Inzisionstelle möglichst fein oder mikrochirurgisch (Lupenbrille, Mikroinstrumente).

Segmentresektion

- Querinzision über der EUG mit der Mikroelektrode (Stichel) oder dem Skalpell.
- Entfernen des Schwangerschaftsmaterials.
- Festlegen der Resektionsgrenzen durch Anlegen von Klemmen.
- Ligatur der Tubenenden.
- Vereinigung der Mesosalpinx (Abb. 7.62).
- Es ist nun möglich, eine primäre End-zu-End-Anastomose vorzunehmen, dann aber mi-

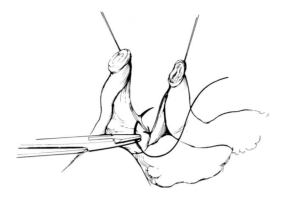

Abb. 7.62. Segmentresektion der Tube. (Aus Hepp et al. 1991)

krochirurgisch. Diese erfolgt zweischichtig und extramuskulär.

- Bei ödematösen Bedingungen ist es ratsam, erst sekundär eine Anastomose durchzuführen. Dann werden zunächst die Tubenstümpfe mit einem nicht resorbierbaren Faden unterbunden. Bei der Resektion ist darauf zu achten, daß die in der Mesosalpinx verlaufenden Gefäße möglichst nicht durchtrennt werden. Um die Stümpfe sicher zu extraperitonealisieren, können zwischen den Blättern der Mesosalpinx ein Spalt eröffnet, die Stümpfe versenkt und fortlaufend genäht werden.

Operationen am Ovar

Bei Frauen im geschlechtsreifen Alter sollte bei gutartigen Befunden darauf geachtet werden, daß ausreichendes Ovarialgewebe erhalten bleibt.

Die Patientenvorbereitung, die Lagerung, das Instrumentarium und der Zugang sind den bereits beschriebenen gynäkologischen abdominellen Eingriffen vergleichbar.

Hier werden die unterschiedlichen Versorgungsmöglichkeiten kurz vorgestellt.

Operationen

Keilresektion des Ovars

- Nach Darstellung des Ovars wird zum Anheben eine anatomische Klemme an den seitlichen Ovarpol angelegt.
- Exzision mit dem Skalpell. Der Keil muß genügend Tiefe besitzen, damit auch ein Teil des Marks entfernt wird.
- Durchgreifende und fortlaufende Ovarialnaht. Sie darf nicht zu stark angezogen werden, um Verletzungen des Parenchyms zu vermeiden.

Ausschälen eines Tumors oder einer Zyste

- Beide Ovarpole werden mit einer anatomischen Klemme angeklemmt.
- Zwischen Tumor und normalem Gewebe wird die Kapsel mit dem Skalpell oder der Mikroelektrode ohne Eröffnung des Tumors, inzidiert.
- Mit Tupfer, Skalpell oder Präparierschere wird der Tumor dicht an der Kapsel abgelöst. Sollte es dabei zur Eröffnung kommen, wird der Inhalt abgesaugt.
- Das Restovar wird mit einer fortlaufenden Naht vernäht.

Punktion einer Ovarialzyste

- Bei tiefliegenden Zysten wird von vaginal, vom hinteren Scheidengewölbe aus, punktiert (s. Kap. 7.5.2).
- Bei höhergelegenen Zysten erfolgt die Punktion, evtl. kombiniert mit einer Probeentnahme, durch eine Laparoskopie (s. Kap. 7.6.1).
- Ist eine Ovarialzyste wegen ihrer Größe nicht durch die Laparotomiewunde hervorzubringen, wird zunächst eine Punktion vorgenommen. Ist die Zystenwand schlaffer, wird diese mit Ovarfaßzangen gefaßt.
  Hierbei ist ein dosiertes Absaugen der Flüssigkeit wichtig, da mit Kreislaufreaktionen gerechnet werden muß.

Adnexexstirpation zur Tumorentfernung

- Darstellung des Tumors. Wegen seiner Größe kann die Lage des Ureters verändert sein. Dieser muß vor der Tumorexstirpation dargestellt werden.
- Spalten des Peritoneums (Lig. latum) lateral der ovarversorgenden Gefäße und parallel zum Tubenverlauf.
  Nun ist der Subperitonealraum eröffnet.
  Die Länge der Inzision richtet sich nach dem Ausmaß des Befundes. Darstellung der Gefäße und des Ureters.
- Durchstechen und Absetzen des Lig. suspensorium ovarii, in dem das ovarielle Gefäßbündel verläuft (Abb. 7.63).
- Vollständiges Spalten beider Lig. latum-Blätter bis zum Uterus.
- Uterusnahes, evtl. intramurales Absetzen der Tube. Umstechung des Lig. ovarii proprium (Abb. 7.64).
- Extraperitonealisierung der Wunde durch Vernähung der beiden Lig.-latum-Blätter in fortlaufender Nahttechnik.

Stielgedrehte Ovarialzyste

Sie kann sich als „akutes Abdomen" darstellen und muß dann operiert werden.

- Zunächst muß die Drehung aufgehoben werden. In den Stiel einbezogen sind meist das Lig. ovarii proprium, die Tube, das Lig. suspensorium ovarii, das Lig. teres und Anteile des Lig. latum (Abb. 7.65).

- Einige Minuten müssen abgewartet werden, um zu beurteilen, welche Gewebeanteile wieder gut durchblutet sind.
- Bei jungen Frauen wird immer versucht, einen Ovarrest zu erhalten.

Operationsformen zur Sterilisierung

Alle Operationen unterbrechen die Tubenpassage:

- Sterilisierung post partum durch Laparoskopie,
- Tubenkoagulation durch Laparoskopie (heute Methode der Wahl),
- Sterilisierung nach Pomeroy oder Labhardt (u. a.). Diese Methoden finden heute ihre Anwendung anläßlich eines Kaiserschnittes oder als zusätzlicher Eingriff während einer Laparotomie.

Operationen

Tubenkoagulation durch Laparoskopie

- Verlauf der Laparoskopie (s. Kap. 7.6.1).
- Nach Darstellung der Tuben werden diese nacheinander im mittleren Drittel mit einer bipolaren Koagulationszange (s. Abb. 7.42, S. 325) gefaßt und angehoben. Die Koagulation erfolgt im Temperaturbereich von 60–180 °C. Auf eine anschließend ausreichende Kühlphase ist zu achten.
- Fakultatives Durchtrennen der Tube mit der Schere, wobei die Mesosalpinx zu schonen ist.

Tubenteilresektion nach Pomeroy

- Mit einer Pinzette wird die Tube im mittleren Drittel gefaßt, so daß eine Schlaufe entsteht.
- Im Bereich der zugehörigen Mesosalpinx wird die Tube unterfahren und zu beiden Seiten hin unterbunden. Die überstehende Tubenschlaufe wird reseziert.
- Die Resektionsstelle wird mit dem Lig. teres uteri gedeckt.

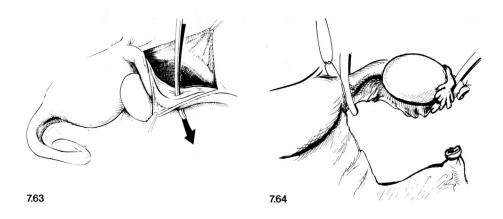

7.63   **7.64**

Abb. 7.63, 7.64. Adnexexstirpation. (Aus Hepp et al. 1991)

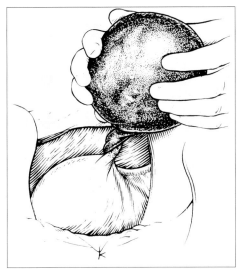

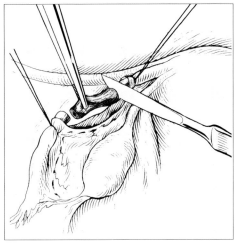

Abb. 7.65. Stielgedrehte Ovarialzyste. (Aus Martius 1980)

Abb. 7.66. Tubenresektion nach Labhardt. (Aus Martius 1980)

Subseröse Tubenresektion nach Labhardt

- Darstellen der Tube im mittleren Drittel auf einer Länge von ca. 3 cm. Anschlingen oder Anklemmen der Tube auf beiden Seiten der Präparationsstelle.
- Längsspaltung der Serosa und Ausschälen des Tubenrohrs mit der Präparierschere.
- Resektion eines ca. 2 cm langen Tubenanteils (Abb. 7.66).
  Versenken der Stümpfe und fortlaufende Naht der Mesosalpinx.

Sterilisation nach der Geburt (post partum)

Über einen sub- oder intraumbilikalen Zugang wird 1–2 Tage post partum die Sterilisation in Narkose vorgenommen. Zu diesem Zeitpunkt ist der Uterus noch groß. Es kann nach Pomeroy oder nach Labhardt verfahren werden.

Kapitel 8

Urologie

I. Middelanis-Neumann

Inhaltsübersicht

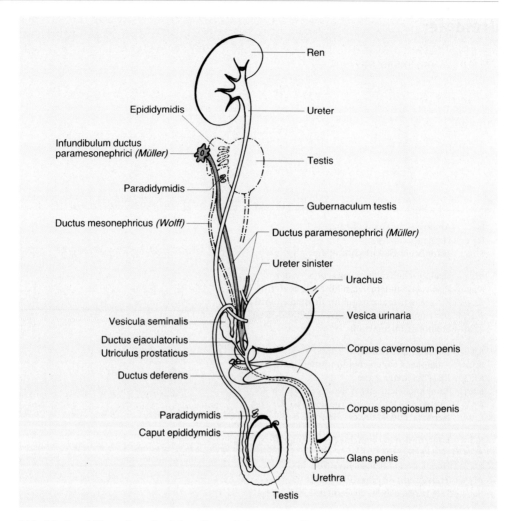

Abb. 8.1. Entwicklung des männlichen Urogenitalapparates. *Gerastert:* zugrundegehende Teile; *gestrichelt:* Lage vor dem Deszensus. (Aus Hofstetter u. Eisenberger 1986)

8.1
Anatomische Grundlagen

Die Abb. 8.1 und 8.2 zeigen Übersichtsbilder des männlichen und des weiblichen Urogenitalapparats.

8.1.1
Harnapparat

Niere (Ren)

Im Harnapparat ist die Niere das Organ der Harnbereitung. Nierenbecken, Harnleiter, Blase und Harnröhre dienen dem Transport und der Speicherung.

Lage:
Die Niere liegt retroperitoneal seitlich vor der Wirbelsäule.

- Oberer Nierenpol: Höhe 11. und 12. Brustwirbelkörper (BWK).
- Unterer Nierenpol: Höhe 2. und 3. Lendenwirbelkörper (LWK).
- Die rechte Niere liegt unter der Leber, daher tiefer als die linke Niere, die sich unterhalb der Milz befindet.
- Im Normalfall werden die Nieren von der 12. Rippe überkreuzt.

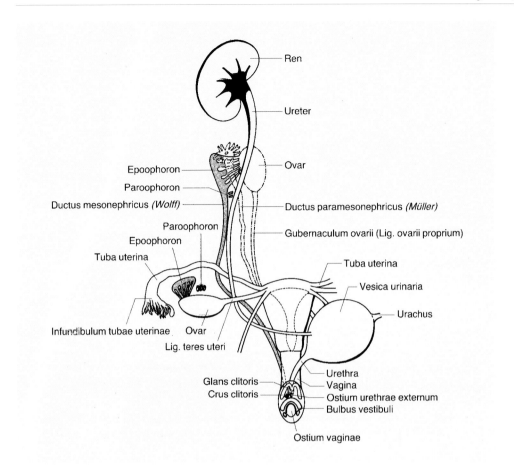

Abb. 8.2. Entwicklung des weiblichen Urogenitalapparates. *Gerastert:* zugrundegehende Teile; *gestrichelt:* Lage vor dem Deszensus. (Aus Hofstetter u. Eisenberger 1986)

Form und Bestandteile

Die Niere hat die Form einer Bohne. Es gibt eine Vorderseite (Facies anterior) und eine Hinterseite (Facies posterior). Letztere ist flacher ausgebildet. Auf dem oberen Nierenpol sitzt die Nebenniere.

Die mediale Einstülpung (Hilus renalis, Abb. 8.3) enthält den Nierenstiel und das Nierenbecken.

Der Hilus renalis enthält

- Nierenarterie (A. renalis):
  Sie entspringt der Bauchaorta und teilt sich im Hilusbereich in 2 Äste. Nicht selten treten abweichende Äste auf, die in den oberen oder unteren Nierenpol einstrahlen (= aberrierende Gefäße).
- Nierenvene (V. renalis):
  Beide Vv. renales münden in die V. cava.

Aufgrund der Cavalage ist die linke Nierenvene länger als die rechte. Die linke V. renalis zieht über die Aortenvorderwand.

- Harnleiter (Ureter):
  Er tritt hinter den Gefäßen aus dem Nierenhilus aus. Er bildet die Verlängerung des Nierenbeckens.

Der Sinus renalis ist ein Raum, der vom Hilus aus zugänglich ist und vom Nierenparenchym umfaßt wird. Er ist mit Fett- und Bindegewebe ausgefüllt und bietet dem Nierenbecken und den Nierengefäßen Schutz und Platz.

Nierenaufbau (Abb. 8.4)

Von außen nach innen:
- Gerota-Faszie: Sie umgibt die Gesamtniere.
- Äußere Fettkapsel (Capsula adiposa).

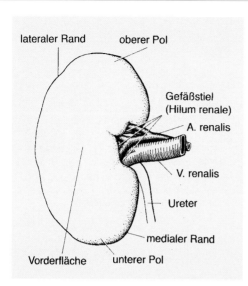

lateraler Rand   oberer Pol

Gefäßstiel
(Hilum renale)

A. renalis

V. renalis

Ureter

medialer Rand

Vorderfläche   unterer Pol

Abb. 8.3. Ventralansicht der rechten Niere. Das Nierenbecken befindet sich hinter dem Gefäßstiel und ist somit operativ gut zugänglich. (Aus Schiebler u. Schmidt 1987)

- Faserkapsel (Capsula fibrosa) des Nierenparenchyms.
- Nierenparenchym aus Rinde (cortex renis) und Mark (medulla renis): Die Nierenrinde umgibt das Mark. Dieses besteht aus mehreren Pyramiden, die allseitig von Rinde umgeben sind, so daß der Cortex renalis mit bis an das Nierenbecken reicht.

Die Pyramidenspitzen ragen in den Sinus hinein und enden dort in Form einer Papille. Sie kommuniziert hier mit dem Kelchsystem, das im Nierenbecken mündet.

- Nierenbecken (Pyelon): Beginn der ableitenden Harnwege. Die Nierenkelche münden ins Nierenbecken, das sich zunehmend verengt und in den Harnleiter übergeht.

Harnleiter (Ureter)

Der Harnleiter ist etwa 25–30 cm lang. Glatte Muskulatur und Eigeninnervation machen den Urintransport möglich: Mit peristaltischen Bewegungen leitet der Ureter den Urin in die Blase. Seine Wand verfügt über eine äußere und innere Längsmuskelschicht und über eine ringförmige Mittelschicht.

Drei physiologische Engstellen begünstigen Steineinklemmungen:

- Ureterabgang aus dem Nierenbecken,
- Überkreuzung der Iliakalgefäße,
- Eintritt in die Blase.

Oberhalb der Blase wird der Ureter vom Samenleiter bzw. von der A. uterina gekreuzt.

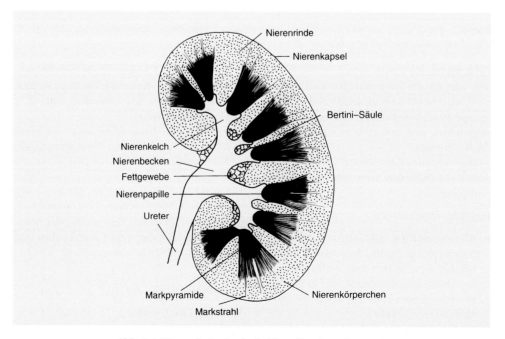

Nierenrinde

Nierenkapsel

Bertini–Säule

Nierenkelch
Nierenbecken
Fettgewebe
Nierenpapille

Ureter

Markpyramide

Nierenkörperchen

Markstrahl

Abb. 8.4. Längsschnitt durch die Niere. (Aus Spornitz 1993)

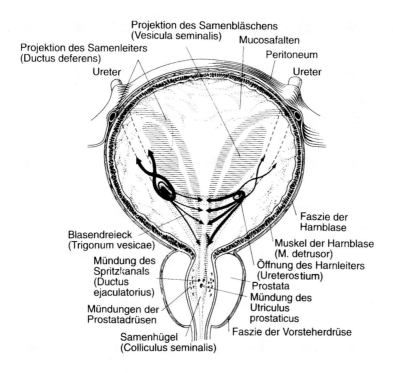

Projektion des Samenbläschens
(Vesicula seminalis)
Projektion des Samenleiters
(Ductus deferens)
Ureter
Mucosafalten
Peritoneum
Ureter
Faszie der
Harnblase
Blasendreieck
(Trigonum vesicae)
Muskel der Harnblase
(M. detrusor)
Mündung des
Spritzkanals
(Ductus
ejaculatorius)
Öffnung des Harnleiters
(Ureterostium)
Prostata
Mündung des
Utriculus
prostaticus
Mündungen der
Prostatadrüsen
Samenhügel
(Colliculus seminalis)
Faszie der Vorsteherdrüse

Abb. 8.5. Männliche Harnblase in der Frontalebene aufgeschnitten. *Schraffiert:* Hinter der Harnblase liegende Samenleiter und Samenblasen. Die *Pfeile* im Bereich des Trigonum vesicae zeigen den Verlauf der Öffnungs- (*links*) und Verschlußmuskeln (*rechts*) für die Harnleiter an. (Aus Schiebler u. Schmidt 1987)

Die Ureteren ziehen von hinten in die Blase ein, verlaufen noch etwa 4 cm innerhalb der Blasenwand und münden spitzwinklig im Blasenfundus. Mündungsort sind 2 Eckpunkte des sog. Trigonums.

Harnblase (Vesica urinaria)

Aufgabe
Sie sammelt den Urin zwischen den willkürlichen Entleerungen.

Lage
Sie liegt subperitoneal im kleinen Becken hinter der Symphyse. Nur gefüllt ragt sie über die Symphysenoberkante hinaus und schiebt das Peritoneum mit. Daher soll ein suprapubischer Blasenkatheter nur bei gefüllter Blase gelegt werden.

Aufbau (Abb. 8.5)
Die leere Blase sieht herzförmig aus und hat

- einen *Scheitel* (Vertex): Von seiner Mitte zieht eine mediane Bauchfellfalte zum Nabel, die das Lig. umbilicale enthält (ehemals Urachus-Harngang, der zum Ligament verödet, s. Abb. 8.1),
- zwei Seitenwände,
- Hinterwand,
- Blasengrund (Fundus mit dem Trigonum).

Trigonum vesicae: Bei eröffneter Blase kann man im Blasenfundus ein dreieckiges Feld erkennen, das im Gegensatz zur übrigen Schleimhaut keine Falten hat und sich nicht verschieben läßt.

In den Eckpunkten münden der rechte und linke Ureter und die Harnröhre (Ostium urethrae internum).

Blasenhals: Der Übergang von der Blase in die Harnröhre wird als Blasenhals bezeichnet.

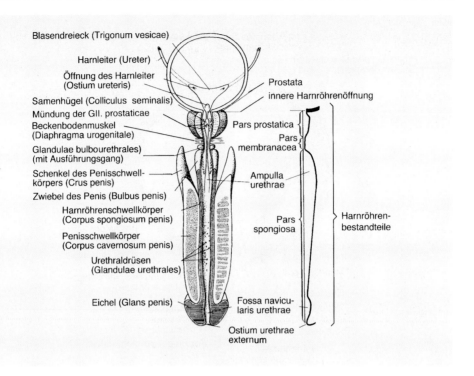

Abb. 8.6. Schnitt durch die männliche Harnblase und den Penis. (Aus Schiebler u. Schmidt 1987)

Harnröhre (Urethra)

Weibliche Harnröhre

Die Urethra ist ca. 4 cm lang. Sie verläuft von der Blase (Ostium urethrae internum) vor der Vagina und mündet in den Scheidenvorhof (Ostium urethrae externum). Verschlossen wird sie durch Fasern des äußeren Schließmuskels (M. sphincter urethrae externum) und durch starke Venengeflechte, die die Schleimhaut gegeneinanderdrücken.

Männliche Harnröhre (Abb. 8.6)

Ist ca. 20 cm lang und zieht von der Blase (Ostium urethrae internum) bis zur Glans penis (Ostium urethrae externum).

Sie besteht aus fünf anatomischen Abschnitten:

- Ostium urethrae internum mit dem M. sphincter urethrae internum.
- Pars prostatica: ca. 3–4 cm lang. Abschnitt zwischen Ostium urethrae internum und dem Verlauf durch die Prostata.
Am Ende der Pars prostatica befindet sich an der Urethrahinterwand der Colliculus seminalis (Samenhügel), an dessen Seiten die Prostataausführungsgänge und Samenleiter münden.
Da hier Harn- und Samenwege zusammentreffen, kann die Urethra auch als Harnsamenröhre bezeichnet werden.

- Pars membranacea: ca. 1 cm lang. Dieser Anteil wird vom M. sphincter urethrae externum umschlossen. In diesem Bereich tritt die Urethra durch das Diaphragma urogenitale (Diaphragma urogenitale und M. levator ani bilden den muskulären Verschluß des Beckenbodens).
- Pars spongiosa: ca. 20 cm lang. Verläuft im Corpus spongiosum (Harnröhrenschwellkörper des Penis).
- Ostium urethrae externum.

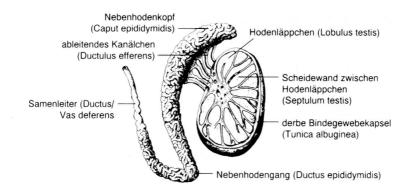

Abb. 8.7. Hoden mit Nebenhoden. Die Ductuli efferentes leiten die Spermien aus dem Hoden in den Nebenhoden. (Aus Spornitz 1993)

8.1.2
Männlicher Geschlechtsapparat

Hoden (Testis)

Aufgabe
Da die Innentemperatur des Körpers für funktionstüchtige Samenzellen zu hoch ist, liegen die Hoden im Hodensack außerhalb der Bauchhöhle. Sie produzieren neben den Spermien männliche Hormone (Testosteron).

Aufbau (Abb. 8.7)
- Tunica albuginea: Bindegewebige Kapsel des Hodenparenchyms.
- Hodenparenchym: Es besteht aus miteinander in Verbindung stehenden Hodenkanälchen, die zum Hodenhilus ziehen und dort ein Kanälchensystem bilden (Rete testis). Hier beginnen die ableitenden Samenwege.

Nebenhoden (Epididymis)
Der Nebenhoden ist mit dem hinteren Hodenrand teilweise verwachsen. In diesem Bereich münden Gefäße und Hodenausführungsgänge, die in den Nebenhoden ziehen.

Der Nebenhoden besteht aus einem breiten Kopf und einem Korpus, der in den schlanken Nebenhodenschwanz übergeht und zum Ductus deferens (Samenleiter) wird.

Der Nebenhoden dient als Speicherorgan.

Samenleiter (Ductus deferens)

Aufgabe
Aktiver Transport der Samenzellen.

Verlauf
Er ist die Verlängerung des Nebenhodens und verläuft hinter diesem. Im Samenstrang zieht er aufwärts in den Leistenkanal. Zum Samenstranggebilde gehören Nerven, die A. testicularis, der Plexus pampiniformis und der Ductus deferens. Die Umhüllung bilden der M. cremaster und Bindegewebe, das den Hodenhüllen entspricht.

Vom inneren Leistenring zieht der Samenleiter an der Blasenhinterwand zum Blasengrund und überkreuzt dort den Ureter. Der Samenleiter erweitert sich zur Ampulla ductus deferentis. Dicht hinter dieser mündet der Ausführungsgang der Samenblase in den Ductus deferens.

Als Ductus ejaculatorius wird der Anteil des Samenleiters bezeichnet, der im Prostatagewebe verläuft. Dieser ist stark eingeengt, was der Beschleunigung des Ejakulates dient. Beide Ductus münden auf dem Colliculus seminalis der Harnröhre.

Akzessorische Geschlechtsdrüsen
(Abb. 8.8)

Samenblase (Vesicula seminalis)
Die Samenblase ist paarig angelegt.

Sie liegt hinter der Blase am Blasengrund, seitlich der Ampulle. Ihr Ausführungsgang

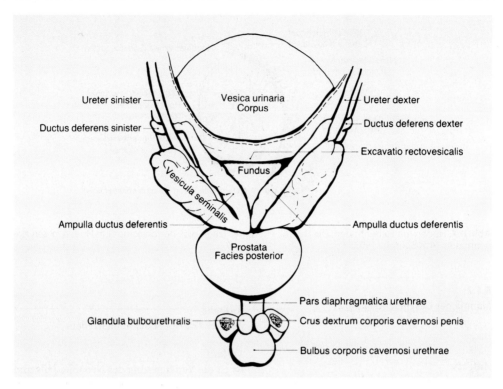

Abb. 8.8. Harnblase des Mannes mit Harnleitern, Samenleitern, Bläschendrüsen, Prostata und Harnröhre. (Aus Hofstetter u. Eisenberger 1986)

mündet distal der Ampulle in den Ductus deferens.

Sie ist eine Drüse und produziert ein alkalisches, fruktosehaltiges Sekret, das die Beweglichkeit der Spermien fördert.

Vorsteherdrüse (Prostata; s. Abb. 8.5)

Die Prostata ist unpaarig angelegt.
- Ein kastaniengroßes, prall – elastisches Drüsenorgan, das mit Muskelfasern durchsetzt ist.
- Sie umgibt die Urethra unterhalb des Ostium urethrae internum bis hin zum Colliculus seminalis (Pars prostatica der Urethra).
- Die Basis liegt am Blasengrund, die Spitze (Apex) zeigt zum Diaphragma urogenitale. Nach hinten liegt sie dem Rektum an.
- Neben einem rechten und linken Drüsenlappen gibt es noch den Isthmus (Mittellappen). Der Innenbereich der Drüse steht eher unter Östrogeneinfluß (wichtig für die Entstehung des Prostataadenomes), die Außendrüsen stehen unter Testosteronein-

fluß (wichtig für die Entstehung des Prostatakarzinoms).
- Die Ausführungsgänge (= Ductus prostatici) münden seitlich des Colliculus seminalis.
- Das Prostatasekret ist dünnflüssig, alkalisch und wird bei der Ejakulation dem Samen beigemischt. Es wirkt bewegungsauslösend. Die alkalischen Sekrete schützen die Samenzellen im sauren Scheidenmilieu.

Cowper-Drüsen (Glandula bulbourethralis)

- Die Cowper-Drüsen sind paarig angelegt.
- Sie liegen im Diaphragma urogenitale.
- Die Ausführungsgänge münden in den Anfangsbereich des Harnröhrenschwellkörpers (Bulbus penis). Die Drüsen sondern vor der Ejakulation ein Sekret ab, das Harnreste neutralisiert.
- Die Cowper-Drüsen des Mannes haben dieselbe Funktion wie die Bartholin-Drüsen der Frau (Glandula vestibularis major, s. Kap. 7.5.1 Gynäkologie).

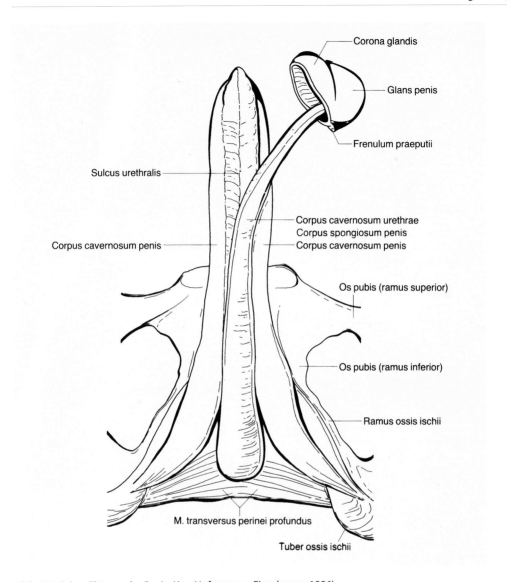

Corona glandis

Glans penis

Frenulum praeputii

Sulcus urethralis

Corpus cavernosum urethrae
Corpus spongiosum penis
Corpus cavernosum penis

Corpus cavernosum penis

Os pubis (ramus superior)

Os pubis (ramus inferior)

Ramus ossis ischii

M. transversus perinei profundus

Tuber ossis ischii

Abb. 8.9. Schwellkörper des Penis. (Aus Hofstetter u. Eisenberger 1986)

Penis (Abb. 8.9)

Aufgabe
Harnentleerung und Spermaübertragung.

Aufbau
Die Hauptbestandteile des Penis sind die 2 Schwellkörper. Beide werden von der Fascia penis und der Haut umhüllt.

Corpus cavernosum penis (Penisschwellkörper): Ist paarig angelegt, entspringt an den Schambeinästen und vereinigt sich an der Peniswurzel, die sich unter dem Diaphragma

urogenitale befindet. Das Ende kommt unter der Glans penis des Harnröhrenschwellkörpers zu liegen. Die Schwellkörper sind von einer derben, kaum dehnbaren Tunica albuginea umgeben.

Corpus spongiosum penis (Harnröhrenschwellkörper): Unpaarig und komprimierbar durch eine zarte, dehnbare Tunica albuginea. Es verläuft in der dorsalen Längsfurche der Penisschwellkörper. Das proximale Ende wird als Bulbus penis (Zwiebel) bezeichnet. Direkt hinter diesem Anteil mündet die Harn-/Sa-

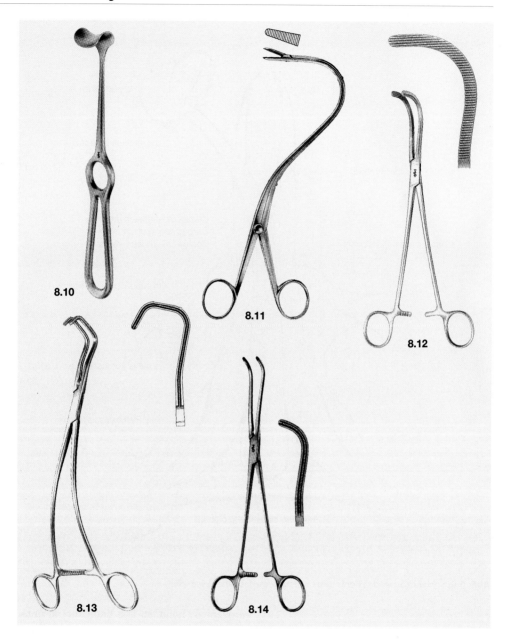

menröhre in das Corpus spongiosum. Das distale Ende ist die Glans penis (Eichel).

Die Haut liegt der Fascia penis locker auf und bildet im vorderen Abschnitt eine Hautduplikatur, die als *Präputium* bezeichnet wird. Dies bedeckt die Eichel wie eine Hülle und ist über ein Band (Frenulum) an die Glans penis geheftet.

Das Corpus spongiosum nimmt nicht so stark an der Versteifung teil, da die Durchgän-

Abb. 8.10. Kocher, Wund- und Venenhaken. (Fa. Aesculap)

Abb. 8.11. Elsässer, Nierenfistelzange. (Fa. Martin)

Abb. 8.12. Guyon, Nierenklemme. (Fa. Aesculap)

Abb. 8.13. Uro-Tangential, Nierenstiel-, Gefäßklemme. (Fa. Martin)

Abb. 8.14. De Bakey, atraumatische Präparier- und Ligaturklemme. (Fa. Aesculap)

gigkeit der Harn-/Samenröhre gewährleistet bleiben muß.

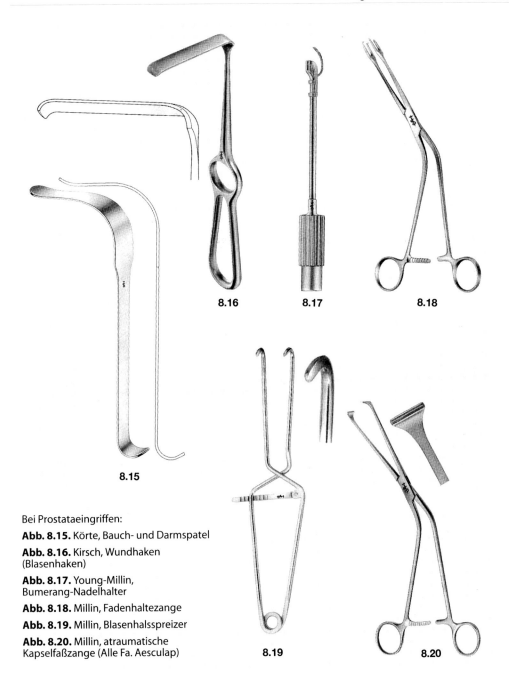

8.16   8.17   8.18

8.15

Bei Prostataeingriffen:

Abb. 8.15. Körte, Bauch- und Darmspatel

Abb. 8.16. Kirsch, Wundhaken (Blasenhaken)

Abb. 8.17. Young-Millin, Bumerang-Nadelhalter

Abb. 8.18. Millin, Fadenhaltezange

Abb. 8.19. Millin, Blasenhalsspreizer

Abb. 8.20. Millin, atraumatische Kapselfaßzange (Alle Fa. Aesculap)

8.19   8.20

8.2
Urologisches Instrumentarium

Wegen der Vielzahl von Instrumenten kann hier nur eine Auswahl vorgestellt werden.

8.2.1
Zusatzinstrumentarium für Niereneingriffe (Abb. 8.10–8.14)

Finocchietto-Rippensperrer (s. Gefäßinstrumentarium; Kap. 4.5, Abb. 4.37).

Balfour-Sperrer (s. Gefäßinstrumentarium; Kap. 4.5, Abb. 4.36).

Bulldog-Gefäßklemme (s. Gefäßinstrumentarium; Kap. 4.5, Abb. 4.48).

Duval-Klemme (s. Laparotomieinstrumentarium; Kap. 2.1.2).

8.2.2
Zusatzinstrumentarium für Prostataeingriffe (Abb. 8.15–8.20)

Museux Faßzange (s. gynäkologisches Instrumentarium; Kap. 7.4, Abb. 7.12).

Allis-Klemme (s. Laparotomieinstrumentarium; Kap. 2.1.2).

8.2.3
Instrumentarium für die transurethrale Resektion (Abb. 8.21–8.28)

8.2.4
Steininstrumentarium (Abb. 8.29–8.33)

8.3
Katheter und Schienen

8.3.1
Allgemeine Unterscheidungsmerkmale

Materialbeschaffenheit

- Naturgummi, z. B. zur Einmalkatheterisierung: nicht sehr gewebeverträglich; wird durch thermische Einwirkung brüchig und hart; Eiweißablagerungen fördern das Bakterienwachstum.
- Latex: Milchsaft einiger tropischer Pflanzen, wird zur Kautschukherstellung benötigt.
  Positiv: elastisch und hart. Negativ: Gewebereaktionen.
- Polyvinylchlorid/PVC. Positiv: hart. Negativ: rasche Fibrinablagerung.
- Silikon: siliziumhaltiger Kunststoff von großer Wärme- und Wasserbeständigkeit. Gewebefreundlich, da ihm weder Weichmacher noch andere organische Stoffe zugefügt werden. Verwendung vor allem bei längerer Verweildauer im Körper.

Form und Beschaffenheit der Kathetherspitzen

Beispiele:

- Nélaton: keine Krümmung, runde Spitze (Abb. 8.34).
- Tiemann: leicht gebogen und verstärkt (nur für Männer; Abb. 8.35).
- Flötenspitz: keine Krümmung; großes Loch, um Koagel wegzuspülen.
- Nach Couvelaire: löffelartiges großes Loch, um Koagel wegzuspülen (Abb. 8.36).
- Mercier: Krümmung ohne verstärkte Spitze, großes Loch (Abb. 8.37).

Stärkeangabe

Die Stärke wird in Charrière (Charr) angegeben (nach dem französischen Instrumentenbauer Charrière). Die Zahl gibt den Durchmesser in Millimeter an 1 Charr ≙ $^1/_3$ mm.

Beispiel: Charr 18 ≈ 6 mm Durchmesser.

8.3.2
Blasenkatheter

Man unterscheidet:

- Einfache Katheter ohne Blockung zur Einmalkatheterisierung.
- Doppelläufige Verweilkatheter mit Blockung (Abb. 8.38). *Beispiel:* normaler Dauerkatheter, einige Tamponadekatheter mit stärkerem Ballon.
- Suprapubische Ableitung (Abb. 8.39).

Abb. 8.21. Resektoskop nach Mauermayer   ▷

Abb. 8.22. Resektoskopschaft (Transporter)

Abb. 8.23. Elektrotom, Schneiden durch Federzug

Abb. 8.24. Standard Obturator

Abb. 8.25. Schneideschlinge abgewinkelt; Schneideschlinge; Koagulationselektrode messerförmig; Koagulationselektrode kugelförmig

Abb. 8.26. Spritze nach Toomey (Blasenspritze)

Abb. 8.27. Steckanschlüsse für Hochfrequenzkabel

Abb. 8.28. Urethrotom nach Otis-Mauermayer (Alle Fa. Storz)

Instrumentarium für die transurethrale Resektion

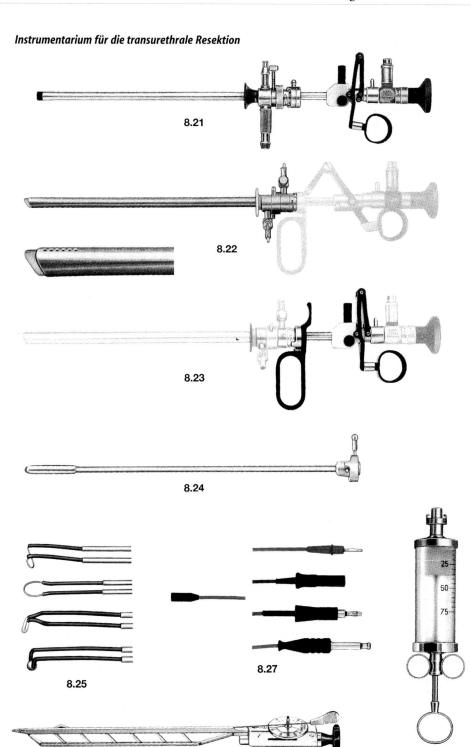

8.21

8.22

8.23

8.24

8.25

8.27

8.28

8.26

Steininstrumentarium

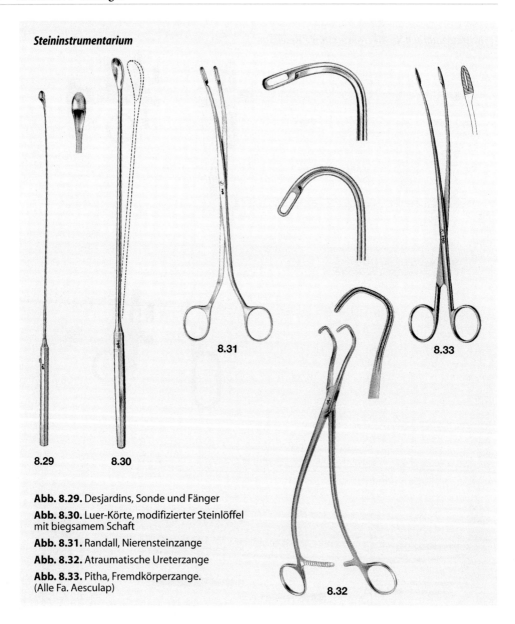

8.31

8.33

8.29   8.30

Abb. 8.29. Desjardins, Sonde und Fänger
Abb. 8.30. Luer-Körte, modifizierter Steinlöffel mit biegsamem Schaft
Abb. 8.31. Randall, Nierensteinzange
Abb. 8.32. Atraumatische Ureterzange
Abb. 8.33. Pitha, Fremdkörperzange. (Alle Fa. Aesculap)

8.32

8.3.3
Tamponadekatheter

Dauerspülkatheter/Hämaturiekatheter (Abb. 8.40).

Beispiel: Verwendung nach Eingriffen an der Prostata, als Tamponadekatheter.

Diese Katheterform ist dreiläufig, d. h.
1. Harnableitung,
2. Blockung mit größerem Ballon als beim normalen Blasenkatheter,
3. separater Spülzugang.

Die Wand ist verstärkt, damit der Katheter beim Anspülen nicht durch den Sog kollabiert.

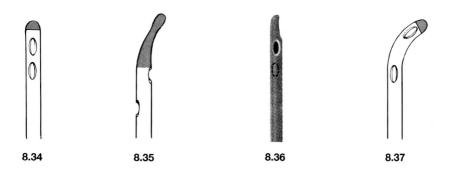

8.34   8.35   8.36   8.37

Abb. 8.34. Nélaton-Spitze
(Aus Heberer et al. 1993)

Abb. 8.35. Tiemann-Spitze
(Aus Heberer et al. 1993)

Abb. 8.36. Nach Couvelaire, Flötenspitz
(Fa. Rüsch)

Abb. 8.37. Mercier-Krümmung
(Aus Heberer et al. 1993)

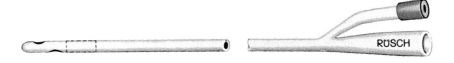

Abb. 8.38. Verweilkatheter zweiläufig, zylindrisch, 2 Augen. (Fa. Rüsch)

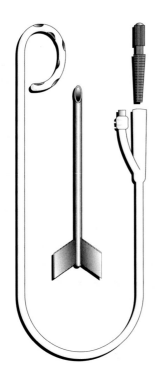

Abb. 8.39. Suprapubische Ableitung (Cystofix)

8.3.4
Ureterkatheter – Ureterschienen (Splint)

Sie können unter der Operation oder endoskopisch eingesetzt werden. Sie besitzen ein
Mandrin zur Führung sowie eine Röntgen-
markierung. Sie verfügen über eine Zenti-
metergraduierung. Der Standarddurchmesser
beträgt 5–6 Charr.

Ausführungen:
- Mit Schlingen (Abb. 8.41) und Körbchen
  (Abb. 8.42) zur Extraktion von Steinen;
- gerade mit unterschiedlicher Augenanord-
  nung, Löcheranzahl und Katheterspitze
  (Abb. 8.43);
- Doppel-J-Schienen: das eine Ende liegt im
  Nierenbecken, das andere in der Blase (in-
  nere Schiene; Abb. 8.44);
- J-Schiene mit perkutaner Ableitung.

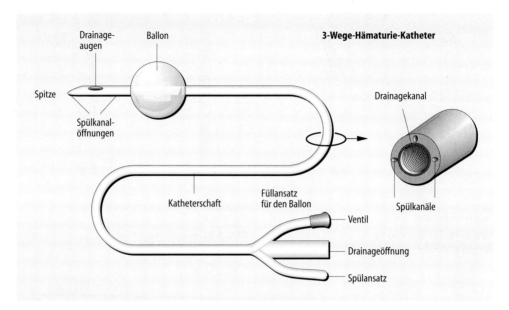

Abb. 8.40. Aufbau eines dreiläufigen Tamponadehämaturiekatheters

8.3.5
Nephrostomiekatheter

Sie liegen im Nierenbecken und werden perkutan ausgeleitet (intraoperativ oder perkutan über Ultraschallkontrolle).

Ausführungen:
- einfacher Nephrostomiekatheter mit unterschiedlicher Augenanordnung,
- Nephrostomiekatheter mit Blockung,
- Nephrostomiekatheter mit/ohne Blockung und fest angeschlossener Ureterschiene (Abb. 8.45).

8.4
Lagerungen bei verschiedenen Eingriffen

8.4.1
Niereneingriffe

*Rückenlagerung
bei transperitonealem Zugang*

Seitenlagerung (Abb. 8.46)
- Stabile Seitenlagerung.
- Das untere Bein angewinkelt, das obere Bein gestreckt.
- Aufklappen des OP-Tisches zwischen Rip-

penbogen und Beckenkamm, Absenken der Beine.
- Der Patient wird im Thorax- und Beckenbereich durch Seitenstützen abgestützt.
- Beingurt oberhalb der Knie anbringen.
- Ein Arm wird ausgelagert, der andere (OP-Seite) am Narkosebügel oder auf einer seitlich angebrachten Stütze hochgelagert.
- Abpolstern gefährdeter Stellen.
- Anbringen der neutralen Elektrode nach Vorschrift.
- Kein Metall-Haut-Kontakt.

8.4.2
Prostata- und Blaseneingriffe

Steinschnittlagerung mit abgesenkten Beinen
(Abb. 8.47)
- Der Rücken liegt flach, evtl. leichte Kopftieflage; Gesäßbereich evtl. etwas erhöht durch Aufklappen des Tisches.
- Die Unterschenkel liegen in Halbschalen. Gutes Abpolstern, um Nervenschäden zu vermeiden.
- Die Beinstützen werden abgesenkt.
- Die Beine sind gespreizt.
- Armauslagerung und Abpolstern des Infusionsarms. Der andere Arm kann am Narkosebügel fixiert werden.

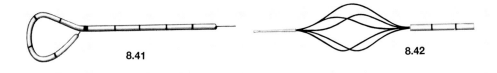

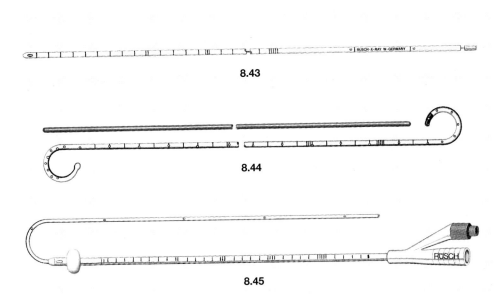

Abb. 8.41. Schlingenkatheter

Abb. 8.42. Steinextraktor („Körbchen")

Abb. 8.43. Ureterkatheter mit Mandrin zylindrisch, 1 Auge

Abb. 8.44. Uretersplint („Doppel-J")

Abb. 8.45. Nephrostomiekatheter mit Ballon und perforierter Ureterschiene. (Alle Fa. Rüsch)

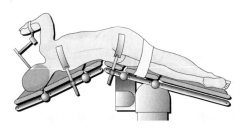

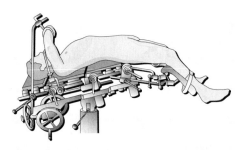

Abb. 8.46. Stabile Seitenlagerung bei Nierenein-griffen

Abb. 8.47. Steinschnittlagerung mit abgesenkten Beinen

- Abpolstern gefährdeter Stellen.
- Anbringen der neutralen Elektrode nach Vorschrift.
- Kein Metall-Haut-Kontakt.

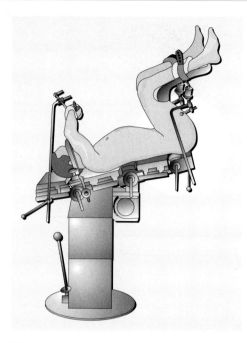

Abb. 8.48. Steinschnittlagerung mit hochgestellten Beinen

8.4.3
Transurethrale Eingriffe

Steinschnittlagerung
mit hochgestellten Beinen (Abb. 8.48)
• Rücken-, evtl. leichte Kopftieflage.
• Das Gesäß ragt etwas über das Tischende.
• Hüftbeugung knapp über 90° durch hoch-
  gestellte Halbschalen. Die Unterschenkel
  müssen gut gepolstert gelagert werden, da-
  mit Druckschäden des N. peroneus vermie-
  den werden.
• Weites Spreizen der Beine. Vorsicht: Meist
  ältere Patienten mit evtl. Kontrakturen.
• Auslagerung und Abpolstern des Infusi-
  onsarms.
• Es kann ein Arm am Narkosebügel fixiert
  werden.
• Anbringen der neutralen Elektrode nach
  Vorschrift.
• Kein Metall-Haut-Kontakt.

Gebräuchlich sind urologische Spezialtische,
an deren Ende die Spülflüssigkeit über einen
Trichter und ein Sieb abgeleitet wird.

8.4.4
Eingriffe am äußeren Genitale

Rückenlagerung
• Auslagerung und Abpolstern des Infusi-
  onsarms.
• Es kann ein Arm am Narkosebügel fixiert
  werden.
• Anbringen der neutralen Elektrode nach
  Vorschrift.
• Kein Metall-Haut-Kontakt.
• Abpolstern gefährdeter Stellen.

8.5
Operationsverläufe

8.5.1
Phimose

Angeborene oder erworbene Verengung der
Vorhaut, die nicht oder nur schwer über die
Glans geschoben werden kann.

Therapie

Zirkumzision, d. h. zirkuläre Resektion der
Vorhaut.

Indikationen

• Wenn nach den ersten Lebensjahren wei-
  terhin Miktionsstörungen aufgrund einer
  Vorhautverengung auftreten.
• Rezidivierende Balanitiden.
• Rituelle Beschneidungen.
• Prophylaktische Beschneidungen – eine
  Phimose fördert die Entstehung des Penis-
  karzinoms.
• Paraphimose (s. Kap. 8.5.2).
• Altersphimose.

Instrumentarium

• Feines Grundinstrumentarium
• Eventuell Beschneidungsklemme nach
  Winkelmann (Abb. 8.49)
• Feines resorbierbares Nahtmaterial.

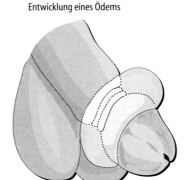

Entwicklung eines Ödems

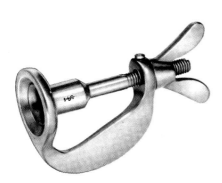

Abb. 8.49. Winkelmann, Beschneidungsklemme. (Fa. Aesculap 1991)

Abb. 8.50. Paraphimose

Lagerung

Rückenlagerung, Anbringen der neutralen Elektrode nach Vorschrift

Abdeckung

Hauseigen; Stoffwäsche doppelt und wasserundurchlässig.

Operation

- Das Präputium (Kap. 8.1.2) wird mit Mosquitoklemmchen gefaßt und angespannt.
- Das äußere Vorhautblatt wird mit dem Skalpell zirkular umschnitten und mit dem Präpariertupfer zurückgestreift.
- Die beiden Blätter werden voneinander abpräpariert. Das innere Präputiumblatt wird mit der geraden Schere längs gespalten, mit feinen Klemmchen aufgespannt und zirkulär reseziert. Dabei ist das Frenulum zu schonen; bei Frenulumresektion wird es mit einigen Einzelknopfnähten wieder aufgebaut. (Vom äußeren Blatt möglichst wenig resezieren, das innere Blatt möglichst vollständig entfernen.)
- Nach sorgfältiger Blutstillung werden die beiden Restblätter miteinander vernäht.
- Salbenverband.

Reposition

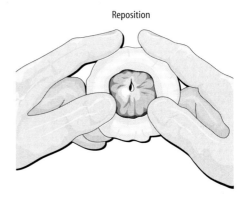

Abb. 8.51. Manuelle Reposition

8.5.2
Paraphimose

Die phimotische Vorhaut verklemmt sich hinter der Glans.

Es kommt zu einem Venenstau mit Schwellung des Präputiums und der Glans (sog. „spanischer Kragen"; Abb. 8.50), was die Reposition zunehmend erschwert. Bei lang andauernder Paraphimose besteht die Gefahr der Nekrosenbildung.

Therapie

1. Vorsichtige manuelle Reposition (Abb. 8.51); abschwellen lassen; spätere Zirkumzision (s. Kap. 8.5.1).

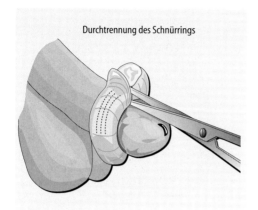

Durchtrennung des Schnürrings

Abb. 8.52. Inzision des Schnürrings

2. Gelingt 1. nicht, muß der äußere Schnürring (Vorhaut) inzidiert werden (Abb.
8.52); abschwellen lassen; spätere Zirkumzision.

8.5.3
Vasoteilresektion

> Teilentfernung des Ductus deferens (s. Kap.
> 8.1.2).

Indikation

• Sterilisation,
• Prophylaxe gegen Entzündungen des Ho-
dens/Nebenhodens, nach Prostataeingriffen (nach einer TUR-Prostata sind die zuvor verschlossenen Samenleiter wieder offen).

Instrumentarium

Feines Grundinstrumentarium

Lagerung

Rückenlagerung;
bei Prostataeingriffen Steinschnittlagerung
(s. Kap. 8.4.2)

Abdeckung

Hauseigen; Stoffwäsche doppelt und wasserundurchlässig.

Operation

Skrotaler Zugang (lat. Skrotumwurzel).
Der Samenleiter wird ertastet und mit 2 Fingern
oder einer Backhausklemme gehalten. Die
Hautinzision erfolgt längs über dem Ductus deferens (Abb. 8.53).

• Mit einer chirurgischen Pinzette wird der Samenleiter gefaßt und seine Hülle mit dem
Skalpell längs inzidiert. Nachfassen mit der
Pinzette und Unterfahren des Stranges mit
einem Klemmchen.
• Ist der Samenleiter freipräpariert, werden 2
Klemmchen in einem Abstand von 2–3 cm
gesetzt und der Ductus deferens teilreseziert.
• Erfolgt die Vasoteilresektion zur Verhinderung einer Nebenhodenentzündung,
reicht eine einfache Ligatur der Samenleiter-
enden.
• Im Falle einer Sterilisation werden die Enden
koaguliert (Abb. 8.54), dann umgeschlagen,
ligiert und meist zusätzlich durchstochen.
• Hautnaht.
• Gleiches Vorgehen auf der Gegenseite.

Das Präparat wird zur histologischen Untersuchung gegeben!

8.5.4
Hydrozele

> Wasserbruch. Ansammlung seröser, entzündli-
> cher Flüssigkeit in einem physiologischen Spal-
> traum, z. B. am Hoden (= H. testis) zwischen bei-
> den Blättern der Tunica vaginalis testis.

• Tunica: Hülle, Gewebsschicht.
• T. albuginea: eine derbe weiße Haut, die
dem Hodenparenchym direkt aufliegt.
• Tunica vaginalis testis: Beim Herabsteigen
des Hodens (Fetalzeit) schiebt dieser das
Peritoneum mit, es entsteht für einen gewissen Zeitraum eine physiologische Leistenhernie. Im Normalfall verschließt sich
dieser Kanal vor der Geburt (Processus vaginalis peritonei), und es verbleibt die sog.
Tunica vaginalis testis um den Hoden.
Kommt es nicht zu diesem Verschluß,
spricht man vom offenen Processus vaginalis.

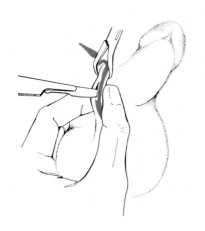

Abb. 8.53. Hautinzision über dem Samenleiter

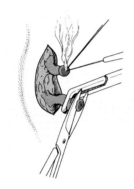

Abb. 8.54. Teilresektion und Koagulation der Resektionsstellen. (Aus Alken u. Walz 1992)

Therapie

- Operation nach von Bergmann: Resektion und Säumung der Hydrozelenwand.
- Operation nach Winkelmann: Teilresektion der Hydrozelenwand und Umstülpen derselben nach hinten um den Hoden; anschließend Vernähung der Hydrozelenwand.
- Operation nach Solomon.

Instrumentarium

- Feines Grundinstrumentarium,
- evtl. Gummizügel,
- resorbierbares Nahtmaterial der Stärke 3-0.

Zugänge

Transskrotal oder tiefer Inguinalschnitt.

Lagerung

Rückenlagerung, Anlegen der neutralen Elektrode nach Vorschrift.

Abdeckung

Hauseigen; Stoffwäsche doppelt und wasserundurchlässig.

Operation

Nach von Bergmann

- Beim Inguinalschnitt: Ligieren und Durchtrennen der A. epigastrica superficialis; Spalten der Externusaponeurose; Anschlingen des Samenstrangs mit einem Gummizügel.
- Die Hydrozele wird stumpf von der Skrotalwand gelöst und in die OP-Wunde vorluxiert.
- Eventuell Punktion der Hydrozele.
- Eröffnen der Hydrozelenwand in Längsrichtung. Exploration und Inspektion des Hodens.
- Anklemmen der Hydrozelenwand mit Péanklemmen und Resektion der Hydrozelenwand bis auf einen Saum von 0,5–1 cm.
- Nach der Blutstillung erfolgt eine fortlaufende Umsäumungsnaht der Resektionsränder.
- Eventuelles Einlegen einer Drainage, schichtweiser Wundverschluß.
- Anlegen eines Suspensoriums.

Nach Winkelmann

- Nach Darstellung der Hydrozele wird diese längs eröffnet (Abb. 8.55). Bei großen Hydrozelen wird deren Wand teilreseziert.
- Umschlagen der Hydrozelenwand, so daß die Innenfläche nach außen zu liegen kommt.
- Vereinigung der Wand durch eine fortlaufende Naht hinter dem Hoden (Abb. 8.56).
- Eventuell Einlegen einer Drainage, schichtweise Wundverschluß.
- Anlegen eines Suspensoriums.

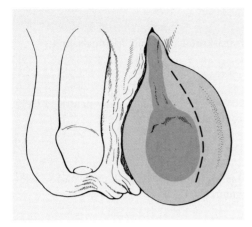

Abb. 8.55. Längsverlaufende Inzision an der Hydrozelenwand

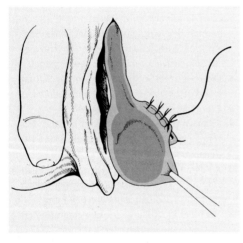

Abb. 8.56. Hydrozelenoperation nach Winkelmann. (Aus Alken u. Walz 1992)

Nach Salomon

- Kleine Skrotalinzision.
- Eröffnung der Hydrozelenwand auf 5–7 cm in Höhe des Hodens.
- Fixierung der eröffneten Hydrozelenwand am sichtbaren Rand der Tunica albuginea des Hodens.
- Blutstillung und evtl. Einlegen einer Drainage; schichtweiser Wundverschluß.
- Anlegen eines Suspensoriums.

8.5.5
Varikozele

> Varikös verändertes Skrotum durch die Venen des Plexus pampiniformis im Samenstrang/Hoden (Vv. testiculares).

- Häufig bei jungen Männern.
- Zu 90% linksseitig wegen der rechtwinkligen Einmündung der V. spermatica (V. testicularis) in die V. renalis, kombiniert mit einer Klappeninsuffizienz. Auf der rechten Seite mündet die V. spermatica im schrägen Winkel direkt in die V. cava inferior.
- Gefahr der Sterilität infolge der venösen Hyperämie (Überwärmung), die sich negativ auf die Entwicklung der Spermien auswirkt.

Therapie

- Operation nach Bernardi: Hohe Ligatur der Vv. spermaticae internae über einen suprainguinalen retroperitonealen Zugang. Die Unterbindung soll so hoch wie möglich erfolgen, da die Kollateralbildung nach distal immer mehr zunimmt.
- Operation nach Ivanissevich: Inguinalschnitt; im Bereich des Samenstrangs werden sämtliche gestauten Venen dargestellt und unterbunden (nicht der Plexus!).
- Venenverödung: unter Röntgenkontrolle, meist ambulant möglich.

Zugänge

Pararektalschnitt oder Wechselschnitt suprainguinal oder Inguinalschnitt.

Instrumentarium

- Längeres Grundinstrumentarium (suprainguinal).
- Tiefe Haken.
- Neben dem üblichen Nahtmaterial kann zur Ligatur der Vene(n) ein nichtresorbierbarer Faden benötigt werden.

Lagerung

Rückenlagerung. Beim Pararektalschnitt evtl. Anheben der entsprechenden Seite, durch Unterschieben einer Polsterrolle. Anlegen der neutralen Elektrode nach Vorschrift.

Abdeckung

Hauseigen; Stoffwäsche doppelt und wasserundurchlässig.

Operation nach Bernardi

- Pararektalschnitt: Längsdurchtrennung der vorderen Rektusscheide; Abdrängen des M. rectus nach medial; das Peritoneum wird nicht eröffnet, sondern mit tiefen Haken nach medial gezogen.
- Retroperitoneales Freilegen der Vv. spermaticae (testiculares), die am Peritonealsack haften. In diesem Bereich besteht die V. spermatica interna meist aus nur einem Venenstrang.
- Es erfolgt die doppelte hohe Ligatur der Vene mit einer Overholt – Klemme und der (nichtresorbierbaren) Ligatur.
- Eventuell Drainage.
- Schichtweiser Wundverschluß.

8.5.6
Orchidektomie

▌ Entfernung eines oder beider Hoden.

- Entfernung eines Hodens (Semikastration).
- Entfernung beider Hoden (Kastration).
- Die Entfernung des Hodenparenchyms unter Belassung der Hodenhüllen und des Nebenhodens wird als *Orchidektomie nach Riba* bezeichnet (beim Prostatakarzinom). Durch die Entfernung des Parenchyms kommt es am sichersten zum Entzug des Testosterons, das das Wachstum des Prostatakarzinoms fördert.

Die Entfernung eines oder beider Hoden (Semikastration/Kastration) und der Anhangsgebilde wird auch als *Ablatio testis* bezeichnet. Diese Bezeichnung dient der einfacheren Un-

terscheidung, denn der Begriff Orchidektomie steht für alle oben genannten Verfahren.

Ablatio testis

▌ Entfernung des Hodens mit seinen Hüllen und des Nebenhodens.

Indikationen

- Bösartiger Hodentumor.
- Hodentorsion mit Nekrose.
- Schwerste Hodenentzündungen.
- Prostatakarzinom, wenn nicht eine OP nach Riba durchgeführt wird.

Allgemeines zum Hodentumor

- 90% der primären Hodentumoren gehen von den Keimzellen (Germinalzelltumor) des Hodens aus.
- Häufigstes Auftreten bei 20- bis 40jährigen Männern.
- Risikogruppe: Patienten (älter als 18 Jahre) mit nichtdeszendiertem Hoden.
- Als Erstsymptom ist eine meist schmerzlose Vergrößerung zu tasten, einhergehend mit einem Schweregefühl. Beim Karzinom ist der Hoden hart. Leider sind zusätzliche Erstsymptome schon durch Metastasen bedingt.
- Das Wachstum wird durch die Bindegewebehülle des Hodens (Tunica albuginea) begrenzt.
  Die Metastasierung erfolgt im Bereich der Hodengefäße bis zu den paraaortalen Lymphknoten. Um diese Metastasierungsform nicht zu begünstigen, darf ein maligner Hodentumor nicht von einem skrotalen Zugang aus entfernt werden.

Zugänge

- Skrotalschnitt bei der einfachen Ablatio testis ohne Malignitätsverdacht.
- Inguinalschnitt bei malignen Tumoren; dabei wird der Samenstrang im Leistenkanal abgesetzt (hohe Ablatio testis).

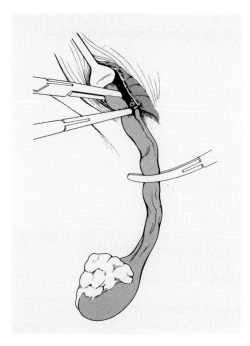

Abb. 8.57. Hohe Ablatio testis. (Aus Alken u. Walz 1992)

Instrumentarium

● Feines Grundinstrumentarium.
● Gummizügel oder Gefäßklemme zum Anlegen einer Blutleere, um eine hämatogene Streuung von Tumorzellen zu vermeiden.

Lagerung

Rückenlagerung, Anlegen der neutralen Elektrode nach Vorschrift.

Abdeckung

Hauseigen; Stoffwäsche doppelt und wasserundurchlässig.

Operationsprinzip bei Malignitätsverdacht

● Probeentnahme zur histologischen Schnellschnittdiagnostik,
● hohe Ablatio testis,
● iliakale Lymphknotenausräumung.

Operation: Hohe Ablatio testis

● Inguinalschnitt.
● Präparation des Samenstranggebildes und Anschlingen desselben mit einem Gummizügel. Bei Verdacht auf einen bösartigen Tumor wird der Samenstrang mit den Gefäßen abgeklemmt, um eine hämatogene Streuung von Tumorzellen zu vermeiden.
● Herausluxieren des Skrotalinhalts und Eröffnen der äußeren Hodenhülle; Inzision der Tunica albuginea; Untersuchung des Hodens.
● Eine Probeentnahme aus dem Hodenparenchym wird zur Schnellschnittdiagnostik gegeben.
● Bei malignem Befund werden Hoden und Nebenhoden abgesetzt.
 Eröffnen des Leistenkanals: Spalten der Faszie des M. obliquus externus; Spalten oder Resektion der Cremastermuskulatur; Abschieben des Peritoneums. Der Samenstrang wird weit nach kranial verfolgt bis zur Aufteilung des Ductus deferens und der Gefäße. Getrennte Ligatur oder Durchstechung der Vene, Arterie und des Samenleiters (Abb. 8.57).
● Sorgfältigste Blutstillung, evtl. Skrotaldrainage.
● Schichtweiser Wundverschluß.
 Bei diesem Eingriff kann man von der ersten Lymphknotenstation Gewebe gewinnen.
 Eventuell Biopsie der Gegenseite, da in 5% der Fälle maligne Hodentumoren beidseits auftreten.

Subkapsuläre Orchidektomie nach Riba

Prinzip

Es wird lediglich das hormonbildende Hodenparenchym entfernt; Nebenhoden und Hodenhüllen werden belassen. Dieses Verfahren ist aus rein psychologischen Gründen der Ablatio testis vorzuziehen, da ein hodenähnliches Gebilde im Skrotum verbleibt.

Indikation

Prostatakarzinom.

- Feines Grundinstrumentarium,
- Präpariertupfer, evtl. scharfer Löffel,
- resorbierbares Nahtmaterial 3-0.

Rückenlagerung, Anlegen der neutralen Elektrode nach Vorschrift.

Hauseigen; Stoffwäsche doppelt und wasserundurchlässig.

Skrotalschnitt; entweder über eine mediane oder über 2 getrennte laterale Inzisionen.

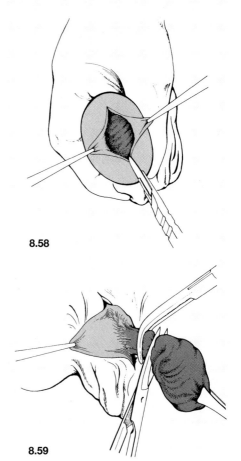

8.58

8.59

Abb. 8.58, 8.59. Orchidektomie nach Riba. (Aus Alken u. Walz 1992)

- Vorschieben des Hodens gegen die Skrotalhaut und Hautinzision direkt über diesem.
- Längsinzision der Tunica vaginalis testis und Vorluxieren des Hodens.
- Längsspalten der Tunica albuginea und Anklemmen der Ränder mit Péan-Klemmen (Abb. 8.58).
- Nun wird das Hodenparenchym aus der Hodenhulle mit einem Präpariertupfer oder scharfem Löffel herausgelöst und am Hilus über einer Klemme elektrisch abgetragen, um noch evtl. verbliebene hormonproduzierende Leydig-Zellen zu zerstören (Abb. 8.59). Blutstillende fortlaufende Naht an der Absetzungsstelle.
- Nach sorgfältiger Blutstillung werden die beiden Hüllen einzeln und in fortlaufender Nahttechnik verschlossen.
- Verschluß des Skrotums mit Einzelknopfnähten.
- Gleiches Vorgehen auf der Gegenseite. Eventuell erfolgt im Anschluß eine beidseitige Vasoteilresektion (s. Kap. 8.5.3).

8.5.7
Prostataadenomektomie

Prinzip

Entfernung des Adenoms, unter Belassung der Kapsel, dem eigentlichen Prostatagewebe („chirurgische Kapsel"; Abb. 8.60 a, b).

- Aus anatomischen Gründen wirken sich Prostataerkrankungen oft ungünstig auf den Harn- und Geschlechtsapparat aus (s. Kap. 8.1).
- Das Prostataadenom ist gutartig. Es tritt bei etwa 60% aller Männer über dem 60. Lebensjahr auf.

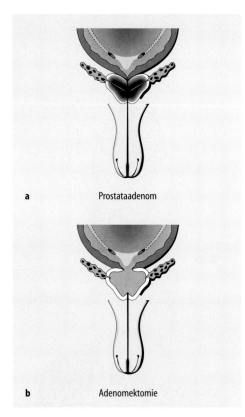

a   Prostataadenom

b   Adenomektomie

Abb. 8.60. a Prostataadenom, **b** Prostataadenomektomie

- Durch hormonelle Veränderungen wachsen lediglich die periurethralen Drüsen, die
das eigentliche Prostatagewebe verdrängen. Durch den Druck atrophiert das Gewebe, und es entsteht eine Kapsel, die dem
Adenom aufsitzt (die sog. chirurgische
Kapsel).
- Durch den zunehmenden Druck wird die
Blasenmuskulatur dicker, das Fassungsvermögen der Blase verringert sich. (Typisch
ist die „Balkenblase", d. h. in der hypertro-
phen Wand befinden sich ausgedünnte
Bereiche, in denen sog. Pseudodivertikel
entstehen können. Durch den erhöhten
Blasenauslaßwiderstand kommt es zur
Restharnbildung.)

OP-Indikation

Abhängig vom Ausmaß der Miktionsstörung:
Blasenentleerungsstörung → Restharnbildung → Rückstau in die oberen Harnwege.

OP-Verfahren

Folgende Verfahren sind möglich:
- transurethrale Resektion (TUR; Abb.
8.61 c),
- suprapubische transvesikale Prostataadenomektomie nach Freyer (Abb. 8.61 a),

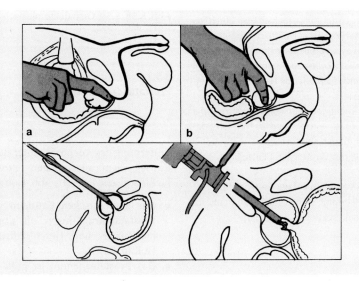

a

b

Abb. 8.61. a Transvesikale Prostataadenomektomie, **b** retropubische Prostataadenomektomie, **c** transurethrale Prostataadenomektomie. (Aus Heberer et al. 1993)

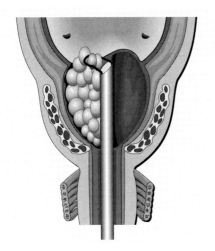

Abb. 8.62. Transurethrale Resektion eines Prostataadenoms. (Nach Altwein u. Jakobi 1986)

- retropubische extravesikale Prostataadenomektomie nach Millin (Abb. 8.61 b),
- perineale (extravesikale) Prostataadenomektomie.

Welches Operationsverfahren gewählt wird, hängt von der Adenomgröße, dem Allgemeinzustand des Patienten und seiner Lebenserwartung ab.

Gemeinsamkeiten aller operativen Methoden:

- Ausschälen des Adenoms aus der chirurgischen Kapsel.
- Entfernung der Harnröhre im Adenombereich; hier bildet sich eine neue Schleimhaut.
- Meist wird zur Blutstillung/Tamponade ein Dauerspülkatheter in die entstandene Höhle gelegt (s. Kap. 8.3.3, Abb. 8.40).
- Eventuelle Vasoteilresektion beidseits, um aufsteigende Infektionen zu vermeiden (s. Kap. 8.5.3).

Transurethrale Resektion (TUR)

Prinzip

Das Prostataadenom wird über ein Resektoskop mit einer elektrischen Schlinge unter Sicht ausgeschält (Abb. 8.62). Grenze der Resektion ist die „chirurgische Prostatakapsel", nach distal der Colliculus seminalis.

Indikation

- Kleine bis mittelgroße Adenome 50–80 g.
- Bei einer voraussichtlichen OP-Dauer von 60 min ist die TUR besser verträglich als eine Schnittoperation.

Lagerung

Steinschnittlagerung mit hochgestellten Beinen (s. Kap. 8.4.3). Neutralelektrode.

Abdeckung

Hauseigen; Stoffwäsche doppelt und wasserdicht. Da bei der TUR viel gespült und gleichzeitig mit elektrischem Strom gearbeitet wird, bieten sich für diese Eingriffe Einmalabdecksets an, da sie wasserundurchlässig sind.

Instrumentarium (s. Kap. 8.2.3)

- Urethrotom nach Otis – Mauermayer.
- Resektoskop mit Geradeausblick-Optik; Elektrotom: Schneideschlinge und Koagulationskugel; Metallschaft (Transporter); Standard Obturator (Mandrin); Hochfrequenzkabel; Lichtkabel und Lichtquelle; Zu-/Ablaufschlauch.
- Spülspritze.
- Sieb o.ä. zum Auffangen der Adenomspäne.
- Spülsystem, Spülflüssigkeit mit Zuckerzusatz.
- Eventuell Videoanlage.

Während der TUR wird kontinuierlich über das Resektoskop gespült. Die TUR sollte nicht länger als 60 min dauern, um das sog. *TUR-Syndrom* zu vermeiden. Es droht bei langer Operationsdauer besonders dann, wenn der Druck der Spülflüssigkeit den Venendruck übersteigt. Denn bei der Resektion kommt es zur Eröffnung von Venen, in die Spülflüssigkeit einschwemmen kann. Um die dadurch drohende Hämolyse zu vermeiden, werden Dauerspülsysteme und Spülflüssigkeiten mit Zuckerzusatz verwendet.

Operation

- Nach Desinfektion und Abdeckung erfolgt die Instillation eines Gleitmittels in die Harnröhre.
- Eventuell Anlage einer suprapubischen Blasenfistel für den Abfluß der Spülflüssigkeit.
- Schlitzung der Harnröhre mit dem Urethrotom nach Otis.
  Die Urethrotomie wird durchgeführt, um eine ausreichende Weite der Harnröhre für das 24–27-Charr-Resektoskop zu erzielen und um Narbenstrikturen zu vermeiden.
- Einführen des Resektoskopschaftes mit Obturator.
  Anschluß der Dauerspülung, des Hochfrequenz- und des Lichtkabels. Austausch des Obturators gegen das Elektrotom mit Schlinge und Optik.
- Beginn der Resektion. Zwischendurch werden die abgeschälten Adenomspäne mit der Blasenspritze herausgespült. Sie werden am Ende des Eingriffs gewogen (Abb. 8.62).
- Nach der Resektion erfolgt die Blutstillung mit der Kugelelektrode, die gegen die Schlinge am Elektrotom ausgetauscht wird.
- Austausch der Optik gegen den Obturator und Entfernen des Resektoskopes.
- Einlegen eines Dauerspülkatheters (s. Kap. 8.3.3).
  Die eventuelle Vasoteilresektion (s. Kap. 8.5.3) kann vor oder nach der Operation vorgenommen werden.

Suprapubische transvesikale Prostataadenomektomie nach Freyer

Indikation

Adenome > 50 g.

Vorteile

- Vollständige Inspektion der Blase.
- Gleichzeitiges Entfernen von Steinen, Blasentumoren, Blasendivertikeln.
- Operativ leichtere Methode.
- Prostatakapsel mit ihren Gefäßen und Nerven bleibt völlig intakt.

Instrumentarium

- Grundinstrumentarium.
- Begrenztes Prostatainstrumentarium (s. Kap. 8.2.2), Museux, Blasenhaken.
- Langes Diathermiemesser.
- Wo üblich, Vorbereiten eines Blasentisches: Blasenspritze, Nélaton- oder Tiemann-Ballonkatheter, Gleitmittel, Aqua dest., 20-ml-Spritze, Handschuhe.
- Resorbierbares Nahtmaterial. *Beispiel:* Stärke 0 – Blasenhaltenaht, 3-0 – Prostataloge, 0 – Blasenverschluß.
- Spülkatheter nach Anforderung; Spüllösung vorbereiten.

Lagerung

- Steinschnittlagerung mit abgesenkten Beinen (s. Kap. 8.4.2).
- Gegebenenfalls Rückenlagerung mit Unterpolsterung zum Anheben des Beckens. Evtl. Abspreizen des linken Beines zum Anheben der Prostata von rektal.

Abdeckung

- Hauseigen; Stoffwäsche doppelt und wasserundurchlässig; evtl. Verwendung eines Rektalschildes.
- Separate Abdeckung der Beine mit Beinsäcken.
- Der Penis muß jederzeit zugänglich sein.

Zugänge

- Suprasymphysärer Faszienquerschnitt nach Pfannenstiel (extraperitoneal, s. Kap. 7.2.1).
- Medianer extraperitonealer Unterbauchschnitt.

Operation

Hautdesinfektion des Unterbauch- und Genitalbereichs, anschließende Abdeckung. Über einen Katheter wird die Blase mit Luft oder Wasser gefüllt.

- Zugang über den Faszienquerschnitt nach Pfannenstiel: Querverlaufende Eröffnung der Rektusscheidenfaszie; Lösen der Faszie von

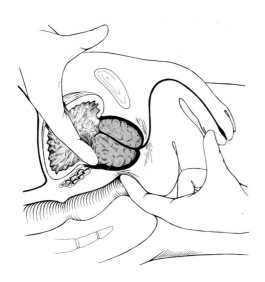

Abb. 8.63. Digitale Enukleation eines Prostata-adenoms (nach Freyer). (Aus Sökeland 1990)

der Rektusmuskulatur; Auseinanderdrängen und stumpfes Unterfahren der Rektusbäuche; Eröffnen des extraperitonealen Raumes zwischen Harnblase und Bauchwand (Spatium retropubicum, Cavum Retzii); Abschieben des Peritonealsacks von der Blasenvorderwand möglichst weit nach kranial.

- Nach Darstellung der Blase Längseröffnung der Blasenvorderwand zwischen 2 Haltefäden. Einsetzen von Blasenhaken.
- Es kann vor der Enukleation eine zirkuläre Spaltung der von vesikal sichtbaren Prostatakapsel mit dem elektrischen Messer vorgenommen werden, um Einrisse zu vermeiden.
- Digitales Ausschälen des Adenoms: Zunächst geht der Operateur mit einem Finger durch das Ostium urethrae internum (Kap. 8.1.1) und trennt die beiden Prostatalappen. Es wird die Schicht zwischen Adenom und Kapsel aufgesucht und mit der digitalen Enukleation begonnen. Sie erfolgt meist bimanuell, indem ein Finger der anderen Hand vom Rektum aus dem Finger in der Blase entgegengedrückt. So ist man sicherer, das Adenom in der richtigen Schicht, d. h. intrakapsulär auszuschälen (Abb. 8.63).
- Fassen des Adenoms, z. B. mit einer Museuxfaßzange.

- Ist das Adenom ringsum gelöst, so hängt es lediglich noch an der Harnröhre. Dort wird es scharf abgetrennt und entfernt.
- Die Enukleation erfolgt gedeckt, ohne Sicht. Nachdem der Operateur die Prostata von rektal luxiert hat, bekommt er einen neuen sterilen Kittel (wenn kein Rektalschild benutzt wurde).
- Wenn die Prostataloge mit einem feuchten Streifen austamponiert worden ist, folgt die Blutstillung.
- Einlegen eines Dauerspülkatheters (s. Kap. 8.3.3) mit Plazierung des Ballons in die Blase oder Prostataloge und evtl. suprapubische Ableitung.
- Einengende Nähte am Blasenausgang/Prostataloge dienen gleichzeitig der Blutstillung.
- Zweischichtiger Blasenverschluß, ohne die Schleimhaut mitzufassen.
- Prävesikale Drainage.
- Tücher und Instrumente auf Vollständigkeit überprüfen (Dokumentation).
- Schichtweiser Wundverschluß.

Eventuell Vasoteilresektion beidseits, um aufsteigende Infektionen zu vermeiden (s. 8.5.3).

Retropubische extravesikale Prostataadenomektomie nach Millin

Indikation

Adenome > 50 g.

Vorteile

- Direkte Einsichtnahme in die Prostatakapsel.
- Bessere Rekonstruktionsmöglichkeit des Blasenhalses.
- Exakte Blutstillungsmöglichkeit.

Instrumentarium

- Langes Grundinstrumentarium und Haken.
- Prostatazusatzinstrumentarium (s. Kap. 8.2.2).
- Langer Diathermieansatz – Messer, Kugel.
- Dauerspülkatheter und Spüllösung vorbereiten.

- Wo üblich, Vorbereiten eines Blasentisches: Blasenspritze, z. B. einfacher Tiemann-Katheter mit Klemme, Gleitmittel, Aqua dest., 20 ml Spritze, Handschuhe.
- Resorbierbares Nahtmaterial. *Beispiel:* Stärke 0 – Umstechung der Prostatakapsel-venen; 1 – Prostatakapsel; 3-0 Trigonisationsnaht (Logennaht).

Lagerung

- Steinschnittlagerung mit abgesenkten Beinen (s. Kap. 8.4.2).
- Gegebenenfalls auch Rückenlagerung mit Unterpolsterung, zum Anheben des Bekkens.

Abdeckung

- Hauseigen; Stoffwäsche doppelt und wasserundurchlässig, evtl. Verwendung eines Rektalschildes.
- Separate Abdeckung der Beine mit Beinsäcken.
- Der Penis muß jederzeit zugänglich sein.

Zugänge

- Suprasymphysärer Faszienquerschnitt nach Pfannenstiel (extraperitoneal, s. Kap. 7.2.1).
- Medianer extraperitonealer Unterbauchschnitt.

Operation

Hautdesinfektion im Unterbauch- und Genitalbereich, anschließende Abdeckung. Die Blase wird mit dem Katheter entleert, dieser mit einer Klemme abgeklemmt.

- Zugang über den Faszienquerschnitt nach Pfannenstiel: Querverlaufende Eröffnung der Rektusscheidenfaszie; Lösen der Faszie von der Rektusmuskulatur; Auseinanderdrängen und stumpfes Unterfahren der Rektusbäuche; Eröffnung des extraperitonealen Raumes zwischen Harnblase und Bauchwand (Spatium retropubicum, Cavum Retzii); Abschieben des Peritonealsacks von der Blasenvorderwand möglichst weit nach kranial. Die Blase wird mit einem z. B. Körtehaken zurückgehalten.

- Nach Darstellung der Prostatakapsel (dem eigentlichen Prostatagewebe) werden die in ihr verlaufenden Gefäße umstochen.
- Mit dem langen Diathermiemesser wird die Prostatakapsel quer eröffnet.
- Auslösen des Adenoms teils stumpf, teils scharf. Auch hier kann die Freyer-Technik ihre Anwendung finden, bei der ein Finger der anderen Hand von rektal aus führt. Der Operateur bekommt einen neuen sterilen Kittel, nachdem er die Prostata von rektal luxiert hat (wenn kein Rektalschild benutzt wurde). Inzision der Schleimhaut am Blasenausgang/Prostatakapsel und Entfernen des Adenoms.
- Es folgt die „Trigonisation": Rekonstruktion des Blasenhalses und der hinteren Blasenhalslippe. Die Trigonumschleimhaut wird heruntergezogen und an die Prostatakapsel fixiert. Dieses Verfahren dient gleichzeitig der Blutstillung.
- Blutstillung.
- Legen des Dauerspülkatheters (s. Kap. 8.3.3) in die Prostataloge oder in die Blase.
- Verschluß der Prostatakapsel: zunächst Ecknähte, dann fortlaufende Naht mit Hilfe des Bumerangnadelhalters und der Fadenhaltezange.
- Blockung des Tamponadekatheters bis zu 60 ml. Der Ballon kann die Prostataloge zur Blutstillung komprimieren.
- Tücher und Instrumente auf Vollständigkeit überprüfen (Dokumentation).
- Einbringen von Drainagen und schichtweiser Wundverschluß. Eventuell wird eine Vasoteilresektion beidseits vorgenommen, um aufsteigende Infektionen zu vermeiden (s. Kap. 8.5.3).

8.5.8
Radikale Prostatektomie

Prinzip
1. Entfernen der pelvinen Lymphknoten.
2. Entfernung der Prostata mit den Samenblasen und den Ductus deferentes. Anastomosierung des Blasenhalses mit dem Harnröhrenstumpf (Abb. 8.64 a, b).

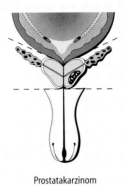 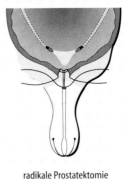

Prostatakarzinom   radikale Prostatektomie

Abb. 8.64. a Prostatakarzinom, **b** radikale Prostatektomie

Indikationen zur radikalen Prostatektomie

- Prostatakarzinom,
  - wenn der Blasenhals nicht infiltriert ist,
  - wenn keine Lymphknoten befallen sind,
  - bei noch guter Lebenserwartung (bis ca. 70 Jahre).
- Blasenkarzinom, bei der radikalen Zystektomie (s. Kap. 8.5.10).

Allgemeines zum Prostatakarzinom

- Häufigster bösartiger Tumor in der Urologie.
- Eine Erkrankung des alten Menschen.
- Im Gegensatz zum Adenom entwickelt sich das Prostatakarzinom meist in der Prostatakapsel, der eigentlichen Drüse. Der Tumor liegt harnröhrenfern und weist daher erst spät Symptome auf. Ist die Urethra erreicht, treten Miktionsbeschwerden auf. Trotz der Vorsorgeuntersuchung befinden sich etwa 80% dieser Patienten bei Diagnosestellung bereits in einem Stadium, in dem eine radikale Prostatektomie kontraindiziert ist.
- Die Symptome gehen vorwiegend von den Metastasen aus: Knochenmetastasen im Becken- und Wirbelsäulenbereich; oder durch das Tumorwachstum mit Kompression anderer Organe und deren Insuffizienz.
- Zur Tumorsuche sind der Tumormarker PSA (Prostataspezifisches Antigen) im Serum und die rektale Untersuchung geeignet.

Therapie

Das lokale Prostatakarzinom wird lokal (radikale Prostatektomie), das metastasierende Karzinom systemisch behandelt (Antiandrogentherapie und Orchidektomie; Altwein u. Jacobi 1986).

- Pelvine Lymphadenektomie:
  Vor der radikalen Prostatektomie erfolgt die diagnostische Lymphknotenausräumung zum Ausschluß einer Metastasierung. Zu den Lymphknoten gehören die im Bereich der Fossa obturatoria und entlang der Aa. iliaca externa, interna und communis. Die entfernten Lymphknoten werden voneinander getrennt und genau beschriftet zur histologischen Schnellschnittuntersuchung gegeben. Ergibt das Ergebnis keinen Befall der Knoten, kann die Operation wie geplant fortgesetzt werden. Bei Metastasen erfolgt die beidseitige Orchidektomie nach Riba (s. Kap. 8.5.6).
- Radikale Prostatektomie:
  Resektionsgrenzen: nach proximal der Blasenhals (Sphincter internus); nach distal der Beckenboden (sphincter externus).
  Neue konservative Therapieformen sind die Verabreichung von Nasensprays, Depotspritzen und subkutanen Implantaten, mit denen ein auf die Hypophyse wirkendes Hormon verabreicht wird und damit die Bildung von Testosteron gehemmt wird (chemische Kastration).

Instrumentarium

- Grundinstrumentarium und evtl. Venenhaken.
- Tiefe Haken, Rahmen.
- Duval-, Allis-Klemmen.
- Prostatazusatzinstrumentarium (s. Kap. 8.2.2).
- Langer Diathermieansatz.
- Eventuell Gummizügel und Clipzange.
- Wo üblich, Vorbereiten eines Blasentisches: Blasenspritze, Blasenkatheter, Gleitmittel, Aqua dest., 20-ml-Spritze, Handschuhe.

Lagerung

- Steinschnittlage mit abgesenkten Beinen (s. Kap. 8.4.2).
- Rückenlage mit angehobenem Becken.

Operation

Hautdesinfektion im Unterbauch- und Genitalbereich, anschließend Abdeckung. Legen eines Blasenkatheters.

- Zugang über den Faszienquerschnitt nach Pfannenstiel: Querverlaufende Eröffnung der Rektusscheidenfaszie; Lösen der Faszie von der Rektusmuskulatur; Auseinanderdrängen und stumpfes Unterfahren der Rektusbäuche. Eröffnung des Spatium retropubicum (extraperitonealer Raum zwischen Harnblase und Bauchwand); Abschieben des Peritonealsacks von der Blasenvorderwand möglichst weit nach kranial.

Lymphknotenstaging im kleinen Becken:
Aufsuchen der iliakalen Lymphknoten und die der Fossa obturatoria. Mit Duval-, Allis-, Overholt-Klemmen und Präparierschere werden die einzelnen Lymphknoten/pakete freipräpariert, ligiert oder geklippt und entfernt. Gleiches Vorgehen auf beiden Seiten. Getrennt voneinander und genau beschriftet werden die Präparate zur histologischen Schnellschnittuntersuchung gegeben. Hat diese keine Metastasierung ergeben, wird die Operation fortgesetzt:

Radikale Prostatektomie:
Freipräparieren der Prostata (Abb. 8.65): Seitlich der Prostata wird die endopelvine Faszie gespalten, die die Prostatavorderwand umgibt und seitlich an ihr herunter bis auf den M. levator ani zieht; Durchtrennung des Gewebes zwischen

Abdeckung

- Hauseigen; Stoffwäsche doppelt und wasserundurchlässig; evtl. Verwendung eines Rektalschildes.
- Der Penis muß jederzeit zugänglich sein.

Zugänge

- Suprasymphysärer Faszienquerschnitt nach Pfannenstiel (extraperitoneal), s. Kap. 7.2.1.
- Extraperitonealer Unterbauchmedianschnitt.

Symphyse und Prostata (Lig. puboprostaticum). Darunter verläuft ein Venenplexus (Plexus Santorini), der geschont werden sollte; Präparation der Prostata vom Diaphragma urogenitale, dem die Prostataspitze anliegt. Die Urethra ist nun tastbar und wird von umgebendem Gewebe befreit. Dies geschieht über Ligaturen und Durchstechungsligaturen. Nachdem die V. dorsalis penis durchtrennt ist, folgt die weitere Präparation der Prostataspitze (Apex) mit Eröffnen der periprostatischen Faszie, in der das neurovaskuläre Bündel seitlich und nach hinten verläuft.

- Querinzision der Urethravorderwand im Apexbereich.
  Vorlegen der ersten Anastomosennähte (resorbierbar z. B. Stärke 3-0), die mit Klemmchen armiert werden. Der Blasenkatheter wird zur Prostata hin abgeklemmt und anschließend durchgeschnitten. Vollständiges Durchtrennen der Harnröhre und Vorlegen weiterer Anastomosennähte.
- Nun kann die Prostatahinterwand präpariert werden, indem die Denonvillier-Faszie durchtrennt wird. Sie umgibt die Prostata von hinten und grenzt sie zum Rektum ab. Entlang der Prostatahinterwand werden die Samenblasen erreicht, hier die Faszie erneut inzidiert. Die Samenblasen werden von deren Hinterwand ausgelöst.

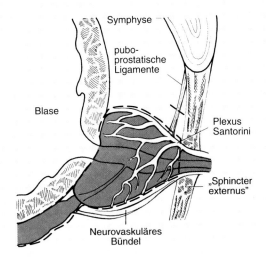

Abb. 8.65. *Gestrichelt:* Resektionsgrenzen bei der radikalen Prostatektomie. (Aus Alken u. Walz 1992)

- Präparation des Blasenhalses, der direkt unterhalb des Trigonums (s. Kap. 8.1.1) durchtrennt wird.
- Die Samenblasen, deren Arterien, die Ductus deferentes und das umgebende Gewebe werden freipräpariert, ligiert und durchtrennt.
- Entfernen des Gesamtpräparates; Probeentnahmen aus dem Blasenhals werden für die histologische Untersuchung gewonnen.
- Der Blasenhals muß mit Nähten so weit gerafft werden, daß noch ein 18- bis 20-Charr-Katheter durch die Öffnung paßt.

- Um eine dichte Anastomose zu erzielen, wird die Blasenschleimhaut mit einigen Nähten nach außen genäht; Legen einer suprapubischen Harnableitung.
- Über einen neu eingelegten Blasenkatheter werden die vorgelegten Anastomosennähte der Urethra der Blase nähergebracht und eine spannungsfreie Anastomose angelegt.
- Nach Blutungskontrolle werden Tücher und Instrumente gezählt (Dokumentation).
- Legen von Drainagen und schichtweiser Wundverschluß.

8.5.9
Boari-Plastik

Prinzip

Nach Resektion des blasennahen Ureters wird aus der Blasenwand ein Lappen gebildet, der das resezierte Stück überbrückt. Die Einpflanzung des Restureters in den Blasenlappen erfolgt als Antirefluxplastik (s. S. 382).

Indikation

Verletzung oder Striktur des distalen Ureters.
Ohne Überbrückung des resezierten Ureteranteils gelingt eine spannungsfreie Reimplantation nicht immer.

Voraussetzung

- Ausreichendes Fassungsvermögen der Blase.
- Gesunde Blasenwand.

Instrumentarium

- Grundinstrumentarium.
- Tiefe Haken, evtl. Rahmen.
- Duval-, Allis- und Präparieroverholt-Klemmen.
- Gummizügel.
- Feines Skalpell.
- Blasenkatheter.
- Ureterschiene (s. Kap. 8.3.4).

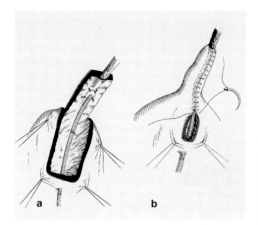

Abb. 8.66 a, b. Boari-Plastik. (Aus Sökeland 1990)

Lagerung

- Steinschnittlagerung mit abgesenkten Beinen (s. Kap. 8.4.2).
- Rückenlagerung.
- Anbringen der neutralen Elektrode nach Vorschrift.

Abdeckung

Hauseigen; Stoffwäsche doppelt und wasserundurchlässig.

Zugänge

- Extraperitonealer Zugang über einen Unterbauchquerschnitt, der zur jeweiligen Seite erweitert werden kann, oder Pararektalschnitt.
- Transperitonealer Zugang, wenn die Ureterläsion durch eine Voroperation bedingt ist und mit Verwachsungen zu rechnen ist.

Operation

Hautdesinfektion des Unterbauch- und Genitalbereichs; Legen eines Blasenkatheters; Abdeckung.

- Zugang über den Faszienquerschnitt nach Pfannenstiel: Quereröffnung der Rektusscheidenfaszie; Lösen der Faszie von der Rektusmuskulatur; Auseinanderdrängen und stumpfes Unterfahren der Rektusbäuche; Eröffnen des extraperitonealen Raumes zwi-

schen Harnblase und Bauchwand (Spatium retropubicum); Abschieben des Peritonealsackes von der Blasenvorderwand, möglichst weit nach kranial.

- Schaffen eines genügend großen Einganges in den Paravesikalraum der jeweiligen Seite.
- Der Ureter wird zunächst in seinem noch intakten Anteil aufgesucht, dort wo er die Iliakalgefäße kreuzt. Oberhalb dieser Kreuzung wird er mit einem Gummizügel angeschlungen.
  Dann erfolgt die Präparation nach distal bis zum veränderten Ureteranteil.
- Nach Legen einer Haltenaht wird der Ureter durchtrennt; der distale Stumpf ligiert; der veränderte Anteil reseziert und eine Ureterschiene (s. Kap. 8.3.4) nach proximal in die Niere vorgeschoben. Mit einer feinen Naht wird die Schiene distal fixiert (4-0).
- Bei aufgefüllter Blase wird die jeweilige Blasenwandseite soweit mobilisiert, daß ein ausreichend großer Boarilappen gewonnen werden kann. Seine Basis soll möglichst tief im Bereich des ursprünglichen Ostiums (Blasenhinterwand) liegen, um eine gute Durchblutung des Lappens zu gewährleisten.
- Anlegen von Markierungsnähten und Zuschneiden des Lappens. Dieser soll etwas länger sein als der zu überbrückende Defekt und mindestens doppelte Breite des Ureterdurchmessers besitzen.
- Antirefluxplastik: In Lappenmitte wird ein submuköser Tunnel von ca. 5 cm Länge gebildet, durch den der geschiente Ureter gezogen und mit einigen feinen, resorbierbaren Nähten an der Blasenschleimhaut fixiert wird (Mukosa-Mukosa-Naht; Abb. 8.66 a).
- Zweireihiger Verschluß des Boarilappens um den Ureter, ohne diesen einzuengen. Verschluß der Restblase (resorbierbares Nahtmaterial 0 bis 2-0; Abb. 8.66 b).
- Einlegen einer Drainage.
- Tücher und Instrumente zählen (Dokumentation).
- Schichtweiser Wundverschluß.

Antirefluxplastik

Die Harnleiter (Ureteren) verlaufen bei ihrem Eintritt in die Blase ein Stück in der Blasenwand. Bei der Antirefluxplastik wird dieser Verlauf verlängert oder neu gebildet.

Der intramurale Verlauf des Harnleiters in der Blasenwand bewirkt einen Ventileffekt. Der Urin fließt ungehindert in die Blase. Mit zunehmender Blasenfüllung erhöht sich der Druck, dadurch wird der Harnleiter im Blasenwandanteil zugedrückt und verhindert ein Zurückströmen des Urins in das Nierenbecken.

Das intramurale Wachstum des Ureters endet etwa mit dem 10.–12. Lebensjahr. Ist nach dieser Zeit die Strecke des intramuralen Ureteranteils zu kurz, ist eine Antirefluxplastik sinnvoll.

Indikation

- Vesikorenaler Reflux.
- Resektion des distalen Ureters mit anschließender Reimplantation.
- Bei allen Implantationen des Ureters in Darmwände (Blasenkarzinom)

Methoden

- Extravesikales Vorgehen nach Lich-Grégoir: Auf ca. 5 cm Länge wird die Blasenwand bis auf die Mukosa freipräpariert, ohne dabei die Blase zu eröffnen; der Ureter wird von seinem Originalostium aus submukös verlagert; die Muskulatur wird über dem Ureter verschlossen.
- Intravesikales Vorgehen nach Politano-Leadbetter: Der Ureter wird durchtrennt; die Blase eröffnet und von dort aus ein ca. 5 cm submuköser Tunnel geschaffen; der geschiente Ureter wird durch den Tunnel gezogen und reimplantiert.

8.5.10
Radikale Zystektomie

Indikation

Muskelinfiltrierendes Blasenkarzinom, nachgewiesen durch transurethrale Biopsie.

Voraussetzung: kein Lymphknotenbefall, guter Allgemeinzustand des Patienten.

Prinzip

> **Beim Mann:** Zystoprostatektomie (Abb. 8.67)
> - Ausräumung der regionären Lymphknoten, parailiakal, Fossa obturatoria, mit histologischer Schnellschnittdiagnostik.
> - Zystektomie, radikale Prostatektomie (s. Kap. 8.5.8), bei Mitbefall der Urethra: Urethrektomie.
> - Harnableitung.
>
> **Bei der Frau:** vordere Exenteration (Ausweidung)
> - Ausräumung der regionären Lymphknoten, parailiakal, Fossa obturatoria, mit histologischer Schnellschnittdiagnostik.
> - Zystektomie, Uterusexstirpation mit Tuben und vorderer Vaginalwand (s. Kap. 7.6.3), Urethrektomie.
> - Harnableitung.

Möglichkeiten der Harnableitung/Harnumleitung

Ureter cutaneus
Hierbei wird der Ureter direkt in die Haut implantiert. Dieses Verfahren eignet sich als Palliativeingriff. Es ist technisch einfach durchzuführen, der Zeitaufwand ist gering. Ein wesentlicher Nachteil ist nicht nur der kosmetische Aspekt (Tragen eines Urinauffangsystems), sondern auch die erhöhte Stenoserate des Ureters im Haut-Schleimhaut-Bereich.

Ileum – conduit (Bricker-Blase; Abb. 8.68)
Ein etwa 15 cm langes Darmsegment wird ausgeschaltet; die Darmkontinuität durch End-zu-End-Anastomose wiederhergestellt; der Mesoschlitz verschlossen (s. 2.10: Viszeralchirurgie). In das ausgeschaltete Conduit werden die Ureteren implantiert. Das eine Darmende wird verschlossen, das andere durch die Bauchwand ausgeleitet und an der Haut fixiert.

Nachteil dieser Verfahren ist, daß der Patient ein Urinauffangsystem tragen muß. Im Vergleich zum Ureter cutaneus ist die Stenoserate geringer.

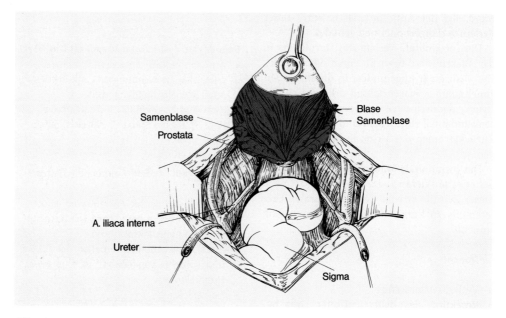

Abb. 8.67. Zystoprostatektomie. (Aus Sökeland 1990)

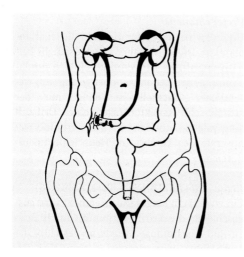

Abb. 8.68. Ileum-Conduit. (Aus Hofstetter u. Eisenberger 1986)

Ureterosigmoideostomie (HDI)

Die Ureteren werden im Sigma-Rektum-Hinterwandbereich in den Darm implantiert. Dies geschieht in Antirefluxtechnik (s. Kap. 8.5.9).

Der Urinabgang erfolgt über den Anusschließmechanismus.

Dieses Verfahren kann nur bei Patienten durchgeführt werden, die nicht unter einer Nierenfunktionsstörung leiden.

Kontinente Harnableitung

Dieses Verfahren wird bevorzugt bei Frauen angewendet, bei denen wegen der Urethrektomie keine Blasensubstitution vorgenommen werden kann.

Zökumersatzblase (Mainz-Pouch I): Es werden etwa 12 cm Zökum mit 2 Ileumschlingen ausgeschaltet und die Darmkontinuität wiederhergestellt (Vorgehen s. Kap. 2.10: Viszeralchirurgie). Das Darmsegment wird auf seiner Gesamtlänge längs eröffnet (antimesenterial) und die korrespondierenden Darmanteile miteinander vernäht (Abb. 8.69 a), so daß eine Platte entsteht. In diese Platte werden die Ureteren in Antirefluxtechnik (s. Kap. 8.5.9) implantiert (Abb. 8.69 b). Es bestehen nun folgende Möglichkeiten:

● einen Ventilmechanismus herzustellen, indem entweder die Appendix submukös in den Zökalpol verlagert oder

● ein weiteres Darmsegment ausgeschaltet und anschließend in die Neoblase eingescheidet wird. Das freie Darmende wird dann an den Nabel angeschlossen.

Vorteil dieses Verfahrens ist das gute kosmetische Ergebnis. Die Patienten katheterisieren sich mehrmals täglich und brauchen kein Urinauffangsystem zu tragen.

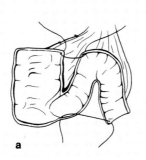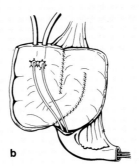

a   b

Abb. 8.69 a, b. Zökumersatzblase. (Aus Hofstetter u. Eisenberger 1986)

Mainz-Pouch II: Bildung eines Sigma-Rektum-Reservoirs, ohne Unterbrechung der Darmkontinuität.

Blasensubstitution (S. 387)
Diese Neoblase ist in der Regel nur bei Männern möglich, da die Harnröhre mit Sphincter externus angeschlossen werden kann.

Als Ersatzblase (Pouch) eignen sich:
- Ileum – Pouch,
- Colon – Ileum – Pouch,
- Sigma – Rektum – Pouch.

Auch hierbei werden die Ureteren in Antirefluxtechnik (s. Antirefluxplastik, Kap. 8.5.9) in die Darmplatte implantiert, die Urethra am tiefsten Punkt anastomosiert und die Darmplatte zur Ersatzblase vernäht.

Radikale Zystektomie und diverse Harnableitungen

Instrumentarium

- Grundinstrumentarium.
- Laparotomieinstrumentarium für die Harnableitung (s. Kap. 2: Viszeralchirurgie).
- Klammernahtinstrumente für die Harnableitung durch Neoblase (s. Kap. 2: Viszeralchirurgie).
- Faßklemmen (Allis, Duval).
- Tiefe Haken, Bauchrahmen.
- Eventuell Clipzange, Gummizügel.
- Ureterschienen/katheter, Blasenkatheter, evtl. suprapubischer Blasenkatheter (s. Kap. 8.3).

Lagerung

- Rückenlagerung.
- Steinschnittlagerung mit abgesenkten Beinen (s. Kap. 8.4.2).
- Anbringen der neutralen Elektrode nach Vorschrift.
- Bei Urethrektomie müssen die Beine abduziert werden.

Abdeckung

Hauseigen; Stoffwäsche doppelt und wasserundurchlässig.

Operation

Nach der Hautdesinfektion wird die Abdeckung vorgenommen und anschließend ein Blasenkatheter gelegt.

- Unterbauchmittelschnitt mit Linksumschneidung des Nabels. Spaltung der vorderen Rektusscheide in Längsrichtung; Auseinanderdrängen der Rektusbäuche; Durchtrennen der hinteren Rektusscheide ohne Eröffnung des Peritoneums; nach distal wird das Spatium retropubicum eröffnet (extraperitonealer Raum zwischen Harnblase und Bauchwand).
- Darstellen der Blase und Abschieben des Peritoneums nach kranial. Seitliche Präparation der Blase.
- Beidseitige Lymphknotenentnahme im Bereich der Aa. iliacae und der Fossa obturatoria mit Overholt-Klemmen und evtl. Clipzange. Die Präparate müssen getrennt und kor-

rekt beschriftet zur histologischen Schnellschnittuntersuchung gegeben werden. Besteht kein Lymphknotenbefall, wird die Operation wie geplant fortgesetzt.

- In Höhe der Gefäßkreuzung werden die Ureteren dargestellt, mit einem Gummizügel angeschlungen und nach distal in Richtung
Blase freipräpariert. Nach Legen von Haltefäden werden die Ureteren blasennah durchtrennt, nach distal ligiert und mit Kathetern
Charr 6–7 geschient. Es kann erforderlich
werden, von den Ureterenstümpfen eine histologische Schnellschnittuntersuchung vorzunehmen.

- Nun wird die Blase nach hinten mobilisiert
und mit einer Faßklemme angehoben. Die
oberen Blasenpfeiler, mit der A. vesicalis superior, werden schrittweise durchtrennt und
ligiert.

- Die Samenleiter stellen sich dar und werden
ligiert. Entlang ihres Verlaufs können die Samenblasen aufgesucht werden. Diese werden vom Rektum gelöst.

- Schrittweise werden die tiefen Blasenpfeiler,
mit der A. vesicalis inferior, durchtrennt und
ligiert.

Bei den folgenden Schritten s. Kap. 8.5.8: Radikale Prostatektomie

- Nun werden die puboprostatischen Bänder
zwischen Klemmen durchtrennt und ligiert.

- Prostatanahes Durchtrennen der Urethra;
Anklemmen und Durchtrennen des Blasenkatheters; Vorlegen der Anastomosennähte.

- Um die Prostata vom Rektum zu lösen, muß
zunächst die Denonvilliersche Faszie eröffnet
werden.

- Entfernung des Präparates.

- Nach sorgfältiger Blutstillung wird eine Harn-
ableitung/Harnumleitung hergestellt.

- Anschließend werden alle Tücher und Instrumente gezählt (Dokumentation), Drainagen
eingelegt und die Wunde schichtweise verschlossen.

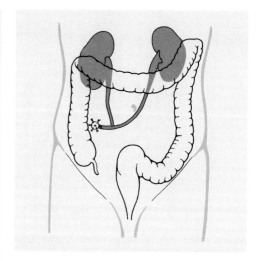

Abb. 8.70. Ureter cutaneus. (Aus Alken u. Walz
1992)

Ureter cutaneus

Operation

- Die geschienten Ureteren werden mobilisiert und nach kranial präpariert. Bei ausreichender Strecke werden sie zur Bauchwand
geführt. Man kann einen Ureter End-zu-Seit
in den zweiten implantieren und den zweiten aus der Bauchdecke unilateral ausleiten
(Abb. 8.70).

- Das Harnleiterende wird auf einer Strecke
von 3–4 cm längs gespalten.

- Beim schichtweisen Wundverschluß muß
darauf geachtet werden, daß die Nähte den
Ureter nicht einengen.

- Ein dreieckiger Hautzipfel wird in die Harnlei-
terinzision eingenäht, so daß eine längerstreckige Anastomose entsteht.

- Sichern des/der Ureterkatheter.

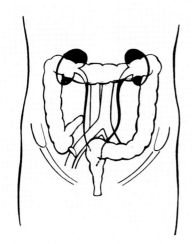

Abb. 8.71. Ureterosigmideostomie mit antirefluxiver, submuköser Implantation der Harnleiter. (Aus Hofstetter u. Eisenberger 1986)

Ureterosigmoideostomie

HDI = Harnleiter-Darm-Implantation

Operation

- Intraperitoneale Präparation des Überganges vom Sigma ins Rektum (Kap. 2.12: Viszeralchirurgie; Abb. 8.71).
- Zwischen Haltefäden wird der Darm mit der Diathermie längs eröffnet.
- Die geschienten und mobilisierten Ureteren werden von retroperitoneal spannungsfrei zum Darm geführt.
- Dort werden sie durch die Darmhinterwand in Antirefluxtechnik implantiert (s. Antirefluxplastik, Kap. 8.5.9).
- Die Harnleiterenden werden umgestülpt und mit der Darmschleimhaut vernäht.
- Im Bereich der Uretereneintrittstellen in den Darm werden diese am Darmfettgewebe gesichert.
- Die Ureterkatheter werden über ein Darmrohr aus dem Anus geleitet und fixiert.
- Zum Schluß erfolgt der Darmverschluß manuell oder mit einem Klammernahtinstrument.

Blasensubstitution Ileumneoblase

Operation

- Mit Klammernahtinstrumenten wird ein 60–70 cm langes Dünndarmsegment ausgeschaltet. Es muß eine gute Gefäßversorgung besitzen (Abb. 8.72 a).
  Die Darmkontinuität wird durch End-zu-End-Anastomose manuell oder mit einem Stapler wiederhergestellt. Verschluß des Mesoschlitzes (s. Kap. 2: Viszeralchirurgie).
- Die Darmschlingen des Segments werden in M- oder W-Form aneinandergelegt und am tiefsten Punkt dieses Gebildes der Darm mit der Diathermie inzidiert. In diesem Bereich wird später die Urethra anastomosiert.
- Antimesenterial wird das Darmsegment auf seiner Gesamtlänge längs eröffnet (Abb. 8.72 a).
- Die nun aneinanderliegenden Darmwände werden miteinander vernäht (3-0 resorbierbar), so daß eine Darmplatte entsteht (Abb. 8.72 b).
- Durch die zuvor vorbereitete Urethraöffnung wird der transurethrale Dauerkatheter gezogen und die Harnröhre nähergebracht. Es erfolgt die Anastomose mit den bei der Zystektomie bereits vorgelegten Nähten.
- Die geschienten und mobilisierten Ureteren werden von hinten in die Darmplatte eingebracht und mit Antirefluxplastik implantiert (s. Antirefluxplastik, Kap. 8.5.9).
- Durch fortlaufende Nähte wird die Darmplatte zu einer Neoblase (Ersatzblase) verschlossen.
- Die suprapubisch ausgeleiteten Ureterkatheter werden mit einer Naht fixiert.

8.5.11
Ureterotomie

Indikation

Ureterstein: Die Indikation zur operativen Steinentfernung stellt sich heute sehr selten, da über endoskopische Maßnahmen (Schlinge, im unteren Ureterdrittel) wie die Ureteroskopie, durch die extrakorporale Stoßwellenlithotripsie (ESWL) und die perkutane Litho-

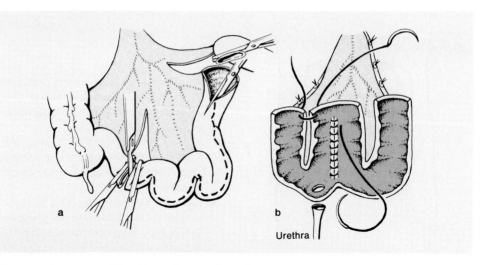

Abb. 8.72 a, b. Ileum-Neoblase. (Aus Heberer et al. 1993)

lapaxie (ultraschallgesteuerte Nierenfistelung) die meisten Steine zerstört und entfernt werden. Die operative Entfernung käme bei steinbedingten Schäden des Harnleiters in Frage.

Zugang und Lagerung

Der Zugang richtet sich nach dem aktuellen Steinsitz. Daher sollte präoperativ eine Röntgenkontrolle erfolgen.

> **Steine im oberen Drittel:**
> Extraperitonaler Zugang in Seitenlagerung (s. Kap. 8.4.1), durch einen lumbalen Schrägschnitt (s. Kap. 8.5.12).
>
> **Steine im mittleren Drittel:**
> Extraperitonealer Zugang in Rückenlagerung mit Anheben der entsprechenden Seite durch eine Polsterrolle; evtl. noch Seitenlagerung (s. Kap. 8.4.1). Die Schnittführung geht vom unteren Drittel des Lumbalschnittes bis zum oberen Drittel des Leistenschnittes. Dabei braucht die Bauchmuskulatur nur geringfügig durchtrennt zu werden. Der Ureter befindet sich hier zwischen dem Peritoneum und der Psoasfaszie.
>
> **Steine im unteren Drittel:**
> Extraperitonealer Zugang in Rückenlagerung über einen einseitigen suprasymphysären Querschnitt nach Pfannenstiel oder einen Pararektalschnitt. Hier ist der Ureter am besten in Höhe der Iliakalgefäße zu finden und von dort aus nach distal zu präparieren.
> Anbringen der neutralen Elektrode nach Vorschrift.

Instrumentarium

- Grundinstrumentarium.
- Je nach Zugang tiefe Haken, Sperrer nach Balfour oder Finocchietto (s. Kap. 4.5.1).
- Steininstrumentarium (s. Kap. 8.2.4): Biegsame Steinhebel, Knopfsonden, Steinfaßzangen, biegsame Steinlöffel, Lurz-Klemme (weiche Klemme, Form einer Satinsky-Klemme ohne Zahnung; der Stein wird zwischen den Klemmenbranchen gefaßt) oder atraumatische Klemme.
- Feines Skalpell, Pott-Schere, Dissektor (s. Kap. 4.5.1).
- Schienungskatheter. Schienung nur in Ausnahmefällen, wenn die Ureterwand entzündlich und brüchig ist und nicht verschlossen werden kann (s. Kap. 8.3.4).
- Ein Blasenkatheter wird gelegt, um den Reflux in die Niere zu verhindern.
- Gummizügel.
- Spülkatheter mit warmer Spüllösung oder eine Knopfkanüle mit Spritze.

Abdeckung

Hauseigen; Stoffwäsche doppelt und wasserundurchlässig.

Operation

- Je nach Steinlokalisation erfolgt der entsprechende Zugang. Das Peritoneum wird vorsichtig stumpf abgeschoben.
- Darstellung des Ureters und Aufsuchen des Steinsegments, das daran zu erkennen ist, daß der Harnleiter gewölbt ist und im proximalen Anteil eine Erweiterung besteht. Seine Umgebung ist in diesem Bereich ödematös verändert; es können Verwachsungen bestehen. Der Ureter muß vorsichtig präpariert werden, da begleitende Gefäße geschont werden müssen.
- Oberhalb des Steines wird der Ureter mit einem Gummizügel angeschlungen oder die Lurz-Klemme gesetzt. Das soll verhindern, daß der Stein zurückgleitet und infizierter Urin nach der Steinextraktion ausströmt.
- Distal des Steines wird der Ureter mit einer atraumatischen Pinzette gefaßt oder ebenfalls angeschlungen. Mit dem feinen Skalpell wird zwischen 2 Haltefäden längs ureterotomiert.
- Mit Hilfe des Steininstrumentariums und des Dissektors wird der Stein herausgeholt.
- Anschließend wird der Ureter nach proximal und distal mit einem Spülkatheter durchgespült.
- In seltenen Fällen wird ein Schienungskatheter eingelegt.
- Verschluß der Ureterotomie mit feinem resorbierbarem Nahtmaterial in Einzelknopfnahttechnik. Wichtig ist, daß die Nähte nur die Adventitia und Muskularis fassen. Es muß vermieden werden, daß nach der Naht Urin noch austreten kann, da dies zu Verwachsungen mit der Umgebung führen kann.
- Tücher und Instrumente zählen (Dokumentation).
- Einlegen einer retroperitonealen Drainage; anschließender schichtweiser Wundverschluß.

8.5.12
Eingriffe an der Niere und am Nierenbecken

Zugänge

Flankenschnitt/lumbaler Schrägschnitt nach Bergmann – Israel (Abb. 8.73):
Seitenlagerung. Die Schnittführung erfolgt unterhalb der 12. Rippe und zieht schräg zum M. rectus abdominis. Querverlaufende Durchtrennung der Mm. obliquus externus und obliquus internus; Spalten der Fascia transversalis bzw. thoracolumbalis, ohne das Peritoneum zu verletzen. Nach eröffneter Nierenfaszie (Gerota) liegt die Fettkapsel frei.

Lumbodorsalschnitt nach Lurz (Abb. 8.74):
Seitenlagerung, Bauchlagerung. Dieser Zugang ist muskelschonender als der Flankenschnitt, aber weniger gut erweiterungsfähig. Die Schnittführung verläuft ebenfalls unterhalb der 12. Rippe, jedoch weiter dorsal und zieht Richtung Beckenkamm. Durchtrennt werden Anteile der Mm. latissimus dorsi und quadratus lumborum; die schräge Bauchmuskulatur bleibt intakt.

Interkostalschnitt (Abb. 8.75):
Seitenlagerung. Die Schnittführung erfolgt standardmäßig im 11. Interkostalraum und läßt sich gut erweitern. Durchtrennung der Zwischenrippenmuskulatur ohne Eröffnung der Pleura.

Muß wegen eines Urothelkarzinoms der Ureter blasennah abgesetzt werden, so erfordert dies ein intraoperatives Umlagern. Der zweite Zugang erfolgt dann ebenfalls retroperitoneal über einen Pararektal- oder Suprainguinalschnitt.

Um bei hochliegenden oder großen Nieren eine bessere Übersicht zu erzielen, kann es notwendig werden, die 12. Rippe zu resezieren.

Transperitonealer Zugang:
Gerade Rückenlagerung. Dieser Zugang erfolgt bei sehr großen Nieren, insbesondere bei malignen Tumornieren (Renalzellkarzinom).

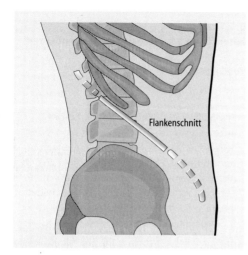

Abb. 8.73. Flanken-/lumbaler Schrägschnitt

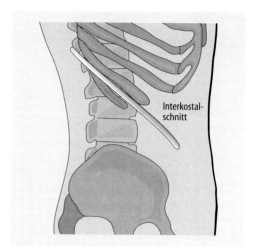

Abb. 8.75. Interkostalschnitt

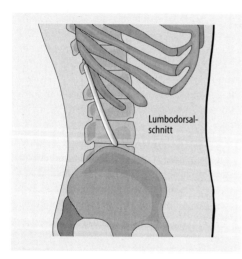

Abb. 8.74. Lumbodorsalschnitt

Nierenbeckenplastik nach Andersen – Hynes

Prinzip

- Isolierung des Harnleiters.
- Versorgung abweichender (aberrierender) Gefäße, ggf. Polresektion.
- Absetzen des Ureters.
- Verkleinerung des zu großen Nierenbeckens.
- Längerstreckige Anastomose zwischen Pyelon und Ureter, mit oder ohne Nephrostomiekatheter oder Doppel-J-Schiene (s. Kap. 8.3.4).

Indikation

- Ureterabgangsstenose.
- Eventuell bei Stenose im proximalen Ureter.

Instrumentarium

- Grundinstrumentarium.
- Nierenzusatzinstrumentarium (s. Kap. 8.2.1): zusätzlich tiefe Haken, Sperrer nach Balfour oder Finocchietto (s. Kap. 4.5), atraumatische Pinzetten, Duval-, Allis-Klemmen, Millin-Schere.
- Gummizügel.
- Eventuell Elsässer-Klemme, eine stark gebogene Klemme, mit der ein Nephrostomiekatheter durch die Kelchgruppe perkutan ausgeleitet werden kann.
- Doppel-J-Schiene (s. Kap. 8.3.4) oder Ureterschiene mit Nephrostomiekatheter. Letzterer besitzt einen dünnen Anteil für die Ureterschienung und einen dicken für die Nephrostomie. Er soll die Anastomose entlasten und Urinaustritt in die Weichteile verhindern.

Lagerung

Seitenlagerung (s. Kap. 8.4.1).

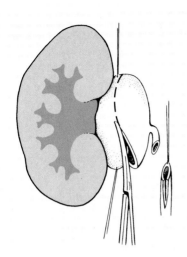

Abb. 8.76. Nierenbeckenplastik: Teilresektion des Nierenbeckens. (Aus Alken u. Walz 1992)

Abdeckung

Hauseigen; Stoffwäsche doppelt und wasserundurchlässig.

Geeignet sind seitlich angebrachte wasserdichte Klebetücher.

Zugang

Interkostal- oder Flankenschnitt.

Operation

- Nach der Hautdesinfektion und dem Abdecken erfolgt der Hautschnitt entweder als Interkostal- oder Flankenschnitt.
- Laterales Eröffnen der Gerota-Faszie.
- Befreien der Niere von der Fettkapsel und Aufsuchen des Ureters. Dieser wird mit einem Gummizügel angeschlungen. Der Ureter wird von umgebendem Gewebe isoliert, wobei Wandschäden zu vermeiden sind. Entlang des Harnleiters erfolgt die weitere Präparation bis zum Nierenbecken bzw. bis zum Parenchymbeginn.
- Aberrierende Gefäße am Übergang Nierenbecken-Ureter werden angeschlungen. Diese Gefäße können den Ureter einschnüren und zu Abflußstörungen führen. Werden sie sofort ligiert, besteht die Gefahr, daß es an einem der Nierenpole zur Minderdurchblu-

tung kommt. Daher ist es ratsam, mit einer Gefäßklemme eine Probeabklemmung vorzunehmen. Tritt keine Unterversorgung auf, kann das Gefäß ligiert und durchtrennt werden; ansonsten besteht die Möglichkeit der Polresektion.
- Ist das Nierenbecken freipräpariert, wird es an der geplanten Resektionsstelle eröffnet und der Urin abgesaugt. Es erfolgt die bogenförmige Teilresektion des Nierenbeckens mit genügend Abstand zum Nierenparenchym. Dazu kann eine stark gekrümmte Schere hilfreich sein (Millin-Schere). Anlegen von Haltefäden (Abb. 8.76).
- Das Anspannen des ureternahen Haltefadens erleichtert die schräge Durchtrennung des Harnleiters unterhalb der Stenose oder der Veränderung. Der Ureter wird auf weitere ca. 2 cm längs inzidiert, um eine längerstreckige Anastomose zwischen Harnleiter und Nierenbecken zu erzielen (Abb. 8.76).
- Einlegen der Doppel-J-Schiene oder des Nephrostomiekatheters, indem transrenal durch die untere oder mittlere Kelchgruppe mit einer Klemme (z. B. Elsässer-Klemme) das eine Ende perkutan ausgeleitet und nach distal der Ureter geschient wird.
- Fortlaufender Verschluß des Nierenbeckens bis zum Anastomosenbereich mit dem Ureter (Nahtmaterial resorbierbar 3-0). Die Anastomose wird am tiefsten Punkt des Nierenbeckens langstreckig angelegt (Abb. 8.77).
- Wichtig ist, daß nach einer Dichtigkeitsprüfung der Anastomose diese gut mit der Nierenfettkapsel gedeckt wird, um Verwachsungen zu vermeiden.
- Einlegen von Drainagen.
- Tücher und Instrumente zählen (Dokumentation).
- Aufheben der extremen Lagerung.
- Schichtweiser Wundverschluß.

Nierenpol- oder Nierenteilresektion

Prinzip

Entfernung eines Nierenareales unter Berücksichtigung der Nierensegmente.

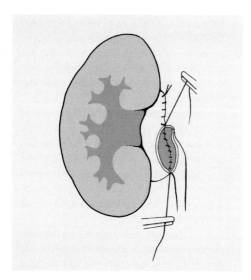

Abb. 8.77. Nierenbeckenplastik: Anastomosierung des Ureters mit dem Nierenbecken. (Aus Alken u. Walz 1992)

Indikationen

- Steinerkrankungen, die zu Stauungen führen.
- Gutartiger Nierentumor/-zyste.
- Maligner Nierentumor bei einer Einzelniere.
- Nierentrauma.
- Entzündliche Prozesse.
- Iatrogene Verletzungen.

Instrumentarium

- Grundinstrumentarium.
- Nierenzusatzinstrumentarium (s. Kap. 8.2.1): zusätzlich tiefe Haken, Sperrer nach Balfour oder Finocchietto (s. Kap. 4.5), Duval- und Allisklemmen.
- Gummizügel.
- Bei Rippenresektion: z. B. Rippenraspatorium nach Doyen, Rippenschere nach Sauerbruch oder Brunner (s. Kap. 6: Thoraxchirurgie), Listonschere, Knochenhaltezange nach Langenbeck.

Lagerung

Seitenlagerung (s. Kap. 8.4.1).

Abdeckung

Hauseigen; Stoffwäsche doppelt und wasserundurchlässig. Geeignet sind seitlich angebrachte wasserdichte Klebetücher.

Zugang

Interkostal- oder Flankenschnitt (s. Kap. 8.5.12).

Operation

- Nach der Hautdesinfektion und dem Abdekken erfolgt der Hautschnitt entweder als Interkostal- oder Flankenschnitt.
- Befreien der Niere von der Fettkapsel und Aufsuchen des Ureters. Dieser wird mit einem Gummizügel angeschlungen.
- Isolierung des Nierenstiels, um ihn zur Resektion mit einer Gefäßklemme temporär abklemmen und bei einer starken Parenchymblutung schnell eine Blutleere schaffen zu können. Keine vollständige Freilegung, um Nerven und Lymphgefäße zu schonen.
- Das Nierenbecken wird nach kaudal und kranial freipräpariert, damit es bei der Resektion nicht beschädigt wird.
- Abklemmen des jeweiligen Polgefäßes und evtl. aberrierender Gefäße mit einer geeigneten Gefäßklemme und spätere Ligatur/ Durchstechung. Rasch verfärbt sich das zu resezierende Nierenareal.
- Längsspaltung der fibrösen Kapsel über dem Polrand. Stumpfes Abschieben der Kapsel vom Parenchym (Abb. 8.78 a).
- Soll die Blutzufuhr vollständig unterbrochen werden, wird jetzt eine Gefäßklemme an den Hilus gesetzt. Da die Nierenarterien Endarterien sind, darf die Abklemmzeit 15 min nicht überschreiten, sonst muß die Niere mit Eis umlegt werden.
- Es folgt die keilförmige Resektion des Nierenpoles bis auf Kelchhöhe mit dem Skalpell.
- Gefäßlumina werden umstochen, die Hilusklemme entfernt und weitere Blutungen sorgfältig gestillt.
- Verschluß des eröffneten Hohlsystems bzw. Kelchhalses.
- Durchgreifende Parenchymnähte müssen nicht durchgeführt werden, da sie das Nierengewebe zusätzlich schädigen und leicht ausreißen.

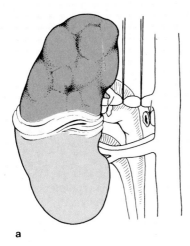 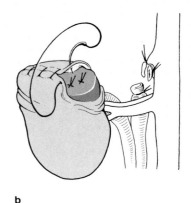

a   b

Abb. 8.78 a, b. Nierenteilresektion bei Doppelniere. (Aus Alken u. Walz 1992)

- Wichtig ist der Verschluß der abpräparierten Nierenkapsel über der Resektionsstelle mit Fassen des Parenchymrandes.
- Naht der Nierenfettkapsel.
- Tücher und Instrumente zählen (Dokumentation).
- Einlegen von Drainagen, Aufheben der extremen Lagerung, schichtweiser Wundverschluß.

Außer einer Keilresektion ist auch eine *Amputation des Nierenpols* (Abb. 8.78 b) möglich. Hierbei ist auf eine sorgfältige Blutstillung des Parenchyms zu achten, da adaptierende, blutstillende U-Nähte nicht durchgeführt werden können. Das Parenchym wird durch die Kapsel und/oder das Nierenfettgewebe abgedeckt. Bei der Amputation soll die Narbenbildung geringer sein als bei der Keilresektion.

Nephrektomie

Indikationen

- Entzündliche Prozesse des Nierenparenchyms mit irreversibler Schädigung.
- Maligne Tumoren.
- Fehlbildungen mit Funktionseinschränkung oder ausfall, z. B. Zystenniere.
- Schwere traumatische Nierenrupturen.
- Schrumpfnieren mit Komplikationen wie Hypertonus, Entzündung.

Instrumentarium

- Grundinstrumentarium.
- Laparotomieinstrumentarium bei transperitonealem Zugang.
- Tiefe Haken, Duval- und Allis-Klemmen.
- Nierenzusatzinstrumentarium (s. Kap. 8.2.1).
- Gummizügel.
- Bei Rippenresektion: z. B. Rippenraspatorium nach Doyen, Rippenschere nach Sauerbruch oder Brunner (s. Kap. 6: Thoraxchirurgie), Listonschere, Knochenhaltezange nach Langenbeck.
- Clipzange bei Lymphknotenausräumung und Nebennierenentfernung.

Lagerung

- Seitenlagerung (s. Kap. 8.4.1).
- Rückenlagerung bei einem transperitonealen Zugang.

Abdeckung

Hauseigen; Stoffwäsche doppelt und wasserundurchlässig. Geeignet sind seitlich angebrachte wasserdichte Klebetücher.

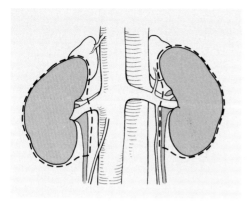

Abb. 8.79. *Gestrichelt:* Resektionsgrenzen bei der einfachen Nephrektomie. (Aus Alken u. Walz 1992)

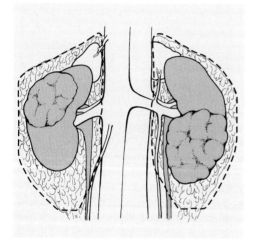

Abb. 8.80. *Gestrichelt:* Resektionsgrenzen bei der radikalen Nephrektomie. (Aus Alken u. Walz 1992)

Zugang

- Interkostal- oder Flankenschnitt (s. Kap. 8.5.12).
- Transperitonealer Zugang bei großen Nieren, schwersten Nierentraumen, insbesondere bei malignen Tumornieren (Renalzellkarzinom).

Operation: Einfache Nephrektomie

Prinzip
Entfernung der Niere unter Belassung der Nebenniere und Fettkapsel (Abb. 8.79); nicht bei Infektionen und bei Malignität.

- Nach evtl. Legen eines Blasenkatheters, Hautdesinfektion und Abdecken. Interkostal- oder Flankenschnitt.
- Präparation des unteren Nierenpols.
- Befreien der Niere von der Fettkapsel und Aufsuchen des Ureters, der mit einem Gummizügel angeschlungen wird.
- Darstellung des Nierenhilus, um die Nierengefäße schnell abklemmen zu können.
- Von der Nierenrückseite wird die Fettkapsel abgelöst.
- Der obere Nierenpol wird freigelegt, ohne dabei die Nebenniere zu verletzen. Sie kann meist stumpf abgeschoben werden.

Auf evtl. abweichende Gefäße muß geachtet werden, da diese Anlaß zu Blutungen geben können. Sie werden ligiert und durchtrennt. (Die letzten zwei Schritte können auch nach der Nierenstieldurchtrennung folgen).

- Nach der Mobilisierung beider Pole beginnt die Präparation des Hilus. Von der Nierenvorderfläche und vom Hilus wird das Peritoneum abgeschoben. Aus Gründen der Asepsis werden, wenn möglich, zuerst die Gefäße, dann der Ureter versorgt.

Zunächst wird die Vena renalis freipräpariert, dann die dahinter, etwas oberhalb der Vene verlaufende A. renalis. Separate Abklemmung der Gefäße mit z. B. Overholt-, Nierenstiel- oder Gefäßklemmen. Nun erfolgt die doppelte Ligatur, die Durchstechung und Durchtrennung der Gefäße.

- Die Niere hängt nur noch am Ureter, der möglichst weit distal ligiert und durchtrennt wird.
- Blutstillung
- Tücher und Instrumente zählen (Dokumentation).
- Einlegen einer retroperitonealen Drainage, Aufheben der extremen Lagerung, schichtweiser Wundverschluß.

Eine **Ureteronephrektomie** wird bei einem Nierenbeckenkarzinom (Urothelkarzinom) vorgenommen. Hierbei werden die Niere und der Ureter mitsamt einer Blasenmanschette entfernt.

Dabei wird:
- Entweder in stabiler Seitenlage die Niere abgesetzt und der Ureter präpariert. Es er-

folgt ein Umlagern und die Entfernung des Gesamtpräparates über einen Pararektalschnitt.

- Oder die Ureteronephrektomie in Rückenlage über einen Pararektalschnitt ausgeführt.

Operation: Radikale Nephrektomie

Prinzip
Entfernung der erkrankten Niere, der Fettkapsel, der Nebenniere (nicht grundsätzlich aber immer bei Tumoren in der oberen Polregion) und der regionären, paraaortalen, parakavalen Lymphknoten (Abb. 8.80).

Zugang
Transperitonealer Zugang bei malignen Nierentumoren.

Dieser Zugang wird gewählt, um vor jeglicher Manipulation an der Niere frühzeitig die Nierengefäße abklemmen und unterbinden zu können. Damit soll eine hämatogene Tumorzellstreuung verhindert werden!

- Der Gefäßstiel wird vor der Eröffnung der Nierenloge unterbunden, um eine Aussaat von Tumorzellen zu verhindern. Dazu werden diverse Gefäßklemmen benötigt.
  Aufsuchen der Nierenarterie; sie wird doppelt ligiert und durchtrennt.
  Die V. renalis wird an der Einmündung in die V. cava abgesetzt. Das tangentiale Abklemmen der V. cava mit einer Satinskyklemme (Abb. 4.42) kann notwendig werden, wenn ein Tumoranteil in das Gefäß eingewachsen ist – bei rechtsseitiger Nephrektomie.
  Bei Entfernung einer linken Tumorniere wird die V. testicularis (spermatica) bzw. die V. ovarica ebenfalls ligiert, da diese in die V. renalis mündet.
- Möglichst stumpfes Lösen der Niere, Versorgung aberrierender Gefäße. Der Ureter wird unterbunden und durchtrennt. Die Niere mit Fettkapsel wird dann en bloc entfernt.
- Nach dem Entfernen der Niere erfolgt die regionäre Lymphknotenausräumung.
- Präparation und Entfernen der Nebenniere. Hier kann der Einsatz einer Clipzange von Vorteil sein, da die Nebenniere sehr feine Gefäßverzweigungen besitzt.

KAPITEL 9

Neurochirurgie

M. LIEHN, R. PINNAU, E. FLIEDNER

Inhaltsübersicht

9.1
Grundzüge der Anatomie und Physiologie

Drei Anteile des Nervensystems werden unterschieden:

- Zentrales oder oikotropes Nervensystem: Dieser Teil steuert die Reaktionen gegenüber der Umwelt (Erregungen, die in den Sinnesorganen entstehen; Erregungen, die den Muskeln zugleitet werden):
- Vegetatives, sympathisches, autonomes (oder idiotropes) Nervensystem: Dieser Teil überwacht und lenkt die Funktion der inneren Organe.
- Peripheres Nervensystem: Es verbindet mit seinen Hirn- und Spinalnerven und seinen Ganglien (Schaltstellen) die Peripherie des Körpers mit den zentralen Nervenbereichen.

Das Nervensystem entwickelt sich aus dem äußeren Keimblatt, dem Neuroektoderm, durch besondere Einrollungs- und Ausstülpungsvorgänge. Am Vorderende des Neuralrohres entsteht das Gehirn über zunächst 3 blasenförmige Erweiterungen (Vorder-, Mittel- und Nachhirn). Aus dem Vorderhirn wird das spätere Großhirn und das Zwischenhirn. Aus dem Nachhirn werden Kleinhirn und Medulla oblongata (verlängertes Mark).
Die Hohlräume der embryonalen Hirnblasen bleiben erhalten und bilden später die 4 inneren Höhlen oder Ventrikel des Gehirns.

9.1.1
Großhirn

Bei einem Anschnitt des Gehirns erkennt man weiße und graue Bereiche.

- Weiße Substanz des Gehirns: hier verlaufen Nervenfasern. Die Farbe ergibt sich aus den Markscheiden.
- Graue Substanz des Gehirns: Bereiche, in denen die Nervenzellen liegen. Hierzu gehören die Großhirnrinde und die im Inneren des Gehirns liegenden Kerngebiete (Nuclei oder Ganglien) – die Basalganglien.

Die Basalganglien gehören zum Hirnstamm. Wir unterscheiden:

- Streifenhügel oder Corpus striatum: Er besteht aus dem Nucleus caudatus (Schweifkern) und Putamen (Schalenkern). Bei Erkrankung des Streifenkerns kommt es zum Veitstanz (Chorea Huntington). Der Streifenkern beeinflußt also die unwillkürlichen Bewegungen (Hemmungsorgan).
- Pallidum (pallidus = blaß): Das Pallidum gibt Anregungen zu „Massenbewegungen". *Beispiel:* Die Massenbewegungen des Säuglings: die Markscheiden des Nucleus caudatus sind noch nicht ausgereift, wohl aber die des Pallidums, deshalb kann der Nucleus caudatus seine hemmende Wirkung noch nicht ausüben.

Ebenfalls dem Hirnstamm zugerechnet werden Zwischenhirn, Mittelhirn, Kleinhirn und Medulla oblongata.

Zu Beginn der embryonalen Entwicklung ist die Oberfläche des Gehirns zunächst glatt. Erst während der Entwicklung bilden sich Windungen (Gyri) des Großhirns heraus, zwischen denen Furchen (Sulci) liegen. Wesentliche Furchen sind:

- *Zentralfurche* (Sulcus zentralis),
- *Sylvii-Furche* (Fissura sylvii), Stirn-Scheitelhirnfurche.

Durch diese Furchen lassen sich 4 Lappen abgrenzen:

- *Stirnlappen* (Lobus frontalis),
- *Scheitellappen* (Lobus parietalis),
- *Schläfenlappen* (Lobus temporalis),
- *Hinterhauptlappen* (Lobus occipitalis).

Großhirnrinde

Die Rinde oder der Kortex des Großhirns liegt an seinem äußeren Rand. Sie ist unterschiedlich dick, am stärksten ausgeprägt, etwa 5 mm, im Bereich der Zentralregion. Die Hirnrinde enthält schätzungsweise 14 Mrd. Zellen. Das Gesamtgewicht der Zellen beträgt 21,5 g. Das bedeutet, daß eine Nervenzelle ca. $\frac{1}{25\,000\,000}$ mg schwer ist.

Die Rinde ist mehrschichtig, sie enthält 6 Schichten, die aus unterschiedlichen Nervenzellen aufgebaut sind. Die meisten Nervenzellen haben mehrere Seitenzweige (= Dendriten), außerdem besitzen sie einen besonderen, manchmal langen, mit einem Ursprungskegel beginnenden Fortsatz, die Nervenfaser (= Neurit). An ihm gibt es außen eine weißlich gelbe, mehr oder weniger dicke Hülle, die Markscheide. Sie umhüllt den Achsenzylinder der Faser. Das aus der Nervenzelle, ihren Verästelungen und dem Neuriten bestehende Gebilde nennt man Neuron. Neben diesen Neuronen enthält die Rinde des Großhirns auch Zellen mit nicht nervöser Funktion, die Neuroglia, die für den Stoffwechsel der Nervenzellen wichtig sind.

Nervenleitungen und Informationsübermittlung

Nervenfasern leiten grundsätzlich nur in eine Richtung, das heißt also entweder vom Gehirn zur Peripherie (= efferente Leitung) oder von der Peripherie zum Gehirn (= afferente Leitung).

9.1.2
Zwischenhirn

Zum Zwischenhirn gehören der Thalamus (Thalamus opticus = Sehhügel) und der Hypothalamus.

Der *Hypothalamus* ist eine Instanz, die dem vegetativen Nervensystem übergeordnet ist. Er enthält ferner wichtige Zentren für den Stoffwechsel, für die Ausschüttung von Hormonen besonders der Hypophyse und der Nebennieren, für den Wasserhaushalt und die Sexualfunktion. Alle Vorgänge des Hypothalamus stehen in engster Beziehung zum Thalamus und zum Großhirn.

Der *Thalamus* gilt als wichtige Sammel- und Umschaltstelle für Erregungen aus den Sinnesorganen und dem Körper.

Beispiel: Beim Wahrnehmen von Schrecklichem oder Widerlichem wird die Erregung des Thalamus auch auf den Sympathikus umgeleitet, so daß Übelkeit und sogar Erbrechen die Folge sein können.

Erkrankungen und Verletzungen des Thalamus stören die Sensibilität (Spontanschmerzen, Rasierschmerzen).

Das gesamte Zwischenhirn ist der Ursprungsort aller Affekte wie Wut, Ärger, Freude, Wohlbehagen. Zwischen Thalamus und Hirnrinde bestehen diffuse Beziehungen in Form von Kreisprozessen. (Die Erregungen laufen also nicht wie Wasser in Röhren nebeneinander her.) So ist es zu verstehen, daß sich z. B. die Aufregung eines Menschen gewissermaßen selbst steigern oder „aufschaukeln" kann.

Ferner bestehen engste Beziehungen vom Zwischenhirn zu den Basalganglien.

Beispiel: „Voll Wut rannte er umher, stampfte mit den Füßen und fuchtelte mit den Armen."

Hier wird eine Verbindung zwischen Thalamus und Pallidum deutlich, denn der Antrieb zu ungesteuerten Bewegungen geht vom Pallidum aus. Die Verbindung zum Nucleus caudatus und Putamen zeigt sich z. B., wenn ein Kraftfahrer in einer schwierigen Lage „unwillkürlich" bremst, denn der Nucleus caudatus und das Putamen greifen in die Motorik ein. Dies gilt aber nur für gut eingefahrene oder gewohnte Bewegungen.

9.1.3
Mittel- und Kleinhirn

Mittelhirn

Neben dem Aquaeductus Sylvii, der Verbindung zwischen 3. und 4. Ventrikel, enthält das

Tabelle 9.1. Hirnnerven

Nerv		Ursprung	Austrittsstelle	Erfolgsorgan	Funktion
I.	Nervus olfactorius (fila olfactoria)	Zwischenhirn	Stirnbasis/ Zwischenhirn	Nasenschleimhaut	Geruchsempfindung
II.	N. opticus (fasciculus opticus)	Zwischenhirn	Zwischenhirn	Netzhaut des Auges	Sehen
III.	N. oculo-motorius	Mittelhirn	Mittelhirn vor der Brücke	Augenmuskel	Bewegung des Aug-apfels, Pupillenspiel
IV.	N. trochlearis	Mittelhirn	Mittelhirn vor der Brücke	Augenmuskel (M. obliquus superior)	Rotation des Augapfels nach außen und unten
V.	N. trigeminus	Rautenhirn	Brücke (Seitenrand)	Gesicht, Kaumuskulatur	sensible Versorgung der Gesichtshaut
VI.	N. abducens	Rautenhirn	Brücke (Seitenrand)	M. rectus lateralis	Rotation des Augapfels nach außen
VII.	N. facialis	Rautenhirn	Medulla oblongata (Kleinhirn-brückenwinkel)	Gesichts-muskulatur	Mimik
VIII.	N. stato-acusticus	Rautenhirn	Medulla oblongata (Kleinhirn-brückenwinkel)	Schnecke des Innen-ohres, Bogengänge des Innenohres	Hören, Wahrnehmung der Stellung des Kör-pers im Raum
IX.	N. glosso-pharyngeus	Rautenhirn	Medulla oblongata (seitlich)	Mund und Zunge	Geschmack, Gaumen-bewegung (Schlucken)
X.	N. vagus	Rautenhirn	Medulla oblongata (seitlich)	Ohrmuschelrück-seite, Gehörgang, Schlund, Zungen-grund, Herz, Lunge, Magen, Darm	sensible Versorgung, motorische Versorgung (Schluckakt) parasympathische Versorgung
XI.	N. accesso-rius	Rautenhirn	Medulla oblongata (seitlich)	M. sternocleido-mastoideus, M. trapezius	Kopfnicken, Hebung der Schultern
XII.	N. hypoglos-sus	Rautenhirn	Medulla oblongata (oberes Halsmark)	Zungenmuskulatur	Zungenbewegung
XIII.	N. interme-dius	Rautenhirn	Medulla oblongata	Zunge, Tränen-drüse, Speichel-drüse	Geschmack, Drüsensekretion

Mittelhirn u. a. zwei für die Motorik sehr wichtige Kerne:

- Nucleus ruber (roter Kern): er erhält v. a. Erregungen aus dem Klein-hirn;
- Nucleus niger (schwarzer Kern) oder Sub-stantia nigra: Bei Erkrankungen dieses Kerngebietes, sei es nach einer Enzephalitis oder durch Atro-phie im Alter, kommt es zur Parkinson-Er-krankung.

Kleinhirn

Das Kleinhirn koordiniert das Zusammen-spiel von Muskelgruppen.

Beispiel: Wer einen schweren Eimer heben will, muß nicht nur die Faust um den Griff kräftig schließen und den Arm beugen, son-dern auch die Muskeln des Rückens anspan-nen. Diese Koordination bewirkt das Klein-hirn.

Dem Kleinhirn gehen aus sehr weiten Be-reichen des Nervensystems Erregungen zu. Besonders wichtig sind die engen Beziehun-gen zum statischen Organ. Das Kleinhirn ko-ordiniert die vom statischen Organ bewirkten Reflexe mit den willkürlichen Bewegungen. So wird z. B. verhindert, daß ein Mensch, der am Rande eines Abgrunds ein Seil hochzieht, nach vorn überkippt.

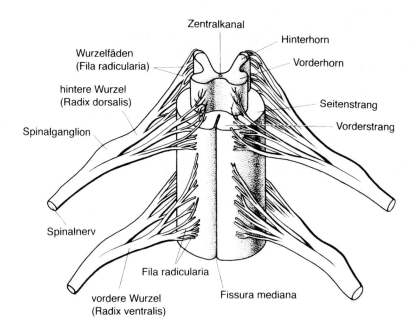

Zentralkanal

Hinterhorn

Wurzelfäden
(Fila radicularia)

Vorderhorn

hintere Wurzel
(Radix dorsalis)

Seitenstrang

Vorderstrang

Spinalganglion

Spinalnerv

Fila radicularia

Fissura mediana

vordere Wurzel
(Radix ventralis)

Abb. 9.1. Rückenmark mit 2 eingezeichneten Spinalnervenpaaren. (Aus Schiebler u. Schmidt 1991)

9.1.4
Hirnnerven

Als Hirnnerven werden die direkt vom Gehirn abgehenden 12 oder 13 Nerven bezeichnet, die mit Ausnahme des 10. Hirnnervs zu den Organen des Kopfes und der Kehle führen (Tabelle 9.1). Ihrer Entstehung nach sind die Hirnnerven verschieden. Die beiden ersten, der Sehnerv und der Riechnerv, sind Ausstülpungen des Zwischenhirns, während die übrigen wie die Spinalnerven aus den frühen Anlagen des Zentralnervensystems herauswachsen.

9.1.5
Rückenmark

Das Rückenmark (Medulla spinalis) liegt im Wirbelkanal der Wirbelsäule. Es ist ein langer Strang aus Nervensubstanz; es treten zahlreiche Nervenwurzeln aus (eine vordere und eine hintere) (Abb. 9.1). Am Rande des Wirbelkanals vereinigen sich jeweils vordere und hintere Wurzeln zu den 31 Spinalnerven, die zu den Muskeln und zur Haut ziehen. Das Rückenmark geht ohne festen Übergang aus der Medulla oblongata hervor und endet mit dem Conus medullaris in Höhe des 1. oder 2. Lendenwirbels.

Man unterscheidet 8 Halssegmente (Zervikalsegmente), 12 Brustsegmente (Thorakalsegmente), 5 Lendensegmente (Lumbalsegmente), 5 Kreuzbeinsegmente (Sakralsegmente) und ein Steißsegment (Kokzygealsegment).

Das Rückenmark ist ca. 40–50 cm lang. Da die Wirbelsäule schneller wächst als das Rückenmark, ist dieses schließlich kürzer als die Wirbelsäule. Die spinalen Nerven, insbesondere die der Lumbal- und Sakralsegmente, müssen also noch eine gewisse Strecke innerhalb des Spinalkanals laufen, bevor sie das für sie bestimmte *Foramen intervertebrale* erreichen. Die Gesamtheit dieser Spinalnervenwurzeln unterhalb des Conus medullaris wird als Cauda equina (Pferdeschwanz) bezeichnet.

Auf Querschnitten durch das Rückenmark erkennt man die graue Substanz **innen** (nicht wie beim Gehirn außen). Dieser graue Teil des Rückenmarks erscheint ungefähr in der Form eines Schmetterlings oder in der eines großen lateinischen H. Die den Rand des Rückenmarks berührenden Flügel der grauen Substanz nennt man Hinter- bzw. Vorderhörner. Die Spinalnerven verlassen das Rückenmark mit einer vorderen motorischen und einer hinteren sensiblen Wurzel. Das Spinalganglion (sympathische und parasympathische Nervenzellen) der hinteren Wurzel liegt im Foramen intervertebrale.

Die hintere Wurzel ist sensibel, d. h. nach Durchschneidung ist ein bestimmter Teil des Körpers gefühllos. Die vordere Wurzel ist motorisch, d. h. nach Durchschneidung ergibt sich eine Lähmung der von diesem Nerv versorgten Muskelgruppen.

Leitungsapparat des Rückenmarks

Der Leitungsapparat des Rückenmarks liegt in der weißen Substanz. Vollständige Durchtrennung des Rückenmarks, wie z. B. bei einem traumatischen Querschnittsyndrom, bedeutet den totalen Ausfall der gesamten Motorik und Sensibilität. Der Körper ist unterhalb der Läsion absolut gefühllos und völlig gelähmt.

Die Leitungsfasern gleicher Bedeutung liegen in Strängen zusammen, die bei allen Menschen gleich lokalisiert sind.

Afferente Systeme

Die afferenten Systeme leiten zum Hirn hin. Temperatur und Schmerzempfindung, Tast- und Berührungsempfindung, ob grob oder fein werden in unterschiedlichen Bahnen dem Hirn zugeleitet.

Hier werden sie zunächst nach „angenehm" oder „unangenehm" vorsortiert, dann im Thalamus weiterverarbeitet und erreichen schließlich die Großhirnrinde. So wird uns die Bewegung unserer Glieder, unserer Muskeln bewußt, so testen wir die Schärfe eines Messers und prüfen die Griffigkeit eines Stoffes.

Früher als das Großhirn wird das Kleinhirn durch besonders schnell leitende Bahnen von den motorischen Vollzügen unterrichtet und kann dann über efferente Bahnen den Spannungsgrad der Muskeln beeinflussen und sie den Notwendigkeiten der Handlung anpassen.

Efferente Systeme

Die efferenten Systeme leiten vom Hirn zur Peripherie in den *Pyramidenbahnen.* Diese entspringen in der vorderen Zentralwindung des Großhirns und laufen in der Capsula interna (zwischen den Basalganglien und dem Zwischenhirn) abwärts. Im verlängerten Mark kreuzt die Hauptmasse der Pyramidenbahnen auf die Gegenseite. Nach einer Verletzung der Pyramidenbahn ist unterhalb der geschädigten Stelle keine willkürliche Bewegung mehr möglich.

Betrifft der Ausfall eine Rückenmarkhälfte, so kann der Patient z. B. das Bein der gleichen Seite nicht mehr willkürlich bewegen. Ist die Pyramidenbahn intrazerebral unterbrochen, z. B. bei einem apoplektischen Insult (Blutung im Bereich der Capsula interna), so sind willkürliche Bewegungen auf der Gegenseite nicht mehr möglich.

Die efferenten Systeme leiten auch *das extrapyramidal motorische System.* Dieses steuert die unwillkürlichen Bewegungsimpulse. Im Zusammenhang mit dem Zwischenhirn haben diese Bahnen direkte Beziehungen zu den Basalganglien, dem Striatum. In den extrapyramidalen Bahnen werden automatische „Bewegungsimpulse" geleitet, wie z. B. bei geübtem Schreiben. Der Bewegungsentwurf dazu ist in den Basalganglien gespeichert. Das bedeutet eine Entlastung des pyramidalen Systems.

9.1.6
Zentren der Großhirnrinde

Nachfolgend werden einige Folgen beschrieben, die durch eine Störung bzw. den Ausfall von Zentren der Großhirnrinde entstehen können.

Diffuse Persönlichkeitsstörungen

Der Ausfall eines recht umfangreichen Gebietes des Stirnlappens und von Teilen des Schläfenlappens scheint nach der Erholung vom ersten Verletzungsschock keine Folgen zu haben. Die zum Alltagsleben gehörenden Handgriffe beim Ankleiden, beim Essen aber auch das Sprechen, Lesen und Verstehen, er-

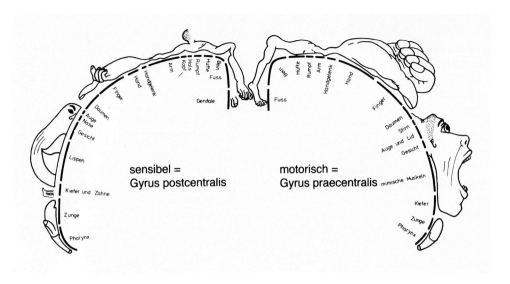

Abb. 9.2. Zuordnung der verschiedenen Körperregionen zu den motorischen und den sensiblen Hirnrindengebieten. (Aus Forssmann u. Heym 1985)

scheinen normal möglich. Man hat diese Teile der Großhirnrinde zunächst für entbehrlich gehalten, für einfache Leistungen sind sie es auch.

Eine genauere psychologische Untersuchung von Menschen mit solchen Ausfällen hat aber eine durchweg deutliche Veränderung der Persönlichkeit gezeigt. Meist ist der Antrieb geschwächt, die Person hat wenig Initiative, gelegentlich keinen rechten Schwung. Nach einer Schädigung des Stirnhirns macht der Patient den Eindruck einer in ihrem Wesen gestörten, nicht mehr sicheren Persönlichkeit. Man spricht hier auch von einem *Stirnhirnsyndrom.*

Lähmungen

Verletzungen der vorderen Zentralwindung des Gehirns ergeben Lähmungen, und zwar Lähmungen ganz bestimmter Muskelgruppen, z. B. des Armes, der Hand, des Beines oder des Fußes der Gegenseite. Die gleiche Wirkung haben z. B. Schlaganfälle oder Tumoren in dieser Region.

In der vorderen Zentralregion beginnen die Pyramidenbahnen, die durch die Capsula interna in das verlängerte Mark absteigen und dort auf die Gegenseite kreuzen. Im Rückenmark wirken sie dann auf das schon erwähnte System der Motoneurone (motorische Vorder-

hornzellen und ihre Neuriten). Das bedeutet, daß die Muskeln jeweils von einer bestimmten Stelle in der vorderen Zentralwindung ihre Anweisung erhalten. In der Rinde der vorderen Zentralwindung liegen demnach *motorische Zentren.*

Die Folgen ihrer Ausschaltung sind berechenbar. Gewissermaßen projiziert sich die Oberfläche des ganzen Körpers auf die Oberfläche der vorderen Zentralwindung. Die Größe dieser Projektionsflächen auf der vorderen Zentralwindung ist abhängig von der Feinheit der von den Muskeln zu leistenden Arbeit. Die Flächen für die motorischen Fasern, die zur Hand, zum Mund und besonders zu den Lippen führen, sind verhältnismäßig groß. Projiziert man den Körper proportionsgerecht auf die vordere Zentralwindung, so entsteht ein „Homunculus" (Abb. 9.2) mit einem sehr großen Kopf, einer geradezu riesigen Hand und einem zierlichen Bein. Von den Zellen her unterscheiden sich die Zentren nicht.

Die Zentren erfüllen ihre Aufgabe stets in Zusammenwirkung mit dem ganzen Gehirn.

Immer unterliegen sie diffusen Einflüssen aus den vorderen Bereichen des Stirnlappens und auch den Erregungen, die vom Zwischenhirn ausgehen. Ferner ist für den Bewegungsablauf, v. a. für geübte Bewegungen, das extrapyramidale System notwendig. Dieses steuert die bekannten und geläufigen Bewegungen. Daraus läßt sich folgern, *daß das pyramidale System willkürliche, das extrapyramidale System dagegen unwillkürliche Bewegungen steuert.*

Das extrapyramidale System liefert den Bewegungsentwurf, das in der vorderen Zentralwindung beginnende pyramidale System verfeinert ihn und paßt ihn den vorhandenen Gegebenheiten an.

Durch das enge Zusammenwirken des extrapyramidalen und des pyramidalen Systems ist auch die Wiederherstellung der Leistungsfähigkeit nach Ausfall von Zentren auf der motorischen Zentralwindung erklärt.

Sensibilitätsstörungen

Nach Verletzungen der hinteren Zentralwindung der Rinde des Großhirns ist ein bestimmtes Gebiet der Haut gefühllos oder unempfindlich. Die betreffenden Rindengebiete heißen im Unterschied zu den eben beschriebenen motorischen Bereichen *sensorische Zentren.* Diese liegen in der hinteren Zentralwindung neben den entsprechenden motorischen Zentren der vorderen Zentralwindung, d. h. ein sensorisches Fußzentrum befindet sich neben dem motorischen usw. Beide Zentren greifen ineinander über. Die sensiblen Fasern gelangen aus allen Abschnitten des Körpers auf die hintere Zentralwindung, so daß man auch hier von einer Projektion der Körperoberfläche auf die Hirnrinde spricht. Auch diese ist keineswegs proportionsgerecht. Der Umfang des Projektionsgebietes auf der sensorischen Rinde hängt nicht von der Größe der Körperoberfläche ab, sondern von ihrer Bedeutung. Daumen, Lippen und Gesicht haben ein verhältnismäßig großes, Rumpf und Hals ein sehr kleines Areal (s. Abb. 9.2).

Störungen des optischen und des akustischen Wahrnehmens

Im Bereich des Hinterhauptlappens des Großhirns in der Nähe der Fissura calcarina findet man ein leicht streifig erscheinendes Areal, die Area striata. Dieses Areal bildet das *primäre Sehzentrum.* Es empfängt seine Erregungen von der Netzhaut des Auges über den sog. Sehnerv und die Sehnervenstrahlung. Werden diese Areale in beiden Hinterhauptlappen z. B. durch ein Trauma zerstört, ist der Patient blind. Ein Tumor im rechten Hinterhauptlappen bewirkt dagegen eine halbseitige, gleichseitige (linksseitige) Blindheit beider Augen – die **homonyme Hemianopsie** nach links.

In der Nähe der Area striata gibt es ein schwer abgrenzbares Gebiet, das *sekundäre Sehzentrum.* Nach dessen doppelseitigem Ausfall kann der Mensch einen Gegenstand, z. B. einen Stuhl noch richtig wahrnehmen und benutzen, er vermag ihn aber nicht mehr zu erkennen, d. h. seinen Namen anzugeben. Der Patient leidet an *Seelenblindheit.*

Weiter unterscheidet man im Schläfenlappen 2 akustische Zentren für das Hören:

- das primäre Zentrum dient der akustischen Wahrnehmung,
- das sekundäre Zentrum dient dem Erkennen des Gehörten.

Diese Zentren kann man in der Rinde nicht voneinander trennen, sie sind ineinander verzahnt. Alles spricht dafür, daß der Umfang eines solchen Zentrums morphologisch nicht festliegt, sondern je nach Beanspruchung größer oder kleiner ist. So ist z. B. beim Hören des Wortes „Hypothese" ein weiterer Bereich von Nervenprozessen im Spiel als bei dem Wort „Ball".

Sprachstörungen

- *Sensorische Aphasie:* Ausfälle im Bereich des Hörzentrums können zu schweren Störungen des Verstehens der Sprache führen. Der Rindenbereich, auf dessen Schädigung sie zurückzuführen sind, läßt sich vom eigentlichen Hörzentrum nicht genau abgrenzen; er liegt im Schläfenbereich des Großhirns. Der betreffende Bereich heißt auch das *Wernicke*-Sprachzentrum.
- *Motorische Aphasie:* Das sind Sprachstörungen, bei denen eine Anrede wohl begriffen wird, der Patient auch eine Antwort weiß, aber den Muskeln, die zur Sprache notwendig sind, keine entsprechende Anweisung geben kann. Verantwortlich sind Ausfälle am unteren Rand des Stirnlappens, der *Broca*-Windung.

Die Sprachzentren findet man in der Regel bei Rechtshändern auf der linken Seite, bei Linkshändern manchmal auf der rechten Seite des Gehirns. *Dominanz der linken Hemisphäre.*

9.1.7
Liquorräume

Die Hohlräume der embryonalen Hirnblasen bleiben erhalten und bilden später die 4 inneren Höhlen (Ventrikel) des Gehirns. Man unterscheidet den 1. und 2. Ventrikel in rechter und linker Hemisphäre des Großhirns, beide Ventrikel werden auch *Seitenventrikel* genannt und sind über die Foramina Monroi untereinander und mit dem 3. Ventrikel im Zwischenhirn verbunden. Der 3. Ventrikel ist mit dem 4. Ventrikel im Rautenhirn über den Aqueductus Sylvii im Mittelhirn verbunden. Der 4. Ventrikel setzt sich fort in den Zentralkanal des Rückenmarks. Gleichzeitig bestehen vom 4. Ventrikel Verbindungen zu den äußeren Liquorräumen (Foramina Luschkae und Foramen Magendi).

In den Ventrikeln befindet sich eine Flüssigkeit, der Liquor cerebrospinalis. Er wird von Adergeflechten (Plexus chorioidei) in den Hirnkammern gebildet und gelangt über die genannten Foramina schließlich an die Außenflächen des Gehirns und des Rückenmarks, wo er in den Pacchioni-Granulationen der Arachnoidea und im Bereich der Wurzelscheide der Spinalnerven in das Blutgefäßsystem rückresorbiert wird.

Funktionen des Liquors:
- Aufrechterhaltung eines konstanten Hirninnendrucks,
- Aufrechterhaltung eines konstanten Hirnvolumens,
- Schutzfunktion nach Art eines Wasserkissens,
- Ernährung der Zellen des Gehirns.

9.1.8
Hüllen des Gehirns und des Rückenmarks

Von außen nach innen sind zu erkennen:
- die *äußere Haut,* sie ist fest verbunden mit der

- *Galea aponeurotica* (Kopfschwarte) und der mimischen Muskulatur, mit der zusammen sie sich bewegt und sich dann gegen das darunterliegende Periost verschiebt. So kommt es, daß sich Hämatome innerhalb der Kopfschwarte kaum, im Raum zwischen Galea und Perikranium (Periost) dagegen schnell ausbreiten. Die Kopfschwarte ist außerordentlich gut durchblutet. Eine Besonderheit stellen die zahlreichen Anastomosen zwischen äußeren und inneren Schädelvenen dar. Die Venen der Kopfschwarte besitzen eine Verbindung in das Schädelinnere; dies ist ein Weg, auf dem Infektionen gelegentlich eindringen können.
- Lockeres *Bindegewebe* grenzt die Kopfschwarte ab gegen das
- *Periost* (Perikranium).
- *Schädeldachknochen.* Dieser besteht aus 3 Schichten:
  - Lamina externa,
  - Diploe (enthält Knochenmark und ist gut durchblutet),
  - Lamina interna.

Gehirn und Rückenmark liegen im knöchernen Schädel bzw. im Wirbelkanal gut geschützt gegen Verletzungen.

Der Schädel ist das Knochengerüst des Kopfes (Abb. 9.3 und 9.4).

Man unterscheidet:
- Neurokranium (Hirnschädel),
- Viszerokranium, Splanchnokranium (Gesichtsschädel).

Der Schädel sitzt sich wie ein Mosaik aus 29 Teilen (-beinen) zusammen:
- Schädeldach, Schädelkalotte: Stirnbein, die beiden Scheitelbeine, die 2 Schuppen der Schläfenbeine und der größte Teil des Hinterhauptbeines.
- Schädelbasis: die zum Stirnbein gehörenden Dächer der Augenhöhle, das Keilbein, die beiden Felsenbeine, die Teile der Schläfenbeine sind und ein Teil des Hinterhauptbeins.

Die Schädelbasis stellt die untere Rahmenkonstruktion des Knochengerüstes „Kranium" dar. Von Bedeutung sind:
- *Hypophysenregion* (Sella turcica),
- *Kleinhirnbrückenwinkel.*
- *Vordere Schädelgrube:* sie enthält Zugänge zur Nasenhöhle und zur Orbita.

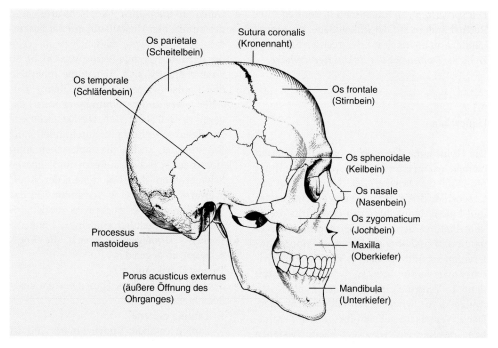

Abb. 9.3. Schädel in der Seitenansicht. (Aus Platzer 1975)

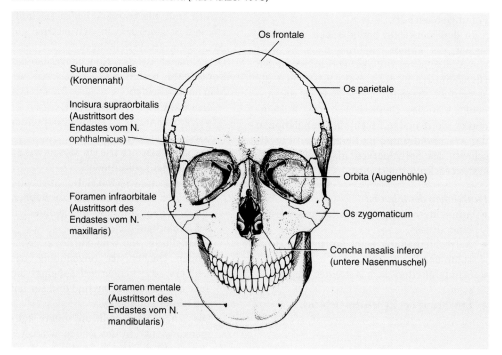

Abb. 9.4. Schädel in der Frontalansicht. (Aus Platzer 1975

- *Mittlere Schädelgrube:* sie enthält Zugänge zum Gesichtsschädel und zur Orbita.

- *Hintere Schädelgrube:* sie enthält Zugänge zum Innenohr, zur Halsregion und zum Wirbelkanal.

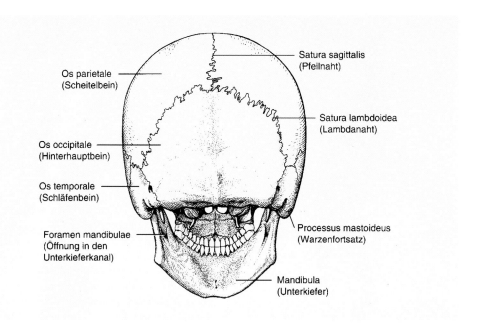

Abb. 9.5. Schädel in der Dorsalansicht. (Aus Platzer 1975)

– Der Verbindungsknochen zum Gesichtsschädel ist das Siebbein, durch dessen löchrigen Grund die Fasern der Riechnerven ziehen. Die Schädelknochen sind untereinander fest durch Schädelnähte verbunden; von diesen Nähten geht das Schädelwachstum aus (desmoplastisches Wachstum).
Die 3 wichtigsten Schädelnähte (Abb. 9.5) sind
– Kranznaht (Sutura coronalis),
– Pfeilnaht (Sutura sagittalis),
– Lambdanaht (Sutura lambdoidea).
● *Meningen* (Hirn-, Rückenmarkhäute); sie liegen zwischen Knochen und Hirn bzw. Rückenmark.
An der Innenseite des Schädels fehlt ein eigenes Periost. Dort übernimmt die
– *Dura mater* (Pachymeninx, harte Hirnhaut) die Funktion. Sie liegt auch dem Wirbelkanal innen als feste Haut an. Sie läßt sich meist leicht vom Knochen lösen und haftet nur an den Schädelnähten fester.
Zwischen den beiden Großhirnhemisphären bildet die Dura mater eine Duplikatur, die *Falx cerebri* (Hirnsichel), an deren Oberkante der *Sinus sagittalis superior* (oberer Längsblutleiter) verläuft. Eine ähn-

liche Duplikatur spannt sich oberhalb der hinteren Schädelgrube aus und trennt das Kleinhirn von den hinteren Anteilen des Großhirns: *Tentorium cerebelli* (Kleinhirnzeltdach), in dessen Mitte sich ein Schlitz, Tentoriumschlitz, zum Durchtritt des Hirnstammes befindet. Diese Duraduplikaturen bieten der an sich weichen Konsistenz des Gehirns zusätzlichen Halt.
Die *Sinus durae matris* (die in die Dura eingefügten venösen Blutleiter), haben nicht den Wandaufbau der „echten" Venen, sondern sind lediglich mit Endothel ausgekleidete Hohlräume. Bei Verletzungen klaffen sie, bluten daher nicht nur kräftig, sondern stellen auch eine Luftemboliegefahr dar.
– *Arachnoidea* (Spinngewebshaut): Sie bildet mit ihrem spinnengewebsartigen Aufbau eine lockere Verbindung zwischen harter und weicher Hirnhaut. Sie kleidet nicht, wie die weiche Hirnhaut alle Winkel aus, sondern diese werden vielmehr von ihr überdacht; die entsprechenden Räume heißen *Zisternen.* Die größte dieser Zisternen ist die Cisterna cerebellomedullaris im Winkel zwischen Kleinhirn und Medulla oblongata. Alle Zisternen sind ebenso wie der ge-

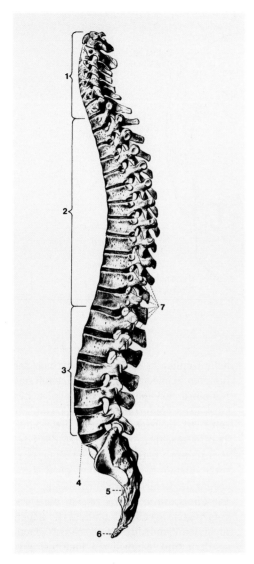

Abb. 9.6. Seitliche Ansicht der Wirbelsäule. *1* Halswirbel – *2* Brustwirbel – *3* Lendenwirbel – *4* Promontorium – *5* Kreuzbein – *6* Steißbein – *7* Zwischenwirbellöcher. (Aus Schirmer 1989)

samte Raum zwischen Spinnengewebs- und weicher Hirnhaut (***Subarachnoidalraum***) mit Liquor gefüllt (äußerer Liquorraum).

– ***Pia mater*** (Leptomeninx, weiche Hirnhaut): Sie liegt direkt dem Gehirn bzw. dem Rückenmark an, in ihr verlaufen feine Venen und Arterien zur Versorgung von Hirn- und Rückenmark.

9.1.9
Blutversorgung des Gehirns

Die arterielle Versorgung des Gehirns geschieht über die beiden Aa. carotides internae und die beiden Aa. vertebrales. Letztere vereinigen sich nach ihrem Eintritt durch das Hinterhauptloch in den Schädel zur A. basilaris. Beide Aa. carotides internae sind mit der A. basilaris über Rami communicantes miteinander verbunden.

Auf diese Weise entsteht an der Hirnbasis ein zusammenhängendes System aller zum Gehirn führenden Arterien, das als *Circulus arteriosus Willisii* bezeichnet wird. Damit wird bei Ausfall einer der zuführenden Arterien in den meisten Fällen die volle Blutversorgung des Gehirns sichergestellt. Vom Circulus arteriosus Willisii entspringen die eigentlichen, das Hirn vorsorgenden Arterien (A. cerebri anterior, A. cerebri media und A. cerebri posterior).

Die aus dem Hirn das Blut abführenden Venen münden in die Sinus der Dura mater. Aus ihnen gelangt das Blut schließlich zu der großen V. jugularis (Drosselvene). Aus ihr strömt das Blut in die V. cava und von dort ins Herz.

9.1.10
Wirbelsäule

Die Wirbelsäule (Columna vertebralis) (Abb. 9.6) besteht aus:

- 7 Halswirbeln,
- 12 Brustwirbeln,
- 5 Lendenwirbeln,
- Kreuzbein und
- Steißbein.

Alle Wirbel, mit Ausnahme des ersten Halswirbels (Altlas), haben einen ähnlichen Aufbau (Abb. 9.7 a–d).

Sie bestehen aus einem Wirbelkörper, Wirbelbogen, Dorn- und Querfortsatz. An den Bögen der Brustwirbel befinden sich außerdem Gelenkflächen für die Rippen.

Die Verbindung der Wirbel untereinander wird durch die Wirbelgelenke am Wirbelbogen, die Bandscheiben und verschiedene Bänder erreicht. Die Bandscheiben (Disci inter-

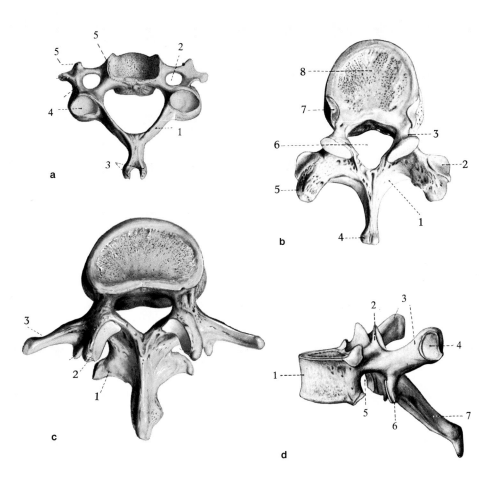

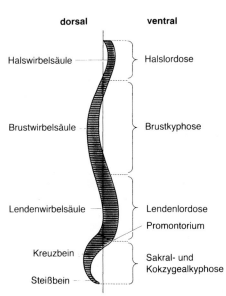

dorsal   ventral

Halswirbelsäule ——— | Halslordose

Brustwirbelsäule ——— | Brustkyphose

Lendenwirbelsäule ——— | Lendenlordose
                         Promontorium

Kreuzbein ——— | Sakral- und
                         Kokzygealkyphose
Steißbein ———

Abb. 9.7. a Fünfter Halswirbel von oben (1 Wirbelbogen, 2 Querfortsatzloch, 3 Dornfortsatz, 4 Wir-
belgelenk, 5 Wirbelkörper), **b** Sechster Brustwirbel
von oben (1 Wirbelbogen, 2 Gelenkfläche für die
Rippe, 3 Wirbelbogen, 4 Dornfortsatz, 5 Querfortsatz, 6 Wirbelloch, 7 Gelenkfläche für die Rippe,
8 Wirbelkörper), **c** Dritter Lendenwirbel von oben
(1 unterer Gelenkfortsatz, 2 oberer Gelenkfortsatz,
3 Querfortsatz), **d** Sechster Brustwirbel von links
(1 Wirbelkörper, 2 oberer Gelenkfortsatz, 3 Quer-
fortsätze, 4 Gelenkfläche für die Rippe, 5 Zwischen-
wirbelloch (obere Hälfte), 6 unterer Gelenkfortsatz,
7 Dornfortsatz). (Aus Schirmer 1989)

◁
Abb. 9.8. Physiologische Krümmungen der Wirbel-
säule in der Seitenansicht. (Aus Schiebler u.
Schmidt 1987)

vertebrales) sind an den Endflächen zweier benachbarter Wirbelkörper befestigt und spiegeln deshalb die Form dieser Flächen wider. Sie sind aus Faserknorpel aufgebaut, der in der Mitte zum Nucleus pulposus aufgequollen ist. Er wirkt wie ein Wasserkissen. Damit diese weiche Masse nicht durch die Last der Wirbelsäule zwischen den Wirbelkörpern herausgequetscht wird, ist der Nucleus pulposus von dem Faserring (anulus fibrosus) außen umgeben, der aus straffen, kollagenen Faserzügen besteht.

Der Bandapparat besteht aus folgenden Bändern:

- Vorderes Längsband (Lig. longitudinale anterius): Es liegt an der Vorderseite aller Wirbelkörper.
- Hinteres Längsband (Lig. longitudinale posterius): Es liegt an der Hinterseite der Wirbelkörper, d. h. an der Vorderwand des Wirbelkanals.
- Zwischendornfortsatzbänder (Ligg. interspinalia).
- Dornspitzenband (Lig. supraspinale): Es liegt über allen Dornfortsätzen.
- Zwischenbogenbänder (Ligg. interarcuata) bzw. gelbe Bänder (Ligg. flava).

Die Form der menschlichen Wirbelsäule entspricht einem langgezogenen Doppel-S; die HWS ist nach vorn durchgebogen (Halslordose), die BWS nach hinten (Brustkyphose) und die LWS wieder nach vorne (Lendenlordose; Abb. 9.8). Dabei sind es die Bänder, die der Wirbelsäule ihren Halt geben. Längsmuskulatur und Bauchmuskulatur wirken zusätzlich als elastisches Korsett.

Zwischen dem 1. + 2. Halswirbel (Atlas und Axis) besteht eine gelenkige Verbindung, um die Drehung des Kopfes zu ermöglichen: der Atlas dreht sich um den Zahn (Dens) des 2. Halswirbels.

Durch die Aneinanderreihung der Wirbel mit ihren Wirbellöchern entsteht der Wirbel- oder Spinalkanal, in dem das Rückenmark liegt, das von den gleichen Häuten umgeben ist, wie das Gehirn (s. oben).

9.1.11
Vegetatives Nervensystem

Das vegetative (idiotrope) Nervensystem führt eine Reihe von Nervenbahnen, die gesondert zu den glatten Muskeln (z. B. des Darmes oder der Harnblase), zu den Drüsen und dem Herzen verlaufen. Es besteht aus dem *Parasympathikus* und dem *Sympathikus*.

- Die *sympathischen Bahnen* beginnen in der grauen Substanz des Rückenmarks und ziehen durch die vorderen Wurzeln in die weißen Verästelungen (Rami communicantes albi) zum Grenzstrang des Sympathikus. Er ist eine perlschnurartige Kette an beiden Seiten der Wirbelsäule.
- Zu den *parasympathischen Nerven* gehört im wesentlichen der N. vagus. Er entspringt aus einem besonderen Kern des Hirnstammes und erscheint als 10. Hirnnerv aus der Medulla oblongata. Er sendet Äste zu allen inneren Organen bis hinab zum Dünndarm. Enddarm und Urogenitalsystem werden durch parasympathische Fasern aus dem Sakralmark versorgt. In ihrer Wirkung auf die inneren Organe sind Sympathikus und Parasympathikus Antagonisten. Das Zwischenhirn koordiniert wie ein „Zügel" beide Teile des vegetativen Systems.

In Tabelle 9.2 sind die Funktionen von Sympathikus und Parasympathikus gegenübergestellt.

Aus diesen unterschiedlichen Funktionen läßt sich ableiten, daß das sympathische System im wesentlichen der Leistungserhöhung dient, während das parasympathische System im wesentlichen der Erholung dient.

9.2
Neurochirurgisches Basiswissen im Operationssaal

9.2.1
Arbeitsbedingungen im neurochirurgischen Operationssaal

Für alle, die im neurochirurgischen Operationssaal instrumentieren, assistieren, springen, anreichen und operieren, gilt:

Tabelle 9.2. Funktionen des Sympathikus und des Parasympathikus

Erfolgsorgan	Sympathikus	Parasympathikus
Herz	Beschleunigung des Herzschlags	Verlangsamung des Herzschlags
Herzkranzgefäße	Erweiterung	Verengung
Gefäße	Verengung	Erweiterung
Bronchien	Erweiterung	Verengung
Ösophagus	Erschlaffung	Krampf
Magen, Darm	Hemmung der Peristaltik und der Drüsentätigkeit	Anregung der Peristaltik und der Drüsentätigkeit
Blase	Harnverhaltung	Harnentleerung
Genitalien	Gefäßverengung	Gefäßerweiterung
Pupillen	Erweiterung	Verengung
Lidspalte	Erweiterung	Verengung
Speicheldrüsen	Spärlicher, zähflüssiger Speichel	Reichlicher, dünnflüssiger Speichel
Schweißdrüsen	Spärlicher, klebriger Schweiß	Reichlicher, dünner Schweiß

1. Lupenbrille, Stirnlampe und Mikroskop sind die Voraussetzungen der Neurochirurgie. „Hände können nur das tun, was die Augen sehen."
2. Kleine Operationsfelder, aufwendige Geräte und lange Operationszeiten sind die Gegebenheiten der Neurochirurgie.
3. Ausfall der empfindlichen Geräte und Instrumente sind die Geißel der Neurochirurgie.

Die Zusammenarbeit von Operateur und instrumentierendem OP-Personal funktioniert vorteilhafter und schonender für den Patienten, wenn sich alle Mitarbeiter diese Merksätze immer wieder vergegenwärtigen.

Es ist vor allem der modernen Technik zu verdanken, also den hochauflösenden Mikroskopen, dem empfindlichen Mikroinstrumentarium, dem Laserschnittgerät, dem Ultraschallzertrümmerer und der elektronischen Datenverarbeitung, daß heute am Gehirn und am Rückenmark routinemäßig operiert werden kann. Es ist unschwer vorstellbar, wie viele Kabelstränge und Geräte notwendig sind, wenn mit Videoübertragung unter Zuhilfenahme von Laserstrahlen, und einem zentnerschweren Deckenmikroskop aus einer Öffnung, die nicht größer ist als der Durchmesser einer Grapefruit, zum Beispiel eine Gehirngeschwulst entfernt werden soll.

Im neurochirurgischen Operationssaal finden sich deshalb andere Arbeitsbedingungen als bei verwandten Fächern. Die folgenden Ausführungen sollen deshalb kurz darüber informieren, was im Saal und beim Instrumentieren unbedingt beachtet und eingehalten werden sollte:

Nochmals: es sind maßgeblich die aufwendigen und teuren Apparate, die neurochirurgische Operationen ermöglichen. Daher müssen alle Instrumentierenden und Springer mit dem Aufbau, dem Anschluß, der Funktion, dem Abbau und der Pflege und Wartung von beispielsweise den Stirnlampen, dem Mikroskop, dem Stereotaxiering und dem Mikroinstrumentarium vertraut sein. Und das sollte sinnvollerweise vor dem OP und vor der Operation geübt werden (denke an Merksatz 2!).

Aus folgenden Gründen soll besonders das Personal von Zentraloperationseinheiten zum Üben und Ausprobieren der Geräte ermuntert werden:

- Zum einen sind empfindliche Apparaturen wie der Stererotaxiering, das Endoskop oder Ventilsysteme häufig nur einfach vorhanden. Unsachgemäßer Umgang mit diesen Geräten führt zu hohen Reparaturkosten, verzögert die Operation oder führt schlimmstenfalls zum Abbruch derselben und damit zum Schaden des Patienten.
- Zweitens kann die Verzögerung von Operationen in Zukunft dazu führen, daß längere Liegezeiten die Finanzierung operativer Abteilungen erschweren. Wie gut, schnell und wirtschaftlich eine Abteilung unter den neuen Finanzierungsgesetzen heute und zukünftig arbeiten kann, wird von allen an der Operation Beteiligten, also auch dem OP-Pflegepersonal, direkt mitgestaltet!

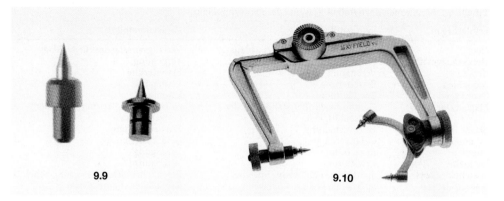

9.9

9.10

Abb. 9.9. Dornen der „Mayfield"-Halterung. (Fa. Codman)

Abb. 9.10. Dreipunkthalterung nach „Mayfield". (Fa. Codman)

9.2.2
Lagerung und Abdeckung

Bei Operationen am Kopf ist zu beachten: Langandauernde Operationen erfordern eine makellose Lagerung des Patienten mit Polstern, Kissen und Laken, weil mit fortschreitender Zeit die Gefahr eines Druckschadens an peripheren Nerven und an der Haut rapide zunimmt. Lagerungshilfsmittel müssen deshalb reichlich vorhanden sein. Ein Wärmeverlust des Patienten muß mit geeigneten Methoden verhindert werden. Mit einem Dreipunkt-Kopfspanner nach Mayfield (Abb. 9.9 und 9.10) werden meistens der Kopf und die Halswirbelsäule starr fixiert, um ein Verwackeln des Operationsfeldes weitgehend zu verhindern. Dabei muß jede Lagerung so geschickt erfolgen, daß das Operationsteam zum Situs und die Anästhesisten zu den Beatmungs-, Meß- und Überwachungsgeräten möglichst freien Zugang haben. Liegt der Patient bei Kopfoperationen auf dem Rücken, ragt das Tubussystem oftmals nur durch die Tücher getrennt, nahe des Instrumententisches aus dem Mund des Patienten. Es ist deshalb beim Plazieren des Tisches unbedingt darauf zu achten, daß die Arbeitsplatte so weit hochgefahren wird, daß Tubusverbindung, Infusionsschläuche, die Dopplersonde u. a. unter den Abdecktüchern nicht verschoben werden können. Bei Zwischenfällen wie Kreislaufstillstand oder Tubusleckagen ist dem Anästhesistenteam durch Wegziehen oder Hochfahren des Instrumententisches ausreichend Platz zu schaffen.

9.2.3
Instrumente und Geräte der Neurochirurgie

Die erstmalige Handhabung und Bedienung neurochirurgischer Instrumente und Geräte darf nicht während der Operation eingeübt werden. Zum Schutz des Patienten, der eigenen Sicherheit und zur Erleichterung des Umgangs mit den Geräten gibt es Sicherheitsrichtlinien der Hersteller und des Gesetzgebers (MPG). Bitte beachten Sie beim Erlernen neurochirurgischen Instrumentierens diese Hinweise und Verpflichtungen.

Wir unterscheiden:

- Kraniotomie-Instrumentarium für Eingriffe am Schädel und am Gehirn. Dazu kommen dann bei Bedarf je nach Operation die speziellen Instrumente, wie z. B. das Mikroinstrumentarium.
- Laminektomie-Instrumentarium für alle Operationen an der Wirbelsäule, am Rückenmark und an den Spinalnerven.

Kraniotomie-Instrumente

Schädeleröffnung

Skalpell, für die Haut und das Periost,
   Pinzetten, chirurgisch, kurz, grob,
   Scheren, z. B. nach Metzenbaum,
   Nadelhalter, z. B. nach Hegar,
   Haken, scharf,
   Raspatorien, schmal und breit, z. B. nach Willinger,

Elevatorium, z. B. nach Langenbeck (Abb. 9.11).

Dissektor, einseitig stumpf, einseitig scharf, z. B. nach Freer (Abb. 9.12) zum Abhebeln des Knochendeckels.

Anatomische *Dandyklemmen* (Abb. 9.13) zur Blutstillung an der Galea der Kopfhaut.

Evtl. *Raneyclips* mit Applikationszange (Abb. 9.14) oder Kölner Klammern. Die Clips werden an den Kopfhautlappen zur Kompression und damit zur Blutstillung gesetzt.

Elektrisch- oder druckluftbetriebene *Bohrmaschine* mit einem *Trepan* (Abb. 9.15), der runde Löcher in die Kalotte bohrt und stoppt, sobald er keinen Widerstand mehr hat, also wenn er an der Dura angelangt ist.

Das *Craniotom* verbindet die mit dem Trepan gesetzten Bohrlöcher. Dazu wird ein Sägeblatt in die Bohrmaschine eingespannt und ein Duraschutz darüber geschraubt, dessen „Schuh" auf die Dura gesetzt wird, so daß diese geschützt wird (Abb. 9.16).

Selten kommt statt des Craniotoms eine *Gigli-Säge* (Abb. 9.17) zum Einsatz. Die Gigli-Sägesonde wird mit einem eingehakten Sägedraht von einem Bohrloch unter dem Knochen (auf der Dura) zum anderen Bohrloch geschoben. In den ausgehakten Draht wird nun an beiden Enden ein *Handgriff* (Abb. 9.18) angebracht.

Der *scharfe Draht* wird manuell hin- und hergezogen (Abb. 9.19 a, b) um den Knochen durchzusägen (Abb. 9.20).

Mit den *Stanzen* kann man das Bohrloch erweitern. Diese Stanzen gibt es nach oben oder nach unten schneidend sowie in der schmalen und der breiten Version. Die Spitze zeigt entweder 90 oder 130° (Abb. 9.21 und 9.22).

Mit dem *Nervhäkchen* (Durahäkchen) werden die Bohrlochränder umfahren, um adhärente Dura zu lösen.

Muß ein Bohrloch erweitert werden, aber die Stanzen sind zu klein, dann eignet sich eine feine *Hohlmeißelzange* nach Luer.

Zur *Gehirnoperation* kommen dann verschiedene Instrumente hinzu:

Anatomische *Bajonettpinzetten,* z. B. nach Gruenwald (Abb. 9.23).

Durameser, z. B ein kleines rundes (15er), um eine kleine Inzision in die Dura zu legen, die dann mittels einer *Durashere* erweitert wird. Diese Schere hat eine abgeflachte Branche, die das Gehirn beim Schneiden der Dura vor Verletzungen schützt (z. B. nach Schmieden-Taylor, Abb. 9.24, oder nach Frazier).

Feine chirurgische *Durapinzetten* (z. B. nach Adson).

Feine *Saugeransätze.*

Hämoclipzangen und Hämoclips der gängigen Größen.

Hirnspatel, z. T. selbsthaltend: Diese Spatel werden so gebogen, daß sie sich dem Hirngewebe optimal anlegen. Das Gehirn wird dabei durch einen Streifen feuchter Hirnwatte geschützt. Sollte ein Spatel für kurze Zeit ohne Hirnwatte eingesetzt werden, muß auf jeden Fall darauf geachtet werden, daß er feucht angereicht wird.

Zum Offenhalten des Operationsfeldes wird ein Halteapparat mit flexiblen Armen an dem Operationstisch fixiert; in diese Arme werden dann die benötigten Spatel eingesetzt (Abb. 9.25 a, b).

Bei Bedarf: Aneurysmaclips mit Applikationszangen (s. 9.5.1: „Aneurysma-Clipping").

Schädelverschluß

Durapinzetten, Nadelhalter, Schere.

Spiralbohrer (2,0 mm), mit dem feine Löcher in die Kalotte und den Knochendeckel gebohrt werden, um die Dura an den Knochen heften zu können (Durahochnähte s. unten) und den Deckel wieder einzuknoten.

Spiralbohrer (4,5 mm): wenn statt des patienteneigenen Knochendeckels in einer 2. Operation ein Kunststoffdeckel eingepaßt wird, wird er mit dem großen Bohrer siebartig perforiert, damit Gewebe leichter einsprossen kann.

Abb. 9.11. Elevatorium   ▷

Abb. 9.12. Dissektor

Abb. 9.13. Dandyklemmen. (Abb. 9.9–9.11 Fa. Aesculap)

Abb. 9.14. Raneyclips

Abb. 9.15. Bohrmaschine mit Trepan

Abb. 9.16. Craniotom

Abb. 9.17. Gigli-Säge

Abb. 9.18. Handgriff. (Abb. 9.12–9.16 Fa. Codman)

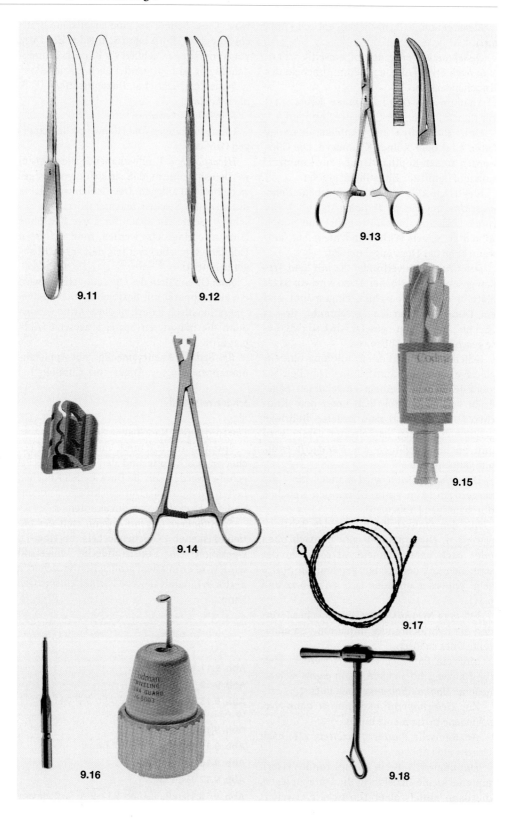

9.11

9.12

9.13

9.14

9.15

9.16

9.17

9.18

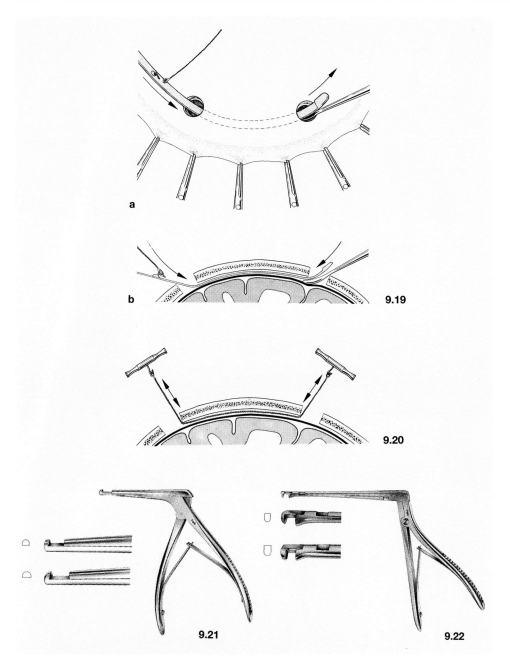

Abb. 9.19. a Einführen der Führungssonde für die Gigli-Säge, **b** Durchziehen der Gigli-Säge. (Aus Hamer u. Dosch 1978)

Abb. 9.20. Trepanation mit der Gigli-Säge. (Aus Hamer u. Dosch 1978)

Abb. 9.21. Stanze nach Kerrison. (Fa. Aesculap)

Abb. 9.22. Stanze nach Hajek-Kofler. (Fa. Aesculap)

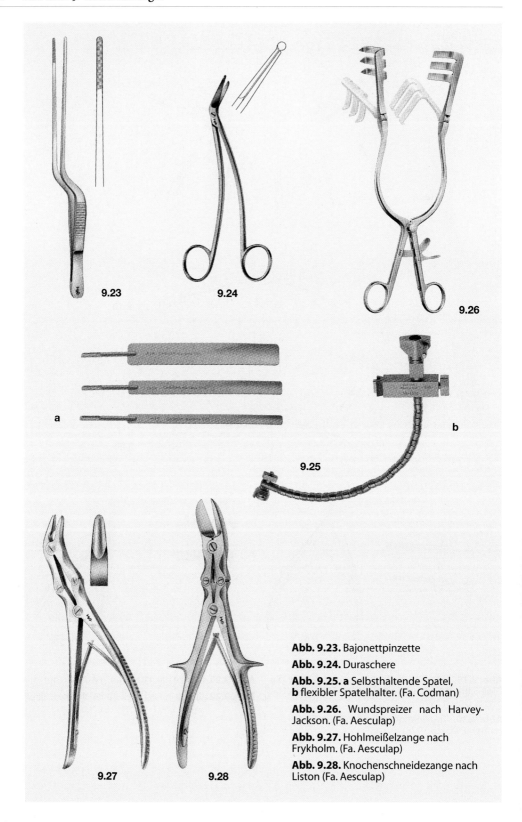

Abb. 9.23. Bajonettpinzette

Abb. 9.24. Duraschere

Abb. 9.25. a Selbsthaltende Spatel,
b flexibler Spatelhalter. (Fa. Codman)

Abb. 9.26. Wundspreizer nach Harvey-Jackson. (Fa. Aesculap)

Abb. 9.27. Hohlmeißelzange nach Frykholm. (Fa. Aesculap)

Abb. 9.28. Knochenschneidezange nach Liston (Fa. Aesculap)

Duraschutzzange (Lochzange): Um in der Kalotte die 2-mm-Bohrlöcher setzen zu können, ohne das Gehirn zu verletzen, kann man entweder zwischen Knochen und Dura einen Spatel schieben oder eine speziell dafür konstruierte Zange benutzen, die eine abgeflachte Branche hat und die Dura schützt, sowie eine gelochte Branche, die den Bohrer führt.

Während der Knochendeckel mit dem Spiralbohrer perforiert wird, kann er von einem Assistenten mit 2 *Knochenhaltezangen* festgehalten werden.

Zu jeder Kopfoperation gehört noch ein *standardisierter Zusatz* (s. unten), *Spülspritze mit Knopfkanüle* und bei Bedarf *Mikroinstrumentarium* oder andere Spezialinstrumente.

Laminektomie-Instrumente

Skalpell, groß für die Haut und etwas kleiner für die Dura, Pinzetten (chirurgisch grob, chirurgisch fein und bajonettförmig anatomisch).

Scheren, scharfe Haken, Nadelhalter.

Laminektomie-Wundspreizer (Abb. 9.26), der durch seine spezielle Biegung nicht die Übersicht bei dem dorsalen Zugang behindert. Zum Teil werden diese mit gelenkigen Verbindungen zu den Branchen angeboten. Diese Wundspreizer gibt es mit scharfen, aber auch mit stumpfen Branchen. Der Einsatz richtet sich nach der Schicht, die beiseite gehalten werden muß:

- Für eine Laminektomie wird ein Sperrer mit 2 gleich langen Branchen bevorzugt,
- für eine Hemilaminektomie wird eine lange und eine kurze Branche gewählt.

Meißel (Flach- und Hohlmeißel) zum Abmeißeln der Knochenvorsprünge mit dem dazugehörenden *Hammer.*

Hohlmeißelzangen, gerade und abgewinkelt (Abb. 9.27).

Knochenschneidezange z. B. nach Liston (Abb. 9.28).

Laminektomiestanze nach Hajek-Kofler (noch oben offen) oder nach Smith-Kerrison (nach unten offen; s. Kraniotomieinstrumente).

Mit geraden oder abgewinkelten *Rongeuren* (Tumorexstirpationszangen) wird das zerschlissene Bandscheibengewebe entfernt (Abb. 9.29 a, b).

Mit *scharfen Löffeln* wird das ehemalige Bandscheibenlager kürettiert.

Der *Nervenwurzelhaken* (z. B. nach Love oder nach Krayenbühl) hält die Nervenwurzel aus dem Operationsgebiet (Abb. 9.30). Auch hier ist es wichtig, daß der Haken feucht angereicht wird. Deshalb sollte er in einer NaCl-Schale am Instrumentiertisch liegen.

Das *Nerv- oder Durahäckchen* löst nach der Inzision mit einem kleinen Messer die Dura vom Rückenmark.

Bei Operationen an der Wirbelsäule und am Rückenmark gelten dieselben Regeln wie für die Gehirnoperation; der Standardzusatz (s. unten) bleibt derselbe.

Mikroinstrumentarium

Operationen unter dem Mikroskop erfordern neben dem Standardinstrumentarium ein geeignetes Mikroinstrumentarium.

Nervenhäkchen mit und ohne Knopf (Abb. 9.31).

Mikroscheren, gerade oder bajonettförmig (Abb. 9.32).

Mikropinzetten, ebenfalls gerade oder bajonettförmig.

Mikronadelhalter, bajonettförmig (Abb. 9.33).

Mikrodissektor, zur Unterstützung bei der Präparation (Abb. 9.34).

Die übliche bipolare Koagulationspinzette wird für Mikroskopoperationen gegen eine Mikropinzette ausgetauscht.

Neurochirurgische Spezialitäten

Hämoclipzangen mit verschiedenen Clips.

Resorbierbares *Hämostyptikum* (Kollagenvlies, Tabotamp) tamponiert die blutende Stelle.

Für intrazerebrale Blutungen kann das Hämostyptikum zudem in *Fibrinkleber* getränkt werden.

Hirnwatte wird als Tupfer oder Streifen in verschiedenen Größen und Längen angeboten. Sie besteht aus gepreßter, fusselfreier Watte; jeder Tupfer, jeder Streifen ist mit einem Faden armiert. Tupfer müssen häufig für

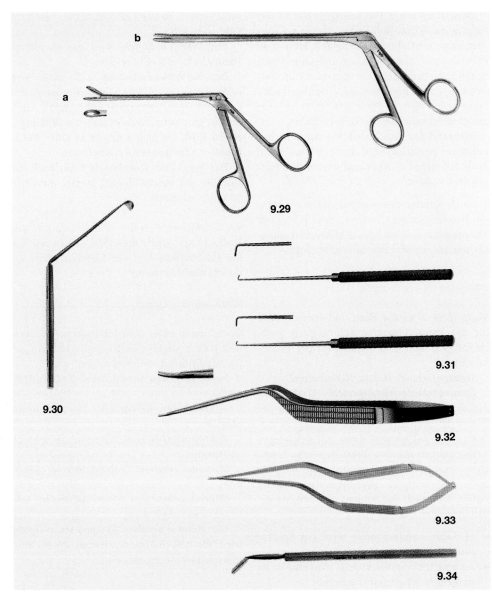

Abb. 9.29 a, b. Rongeure: **a** nach Love-Gruenwald, **b** nach Weil-Blakesley

Abb. 9.30. Nervenwurzelhaken

Abb. 9.31. Nervenhäkchen

Abb. 9.32. Mikroschere nach Malis

Abb. 9.33. Mikronadelhalter nach Spetzler

Abb. 9.34. Mikrodissektor nach Dorsey

den Gebrauch noch zurechtgeschnitten werden. Sie werden immer feucht angereicht, denn sie dienen dem Schutz des Gehirns oder der Lagefixation eines Tabotamp-Streifens.

Streifen sollten mit einer Pinzette angereicht werden, kleine Tupfer können direkt auf dem Finger unter das Mikroskop gehalten werden, damit der Operateur sie abnehmen

kann. (Ausnahme: Eigentlich sollte die Hand des Instrumentierenden unter dem Mikroskop nicht sichtbar werden!)

Sollte die eröffnete Dura nicht problemlos wieder zuzunähen sein, muß durch einen „Patch" die Defektdeckung erfolgen. Dazu kommt (gefriergetrocknete) *lyophilisierte Dura* in Frage. Sie wird in verschiedenen Größen angeboten, zurechtgeschnitten, angefeuchtet und eingepaßt. Entweder wird sie fortlaufend eingenäht oder nur aufgelegt, und/oder mit Fibrinkleber fixiert.

Knochenwachs: Industriell gefertigtes Wachs, das auf blutenden spongiösen Knochen mit dem Finger oder dem Dissektor aufgetragen wird, um die Blutung zu stillen.

Bipolarer Koagulator: Er führt zu einer feinen umschriebenen Verschorfung, die auf das Gewebe zwischen den Pinzettenbranchen beschränkt ist, weil die Restfläche der Pinzette isoliert ist. Bipolare Pinzetten wirken zweipolig, so daß eine Neutralelektrode am Patienten zur Stromableitung nicht benötigt wird. Zur Sicherung der einwandfreien Koagulation müssen die Pinzettenspitzen immer saubergehalten werden. Wegen der feinen Strukturen am Gehirn und den Nerven würde jede breitflächige monopolare Koagulation gesunde Gehirnareale zerstören. Die benötigten Pinzetten werden bajonettförmig, gerade und gebogen angeboten.

Folgende Hinweise für den Umgang mit bipolaren Pinzetten und dem Koagulationssystem müssen besonders beachtet werden:

- *Niemals* Koagulationspinzetten so aufbewahren, daß die Spitzen beschädigt werden. (Immer in den vorgesehenen Containern lagern!)
- *Niemals* die empfindliche Isolierung der Branchen beim Reinigen und Aufbewahren durch andere harte und spitze Geräte verletzen. (Zum Säubern keine Skalpellklinge benutzen, sondern dafür hergestellte rauhe Schwämmchen!)
- *Niemals* Pinzettenbranchen auseinanderbiegen. (Dabei bricht die Isolierung ab!)
- *Niemals* Kabel um die Pinzette wickeln. (Die Kabelseele bricht!)
- *Niemals* den Fußschalter am Kabel hochziehen, tragen oder transportieren. (Das Kabel bricht!)
- *Niemals* das Kabel um die Fußschalter wickeln. (Das Kabel bricht!)
- *Niemals* den Kabelstecker am Steckergehäuse aus dem HF-Gerät ziehen. (Das Kabel reißt, die Kontakte leiern aus, leiten schlecht, brechen ab.)

Bohrsysteme
Bohrer für die Öffnung der Kalotte, zum Befräsen von Wirbeln u. a. werden durch Preßluftturbinen oder durch Elektromotoren angetrieben. Beim Zusammenstecken der flexiblen Welle am Motor, beim Anbringen des Fußschalters, beim Feststellen des Bohrfutters und Zusammenbau der Handstücke ist technisches Verständnis und Übung erforderlich. Bohrer und Fräsen müssen scharf sein, also werden bemängelte Aufsätze aus dem Sieb entfernt und ersetzt, damit durch kontrollierbaren Kraftaufwand Dura, Sinus und Hirngewebe unverletzt bleiben. Beim Spülen ist darauf zu achten, daß einerseits genug Wasser fließt, um den Knochen zu kühlen, andererseits nicht mehr gespült wird, als der Sauger an Knochenspänen und Spülwasser aufzunehmen vermag.

Lasersysteme
Sie sind mittlerweile Standard in jedem neurochirurgischen Operationssaal. Zur Zeit werden der CO_2-Laser und der Nd : Yag-Laser routinemäßig eingesetzt.

Beide Systeme erfordern besondere Erfahrung beim Aufbau und bei der Bedienung. Sicherheitsregeln sind deshalb festgelegt und müssen unbedingt beachtet werden. (Jeder OP hat einen Laserbeauftragten!)

Alle im Saal Anwesenden (Operateur, Springer, Anästhesisten, Pfleger, Gäste, Lagerungspersonal etc.) müssen eine Laserschutzbrille tragen, da Streustrahlung des Lasers die Netzhaut der Augen verletzen kann.

Diese Brillen lassen alles in einem schwachen, gräulich-grünlichen Kontrast erscheinen. Unter der Brille können Fäden, Ampullen, Instrumente und Handschuhe irritierend aussehen. Deshalb empfehlen wir denjenigen, die im Umgang mit Laserbrillen ungeübt sind, beim Aufbau der Tische vor der Operation auszuprobieren, wie die vormals „bunte" OP-Welt plötzlich in einem gleichmachenden Grau aussehen wird.

Ultraschallzertrümmerer
Durch einen starken Ultraschallsender können Tumoren, die eine besondere harte Konsistenz aufweisen, Schicht für Schicht in kleine

Gewebefetzen zertrümmert werden. Durch eine Saug-Spül-Drainage wird abgelöstes Tumorgewebe entfernt. Weil Gefäße und gesundes Hirngewebe elastischer und weicher sind als harte und verkalkte Gewebsveränderungen, schädigt sie der Ultraschall nicht. Die Saug- und Spülpumpen sind extrem störanfällig. Deshalb ist eine sorgsame Pflege und aufmerksame Betriebstestung *vor* der Operation unbedingt erforderlich.

Endoskope

Auch in der Neurochirurgie werden zunehmend starre und flexible Optiken eingesetzt. Sei es, um einen Hydrocephalus zu operieren, eine Zyste zu inspizieren, einen Ventrikeltumor zu operieren oder um eine Gewebeprobe (PE) zu entnehmen.

Wegen der Empfindlichkeit dieses zarten Instrumentariums gilt:

- Funktionskontrolle vor jeder Operation.
- Beschädigte Optiken, verbogene oder eingeknickte Trokare werden nicht mehr verwendet.
- Keine eigenständigen Reparaturversuche (Garantieausschluß des Herstellers!).
- Wegen der ineinandergreifenden Feinmechanik sorgsame Reinigung und Vorbereitung für die Sterilisation.

Stereotaktisches Instrumentarium

Mikrostereotaktische Systeme dienen der Punktion und geführten Entfernung tief im Hirn gelegener Gewebsveränderungen. Hierdurch wird oftmals die konventionelle, größere Öffnung des Schädels vermieden.

Die Rundbügel des stereotaktischen Instrumentariums, die Führungssonden und Halterungen dürfen auf gar keinen Fall verbogen, fallengelassen oder geworfen werden. Das solide und schwer aussehende Bügelsystem darf nicht zum Irrglauben verleiten, hier ein besonders stabiles Instrumentarium vor sich zu haben. Bereits wenige Zehntel Millimeter Abweichungen eines Teils lenken die Sondeninstrumente von dem vorher im CT vermessenen Zielpunkt ab. Die Bedienung und der Aufbau des Stereotaxieinstrumentariums braucht daher eine versierte und geübte Zusammenarbeit von Operateuren und Pflegepersonal. Hierfür sind ausführliche Übungen und Besprechungen immer notwendig.

Operationsmikroskop

In keinem neurochirurgischen Operationssaal fehlt heute das Operationsmikroskop. *„Hände können nur das tun, was die Augen sehen"* (vgl. Merksatz 1). Die mikroskopisch feine, normale Anatomie und die oft enge Nachbarschaft pathologischer Prozesse zu lebenswichtigen Zentren, erfordern räumliche Vergrößerung und beste Ausleuchtung, die nur durch das Mikroskop erreicht werden kann. Allerdings ist ein Mikroskop nur so gut wie seine Pflege und Wartung. Ein einwandfreies Mikroskop ist die sicherste Voraussetzung für ein erfolgreiches Gelingen der Operation.

Entweder ist das Mikroskop oberhalb des Operationsfeldes an der Decke fixiert oder an einem fahrbaren Stativ angebracht. Alle Funktionen werden über Fuß- bzw. Handschaltungen gesteuert. Hiermit werden Stuhlposition, Lichtintensität, Brennpunkt, Lichtkegel u. a. eingestellt. Vor der Operation sollen alle Schalter auf einwandfreie Funktion hin überprüft werden. Die Okulare für Operateur, Assistenz und Instrumentierende sollten ebenfalls vorher auf die individuellen Sichtigkeiten eingestellt werden.

In den meisten Operationssälen wird das Mikroskop während der Operation mit einem Klarsichtbezug abgedeckt. Das erfordert Übung; günstigerweise sollte zu zweit bezogen werden.

9.2.4
Arbeiten mit dem Mikroskop

Wenn der neurochirurgische Eingriff mit dem Mikroskop durchgeführt wird, muß der OP-Ablauf bedacht werden. (Hierzu gehört auch das Wissen, wie man die Birne im Mikroskop wechselt, wo Ersatzbirnen lagern und wie der Sicherungskasten des Mikroskopes überprüft wird. Denke an Merksatz 3!).

Nach Fixierung des Kopfes durch Mayfield-Spanner oder Gummiring wird die Schädelkalotte über dem pathologischen Prozeß eröffnet, und zwar noch ohne Mikroskop, ohne Videoübertragung und ohne Laserschneider. Wenn dann bis an die Dura präpariert und blutgestillt wurde, kommt Bewegung und kontrollierte Unruhe in den OP: Das vor der Operation mit steriler Folie vorbereitete Mikroskop wird von den sterilen Schutztüchern befreit und über das Operationsfeld geschwenkt. Dann entfernt der Springer die perforierten Kucklöcher der Schutzfolien von den Okularen.

Meistenteils werden die Handschuhe der Operateure jetzt – vor dem Öffnen der Dura – gewechselt. Beim Heranschwenken des Mikroskops und Heranschieben der Videoausrüstung, des Lasers usw. besteht latent die Gefahr, unsterile Verhältnisse zu schaffen. (Folie des Mikroskops, Kleidung der Operateure, Abdeckungen. Denke an Merksatz 3!)

Eben weil die meisten neurochirurgischen Operationssäle oftmals mit Geräten vollgestellt sind und zusätzlich das mit Lampenanschlüssen und Videoübertragung verkabelte Mikroskop über dem „Geschehen schwebt", laufen besonders Springer, Anästhesie und Gäste ständig Gefahr, anzustoßen oder an Kabeln hängenzubleiben.

9.2.5
Instrumentieren unter dem Mikroskop

Unter dem Mikroskop ändern sich die Anforderungen an das instrumentierende Personal und die Assistenz schlagartig: Während der Operation liegt das Arbeitsfeld nur innerhalb des ausgeleuchteten Gesichtsfeldes. Nur diesen Bereich übersieht der Operateur. In der um ein Vielfaches vergrößerten Sicht auf das kleine Operationsgebiet stört fortan alles, was der Operateur nicht selbst in das Sichtfeld einführt. (So, als würde man einem Brillenträger das Wischtuch direkt vor die Brille halten und nicht in die Hand geben.) Die Vergrößerung des realen Bildes bewirkt, daß Bewegungen viel schneller, unkontrollierter und – außerhalb des Brennpunktes – vor allem unscharf erscheinen. Alle Instrumente sind dem Neurochirurgen am Mikroskop deshalb sanft, aber sicher in die Hand außerhalb des Sichtfeldes anzureichen. Manche Operateure bitten gelegentlich darum, daß ihre Hand mit dem Instrument in Richtung des Gesichtsfeldes geführt wird.

Da die Handgelenke des Operateurs beim mikroskopischen Operieren aufgestützt sind (Ober- und Unterarme ruhen auf der Arm-

lehne des Mikroskopstuhles), kann nur in einem kleinen Winkel, oftmals spitz, angereicht werden. Ein Nachgreifen ist zwischen Mikroskop, selbsthaltenden Hirnspateln und Sauger nur schwer möglich; darüber hinaus muß der Operateur das „Zufassen" beim Instrumentenwechsel ohne Sicht außerhalb des Sichtfeldes ertasten. Wenn nicht sicher angereicht wird, muß der Operateur unter den Okularen aufschauen, was das Auge durch den Wechsel der Vergrößerung und des Lichts stark anstrengt. Sicheres, behutsames Anreichen bedeutet also Schonung der Augen des Operateurs und damit auch Schonung des Patienten.

Die häufigsten Fehler beim Anreichen vermeiden sich von allein, wenn man sich in die Situation des Operateurs versetzt. Deshalb gilt für alle, die am Mikroskop instrumentieren: *Probieren Sie vor der Operation die Vergrößerung des Mikroskopes aus und lassen Sie sich beispielsweise eine bipolare Pinzette anreichen, mit der Sie aus einer Wasserschale einen Tupfer anheben, drehen und über dem Rand absetzen!*

Außerdem muß unbedingt vermieden werden, daß die ohnehin nur mit wenig Kraft gehaltenen Pinzetten, Zangen, Dissektoren u. a. beim Anreichen nicht berührt werden. Im trichterartigen Situs – besonders wenn tief an der Hirnbasis operiert wird – kann jedes von außen vermeintlich nur leichte Anstoßen, zu folgenschweren Gewebs- und Gefäßverletzungen führen. *Stoßen Sie deshalb nicht gegen Sauger und in den Situs eingeführte Instrumente!*

9.2.6
Wenn das Aneurysma platzt

Zum Basiswissen der operativen Neurochirurgie gehört unbedingt die Bewußtmachung der Situation, die eintritt, wenn ein Aneurysma platzt. Nach langer, konzentrierter Ruhe im OP, die nur von zarter Präparation und wenigen Instrumentenwechseln beherrscht wird, kann es vorkommen, daß plötzlich der Patient an einem rupturierten Hirngefäß zu verbluten droht und das OP-Feld mit Blut vollläuft. Jetzt wird ein Höchstmaß an Verständnis für den Operationsablauf und die Sicherheit in der

Handhabung der Clipzangen und des Mikroinstrumentariums erwartet. In der blutigen Tiefe des Operationsfeldes ist oftmals für die Wahl des Clips nur wenig Sicht und Zeit. Es muß gefordert werden, daß jeder Handgriff und die Übersicht zu Clipzangen, Clips, Saugeransätzen vor Aneurysmaoperationen unbedingt eingeübt worden ist. Zusätzliche Unruhe entsteht im Saal möglicherweise auch durch ein Abfallen der Kreislauffunktionen, wodurch auf der anderen Tuchseite bei der Anästhesie kreislaufstabilisierende Maßnahmen ergriffen werden müssen, die vom Instrumentieren ablenken können. (Wie gesagt, es handelt sich um Basiswissen, auf diese Situation eingestimmt zu werden. Erfahrenen Operationspflegekräften erklären wir an dieser Stelle nichts Neues.) Anfängern im neurochirurgischen Operationstrakt fällt der Wechsel von langen, meistenteils ruhig verlaufenden Operationen zu lebensbedrohlichen, bangen Minuten manchmal schwer. An dieser Stelle seien auch die langwierigen Exstirpationen von Akustikusneurinomen erwähnt, die oftmals viele Stunden dauern können. Es wird also für diese neurochirurgischen Operationen sowohl vom Operateur als auch vom instrumentierenden Pflegepersonal eine besondere Ausdauer und eine dem Zweck förderliche, innere Einstellung verlangt werden müssen.

9.2.7
Am Ende der neurochirurgischen Operation

Wegen der immer wieder hohen Reparaturkosten von Instrumenten durch unvorsichtige Handhabung wird darauf aufmerksam gemacht, daß insbesondere am Ende einer Operation das Mikroinstrumentarium (vor allem Mikropinzetten) nicht einfach in die Abwurfsiebe geworfen werden darf, sondern behutsam in die vorgeformten Köcher zu legen ist. Obgleich stabile Stanzen, schwere Bohrer und Selbsthalterungen für Hirnspatel auf dem abzuräumenden Tisch liegen, wird die Sorgfalt und Behutsamkeit des Umgangs von den empfindlichsten Instrumenten bestimmt! Dies sind die leicht verbiegbaren und empfindlichen Mikroinstrumente. Prinzipiell ist jeder

Instrumentenmißbrauch zu vermeiden. Nach wie vor gilt z. B. für den Gebrauch von Scheren:

- Eine Gewebeschere schneidet Gewebe.
- Eine Fadenschere schneidet Fäden.
- Eine Arachnoideaschere schneidet Arachnoidea.

Das Mikroskop braucht eine aufmerksame Behandlung, denn der Wert des Mikroskops bestimmt den Wert der Instrumente. Angemessene Pflege bestimmt die Lebensdauer und hilft, die Reparaturkosten gering zu halten. Regelmäßig und nach jeder Benutzung ist folgendes zu beachten bzw. zu erledigen:

- Linsen und Okulare sind nach Spritzflecken, Schlieren und Schmutz zu untersuchen und ggf. mit einem feuchten Leinentuch zu säubern.
- Aceton und Alkohol werden nicht zur Oberflächenreinigung verwandt.
- Alle Öffnungen werden staubgeschützt zugedeckt.
- Schrauben, Schalter und Handräder dürfen nicht überdreht werden.

Bei vielen Operationen wird immer wieder durchleuchtet (z. B. bei Operationen an der Wirbelsäule, bei Operationen nach Cloward, nach transnasalen/transsphenoidalen Hypophysenoperationen).

Es ist körperlich schwere Arbeit, mit einer Bleischürze mehrere Stunden instrumentieren zu müssen. Wegen dieser Belastung und aus Strahlenschutzgründen (Schwangerschaft) müssen die Mitarbeiter besonders ausgewählt werden.

Vorzugsweise sollten diese, das Personal belastenden Operationen an den Tagesanfang gelegt werden.

9.3
Diagnostische Untersuchungen in der Neurochirurgie

Grundlage jeder neurochirurgischen Behandlung ist die Erhebung der Krankengeschichte des Patienten und die neurologische Untersuchung. Voraussetzung ist eine genaue Kenntnis der Anatomie und Funktion des zentralen und peripheren Nervensystems.

Zur gezielten Behandlung sind spezielle Untersuchungstechniken notwendig:

- Nativdiagnostik,
- Ultraschalldiagnostik,
- Dopplersonographie,
- neuroradiologische Spezialuntersuchungen,
- neurophysiologische Untersuchungen,
- Liquordiagnostik.

Nativdiagnostik

Das sind Röntgenaufnahmen eines Körperteils ohne Verwendung von Konstrastmitteln (= Leeraufnahmen), meist in 2 Ebenen durchgeführt.

- Schädel: zum Nachweis von Frakturen, angeborener Defektbildungen, Größenanomalien, Knochentumoren, chronischen Druckveränderungen (Nahtsprengung, Wolkenschädel).
- Wirbelsäule: Anomalie. Frakturen, Verschleißerkrankungen (Osteochondrose, Spondylarthrose), Entzündungen (Knochenfraß), Tumoren.
- Spezialaufnahmen: Funktionsaufnahmen, Schichtaufnahmen.

Ultraschalldiagnostik

Ultraschallechoimpulse werden in elektrische Impulse verwandelt und entsprechend auf einem Bildschirm dargestellt.

In der Neurochirurgie: Diagnostik im Säuglingsstadium durch die offene Fontanelle, zum Auffinden von Tumoren, Fehlbildungen, Hydrozephalus, Blutansammlung; intraoperativ: zum Nachweis tiefgelegener Tumoren, Zysten, Abszesse etc.

Dopplersonographie

Ultraschallverfahren zur Darstellung der Strömungsverhältnisse in den Gefäßen. Nachweis eines Gefäßspasmus.

Neuroradiologische Spezialuntersuchungen

Axiale Computertomographie (CT)
Computergesteuertes Röntgenverfahren, das die Strahlenabsorption des Gewebes mißt, das in verschiedenen Richtungen durchstrahlt wird. Aufgrund der unterschiedlichen Strahlenabsorption der intrakraniellen Strukturen entstehen Bilder mit großer Detailgenauigkeit. Das Verfahren dient dem Nachweis von Hirntumoren, traumatischen Veränderungen, Frakturen etc., Hämatom, Hirnödem, Apoplex, Infarkt.

Myelographie, Myelographie + CT (Myelo-CT)
Darstellung des spinalen Subarachnoidalraums durch Einbringen eines Kontrastmittels (lumbal oder subokzipital) zum Nachweis von Tumoren, Bandscheibenvorfällen, Fehlbildungen. Oft in Kombination mit der Computertomographie (Myelo-CT).

Indikation: Wenn ein CT oder eine NMR (Kernspinresonanztomografie) keine eindeutigen Befunde liefern.

Angiographie (Gefäßdarstellung)
- Über eine Beinarterie (A. femoralis) wird ein Katheter in der Aorta bis zum Abgang der Hirngefäße vorgeschoben und von *hier* aus ein Kontrastmittel in Richtung Gehirn gespritzt, so daß im Röntgenbild die Gefäße sichtbar werden.
- Karotisangiographie.
- Vertebralisangiographie.
- Spinale Angiographie.

Mit Hilfe der Angiographie lassen sich durch die Verlagerung von Arterien und Venen raumbeengende Prozesse nachweisen und lokalisieren. Es ergeben sich artdiagnostische Hinweise (pathologische Gefäßneubildungen, Tumorkreislauf). Der Angiographie allein bleibt auch die Darstellung pathologischer Gefäßveränderungen (arteriosklerotische Wandveränderungen, Stenosen, Verschlüsse) sowie von Gefäßmißbildungen (Angiome, Aneurysmen) vorbehalten.

Kernspintomographie
(NMR-„nuclear magnetic resonance")
Computergestütztes bildgebendes tomographisches Verfahren, das keine Röntgenstrahlen benutzt, sondern auf dem Prinzip der „Kernspinresonanz" beruht. (Durch ein von außen angelegtes Magnetfeld richten sich die

Atomkerne aus. Bei der Rückkehr in den ursprünglichen Zustand senden sie elektromagnetische Wellen aus, die gemessen und in unterschiedliche Grautöne übersetzt werden können.)

Neurophysiologische Untersuchungen

Elektroenzephalographie (EEG)
Elektrische Vorgänge innerhalb des Gehirns machen sich bis in die Kopfhaut hinein bemerkbar und können hier abgeleitet werden. Auf diese Weise lassen sich Auskünfte über die zerebralen Funktionen erhalten und Rückschlüsse auf Störungen ziehen. Das Elektroenzephalogramm ist eine technische Hilfsuntersuchung, die nur im Zusammenhang mit einer klinischen Symptomatik eine Aussagekraft hat.

Elektromyographie (EMG)
Bei der Elektromyographie werden die Aktionsströme der Muskeln gemessen und ähnlich wie beim EEG als Wellen aufgezeichnet. So lassen sich Anhaltspunkte über den Grad von Lähmungen gewinnen. (Es können z. B. Rückbildungstendenzen bei bestehenden Lähmungen oder deren Fortschreiten erkannt werden.)

Elektroneurographie (ENS)
Mit dieser Untersuchung wird die Nervenleitgeschwindigkeit gemessen; so lassen sich Nervenschädigungen lokalisieren.

Liquordiagnostik
Verschiedene pathologische Prozesse des Gehirns und des Rückenmarks führen zu Veränderungen des Liquors. Deshalb ist die Liquoruntersuchung für den Neurochirurgen immer von Bedeutung.

Lumbalpunktion
Punktion des lumbalen Subarachnoidalraums zwischen den Dornfortsätzen des 3. und 4. LWK, also immer unterhalb des Rückenmarks, das in Höhe des 1. und 2. LWK endet. Die Untersuchung wird am sitzenden oder liegenden Patienten unter sterilen Bedingungen durchgeführt. Nach dieser Untersuchung sollte der Patient 24 Stunden flach liegen (postpunktionelles Syndrom!)

Subokzipitalpunktion
In ähnlicher Technik wie bei der Lumbalpunktion wird zwischen Hinterhauptschuppe und erstem Halswirbel die Cisterna magna punktiert.

Zur eigentlichen Liquordiagnostik gehören:
- Liquordruckmessung: Werte über 20 cm Wassersäule sind pathologisch.
- Queckenstedt-Versuch: Wenn eine externe Liquordrainage angeschlossen wurde, kann durch Druck auf die Halsvenen, die das Blut vom Gehirn abführen, eine Erhöhung des Liquordrucks als ein Ansteigen des Liquorpegels im Klarsichtschlauch beobachtet werden.
  Es handelt sich um eine orientierende Untersuchung zur Feststellung eines Hindernisses der Liquorpassage.
- Liquoreiweiß: Normal sind 20–40%. Eine Erhöhung des Liquoreiweißes findet man bei allen raumbeengenden Prozessen (Sperrliquor, Stopliquor!), eine charakteristische Erhöhung des Liquoreiweißes bei intrakraniellen Neurinomen. Eine schnelle orientierende Untersuchung sollte bei jeder Liquorabnahme mit der *Pandy-Reaktion* durchgeführt werden, die den Gehalt an Eiweiß im Liquor mißt.
- Zellzahlbestimmung: Normal sind $3/3$–$12/3$. Die Zählkammer, in der der Liquor gezählt wird, ist so eingerichtet, daß die Zählung einem Zellgehalt pro 3 mm^3 entspricht. Die gezählte Zellzahl wird deshalb durch 3 geteilt, um die Zellmenge pro mm^3 festzulegen.

9.4
Intrakranielle Tumoren

9.4.1
Allgemeines

> Unter Hirntumoren versteht man alle Neubildungen mit dauerndem Wachstum innerhalb der Schädelkapsel.

Man unterscheidet
- Geschwülste der Hirnsubstanz (neuroepitheliale Tumoren),
- Geschwülste, die von den Hirnhäuten, den

Tabelle 9.3. Symptome und Schädigungsorte von Hirntumoren

Symptom	Schädigungsort
Psychische Veränderungen	
Antriebsstörungen	Stirnhirn, Stammganglien
Euphorie	Stirnhirnbasis, Schläfenhirn, Brücke
Depressionen, Angst	Schläfenhirn
Verstimmung, Reizbarkeit	Schläfenhirn
Neurologische Ausfälle	
Riechstörungen	Stirnbasis
Motorische Aphasie	
(Unfähigkeit zu sprechen)	Stirnhirn
Sensorische Aphasie	
(Unfähigkeit zu verstehen)	Schläfenhirn, Scheitelhirn
Sprachstörungen	Bei Rechtshändern linkshirnig,
bei Linkshändern	manchmal rechtshirnig
Halbseitenlähmung	Scheitelhirn, Stirnhirn
Gangstörung	Kleinhirn
Orientierungsstörung	Scheitelhirn, Okzipitalhirn
Gesichtsfelddefekte	Okzipitalhirn, Sehnervenkreuzung
Hirnnervenlähmung	Hirnstamm, Hirnbasis
Ataxie, Nystagmus	Kleinhirn
Epileptische Anfälle	
Häufiger generalisiert als fokal –	
in etwa $1/4$ der Fälle erstes Symptom	
Lokale Symptome (Herdsymptom)	Die Zuordnung bestimmer Herdsymptome zu einzelnen Hirnregionen ist z. T. recht typisch

Gefäßen und den Schädelknochen ausgehen (mesodermale Tumoren),
- Tumoren der Hypophysenregion (ektodermale Tumoren).

Zu den Hirntumoren im weitesten Sinne zählen auch die Gefäßmißbildungen und Gefäßgeschwülste, die Metastasen sowie die Granulationsgeschwülste bei Lues (Gummen) und bei Tuberkulose (Tuberkulome) sowie die Parasiten (Zystizerken und Echinokokken). Auf 10 000–20 000 Menschen erkrankt einer an einem Hirntumor. Die Entstehung solcher Tumoren ist letztlich unbekannt. Auffallend ist jedoch, daß bestimmte Hirntumoren immer wieder an gleicher Stelle auftreten.

Allgemeine Symptome

- Stetige Progredienz der Erscheinungen.
- Vielfach Kopfschmerz.
- Manchmal Hirndruckzeichen: Dazu gehören diffuse und andauernde Kopfschmerzen, die morgendlich ausgeprägter sind, Erbrechen, Benommenheit und Apathie. Nimmt der Hirndruck zu, können wichtige basale Zentren in dem Tentoriumschlitz bzw. in dem Hinterhauptloch eingeklemmt werden. Eine Einklemmung zeigt sich durch Streckspasmen, Pupillenstörungen,

Atemstörungen. Im Augenhintergrund findet sich eine Stauungspapille.

> Hirndruckzeichen sind so lange auf einen intrakraniellen, raumfordernden Prozeß verdächtig, wie ein solcher nicht sicher ausgeschlossen ist.

Spezielle neurologische Klinik

Einteilung
Symptome und Schädigungsorte sind in Tabelle 9.3 aufgelistet.

Besonderheiten der Hirntumoren gegenüber anderen Tumoren:
- Alle Geschwülste innerhalb der knöchernen Schädelkapsel, auch die langsam wachsenden, gutartigen, sind in ihrer Wirkung bösartig, da sie durch zunehmenden Hirndruck und fehlende Ausweichmöglichkeit des Gehirns zum Tode führen, wenn nicht chirurgisch eingegriffen wird.
- Sie bewirken gewöhnlich keine Kachexie.
- Sie metastasieren nicht.
- Sie bevorzugen nicht das höhere Lebensalter, sondern kommen auch schon in der Kindheit vor.

Einteilung

Nachfolgend werden einige häufigere bzw. charakteristische Tumorformen beschrieben entsprechend ihrer Zugehörigkeit zum Entstehungsort.

Neuroepitheliale Tumoren (Gliome)

Glioblastoma multiforme: Der häufigste Hirntumor ist das sehr bösartige Glioblastoma multiforme. Es kommt gehäuft zwischen dem 40. und 60. Lebensjahr vor, wächst infiltrierend, und findet sich u. a. in den Großhirnhemisphären, gelegentlich durch den Balken hindurchwachsend, auf beiden Seiten, sowie in den Stammganglien. Die Anamnese ist kurz, Wochen bis einige Monate. Neben den allgemeinen Tumorsymptomen treten bald Paresen, Sprachstörungen und andere lokale Ausfälle auf. Die Überlebenszeit beträgt auch nach Operation und Bestrahlung selten mehr als ein Jahr.

Astrozytom: Großhirnastrozytome treten gehäuft zwischen dem 30. und 40. Lebensjahr auf. Sie wachsen meist langsam, seltener sind sie einigermaßen abgrenzbar, meist jedoch wachsen sie infiltrierend im Marklager von Stirn- und Schläfenlappen.

Hier macht der Tumor bei ausgereiften Formen langsam zunehmend klinische Symptome (z. B. eine allmählich progrediente Hemiparese), wobei er zu Beginn oft neuroradiologisch nicht faßbar ist. Bei umschriebenen Astrozytomformen, die sich gut operieren lassen, kommen Rezidive gelegentlich erst nach Jahren vor. In ganz seltenen Fällen gibt es Dauerheilungen nach Operationen.

Spongioblastome des Kleinhirns („Kleinhirnastrozytome"): Sie sind wesentlich gutartiger als die Großhirnastrozytome. Sie kommen gehäuft zwischen dem 5. und dem 15. Lebensjahr vor. Es sind gut abgrenzbare, oft zystische Tumoren, die v. a. in den Kleinhirnhemisphären, aber auch im Wurm und in der Brücke sitzen. Sie verursachen langsam progrediente Kleinhirnsymptome mit Ataxie, Gleichgewichtsstörungen, Nystagmus und später Hirndruckzeichen durch einen Verschlußhydrozephalus. Sofern sie radikal entfernt werden können (im Bereich der Brücke ist das nicht immer möglich), kann eine Dauerheilung erzielt werden.

Oligodendrogliome: Sie treten am häufigsten zwischen dem 35. und 45. Lebensjahr auf. Sie können sich verdrängend oder infiltrierend im Großhirn oder in den Stammganglien entwickeln, im Jugendalter auch im Thalamus. Neben den sich im Verlauf von Monaten entwickelnden lokalen Tumorsymptomen kommen epileptische Anfälle besonders häufig vor. Nach radikaler Operation treten zwar immer Rezidive auf, manche erst nach 3–5 Jahren.

Hirnstammgliome: Sie sind histologisch unterschiedlich zuzuordnen, bieten aber klinisch ein charakteristisches Bild. Es handelt sich stets um progrediente Symptome von seiten der Brücke und des verlängerten Rückenmarks (Medulla oblongata), wobei im Verlauf weniger Wochen bis Monate Hirnnervenlähmungen mit Schluckstörungen, Trigeminusausfällen und peripherer Fazialisparese, sowie Augenmotilitätsstörungen und Pyramidenbahnzeichen (Störungen von seiten der langen Bahnen: Lähmungen, Sensibilitätsstörungen) auftreten. In der Regel, sofern sie zum Verschluß des Hirnkammersystems führen (Hydrocephalus occlusus) ist lediglich ein Abfluß des gestauten Hirnwassers durch eine operativ verlegte Drainage indiziert (ventriculo-peritonealer Shunt).

Paragliome

Paragliome sind Tumoren, die von der sog. Paraglia ausgehen: Ependym (Auskleidung der Hirnkammern): Ependymome, Plexus choroideus (Blutadergeflecht in den Ventrikeln): Plexuspapillome, Schwann-Zellen (Hüllenscheiden der Hirnnerven): Neurinome.

Als Beispiel sei das *Akustikusneurinom* beschrieben. Dies ist ein Tumor, der von den Hüllscheiden des 8. Gehirnnervs (N. statoacusticus) ausgeht. Die Akustikusneurinome manifestieren sich meist zwischen dem 30. und 50. Lebensjahr und erzeugen das charakteristische klinische Bild des Kleinhirnbrückenwinkeltumors. Gelegentlich sind sie die Teilerscheinungen einer Neurofibromatosis Recklinghausen und dann häufig beidseitig.

Symptome: Zu Beginn finden sich meist Gehörstörungen, zunehmende Taubheit sowie Gleichgewichtsstörungen. Später kommen Trigeminusausfälle mit Sensibilitätsstörungen

Tabelle 9.4. Lokalisationen und Symptome des Meningeoms

Lokalisation	Symptome
N. olfactorius	Anosmie, Kopfschmerz, Stirnhirnsyndrom und epileptische Anfälle
Kleiner Keilbeinflügel	Hyperostosebildung, diskrete Halbseitensymptome, einseitige Optikusschädigung
Tuberculum sellae	Chiasmaläsion
Sinus sagittalis und Falx	Nicht selten rein motorische Lähmung der unteren Extremitäten (Mantelkantensyndrom)
Intraventrikuläre Meningeome	Verlegung des Foramen Monroe (heftige Kopfschmerzattacken und Erbrechen)

im Gesicht und eine periphere Fazialisparese hinzu. Schließlich können Kleinhirnsymptome, Druckerscheinungen auf dem Hirnstamm und Hirndruckzeichen (s. oben) auftreten. Im Liquor findet sich immer eine Eiweißerhöhung (Pandy positiv, s. Liquordiagnostik).

Therapie: Ist eine radikale Entfernung möglich, so ist mit Dauerheilung zu rechnen, nicht selten auf Kosten einer Fazialis- oder Trigeminusparese.

Mesodermale Tumoren
Mesodermale Tumoren gehen von den Meningen, den Gefäßen und den Schädelknochen aus. Einige werden nachfolgend beschrieben:

Meningeome: Sie kommen meist zwischen dem 40. und 50. Lebensjahr vor. Diese häufigsten mesodermalen, intrakraniellen Geschwülste wachsen langsam über Jahre, verdrängend, machen nicht selten epileptische Anfälle und haben einige bevorzugte Lokalisationen (Tabelle 9.4).

Medulloblastome: Es sind maligne Geschwülste des Kindes- oder Jugendalters. Sie machen etwa 20% der Hirntumoren bei Jugendlichen aus. Sie liegen im unteren Kleinhirnwurm, kommen aber auch in den Kleinhirnhemisphären und in der Brücke vor. Sie wachsen infiltrierend und setzen Abtropfmetastasen auf dem Liquorwege in den Spinalkanal. Dies erzeugt dann Rückenmark- und Kaudasymptome. Sie verursachen ähnliche Symptome wie die Spongioblastome des Kleinhirns. Selbst nach makroskopisch radikaler Entfernung und Bestrahlung oder Zytostatikaverabreichung, worauf der Tumor gut anspricht, stellen sich nach Monaten bis Jahren in 40–60% der Fälle Rezidive ein.

Ektodermale Tumoren (Tumoren der Hypophysenregion)

Hypophysenadenome: Sie kommen v. a. zwischen dem 30. und 50. Lebensjahr vor. Klinisch finden sich bei allen Hypophysenadenomen endokrine Störungen (beim seltenen eosinophilen Adenom die Akromegalie, beim chromophoben Adenom Zeichen einer Hypophyseninsuffizienz mit dünner runzliger Haut und sekundärem Ausfall zugeordneter Drüsen, v. a. der Schilddrüse und der Gonaden). Außerdem findet man Gesichtsfeldausfälle (in der Regel eine bitemporale Hemianopsie) und im Röntgenbild eine ballonartige aufgetriebene Sella.

Bei nicht zu weit in den Schädelinnenraum reichenden Hypophysentumoren kann man zur operativen Entfernung transnasal-transsphenoidal vorgehen (s. 9.4.2).

Kraniopharyngeome: Sie kommen am häufigsten im Kindes- und Jugendalter vor mit einem Maximum im zweiten Lebensjahrzehnt. Der Tumor drängt stärker als das Hypophysenadenom in das Zwischenhirn und in den 3. Ventrikel vor und verursacht entsprechende klinische Symptome (Hydrozephalus, Trieb- und Antriebsstörungen, Diabetes insipidus). Nicht selten verkalken die Kraniopharyngeome. Obwohl sie an und für sich gutartig sind, lassen sie sich oft aus Lokalisationsgründen nicht radikal entfernen.

Mißbildungstumoren
Zu ihnen gehören die *Epidermoide* und die *Dermoide.* Sie zeigen einen Altersgipfel zwischen dem 25. und dem 40. Lebensjahr. Ursache sind während der Embryonalzeit ausgesprengte Keime von z. B. Haut-, Zahn- oder Haaranlagen.

Metastasen
Sie treten solitär und multipel auf und entwickeln Walnuß- bis Hühnereigröße. Als Ausgangspunkt finden sich nach ihrer Häufigkeit Bronchialkarzinome, Mammakarzinome, Hypernephrome, Karzinome des Magen-Darm-

Traktes, Sarkome und Melanosarkome, Schilddrüsen-, Prostata- und Uteruskarzinome. Ist der Primärturmor bekannt, so liegt bei entsprechender Symptomatologie die Verdachtsdiagnose einer Metastase nahe. Gar nicht selten führt aber erst die Histologie einer exstirpierten Metastase auf die Spur der bis dahin unbekannten Primärgeschwulst. Ein operatives Vorgehen ist bei entsprechendem Allgemeinzustand immer gerechtfertigt, insbesondere wenn sich kein Hinweis für multiple Ansiedelungen ergibt. Die Prognose ist naturgemäß in erster Linie vom Primärtumor abhängig.

Es werden noch eine ganze Reihe weiterer Hirntumoren unterschieden, die aber aufgrund ihrer relativen Seltenheit hier nicht erwähnt werden.

Therapie der Hirntumoren

Jeder Hirntumor, der nicht beseitigt werden kann, ist – ob gut- oder ob bösartig – auf Dauer tödlich. Hier handelt es sich um ein Raumproblem. Das Verfahren, das die Beseitigung der Hirntumoren bis heute am ehesten möglich machen kann, ist das der Operation.

Alle diagnostischen Maßnahmen zielen für den Neurochirurgen auf die Frage ab, ob der Tumor operabel ist. *Operabel* sind in der Regel:

- Tumoren an der Oberfläche des Gehirns,
- Tumoren im Bereich der Pole (Stirnpol, Schläfenpol, Hinterhauptspol),
- Tumoren im Bereich der Kleinhirnhemisphäre und im Dach des 4. Ventrikels.

Schwieriger ist die Entscheidung zur Operation bei Tumoren in der Tiefe des Gehirns. Handelt es sich, soweit man das aus den diagnostischen Methoden sagen kann, um gutartige Tumoren, d. h. heilbare, langsam wachsende, vom Hirngewebe abgegrenzte Tumoren, so wird man sich auch bei ungünstiger Lage doch zur Operation entschließen, meist allerdings unter Inkaufnahme neurologischer Ausfälle. Nicht zuletzt ist aber für die Entscheidung zur Operation der Zustand des Patienten wesentlich. Ist es bereits zu kompletten Ausfällen gekommen (Blindheit, vollständige Lähmung, Bewußtlosigkeit), so darf man nicht

hoffen, daß diese Störungen durch die Operation beseitigt werden können.

Alle Tumoren, die nicht vollständig operiert werden können, rezidivieren über kurz oder lang. Das ist der Fall bei den meisten Gliomen, die infiltrierend gegen das Hirngewebe wachsen. In solchen Fällen muß es das Ziel einer Operation sein, zumindest ein beschwerdefreies Intervall zu erreichen. Liegt ein Tumor so ungünstig, daß z. B. nach einer Operation eine komplette Parese und eine komplette Aphasie zu erwarten ist (Tumoren der linken Schläfen- und Zentralregion), kann darüber hinaus die Operation aufgrund der Tumorart nicht radikal sein (z. B. bei einem Gliom), so ist von einer Hirnoperation abzuraten.

9.4.2
Transnasale Hypophysektomie

Indikation

Hypophysenadenom.

Prinzip

Vollständige Entfernung des Tumors über den transnasalen Zugang durch die Keilbeinhöhle unter Bildwandlerkontrolle.

Lagerung

Der Patient befindet sich in halbsitzender Position, der Kopf wird ganz leicht nach rechts zum Operateur gedreht und mit der Dornenhalterung fixiert. Der Bildwandler wird zur seitlichen Durchleuchtung der Schädelbasis bereitgestellt, das Operationsmikroskop wird vorbereitet und steril bezogen. Der Patient wird gegen die Strahlung in eine Bleischürze gewickelt.

Instrumentarium

Grundinstrumentarium zur Kraniotomie (s. S. 412 ff.), Standardzusatz, Mikroskop und -bezug, feine Saugeransätze, feine Raspatorien, schmale, gerade Lambotte-Meißel mit dem dazugehörenden Metallhammer, Langenbeck-Haken.

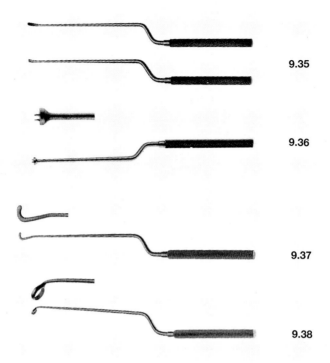

9.35

9.36

9.37

9.38

Abb. 9.35. Bajonett-Dissektor

Abb. 9.36. Hypophysengabel

Abb. 9.37. Enukleatoren

Abb. 9.38. Ring-Curetten. (Alle Fa. Codman)

Hypophysenspezialinstrumente: Das sind verschiedene Mikroinstrumente, die durch ihre Bajonettform die transnasale Vorgehensweise ermöglichen.

- Verschieden lange Nasenspekula (z. B. nach Killian),
- Hohlmeißelzange mit doppelter Übersetzung nach Jansen-Middleton,
- Hypophysenfaßzangen (z. B. nach Weil-Blakesly),
- Drillbohrer, elektrisch oder druckluftbetrieben mit kleinen Fräsen oder Rosenbohreransätzen,
- Mikromesser mit bajonettförmigem Griff,
- Mikroschere,
- Bajonett-Dissektoren (Abb. 9.35),
- Hypophysengabel (Abb. 9.36) zur Fixation des Tumors während der Präparation,
- Enukleatoren (Abb. 9.37) zum Auslösen des Adenoms aus der Sella turcica,
- Ring-Curetten (Abb. 9.38) zum abschließenden Säubern des ehemaligen Adenomlagers,

- Löffel,
- Sichelmesser.

Operation

- Die Inzision der Schleimhaut an der Septumvorderkante und am Boden des Naseneingangs wird mit einem kleinen (15er) Skalpell vorgenommen. Danach wird die Schleimhaut vom Septum mit einem Raspatorium abgelöst.
- Vorhandene Knorpelwülste werden entfernt, ggf. kommt hier die Hohlmeißelzange nach Jansen-Middelton zum Einsatz. Zwischen Nasenseptum und Schleimhaut wird mit Schere und Dissektor präpariert, dann wird das selbsthaltende Nasenspekulum (z. B. nach Killian) eingesetzt (Abb. 9.39).
- Der Keilbeinboden wird unter Röntgenkontrolle mit dem Raspatorium und dem Dissektor dargestellt und die Keilbeinhöhle mit dem Luer eröffnet. Entfernung der Schleimhaut.

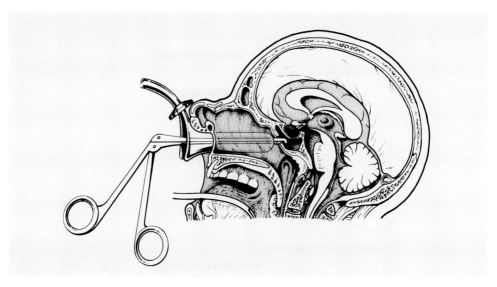

Abb. 9.39. Transnasale Hypophysektomie. (Aus Heberer et al. 1993)

- Die Darstellung des Sellabodens und seine Eröffnung erfolgt entweder mit einer Hohlmeißelzange oder mit dem Bohrer.
  Nun ist die Sicht auf den Tumor frei. Er wird mit Sauger, Curette, Löffel, Faßzange und Enukleatoren entfernt. Die einzelnen Anteile werden zur histologischen Untersuchung gesandt.
- Die Blutstillung erfolgt mit Bipolator und/oder Hämostyptika. Danach muß kontrolliert werden, ob der Tumor vollständig entfernt werden konnte.
- Die Deckung der Lücke im Sellaboden kann mit einem perpendiculären Knochenstückchen (aus dem oberen Teil der Nasenscheidewand) und Hämostyptikum oder mit Lyodura vorgenommen werden.
  Das Spekulum wird entfernt, die Schleimhautwunde vernäht, und die Tamponade der Nasengänge beendet diesen Eingriff.
- Eine weitere Möglichkeit der Entfernung eines Hypophysenadenoms bietet die Operation über den **transfrontalen Zugang.** Er wird bei sehr großen supra- und parasellär gewachsenen Tumoren gewählt.
  Der Patient liegt in Rückenlage mit leicht seitwärts gedrehtem Kopf. Die osteoplastische Trepanation erfolgt im Stirn-Schläfen-Bereich als typische Tumorentfernung unter Zuhilfenahme des Operationsmikroskops.

9.4.3
Tumorresektion

Indikation

Operabler Hirntumor, z. B. Gliom, links temporal.

Prinzip

Osteoplastische Trepanation, vollständige Entfernung des hirneigenen Tumors.

Lagerung

Rückenlage oder Seitenlage, Fixation des Kopfes in der Mayfield-Dornenhalterung, neutrale Elektrode an einem Oberarm.
   Der Patient liegt auf einer Wärmematte, um den Wärmeverlust so gering wie möglich zu halten.

Instrumentarium

Kraniotomieinstrumentarium, Standardzusatz, Mikroinstrumente, Mikroskop mit Klarsichtbezug, bei Bedarf ein Ultraschallzertrümmerer oder ein Laser.

Operation

- Der lappenförmige Haut-Galea-Schnitt richtet sich in seiner Größe nach der Ausdehnung des Tumors.
- Die Versorgung des Lappenrandes erfolgt entweder mit Raney-Clips oder Kölner Klammern, für die Blutstillung am Skalprand werden Dandyklemmen benutzt.
- Inzision des Periosts mit dem Diathermiestichel oder dem Skalpell, im Bereich der Sägelinie wird es mit dem Raspatorium abgeschoben.
- Ein oder mehrere Bohrlöcher werden mit dem Trepan gesetzt und mit Häkchen und Stanzen gesäubert. Die Bohrlöcher werden untereinander mit dem Craniotom verbunden, so daß der Knochendeckel unter Zuhilfenahme von Elevatorium und Dissektor aufgeklappt werden kann. Das Operationsfeld wird mit sauberen Kompressen oder mit Hirnwattestreifen umlegt, alle Knochenspäne werden mit körperwarmen Spülungen entfernt.
- Nach einem Handschuhwechsel des gesamten Teams kann die Dura mit einem kleinen Skalpell inzidiert und mit der Duraschere die Eröffnung erweitert werden.
  Die Inzision der Hirnoberfläche wird mit der bipolaren Koagulationspinzette und der Mikroschere vorgenommen. Die Präparation im Gehirn erfolgt mit dem Dissektor, Mikroschere, Bipolator, Tumorfaßzangen und feinen Saugern unter dem Mikroskop. Das Gehirn wird dabei mittels Spülung ständig feucht gehalten.
- Das freigelegte gesunde Gehirngewebe wird mit feuchten Hirnwattestreifen abgedeckt, das Operationsgebiet mit selbsthaltenden Hirnspateln offengehalten.
- Nach der Entfernung der Geschwulst erfolgt die Blutstillung mit Bipolator, Hämostyptika und/oder Clips.
- Der Duraverschluß sollte, wenn möglich, ohne Duraersatz durch lyophilisierte Dura mit fortlaufender Naht vorgenommen werden.
- 2,0-mm-Bohrlöcher werden an den Knochenrand (Lochzange zum Duraschutz) und den Deckelrand gesetzt, die sog. „Deckelfäden", die den Knochendeckel mit der Kalotte verbinden, eingezogen. Durahochnähte zur Vermeidung epiduraler Nachblutungen werden gelegt und geknotet, der Deckel wird durch das Knoten der gelegten, nicht resorbierbaren Fäden fixiert.

- Einlegen einer Redondrainage entweder epidural oder subgaleal,
- Muskel-Periostnaht und die Haut-Galeanaht beenden die Operation. Abschließend wird ein zirkulärer Kopfverband angelegt.

9.4.4
Weitere therapeutische Möglichkeiten

Bestrahlung

Mit Hilfe der Bestrahlung läßt sich bei manchen intrakraniellen Tumorerkrankungen eine Verlängerung des beschwerdefreien Intervalls, nicht jedoch eine Heilung erreichen. Die Hirntumoren sprechen unterschiedlich auf die Bestrahlung an. Bestrahlung sollte versucht werden bei Glioblastomen, bei Astrozytomen und Oligodendrogliomen höherer Malignität, bei Medulloblastomen, bei Hirnmetastasen. Wenig Aussicht auf Erfolg hat die Bestrahlung bei Spongioblastomen, Hirnstammgliomen sowie bei Plexuspapillomen.

Für die Indikationsstellung zur Bestrahlung ist die Kenntnis der Histologie des Tumors notwendig. Im Zweifelsfall sollte man sich immer für eine Bestrahlung entscheiden. Problematisch wird die Entscheidung jedoch bei Patienten in schlechtem Allgemeinzustand und mit erheblichen neurologischen Ausfällen, da hier Bestrahlung immer nur Leidensverlangerung sein kann.

Zytostatika

Die Behandlung mit zytostatischen Medikamenten in der Neurochirurgie ist ebenfalls nur eine Möglichkeit der Behandlung. Durchgesetzt hat sich die zytostatische Behandlung bislang bei den Neuroblastomen (Tumoren des Sympathikus, die im wesentlichen im Kindes- und Jugendlichenalter vorkommen), und bei den Medulloblastomen bzw. Hirnsarkomen. Manchmal können auch bestimmte Gliome sinnvoll zytostatisch behandelt werden.

Einen geringen Fortschritt bietet die Polychemotherapie (Behandlung mit mehreren Zytostatika).

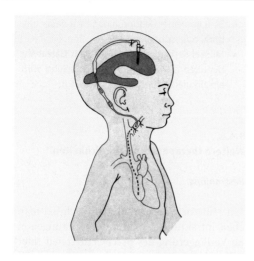

Abb. 9.40. Ventrikuloatriale Liquorableitung. (Aus Heberer et al. 1993)

Palliativoperationen

Behindern Tumoren durch ihre Lage (sie brauchen dabei selbst nicht sehr groß zu sein) die Liquorabflußwege (Foramen Monroe, 3. Ventrikel, Aquaeductus Sylvii – diese Tumoren sind manchmal einer Operation nicht zugänglich), so bleibt lediglich die Möglichkeit einer Palliativoperation, der *Ventrikuloperitoneostomie.* Das Prinzip dieser Operation liegt in der Ableitung des Liquor cerebrospinalis aus einem der beiden Seitenventrikel in den Peritonealraum (ventrikulo-peritonealer Shunt).

Es gibt auch die Möglichkeit der Ableitung in den rechten Herzvorhof (Abb. 9.40), aber bevorzugt wird heute die Ableitung in den Peritonealraum. Nach der Plazierung des Shunts im Ventrikel wird der Liquor in den Peritonealraum geleitet. Dort wird er resorbiert.

Die Systeme gibt es in vielen Variationen, aber allen im Handel erhältlichen Systemen ist gemeinsam, daß ein Ventil im Schlauchsystem das Zurückfließen des Blutes in den Ventrikel verhindert. In dem Ventrikel muß ein bestimmter Druck aufgebaut werden, bevor sich das Ventil öffnet, um den Liquor abzuleiten. Dieser Öffnungsdruck kann prä- oder intraoperativ gemessen und danach das Ventil ausgesucht werden.

9.5
Intrakranielle Gefäßmißbildungen

9.5.1
Aneurysmen

> Aneurysmen sind angeborene Gefäßaussakkungen. Sie sind besonders häufig an den Teilungsstellen der Gefäße lokalisiert, wo oft Gefäßwanddefekte im Zusammenhang mit der Gefäßentwicklung nachzuweisen sind, oder sie sitzen an den ursprünglichen Abgangsstellen embryonaler, später obliterierter Arterien.

Aneurysmen treten solitär und multipel im intrakraniellen Raum auf, sie können auch mit anderen Gefäßmißbildungen kombiniert sein (Angiome).

Die Aneurysmen zeigen sich in sehr unterschiedlicher Größe: von stecknadelkopf- bis kirschkerngroß, manchmal sogar hühnereigroß. Meist sind sie etwa kirschkerngroß. In ihrer Form sind sie sack- oder beerenförmig, gestielt (meist an den Gefäßaufteilungen) oder spindelförmig (Gefäßerweiterungen über eine größere Strecke). Gelegentlich sitzen sie auch breitbasig der Gefäßwand auf.

Lokalisation

Intrakranielle Aneurysmen liegen am häufigsten an der Hirnbasis, am Circulus arteriosus Willisii, meist im vorderen Abschnitt (76%), seltener im hinteren Abschnitt (24%).

Symptome

Aneurysmen sind in der Regel bereits bei der Geburt vorhanden, selten entwickeln sie sich erst in der Folgezeit. Klinisch können sie überhaupt oder zumindest lange Zeit stumm bleiben. Diagnostiziert werden sie erst, wenn sie Symptome bewirken.

- Nachbarschaftsreaktion (Aneurysmen vom paralytischen Typ): Es kommt zu Lähmungserscheinungen an den Hirnnerven; insbesondere die Augenmuskeln sind betroffen. Die plötzlich spontan auftretenden Lähmungen des 3. Hirnnervs sind praktisch immer auf ein Aneurysma im supraklinoidalen (oberhalb des Klinoidfortsatzes gelegen) Karotisabschnitt zurückzuführen.

- Blutung: Bei der Ruptur eines Aneurysmas kommt es plötzlich (apoplektiform) entweder zu einer *Subarachnoidalblutung,* zu einer intrazerebralen oder zu einer kombinierten subarachnoidalen und intrazerebralen Blutung. Die Subarachnoidalblutung beginnt in der Regel mit blitzartig einsetzenden unerträglichen Kopfschmerzen. Nackensteifigkeit, Übelkeit und Erbrechen können bald nachfolgen. In der Hälfte der Fälle kommt es sehr rasch zu einer Bewußtseinstrübung mit Schläfrigkeit, Verwirrtheit und Unruhe. Die Kranken stürzen, z. B. nach ungewohnten Anstrengungen, plötzlich zu Boden und sind sofort tief bewußtlos. Zeichen einer Enthirnungsstarre mit Streckkrämpfen deuten auf einen Durchbruch der Blutung ins Ventrikelsystem hin und sind damit prognostisch sehr ungünstig zu bewerten.
Die Lumbalpunktion mit dem Nachweis blutigen Liquors bestätigt die Diagnose, ein CT sollte ergänzend durchgeführt werden. Nach einer abgelaufenen Subarachnoidalblutung kommt es zu einer bindegewebigen Verschwartung der Arachnoidea. Diese Verschwartung kann einer evtl. Rezidivblutung ein unüberwindliches Hindernis bieten, wodurch es jetzt leichter zu einer Wühlblutung in das Hirn kommen kann, häufiger mit Einbruch in das Ventrikelsystem.
- Im Zusammenhang mit der Aneurysmablutung kommt es meist zu Kontraktionen der Gefäßwandungen (Gefäßspasmen), die wiederum eine Mangeldurchblutung der abhängigen Hirngebiete bewirken können. Spasmen treten sehr häufig zwischen dem 3. und 18. Tag nach der Blutung auf.

Diagnostik

Der Nachweis der exakten Lokalisation eines Aneurysmas ist nur durch die Angiographie möglich. Zu empfehlen ist die „Rundum"angiographie, d. h. die Darstellung sämtlicher zum Hirn führenden Arterien, um die relativ häufigen, multiplen Aneurysmen auszuschließen.

Die Angiographie sollte so bald wie möglich nach der Subarachnoidalblutung durchgeführt werden, damit die grundsätzliche Entscheidung zur Operation getroffen werden kann.

Therapie

Die Therapie einer Subarachnoidalblutung beginnt auf der Intensivstation. Sie besteht zunächst darin, die gestörten vitalen Funktionen (Atmung, Kreislauf, Temperaturregelung, Stoffwechselvorgänge) zu normalisieren. Insbesondere die Senkung des meist erhöhten Blutdruckes ist notwendig. Zur Behandlung und Prophylaxe von Gefäßspasmen wird Nimodipin gegeben.

Die Therapie der Wahl ist die Operation mit dem Ziel, das Aneurysma aus dem arteriellen Kreislauf auszuschalten (Clipping). Anzustreben ist die Frühoperation, d. h. die Operation innerhalb der ersten 72 Stunden nach der Blutung, sonst könnten die unter Umständen auftretenden Gefäßspasmen das gute Operationsergebnis gefährden. Kommt der Patient später als 72 Stunden nach der Blutung in die Klinik, sind zunächst durch die Dopplersonographie die Strömungsverhältnisse zu beurteilen. Liegt kein Spasmus vor, kann der Eingriff diskutiert werden. Ansonsten sollte man jedoch abwarten, da nach Möglichkeit nicht in einen Spasmus hineinoperiert werden sollte.

Aneurysmaclipping

Indikation

Zum Beispiel Karotisaneurysma rechts.

Prinzip

Osteoplastische Kraniotomie, Aufsuchen des Aneurysma, Clipping des Aneurysmasackes unter Erhaltung der Blutzirkulation in der betroffenen Hirnarterie (Abb. 9.43).

Lagerung

Rückenlagerung mit Kopffixation in der Dornenhalterung nach Mayfield, neutrale Elektrode an einem Oberarm. Der Patient liegt auf einer Wärmematte oder ist in Isolierfolie gewickelt.

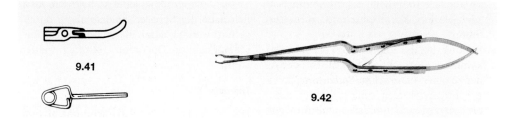

9.41

9.42

Instrumentarium

Kraniotomieinstrumentarium, Standard-zusatz, Mikroinstrumente und Mikroskop, Clips mit verschieden gebogenen Applikatoren, evtl. Fibrinkleber für ein Muskelstück.

Die *Aneurysmaclips,* z. B. nach Sugita, Ya-sargil, Scovile oder Mc Fadden, stehen in vielen Variationen zur Verfügung (Abb. 9.41). Es gibt unterschiedlich gebogene *Applikations-zangen* für die Clips, z. B. die nach Mc Fadden (Abb. 9.42).

Operation

- Ein kleiner Haut-Galea-Schnitt an der rechten Schläfe als Beginn einer osteoplastischen Trepanation (s. S. 431).
- Präparation auf der Kalotte in üblicher Weise mit anschließendem Aussägen eines kleinen Knochendeckels. Bogenförmige Eröffnung der Dura mit Messerchen und Duraschere.
- Einstellen des Operationsmikroskops.
- Durch das Anheben des Stirnhirns mittels Hirnspatel und Hirnwatte läßt sich die A. carotis interna mit Dissektor und Häkchen dar-

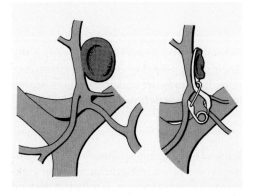

Abb. 9.43. Operative Aneurysmaausschaltung durch einen Gefäßclip. (Aus Heberer et al. 1993)

stellen. Der Aneurysmahals wird aufgesucht und präpariert mit Häkchen, Dissektor und Bipolator, bis er völlig frei vom umliegenden Gewebe ist.

- Das Clipping des Aneurysmahalses erfolgt wenn nötig mit 2 Clips. Der Clip darf in der Nähe verlaufende Nerven nicht berühren. Nach dem Setzen des Clips fällt das Aneurysma in sich zusammen, weil die Blutzufuhr unterbrochen ist. Anschließend wird der Aneurysmasack mit einer feinen Kanüle punktiert. Das Operationsgebiet wird gespült.
- Manchmal gelingt ein optimales Clipping nicht oder das Aneurysma rupturiert während oder vor dem Setzen des ausgesuchten Clips (s. Kap. 9.2.6). Dann gestaltet sich die Präparation des Aneurysmahalses schwieriger (s. Kap. 9.2.7). Häufig gibt es auch nach der Clipapplikation noch kleine Blutungen. Dann wird ein kleines Stück Muskel aus dem Haut-Galea-Lappen präpariert und mit Fibrinkleber auf die blutende Perforation geklebt.
- Der Verschluß der Dura, das Einsetzen des Knochendeckels erfolgt in üblicher Weise. Eine subgaleale Redondrainage, der schichtweise Wundverschluß und der Kopfverband beenden diese Operation.

Komplikationen

Die Mortalität der ersten Subarachnoidalblutung liegt bei etwa 25%. In mehr als der Hälfte der Fälle kommt es zu Rezidivblutungen. Die Mortalität bei der ersten Rezidivblutung ist mit etwa 50% anzusetzen, das Todesrisiko bei weiteren Blutungen noch höher. Mit jeder erneuten Blutung sinkt die Überlebenschance erheblich. Die Gesamtoperationsmortalität liegt bei verschiedenen Kliniken zwischen 5 und 40%. Dabei sind die einzelnen Lokalisa-

tionen der Aneurysmen ebenso unberück-
sichtigt wie die Ausgangslage bzw. der Zeitpunkt des operativen Eingriffs. (Ein kleines
gestieltes Karotisaneurysma ist z. B. risikolo-
ser zu operieren als ein breitbasig aufsitzendes
oder ein Aneurysma an der A. basilaris.) Ein
komatöser Patient sollte nur dann operiert
werden, wenn eine durch die Ruptur bedingte
raumfordernde intrazerebrale Blutung besteht. Je besser der Allgemeinzustand des Patienten ist und je geringer die vegetativen Dys-
regulationen (Temperatur, Kreislauf, Atmung)
sind, desto besser ist der postoperative Zustand des Patienten.

Zu langes Warten bringt in erhöhtem Maße
die Gefahr einer Rezidivblutung mit sich. Dabei ist insbesondere auf die tragischen Aus-
gänge hinzuweisen, bei denen es unmittelbar
vor der angesetzten Operation zur erneuten
Blutung kommt.

9.5.2
Angiome

> Zerebrale Angiome sind angeborene Fehlbil-
> dungen, deren Aufbau und Differenzierung
> zum Zeitpunkt der Geburt abgeschlossen ist.

Zwar wird im Verlaufe des Lebens eine gewisse Größenzunahme beobachtet, es handelt
sich dabei aber nicht um ein autonomes, sondern vielmehr um ein funktionell physiologi-
sches Wachstum – allgemeines Körperwachs-
tum, Aufsaugung und Aufstauung des zirkulierenden Blutes infolge der veränderten
Kreislaufsituation.

Man findet bei den Angiomen eine Vielzahl
erheblich erweiterter (ektatischer) pathologisch veränderter Gefäße innerhalb normalen
Gewebes:

- Handelt es sich dabei vorwiegend um venöse Gefäße, so spricht man von *venösen (ka-
vernösen)* Angiomen, die aber selten vorkommen.
- Meist handelt es sich bei den intrazerebralen Angiomen um *arteriovenöse Angiome,*
bei denen unter Umgehung der Kapillaren
ein Kurzschluß zwischen arteriellem und
venösem Anteil der Blutversorgung be-

steht, so daß Venen zum Teil mit arteriellem Blut gefüllt sind.

Lokalisation

Die meisten arteriovenösen Angiome liegen
oberflächlich im Bereich der Meningen und
reichen in die Gehirnsubstanz hinein. Weitaus
am häufigsten ist der Sitz oberhalb des Tento-
riums, im Versorgungsgebiet der A. cerebri
media.

Symptome

Klinische Symptome können u. U. ganz fehlen.
In typischen Fällen finden sich mehr oder weniger ausgeprägt und verschieden kombiniert
Zeichen, die meist erstmals zwischen dem 10.
und dem 30. Lebensjahr auftreten.

- Subarachnoidale oder intrazerebrale Blutungen, evtl. rezidivierend.
- Epileptische Anfälle, meist, aber nicht immer fokal.
- Kopfschmerz, häufig migräneartig.
- Neurologische Symptome: Infolge einer intrakraniellen Blutung oder aufgrund der
Mangeldurchblutung des umliegenden Gewebes.

Diagnostik

Die Diagnose eines zerebralen Angioms läßt
sich nur sicher durch die Angiographie stellen. Dabei kommt es für den Operateur darauf
an, genau die zuführenden und die abführenden Gefäße zu sehen.

Therapie

Die Therapie der Angiome besteht in ihrer
operativen Entfernung bzw. im Verschluß der
zuführenden und der abführenden Gefäße. Eine zuvor durchgeführte endovaskuläre Therapie erleichtert die Operation erheblich.

Die Möglichkeiten des operativen Vorgehens hängen aber von der Symptomatologie, der Ausdehnung und dem Sitz des Angioms ab. Diffuse arteriovenöse Angiome sind
inoperabel, ebenso Angiome im Bereich der
Stammganglien.

9.5.3
Spontane Blutungen

> Unter spontanen intrazerebralen Blutungen versteht man alle nicht traumatisch entstandenen Blutungen in die Hirnsubstanz.

Häufigste *Ursache* ist der Bluthochdruck. Andere Ursachen können sein: Gefäßmißbildungen, stark vaskularisierte Tumoren, Bluterkrankheiten, Antikoagulationstherapie, Antikonzeptiva sowie entzündliche Gefäßprozesse.

Die Blutungen treten meist plötzlich als sog. „Schlaganfall" auf. Die hypertonische intrazerebrale Massenblutung ist meist im Bereich der sog. Stammganglien lokalisiert. Ihre *Symptomatik* ist gekennzeichnet durch akuten Bewußtseinsverlust bei oft gleichzeitig auftretender Halbseitenlähmung (s. 9.1.5, Pyramidenbahn, S. 402).

Das *therapeutische Vorgehen* hängt von der klinischen Symptomatologie und dem Sitz der Blutung ab. Patienten mit Stammhirnblutungen und Einbruch in das Ventrikelsystem haben meist eine ungünstige Prognose. Manchmal ist es sinnvoll, eine Ventrikeldrainage zu legen, oft bleibt nur der Versuch einer intensivmedizinischen Therapie. Grundsätzlich sollten aber alle raumfordernden intrazerebralen und vor allem auch intrazerebellären, akuten Blutungen operiert werden.

9.6
Entzündliche Erkrankungen

Wir unterscheiden hier zwischen entzündlichen Erkrankungen der Kopfschwarte, des Knochens, des Gehirns und seiner Hüllen.

Entzündungen der Kopfschwarte

Eitrige Entzündungen der Kopfschwarte entstehen nach Verletzungen (z. B. Schnitt- Platz- und Schürfwunden), im Zusammenhang mit Furunkeln, Karbunkeln, infizierten Atheromen (s. Kap. 1) oder fortgeleitet von infizierten Knochenherden. Sie werden, sobald eine Einschmelzung erkennbar ist, inzidiert. Folge solcher zunächst umschriebenen Entzündun-

gen kann eine *Kopfschwartenphlegmone* sein. Therapie: Antibiotika, mehrere Inzisionen, Drainagen. Gefahr: Fortleitung der Entzündung in das Schädelinnere.

Infektion der Schädelknochen

Die *Schädelosteomyelitis* ist selten, sie entsteht meist fortgeleitet, so z. B. bei Infektionen der Kopfschwarte, nach Verletzungen, v. a. aber bei eitrigen Entzündungen der Nasennebenhöhlen. Die Gefahr liegt aber auch hier im Übergreifen des osteomyelitischen Prozesses auf das Endokranium. Dann ensteht ein sog. *Epiduralabszeß*. Frühzeitiges chirurgisches Vorgehen mit radikaler Ausräumung, sowohl der erkrankten Knochen als auch der sekundären Abszesse z. B. im Epiduralraum ist angezeigt. Eine zusätzliche antibiotische Therapie ist obligat. Eine Sonderform ist die *Knochendeckelosteomyelitis* nach Hirnoperationen. Hier ist die Entfernung des Knochendeckels notwendig, der später als Plastik nachmodelliert, und der Kopfform angepaßt und eingesetzt wird (s. S. 445 f.).

Epiduraler Abszeß (zwischen Dura und Kalotte)

Ein epiduraler Abszeß kann nach Infektionen der Nasennebenhöhlen, der Warzenfortsatzzellen oder nach einer Schädelosteomyelitis entstehen. Es kann zu größeren Eiteransammlungen kommen, die mit Hirndruckerscheinungen einhergehen: Lähmungen und Krampfanfälle können auftreten. Die notwendige Therapie liegt in der Freilegung und der ausreichenden Drainierung nach außen, z. B. durch eine Saug-Spül-Drainage.

Subdurales Empyem

Abszesse zwischen Dura und Subarachnoidalraum kommen, wenn auch selten, als Folge von traumatischen Infektionen vor. Auch eitrige Hals- und Nasenentzündungen können zu einer subduralen Abszedierung führen. Klinisch zeigen sich Hirndruckzeichen, meningitische Symptome, Krampfanfälle, Halbseitenzeichen und Bewußtseinsstörungen.

Die einzig sinnvolle Therapie ist die baldige Trepanation mit der Eröffnung der Dura, Entleerung des Empyems und anschließender Spülung mit antibiotischer Lösung.

Die Prognose ist immer fraglich, da sich im weiteren Verlauf auch nach Sanierung der Empyemhöhle noch Spätabszesse bilden können.

Meningitiden

Eine Entzündung der Meningen ist nur dann eine Indikation zu einem neurochirurgischen Vorgehen, wenn es nach einer Meningitis zu einer Liquorzirkulationsstörung mit Hydrozephalus kommt (z. B. infolge eines Verschlusses des Aquäduktes oder des Foramen Magendii) oder infolge fehlender Liquorresorption bei Verklebung der Zisternen und der Subarachnoidalräume. In diesen Fällen ist eine Liquorableitung notwendig (s. S. 432).

Hirnabszeß

Selten entsteht ein Hirnabszeß traumatisch, viel häufiger durch Fortleitung. Die primäre Infektionsquelle ist meist eine Ohraffektion, eine Entzündung der Nasennebenhöhlen oder ein eitriger Lungenprozeß.

Je nach Aktivität der Erreger (Staphylo-, Pneumo- oder Streptokokken) tritt er als Frühabszeß schon innerhalb weniger Tage bis Wochen oder auch nach Jahren als Spätabszeß in Erscheinung. Der Spätabszeß ist in der Regel immer abgekapselt und kann verkalken. Überwiegend ist das Großhirn betroffen. Klinisch finden sich meist rasch progrediente Symptome eines raumfordernden intrakraniellen Prozesses mit Herdsymptomen, evtl. epileptischen Anfällen und Hirndruckzeichen, so daß in erster Linie ein Hirntumor angenommen wird. Hinweisend sind dann eine Leukozytose und eine erhöhte Blutsenkungsgeschwindigkeit.

Die Verdachtsdiagnose eines Hirnabszesses erfordert die kranielle Computertomographie mit Kontrast und das NMR. Hiermit gelingt zumeist der Nachweis und die Lokalisation.

Die Therapie ist abhängig von der Krankheitsphase, der Größe und der Lokalisation des Abszesses. Immer besteht das Ziel in einer vollständigen Entfernung, wobei die frühen raumfordernden Abszesse zunächst punktiert und gespült werden. Eine intensive antibiotische Therapie ist obligat. Die Mortalität bei Hirnabszessen liegt immer noch bei etwa einem Drittel.

9.7 Schädel-Hirn-Traumen

9.7.1 Versorgung des Patienten

Immer noch sterben Tausende von Patienten jährlich an einer schweren Hirnverletzung. Die Maßnahmen, die der erste Helfer am Unfallort trifft oder unterläßt, entscheiden bei vielen Verletzten nicht nur über Leben und Tod in der Frühphase, sondern auch über den Erfolg der nachfolgenden Behandlung und über das Ausmaß der bleibenden Schäden.

Erstversorgung am Unfallort
Zuerst sind die bekannten Maßnahmen zur Aufrechterhaltung der Vitalfunktionen erforderlich. Auf eine Wundversorgung wird weitgehend verzichtet, nur das Anlegen eines sterilen Verbandes unter Belassung von Schmutz und Haaren ist nötig. Tritt Blut, Liquor oder Hirnbrei aus der Nase aus, ist für ein freies Ablaufen zu sorgen, damit das Eindringen in die Luftwege verhindert wird.

Jede durch ein Schädel-Hirn-Trauma bedingte Bewußtlosigkeit bedeutet absolute Lebensgefahr und erfordert schnellstmöglichen und sachgemäßen Transport ins Krankenhaus. Für die Beurteilung der Art des Transportes bedarf es einer orientierenden Untersuchung über evtl. anderweitige Verletzungen, z. B. des Thorax, der Wirbelsäule, des Abdomens oder der Extremitäten. Im allgemeinen ist die optimale Lagerung für den Transport bewußtloser Hirnverletzter die fixierte Seitenlage. Nur in Ausnahmefällen, z. B. bei Vorliegen eines traumatischen Querschnittes, ist die Rückenlage ratsamer.

Versorgung im Krankenhaus
Die einzelnen Maßnahmen im Krankenhaus sind nach Art und Schwere der Verletzung unterschiedlich, eine schematische Darstellung ist aber möglich:

- Einlieferung des Verletzten: orientierende ärztliche Untersuchung der Atmung, des

Kreislaufs, der Bewußtseinslage, der Verletzungen und der Pupillen.

- Sicherstellung der Atmung: Absaugen, Intubation.
- Schockbekämpfung: venöse Zugänge, Blutentnahmen für die Blutgruppenbestimmung und die üblichen Routineuntersuchungen, Infusion, Blutdruckkontrolle etc.
- Messung des Bauchumfangs.
- Konsiliarisches Hinzuziehen der (Neuro)chirurgen, Ophthalmologen, des HNO-Arztes, des Kieferchirurgen, Orthopäden, Neurologen und Internisten.
- Diagnostik: Röntgennativuntersuchungen, Computertomographie.
- Blasenverweilkatheter.
- Magensonde.
- Tetanusprophylaxe.
- Operative Versorgung.
- Intensivtherapie.

Weiterbehandlung

Für die Weiterbehandlung schwerer Schädel-Hirn-Verletzungen gelten – wie für alle am Gehirn operierten neurochirurgischen Patienten – die Besonderheiten neurochirurgischer Intensivpflege.

Einteilung der Schädel-Hirn-Traumen

Um in der akuten Phase richtig handeln zu können, um rechtzeitig eine Prognose zu stellen und um frühzeitig die Rehabilitation zu lenken, ist die Einteilung der verschiedenen Schädel-Hirn-Traumen notwendig. Wir unterscheiden:

- gedecktes Schädel-Hirn-Trauma,
- offenes Schädel-Hirn-Trauma,
- Frakturen der Schädelbasis,
- Hirnödem und Hirnschwellung,
- traumatische intrakranielle Hämatome.

Gedecktes Schädel-Hirn-Trauma

Die Dura ist von den Verletzungen *nicht* betroffen.

Eine Unterteilung der gedeckten Schädel-Hirn-Verletzungen (abhängig von der Dauer der Störung) zeigt Tabelle 9.5.

Tabelle 9.6 gibt einen Überblick über die Beurteilung der Bewußtseinslage.

Als posttraumatischer Defektzustand des Gehirns mit prolongiertem Koma gehört das *apallische Syndrom* an sich zu den Schädel-Hirn-Verletzungen 3. Grades. Es nimmt dort jedoch eine Sonderstellung ein, da es auch nach nicht verletzungsbedingter Schädigung des Gehirns auftreten kann, etwa bei Vergiftungen. Es handelt sich dabei um ein Zustandsbild, das gekennzeichnet ist durch erhaltende Elementarfunktionen des Stammhirns, wie Atmung, Kreislauf und Schlaf-Wach-Rhythmus bei weitgehendem Ausfall der Großhirnfunktionen.

Solche Patienten liegen wach mit offenen Augen ohne Wahrnehmung und ohne Reaktion. Weder Berührung oder Ansprache noch das Zeigen von Gegenständen löst eine Gegenbewegung aus; sinnvolle, bewußte Handlungen werden nicht ausgeführt. In der überwiegenden Mehrzahl ist das apallische Syndrom ein Endzustand. Als Durchgangsstadium einer Defektheilung findet man es praktisch nur bei Kindern.

Therapiephasen des gedeckten Schädel-Hirn-Traumas:

- Akute posttraumatische Phase: Schockbekämpfung, Stabilisierung des Kreislaufs, Sicherung der Atemwege, Flüssigkeitsbilanzierung und Ernährung, laufende Laboruntersuchungen, Behandlung des Hirnödems, ggf. Operation, Pflege, Gymnastik.
- Rehabilitationsphase im Krankenhaus: Pflege, Beschäftigungstherapie, Krankengymnastik.
- Rehabilitationsphase der sozialen Eingliederung: körperliche Wiederherstellung und soziale Wiedereingliederung in einem entsprechenden Hirnverletztenzentrum. Geeignete Umschulungsmaßnahmen sind genauso erforderlich wie eine entsprechende soziale Therapie.

Tabelle 9.5. Kriterien zur Gradeinteilung gedeckter Schädel-Hirn-Verletzungen

Art der Störung	Schädel-Hirn-Trauma		
	1. Grades	2. Grades	3. Grades
Bewußtlosigkeit	Bis 5 min	Bis 30 min	Länger
Neurologische Ausfälle	Möglich	Möglich	Sicher
Kreislaufstörungen	Möglich	Möglich	Wahrscheinlich
Atemstörungen	Fehlend	Möglich	Wahrscheinlich
Vegetative Störungen	Möglich	Wahrscheinlich	Wahrscheinlich
Temperaturregulationsstörungen	Fehlend	Fehlend	Wahrscheinlich
Hirnschwellung, Hirnödem	Fehlend	Möglich	Wahrscheinlich
EEG-Veränderungen			
– vorübergehend	Möglich	Wahrscheinlich	Sicher
– auf Dauer	Fehlend	Möglich	Wahrscheinlich
Rückbildung neurologischer Befundabweichungen	Sicher	Innerhalb 30 Tagen	Meist nicht vollständig
Rückbildung subjektiver Beschwerden	Innerhalb von Tagen	wahrscheinlich	–
Dauerbeschwerden	Keine	Möglich	Wahrscheinlich

Tabelle 9.6. Beurteilung der Bewußtseinslage

Bewußtseinslage	Reaktion
Klar	Vollorientiert mit oder ohne Erinnerungslücken
Benommen	Es besteht eine Erinnerungslücke (Amnesie) für sämtliche Vorkommnisse aus einem umschriebenen Zeitabschnitt. Keine Orientierung zur Lage
Schläfrig (somnolent)	Krankhafte Schläfrigkeit. Bruchstückhafte Erinnerungsinseln können bestehen (Amnesie), keine Orientierung zur Person und zur Lage, erweckbar
Bewußtlos	Durch lauten Anruf nicht mehr weckbar: – nicht erweckbar, prompte gezielte Reaktion auf Schmerzreize; – nicht erweckbar, träge ungezielte Abwehrbewegung auf Schmerzreize; – nicht erweckbar, keine Reaktion auf Schmerzreize

Offenes Schädel-Hirn-Trauma

Hierbei findet eine Zerstörung von Hirngewebe statt, und zwar durch eine von außen einwirkende Gewalt. Dabei weisen Haut, Knochen und Dura gleichzeitig eine durchlaufende Wunde auf.

Die Verletzungen können durch stumpfe (z. B. Stockschlag, herabfallender Balken) oder scharfe Gewalteinwirkungen (Schuß, Stich, etc.) hervorgerufen werden.

Abhängig von der Gewaltanwendung zeigen sich umschriebene Stichverletzungen oder tiefgreifende Gewebszerstörungen. Gefahren, die hierdurch entstehen können, liegen zum einen in der komplizierenden Osteomyelitis, in der Gefahr der Meningitis und der Enzephalitis mit der weiteren Gefahr des Abszesses oder des subduralen Empyems.

Klinik

Der sehr unterschiedliche Schweregrad der Hirnverletzungen ist auch ausschlaggebend für das klinische Syndrom, sowohl hinsichtlich der Bewußtseinlage als auch im Hinblick auf allgemeine Hirnstörungen (Atmung, Kreislauf u. a.) und fokale Ausfälle.

Herdförmige Störungen werden naturgemäß immer dann zu erwarten sein, wenn entsprechende Hirnareale, wie die Zentralregion, die Stammganglien, das Sprachzentrum und die Sehrinde mitverletzt sind.

Der lokale Inspektionsbefund, das Röntgenbild des Schädels und das kraniale Computertomogramm mit Knocheneinstellung lassen im Zusammenhang mit der neurologischen Situation meist eine ausreichende Diagnose zu.

Therapie

Alle offenen Schädel-Hirn-Traumen bedürfen der primären operativen Versorgung, einmal zur Beseitigung gleichzeitiger raumfordernder intrazerebraler Blutungen und zur Verhütung von Infektionen, wie sie oben besprochen wurden.

> Ziel der Therapie muß es sein, die offene Hirnwunde in eine geschlossene Hirnwunde zu verwandeln.

Von dieser unmittelbaren Operationsnotwendigkeit sind evtl. Schußverletzungen auszuklammern, bei denen die Projektile zum Steckschuß oder zum Durchschuß führten und keine erkennbaren Ausfälle hinterließen und auch zu keiner groben Gefäßverletzung führten. Bei beiden Situationen werden lediglich Haut und Dura verschlossen und die Hirnwunde nur oberflächlich versorgt, um durch die Säuberung des schmalen Schußkanals von zertrümmertem Hirngewebe und Fremdkörpern nicht zusätzlich wertvolles Gewebe zu zerstören.

Bei jeder Wunde der Kopfhaut mit gleichzeitiger Knochenverletzung (Trümmerbruch, Impression, Defekt) muß nach der Säuberung der Hautwunde und meist einer Exzision der Wundränder die Knochenverletzung übersichtlich dargestellt werden.

Bei den Impressionen und penetrierenden Verletzungen muß der Knochen im Verletzungsbereich soweit entfernt werden, bis die Duraverletzung übersichtlich freiliegt.

Die traumatisch entstandene Duralücke muß meist noch zusätzlich erweitert werden, um die darunterliegende Hirnwunde einwandfrei beurteilen zu können. Vorhandene raumfordernde Blutungen werden ausgeräumt und im übrigen eine sorgfältige Blutstillung durchgeführt.

Die Dura wird genäht oder bei einem größeren Defekt durch ein Stück Periost oder lyophilisierte Dura verschlossen.

Die Knochenlücke kann entweder primär durch größere Knochenfragmente wieder gedeckt werden, oder sie wird sekundär durch Fremdknochen oder Kunststoff (z. B. Palacos) verschlossen.

> Allgemein gilt die Regel, offene Hirnwunden innerhalb der ersten 12 Stunden nach der Verletzung zu versorgen.

Frakturen der Schädelbasis

Frakturen der Schädelbasis führen nicht selten zu begleitenden Komplikationen:

- Liquorfisteln,
- Pneumenzephalus,
- Gefäßverletzungen.

Liquorfisteln

Bei sichtbarem Abfluß von Liquor aus Nase und Ohr ist die Diagnose einer Liquorfistel leicht zu stellen. Liquor muß jedoch nicht immer fließen. Bei Fisteln besteht immer die Gefahr einer aufsteigenden Entzündung der Hirnhäute und des Gehirns. Sie müssen deshalb operativ verschlossen werden. Ohrliquorfisteln, bei denen übrigens auch ein Riß im Trommelfell vorliegen muß (häufige Begleiterscheinung bei Schädelbasisfrakturen), verschließen sich oftmals von selbst.

Pneumenzephalus

Der Pneumenzephalus stellt eine Komplikation insbesondere der nasalen Fistel dar. Es kommt zu einem Einströmen von Luft in den Schädelinnenraum, die wegen eines an der Liquorfistel entstehenden Ventilmechanismus nicht mehr entweichen kann. Die Diagnose läßt sich leicht im Röntgenbild stellen. Wegen der bedrohlichen Drucksteigerung im Kopf ist eine Entlastungsoperation und Verschluß der Fistel meist unumgänglich.

Gefäßverletzungen bei Basisfrakturen

Unter den Gefäßverletzungen bei Basisfrakturen hat die Karotis-Kavernosus-Fistel eine besondere Bedeutung. Durch Verletzung der Karotis im Bereich des Sinus cavernosus entsteht ein arteriovenöser Kurzschluß. Das arterielle Blut ergießt sich sofort in den venösen Schenkel. Klinisch charakteristisch ist der pulsierende Exophthalmus. Zusätzlich können Schädigungen des 3., 5. und 6. Hirnnervs auftreten, die in der Wandung des Sinus cavernosus verlaufen. Die Behandlung geschieht auf endovaskulärem Wege.

Hirnödem und Hirnschwellung

Hirnödem und Hirnschwellung sind Reaktionsmöglichkeiten des Gehirns auf Schädigungen verschiedenster Art. Je nach Schwere und Schädigung werden sie mehr oder minder schnell entstehen. Beide Zustände sind gekennzeichnet durch Flüssigkeitseinstrom in das Gehirn selbst, wobei beim Hirnödem der Flüssigkeitsgehalt in den Gewebsspalten des Gehirns vermehrt ist, bei der Hirnschwellung im Gewebe selbst. Hieraus resultiert eine Erhöhung des intrakraniellen Druckes, der sekundär wieder zur Hirnschädigung führen kann.

Praktisch *jeder neurochirurgische Eingriff* und alle schweren Schädel-Hirn-Verletzungen, aber auch intrazerebrale Massenblutungen, Hirninfarkte, Meningitiden und Enzephalitiden sowie Vergiftungen können ein Hirnödem und eine Hirnschwellung zur Folge haben. Eine operative Therapie dieser Zustände gibt es nicht. Die jetzt gebräuchliche Therapie benutzt Kortisonderivate (Dexamethason) als gefäßabdichtende und somit ödemverhindernde Mittel. Die Nebenwirkungen dieser Behandlung (Möglichkeit der Magenblutung, Herabsetzung der Widerstandskräfte gegen Infektionen) dürfen dabei nicht außer acht gelassen werden. Zusätzlich können osmotherapeutische Maßnahmen zum Einsatz kommen, hochprozentiges Sorbit oder Mannit. Diese Lösungen führen auf osmotischem Wege zur Ausschwemmung von Gewebswasser und damit ganz allgemein zur Dehydratation des Körpers.

Eine ausgewogene Flüssigkeitszufuhr und genaue Flüssigkeitsbilanz sind deshalb unerläßlich, zumal es bei den am Gehirn operierten und verletzten Patienten infolge gestörter Funktionen verschiedener Regulationsmechanismen ohnehin leicht zu Störungen im Wasser- und Elektrolythaushalt kommt. Eine Elektrolytzufuhr, insbesondere von Kalium, ist deshalb meist erforderlich.

9.7.2
Traumatische intrakranielle, extrazerebrale Hämatome

> Traumatische, intrakranielle Hämatome sind Blutungen innerhalb der knöchernen Schädelkapsel (außerhalb des Gehirns).

Im Gefolge von Schädel-Hirn-Verletzungen können innerhalb des Schädels Blutungen entstehen, die durch ihre Raumforderung und damit durch die Erhöhung des Kopfinnendruckes lebensbedrohliche Komplikationen darstellen. Ihre schnelle Diagnose und die entsprechende Behandlung durch eine Operation ist von entscheidender Bedeutung für die Prognose.

Symptome

Der wichtigste Hinweis auf das Vorliegen einer intrakraniellen Blutung ist das *freie Intervall*. Nach einem Unfall ist der Patient gar nicht oder nur kurz bewußtlos und wacht später wieder auf. Stunden danach trübt sein Bewußtsein wieder ein, d. h. ein Intervall von Bewußtseinsklarheit wird durchlaufen. Die erneute Bewußtseinseintrübung ist Folge der raumfordernden Blutung und der damit verbundenen Druckerhöhung. Schwierig wird die Beurteilung bei Verletzten mit einem Schädel-Hirn-Trauma dritten Grades, deren primäre Bewußtlosigkeit durch den Unfall unmerklich in die sekundäre Blutung übergeht. Ähnliche Schwierigkeiten bestehen bei alkoholisierten Patienten.

Ein weiteres Zeichen, das den Verdacht auf eine intrakranielle raumfordernde Blutung nahelegt, ist die *einseitige Pupillenerweiterung*. Zu beachten sind ferner neurologische Ausfälle, wie Lähmungen an der dem Hämatom entgegengesetzten Körperseite. Die Überwachung Schädel-Hirn-Verletzter hinsichtlich der Ausbildung eines intrakraniellen Hämatoms erfordert die mindestens stündlich durchzuführende Überprüfung von Puls, Blutdruck, Pupillen und Bewußtseinslage.

Entsprechend ihrer anatomischen Ausbreitung und des Entstehungsmechanismus weisen die intrakraniellen Hämatome Unterschiede auf.

Epidurales Hämatom

Das epidurale Hämatom liegt zwischen harter Hirnhaut und Schädelknochen (Abb. 9.44). Es ist fast ausschließlich auf eine Verletzung der A. meningea media zurückzuführen und damit ein arterielles, sich schnell entwickelndes Hämatom. Dieses große Gefäß, das im Bereich der Schläfe die harte Hirnhaut versorgt, wird bei temporalen Frakturen leicht mitverletzt. Die temporale Schläfengegend wird dadurch zur Hauptlokalisation dieser Hämatome. Der Verdacht auf ein epidurales Hämatom ergibt sich im wesentlichen aus etwa 3 Verlaufssituationen:

- Bei einem gedeckten Schädel-Hirn-Trauma kommt es zu einer sofortigen Bewußtlosigkeit, die kurze Zeit dauert; der Verletzte wird wieder wach und ansprechbar. Nach einem Zeitraum von einer bis mehreren Stunden (freies Intervall) erfolgt eine erneute Bewußtseinstrübung und Bewußtlosigkeit als Zeichen der zunehmenden Raumforderung.
- Bei einem Schädel-Hirn-Trauma hat primär keine Bewußtlosigkeit vorgelegen, nach entsprechender Zeit setzt eine sekundäre Bewußtseinstrübung durch das anwachsende Hämatom ein.
- Die primäre Bewußtlosigkeit nach einem Schädel-Hirn-Trauma hält an und wird in den folgenden Stunden eher zunehmend tiefer durch eine raumfordernde Blutung.

Das epidurale Hämatom erfordert rasches chirurgisches Vorgehen, denn ein verspätet operiertes Hämatom verdoppelt die Letalität und verzehnfacht die Invalidität.

Die Kenntnis der Klinik des epiduralen Hämatoms und der zu treffenden Maßnahmen sollte von jedem Chirurgen zu erwarten sein. Zeitraubende Verlegungen in entsprechende neurochirurgische Spezialabteilungen machen oft die Prognose von vornherein ungünstig.

Entfernung eines epiduralen Hämatoms

Indikation

Epidurales Hämatom.

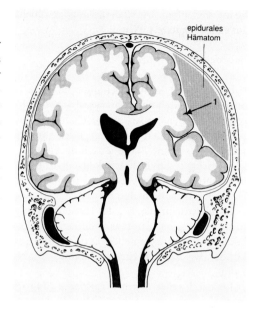

Abb. 9.44. Raumfordernde Wirkung (*1*) eines epiduralen Hämatoms. (Aus Heberer et al. 1993)

Prinzip

Beseitigung der Kompressionserscheinungen durch sofortige Schädeleröffnung und Entfernung des Hämatoms, sowie Blutstillung der verletzten Arterie.

Lagerung

Rückenlage, den Kopf auf die kontralaterale Seite gedreht, in einem Kopfring oder mit den Gummipolstern einer Kopfhalterung fixiert, Dispersionselektrode an einem Oberarm.

Instrumentarium

Kraniotomieinstrumentarium, Standardzusatz.

Operation

- Eine halbrunde Inzision der Kopfschwarte über dem lokalisierten Hämatom. Die Blutstillung an den Wundrändern erfolgt z. B. am Kopfschwartenrand mit Dandy-Klemmen und am Schwartenlappen mit Raney-Clips.
- Der Haut-Galea-Lappen wird vom Periost mit dem Messer abpräpariert und in eine feuchte

Kompresse gewickelt, damit er während der Operation nicht austrocknet. Das Periost wird, ebenfalls halbrund, dort mit dem Diathermiestichel durchtrennt, wo die Trepanation geplant ist.

- Mit einem breiten Raspatorium wird der Kalottenknochen freigelegt. Bohrlöcher werden mit dem Trepanbohrer gesetzt, mit dem Craniotom der Knochendeckel ausgesägt. Mit einem Elevatorium wird dieser angehoben, meist muß adhärente Dura noch mit einem Dissektor abpräpariert werden.
- Blutungen aus der Spongiosa werden mit Knochenwachs gestillt. Schon beim Setzen der Bohrlöcher quillt das gestaute Blut hervor, wird abgesaugt und schafft so eine erste Druckentlastung.
- Das Hämatom wird mittels Spülung und Dissektor entfernt. Das blutende Gefäß wird mit bipolarer Koagulation verschorft, mit einem Clip verschlossen oder mit Hämostyptikum tamponiert.
- Nun werden mit einem 2,0-mm-Bohrer rund um die Trepanation kleine Löcher gesetzt, dabei wird die Dura mittels einer Lochzange geschützt (Abb. 9.45).
- Durch die Löcher werden die Durahochnähte (Abb. 9.46) gelegt, die der Vermeidung von sub- und epiduralen Nachblutungen dienen. Zwischen Kalotte und Dura werden kleine Streifen von Fibrinschaum (Kollagenvlies o. ä.) eingelegt, die diffuse Blutungen unter dem Trepanationsrand stillen. Sichtbare Blutungen müssen bipolar versorgt werden.
- Ebenso werden am Rand des Knochendeckels 2-mm-Löcher gebohrt, damit dieser dann wieder eingefügt und mit dicken Fäden geknotet wird.
- Nach dem Einlegen einer subkutanen Redondrainage (10–12 Charr) werden die Raney-Clips und die Dandy-Klemmen entfernt; es beginnt der schichtweise Wundverschluß. Ein zirkulärer Kopfverband beendet die Operation.

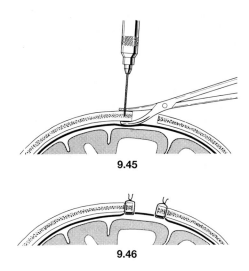

9.45

9.46

Abb. 9.45. Setzen der Bohrlöcher am Kraniotomierand. (Aus Hamer u. Dosch 1978)

Abb. 9.46. Durahochnähte. (Aus Hamer u. Dosch 1978)

Subdurales Hämatom

> Beim subduralen Hämatom handelt es sich um eine ausgedehnte, flächenhafte Blutung im Subduralraum zwischen Dura und Arachnoidea. In diesem Spalt ist eine Ausdehnung über eine ganze Gehirnhälfte möglich.

Es handelt sich im wesentlichen um venöse Blutungen bei entsprechend oberflächlichen venösen Gefäßverletzungen. Das subdurale Hämatom entsteht durch den Einriß von Brückenvenen, die von der Hirnoberfläche zu den Blutleitern in der harten Hirnhaut ziehen.

Bei oberflächlichen Rindenprellungsherden sind die Blutungen meist arteriell-venös gemischt, wobei die arterielle Komponente für den weiteren akuten Verlauf sorgt. Hinsichtlich des zeitlichen Ablaufs unterscheidet man 2 Formen:

- *Akutes subdurales Hämatom:* Es ist fast immer mit einer schweren Hirnkontusion verbunden und unterscheidet sich hierin vom epiduralen Hämatom. Die primäre Bewußtlosigkeit vertieft sich oder tritt nach dem Ablauf von Stunden erneut auf.
- *Chronisches subdurales Hämatom:* Demgegenüber entwickeln sich chronische Hä-

matome erst in einem größeren Zeitraum von Wochen bis Monaten. Die wechselnde Symptomatik kann dem Bild einer Hirngeschwulst ebenso ähneln wie dem einer vaskulären Insuffizienz. Eine Sonderform des chronischen subduralen Hämatoms ist die *Pachymeningosis hämorrhagica interna,* die auf einer Erkrankung der harten Hirnhaut beruht. Es besteht im Bereich der innersten Duraschicht ein gefäßreiches Granulationsgewebe, in das es spontan oder auch bereits bei Bagatelltraumen bluten kann. Daraus können sich umschriebene und meist ausgedehnte, vielfach doppelseitige Hämatome entwickeln. Ist die Diagnose eines subduralen Hämatoms gestellt, so ist damit auch der Weg zu einer raschen operativen Entfernung gewiesen.

Entfernung eines subduralen Hämatoms

Indikation

Subdurales Hämatom.

Prinzip

Entfernung des Hämatoms, um die Hirnkompression zu beseitigen. Beim akuten Hämatom muß die Blutungsquelle versorgt werden, beim chronischen Hämatom ist die Exstirpation der Membranen erforderlich.

Lagerung

Rückenlage, Kopflagerung entsprechend der Lokalisation des Hämatoms seitlich auf einem Ring, Dispersionselektrode an einem Oberarm.

Instrumentarium

Kraniotomieinstrumentarium, Standardzusatz, ggf. Nélaton-Katheter, Jackson-Pratt-Drainage.

Operation

Akutes subdurales Hämatom

- Die Eröffnung des Schädels erfolgt wie beim epiduralen Hämatom mit einer großzügigen halbrunden Trepanation über dem computertomographisch lokalisierten Hämatom. Die Dura wird mit einem Messerchen inzidiert und der Schnitt halbkreisförmig mit einer Durascheere erweitert.
- Danach wird das Hämatom durch Spülung und Saugen entfernt. Dabei muß evtl. das gequetschte Hirngewebe abgesaugt werden. Eine exakte Blutstillung erfolgt mit dem bipolaren Koagulator, abgerissene Brückenvenen werden koaguliert, mit Clips verschlossen und/oder mit Hämostyptikum tamponiert.
- Besteht eine so starke Hirnschwellung, daß die Dura nicht wieder vernäht werden kann, muß eine Duraplastik vorgenommen werden. Dazu eignet sich lyophilisierte Dura, die den Defekt überdeckt. Der Patch wird fortlaufend eingenäht und muß mit dem Rand der patienteneigenen Dura abschließen. Der Knochendeckel bleibt wegen der bestehenden oder zu erwartenden Hirnschwellung meist entfernt, ggf. wird er zur Aufbereitung gegeben oder verworfen.
- Nach der Entfernung der Raney- und der Dandy-Klemmen erfolgt der übliche Wundverschluß.

Chronisches subdurales Hämatom

Als kleinster, häufig ausreichender Eingriff erfolgt die Entleerung des Hämatoms über ein Bohrloch.

- Dazu wird ein gerader Hautschnitt gelegt, die Kopfschwarte mit einem Sperrer auseinandergehalten, das Periost inzidiert und ein Bohrloch angelegt, das evtl. mit einem Luer erweitert werden muß.
- Die freigelegte Dura wird mit der bipolaren Pinzette punktförmig koaguliert und dann mit einem kleinen Skalpell kreuzförmig inzidiert. Das unter Druck stehende Hämatom entleert sich; durch das Einführen eines feuchten Nélaton-Katheters in den Subduralraum kann durch Spülung das restliche Hämatom entfernt werden. Abschließend wird

eine Jackson-Pratt-Drainage eingelegt, um nachlaufende Hämatomflüssigkeit abzusaugen.

- Besteht eine Pachymeningosis mit dicken Membranen, erfolgt die Trepanation mit Entfernung dieser Membranen.
- Der übliche Wundverschluß unter möglicher Zuhilfenahme eines kleinen Durapatches zum Verschluß der Durainzision beendet die Operation.

9.7.3
Traumatische intrakranielle, intrazerebrale Hämatome

Intrazerebrale Hämatome werden entweder durch Gefäßzerreißung in der Hirnsubstanz oder indirekt durch Rindenprellungsherde verursacht. Meist liegen sie im Bereich des Stirnhirns und des Schläfenhirns. Der Verlauf solcher intrazerebralen Hämatome ist uncharakteristisch. Er hängt im wesentlichen davon ab, ob sie isoliert vorkommen oder ob noch weitere Verletzungen des Gehirns vorliegen.

Akute Hämatome sind von kontusionellen Schädigungen nicht zu unterscheiden. Bei mehr chronischem Verlauf sind eher neben herdförmigen Ausfällen Symptome einer allgemeinen Hirndrucksteigerung vorhanden.

Zur Therapie genügt manchmal die Bohrlochtrepanation.

Die Prognose ist abhängig von der Lokalisation und Ausdehnung des Hämatoms selbst und von der zusätzlich erlittenen Hirnschädigung.

9.7.4
Schädeldefekt nach osteoklastischer Trepanation

Trepanation

Osteoplastische Trepanation: Bei geplanten Operationen im frontalen, temporalen, parietalen und okzipitalen Bereich zur Entfernung von Tumoren, Angiomen oder Aneurysmen wird dem Patienten sein eigener Knochendeckel wieder angepaßt, wenn am Ende der Operation keine Hirnschwellung auftritt.

Osteoklastische Trepanation: Bei frischen Schädel-Hirn-Traumen mit sichtbarer oder zu erwartender postoperativer Hirnschwellung bleibt der Knochendeckel entfernt.

Nach der Trepanation wird in einer Zweitoperation eine Schädeldachplastik vorgenommen. Die Schädeldachlücken müssen aus verschiedenen Gründen verschlossen werden:

- Jede auch noch so kleine Lücke bedeutet eine vorhandene Gefahr für das Gehirn.
- Bei größeren Defekten können Schwankungen des intrakraniellen Druckes Ursache von Beschwerden sein.
- Im Stirnbereich kommt die kosmetische Indikation hinzu.

Schädeldachplastik

Indikation

Zustand nach osteoklastischer Trepanation.

Prinzip

Deckung des Kalottendefekts. Entweder wird der patienteneigene entfernte Knochendeckel, industriell lyophilisiert und sterilisiert, bereitgehalten und reimplantiert oder (heute die häufigere Möglichkeit) der Defekt wird mit einer während der Zweitoperation hergestellten Refobacin-Palacos-Platte gedeckt.

Lagerung

Rückenlagerung mit entsprechend der Lokalisation des Defekts gedrehtem Kopf, neutrale Elektrode an einem Oberarm. Der Patient liegt auf einer Wärmematte.

Instrumentarium

Kraniotomieinstrumentarium, Standardzusatz, Refobacin-Palacos, Folien- oder Handschuhpapier, evtl. Paraffinöl, dicke Fräse, 4,5-mm-Spiralbohrer.

Operation

- Über die Eröffnung des ursprünglichen Hautschnittes wird der Haut-Galea-Lappen präpariert. Der Kraniotomiedefekt wird übersichtlich dargestellt, die angerührte Refobacin-Palacos-Masse über dem auf den Defekt gelegten Handschuhpapier einmodelliert. Damit der Knochenzement nicht an den Fingern klebt, sollten die Handschuhe mit Paraffinöl bestrichen werden.
- Das Aushärten des Palacos erfolgt selbstverständlich außerhalb des Operationsgebietes, damit die Hitzeentwicklung nicht zu thermischen Schäden des Gehirns führen kann.
- Nach der Aushärtungszeit werden die Ränder der Plastik mit der Fräse geglättet. Anschließend erfolgt eine Perforation der gesamten Plastik mit einem 4,5-mm-Bohrer, was die Einsprossung von Gewebe beschleunigt. Die Plastik wird befestigt wie ein Knochendeckel (s. oben).
- Nach dem Einlegen einer Redondrainage erfolgt der übliche schichtweise Wundverschluß.

9.8
Erkrankungen und Verletzungen des Rückenmarks, seiner Hüllen und der Wirbelsäule

9.8.1
Spinale Geschwülste

> Im allgemeinen versteht man unter spinalen Geschwülsten alle raumfordernden Prozesse des Spinalkanals. Entweder gehen sie vom Spinalkanal selbst aus oder dringen sekundär in den Wirbelkanal ein.

Im weitesten Sinne gehören zu den spinalen Geschwülsten auch nichttumoröse raumfordernde Prozesse, wie Arachnoidalzysten, Bandscheibenvorfälle u. a. m.

Entsprechend dem Aufbau der Wirbelsäule spricht man hinsichtlich der Lokalisation von zervikalen, thorakalen, lumbalen und sakralen Tumoren.

Spinale Geschwülste sind im Bezug auf Hirntumoren um ein vielfaches seltener.

Alle spinalen Geschwülste bewirken eine Kompression (= Druckschädigung, Quetschung) des Rückenmarks.

Zur *Differenzierung der spinalen Geschwülste* nutzt man ihre Beziehung zum Rückenmark und seinen Häuten:

- extradural = außerhalb des Durasackes, meist *Karzinommetastasen;*
- intradural = innerhalb des Durasackes:
  - extramedullär = außerhalb des Rückenmarks: von den Wurzeln ausgehende *Neurinome,* von den Meningen ausgehende *Meningeome,*
  - intramedullär = innerhalb des Rückenmarks, meist *Gliome.*

Symptome

Alle von außen her das Rückenmark komprimierenden Prozesse führen zu einer zunehmenden Beeinträchtigung der Rückenmarkfunktionen, und zwar in erster Linie der Motorik, später der Blasenfunktion, schließlich droht die Querschnittlähmung.

Therapie

Je nach Geschwulstart gibt es folgende Behandlungsformen:

- Operation,
- Bestrahlung und
- Zytostatika.

Bei einigen Karzinommetastasen (Prostata, Mamma) können Hormonbehandlungen mit gegengeschlechtlichen Hormonen günstig wirken, wie auch Kastration und Ausschaltung der Hypophyse.

Bei den *benignen* Tumoren (einige Gliome, Meningeome, Neurinome, Lipome, Dermoide etc.) besteht ausschließlich die Möglichkeit einer operativen Entfernung der Geschwulst.

Bei den *malignen* Prozessen (Sarkomen, Karzinomen u. a.) sollen Operation, Bestrahlung und Zytostatika nicht miteinander konkurrieren, sondern sich gegenseitig ergänzen, um die therapeutische Wirksamkeit möglichst weit zu spannen.

Entlastende Operation und nachfolgende Bestrahlung dürften das wirksamste Vorgehen darstellen. Natürlich sind im allgemeinen die knochenzerstörenden spinalen Tumoren prognostisch ungleich ungünstiger zu beurteilen als die biologisch gutartigen Meningeome und Neurinome. Wie bei allen malignen Geschwülsten, sollte auch hier für die Operationsindikation niemals allein der lokale spinale Befund ausschlaggebend sein. Es muß immer die Gesamtsituation des Kranken mitentscheiden, ob man sich für den einen oder den anderen Behandlungsweg entschließt oder ob man überhaupt keine Therapie für sinnvoll erachtet.

Die Gliome, auch die biologisch gutartigen, sind hinsichtlich ihres Sitzes im Rückenmark prognostisch sehr zurückhaltend zu beurteilen. Kleine umschriebene Geschwülste können evtl. unter Einsatz des CO_2-Lasers entfernt werden.

Gliome, über mehrere Segmente reichend, und die sog. Stiftgliome, sind operativ schwer angehbar. Je nach Sitz droht auch bei dem Einsatz aller technischen Einrichtungen eine Para- oder Tetraplegie. Manchmal kann allein eine Strahlenbehandlung eine Besserung bewirken.

9.8.2
Spinale Gefäßmißbildungen

Sie sind nicht so selten, wie früher angenommen wurde. Es können Venektasien (pathologisch erweiterte Venen) vorliegen oder aber – häufiger – arteriovenöse Angiome. Meist liegen sie intradural, hier vornehmlich im Bereich der weichen Rückenmarkhäute, z. T. im Rückenmark selbst, wobei die kaudalen Abschnitte bevorzugt werden. Sie sitzen vornehmlich über den Dorsalseiten des Rückenmarks und erstrecken sich über mehrere Segmente. Männer sind wesentlich häufiger betroffen als Frauen.

Therapie: Operation.

9.8.3
Entzündliche Erkrankungen des Spinalkanals

Unter den entzündlichen Erkrankungen des Spinalkanals, die den Neurochirurgen interessieren, sind im wesentlichen zu erwähnen:

Epiduraler Abszeß: Er ist sofort zu operieren und muß entsprechend antibiotisch behandelt werden.

Arachnitis spinalis: Sie kann zu einer bindegewebigen Verdickung der Arachnoidea und zu Verwachsungen mit der Dura führen.

Die Diagnose stützt sich auf Vorgeschichte (Meningitis, Spondylitis, Infektionskrankheiten u. a.), klinischen Verlauf (z. B. wechselnde neurologische Reiz- und Ausfallerscheinungen), Liquoruntersuchungen (Eiweißerhöhung, Zellvermehrung).

9.8.4
Bandscheibenerkrankungen

Die Bandscheibe oder Zwischenwirbelscheibe (Discus intervertebralis) besteht aus einem zentralen Gallertkern (Nucleus pulposus) und einem umgebenden Faserring (Anulus fibrosus). Der Nucleus pulposus besteht aus weichem Gewebe und nimmt etwa $^2/_3$ der Bandscheibe ein. Im jugendlichen Alter besitzt er einen hohen Wassergehalt; vom umgebenden bindegewebigen Anulus fibrosus zusammengepreßt gehalten, stellt er in etwa ein kugelförmiges Wasserkissen zwischen den Wirbelkörpern dar. Die Bandscheibe dient als Stoßdämpfer und Polster des Achsenorgans Wirbelsäule. Mit zunehmendem Alter nimmt die Elastizität der Bandscheibe ab, und es kommt zum Verschleiß der Bandscheibe.

Dabei handelt es sich um mechanische und stoffwechselphysiologische, altersabhängige Veränderungen in der nicht vaskularisierten Bandscheibe. Diese bilden die Voraussetzung zum nun einsetzenden, pathologischen Einreißen des Anulus fibrosus und führen zur Sequestrierung („Vorfallen") des Nucleus pulposus.

Eine Zunahme dieser degenerativen Vorgänge in der Bandscheibe mit Elastizitätsverlust führt zu einer Lockerung im entsprechenden Bewegungsapparat (Bandscheibe, Wirbelbänder und kleine Wirbelgelenke). Die stärksten Veränderungen an den Bandscheiben mit auch daraus resultierenden Krankheitserscheinungen finden sich im Bereich der mittleren und unteren Halswirbelsäule sowie im Bereich der unteren Lendenwirbelsäule.

Für die Entstehung eines Bandscheibenvorfalles spielt also offenbar nicht nur die Druckbelastung des Nucleus pulposus eine Rolle, sondern auch die Beweglichkeit des Wirbelsäulenabschnittes. Im Bereich der Brustwirbelsäule, die durch die anhängenden Rippen wenig beweglich ist, kommen Bandscheibenvorfälle ausgesprochen selten vor.

Solange der Anulus fibrosus noch intakt ist und das Gallertgewebe des Nucleus pulposus lediglich den Faserring aus dem Zwischenwirbelraum hervordrückt, spricht man von einer *Protrusion* (Verlagerung).

Von einem *Prolaps* (Vorfall) wird dann gesprochen, wenn Faserring und Längsband zerrissen sind und sich Bandscheibengewebe durch die Öffnung in den Wirbelkanal quetscht. Losgelöste Bandscheibenanteile, sog. Sequester, können durch die Lücke im Faserring in den Spinalkanal hineinrutschen und wirken nun raumfordernd wie eine intraspinale Geschwulst. Eine spontane Ausheilung ist bei dieser Situation nicht mehr möglich.

Hinsichtlich der Entstehung von Bandscheibenvorfällen sind trotz der Häufigkeit des Leidens noch viele Fragen offen. Man weiß, daß der Körperbau keine Rolle zu spielen scheint, daß Männer gegenüber Frauen mit ²/₃ am Krankheitsgeschehen beteiligt sind. Bereits im Kindesalter (8–15 Jahre) sind klinisch manifeste Bandscheibenschäden bekannt, auch noch im 7. und 8. Dezennium mit einem Gipfel während der mittleren Lebensjahre, 30–50 Jahre.

Welche Rolle allgemeine und berufliche Belastungen hinsichtlich Entstehung, Intensität und zeitlichem Ablauf spielen, ist noch nicht bekannt.

Man muß im wesentlichen davon ausgehen, daß es sich um ein anlagebedingtes Leiden handelt, das einen schicksalhaften Verlauf nimmt. Chronische Über- und Fehlbelastungen der Wirbelsäule vermögen dabei einen verschlimmernden Einfluß auszuüben. Einmalige erhebliche Gewalteinwirkungen können ebenfalls eine Verschlechterung des Grundprozesses herbeiführen, nur im Ausnahmefall haben sie eine lokale ursächliche Wirkung.

Lumbaler Bandscheibenschaden

Klinik

Die wesentlichsten klinischen Bilder sind:

Lumbago

Meist blitzartig einschießender Kreuzschmerz, als Folge einer Bandscheibenverschiebung (= „Hexenschuß"). Mit dem Schmerz kommt es zur Verspannung und Verkrampfung der paravertebralen Muskulatur (Muskelhartspann). Diese führen wiederum zu schmerzhaft fixierter Fehlhaltung der Lendenwirbelsäule mit weitgehender Bewegungseinschränkung. Eine Rumpfbeugung ist nicht oder kaum möglich. Durch Husten, Niesen und Pressen können die Schmerzen anfallartig verstärkt werden.

Ischialgie, Lumboischialgie

Liegt ein Bandscheibenvorfall mehr lateral, kommt es zu einer mechanischen Irritation der in dieser Höhe austretenden Nervenwurzeln. Das bedeutet, daß der Schmerz ausstrahlt, und zwar entsprechend seinem Versorgungssegment ins Bein. Meist liegt gleichzeitig ein Rückenschmerz vor. Lediglich bei ganz weit lateral gelegenen Vorfällen kann dieser Rückenschmerz einmal fehlen. Sonst ist die Lendenwirbelsäule meist schmerzhaft fixiert und zeigt eine Entlastungsskoliose zur gesunden Seite. Am häufigsten betroffen sind die Zwischenwirbelräume LW 4/5 und LW 5/SW 1. Beim Vorfall der 4. Lendenwirbelbandscheibe (zwischen dem 4. und 5. Lendenwirbel) wird die 5. Lendenwurzel betroffen. Diese bildet zusammen mit der 2., 3. und 4. Lendenwurzel und der ersten Kreuzbeinwurzel den N. ischiadicus. Der Name Ischialgie besagt also, daß es innerhalb eines Teiles des Versorgungsgebietes des N. ischiadicus, nämlich des Teiles für den die 5. Lendenwurzel zuständig ist, zu radikulären Schmerzen kommt.

Der sensible Wurzelanteil versorgt ein Hautareal an der Außenseite des Beines bis zur Großzehe. In diesem Dermatom werden einmal der mechanische Wurzelreiz, die Schmerzen, lokalisiert und zum anderen kann man in diesem Hautbereich eine Gefühlsstörung (Hypalgesie und/oder Hypästhesie) nachweisen, wenn dieser Wurzelanteil eine

Schädigung aufweist. Eine motorische Wurzelläsion zeigt sich in einer Störung der Zehenhebung und der Fußhebung.

Beim Vorfall der untersten, der 5. Lendenbandscheibe (zwischen dem letzten Lendenwirbel und dem Kreuzbein), wird die 1. Sakralwurzel geschädigt. Die Schmerzen strahlen mehr in die Hinterseite des Beines aus, über die Wade und Ferse bis zur Kleinzehe bzw. zum lateralen Fußrand; entsprechend bestehen auch in diesem Bereich sensible Störungen. Der Reflexbogen für den Achillessehnenreflex läuft über die 1. Sakralwurzel, so daß der Reflexausfall auf eine Wurzelschädigung S 1 hinweist.

Am Fuß werden die Zehensenkung und die Fußsenkung gestört, so daß der Zehengang behindert oder unmöglich wird. Wesentlich seltener kommt es zu einem Vorfall der 2. Lendenwirbelscheibe mit Schädigung der 3. Lendenwurzel oder zu einem Vorfall der 3. Lendenbandscheibe mit Beteiligung der 4. Wurzel. In letzterem Falle ist der Patellarsehnenreflex abgeschwächt oder fehlt, und motorisch ist vornehmlich der M. quadriceps betroffen. Die Schmerzausstrahlung erfolgt nur zur Vorderseite des Beines bis zum Schienbein ohne Fußbeteiligung.

Verschwinden die Beinschmerzen bei bleibender Taubheit im entsprechenden Hautdermatom und bei einer kompletten Parese der entsprechenden Muskulatur, so weist das auf eine vollständige Leitungsunterbrechung der Wurzel hin. Eine sofortige Operation ist indiziert.

Ein massiver medialer Bandscheibenvorfall oder ein sog. Massenprolaps kann zu einer Kompressionsschädigung der Cauda equina führen. Die Folgen sind ein kompletter oder ein partieller Ausfall aller unterhalb des Vorfalls gelegenen Nervenwurzeln mit schlaffen Lähmungen, sensiblen und vegetativen Störungen (Blasenentleerung, Defäkation, Potenz). Das Kaudasyndrom entspricht einer tiefen Querschnittlähmung und kann akut auftreten oder sich allmählich progredient oder intermittierend entwickeln.

Diagnostik

Die Diagnose eines Bandscheibenvorfalls stützt sich auf die typischen radikulären Schmerzen, auf die klinische Untersuchung, die die entsprechenden Ausfallerscheinungen der betroffenen Nervenwurzel zeigen soll. Der Beweis des Prolapses ist durch das spinale CT bzw. NMR zu erbringen. In Zweifelsfällen kann die elektromyographische Untersuchung hilfreich sein. Differentialdiagnostisch ist in besonderer Weise darauf zu achten, daß nicht entzündliche Wirbelaffektionen oder andere tumuröse spinale Prozesse, Polyneuropathien oder auch entzündliche und tumoröse Prozesse der Beckengegend und der Hüftgelenke, die gelegentlich ähnliche Symptome bewirken können, vorliegen.

Behandlung der lumbalen Bandscheibenvorfälle

> Konservative und operative Therapie müssen sich beim lumbalen Bandscheibenvorfall ergänzen.

Der Fehlerkreislauf von Protrusion, Schmerz, Muskelverspannung und Haltungsanomalie muß durchbrochen werden. Dies kann erreicht werden durch einfache Schmerzmittel, Bettruhe, Bestrahlung, Wärmeanwendung, Einreibung, Gymnastik. Außerdem kommen lokale Injektionen zur Anwendung (paravertebral, epidural, peridural) wie auch Moor- und Thermalbäder und z. T. komplizierte Entspannungslagerungen. Durch eine Beseitigung des Schmerzes, eine Förderung der Durchblutung und eine Entspannung der Muskulatur soll der Bandscheibe Gelegenheit gegeben werden, ihre normale Lage wieder einzunehmen. Dies ist möglich, solange der Anulus fibrosus noch eine genügende Eigenelastizität besitzt und noch nicht völlig zerrissen ist. Chiropraktische Manipulationen sollen insbesondere der Relabierung verschobenen Bandscheibengewebes dienen.

Ist die Bandscheibe jedoch perforiert, sind konservative Maßnahmen wirkungslos. Die Indikation zur Operation eines lumbalen Bandscheibenvorfalls soll dann gestellt werden, wenn ein akutes – auch erstmaliges – Wurzelkompressionssyndrom mit erheblichen neurologischen Ausfällen, wie Fußsenker-, Fußheberparesen, Oberschenkelstreckparesen, Gefühlsstörungen, einseitig, beidseitig oder kombiniert mit Blasen- und Mastdarmstörungen als Kaudasyndrom auftreten.

Diese Krankheiten bedürfen der unmittelbaren operativen Therapie, denn hier sind bereits Stunden hinsichtlich der Funktionswiederkehr entscheidend.

Zum anderen bedürfen der Operation mehrfach, in kürzeren Abständen rezidivierende akute Wurzelkompressionssyndrome mit mäßigen, aber typischen neurologischen Ausfällen.

Bei der Operation wird nicht nur der sichtbare Vorfall entfernt, sondern auch zusätzlich das Innerste der Bandscheibe (der defekte Nucleus pulposus) soweit als möglich ausgeräumt, um ein Rezidiv zu vermeiden.

Andere operative Verfahren sind die *Chemotherapie* oder die *perkutane Diskotomie.*

Bandscheibenoperation

Bei lumbalen Bandscheibenvorfällen ist der interlaminäre Zugang zur Bandscheibe die Methode der Wahl. Nur selten wird man sich zur Hemilaminektomie oder Laminektomie entschließen müssen. In der Regel werden die interlaminäre Fensterung und die Prolapsentfernung mikrochirurgisch durchgeführt.

Indikation

Diskusprolaps zwischen LW 5/SW 1 mit Ischialgie und Kompressionssyndrom S1. Sitz des Prolapses ist entweder lateral, medial oder mediolateral (Abb. 9.47).

Prinzip

Nach genauer Lokalisation des Vorfalls mittels CT und/oder NMR wird die Bandscheibe im Vorfallbereich inzidiert und der Gallertkern vollständig ausgeräumt und so die Spinalwurzel entlastet.

Lagerung

Bauchlage auf der Wilson-Bank oder Seitenlage. Die neutrale Elektrode kann an einem Oberarm befestigt werden. Außerhalb des Operationsgebietes sollte der Patient mit vorgewärmten Tüchern abgedeckt werden.

Instrumentarium

Neurochirurgische Grundinstrumente für Laminektomie (s. Kap. 9.2.3), Standardzusatz, Mikroinstrumentarium und Mikroskop oder Lupenbrille.

Operation

- Nach Orientierung der Höhenlokalisation, ggf. mit Bildwandler wird ein medianer Hautschnitt über der Mitte zweier Dornfortsätze gelegt. Nach der Durchtrennung der Faszie entlang der Dornfortsätze mit dem Diathermiestichel wird ein Wundspreizer eingesetzt, die Rückenmuskulatur mit dem Raspatorium an der Seite abgedrängt, auf dem der Vorfall diagnostiziert wurde. Die medialen Muskelansätze werden durchtrennt, die Blutstillung erfolgt mit der bipolaren Pinzette und mittels Kompression.
- Die beiden Wirbelbögen werden von der Basis der Dornfortsätze bis zum Zwischenwirbelgelenk dargestellt.
- Eventuell muß durch das Abtragen von Anteilen der Wirbelbögen nach kranial und kaudal die Fensterung mittels Stanzen erweitert werden, um die Übersicht zu verbessern. Die Darstellung der Nervenwurzel und des Duraschlauchs erfolgt mit dem Mikroinstrumentarium und der Lupenbrille bzw. dem Mikroskop.
- Vorsichtig wird die betroffene Nervenwurzel mit dem feuchten Wurzelhaken nach medial verlagert und der Prolaps bzw. der Sequester mit Nervenhaken und Dissektor dargestellt.
- Der Sequester kann häufig in einem Stück mit der Tumorexstirpationszange entfernt werden. Liegt der Sequester subligamentär, wird das hintere Längsband mit feinem Skalpell inzidiert. Immer wird in den Zwischenwirbelraum mit Tumorfaßzangen und Löffeln eingegangen. Ziel ist, alle verschlissenen Anteile des Nucleus auszuräumen.
- Die Zwischenwirbelräume werden ggf. mit einem scharfen Löffel nachkurettiert und mit einem Häkchen sorgfältig ausgetastet, ob sie weitestgehend leer sind. Die Wurzel muß jetzt völlig spannungsfrei sein.
- Nach einer Spülung mit NaCl, der sorgfältigen Blutstillung mit dem Bipolator, Hirn-

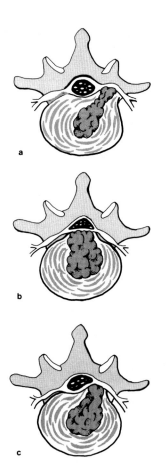

Abb. 9.47. Sitz einer lumbalen Diskushernie: **a** lateral, **b** medial, **c** mediolateral. (Aus Hamer u. Dosch 1978)

watte und Hämostyptika wird eine subfasziale Redondrainage eingelegt, die Faszie und die Haut genäht. Der Verband beendet den Eingriff.

Der ehemalige Raum des Gallertkerns wird im Verlauf der Wundheilung zumeist bindegewebig ausgekleidet.

Gemessen an der spontan auftretenden Schädigungsmöglichkeit von Nerven und Kaudawurzeln bei abwartender Haltung, sind die Operationskomplikationen gering. In weniger als 1% kommt es postoperativ zu einer blande verlaufenden nicht bakteriellen Spondylitis, die u. a. einer längeren Ruhigstellung bedarf. Echte Rezidive an der bereits operierten Bandscheibe sind selten. Besonderes Ge-

wicht ist auf die postoperativen Rehabilitierungsmaßnahmen zu legen. Es kommen v. a. krankengymnastische und Bäderbehandlung (Schwimmen und gezielte Bewegungsübungen) in Frage.

Eine Schonzeit mit allmählich steigender Belastung ist einzuhalten.

Thorakaler Bandscheibenschaden

Bandscheibenerkrankungen der Brustwirbelsäule sind nicht so häufig. Auch der gefürchtete Massenvorfall mit medullären Ausfällen bis hin zum Querschnitt ist glücklicherweise außerordentlich selten. Er wird wie ein sonstiger raumfordernder Prozeß des thorakalen Spinalraums diagnostiziert und nach Laminektomie entfernt.

Zervikaler Bandscheibenschaden

Die klinischen Bilder bei zervikalen Bandscheibenvorfällen sind zahlreich. Vorbedingung für den zervikalen Vorfall ist, wie auch in anderen Abschnitten der Wirbelsäule, die Bandscheibendegeneration. Eine viel größere Rolle spielen jedoch im zervikalen Abschnitt durch die andersartig ablaufenden Bewegungsmechanismen, Halswirbelverletzungen (Schleudertrauma). Je nach Höhenlokalisation, der mechanischen Reizung oder Schädigung nervöser Strukturen (Wurzeln, Halsmark) und Gefäße (A. vertebralis) unterscheidet man:

- Nacken-Hinterkopfschmerz (Zephalgie): Vornehmlich sind dabei die oberen Halsbandscheiben CW 2/3 und besonders CW 3/4 beteiligt. Die Nackenmuskulatur ist verspannt, Kopfbewegungen sind schmerzhaft eingeschränkt mit Druckschmerz der paravertebralen Muskulatur.
- Nacken-Arm-Schmerzen (Brachialgie): Verspannungen der Nackenmuskulatur mit Bewegungseinschränkung des Kopfes und Zwangshaltung sind kombiniert mit einem Schulterschmerz oder einer Schmerzausstrahlung, auch Parästhesien, in den Arm bis in die Finger. Dieses Krankheitsbild findet sich hauptsächlich bei Schädigungen der Bandscheibe CW 5/6 und CW 6/7.

- Vertebragener Schwindel: Gleichgewichts-störungen und Schwindel sind häufige Begleitsymptome eines zervikalen Bandscheibenschadens. Meist wird über uncharakteristische Schwindelsensationen geklagt oder reiner Drehschwindel bei bestimmten abrupten Kopfbewegungen oder besonderen Kopfhaltungen angegeben.
- Zervikale Myelopathie: Meist handelt es sich um chronische Formen der sog. diskogenen Myelopathie (Rückenmarkschädigung), mit langsam fortschreitenden Para- und Tetraparesen und Sensibilitätsstörungen. Eventuell – jedoch keineswegs ständig – kombiniert mit Nacken- Hinterkopf- oder Arm- oder Schulter-Arm-Schmerzen. Störungen der Blasen- und Darmfunktionen können hinzukommen.

Die Markschädigung ist entweder auf eine direkte mechanische Schädigung zurückzuführen oder auf eine Drosselung der Blutzufuhr über die vordere Spinalarterie. Vornehmlich ist die Bandscheibe CWK 5/6 geschädigt. Nicht selten sind mehrere Bandscheiben ursächlich verantwortlich.

Bei einer zervikalen Myelopathie ist es notwendig, an weitere Erkrankungen zu denken, wie Halsmarktumoren, Fehlbildungen (basiläre Impression, Arnold-Chiari-Syndrom, Dens-Anomalien), multiple Sklerose, amyotrophe Lateralsklerose oder Syringomyelie.

Diagnostik

Zur Sicherung der Diagnose eines zervikalen Bandscheibenvorfalls sind unbedingt erforderlich:

- Röntgenübersichten der Halswirbelsäule in 4 Ebenen einschließlich Funktionsaufnahmen zur Beurteilung der Foramina intervertebralia und der Zwischenwirbelräume,
- CT und/oder
- NMR.

Weitere Untersuchungen können die Diskographie und die Ossovenographie sein. Die Vertebralisdarstellung dient im wesentlichen dem Ausschluß zervikaler Gefäßtumoren.

Die elektromyographische Untersuchung hat in der zervikalen Diagnostik eher noch größere Bedeutung als bei lumbalen Störungen. Sowohl in der Abgrenzung von Wurzelausfällen gegenüber anderen Schädigungsmöglichkeiten als auch in der Höhenlokalisation können wesentliche Informationen gewonnen werden.

Therapie

Erfordern nicht unerträgliche Schmerzzustände oder massivere neurologische Ausfälle ein schnelles chirurgisches Handeln, so ist zunächst immer die konservative Behandlung angezeigt. Auch hier sind alle Maßnahmen darauf gerichtet, durch Schmerzlinderung, Auflockerung der Muskelverspannung und Beseitigung der Haltungsanomalien, die mechanischen Schädigungen der Bandscheibenverlagerungen und sekundären Wirbelveränderungen zu beheben (Analgetika, lokale Wärmeanwendung, Bäder, Bettruhe, lokale Ruhigstellung durch Schanz-Krawatte, Extensionen, lokale Injektionen und chiropraktische und krankengymnastische Behandlungen). Führen diese Maßnahmen nicht zum Erfolg, muß die Frage der Operabilität geprüft werden.

Bei medullären Störungen und Wurzelschädigungen ist die Operation immer angezeigt.

Operationsmethoden

Bei erheblich osteochondrotischen Veränderungen in mehreren Bandscheibenhöhen hat nach wie vor die *Laminektomie* (Entfernung der entsprechenden Wirbelbögen) ihre Bedeutung. Dies um so mehr, wenn gleichzeitig ein enger Spinalkanal vorliegt. Dabei werden die entsprechenden Wirbelbögen entfernt. Es handelt sich hier um einen eingreifenden operativen Eingriff, der nur unter strenger Indikation durchgeführt werden sollte.

Die instrumentelle Vorbereitung entspricht der für eine Diskotomie; für die Laminektomie selbst sollte eine Knochenschneidezange (z. B. nach Liston) bereitliegen.

Wesentlich häufiger kommt die *Foraminotomie* zur Anwendung. Hierbei wird die geschädigte Nervenwurzel dargestellt, der Wurzelkanal entdacht. Es gelingt von diesem Zugang her, lateral gelegene freiperforierte Bandscheibenvorfälle zu entfernen bzw. lateral gelegene Randosteophyten abzumeißeln.

Diese Operation sollte immer dann durchgeführt werden, wenn sichere, radikuläre Ausfälle vorliegen.

Bei osteochondrotischen Veränderungen in einer Höhe bzw. bei medial gelegenen Bandscheibenvorfällen wird man sich zu einer Operation nach Cloward (Wirbelfusion) oder modifizierter Verfahren u. a. auch ohne Fusion entschließen.

Bei der *Cloward-Operation* legt man von ventral den Zwischenwirbelraum frei, zwischen der Gefäßgruppe V. jugularis und A. carotis auf der einen Seite und Trachea und Ösophagus auf der anderen Seite. Unter Bildwandlerkontrolle wird die entsprechende Bandscheibe identifiziert. Danach wird sie völlig ausgeräumt, bis die ventrale Dura freiliegt und raumeinengende Randkanten entfernt sind. Danach wird eine Knochenbohrung in die angrenzenden Wirbelkörper gelegt und ein Knochendübel, zumeist aus dem Beckenkamm, eingepaßt.

Andere operative Verfahren sind die *Chemonukleolyse* oder die perkutane *Diskotomie*.

9.8.5
Spinale Verletzungen

Je nach Einwirkung der Gewalt unterscheidet man verschiedene Verletzungsformen:

Meist durch direkte Gewalt verursacht ist die *Wirbelsäulenprellung,* die Distorsion. Die dadurch ausgelösten Beschwerden und Funktionsstörungen klingen vielfach schnell ab und bedürfen keiner speziellen Therapie.

Durch ein Hyperflexionstrauma entsteht der klassische *Wirbelkörperbruch,* meist im Bereich der Brustwirbelsäule, seltener auch im Bereich der Lendenwirbelsäule, bei dem die Wirbelbögen und die Wirbelgelenke nicht beteiligt sind. Diese Wirbelkörperbrüche können mit oder ohne Bandscheibenverletzung einhergehen.

Bei der ausgeprägtesten Form der Wirbelsäulenverletzung kommt es neben der immer vorhandenen Wirbelkörperfraktur, sowohl zu einer Mitbeteiligung der Bogen- und Gelenkfortsätze als auch der benachbarten Bänder und Muskeln.

Die folgenschwersten Wirbelsäulenverletzungen stellen die Luxationsbrüche dar, wobei es neben der Frakturierung zu Verrenkungen und Verschiebungen unterschiedlichen Ausmaßes in verschiedene Richtungen kommt. Diese Fälle sind meist kombiniert mit einer Schädigung des Rückenmarks oder der Nervenwurzeln. Wirbelluxationen ohne Fraktur finden sich fast ausschließlich im Bereich der Halswirbelsäule.

Die Wirbelkörper und Gelenkfortsätze werden dabei aus ihren Verbindungen mit den benachbarten Wirbeln gerissen. Diese Luxationen sind von einer Bandscheibenzerreißung begleitet.

In vielen Krankenhäusern werden die spinalen Verletzungen zusammen mit den Unfallchirurgen behandelt.

9.9
Schädigung peripherer Nerven

Es handelt sich bei den peripheren Nerven meist um gemischte Nerven, d. h. sie enthalten motorische und sensible Fasern. Infolgedessen werden Ausfälle peripherer Nerven sich immer in sensiblen und motorischen Ausfällen zeigen. Sensible Störungen machen sich als Minder-, z. T. auch als Mißempfindung im Hauptversorgungsgebiet des betroffenen Nervs bemerkbar. Die Störungen der Empfindung, Schmerz, Temperatur, Tastsinn, können vollständig oder teilweise sein.

Motorische Ausfälle bei Schädigung peripherer Nerven zeigen sich durch schlaffe Paresen (Schädigung des 2. Neurons), im Gegensatz zu spastischen Lähmungen bei Schäden im Rückenmarkbereich (Schädigung des 1. Neurons).

Die Schwere der Parese wird entsprechend der Muskelkraft in Schweregrade eingeteilt.

Einteilung der Paresen nach Mumenthaler und Schliak:

0 = keine Muskelaktivität – völlige Plegie
1 = sichtbare Muskelkontraktion ohne Bewegungseffekt
2 = aktive Bewegung mit Hilfestellung
3 = aktive Bewegung entgegen der Schwerkraft
4 = aktive Bewegung gegen Widerstand
5 = normale Muskelkraft

Schädigungen peripherer Nerven betreffen neben den sensiblen und motorischen die vegetativen Fasern. Deshalb kann es zu Störungen der Durchblutung und der Trophik (Ernährung) im Versorgungsgebiet des Nervs kommen.

Die klinische *Diagnostik* peripherer Nervenschädigung beruht auf der neurologischen Untersuchung mit Feststellung motorischer, sensibler und vegetativer Ausfälle. Dazu kommt die Elektromyographie und die Elektroneurographie.

Traumatische Schädigungen

Die häufigste Ursache für ein neurochirurgisches Eingreifen ist die traumatische Schädigung.

> Unter einer traumatischen Schädigung versteht man alle von außen auf den Nerv einwirkenden Kräfte, die eine mechanische, physikalische oder direkte Schädigung hervorrufen, z. B. Arbeits- und Verkehrsunfälle mit vollständiger oder unvollständiger Durchtrennung eines Nervs.

Teildurchtrennung von Nerven kann zu Neurombildung führen. Als therapeutische Maßnahme ist dann die interfaszikuläre Neurolyse und die Neuromentfernung mit gleichzeitiger Nervennaht angezeigt.

Eine *totale Nervendurchtrennung* führt zum vollständigen Ausfall der sensiblen, motorischen und vegetativen Versorgung im Ausbreitungsgebiet des durchtrennten Nervs. Der Erfolg einer notwendigen Nervennaht hängt entscheidend von verschiedenen Faktoren ab.

Die Reinnervation des distalen Abschnittes und der zugehörigen Muskulatur ist zeitlich begrenzt. Sind die Wundverhältnisse frisch und ohne Verschmutzung, sind günstige Verhältnisse für eine Nervennaht gegeben.

Zerstörende Umbauprozesse beginnen schon kurz nach der Verletzung nicht nur im distalen, sondern auch im proximal der Verletzungsstelle gelegenen Nervenabschnitt.

- Distaler Abschnitt: Untergang von Achsenzylinder und Markscheide der Nervenfaser.
- Proximaler Abschnitt: Neurombildung.

Jenseits des ersten Jahres nach der Verletzung ist eine erfolgreiche Nervennaht nur noch in 25% gegeben. Die Wachstumsgeschwindigkeit des proximalen Axons z. B. nach einer Nervennaht ist unterschiedlich und beträgt ca. 1 mm pro Tag.

Zu den traumatischen Schädigungen gehören auch

- *iatrogene Einwirkungen,* wie z. B. Injektionsschäden, unsachgemäße Operationslagerungen, Radialislähmung nach Frakturreposition, fehlerhafte Gipspolsterung;
- im weiteren Sinne auch chronische Druckläsionen.

Ulnarisrinnensyndrom

Schädigung des N. ulnaris im Bereich des Ellenbogens, denn dort liegt er besonders oberflächlich und somit schädigungsanfällig in einer Knochenrinne („Musikantenknochen"). Es besteht die Möglichkeit einer operativen Vorverlagerung des Nervs in die Ellenbeuge.

Karpaltunnelsyndrom

Schädigung des N. medianus im Handgelenk unterhalb des Lig. carpi transversum. Dieses Syndrom ist charakterisiert durch typische Schmerzen im Ausbreitungsbereich des Nervs an der Hand, meist nachts auftretend, sowie durch typische sensible Störungen im Versorgungsgebiet und durch Atrophie des Daumenballens. Die Therapie besteht in der Durchtrennung des Lig. carpi transversum.

Scalenussyndrom

Dort, wo der Plexus brachialis durch die Lücke zwischen den Mm. scaleni und der ersten Rippe tritt, kann er infolge einer Einengung dieser Lücke, häufig durch eine Halsrippe, irritiert sein. Wenn die konservative Therapie nicht zum Erfolg führt, kann der M. scalenus anterior an seinem Ansatz an der ersten Rippe durchtrennt und ggf. die Halsrippe entfernt werden.

Supinator-Logen-Syndrom

Der N. radialis kann am proximalen Ende des Unterarmes in dem Bereich, wo er durch den M. supinator hindurchtritt, teils durch narbige Veränderungen, teils durch Tumoren (Lipome) geschädigt werden. Die operative Therapie besteht in einer Teildurchtrennung des M. supinator oberhalb des N. radialis profundus.

Tumoren des peripheren Nervensystems

Bei diesen Tumoren müssen diejenigen, die von außen auf den Nerv einwirken, von den echten Nerventumoren abgegrenzt werden.

Tumoren, die von außen einwirken, sind v. a. Metastasen, das Boeck-Sarkoid, Lymphdrüsentumoren, Lipome, Zysten, Fibrome und Ganglien.

Zu den eigentlichen Nerventumoren gehören:

- mesodermale Geschwülste: Fibrome, Fibrosarkome, Hämangiosarkome;
- neuroektodermale Geschwülste: Neurinome, Neurofibrome, Neurofibromatosis Recklinghausen, Glomustumoren.

Operative Eingriffe an peripheren Nerven

Neurolyse

Bei der Neurolyse wird ein Nerv aus seiner Umgebung gelöst. Dieser Eingriff wird v. a. bei indirekten Schädigungen peripherer Nerven durchgeführt. Unter der interfaszikulären Neurolyse versteht man die Freipräparierung der einzelnen Nervenfaserbündel. Sie wird angewendet, wenn es zu Narbenbildung im Epineurium gekommen ist.

Nervennaht

Ist es zu einer vollständigen Durchtrennung des Nervs gekommen, ist die Nervennaht zur Kontinuitätswiederherstellung und zur Aussprossung proximaler Nervenfasern nach distal hin notwendig.

Wichtig ist, daß die Verbindung der beiden Nervenenden spannungsfrei erfolgt. Dazu ist meist ein autologes Nerventransplantat, z. B. der N. suralis (Wadennerv), erforderlich. Die Vereinigung der verschiedenen Nervenstücke erfolgt unter dem Operationsmikroskop (s. Kap. 10).

KAPITEL 10

Mund-Kiefer-Gesichts-Chirurgie (MKG)   **10**

M. LIEHN, G. NEHSE

10.1
Allgemeines

Die Mund-Kiefer-Gesichts-Chirurgie ist eine spezielle Disziplin innerhalb der Chirurgie. Gerade Operationen im Gesichtsbereich unterliegen besonderen Anforderungen, da sie vom funktionellen und kosmetischen Aspekt her sehr anspruchsvoll sind. Zum anderen wird das vielfältige Spektrum der Chirurgie hier auf kleinstem Raum angewandt. Die Weichteilchirurgie, die Frakturversorgung, die Tumorchirurgie wie auch die Mikrochirurgie und die plastische Chirurgie gehören zum täglichen Programm.

Die dentoalveoläre Chirurgie nimmt im Klinikbetrieb einen relativ kleinen Platz ein, sollte aber auf jeden Fall erwähnt werden.

Hier werden nur die gängigsten Operationen beschrieben (Zahnchirurgie ausgenommen). Die Prinzipien, die in den anderen Fachgebieten bereits besprochen wurden, wiederholen sich hier, so daß sie nicht ausführlich behandelt werden.

10.1.1
Aufgaben der Operationspflegekraft

Die Aufgaben und Anforderungen an die OP-Pflegekraft sind im Fachgebiet der MKG-Chirurgie sehr vielfältig.

Das Operationspersonal benötigt Kenntnis des vielfältigen Instrumentariums und dessen Bedeutung sowie Kenntnisse der Prinzipien der Traumatologie. Die besonderen Aspekte der Mikrochirurgie müssen berücksichtigt werden, d. h. z. B., daß jede hektische Bewegung vermieden werden muß; beim Instrumentieren muß darauf geachtet werden, daß die anreichende Hand nicht unter dem Mikroskopausschnitt erscheint (s. 9.2.1). Allen Anforderungen der Asepsis gerecht zu werden, ist eine Selbstverständlichkeit.

10.1.2
Instrumentarium
für MKG-chirurgische Operationen

Neben dem schon bekannten Grundinstrumentarium werden in der MKG-Chirurgie Spezialinstrumente benötigt. Häufig sind die Instrumente aus der Allgemeinchirurgie, der Traumatologie oder der Gefäßchirurgie bekannt, zum Teil sind sie, dem ästhetischen Aspekt Rechnung tragend, kleiner und zarter.

Intraorale Instrumente

Um in der Mundhöhle problemlos arbeiten zu können, müssen selbsthaltende Sperrer bereitgelegt werden, die entweder seitlich oder von frontal so eingesetzt werden, daß sie gleichzeitig den Mund offenhalten und die Zunge herabdrücken.

Der Denhart-Mundsperrer (Abb. 10.1) wird seitlich in den geöffneten Mund eingeführt und mit seinen Branchen auf jeweils einen Backenzahn gesetzt und langsam aufgesperrt. Der Mundsperrer nach Roser-König (ebenfalls seitlich einzusetzen; Abb. 10.2) hat den Nachteil, daß er häufig abrutscht, da die Branchen keine seitlichen Kanten haben, die ein Weggleiten des Sperrers verhindern könnten. In der Praxis wird der Sperrer deshalb häufig mit 2 Gummiröhrchen überzogen.

Wichtig ist, daß beim Einsatz der Mundsperrer keine Zahnschäden provoziert werden.

Ein Mundsperrer, der es erlaubt, am Gaumen und Rachen zu arbeiten, ist z. B. der Mundsperrer nach Kilner-Doughty (Abb. 10.3). Er hat auswechselbare, unterschiedlich große Spatel, die individuell für den Patienten ausgesucht werden können. Die Rinne in der Valve erlaubt die Plazierung und Fixation des Tubus nach oraler Intubation.

Zu den schon bekannten Haken wie zum Beispiel denen nach Langenbeck gibt es hier die speziellen Modelle, die isoliert die Zunge weghalten können, z. B. der Zungendrücker nach Tobold (Abb. 10.4). Wegen seiner quergeriefelten Auflagefläche verrutscht er auf der feuchten Zunge nicht so schnell.

Zum anderen gibt es gerade Zungenspatel (Abb. 10.5), die aber intraoperativ ungünstig sind, da sie durch die fehlende Biegung die Sicht auf das Operationsfeld behindern. Für eine kurze Inspektion des Situs sind sie allerdings hervorragend geeignet.

Bei Eingriffen an der Zunge ist es nötig, diese zu fixieren. Dazu wird entweder eine dicke Haltenaht durch die Zungenspitze gezogen und vom Assistenten gehalten oder es kommt die Zungenfaßzange nach Collin (Abb. 10.6) zur Anwendung.

Traumatologie

Das Grundinstrumentarium wird im wesentlichen in Kap. 3: Traumatologie vorgestellt.

Zum traumatologischen Grundinstrumentarium gehören Osteosynthesematerialien und das entsprechende Instrumentarium zur Frakturversorgung.

Abb. 10.1. Mundsperrer nach Denhart. (Fa. Aesculap)   ▷

Abb. 10.2. Mundsperrer nach Roser-König. (Fa. Aesculap)

Abb. 10.3. Mundsperrer nach Kilner-Doughty. (Fa. Martin)

Abb. 10.4. Zungendrücker nach Tobold. (Fa. Martin)

Abb. 10.5. Gerader Zungenspatel. (Fa. Martin)

Abb. 10.6. Zungenfaßzange nach Collin. (Fa. Martin)

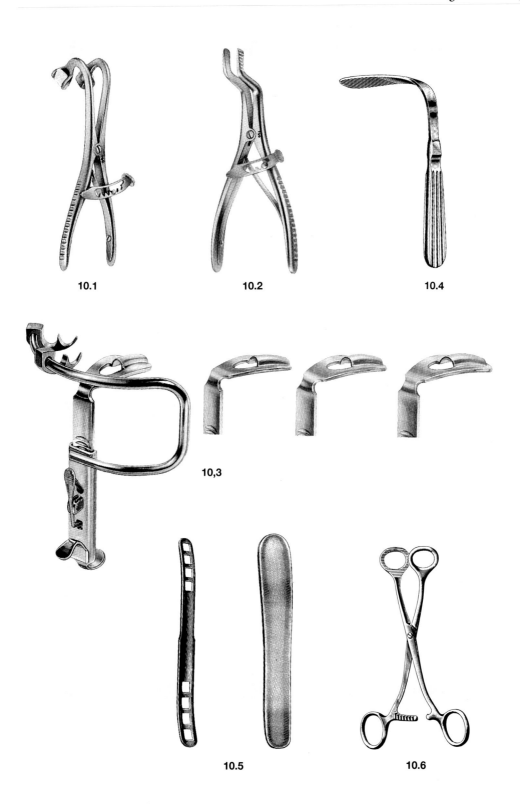

10.1

10.2

10.4

10,3

10.5

10.6

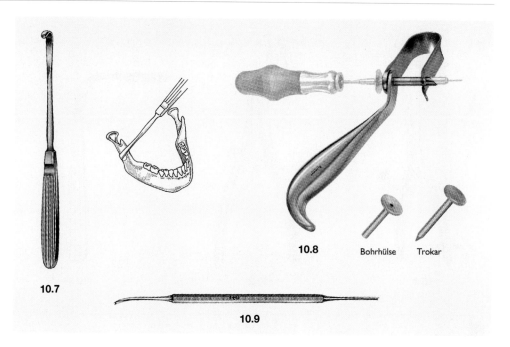

10.8   Bohrhülse   Trokar

10.7

10.9

Abb. 10.7. Raspatorium nach Obwegeser. (Fa. Martin)

Abb. 10.8. Transbukkale Bohr- und Schraubhilfe für Schraubendreher *mit* Schraubenhalter. (Fa. Leibinger)

Abb. 10.9. Tamponstopfer nach Luniatschek. (Fa. Aesculap)

Von den Raspatorien ist das nach Obwegeser (Abb. 10.7) wichtig. Aufgrund seiner Biegung ist es möglich, den Unterkiefer problemlos von seinem Periost zu befreien.

Die Unterkieferplatten entsprechen in etwa der Größe des bekannten Kleinfragmentinstrumentariums (s. Kap. 3). Die Gesichtsplatten werden wegen ihrer Größe als Minioder Mikroplatten bezeichnet. Die Schrauben haben meist ein selbstschneidendes Gewinde. Die Implantate sind ausschließlich aus Titan oder Vitallium hergestellt, damit sie im Körper verbleiben können, solange sie keine Beschwerden bereiten. Eine neue Eröffnung der Gesichtsnarben kann dadurch häufig vermieden werden.

In der Unterkiefertraumatologie setzt sich der operationstechnisch schwierigere, aber ästhetisch günstigere, intraorale Zugangsweg immer mehr durch. Mittels einer speziellen Zielbohrhülse als Gewebeschutz (Abb. 10.8) kann der Spiralbohrer durch die Wange dem Unterkiefer aufgesetzt, die Bohrlöcher angelegt und die Osteosyntheseschrauben eingedreht werden.

In geeigneten Fällen kann durch die Verwendung eines 90°-Winkelbohrers und Schraubendrehers auf die transbukkale Bohrhülse verzichtet werden.

Des weiteren kommen in der MKG-Chirurgie alle Instrumente zur Anwendung, die für eine Drahtnaht bzw. Cerclage bekannt sind (Flachzange, Drahtschneider, Drahtschere, etc., s. Kap. 3).

Im besonderen sei hier noch ein Instrument aus der Kieferorthopädie erwähnt: der Tamponstopfer nach Luniatschek (Abb. 10.9). Durch seine gespaltene Spitze kann er verhindern, daß ein Draht auf einer kleinen Kante abrutscht, bevor er durch Anspannung endgültig fixiert werden kann.

Der funktionelle und ästhetische Aspekt ist in der Gesichtschirurgie oberstes Gebot. Das bedeutet, daß Instrumentarium und verwendetes Nahtmaterial atraumatisch und fein sein müssen, um Korrekturoperationen zu vermeiden.

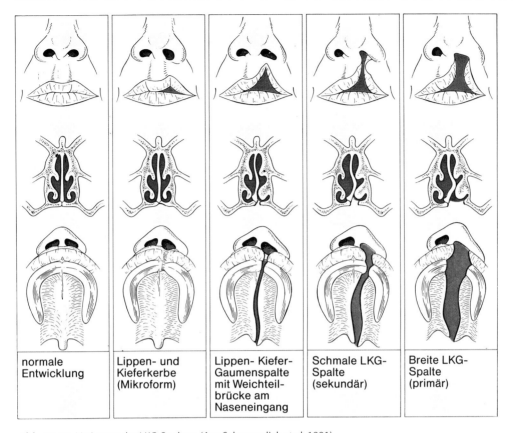

| normale Entwicklung | Lippen- und Kieferkerbe (Mikroform) | Lippen- Kiefer-Gaumenspalte mit Weichteilbrücke am Naseneingang | Schmale LKG-Spalte (sekundär) | Breite LKG-Spalte (primär) |

Abb. 10.10. Varianten der LKG-Spalten. (Aus Schumpelick et al. 1991)

Chirurgische Kieferorthopädie

Fehlentwicklungen oder Deformitäten der Kieferbasen mit gestörter Okklusion (z. B. Progenie) können durch sog. *Umstellungsosteotomien* operativ korrigiert werden. Nach Osteotomien im Unter- und/oder Oberkiefer werden einzelne Knochensegmente oder ganze Kieferabschnitte mobilisiert, verschoben und in der korrigierten Position mit Osteosynthesematerialien (s. Kap. 3: Traumatologie) stabilisiert.

Zu einer Osteotomie benötigt man gerade oder gebogene Osteotome in verschiedenen Breiten. In Kombination mit einem Metallhammer können sie zum Durchtrennen eines Knochens, z. B. des Unterkiefers, benutzt werden, sofern nicht die Situation die Durchtrennung mittels einer oszillierenden Säge erfordert.

10.2 Lippen-Kiefer-Gaumen-Spalten

Eine der häufigsten *angeborenen* Fehlbildungen ist die Lippen-Kiefer-Gaumen-Spalte (LKG-Spalte). Die chirurgische Versorgung dieser Kinder liegt in den Händen der Mund-Kiefer-Gesichtschirurgen.

Ätiologie

Die LKG-Spalten haben, ebenso wie die isolierten Spaltbildungen, eine multifaktorielle Genese. Die angeborenen Spalten können in vielfältiger Formenbildung in Erscheinung treten (Abb. 10.10):

- Die isolierte Lippenspalte kann vollständig (Lippenrot und Lippenweiß) sowie unvollständig (häufig nur Einkerbungen im Rot-Weiß-Bereich) auftreten, sie kann einseitig oder zweiseitig sein.

- Ein seltenes Krankheitsbild stellen die Lippen-Kiefer-Spalten dar. Hier reicht der Spalt bis in den Alveolarfortsatz des Oberkiefers hinein.
- Die isolierte Gaumenspalte betrifft den weichen Gaumen, kann aber auf den harten Gaumen übergreifen.
- Die häufigste Variante der Spaltbildungen ist die vollständige LKG-Spalte, die ebenso wie die Lippenspalte ein- oder doppelseitig auftreten kann. Sie reicht von der Lippe weiter durch den Kiefer und durch den gesamten Gaumen.

Klinik

Die Neugeborenen sind durch ihre Fehlbildung erheblich behindert. Das Saugen ist wegen der Spalte zur Nase nicht möglich.

Später ist die Sprechentwicklung gestört. Auffällig bei den Kindern mit Gaumenspalten ist die näselnde Sprache (Rhinolalia aperta).

Diese Kinder leiden oft unter Mittelohrentzündungen mit Ergußbildung, denn die funktionelle Tubenbelüftung ist nicht gegeben.

Die Rehabilitation erfordert eine interdisziplinäre Behandlung von MKG-Chirurgen, Kieferorthopäden, HNO-Ärzten und Logopäden.

Die operative Therapie beinhaltet den funktionellen und plastisch-rekonstruktiven Verschluß der Spalten.

Die Kieferorthopäden erreichen durch die Anpassung einer Kunststoffabdeckplatte an den Gaumen, daß die Zunge aus der Spalte herausgehalten, die Nahrungsaufnahme verbessert wird und der Kieferbogen sich günstiger ausbilden kann. Später muß die Zahnstellung korrigiert werden. Wichtig ist die Kontrolle der Ohrenfunktion durch die HNO-Ärzte. Bei Entwicklungen von Otitiden und Ergüssen sind die Parazentese und/oder die Einlage von Paukenröhrchen nötig (s. Kap. 11.5.11).

Die Logopäden helfen bei der Entwicklung des Sprechens; je nach Bedarf sollte eine psychologische Mitbehandlung erwogen werden.

Therapie

Ein speziell aufgestellter Therapieplan sorgt dafür, daß das betroffene Kind frühzeitig rehabilitiert wird, wobei der optimale Verschlußzeitpunkt in den verschiedenen Spaltzentren kontrovers diskutiert wird.

Im folgenden wird eine kleine und deshalb unvollständige Übersicht über die Spaltbildungen und deren Versorgung gegeben. Diese Übersicht gibt jedoch einen kleinen Einblick in die sehr komplexe und schwierige Spaltchirurgie.

10.2.1
Operation einer Lippenspalte

Indikation

Lippenspalte

Prinzip

Anatomische und funktionelle Rekonstruktion der Muskulatur mit Bildung des Nasenbodens und symmetrischem Verschluß der Lippe innerhalb der ersten 6 Lebensmonate.

Lagerung

Auf einer Wärmematte in Rückenlage; der Kopf wird in einem Ring (Kinderkopfgröße) gelagert, die kleine neutrale Elektrode wird an einem Oberschenkel plaziert. Das Kind sollte zusätzlich in Alufolie gewickelt werden, um ein Auskühlen des Körpers zu verhindern.

Instrumentarium

Stift zum Anzeichnen der genauen Schnittführung, Lineal zum Abmessen der Lappen, feines Grundinstrumentarium (Adson-Pinzetten, Wittenstein-Schere, kleine Einzinkerhaken etc.), bipolare Pinzette zur Blutstillung, bei Bedarf ein Diamantmesser, Operationsmikroskop mit Bezug, Mikroinstrumente. Bereitstellung einer (angewärmten) Lupenbrille.

Operation

- Nach dem Vermessen der Spalte und der Dokumentation der Maße wird die genaue Schnittführung eingezeichnet und ggf. photographiert. Mit einem spitzen kleinen Skalpell oder dem Diamantmesser wird der Hautschnitt vorgenommen. Die Präparation der Muskulatur erfolgt mit einer feinen Schere, bei Bedarf mit einer Lupenbrille oder unter dem Operationsmikroskop. Jede Schicht wird neu angeordnet und einzeln mit sehr feinem atraumatischem Nahtmaterial verschlossen. Ein Photo zur Dokumentation bildet den Abschluß der Operation.
- Entscheidend ist eine symmetrische Oberlippenlänge und eine korrekte Rekonstruktion der Muskulatur, die durch verschiedene Schnittführungen erreicht werden.
- Dominierend sind hier Winkelschnittführungen oder Wellenschnitte (nach Pfeiffer).

10.2.2
Verschluß des weichen und des harten Gaumens

Voraussetzung für eine normale Sprachentwicklung ist ein geschlossener harter und weicher Gaumen.

Beim *Weichgaumenverschluß* wird die fehlinserierte Muskulatur gelöst und funktionell neu vereinigt. Beim *Hartgaumenverschluß* wird durch die Verschiebung der nasalen und/oder oralen Schleimhaut die Spalte verschlossen. Gelegentlich müssen zu einem späteren Zeitpunkt sprachverbessernde Operationen angeschlossen werden.

10.2.3
Osteoplastik der Kieferspalte

Einige Kieferchirurgen verschließen mit der Lippe gleichzeitig auch die Kieferspalte (primäre Osteoplastik), andere machen den Verschluß vom Zeitpunkt der 2. Dentition (7.–10. Lebensjahr) abhängig.

Der Kieferdefekt wird mit autologer Spongiosa (Beckenkamm), vereinzelt auch mit Rippen- oder Schädelknochen aufgefüllt.

10.2.4
Korrekturoperationen

Häufig sind im Erwachsenenalter noch abschließende Korrekturoperation, z. B. an der Lippe, an der Nase oder auch am Gaumen sinnvoll. Die Nase kann nach dem Abschluß des Wachstums bei Bedarf aufgerichtet oder eine Asymmetrie beseitigt werden.

10.3
Frakturen und ihre Versorgung

Die MKG-Chirurgie versorgt sämtliche Frakturen des Unterkiefers und des Gesichtsschädels. Insbesondere Kombinations- oder Mehrfragmentfrakturen stellen schwere Verletzungen dar und bedürfen in der Regel einer primären Therapie.

Im Kiefer- und Gesichtsbereich gelten selbstverständlich auch die allgemeinen Regeln der Traumatologie (s. Kap. 3: Traumatologie).

Diagnostik

Nach stumpfer Gewalteinwirkung weisen starke Hämatome oder Sensibilitätsstörungen auf eine evtl. vorhandene Fraktur hin. Eine Schwellung im Augenbereich kann gelegentlich so stark sein, daß die Lider sich nicht mehr öffnen lassen und eine klinische Untersuchung nicht mehr möglich ist.

Eine wichtige Untersuchung ist die Überprüfung der Okklusion, da Störungen beim Zusammenbiß den Verdacht einer Fraktur im Ober- und Unterkiefer nahelegen. Gleichzeitig werden die Kiefer auf eine abnorme Beweglichkeit überprüft. Obligat sind immer fachspezifische Röntgenaufnahmen in mindestens 2 Ebenen.

Der Bruch eines bezahnten Kiefers mit Beteiligung eines Zahnes gilt immer als offene Fraktur, auch wenn von außen kein Zugang zum Bruchspalt erkennbar ist, da die Fraktur durch die Zahnalveolen, im Mittelgesicht durch das dünne Periost im Nasenbereich mit der Mund- oder Nasenhöhle in Verbindung steht. Deshalb sollten Patienten mit diesen Frakturen antibiotisch abgedeckt werden.

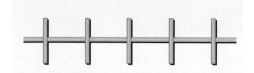

Abb. 10.11. Zahntragender Schienenverband

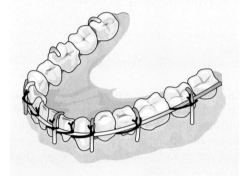

Abb. 10.13

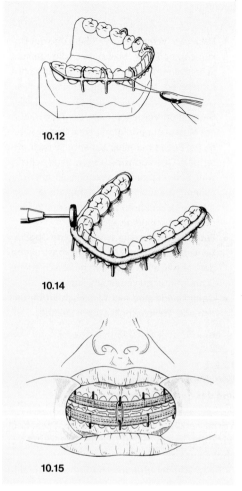

10.12

10.14

10.15

10.3.1
Unterkieferfrakturen

Etwa 50% aller Frakturen im Gesichtsbereich betreffen den Unterkiefer. Sie haben naturgemäß unterschiedliche Lokalisationen: im Gelenkbereich, im Kieferwinkel, häufig mit Beteiligung des Weisheitszahns, im Bereich des horizontalen Unterkieferastes, am Kinn. Wir sehen sie als alleinige Fraktur oder als Kombinationsverletzung. Die Therapie ist abhängig vom Verletzungsmuster und vom Dislokationsgrad.

Versorgung von Unterkieferfrakturen

Indikation

Nicht oder gering dislozierte Unterkieferfraktur ohne Mitbeteiligung des Collums (Gelenkfortsatz).

Prinzip

Konservative Therapie. Ruhigstellung einer Unterkieferfraktur durch Einbinden zahntragender Schienenverbände (Abb. 10.11) im Ober- und Unterkiefer und konsekutiver intermaxillärer Fixation durch Gummi- oder

Abb. 10.12. Anpassen und Fixieren einer Drahtschiene an ein Unterkiefermodell. (Aus Allgöwer u. Siewert 1992)
Abb. 10.13. Drahtbogenschiene am Unterkiefermodell
Abb. 10.14. Glätten des Kunststoffs. (Aus Allgöwer u. Siewert 1992)
Abb. 10.15. Einstellung der Okklusion mit Gummischlingen. (Aus Schumpelick et al. 1991)

Drahtschlingen (IMF). Voraussetzung dafür sind ausreichend bezahnte Kiefer. Diese Schienen werden an den Kiefer angepaßt und mit Drahtligaturen an den Zähnen fixiert (Abb. 10.12 und 10.13).

Um einen sicheren Sitz der Schiene zu garantieren und Weichteilverletzungen zu vermeiden, wird die Schiene nach der Fixation mit einer Kunststoffschicht bedeckt (Abb. 10.14).

Um eine optimale Okklusion zu erreichen, erfolgt eine intermaxilläre Fixation mit Gummischlingen (Abb. 10.15), die den Oberkiefer mit dem Unterkiefer verbinden und die Fragmente in ihre ursprüngliche Position bzw. Okklusion ziehen. Anschließend werden die Gummischlingen durch Drahtligaturen ersetzt. Hierdurch wird eine ausreichende Ruhigstellung des Unterkiefers erreicht und abhängig vom Alter des Patienten für 4–6 Wochen belassen.

Dies gilt nicht für Gelenkfortsatzfrakturen (Kollumfrakturen), die einer speziellen Therapie bedürfen.

Lagerung

Bei intubierten Patienten Rückenlage, bei Patienten mit Lokalanästhesie halbsitzende Position (im Zahnarztbehandlungsstuhl). Da dieser Eingriff nicht unter sterilen Kautelen erfolgen muß, ist eine großflächige Desinfektion und Abdeckung des Patienten nicht erforderlich. Da jedoch mit Kunststoff gearbeitet wird, muß der Patient mit einem wasserundurchlässigen Tuch geschützt werden.

Instrumentarium

Wangenhalter, Langenbeck-Haken, Zungenspatel, 2 Drahtbogenschienen, die mit Quersprossen und evtl. Ösen versehen sind, Drahtcerclagedrähte (ca. 0.3–0.4 mm), Seitenschneider, Flachzange, Spitzzange, Drahtschere, Luniatschek, Draht- oder Gummischlingen zur IMF, Anrührspatel, Kunststoff, 2 Dappengläser zum Anrühren des Kunststoffes, 5-ml-Spritze, Sauger.

Operation

- Der Patient wird mit einem wasserabweisenden Tuch abgedeckt zum Schutz vor der Anrührflüssigkeit des Kunststoffes.
- Die Sprossenschienen werden derart vorgebogen, daß sie an der Außenfläche der Zähne, oberhalb des Paradontiums, zu liegen kommen (labial und bukkal). Die Quersprossen, die zur Schneidezahnkante zeigen, werden so umgebogen, daß sie auf der Kaufläche der Zähne liegen und die Schiene nicht mehr verrutschen kann.

- Mit einem, bei Bedarf mit 2 Luniatscheks wird die Schiene in ihrer Position gehalten und mit einzeln um die Zähne gelegten Cerclagedrähten am ganzen Kiefer fixiert. Die verzwirbelten Drahtenden werden mit der Drahtschere abgeschnitten, mit der Spitzzange umgebogen und der Zahnfläche angelegt. In einem Dappenglas (kleines Anrührglas) wird der Kunststoff angerührt, in eine Einmalspritze gefüllt und langsam auf die Schiene mit den Drahtenden appliziert. Nach der Aushärtung ist der Draht eingehüllt. So erhöht der Kunststoff die Abrutschsicherheit der Schiene und schützt die Weichteile vor Verletzungen durch die spitzen Drähte. Die auf der Kaufläche liegende Sprossen werden abgeschnitten.
- Nach der Säuberung der Mundhöhle wird noch einmal Speichel abgesaugt. Dann erfolgt die intermaxilläre Fixation temporär mit Gummischlingen oder sofort mit Drahtligaturen.

10.3.2 Unterkieferosteosynthese

Voraussetzung für eine Unterkieferosteosynthese ist immer eine Schienung mit intermaxillärer Fixation zur optimalen Einstellung der Okklusion.

Nach einer exakten Reposition der Fragmente erfolgt eine *Kompressionsplattenosteosynthese* nach den Kriterien, die in der Traumatologie besprochen wurden (s. Kap. 3.2.3).

Die Osteosynthese erfolgt vorzugsweise von intraoral, gelegentlich ist ein extraoraler Zugang notwendig. Je nach Lokalisation muß das transbukkale Instrumentarium zur Anwendung kommen.

Damit eine funktionsstabile Osteosynthese erreicht werden kann, sind Kleinfragmentplatten nötig, gelegentlich ist eine Zugschraubenosteosynthese ausreichend.

Die Osteosynthese wird nach dem Prinzip der interfragmentären Kompression (DCP-Prinzip) durchgeführt.

Nachdem die Fraktur dargestellt und reponiert wurde, wird die ausgesuchte Platte so an den Knochen angepaßt, daß bei der Kompression keine Fragmentdislokationen oder Ver-

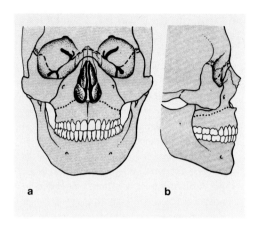

Abb. 10.16. Mittelgesichtsfrakturen: **a** von vorn, **b** seitlich. (Aus Heberer et al. 1993)

schiebungen auftreten können. Die Platte wird mit Knochenhalte- bzw. Repositionszangen passager fixiert und die Schraubenlöcher mit bikortikal fassenden Schrauben besetzt: zuerst die Kompressionslöcher am Bruchspalt, dann die neutralen Rundlöcher bruchspaltfern.

Wichtig ist, daß dabei weder der N. alveolaris inferior (III. Trigeminusast) noch die Zahnwurzeln beschädigt werden. Der Vorteil besteht darin, daß keine längerfristige intermaxilläre Fixation notwendig ist.

Die *Miniplattenosteosynthese* wurde für Frakturen des Mittelgesichts entwickelt. Sie wird jedoch immer häufiger auch am Unterkiefer angewendet. Die Schrauben werden nur monokortikal plaziert.

Die einfache Drahtnaht sollte der Vergangenheit angehören.

10.3.3
Frakturen des Mittelgesichts

Zum Mittelgesicht zählen alle Knochen des Gesichtsschädels mit Ausnahme des Unterkiefers. Die verschiedenen Frakturen des Gesichtsschädels wurden von René Le Fort (1869–1951 Chirurg aus Lille) 1901 in 3 typische Formen unterteilt und deshalb nach ihm benannt (Abb. 10.16 a, b):

Le Fort I: Basale Absprengung des Oberkiefers.

Le Fort II: Absprengung des gesamten Oberkiefers mit der knöchernen Nase.

Le Fort III: Absprengung des gesamten knöchernen Mittelgesichts.

Diagnostik

Die Röntgenuntersuchung ist obligat (Schädel in 2 Ebenen, ein NNH/Nasen-Nebenhöhlen-Aufnahme und eine Orbitaübersicht). Die Kieferhöhlen sind durch eine Einblutung meist verschattet. Eine weiterführende Diagnostik bietet die Computertomographie.

Klinisch kann meist eine abnorme Beweglichkeit des Oberkiefers getastet werden, gelegentlich findet sich eine Liquorrhoe, bei der Liquor über die Nase austritt.

Grundsätzlich müssen die Augen bezüglich der Sehkraft und der Bulbusmobilität untersucht werden. Bei Verdacht auf eine Visusverminderung oder eine Bulbusverletzung muß eine augenärztliche Untersuchung erfolgen.

Therapie

Die Reposition der Gesichtsknochen und die Fixation des Repositionsergebnisses steht auch hier an erster Stelle. Vorher müssen der Ober- und der Unterkiefer geschient und die individuell regelrecht eingestellte Okklusion über eine IMF während der Operation gesichert werden.

Die *Miniplattenosteosynthese* ist das Mittel der Wahl, um eine optimale Frakturversorgung mit regelrechter Okklusion zu erreichen.

Wenn der Zustand des Patienten eine zeitaufwendige Miniplattenosteosynthese nicht zuläßt, kann durch eine *kraniofaziale* oder *zygomatikomaxilläre Aufhängung* eine ausreichende Stabilität erreicht werden. Hierbei wird nach einer Oberkiefer-Unterkiefer-Schienung mit intermaxillärer Fixation der Oberkiefer durch eine Drahtnaht am nächstgelegenen stabilen Gesichtsknochen aufgehängt, meist ist das der Jochbogen oder das Os frontale.

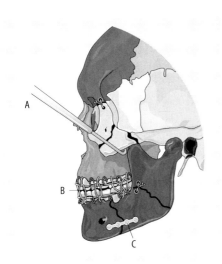

Abb. 10.17. *A* Reposition einer Jochbeinfraktur mittels eines Einzinkerhakens, *B* intermaxilläre Fixation, *C* Miniplattenosteosynthese am Unterkiefer

10.3.4
Jochbeinfraktur/Jochbogenfraktur

In einem Viertel aller Mittelgesichtsfrakturen ist das Jochbein betroffen. Die üblichen Frakturzeichen wie Krepitation und Beweglichkeit sind hier oft nicht zu finden. Dafür findet sich häufig eine Stufe am Infraorbitalrand und eine Sensibilitätsstörung durch Läsion des N. infraorbitalis. Durch eine NNH (Nasennebenhöhlen)aufnahme läßt sich die Diagnose bestätigen.

Da bei einer Jochbeinfraktur der Orbitaboden immer mitbeteiligt ist, darf eine Augenuntersuchung nicht unterlassen werden. Neben einem direkten Bulbustrauma stehen hier Augenbewegungsstörungen und Diplopien (Doppelbilder) im Vordergrund.

Die Versorgung besteht in einer Reposition mit einem starken Einzinkerhaken (Abb. 10.17 A) und Fixation des Repositionsergebnisses mit einer Miniplatte.

Der Hautschnitt sollte dann an der lateralen Seite der Augenbraue liegen, da dieser kosmetisch kaum sichtbar ist. Ist der Orbitaboden mitbetroffen, bietet sich u. a. der subziliare Schnitt im Unterlid an, der einen guten Zugang zum Orbitarand und Orbitaboden bietet.

Bei frischen isolierten Frakturen des Jochbogens genügt häufig die perkutane Einzin-

kerreposition, bei der nur eine kleine Stichinzision für den Haken gemacht wird. Eine Fixation ist dann nicht nötig. Bei starken Impressionsfrakturen findet sich klinisch eine Einziehung über dem Jochbogen, gelegentlich zeigt sich eine mechanische Kieferklemme. Auch hier ist die NNH-Aufnahme sowie eine Übersicht des axialen Schädels für die Diagnose unentbehrlich.

10.4
Tumor- und rekonstruktive Chirurgie

Einen breiten Raum nimmt die operative Versorgung von Neoplasien der Mundhöhle und der vorderen 2/3 der Zunge sowie der Gesichtshaut ein. Bei allen intraoralen Karzinomen ist die Resektion im ausreichenden Sicherheitsabstand zusammen mit der partiellen (suprahyoidalen) oder kompletten Halsausräumung („neck dissection") obligat. Bei einer Primärlokalisation des Tumors in Knochennähe oder bei Infiltration der Kiefer müssen Kontinuitätsdefekte gesetzt werden. Bei allen Tumoroperationen entstehen somit häufig beträchtliche Defekte mit funktionellen Beeinträchtigungen, die insbesondere die Sprache und die Nahrungsaufnahme betreffen.

Zur Minimierung funktioneller Behinderungen kommen Defektdeckungen mit gestielten Fernlappen oder mikrovaskulär anastomosierten körpereigenen Transplantaten zur Anwendung. Sichere gestielte Fernlappen werden aus dem M. pectoralis oder dem M. latissimus dorsi gebildet = Myokutanlappen (Muskel-/Hautlappen).

Beide Myokutanlappen können selbstverständlich auch mikrovaskulär anastomosiert werden. Bei einem freien Gewebelappen haben darüber hinaus der Unterarm-, Oberarm-, Skapula- und Paraskapulalappen ihre Bedeutung. Der beste Schleimhautersatz wird jedoch durch ein Jejunumtransplantat gewährleistet, wobei die Dünndarmschlinge zeitgleich zur Tumorresektion interdisziplinär durch Chirurgen gehoben werden kann.

Bei Unterkieferdefekten kann die knöcherne Rekonstruktion durch mikrovaskulär anastomosierte Knochenspäne vom Beckenkamm, der Fibula oder vom Skapularand erfolgen, die mit oder ohne bedeckende Haut transplantiert werden. Der Knochen wird an beiden Seiten mit den aus der Traumatologie bekannten Osteosyntheseplatten fixiert.

Zu einem späteren Zeitpunkt können auch in die Knochentransplantate enorale Implantate zur Verbesserung der Prothesenfähigkeit eingesetzt werden.

Ist eine primäre Rekonstruktion nicht möglich, wird der Defekt mit stabilen Rekonstruktionsplatten überbrückt.

10.5
Weichteilchirurgie des Gesichts

Bei Weichteilverletzungen im Gesicht sind einige Dinge zu beachten, die sich von der Weichteilversorgung in der Allgemeinchirurgie unterscheiden. So gelten zwar alle bekannten Regeln der Wundversorgung (s. Wundversorgung, Kap. 1.9.3), die Wundrandexzision jedoch, die sog. Anfrischung, darf im Gesichtsbereich, wenn überhaupt, nur sehr sparsam erfolgen. Das gilt insbesondere an den Augenbrauen, den Lidern und der Nase, da dort besonders leicht Defekte entstehen können.

Die Wundversorgung muß mit dünnem, atraumatischem Nahtmaterial erfolgen. Die exakte Adaptation der Wundränder ist Grundvoraussetzung für ein gutes kosmetisches Ergebnis. Häufig muß die Versorgung mikrochirurgisch erfolgen, z. B. bei Nerv- oder Gefäßverletzungen.

Die Blutstillung im Gesicht sollte möglichst immer mit dem bipolaren HF-Gerät und einer feinen Pinzette vorgenommen werden.

Indikation

Weichteilverletzung.

Prinzip

Säuberung und Inspektion der Wunde, optimale schichtweise Vernähung der Weichteile, ggf. interfaszikuläre Nervennaht unter dem Operationsmikroskop. (Tetanusschutz klären).

Lagerung

Rückenlage, ggf. halbsitzende Position, neutrale Elektrode am Oberarm. Bei erwarteter Nervrekonstruktion durch ein Interponat, z. B. mit N. suralis, wird ein Unterschenkel rasiert, leicht abgespreizt, desinfiziert und gesondert abgedeckt.

Instrumentarium

Feines Weichteilinstrumentarium, dünnes, ungefärbtes Nahtmaterial, monofiles Nahtmaterial zur Nervmarkierung, Operationsmikroskopbezug, Mikroinstrumentarium und ein Nervstimulationsgerät.

Zur Vorbereitung des sterilen Instrumententisches gehört auch das Beziehen des Operationsmikroskops. Dabei muß darauf geachtet werden, daß das Mikroskop, solange es noch nicht benötigt wird, nicht gefährdet im unsterilen Bereich steht.

Operation

- Nach der Desinfektion des Gesichts und ggf. des Unterschenkels erfolgt die Abdeckung des Patienten in der Form, daß als erstes der behaarte Kopf und danach der Körper des Patienten abgedeckt wird. Je nach Intubation (oral oder nasal) wird der Tubus nach der Desinfektion abgedeckt oder mit einer sterilen Folie überklebt.
- Die Verletzung wird eingehend inspiziert, wenn nötig weiter gesäubert mit einer NaCl-Lösung, PVP-Lösung oder mit Wasserstoffperoxidlösung und/oder mit einer sterilen Bürste von festen kleinen Fremdkörpern befreit. In der Wunde dürfen vor der endgültigen Versorgung keine Fremdkörper mehr zu finden sein. (Wichtig ist die Suche nach Glassplittern.) Schmutzreste führen nach der Verheilung zu Verfärbungen der Narbe, die dann wieder korrigiert werden muß. Die Wundrandexzision beschränkt sich auf zerquetschtes und eindeutig nekrotisches Gewebe. Es folgt die sorgfältige Adaptation der Weichteile nach einer bipolaren Blutstillung. Die einzelnen Schichten werden anatomisch korrekt aneinandergenäht. Stufen und Verziehungen müssen vermieden werden.

- Um die Haut nicht noch mehr zu traumatisieren, wird mit atraumatischen Pinzetten gearbeitet und so oft wie möglich nicht die Epidermis, sondern das Subkutangewebe gefaßt.
  Bei Bedarf muß in einer zweiten Operation eine plastische Rekonstruktion vorgenommen werden.
- Bei ausgedehnten kombinierten Weichteil- und Knochenverletzungen muß der Weichteildefekt oft plastisch gedeckt werden. Dafür kommen gestielte Nah-, Fern- oder mikrovaskulär anastomosierte Myokutanlappen oder Osteomyokutanlappen in Frage (s. Tumor- und rekonstruktive Chirurgie).
- Bei Nervenverletzungen wird eine mikrochirurgische Rekonstruktion mit oder ohne Nervinterponat notwendig (s. 10.6.: Mikrochirurgie).

10.6
Mikrochirurgie

Operationen unter dem Mikroskop sind nur mit speziellem Instrumentarium möglich.

Diese Instrumente bedürfen einer besonderen Behandlung, damit sie funktionsfähig bleiben. Sie dürfen auf keinen Fall an einen harten Gegenstand stoßen, da die Spitze sofort verbiegen würde. Deshalb müssen sie auf dem Instrumententisch entweder auf industriell gefertigten Gummiunterlagen liegen oder auf einem mit mehrfacher Stoffabdeckung gepolsterten Tisch.

Das Instrumentarium muß immer von Blut gereinigt angereicht werden, damit der Operateur unter dem Mikroskop die Instrumentenbranchen erkennen kann. Diese Reinigung darf nur mit fusselfreien Tüchern erfolgen.

Die Mikronadelhalter haben zum großen Teil keine Arretierung. Hier ist eine Absprache zwischen Operateur und instrumentierender Pflegekraft erforderlich, ob die Nadel-Faden-Kombination eingespannt angereicht wird oder der Nadelhalter und dann der Faden in seiner geöffneten Verpackung, damit der Operateur ihn unter dem Mikroskop selbst fassen kann.

Die Instrumente werden ohne den sonst wünschenswerten kleinen Druck angereicht.

Besonders wichtig ist, daß alle Instrumente von der Pflegekraft nach Gebrauch wieder abgenommen werden, damit der Operateur nicht vom Situs wegschauen oder die Instrumente „blind" auf den Instrumentiertisch legen muß. Dabei könnten die Instrumente Schaden nehmen. Werden sie auf dem Patienten abgelegt, durchstoßen sie dabei evtl. mit ihren Spitzen die Abdeckung.

Nach dem Ende der Operation wird das gebrauchte Instrumentarium im Ultraschallbad gereinigt und nach der Pflege in gesonderten Containern gepackt. Jedes Instrument muß in einer Halterung fixiert sein, damit es nicht beim Transport mit anderen Instrumenten des Siebes kollidiert.

Die Sterilisation kann heute im fraktionierten Vakuum erfolgen, eine Heißluftsterilisation ist kaum noch nötig.

Das instrumentierende Personal sollte über ein Zweitokular (Spion) oder einen Monitor die Operation verfolgen können.

10.6.1
Nervrekonstruktion

Unter dem Mikroskop werden mit 2 Pinzetten die beiden Nervenden aufgesucht und entschieden, inwieweit die Nervläsion einer Versorgung bedarf. Bei einer vollständigen Durchtrennung werden beide Enden über eine kurze Strecke mit Schere und Pinzette freipräpariert. Sollte eine spannungsfreie Reanastomosierung ohne Interposition möglich sein, wird eine End-zu-End-Naht angelegt, d. h. die einzelnen Faszikel werden wieder miteinander verbunden, nachdem das Epineurium an beiden Enden angefrischt bzw. reseziert wurde.

Ist eine sofortige Anastomosierung nicht möglich, werden beide Nervenden mit einem monofilen Faden markiert und im umgebenden Gewebe fixiert, damit sie in einer zweiten Operation sofort gefunden werden und sich nicht weiter kontrahieren können.

Ist eine autologe Interposition möglich, wird die Wunde vorübergehend mit einem feuchten Tuch abgedeckt und z. B. aus dem vorbereiteten Unterschenkel ein Transplantat des N. suralis (möglich ist auch ein Stück des N. auricularis magnus) entnommen. Das Interponat wird an beiden Enden von seinem Epineurium befreit und dann End-zu-End zwischengeschaltet.

10.7
Chirurgische Kieferorthopädie

Fehlstellungen oder Deformitäten der Kieferkörper manifestieren sich in Bißanomalien und können zu funktionellen Störungen der Kiefergelenkrelation führen. Neben der klinischen Analyse werden durch Auswertung einer seitlichen Fernröntgenaufnahme des Schädels die Stellungsanomalien der Kieferbasen in bezug auf die Schädelbasis berechnet und die chirurgische Therapie bestimmt. Durch Osteotomien im Ober- oder/und Unterkiefer können die Kieferfragmente in die regelrechte Position verschoben und mit Osteosyntheseplatten und/oder Schrauben fixiert werden. Eine begleitende konservative kieferorthopädische Behandlung ist unumgänglich.

Abschließend sei erwähnt, daß Abszesse, dentogene Entzündungen der Kieferhöhlen und Erkrankungen der Kopfspeicheldrüsen (Glandula submandibularis, Glandula parotis) einen großen Raum in der MKG-Chirurgie einnehmen.

HNO-Chirurgie 11

M. LIEHN

In der Hals-Nasen-Ohren-Heilkunde werden viele unterschiedliche Eingriffe vorgenommen.

Hier werden nur einige beispielhaft vorgestellt werden können.

11.1
Anatomie

11.1.1
Hals

Der Hals wird durch die Anordnung der Muskulatur in 4 Regionen gegliedert, die durch folgende Muskeln eingeteilt werden:

- M. sternocleidomastoideus schräg vorn,
- M. omohyoideus bogenförmig in der Mitte und
- M. digastricus.

Als *Halseingeweide* bezeichnet man das Zungenbein, den Kehlkopf, die Trachea, die Glandula thyreoidea, die Speicheldrüsen, den Rachen und den oberen Teil des Ösophagus, denen seitlich die V. jugularis und die A. carotis mit dem N. vagus anliegen.

Eine oberflächliche Halsfaszie bedeckt die Mm. stenocleidomastoidei und die Mm. trapezii. Im vorderen Bereich des Halses finden wir das Platysma, eine Hautmuskelplatte in der Subkutis.

Der Nerven-Gefäß-Strang, bestehend aus dem N. vagus, der A. carotis communis und der V. jugularis interna, ist eingehüllt in Bindegewebe. Er liegt im Halsbereich unter dem M. sternocleidomastoideus.

11.1.2
Lymphabflüsse

Eine zentrale Region des Lymphabflusses am Hals ist der „Venenwinkel", dort, wo die V. facialis in die V. jugularis interna einmündet.

11.1.3
Rachen

Der Rachen wird in 3 Abschnitte eingeteilt:

- Nasopharynx (Nasenrachenraum),
- Oropharynx (mittlerer Rachenraum),
- Hypopharynx (unterste Schlundgegend).

Der mittlere *Oropharynx* beherbergt unter anderem die Gaumenmandeln (Tonsillen). Sie zählen zu den Lymphorganen und befinden sich rechts und links des Rachenraumes. Ihren bindegewebigen Kapseln liegen Fasern des M. constrictor pharyngis an. Die Rachenmandel im *Nasopharynx* dagegen ist unpaar angelegt und befindet sich am Rachendach hinter den Nasengängen. Wird sie zu groß, v. a. bei Kleinkindern, behindert sie die Nasenatmung und muß entfernt werden.

Die Tuba auditiva Eustachii (Ohrtrompete) verbindet den Nasenrachen mit dem Mittelohr. Sie kann deshalb den Druckausgleich bei Höhenveränderungen bewirken.

Der *Hypopharynx* beginnt hinter den Stellknorpeln und endet an der Einmündung in den Ösophagus.

11.1.4
Kehlkopf

Der Kehlkopf liegt etwa in der Mitte des 5. Halswirbels, beim Mann etwas tiefer als bei der Frau. Im Inneren des Kehlkopfes innerviert der N. laryngeus recurrens die Muskulatur und die Schleimhaut der Stimmbänder und die der Stellknorpel.

Der Kehlkopf wird aus Schildknorpel und Ringknorpel gebildet und sitzt der Trachea auf (Abb. 11.1).

Er wird vom Zungenbein (Os hyoideum) bedeckt, das mit einer Membran am Schildknorpel fixiert ist. Die beiden Stimmbänder ziehen rechts und links von den Stellknorpeln aus zur Vorderkante des Schildknorpels. Der Raum zwischen den Stimmbändern wird als Stimmritze bezeichnet. Die nervale Versorgung des Larynx übernehmen der N. laryngeus inferior (genannt N. recurrens) und der N. laryngeus superior, beides Äste des N. vagus.

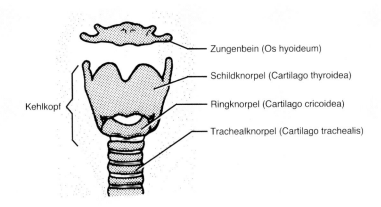

Abb. 11.1. Lagebeziehung von Kehlkopf und Zungenbein bei erhobenem Kinn. (Aus Spornitz 1993)

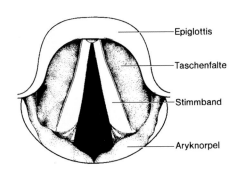

Abb. 11.2. Einblick in das Kehlkopfinnere. (Aus Boenninghaus 1985)

Der Kehldeckel (Epiglottis) verschließt bei Reizen reflektorisch den Kehlkopfeingang. Beim Schlucken drückt die Zunge die Epiglottis nach unten (Abb. 11.2).

11.1.5
Nase

Die *äußere Nase* besteht aus dem paarigen Nasenbein, den Nasenmuscheln (-flügeln) und dem Nasensteg mit dem Septum. Die Nasenbeine bilden das knöcherne Gerüst, sie stehen mit dem Os frontale in Verbindung.

Durch die Nasenlöcher kommt man in die *innere Nase*, dem Nasenvorhof und die Nasenhöhle. Die Schutzhärchen (Vibrissae) im Nasenvorhof filtern die Atemluft.

Die *Nasenhöhle* wird vom knöchern-knorpeligen Septum (Nasenscheidewand) in 2 Räume unterteilt. Oben begrenzt das Siebbein mit den Durchtrittstellen für den N. olfactorius die beiden Höhlen, unten der harte Gaumen und seitlich die Nasenmuscheln. Hinten gehen die Nasenhöhlen in den Nasopharynx über (Abb. 11.3).

Nasennebenhöhlen (Sinus paranasales)

Sieben luftgefüllte Räume stehen mit der Nase in Verbindung:

- die Stirnhöhle (Sinus frontalis) paarig angelegt,
- die Kieferhöhle (Sinus maxillaris) – paarig, die Keilbeinhöhle (Sinus sphenoidalis),
- das Siebbeinlabyrinth (Sinus ethmoidalis) – paarig.

Sie bilden bei der Stimmbildung einen Resonanzraum und wärmen außerdem die Atemluft an. Da sie in enger Beziehung zur Nase stehen, sind sie häufig bei Infektionskrankheiten mitbetroffen.

11.1.6
Ohr

Das Hörorgan des Menschen ist in 3 Teile gegliedert (Abb. 11.4):

- Äußeres Ohr mit Ohrmuschel, dem S-förmig gebogenen äußeren Gehörgang und

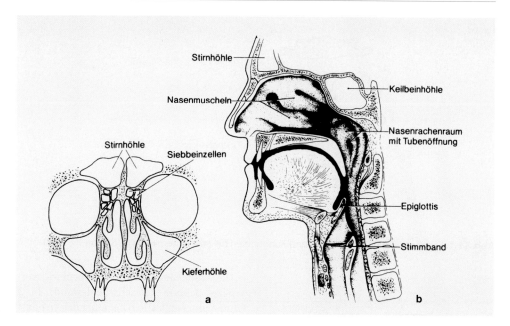

Abb. 11.3 a, b. Topographische Übersicht Nase und Nasennebenhöhlen. **a** Schnitt durch die Nase und Nasennebenhöhlen. **b** Seitliche Nasenwand, Nasenrachenraum, Rachen und Kehlkopf. (Aus Boenninghaus 1985)

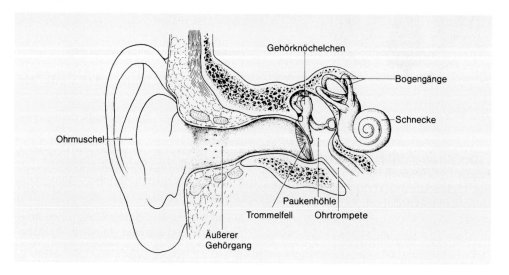

Abb. 11.4. Topographische Übersicht äußeres Ohr, Mittelohr, Innenohr. (Aus Boenninghaus 1985)

dem Trommelfell als Abgrenzung zum Mittelohr.

- Mittelohr, das aus der Paukenhöhle besteht, die über die Tube mit dem Nasenrachen verbunden ist, den Gehörknöchelchen
  - Hammer (Malleus),
  - Amboß (Incus),
  - Steigbügel (Stapes).

Sie sorgen durch ihre Bewegungen für die Schallwellenübertragung.

- Innenohr, das im Felsenbein liegt. Das Hörorgan liegt in der Schnecke, die Bogengänge enthalten das Gleichgewichtsorgan.

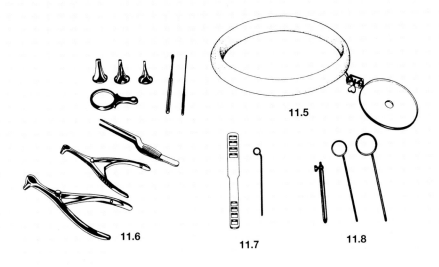

Abb. 11.5. Stirnreflektor
Abb. 11.6. Nasenspekula und Bajonett-Pinzette
Abb. 11.7. Zungenspatel und Spiegel

Abb. 11.8. Kehlkopfspiegel mit anschraubbarem Griff. (Alle aus Boenninghaus 1985)

11.2
Instrumente für HNO-Untersuchungen

Ein wichtiges Hilfsmittel in der HNO-Heilkunde ist der Stirnreflektor (Abb. 11.5). Er erlaubt es, das betreffende Organ zu untersuchen.

11.2.1
Ohrspiegelung

Instrumentarium: Stirnreflektor, Lichtquelle und Ohrtrichter, Binokular-Mikroskop.
   Mögliche Befunde: Cerumen oder Fremdkörper, Perforation oder Rötung des Trommelfells.

11.2.2
Nasenspiegelung

Instrumentarium: Stirnreflektor, Lichtquelle, Nasenspekula verschiedener Größen (Abb. 11.6), ggf. Bajonettpinzette oder Watteträger.

11.2.3
Rachenspiegelung

Instrumentarium: Stirnreflektor, Zungenspatel, abgewinkelte Spiegel (Abb. 11.7), Winkeloptiken ($0°$, $30°$, $70°$), Kaltlichtquelle.

11.2.4
Kehlkopfspiegelung

Instrumentarium: Stirnreflektor, lange Spiegel, Mulläppchen zum Fassen der Zunge, Lupen-Laryngoskop ($90°$), Kaltlichtquelle (Abb. 11.8).

11.2.5
Stimmgabeluntersuchung

Eines der wichtigsten diagnostischen Hilfsmittel für den HNO-Arzt ist die Stimmgabel. Bei dieser grob orientierenden Untersuchung wird festgestellt, ob eine Schwerhörigkeit im Innenohr oder im Mittelohr lokalisiert ist.

11.3
Aufgaben der Operationspflegekraft

Auch in der HNO-Abteilung, und dort insbesondere in der Operationsabteilung, muß sehr viel Wert auf die prä-, peri- und postoperative Betreuung der Patienten gelegt werden, da viele Eingriffe in Lokalanästhesie vorgenommen werden. Zum anderen gehören durch die Rachen- und Gaumenmandeloperationen viele Kinder zu den Patienten, denen wir mit Zuwendung ihre Angst nehmen sollten.

Die Aufgaben bezüglich der unterschiedlichen Instrumentarien und der vielfältigen Operationen gleichen den in Kap. 10 (MKG) beschriebenen.

11.4
Instrumentarium für HNO-Operationen

Das Instrumentarium ist durch die Weichteil-, Knochen- und auch Mikrochirurgie sehr vielfältig (s. auch Kap. 10: MKG).

Zusätzlich zum immer benötigten und nun hinlänglich bekannten Grundinstrumentarium kommen auch hier viele Spezialinstrumente zum Einsatz. Da sie in den verschiedenen Abteilungen differieren, können nicht alle Erwähnung finden. Um eine übersichtliche Darstellung zu erhalten, werden die verschiedenen Spezialinstrumente nach den vorgestellten Operationen eingeteilt.

11.4.1
Instrumente für Adenotomie/Tonsillektomie

Bei Bedarf werden lange Kanülen zur Applikation des Lokalanästhetikums eingesetzt. Außerdem:

- je eine grobe, lange chirurgische und eine anatomische Pinzette,
- unter Umständen eine lange Bajonettpinzette für die bipolare Koagulation,
- eine Metzenbaum-Schere,
- ein Mundsperrer, z. B. nach Kilner-Doughty (s. Kap. 10: MKG),
- ein Tonsillenraspatorium nach Henke (Abb. 11.9) ein doppelseitig benutzbares,

scharfes Dissektionsinstrument, um die Tonsille aus ihrer Kapsel zu schälen.

- Ein stumpfes Elevatorium (Abb. 11.10).
- Eine in den breiten Branchen aufgebogene Tonsillenschere (Abb. 11.11).

Mit den Ringmessern nach Beckmann (Abb. 11.12), die in verschiedenen Größen vorliegen sollten, werden die Adenoide („Polypen") entfernt. Diese Messer sind an der Innenkante des oberen Randes geschliffen und schälen so die Adenoide aus ihrem Lager.

Für die Abtragung der Tonsillen benötigt man einen Tonsillenschnürer (Abb. 11.13).

Die in diesen Schnürer eingesetzte Drahtschlinge wird über die aus ihrer Kapsel befreite Tonsille geführt und dann angezogen, so daß die „Mandel" an der Basis abgetrennt wird.

Die einzelnen Schlingen werden für jede Operation erneuert.

Mit der Tonsillenfaßzange nach Blohmke (Abb. 11.14) können die Tonsillen während der Präparation gefaßt werden. Die scharfen Zähnchen unterscheiden diese Zange von den schon bekannten Organfaßzangen. Über die offenen Griffe kann der Tonsillenschnürer an die „Mandel" geführt werden.

Der Korbsauger (Abb. 11.15) ist gebogen und kann durch sein Körbchen keine großen Gewebeteilchen absaugen.

11.4.2
Instrumente für Tracheotomie/Koniotomie

Zur Tracheotomie wird neben dem bekannten Grundinstrumentarium bei Bedarf ein Dilatator benutzt werden (Abb. 11.16).

Welche Trachealkanüle eingesetzt wird, hängt von verschiedenen Faktoren ab. Es gibt Einmalkanülen, resterilisierbare Metallkanülen, mit oder ohne Mandrin oder als Sprechkanüle mit Ventil (s. S. 451).

Für eine (seltene) notfallmäßige Koniotomie kann ein Trachealtrokar zur Anwendung kommen, um das Lig. conicum zu durchstoßen (Abb. 11.17).

Instrumente für Adenotomie/Tonsillektomie

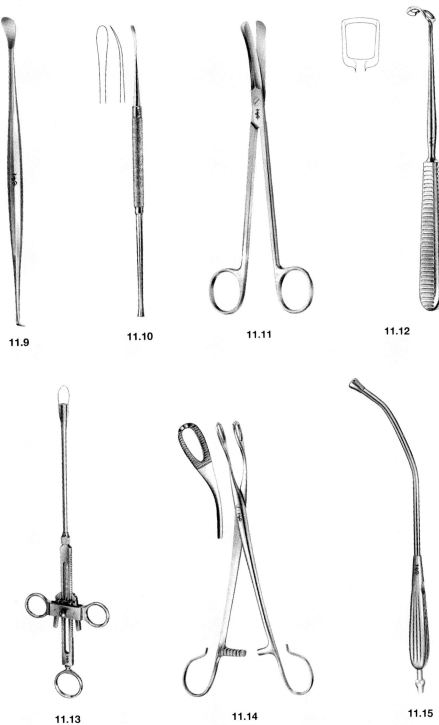

11.9

11.10

11.11

11.12

11.13

11.14

11.15

Instrumente für Koniotomie/Tracheotomie und Nasenoperationen

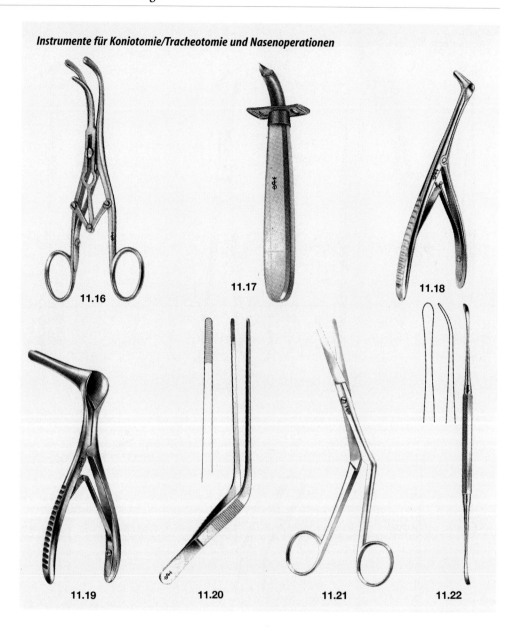

◁ **Abb. 11.9.** Tonsillenraspatorium nach Henke

Abb. 11.10. Elevatorium nach Freer

Abb. 11.11. Tonsillenschere nach Good

Abb. 11.12. Ringmesser nach Beckmann

Abb. 11.13. Tonsillenschnürer nach Brünings

Abb. 11.14. Tonsillenfaßzange nach Blohmke

Abb. 11.15. Korbsauger nach Yankauer. (Alle Fa. Aesculap)

△
Abb. 11.16. Dilatator nach Laborde

Abb. 11.17. Koniotom nach Ueckermann-Denker

Abb. 11.18. Nasenspekulum nach Beckmann

Abb. 11.19. Nasenspekulum nach Killian

Abb. 11.20. Nasenpinzette nach Troeltsch

Abb. 11.21. Nasenschere nach Heymann

Abb. 11.22. Elevatorium/Raspatorium nach Freer: eine Seite ist stumpf, die andere scharf. (Alle Fa. Aesculap)

11.4.3
Instrumente für Nasenoperationen

Ein wichtiges Instrument ist hier das Nasenspekulum (Abb. 11.18 und 11.19). Es gibt sie mit und ohne Arretierung. Sie sollten immer in verschiedenen Größen vorliegen. Bei Bedarf (z. B. in der Mikrochirurgie) kommen selbsthaltende arretierbare Spekula zur Anwendung.

Instrumente, die in der Nase benutzt werden, sind kniegebogen oder bajonettförmig. Sie erleichtern den Blick auf den Situs, ohne daß die Hand des Operateurs die Übersicht behindert (Abb. 11.20 und 11.21).

Um die Schleimhaut vom Septum zu separieren, werden Raspatorien und Elevatorien benötigt. Hier ist ein beidseitig benutzbares Instrument von Vorteil (Abb. 11.22).

11.4.4
Instrumente für Ohroperationen

Ohroperationen (ausgenommen Ohrmuscheloperationen) werden unter dem Operationsmikroskop vorgenommen. Es gelten alle Hinweise, die im MKG-Kapitel (s. S. 469) für die Mikrochirurgie besprochen wurden.

Zur Inspektion des äußeren Gehörganges bis zum Trommelfell reichen die Ohrtrichter. Tast- und Kürettierinstrumente sind z. B. die Ohrschlinge (Abb. 11.23), ein stumpfes Instrument, um z. B. Cerumen zu entfernen und der Ohrhebel mit Knopf (Abb. 11.24).

Die verschiedenen otologischen Zangen sind kniegebogen. Sie werden als Faß- oder Löffelzangen (Abb. 11.25) angeboten.

Parazentesenadeln zur Inzision des Trommelfells sind kniegebogen oder bajonettförmig (Abb. 11.26).

Rundschnittmesser (Abb. 11.27), Lanzettmesser (Abb. 11.28) oder Lappenmesser (Abb. 11.29) werden in der Mikrochirurgie bevorzugt.

Mikroscheren, kniegebogen, werden mit verschieden gebogenen Branchen angeboten, damit problemlos in allen Richtungen geschnitten werden kann (Abb. 11.30).

Das gleiche gilt für die Stanzen, mit denen Knochengewebe entfernt wird (Abb. 11.31).

Mit dem kleinen scharfen Knochenlöffel (Abb. 11.32) kann Knochengewebe entfernt werden (z. B. bei der Stapesplastik).

Zusätzlich zum erwähnten Instrumentarium benötigt man bei der Ohroperation häufig eine Bohrmaschine, die denen der Zahnärzte entspricht. Der Handgriff ist abgewinkelt und die verschiedenen Einsätze, wie Rosenbohrer oder Fräsen, werden nach Bedarf eingesetzt. Die Bohrer können mit einer integrierten Spülung ausgestattet sein, um den behandelten Knochen während des Fräsens kühlen zu können.

In der Regel wird die instrumentierende Pflegekraft mit einer gebogenen Knopf-Spül-Kanüle während des Bohrens spülen.

11.5
HNO-Operationen

11.5.1
Adenotomie (AT)

Indikation

Behinderung der Nasenatmung durch Hyperplasie der Rachenmandeln. (Die betroffenen Kinder haben häufig Schnupfen, schlafen durch die erschwerte Nasenatmung schlecht und schnarchen). Paukenergüsse durch Verlegung der Tubenostien. Dadurch Schalleitungsschwerhörigkeit (→ OP: Parazentese).

Prinzip

Operative Abtragung der adenoiden Wucherungen.

Lagerung

In Vollnarkose: Rückenlage mit hängendem Kopf.

Dieser Eingriff wird nur noch selten in Lokalanästhesie durchgeführt: Dann wird das Kind von einer Pflegekraft in halbsitzender Position gehalten.

Instrumentarium

Mundsperrer, Zungenspatel, Beckmann-Ringmesser, grobe Pinzetten.

Instrumente für Ohroperationen

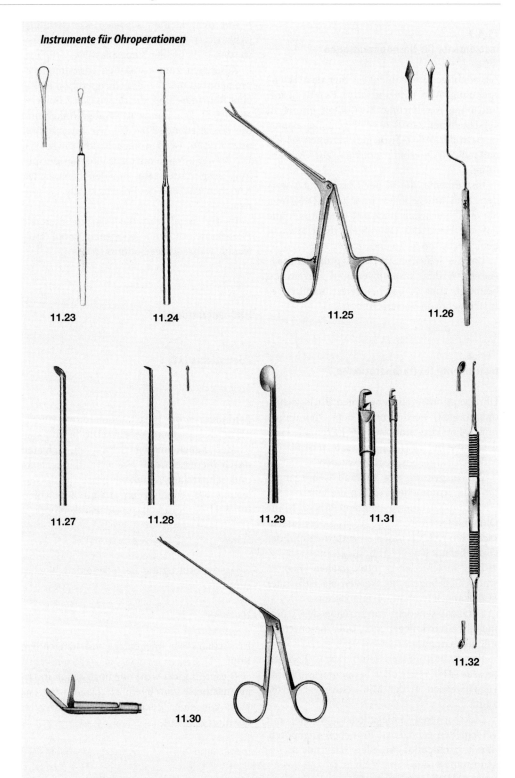

11.23   11.24   11.25   11.26

11.27   11.28   11.29   11.31

11.30

11.32

Operation

- Nach der sterilen Abdeckung wird der Mundsperrer nach Kilner-Doughty eingesetzt. Er drückt die Zunge nach unten und fixiert gleichzeitig den Tubus.
- Die adenoiden Vegetationen werden mit dem entsprechend großen Ringmesser an ihrer Basis abgetragen. Das Blut wird abgesaugt, eine passagere Blutstillung mit armierten großen Tupfern reicht zumeist aus. Sonst müssen die blutenden Gefäße mit der bipolaren Koagulationspinzette verschorft werden.
- Die Entfernung des Mundsperrers, Absaugen und Inspektion der Mundhöhle beenden den Eingriff.

11.5.2
Tonsillektomie (TE)

Indikation

- Chronische Tonsillitis: Erreger sind meist Streptokokken. Die chronische Tonsillitis führt manchmal zum Peritonsillarabszeß oder durch Streuung zu Folgeerkrankungen der Gelenke (Rheuma), der Nieren (Glomerulonephritis) oder zu funktionellen Herzerkrankungen.
- Tonsillenhyperplasie: Sollte die Hyperplasie nur einseitig aufgetreten sein, liegt der Verdacht einer malignen Grunderkrankung nahe. Zu beachten ist dann, daß die entfernten Tonsillen getrennt und mit der Seite beschriftet, in die Histologie geschickt werden.
- Rezidivierende Anginen.

◁ **Abb. 11.23.** Ohrschlinge nach Langenbeck
Abb. 11.24. Ohrhebel nach Lucae
Abb. 11.25. Faßzange nach Hartmann
Abb. 11.26. Parazentesenadel nach Lucae
Abb. 11.27. Rundschnittmesser
Abb. 11.28. Lanzettmesser nach Rosen
Abb. 11.29. Lappenmesser nach Plester
Abb. 11.30. Mikroschere
Abb. 11.31. Knochenstanze
Abb. 11.32. Knochenlöffel nach House
(Alle Fa. Aesculap)

Prinzip

Die gesamten Gaumenmandeln werden aus ihrer Kapsel herausgeschält. (Eine „Mandelkappung" ist heute nicht mehr üblich.)

Lagerung

In Lokalanästhesie: halbsitzende Position.
In Vollnarkose: Rückenlage mit hängendem Kopf.

Instrumentarium

Instrumente wie auf S. 476 beschrieben; mit einem Faden armierte Tupfer zur Kompression und ggf. bipolare bajonettförmige Koagulationspinzette.

Operation

- Für die vorgesehene Lokalanästhesie werden die Tonsillen mit einer langen dünnen Kanüle mit dem Anästhetikum umspritzt; dieses hat häufig einen Adrenalinzusatz, um gleichzeitig eine Gefäßverengung zu erreichen.
- Nach dem Einsetzen des Mundsperrers, für Patienten mit lokaler Betäubung nimmt man nur einen Zungenspatel, wird eine Tonsille mit der groben chirurgischen Pinzette gefaßt, der vordere Gaumenbogen wird mit der Schere inzidiert und die „Mandel" mit der Tonsillenschere und dem Henke-Raspatorium im Wechsel aus ihrer Kapsel geschält. Mit dem Tonsillenschnürer wird sie vom Zungengrund abgetrennt.
- Ein armierter Tupfer wird vorübergehend zur Kompression in das Tonsillenbett geschoben; analoges Vorgehen auf der anderen Seite.
- Erscheint die Blutstillung unzureichend, wird abschließend eine Umstechung erfolgen. Die Tonsillen werden zur histologischen Untersuchung eingeschickt, bei unklarer Genese der Erkrankung seitengetrennt.

Komplikationen

Eine Nachblutung tritt zumeist am Operationstag oder am 1. postoperativen Tag auf, kann aber noch nach 2 Wochen vorkommen. Eine Eiskrawatte soll helfen, diese Gefahr zu verringern.

Läßt sich eine aufgetretene Blutung mit Tamponade oder Hämostyptika nicht stillen, muß chirurgisch interveniert werden.

11.5.3
Stützautoskopie

Die Stützautoskopie dient der direkten Untersuchung des Kehlkopfes, wenn die indirekte Spiegelung nicht möglich oder unzureichend erscheint. Zur besseren Übersicht wird diese Untersuchung mit Hilfe des Operationsmikroskops vorgenommen (Abb. 11.33).

Indikation

Verdacht auf Larynxpapillome, Leukoplakie, Stimmlippenpapillome oder Stimmbandpolypen. Ebenso bei Verdacht auf Kehlkopfkarzinome.

Prinzip

Direkte Betrachtung des Larynx über ein starres Laryngoskop, das auf der Brust des Patienten abgestützt ist (deshalb *Stütz*autoskopie) unter Verwendung des Mikroskops.

Bei Bedarf mikrochirurgische Abtragung des Befundes ggf. mittels CO_2-Laser oder Probeentnahmen zur histologischen Diagnosesicherung.

Lagerung

Rückenlage mit hängendem Kopf, eine sterile Abdeckung ist nicht nötig.

Instrumentarium

- Starre Laryngoskope in verschiedenen Durchmessern und unterschiedlichen Längen mit montierbarem Lichtleitstab und Kaltlichtkabel (Abb. 11.34).

- Ein Zahnschutz für den bezahnten Oberkiefer (Abb. 11.35).
- Laryngoskophalter mit Bruststütze (Abb. 11.36).
- Verschiedene Faßzangen:
  - Doppellöffelzange,
  - gezahnte Faßzange,
  - verschiedene Scheren (rechts gebogen, links gebogen, gerade).
- Watteträger, ein Gefäß für Suprarenin zum Eintauchen von Watteträgern für die Blutstillung. Ein langer Saugeransatz.
- Kleine Gefäße zum Aufnehmen der entnommenen Präparate.
- Das Operationsmikroskop mit einem Objektiv mit einer Brennweite von 400 mm.

Operation

- In Intubationsnarkose wird der Kopf des Patienten rekliniert und der Zahnschutz eingesetzt. Ein starres Laryngoskop, (Kleinsasser oder Negus) wird eingebracht und mit einer Kaltlichtquelle und dem Mikroskop verbunden. Das Laryngoskop wird in seiner Stellung optimiert und mit der Bruststütze fixiert.
- Die Sicht auf den Kehlkopf wird eingestellt, der obere Trachealanteil, die Stimmbänder und die Aryknorpel (die Stellknorpel des Kehlkopfes) können betrachtet werden. Bei Bedarf können jetzt mit Faßzange, Löffelzange und Schere verschiedene Probeentnahmen erfolgen, oder Papillome oder Polypen entfernt werden.
- Die einzelnen Präparate müssen korrekt gekennzeichnet und mit ihrer Entnahmestelle bezeichnet werden. Im Falle einer Malignität kann ein falsch gekennzeichnetes Präparat ungeahnte Folgen haben.

11.5.4
Tracheotomie

Der sog. Luftröhrenschnitt ist häufig eine Notfallmaßnahme, daher sollten die Instrumente und das Vorgehen allen Beteiligten geläufig sein.

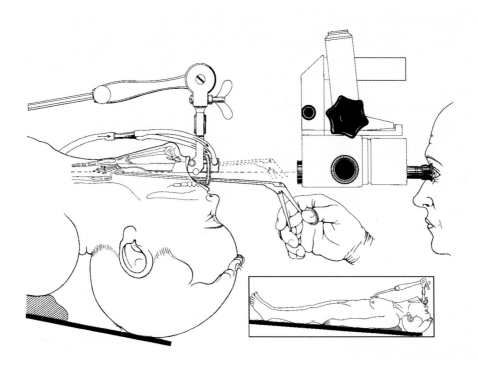

Abb. 11.33. Prinzip einer Stützautoskopie. (Denecke 1980)

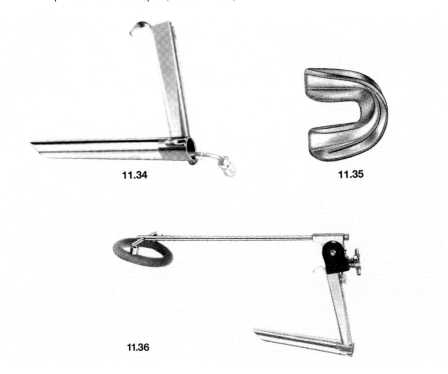

11.34

11.35

11.36

Abb. 11.34. Operationslaryngoskop

Abb. 11.35. Zahnschutz

Abb. 11.36. Laryngoskophalter mit Bruststütze. (Alle Fa. Aesculap)

Indikation

Langzeitbeatmung oder eine erwartete Langzeitbeatmung. Ist bei Patienten nach ca. 14 Tagen eine Extubation nicht möglich oder nicht zu erwarten, sollte ein Tracheostoma angelegt werden. Auch eine geplante Laryngektomie oder Teilresektion des Kehlkopfes sowie Tumorinfiltration in die Trachea sind Indikationen zur Tracheotomie.

Prinzip

Eröffnung der Luftröhre zwecks Einsetzen einer Trachealkanüle zur künstlichen Beatmung.

Lagerung

Rückenlage mit leicht rekliniertem Kopf. Die Dispersionselektrode wird an einem Oberarm fixiert.

Instrumentarium

Siehe S. 476 ff.

Operation

- Für die Tracheotomie sind 3 verschiedene Zugänge zur Luftröhre möglich:
  - obere Tracheotomie, oberhalb des Isthmus der Schilddrüse,
  - mittlere Tracheotomie mittels Durchtrennung des Isthmus der Schilddrüse,
  - untere Tracheotomie unterhalb des Isthmus der Schilddrüse.
  Der am häufigsten benutzte Zugang für eine elektive Tracheotomie ist der mittlere.
- Auch die Schnittführung variiert, meist wird der kurze Kocher-Kragenschnitt (s. Zugangswege Kap. 2, S. 35) gewählt oder ein medianer Längsschnitt. Nach der Durchtrennung des Platysma mit dem Skalpell kann die prätracheale Muskulatur stumpf zur Seite gedrängt werden.
- Vielfach kann der Isthmus erhalten werden, indem man ihn (den Isthmus) mit 2 Langenbeck- oder Kocher-Haken so weit kopfwärts zieht, daß der 3. und 4. Trachealring freiliegt. Gelingt das nicht, wird der Isthmus zwischen

2 Klemmen durchtrennt und umstochen (s. Strumaresektion, S. 48 f.).
- Alle Gefäße müssen versorgt werden, um postoperative Blutungen und die damit verbundene Aspirationsgefahr zu verhindern. Nun kann die Trachea eröffnet werden durch
  - die X-förmige Inzision,
  - den Türflügelschnitt,
  - den rundlichen Björk-Lappen.

Die Eröffnung erstreckt sich immer über 2 Knorpelspangen. Das entstehende Fenster wird mit 4 monofilen Haltefäden an der Haut fixiert, die sog. tracheokutanen Nähte, die sog. mucocutane Anastomose.

Der orale Tubus wird entblockt und entfernt, die passende Trachealkanüle, deren Blockung von der Operationspflegekraft geprüft wurde, wird eingeführt und an die Beatmung angeschlossen. (Zur künstlichen Beatmung empfehlen sich blockbare Tuben. Wenn keine Aspirationsgefahr mehr besteht, wird der Patient mit einer Trachealkanüle versorgt.)

Trachealkanülen

Die erste eingesetzte Trachealkanüle besteht meist aus einem doppellumigen Rohr, dessen innerer Teil, die sog. „Seele", beliebig oft entfernt und wieder eingesetzt werden kann. Das erleichtert die Reinigung und die endotracheale Absaugung.

Nach der Tracheotomie wird die Kanüle täglich gewechselt. Fallen die Trachealwände in sich zusammen, wird das Tracheostoma mit einem überlangen Spekulum, z. B. nach Killian, offengehalten. Dann läßt sich die Kanüle leichter einsetzen.

Die Trachealkanüle hat vorn eine Platte, die die Kanüle auf der Haut aufliegen läßt. An beiden Seiten dieser Platte wird durch vorgefertigte Ösen ein Band gezogen und hinten am Hals des Patienten geknüpft.

Sprechkanülen haben in ihrer Krümmung ein Fenster, durch das die Atemluft nach innen in den Kehlkopf gelangen kann. Durch ein Rückschlagventil in der Kanülenöffnung wird es dem Patienten ermöglicht zu sprechen.

Die Auswahl der richtigen Kanüle (Abb. 11.37) richtet sich danach, ob sie zur Langzeitbeatmung oder als Dauerkanüle verwendet werden soll. Wichtig ist immer, daß die Kanü-

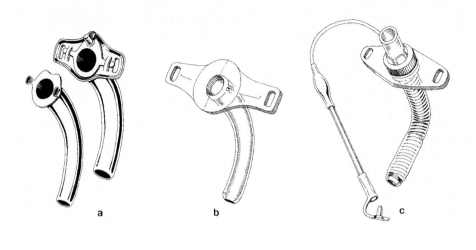

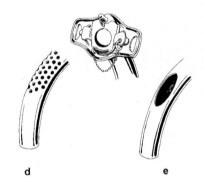

Abb. 11.37 a–e. Verschiedene Trachealkanülen:
a doppelläufige Trachealkanüle, **b** doppelläufige Metallkanüle mit herausnehmbarer Innen-
kanüle, **c** Trachealkanüle mit Blockermanschet-
te zur Beatmung, **d** Ventilkanüle (Sprechkanüle)
mit Sieb, **e** Ventilkanüle (Sprechkanüle) mit
Loch. (Aus Denecke 1980)

le dem Durchmesser der Trachea angepaßt ist
und weder zu kurz noch zu lang gewählt wird.

Komplikationen

Intraoperativ: heftige Blutungen, Verletzungen des Ringknorpels (sie können zu einer
Ringknorpelstenose führen), Rekurrensver-
letzungen.

Postoperativ: Nachblutungen oder Arrosions-
blutungen, wenn die Kanüle nicht korrekt
paßt, Phlegmone, Pneumonie.

   Als Spätkomplikation gilt die Trachealste-
nose, v. a. bei Patienten mit einer Neigung zur
Keloidbildung.

Tracheostomaverschluß

Wird die Kanüle und damit das Tracheostoma
nach der Heilung oder Besserung der Grunderkrankung nicht mehr benötigt, kann der
Tracheostomaverschluß erfolgen. Diese Operation kann sowohl in Lokalanästhesie als
auch in Vollnarkose erfolgen.

11.5.5
Koniotomie

Als Koniotomie bezeichnet man im klinischen
Jargon die notfallmäßige „Tracheotomie" als
lebensrettende Maßnahme, die nur als Notfalleingriff zu verstehen ist. Sie ersetzt nicht
die Tracheotomie, sondern zieht sie nach sich.

Indikation

Lebensbedrohliche akute Atemnot mit Erstickungsgefahr durch Fremdkörper, allergiebedingte Larynxschwellungen, Intubationshindernisse, Kehlkopffrakturen.

Prinzip

Das Ligamentum cricothyreoideum, auch Lig. conicum genannt, wird zwischen dem Unterrand des Schildknorpels und dem Oberrand des Ringknorpels mit dem Koniotom durchstoßen, der Kehlkopf eröffnet und der Patient mit einem dünnen Tubus beatmet.

Lagerung

Rückenlage mit Unterpolsterung der Schultern bei rekliniertem Kopf.

Instrumentarium

Siehe 11.2: Instrumente für HNO-Operationen (Kap. 11.4).

Operation

Ein 1–2 cm langer Hautschnitt wird über dem Lig. conicum angelegt. Der Bogen des Ringknorpels ist tastbar; direkt darüber verläuft das Ligament.

Die Öffnung läßt sich stumpf erweitern, in Notsituationen mit dem Finger.

Steht ein Koniotom zur Verfügung, durchstößt dieses nach dem Hautschnitt das Ligament. Der Trokar wird zurückgezogen und der Kehlkopf eröffnet. Ansonsten nimmt der Operateur ein Skalpell und ein Nasenspekulum nach Killian.

11.5.6
Neck-dissection

Eine Neck-dissection ist eine Halslymphknotenausräumung, die je nach Tumorstadium, einseitig oder beidseits, in einer Sitzung erfolgt.

Eine Erweiterung der Operation ist je nach Ausbreitung des Primärtumors möglich:

z. B. Kehlkopfresektion, Unterkieferteilresektion oder Zungengrundresektion mit Mandibulasplitting.

Indikation

Hypopharynxkarzinome, Stimmbandkarzinome, Lymphknotenkarzinome.

Oropharynxkarzinom, Karzinome im Kopf- und Halsbereich, insbesondere bei Metastasen.

Prinzip

Halslymphknotenausräumung en bloc (evtl. inklusive V. jugularis interna und M. sternocleidomastoideus mit den in das Fettgewebe eingelagerten Lymphknoten und den Lymphgefäßen) von der Schädelbasisregion bis zur Klavikula.

Lagerung

Rückenlage, den Kopf auf die kontralaterale Seite gedreht. Die neutrale Elektrode wird an einem Oberarm fixiert.

Instrumentarium

Grundinstrumente, Sauger, bipolare Pinzette, ggf. ein Nervenreizgerät zur Identifikation des N. accessorius, feine Gummizügel.

Bei einer Erweiterung der Operation auf Unterkieferteilresektion oder bei nötigem Mandibulasplitting werden Raspatorien, eine oszillierende Säge, Luer und Plattenosteosynthesematerialien benötigt.

Man unterscheidet:

- *Radikale Neck-dissection:* Lymphknotenausräumung mit umgebendem Fett. Resektion des
  - N. accessorius,
  - M. sternocleidomastoideus,
  - V. jugularis interna,
  - Glandula submandibularis.
- *Funktionelle Neck-dissection:* Lymphknotenausräumung mit umgebendem Fettgewebe.

- Die Hautschnittführung variiert. Meist verläuft der Schnitt am Vorderrand des M. sternocleidomastoideus mit einer zusätzlichen Inzision Richtung Klavikula, also T-förmig. Die Haut-Platysma-Lappen werden präpariert, der M. sternocleidomastoideus freigelegt und bei der radikalen Neck-dissection zwischen 2 Klemmen mit dem Skalpell, besser mit dem Diathermiestichel durchtrennt. Beide Muskelstümpfe werden umstochen. Der N. accessorius verläuft am Hinterrand des Muskels und wird vorsichtig mit einer feinen Schere, z. B. nach Wittenstein, dargestellt und zunächst angeschlungen. Je nach Ausdehnung des Tumors wird er später erhalten oder reseziert werden.
- Nach der Durchtrennung des Muskels liegt die sog. Gefäßnervenscheide mit der V. jugularis interna, der A. carotis communis und dem N. vagus sichtbar im Operationsfeld. Die V. jugularis wird über eine kurze Strecke mittels Overholtdissektion freipräpariert, distal doppelt ligiert und zusätzlich mit dickem Nahtmaterial umstochen.
- Nach der Darstellung der A. carotis communis und des N. vagus kann der Dissektionsblock mit Schere und Pinzette kopfwärts präpariert werden. Die V. jugularis wird bis zum Foramen jugulare freigelegt, dort wieder doppelt ligiert und abgesetzt.
- Das Tumorpräparat wird unter Ligatur der V. fazialis oder ggf. der A. thyreoidea superior herausgelöst, entfernt und zur histologischen Untersuchung gesandt.
- Nach der sorgfältigen Blutstillung und der Einlage von 1 oder 2 Redondrainagen erfolgt der schichtweise Wundverschluß und der Halsverband.

11.5.7
Laryngektomie

Vorbereitung und Lagerung entsprechen denen für eine Neck-dissection.

- Der Hautschnitt verläuft meist U-förmig am Vorderrand des M. sternocleidomastoideus beidseits, 2 Querfinger unterhalb des Jugulums (Gluck-Sörensen-Lappen). Durchtrennung der prälaryngealen Muskulatur mit dem Diathermiemesser zwischen 2 Klemmen, Durchstechungsligatur der Stümpfe.
- Die Thyreoidealappen werden dargestellt und der Isthmus zwischen 2 Klemmen durchtrennt. Die Schilddrüse wird vom Larynx abpräpariert und wenn möglich geschont. Präparation und Eröffnung des Kehlkopfes, Darstellung der Trachea, Tracheotomie, Umintubation mit einer blockbaren Kanüle. Resektion je nach Ausdehnung des Tumors:
- Das Hauptpräparat enthält den Neck-dissection-Block, den Kehlkopf, ggf. die Glandula submandibularis, Glandula thyreoidea und evtl. den N. accessorius.
- Bei ausgedehntem Hypopharynxkarzinom muß der entstandene Rachendefekt evtl. durch einen myokutanen Lappen des M. pectoralis oder durch ein mikrovaskulär anastomosiertes Dünndarminterponat gedeckt werden.

11.5.8
Septumkorrektur

Eine Begradigung der Nasenscheidewand ist nur dann erforderlich, wenn die Verbiegung die Nasenatmung behindert.

Septumdeviation: Sie kann durch ein Trauma, aber auch durch gestörtes Wachstum entstehen.

Begradigung der Nasenscheidewand, oft kombiniert mit einer Konchotomie (Muschelkappung).

Lagerung

Rückenlage mit leicht erhöhtem Oberkörper und rekliniertem, zur kontralateralen Seite gedrehtem Kopf. Wird monopolar gearbeitet, gehört die neutrale Elektrode an den seitengleichen Oberarm.

Instrumentarium

Grundinstrumente, bipolare Koagulationspinzette, Nasenspekulum, z. B. nach Killian, Nasenschere, Raspatorium nach Freer, ggf. schmale Meißel mit einem Metallhämmerchen (s. Kap. 11.4). Abschwellende Lösung z. B. Privin, armierte Spitztupfer.

Operation

- Vor dem eigentlichen Beginn der Operation werden Spitztupfer mit Privin in die Nasenlöcher gelegt, um das Anschwellen der Schleimhaut zu minimieren.
- Der Schnitt verläuft im Nasenvorhof als Transfixions- oder Hemitransfixionsschnitt. Mit einem kleinen Messer (Skalpell Nr. 15) wird an der Septumkante eine Inzision gelegt und das Mukoperichondrium mit einem Raspatorium nach Freer abgelöst. Die Begradigung der Scheidewand erfolgt durch Abmeißelung des knöchernen Spornes oder durch gezielte Resektion des deviierten Knorpels. Das entnommene Material, Knochen und Knorpel, wird retransplantiert.
- Häufig sind zusätzlich die unteren Nasenmuscheln hyperplastisch, die dann mit einer Nasenschere verkleinert werden (Konchotomie). Der Hemitransfixionsschnitt wird mit einer monofilen Naht verschlossen. Beide Nasenhöhlen werden tamponiert.

Komplikationen

Septumhämatom.

11.5.9
Nasenbeinreposition

In der Regel brechen die verknöcherten knorpeligen Anteile (Fausthieb), sehr selten die knöchernen Strukturen (scharfkantige Verletzungen, Verkehrsunfälle).

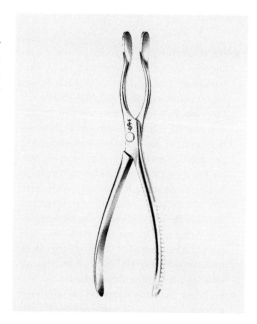

Abb. 11.38. Nasenrepositionszange nach Cottle-Walsham. (Fa. Aesculap)

Nach einer Nasenbeinfraktur mit verschobenen Fragmenten muß die Nase möglichst umgehend wieder aufgerichtet werden.

Bei seitlichen Deformationen ist häufig die einfache Reposition mit dem Daumen möglich. Bei Impressionsfrakturen kommt ein Elevatorium oder die Redressment-Zange zum Einsatz (Abb.11. 38).

Sie wird beidseits in die Nasenöffnungen eingeführt, der frakturierte Knochen wird reponiert. Anschließend wird die Nase zur Stützung austamponiert und mit einem Nasengips versehen.

11.5.10
Orbitabodenrevision

Isolierte Orbitabodenfrakturen sind selten. Häufig sind sie Teil von Kombinationsbrüchen des Mittelgesichts (Kap. 10: MKG).

Bei der sog. „Blow-out-fracture" bricht der Orbitaboden (das Kieferhöhlendach). Der M. rectus inferior, der den Augapfel bewegt, kann dabei eingeklemmt werden (Doppelbilder beim Blick nach oben).

Indikation

Muskuläre Einklemmung (s. oben).

Prinzip

Abstützen des Orbitainhalts, Stabilisierung der Fragmente, ggf. Einlegen eines Dacronnetzes auf den Orbitaboden.

Lagerung

Rückenlage, Dispersionselektrode am gleichseitigen Oberarm.

Instrumentarium

Grundinstrumente, bipolare Koagulationspinzette, feine Raspatorien, Einzinkerhäkchen (AO-Häkchen, Zahnarzthäkchen), Bereitlegen von Lyodura oder Orbitaplättchen.

Operation

- Über den transkonjunktivalen oder den subziliaren Zugang wird der Orbitainhalt, der durch die Bruchlücke in die Kieferhöhle gefallen ist, sorgfältig reponiert. Eingeklemmte Teile des Orbitainhalts werden mit einem feinen Häkchen und einem Raspatorium aus dem Bruchspalt präpariert.
- Der Orbitaboden muß einwandfrei reponiert sein. Kleinere Fragmente können miteinander verkeilt werden. Im Ausnahmefall wird man eine Miniplattenosteosynthese vornehmen müssen.
  Um den Orbitaboden wieder als glatte Fläche zu gestalten, muß er nach der Reposition mit einer industriell gefertigten Kunststoffscheibe abgedeckt werden.
- Ein Wundverschluß unter genauer Adaptierung der Schichten mit feinstem Nahtmaterial beendet den Eingriff.

11.5.11
Trommelfellperforation

Die spezielle Diagnostik des Trommelfells erfolgt mit dem Binokularmikroskop.

Ein gesundes Trommelfell glänzt gräulich und zeigt keine Rötung oder Sekretansammlung im Mittelohr.

Ein pathologisch verändertes Trommelfell bietet verschiedene Bilder:

- Eine *Einziehung* hat fast immer einen Unterdruck in der Paukenhöhle als Ursache.
- Eine *Vorwölbung* weist auf eine Flüssigkeitsansammlung im Mittelohr hin.
- Eine *Rötung* gilt als Zeichen einer Entzündung.

Ursachen

Trommelfelldefekte können vielfältige Ursachen haben: chronische oder akute Mittelohrentzündungen, Pfählungsverletzungen oder Rupturen aufgrund eines plötzlichen Überdruckes (eine harte Ohrfeige).

Cholesteatom: kleiner Defekt mit foetider Otorrhoe (stinkendem Ohrfluß).

Eine traumatische Trommelfellperforation muß meist versorgt werden, nur kleine schlitzförmige Einrisse können von selbst heilen.

Therapie der traumatischen Trommelfellperforation

Über einen Ohrtrichter und das Mikroskop wird die Ruptur dargestellt und mit einem kleinen Silastikläppchen geschient, um ein Eindringen von pathogenen Keimen zu verhindern.

Dazu muß Blut abgesaugt und umgekrempelte Perforationsränder müssen geglättet werden.

Der Patient erhält prophylaktisch ein Antibiotikum.

11.5.12
Parazentese

Diagnose: chronischer Paukenerguß.

Auf das Trommelfell wird ein Oberflächenanästhetikum aufgebracht, über den Ohrtrichter die lanzettenartige Parazentesenadel (bajonettförmig oder kniegebogen, s. S. 480 f.) eingeführt und ein kleiner Entlastungsschnitt in das Trommelfell gelegt. Das Sekret kann sofort ablaufen.

Besonders bei Kindern mit rezidivierender Otitis media wird das Mittelohr zur Dauerbelüftung mit sog. „Paukenröhrchen" drainiert.

Diese bestehen zumeist aus Teflon und haben die Form einer Spule.

Zur Parazentese wird das Trommelfell vorn unten inzidiert, das Sekret mit einem feinen Ohrsauger abgesaugt und ein Paukenröhrchen eingelegt. Dieses sollte mindestens ein halbes Jahr verbleiben und wird in der Regel spontan abgestoßen.

11.5.13
Tympanoplastik

Die gestörte Schalleitung soll wieder hergestellt werden, indem der Trommelfelldefekt mit autologer Temporalisfaszie verschlossen wird. Defekte Gehörknöchelchen können durch Keramikinterponate ersetzt werden.

Ein vorhandenes Cholesteatom muß ausgeräumt werden.

Die Tympanoplastik wird in verschiedene Typen eingeteilt, die gebräuchlichsten sind:

- Typ I = eine einfache Trommelfellplastik (Myringoplastik),
- Typ III = Trommelfellverschluß und Rekonstruktion der Gehörknöchelchenkette.

Indikation

Chronische Mittelohrentzündung mit Trommelfellperforation oder narbigen Veränderungen, Cholesteatom, Kettenunterbrechung.

Prinzip

Wiederherstellung der Schalleitung durch Revision der Gehörknöchelchen und/oder Trommelfellplastik.

Lagerung

Rückenlage, den Kopf zur kontralateralen Seite gedreht. Sollte monopolar gearbeitet werden, muß die neutrale Elektrode an dem seitengleichen Oberarm angebracht werden.

Die Operation kann sowohl in Lokalanästhesie als auch in Vollnarkose durchgeführt werden.

Der Patient muß um die Ohrmuschel herum rasiert sein; die restlichen Haare müssen so gut abgedeckt sein, daß sie nicht ins Operationsgebiet fallen können (z. B. durch Abkleben mit breiten Pflasterstreifen).

Instrumentarium

Grundinstrumentarium zur Eröffnung des Mittelohres, Ohrinstrumente s. S. 479 f., zusätzlich bipolare Koagulationspinzette. Sollte eine knöcherne Revision vonnöten sein, muß eine Bohrmaschine zur Verfügung stehen. Das steril bezogene Operationsmikroskop wird bereitgestellt.

Operation

- Der Hautschnitt verläuft entweder retroaurikulär (= hinter dem Ohr) oder endaural, d. h. vorn zwischen Tragus und Ansatz der Ohrmuschel im Gehörgang (endaurale Schnittführung nach Heermann).
- Sollte für die Trommelfellplastik ein Stück Faszie benötigt werden, entnimmt man ein kleines Stück Temporalisfaszie, die bis zum Gebrauch trocken oder auch feucht zwischen 2 Silastikscheiben gelagert wird.
- Nach der Beseitigung der Grunderkrankung wird das Trommelfell mit der Faszie unterfüttert, Silikonfolien dienen der zusätzlichen Schienung.
- Der Gehörgang wird mit reveringetränkten Tamponaden oder mit Salbenstreifen (z. B. bei Stapesplastik) austamponiert. Der Zugangsweg wird schichtweise verschlossen und ein Ohrdruckverband angelegt.

Kinderchirurgie

P. REIFFERSCHEID, M. LIEHN

12.1
Allgemeines

In der Kinderchirurgie ist vieles für die Operationspflegekraft anders. Die altersspezifischen anatomischen und physiologischen Gegebenheiten des Kindes unterscheiden sich grundlegend von denen des Erwachsenen. Beispielhaft seien genannt:

- Besonderheiten des Stoffwechsels des Neugeborenen wie Neigung zu Hypoglykämie und Hypokalzämie;
- geringeres Blutvolumen (Tabelle 12.1);
- wesentlich höherer Flüssigkeitsumsatz;
- Unreife von Nieren, Leber und Lungen;

Tabelle 12.1. Blutvolumen (nach Smith et al. 1993)

Alter	Volumen [ml/kgKG]
Frühgeborenes	85–100
Reifes Neugeborenes	85
>1 Monat	75
>3 Monate	70

- erhöhte Blutungsneigung: Vor jeder Operation an Früh- oder Neugeborenen ist die Vitamin-K-Prophylaxe zu überprüfen (1 mg wasserlösliches Vitamin K_1 i. m.);
- unzureichende Infektabwehrmöglichkeiten;
- für die Kinderchirurgie besonders wichtig ist die Beachtung des Wärmehaushalts. Das Früh- und Neugeborene, aber auch das kranke Kleinkind hat Mühe, seine Körpertemperatur konstant zu halten wegen
  - seiner im Vergleich zum KG großen Körperoberfläche (bei Frühgeborenen ist die Körperoberfläche pro kg KG 10mal größer als beim Erwachsenen),
  - des dünnen subkutanen Fettgewebes (schlechte Isolierung) und
  - der relativ geringen Wärmeproduktion, die durch Medikamente (z.B. Muskelrelaxantien) weiter reduziert wird.

Wärmeverluste entstehen durch *Verdunstung* (z.B. der Desinfektionslösung auf der Haut oder über nicht abgedeckte Darmschlingen), durch *Wärmeleitung* (= direkten Kontakt mit einer kühleren Oberfläche, z. B. Röntgenkasette), durch *Konvektion* (= Luftaustausch, z.B. offene Türen, raumlufttechnische Anlage) und durch *Strahlung* (= die Wärme, die das Kind an eine kühlere Umgebung abgibt, ohne sie direkt zu berühren).

Wärmeverluste können verringert werden durch:

- angemessene Temperatur des Operationssaals (Tabelle 12.2);
- Anwärmen von Desinfektions-, Infusions- und Spüllösungen auf Körpertemperatur;

- Einwickeln der Extremitäten, besonders der Hände und der Füße (große Oberfläche), in Watte oder Folie, Bedecken des Kopfes mit Tuch oder Mütze aus tg-Schlauch; anästhesiologische Erfordernisse berücksichtigen;
- zügiges Abdecken nach der Hautdesinfektion;
- Verwendung von elektronisch geregelten Wärmematten als Unterlage (Vorsicht: Direkten Hautkontakt vermeiden wegen Verbrennungsgefahr der aufliegenden, schlechter durchbluteten Körperpartien auch bei Wärmemattentemperatur im physiologischen Bereich; Molton zwischen Wärmematte und Haut legen);
- kontinuierliches Temperatur-Monitoring.

> Merke: Es gibt keine andere einzelne Maßnahme, die derart wirksam Überlebensrate und -qualität kranker Neugeborener verbessert wie sorgfältige Kontrolle der Umgebungstemperatur! (Obladen 1995)

Je unreifer und je kränker das Kind, um so höher das Risiko von Infektionen, Druckschaden oder Wärmeverlust. Maßgebend sind nicht nur arbeitsrechtliche Verordnungen über die Temperatur in Operationsräumen sondern v. a. das Wohlergehen des Patienten.

Mindestens ebenso wichtig wie die anatomischen und physiologischen Besonderheiten sind die psychischen Bedingungen, unter denen ein Kind Krankheit und Operation erlebt.

Die Ungewißheit über das, was bevorsteht, wird als Bedrohung empfunden, besonders von Kindern, die sich nicht krank fühlen (z. B. Hypospadie) und/oder unzureichend auf den Eingriff vorbereitet wurden. Gerade weil das Kind die erforderlichen Maßnahmen nicht immer vollständig begreifen kann, hat es Anspruch auf wahrheitsgetreue Information (ohne erschreckende Details) in einer für das

Tabelle 12.2. Angemessene Temperatur des Operationssaals

Alter	Optimale Umgebungstemperatur [°C]
für Frühgeborene unter 1000 g	
in den ersten 6 Wochen	34–35
danach bis zur 12. Woche	31–32
für Neugeborene mit 2–3 kg KG am 1. Tag	31–34
danach bis zum 12. Tag	28–31

Kind verständlichen Sprache. Das Kind ist als Person zu respektieren. Ein vertrauter Gegenstand (Puppe, Tuch) darf in den Einleitungsraum mitgenommen werden. Die Pflege im Operationssaal ist darauf ausgerichtet, eine Atmosphäre der Ruhe und Geborgenheit zu vermitteln.

> Ein Kind im Operationssaal darf nie allein gelassen werden.

Der Operationstisch entspricht der Größe eines Kindes. Die Auflagefläche ist schmaler als bei einem Tisch für Erwachsene. Eine einfache durchgehende (röntgendurchlässige) Platte, die lediglich höhenverstellbar sein muß, genügt. Der Operateur muß im Sitzen arbeiten können. Der zu operierende Körperabschnitt wird durch ein gerolltes Tuch hochgelagert. Eine Seitenlagerung kann mit unterpolsterten breiten Pflasterstreifen fixiert werden. Die Plazierung der neutralen Elektrode erfolgt nach den gleichen Kriterien wie in Kap. 1 beschrieben. Die Elektrode muß flexibel sein, vollständig und dicht anliegen, ihre Größe muß der des Kindes entsprechen; dazu muß sie gegebenenfalls in Absprache mit dem Operateur zurechtgeschnitten werden.

Operationstechnik

Die Grundsätze der Erwachsenenchirurgie gelten auch in der Kinderchirurgie. Die Zusammenarbeit der verschiedenen Fachgruppen (Ärzte und Schwestern der Chirurgie und Anästhesie) sollte von gegenseitiger Achtung bestimmt sein. Besonderheiten des Eingriffs und spezielle Instrumente werden im Voraus zwischen Chirurg und Operationspflegekraft besprochen. Ein Eingriff wird erst dann begonnen, wenn alles vorbereitet ist (einschließlich Röntgenbildern, Laborbefunden, Blutkonserven). Handschuhpuder ist vollständig zu entfernen. Der Hautschnitt sollte einen optimalen Zugang bei einem Minimum an Gewebeschaden ermöglichen. Er wird entsprechend den Langer-Linien gelegt. Quere Laparotomiewunden heilen besser als Längsschnitte. Gefäße werden gezielt koaguliert oder zwischen Ligaturen durchtrennt (Fadenstärke 4×0 und 5×0 immer ausreichend); bei Früh- und Neugeborenen bipolare Mikro-

koagulation bevorzugen, in der HF-Chirurgie feine Nadelelektrode. Darmoberflächen sind dauernd feucht zu halten, sie trocknen bei der hohen Raumtemperatur rasch aus. Vor dem Wundverschluß muß die Wunde bluttrocken sein. Beim Knüpfen der Nähte darf kein Zug auf das Gewebe übertragen werden. Katheter und Drainagen sind kindgerecht zu fixieren.

Instrumentarium

Um ein schonendes Operieren zu gewährleisten und dem kleinen Situs gerecht zu werden, kommen feine zarte Instrumente zum Einsatz. Im Prinzip entsprechen sie denen, die auch für Erwachsene verwendet werden.

Zur Schonung der Haut und der Organe können häufig aus Platzmangel keine Bauchtücher benutzt werden; deshalb sind die Spatel mit tg-Schlauch bezogen und werden feucht angereicht.

Eine Lupenbrille erleichtert das subtile Präparieren feiner Strukturen. Für die Operation anorektaler Anomalien wird ein Muskelstimulationsgerät benötigt.

Als Nahtmaterial werden monofile oder geflochtene synthetische resorbierbare Fäden mit atraumatischer Nadel bevorzugt. Sie erfordern entsprechend feine und leichte, der Nadelgröße angemessene Nadelhalter. Die Hautnähte werden intrakutan gelegt, damit sie nicht entfernt werden müssen.

Wundheilungsstörungen und -infektionen werden nicht durch High-tech-Equipment im Operationssaal und nicht durch moderne Antibiotika verhindert, sondern durch Disziplin im Operationssaal und durch eine subtile gewebeschonende Operationstechnik. „Die Zahl der im Operationssaal tätigen Personen ist auf das Mindestmaß zu beschränken. Die Türen bleiben geschlossen. Während der Operation werden keine unnötigen Gespräche geführt." (Höpner 1991)

Im folgenden werden einige Operationen besprochen, die nicht der Vorgehensweise in der Erwachsenenchirurgie entsprechen. Um Überschneidungen zu vermeiden, haben wir Krankheitsbilder und Operationen, die in anderen Kapiteln dieses Buches dargestellt sind, hier nicht wiederholt. Wir erheben mit diesem Kapitel keinen Anspruch auf Vollständigkeit, es soll Ihnen aber helfen, sich in der Kinderchirurgie zu orientieren.

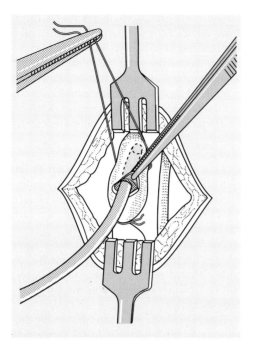

Abb. 12.1. Venaesektio. (Nach Willital 1981)

12.1.1
Venaesektio

Indikation

Streng zu stellen wegen zahlreicher Komplikationsmöglichkeiten (u. a. Kathetersepsis, Thrombose). *Präoperativ*, wenn anders kein sicherer Zugang zu legen ist; *postoperativ* zur parenteralen Ernährung bei Gastroschisis, kongenitaler Zwerchfellhernie, nekrotisierender Enterokolitis und für häufige Gabe stark venenreizender Medikamente (z. B. Chemotherapie bei Malignom); aus *intensivmedizinischer* Indikation.

Prinzip

Durch Punktion oder Venotomie nach operativer Freilegung einer oberflächlichen Vene (V. zephalika in der Ellenbeuge oder infraklavikulär, V. jugularis externa, V. saphena lateral des Innenknöchels) wird ein Venenkatheter (Silikon, Polyurethan) eingeführt und – im Falle eines zentralen Venenkatheters – ggf. unter Bildwandler- oder EKG-Kontrolle mit seiner Spitze im rechten Vorhof plaziert (Abb. 12.1).

Lagerung

Je nach Zugang. Eventuell Armtisch. Zentraler Tourniquet erleichtert das Auffinden der Vene. Bei der Lagerung Röntgenmöglichkeit bedenken, Röntgenschutz für Patient und Personal.

Instrumentarium

Kanüle zum Tunneln, stumpfes gebogenes Klemmchen oder feiner Overholt, Strehli-Schere, „Venaesektio-Pinzetten", 2 Spritzen à 2 und 5 ml für heparinisierte physiologische Kochsalzlösung (bei Frühgeborenen 5%ige Glukoselösung) und Kontrastmittel (kennzeichnen), sterile transparente Folie (als Verband); C-Bogen.

Operation

1 cm lange Hautinzision. Darstellung der Vene, die nach peripher unterbunden und nach zentral angeschlungen (5 × 0 resorbierbarer Faden oder Vessel-Loop) wird. Bildung eines subkutanen Tunnels mit Hilfe einer von der Operationswunde aus nach peripher gestochenen Kanüle, über die ein mit Heparin-Kochsalz-Lösung gefüllter Silastik-Katheter/Broviac-Katheter eingebracht wird. Eröffnung der Vene und Einführen des Katheters mit evtl. angeschrägter Spitze etwa 3–5 cm tief bzw. bei zentralem Katheter so weit, bis die Katheterspitze im proximalen oder mittleren Drittel des rechten Vorhofs liegt (Röntgenkontrolle bei gleichzeitigem Anspritzen des Katheters mit Kontrastmittel). Ligatur der Vene zentral der Venotomie über dem Katheter zur Fixierung des Katheters und zum Abdichten der Vene. Hautnaht. Verband mit einer sterilen transparenten Folie. Das periphere Katheterende wird unter aseptischen Bedingungen mit einem Infusionssystem konnektiert. (Bei Verwendung herznaher großer Venen – V. jugularis interna, V. subclavia – Anästhesisten zur Vermeidung einer Luftembolie um PEEP-Beatmung bitten.)

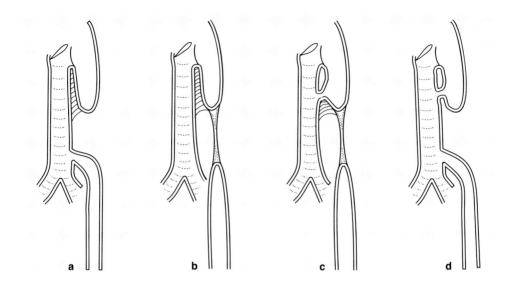

Abb. 12.2. Häufigste Formen der Ösophagusatresie. (Nach Schärli 1998)

12.2
Thorax

12.2.1
Ösophagusatresie

> Kongenitale Anomalie, bei der die Kontinuität der Speiseröhre vollständig unterbrochen ist. In 90% der Fälle liegt zusätzlich eine Fistel zwischen Speiseröhre und Trachea vor.

Formen der Ösophagusatresie (in abnehmender Häufigkeit – Klassifikation nach Vogt, Abb. 12.2).

- Oberer Speiseröhrenblindsack, Fistel zwischen unterem Ösophagus und Trachea (Typ IIIb, 87%).
- Fehlen eines unterschiedlich langen Speiseröhrenabschnitts, keine Fistel (Typ II, 9%).
- tracheoösophageale Fistel ohne Atresie: Sogenannte H-Fistel (Typ IV, 4%) (nicht abgebildet).
- Fistel sowohl zwischen oberem als auch zwischen unterem Ösophagusblindsack und Trachea (Typ IIIc, 2–3%).
- Fistel zwischen oberem Ösophagusblindsack und Trachea (Typ IIIa, <1%).

Zusätzliche Anomalien

Mindestens 50% der Kinder haben eine oder mehrere zusätzliche Anomalien (Herzfehler, gastrointestinale Fehlbildungen, anorektale Anomalien, Nierenfehlbildungen). 20% sind Frühgeborene. Kombination typischer Anomalien ist die **VACTERL**-Assoziation (ver-tebral, anal, cardiac, tracheo, esophageal, renal oder radius, limb anomalies).

Pränatale Diagnose mittels Sonographie bei Hydramnion der Mutter: Fehlende Magenblase bei Atresie ohne Fistel, sichtbarer oberer Blindsack.

Klinische Symptome

Vermehrter schaumiger Speichelfluß nach der Geburt; der Ösophagus ist nicht sondierbar, vielmehr kommt es zu einem Stop nach ca. 10 cm. Die Verlegung der Speiseröhrenlichtung führt zu einer laryngotrachealen Aspiration: Der verschluckte Speichel sammelt sich im oberen Blindsack bis zum Überlaufen und wird in die Lunge aspiriert. Folge sind Atemnot, Zyanoseanfälle und zunehmende Dyspnoe. Durch die Fistel zwischen unterem Blindsack und Trachea gelangt mit jedem Atemzug Luft nicht nur in die Lunge, sondern auch in den Magen; der Magen wird überdehnt, das Neugeborene „erbricht" sich in seine eigene Lunge mit nachfolgender „chemischer Pneumonie" wegen der hohen Azidität des Magensekrets im Neugeborenenalter.

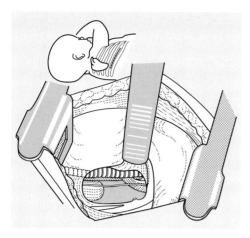

Abb. 12.3. Operation der Ösophagusatresie: Zugang und Situs bei extrapleuralem Vorgehen. (Nach Holder 1993)

Diagnose

- Sondenprobe.
- Röntgen (Thorax mit Abdomen):
  - Kontrastgebende Sonde in den oberen Blindsack einführen (Kontrast durch Sonde selbst oder durch Luft).
  - Luft im Magen beweist eine Fistel zwischen Trachea und dem unteren Blindsack des Ösophagus.
  - Ausschluß weiterer Fehlbildungen (Herz, Wirbelsäule, Rippen).
  - Ausschluß einer Aspirationspneumonie.

Erstversorgung und Transport

- dicke Magensonde, möglichst doppelläufig, in den oberen Blindsack einführen und an Dauersog (−0,1 bis −0,2 mbar) anschließen (Schlürfsonde).
- Nicht füttern!
- Lagerung: Oberkörper erhöht (45°), um den Reflux von Magensaft zu verhindern.
- Keine Maskenbeatmung (führt zu Distension des Magens und zu gastroösophagealem Reflux über die Fistel in die Lunge).

Präoperative Maßnahmen

Weitere Fehlbildungen ausschließen (Sonographie, Echokardiographie: Rechts deszendierende Aorta). Infusion, Antibiotikathera-

pie, Säure-Basen-Haushalt ausgleichen, Vitamin K-Gabe i.m., Körpertemperatur normalisieren. Operation innerhalb von 12(−48) h.

Prinzip

Extrapleurales Vorgehen, Durchtrennung der Fistel, Herstellung der Speiseröhrenkontinuität durch End-zu-End-Anastomose (primär oder sekundär); bei langstreckiger Atresie zusätzliche Gastrostomie zur enteralen Ernährung.

Lagerung

Wärmematte; Linksseitenlage; rechter Arm liegt auf dem Kopf, Rolle unter den Thorax und zwischen die Beine; neutrale Elektrode am unteren Thorax links.

Schutz vor Wärmeverlusten: Mütze aus Schlauchverband, Arme (einschließlich Hände) und Beine (einschließlich Füße) mit Watte oder Folie einwickeln, rechten Oberarm freilassen.

Instrumentarium

Grundinstrumentarium, Kochsalzschale. Thoraxsperrer, Teflonspatel, diverse Overholts, Dissektor. Mini-Präpariertupfer, Vessel-Loops, Saugerschlauch mit kleinem Ansatz. Fibrinkleber, Spritze (5 ml), Kanüle Nr. 1 und Nr. 17, Bupivacain. Magensonde Charr. 5. Resorbierbares Nahtmaterial: 5 × 0 oder 6 × 0, lange Fäden 4 × 0.

Operation

Dorsolaterale Thorakotomie rechts im 4. Interkostalraum. Extrapleurale Darstellung des hinteren Mediastinum (Abb. 12.3). Die V. azygos wird zwischen doppelten Ligaturen durchtrennt. Der obere Ösophagusblindsack läßt sich mit Hilfe der präoperativ gelegten Sonde, die vom Anästhesisten bewegt wird, leicht darstellen. Er wird mit einem Haltefaden versehen. Zum kaudalen Ösophagus führt der N. vagus. Der (meist hypoplastische) untere Ösophagus wird mit dem Overholt unterfahren, mit einem Vessel-Loop angeschlungen und unter Schonung seiner Blutversorgung und der Vagusäste

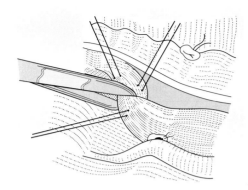

Abb. 12.4. Darstellung der ösophagotrachealen Fistel. (Nach Spitz 1995)

bis zur Einmündung in die Tracheahinterwand freipräpariert. Nach Legen von Haltenähten (6 × 0, atraumatisch resorbierbar) an dem kranialen und kaudalen Fistelrand wird die Fistel schrittweise durchtrennt (Abb. 12.4). Von der Fistelöffnung wird ein Abstrich zur bakteriologischen Untersuchung entnommen. Fistelverschluß mittels hin- und zurücklaufender fortlaufender Naht unter Verwendung der zuvor gelegten Haltenähte, die jeweils mit der gegenüberliegenden Naht verknüpft werden. Die Trachea darf nicht eingeengt werden. Der Fistelverschluß wird mittels Wasserprobe auf Luftdichtigkeit geprüft. Oberer und unterer Ösophagusblindsack werden sparsam mobilisiert. Eine evtl. vorhandene obere Fistel wird durchtrennt. Bei einem Abstand von weniger als 15 mm ist im allgemeinen eine spannungsfreie primäre Anastomose möglich. Durch Exzision eines etwa glasstecknadelkopfgroßen Areals an seinem kaudalen Ende wird der obere Blind-

sack eröffnet (Abb.12.5). Die Ösophaguskontinuität wird durch einreihige End-zu-End-Anastomose mit resorbierbaren Einzelknopfnähten (6 × 0) hergestellt. Nach Legen der Ecknähte werden zunächst die Hinterwandnähte gelegt und geknüpft. Die präoperativ gelegte Sonde wird durch eine Charr.-5-Magensonde ersetzt und diese – transnasal gelegte Sonde – über die Anastomose unter Sicht in den unteren Ösophagus und weiter in den Magen geschoben. Naht der Vorderwand. Zwischen Trachea und Ösophagus wird ein etwa linsengroßes Muskelstückchen aus der Brustwandmuskulatur interponiert und mit einem Tropfen Fibrinkleber in Höhe des Fistelverschlusses fixiert. Kontrolle auf Bluttrockenheit. Interkostalblock durch paravertebrale Infiltration der an die Thorakotomie angrenzenden Interkostalnerven mit Bupivacain. Zählkontrolle und Dokumentation. Nach Legen von Perikostalnähten (4 × 0) wird die Lunge unter der intakten parietalen Pleura vorsichtig gebläht und vollständig entfaltet. Die Perikostalnähte werden so geknüpft, daß ein Interkostalraum erhalten bleibt. Naht der Interkostalmuskulatur mit 6 × 0-Einzelknopfnähten. Schichtweise Adaptation der Brustwandmuskulatur. Subkutannaht. Hautverschluß durch versenkt geknüpfte, intrakutane Einzelknopfnähte mit atraumatischem resorbierbarem Faden (6 × 0). Verband.

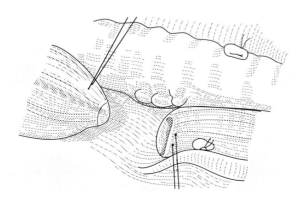

Abb. 12.5. Vorbereitung der Anastomose. (Nach Spitz 1995)

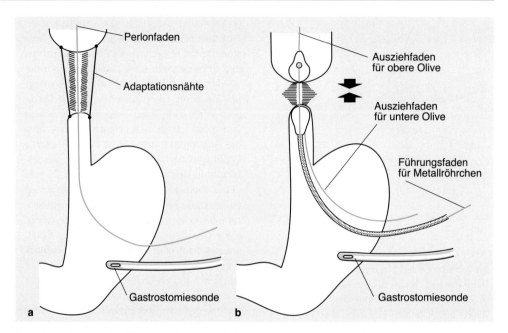

Abb. 12.6. Schema der Olivenbougierung nach Rehbein. (Nach Herzog 1988)

Langstreckige Atresie. Keine Anastomose unter Spannung! Anlage eines Gastrostomas (nach Witzel oder Kader) zur enteralen Ernährung; Verschluß der tracheoösophagealen Fistel; Legen eines Endlosfadens (Nase, Mund, oberer Blindsack, Mediastinum, unterer Blindsack, Gastrostoma); darüber ist eine Bougierung (z.B. durch Fadenmethode oder Olivenbougierung nach Rehbein) und Annäherung der Stümpfe als Vorbereitung für eine spätere Anastomosierung möglich (Abb. 12.6). Alternativ: Gastrische Transposition (Spitz 1984).

Komplikationen

- Schluckstörungen durch Narbenbildung;
- gastroösophagealer Reflux: 30–40%;
- Stenose: 10–25%;
- Nahtinsuffizienz (Mediastinitis!): 5–15%;
- Fistelrezidiv (= Reoperation): ca. 8%.

Prognose

Überlebenschance ohne zusätzliche lebensbedrohliche Anomalien fast 100%.

12.2.2
Ligatur des Ductus arteriosus Botalli

Symptomatische Persistenz einer für den Fetalkreislauf charakteristischen Verbindung zwischen A. pulmonalis und deszendierender Aorta (PDA = **p**ersistierender **D**uctus **a**rteriosus).

Anatomie

Der Duktus arteriosus Botalli (erstmals beschrieben von Galen im 2. Jahrhundert) verbindet die linke Pulmonalarterie mit der Aorta descendens, in die er distal des Abgangs der linken A. subclavia einmündet.

Pathophysiologie

Im fetalen Kreislauf leitet der Duktus arteriosus das vom rechten Ventrikel ausgeworfene Blut aus der Pulmonalarterie an der nicht belüfteten Lunge vorbei in die Aorta descendens, von wo es zum Gasaustausch in die Plazenta gelangt. Mit dem ersten Atemzug öffnet sich die Lungenstrombahn, und die Flußrichtung des Blutes im Duktus kehrt sich um, weil der systemische Gefäßwiderstand jetzt höher ist als der pulmonale. Der ansteigende Sauerstoffpartialdruck des jetzt durch den Duktus fließenden arteriellen Blutes führt über eine Kontraktion der Duktusmuskulatur innerhalb von Stunden und Tagen zu einem zunächst funktionellen Verschluß des Duktus, der innerhalb von 2–3 Wochen bis hin zu 3 Monaten definitiv obliteriert. Je unreifer ein Neugeborenes ist, desto schwächer reagiert die Duktusmuskulatur auf postnatale Kontraktionsreize. Der dann persistierende Links-Rechts-Shunt führt zur Überfüllung der Lungenarterien, zu einer Belastung des (rechten) Herzens und schließlich zu einer Minderperfusion der Organe des großen Kreislaufs, besonders des Mesenterialkreislaufs (Risiko einer nekrotisierenden Enterokolitis) und des Gehirns (Risiko einer Hirnblutung). Die daraus resultierende Hypoxie des den Duktus durchfließenden Blutes unterhält die Persistenz des Duktus und etabliert so einen Circulus vitiosus.

Symptome

Klinische Hinweise auf einen PDA können sein:

- Verschlechterung der Beatmungsparameter;
- erhöhter Sauerstoffbedarf;
- Tachykardie;
- Vergrößerung der Leber;
- niedriger Blutdruck;
- große Blutdruckamplituden (mit niedrigem diastolischem Druck – „springender" Puls);
- präkordiale Herzaktion;
- Systolikum;
- generalisierte Ödeme.

Diagnose

Die Diagnose kann durch Farbdoppler-Sonographie gestellt werden, die die Flußrichtung des Blutes im Duktus feststellen und die Flußgeschwindigkeit des Blutes in den großen Arterien des Gehirns, des Mesenterium und der Nieren messen kann. Die Indikation zur Behandlung wird aufgrund klinischer Kriterien gestellt.

Indikation

Eine Operation ist indiziert, wenn bei einem symptomatischen Frühgeborenen konserva-

tive Maßnahmen, z.B. Verbesserung der Oxygenierung durch Bluttransfusion und erhöhte Sauerstoffzufuhr, erfolglos bleiben und ein medikamentöser Duktusverschluß durch Indomethacin (Prostaglandinsynthese-Hemmer) entweder nicht gelingt oder kontraindiziert ist (frische Blutung, Sepsis, Serumkreatinin > 2 mg/dl). Präoperativ muß ein angeborener Herzfehler, insbesondere ein duktusabhängiger, auch echokardiographisch ausgeschlossen werden.

Bei älteren Kindern (> 1 Jahr) muß der PDA wegen des Risikos einer bakteriellen Endokarditis und einer pulmonalen Hypertonie operativ verschlossen werden. (Erste erfolgreiche Operation 1937 durch Gross in Boston.)

Prinzip

Bei Frühgeborenen genügt die Ligatur des PDA, bei älteren Kindern wird er durchtrennt.

Lagerung

Operationssaal auf mindestens 32°C vorheizen; Wärmematte. Rechtsseitenlage mit unterpolstertem Thorax. Neutrale Elektrode am thorakolumbalen Übergang rechts. Schutz vor Wärmeverlusten: Mütze aus Schlauchverband; Arme (einschließlich Hände) und Beine (einschließlich Füße) mit Watte oder Folie einwickeln.

Instrumentarium

Grundinstrumentarium; kleiner Rippensperrer, Strehli-Schere, feiner Dissektor, feiner Overholt. Teflonspatel, Sauger mit feinem Ansatz, Vessel-Loops, Faden-Klemmen, Gefäßklemme. Spritze (1 ml), Kanüle Nr. 1 und Nr. 12, Bupivacain. Lupenbrille. Nahtmaterial: 5 × 0 und 6 × 0 resorbierbar. Für Duktusligatur monofiler, nicht resorbierbarer Faden 6 × 0 oder 7 × 0 mit atraumatischer Nadel.

Operation

Dorsolaterale Thorakotomie links im 4. Interkostalraum. Nach Einsetzen des Rippensperrers wird die Lunge mit einem Teflonspatel nach medial weggehalten. Inzision der mediastinalen Pleura über der deszendierenden Aorta in Höhe der Duktuseinmündung. Die Aorta wird prä- und postduktal mit einem Overholt umfah-

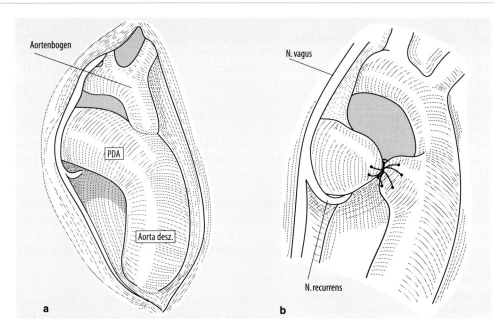

Abb. 12.7 a, b. Ligatur des Ductus arteriosus persistens. (Nach Waldhausen 1986)

ren und mit einem feinen Gummizügel angeschlungen. Darstellung des Ductus (Vorsicht:
Blutungsgefahr, Verletzung des Ductus thoraci-
cus!) unter Schonung des gut sichtbaren N. recurrens, bis er schließlich mit einem feinen
Overholt umfahren werden kann, mit dem das
distale Ende eines atraumatischen, nicht resorbierbaren Fadens (7 × 0) um das Gefäß her-
umgeschlungen wird. Der Faden wird aortanah
in der Adventitia verankert und geknüpft
(Abb.12.7.). In gleicher Weise kann eine zweite
Ligatur zentral der ersten gelegt werden. Die
mediastinale Pleura wird mit ein oder zwei
atraumatischen Nähten (resorbierbar) adaptiert
oder offen gelassen. Interkostalblock mit Bupivacain. Zählkontrolle und Dokumentation.
Nach Legen von zwei extrapleural gestochenen
Perikostalnähten (5 × 0, atraumatisch resorbierbar) wird die Lunge vorsichtig gebläht und
der knöcherne Thorax verschlossen. Eine Pleuradrainage ist nicht erforderlich. Die Interkostalmuskulatur wird mit 6 × 0 atraumatischen
Einzelknopfnähten (resorbierbar) adaptiert.
Naht der Muskulatur in Schichten (atraumatischer resorbierbarer Faden 6 × 0 entweder
fortlaufend oder Einzelknopfnähte). Subkutannaht. Hautverschluß durch fortlaufende
überwendliche Naht mit resorbierbarem Faden
(6 × 0, atraumatisch). Leukostrips. Verband.

12.2.3
Angeborener Zwerchfelldefekt

Angeborene Zwerchfellücke mit Verlagerung
von Abdominalorganen in den Thorax; bei fehlendem Bruchsack: *Prolaps,* bei vorhandenem
Bruchsack (aus Pleura und Peritoneum): *Hernie.*

Angeborene Zwerchfelldefekte gibt es dorso-
lateral, anterolateral und paraoesophageal.

- Posterolateral = Bochdalek-Hernie (85%
  links, 12% rechts, < 1% beidseits; in 10–20%
  mit Brucksack (Abb. 12.8).
- Anterolateral = Morgagni-Hernie (2% aller
  Zwerchfellhernien, häufiger rechts, 15–30%
  beidseits), meist mit Bruchsack.
- Paräsophageal = Hiatushernie (meist erworben).

Praktisch alle Organe der Bauchhöhle können
in den Thorax verlagert sein, besonders
Dünn- und Dickdarm, Milz, Magen, (linker)
Leber(lappen), linke Niere. Die Folgen sind eine Kompression der gleichseitigen und – infolge Mediastinalverschiebung – auch der
kontralateralen Lunge, eine Rotationsanomalie des Darms (Nonrotation) und eine zu kleine Bauchhöhle. Die Prognose hängt wesentlich vom Grad der gleichzeitig bestehenden

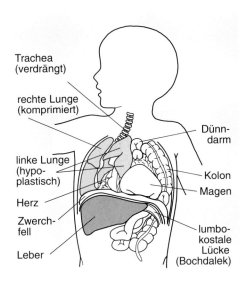

Trachea
(verdrängt)

rechte Lunge
(komprimiert)

Dünn-
darm

linke Lunge
(hypo-
plastisch)

Kolon

Magen

Herz

Zwerch-
fell

lumbo-
kostale
Lücke
(Bochdalek)

Leber

Abb. 12.8. Bochdalek-Hernie links. (Nach Holschneider et al. 1993)

Entwicklungsstörung der Lunge ab, der *Lungenhypoplasie*. Die Lunge entwickelt sich nicht über das Stadium der 14.–16. Schwangerschaftswoche hinaus. Das bedeutet für das Neugeborene unzureichenden Gasaustausch (Hyperkapnie), erhöhte Empfindlichkeit für ein Barotrauma (Pneumothoraxrisiko) sowie eine pulmonale Hypertonie wegen der hypoplastischen Lungenstrombahn: PPHN-Syndrom (= persistierende pulmonale Hypertonie des Neugeborenen) mit Rechts-Links-Shunt über das Foramen ovale bzw. den Ductus arteriosus und Hypoxämie. Zusätzlich kann die Mediastinalverlagerung zu einem verminderten venösen Rückstrom zum Herzen (Volumenmangelschock) führen.

Begleitfehlbildungen (bei 15–35%)

Begleitfehlbildungen betreffen das Herz und den Aortenbogen, Chromosomenanomalien, das ZNS, eine Lungensequestration und die Rotationsanomalie des Darms (Nonrotation).
    Eine *pränatale Diagnose* ist möglich und sollte die Verlegung der Schwangeren in ein entsprechend erfahrenes Perinatalzentrum veranlassen.

Symptome

Die klassischen Symptome nach der Geburt sind Zyanose, Dyspnoe und Dextrokardie. Sie können progredient sein, weil mit jedem Atemzug einerseits mehr Bauchinhalt in den Thorax gesaugt wird, andererseits die Hernie durch geschluckte Luft an Volumen zunimmt; ein kahnförmig eingesunkenes (leeres) Abdomen, ein einseitig (meist links) vergrößerter athletischer Thorax, abgeschwächte Atemgeräusche links (evtl. Darmgeräusche links) und rechts auskultierbare Herztöne. Treten in den ersten 12–24 h keine Symptome auf (5%), ist die Prognose gut. Bei älteren Kindern stehen gastrointestinale Symptome im Vordergrund.

Diagnose

Die Diagnose wird durch eine Röntgenaufnahme des Thorax gestellt, die luftgefüllte Darmschlingen im Thorax, eine Mediastinalverschiebung sowie eine innerhalb des Thorax seitlich umbiegende Magensonde zeigt.

Präoperative Notfallmaßnahmen

auf der neonatologischen Intensivstation sind:
- Magensonde mit Dauersog,
- Lagerung auf der kranken Seite, Oberkörper erhöht,
- keine Maskenbeatmung,
- endotracheale Intubation nach Sedierung und Relaxation,
- Volumensubstitution,
- Hyperventilation,
- Behandlung der PPHN.

Operation

Zeitpunkt: In der Regel 12–24 h nach Stabilisierung des Kindes: stabile Lungenstrombahn, keine Zeichen eines PPHN-Syndrom (d.h. im Alter von 14 h- bis 6 Tagen). Dabei ist das Risiko der Darminkarzeration und -nekrose zu bedenken!

Prinzip

Beseitigung des Enterothorax und Verschluß des Zwerchfelldefekts.

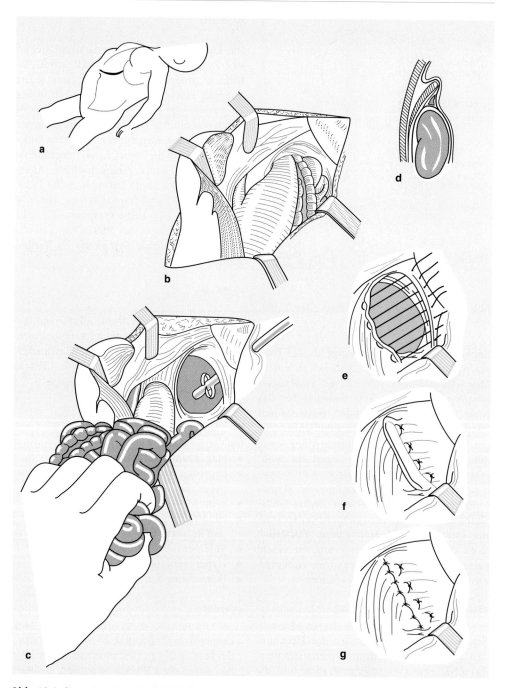

Abb. 12.9. Operation einer Bochdalek-Hernie links. (Nach Rickham 1969) Insert: Präparation der dorsalen Zwerchfellanlage. (Nach Duhamel 1957)

Lagerung

Operationssaal auf 32°C vorheizen; Wärmematte. Schutz vor Wärmeverlusten: Mütze aus Schlauchverband, Arme (einschließlich Hände) und Beine (einschließlich Füße) in Watte oder Folie einwickeln. Rückenlage mit Polster in Höhe der unteren Rippen. Neutrale Elektrode am Thorax dorsal rechts.

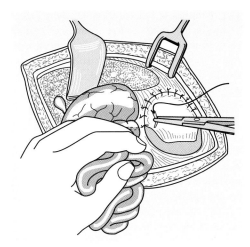

Abb. 12.10. Operation einer Bochdalek-Hernie links: Verschluß des Zwerchfelldefekts mit Implantat. (Nach Willital 1981)

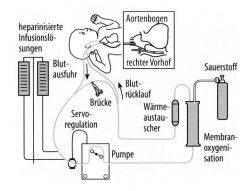

Abb. 12.11. Schemazeichnung des ECMO-Kreislaufsystems. (Nach Heaton et al. 1988)

Instrumentarium

Grundinstrumente, Bauchinstrumentarium, Kochsalzschale, Saugerschlauch mit kleinem Ansatz, Lidhaken, Baby-Roux, Bauchtücher, Pleuradrainage Charr. 12, Spritze (10 ml), Holzspatel. Goretex-Patch bereithalten. Nahtmaterial: 3 × 0, 4 × 0 und 5 × 0 resorbierbar. Elastoplast zur Fixierung der Pleuradrainage.

Operation

Eröffnung der Bauchhöhle durch Kausch-Schnitt links (Schrägschnitt im linken Oberbauch). Einstellen des posterolateralen Zwerchfelldefekts und vorsichtige Reposition des Enterothorax (Abb. 12.9). Darstellung des Zwerch-

felldefekts. Vorhandenen Bruchsack abtragen (leicht zu übersehen → Residualzyste → Lungenkompression). Durch den Defekt hindurch kann man in der Pleurakuppel die linke Lunge sehen. Einbringen einer Pleuradrainage Charr. 12, die am tiefsten Punkt links in der mittleren Axillarlinie bajonettförmig ausgeleitet und mit einer Naht gesichert wird. Die dorsale Zwerchfellanlage läßt sich meist erst nach Inzision des parietalen Peritoneums darstellen. (Linke Niere sicher kaudal des Zwerchfells?) Wenn die vorhandene ventrale und dorsale Zwerchfellanlage ausreicht, wird der Defekt unter Erhaltung der Zwerchfellkuppel spannungsfrei mit U-Nähten verschlossen und durch zusätzliche Einzelknopfnähte gesichert (3 × 0, atraumatisch resorbierbar). Keine Zwerchfellplastik, sondern großzügiger Gebrauch von Zwerchfellersatz (z.B. mit Goretex) (Abb. 12.10); dabei allerdings erhöhte Komplikationsrate: Dehiszenz, Rezidiv, persistierender Hydrothorax. Revision des Dünn- und Dickdarms. Die Darmschlingen werden geordnet in die Bauchhöhle zurückverlagert. Zählkontrolle und Dokumentation. Nach vorsichtiger manueller Dehnung der Bauchdecken wird die Laparotomiewunde in Schichten verschlossen (Einzelknopfnähte mit resorbierbaren Fäden 5 × 0). (Wenn das nicht spannungsfrei möglich ist, wird nur die – mobilisierte – Haut verschlossen.) Hautverschluß durch versenkt geknüpfte intrakutane Einzelknopfnähte (resorbierbare Fäden 6 × 0, atraumatisch). Verband. An die Pleuradrainage wird eine 10-ml-Spritze mit mittelständig fixiertem Stempel (Holzspatel) angeschlossen und entsprechend gesichert. Kein Sog, auch kein Wasserschloß!

Das Operationsergebnis hängt ab vom Ausmaß der Lungenhypoplasie.

ECMO (**e**xtra**c**orporale **M**embran**o**xygenisation, Abb. 12.11) ist für einzelne Kinder günstig, Effekt auf Gesamtletalität ist jedoch noch nicht bewiesen; Risiken: Hirnblutung, Lungenblutung, Blutung im Operationsgebiet, Infektionen.

Überlebenschancen. Pränatal: 20–24%, postnatal: 50–55%

Kosten: 98.000 $ pro überlebendes Kind *ohne* ECMO, 365.000 $ pro überlebendes Kind *mit* ECMO (USA 1997)

12.3
Abdomen

12.3.1
Hypertrophe Pylorusstenose

Subtotaler Verschluß des Magenausgangs durch Hypertrophie und Fibrosierung der präpylorischen Antrummuskulatur. Typische Erkrankung des Säuglings im ersten Trimenon.

Häufigkeit

1:100–300; männlich 4: weiblich 1.

Ätiologie

Nicht geklärt. Genetische Faktoren gesichert, exogene Faktoren wahrscheinlich, aber nicht bewiesen.

Pathologische Anatomie

Pylorusmuskulatur (Ringmuskulatur) spindelig vergrößert (durchschnittlich ca. 3 × 1,5 cm), knorpelhart. Aboral reicht der Pylorustumor zapfenartig ins Duodenum, oral geht er fließend in die Antrummuskulatur über. Die Pyloruslichtung ist bis auf ein fadenförmiges Restlumen eingeengt, der Magen ektatisch (Abb. 12.12).

Symptome

Nach primär unauffälligem Verlauf explosionsartiges Erbrechen „im Strahl" in der 2.- bis 4. Lebenswoche beginnend. Das Erbrochene ist nie gallig, kann aber bräunlich oder mit Blutfäden durchmischt sein. Es geht weder mit Fieber noch mit Appetitlosigkeit einher.

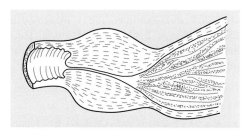

Abb. 12.12. Hypertrophe Pylorusstenose. (Nach Dudgeon 1993)

Der Säugling trinkt sofort nach dem Erbrechen gierig. Durch Nahrungsmangel kommt es zu Gewichtsstillstand oder Gewichtsabnahme; durch Wasser und Elektrolytverluste zu Exsikkose und zu einer hypochlorämischen Alkalose.

Diagnose

Die Diagnose wird aufgrund der typischen Anamnese, des in der Regel tastbaren Pylorustumors und der „Magenreste" gestellt. Sonographisch ist eine typische Pylorus-„Kokarde" nachweisbar, laborchemisch eine hypochlorämische Alkalose.

Indikation

Nach erfolgloser konservativer Behandlung. Keine Notfalloperation: Flüssigkeitsdefizit und Veränderungen des Elektrolyt- und Säure-Basen-Haushaltes müssen präoperativ ausgeglichen sein.

Prinzip

Längsspaltung der Pylorusmuskulatur bis auf die Submukosa ohne Verletzung der Schleimhaut.

Lagerung

Wärmematte. Rückenlage. Unterer Thorax leicht unterpolstert. Neutrale Elektrode am Rücken. Schutz vor Wärmeverlusten: Saaltemperatur auf 32°C erhöhen, Mütze aus Schlauchverband, Arme (einschließlich Hände) und Beine (einschließlich Füße) mit Watte oder Folie einwickeln.

Instrumentarium

Grundinstrumente, Kinderlaparotomieinstrumente, kleine Lidhäkchen, lange anatomische Pinzette oder Wangensteen-Pinzette, stumpfes gebogenes Klemmchen, Teflonspatel, HF-Gerät. Nahtmaterial: Resorbierbar 3 × o (für Lig. umbilicale), 5 × o (evtl. 6 × o).

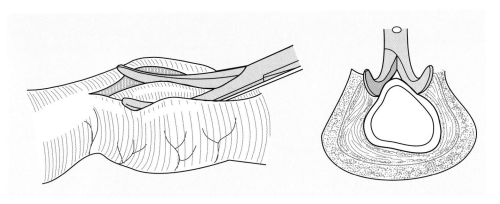

Abb. 12.13. Pyloromyotomie: extramuköse Spreizung der durchtrennten Pylorusmuskulatur. (Nach Lobe 1995)

Operation

Pyloromyotomie nach Weber-Ramstedt (erstmals 1911). Kleine quere Oberbauchinzision (3 cm) rechts in der Mitte zwischen Nabel und Xiphoid. Längsspaltung oder quere Durchtrennung des M. rectus abdominis. Eröffnung der Bauchhöhle. (Durchtrennung der Chorda V. umbilicalis zwischen Ligaturen.) Der zwischen Inzision und Magen gelegene Leberrand wird mit einem Teflonspatel weggehalten. Der Magen muß leer sein. Das Antrum wird an der großen Kurvatur mit einer breiten stumpfen Pinzette gefaßt. Durch Aufhalten des rechten Wundwinkels mit einem Lidhäkchen kann der Pylorustumor ins Wundgebiet vorgelagert werden (nicht mit Pinzette!), wenn man gleichzeitig den Magen vorsichtig nach links zieht. Der Operateur fixiert den Pylorus mit einer ausgezogenen feuchten Kompresse zwischen Daumen und Zeigefinger der linken Hand. Die Seromuskularis des Pylorustumors wird in der gefäßarmen Zone antimesenterial mit dem Skalpell bis etwa in Höhe der Pylorusvene inzidiert. Die Inzision wird mit dem Ende des Skalpellgriffs vertieft und durch Spreizen eines stumpfen, gebogenen Klemmchens so weit erweitert, bis die der Muskularis zugewandte Seite der Submukosa freiliegt und breit in die Inzision prolabiert. Die Inzision reicht oral bis 1 cm über den Pylorustumor hinaus. Am Übergang zum Duodenum ist Vorsicht geboten. Um eine versehentliche Verletzung der Schleimhaut mit Eröffnung des Duodenums zu vermeiden, sollten die hier gelegenen Pylorusfasern nur stumpf durchtrennt (oder belassen) werden. Die Durchtrennung der aboralen Pylorusfasern kann man sich dadurch erleichtern, daß der Assistent mit einem feuchten Präpariertupfer die bereits freiliegende Magensubmukosa nach oral hin wegzieht. Zur Entspannung der starren Schnittränder können zusätzliche kleine quere Inzisionen gelegt werden. Sorgfältige Blutstillung mittels bipolarer Mikrokoagulationspinzette. Rückverlagerung des Pylorus in die Bauchhöhle. Zählkontrolle und Dokumentation. Verschluß des Peritoneums mit Einzelknopfnähten (resorbierbar 5 × 0). Schichtweiser Wundverschluß. Subkutannaht. Hautverschluß durch versenkt geknüpfte intrakutane Einzelknopfnähte mit atraumatischem resorbierbarem Nahtmaterial (5 × 0 oder 6 × 0). Verband.

Eine Verletzung der Duodenalschleimhaut darf auf keinen Fall übersehen werden. Folge wäre eine gallige Peritonitis (evtl. durch Luftinsufflation über die Magensonde prüfen). Gegebenenfalls ist eine quere Übernähung mit resorbierbarem (6 × 0, atraumatisch) Nahtmaterial notwendig, die durch Einschlagen eines Netzzipfels zusätzlich gesichert werden kann.

Komplikationen

- Aspirationspneumonie,
- Verletzung der Duodenalschleimhaut 8–10%,
- Wundinfektion (Staph. aureus) < 5%,
- Wunddehiszenz < 2%,
- Blutung < 1%,
- Rezidivstenose < 1%.

12.3.2
Duodenalstenose/-atresie

> Angeborener, teilweiser oder vollständiger Verschluß des Duodenums.

Anatomie

Man unterscheidet intrinsische und extrinsische Ursachen.

Intrinsische Ursachen

- Atresie = vollständiger Verschluß, z.B. membranös, strangförmig oder Kontinuitätsunterbrechung mit V-förmigem Mesenterialdefekt, Mehrfachatresie, Pankreas anulare mit Atresie.
- Stenose = unvollständiger Verschluß, z.B. Membran mit zentraler Perforation, Duodenalduplikatur, Gewebeheterotopie.

Extrinsische Ursachen

- Meist Stenose: z.B. Pankreas anulare, Ladd-Bänder, Darmdrehungsanomalien, präduodenale Pfortader, arteriomesenterialer Duodenalverschluß.

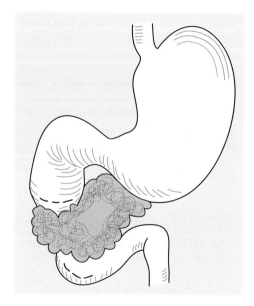

Abb. 12.14. Duodenalstenose/-atresie mit Pankreas anulare: prä- und poststenotische Inzisionslinien der Duodenalwand. (Nach Menardi 1994)

Im allgemeinen (85%) liegt das Passagehindernis unmittelbar aboral der Vater-Papille; Stenosen und Atresien kommen etwa gleich häufig vor.

Klinik

Hydramnion der Mutter; häufig dystrophe Neugeborene oder Frühgeborene, galliges Erbrechen, leicht aufgetriebener Oberbauch; Ikterus (30%).

Begleitfehlbildungen

sind häufig (Trisomie 21, Malrotation, Herzfehler, Ösophagusatresie), insgesamt bis 70%. Mekoniumabgang spricht nicht gegen Duodenalobstruktion.

Diagnose

Röntgen (Abdomenübersicht im Hängen): Doppelspiegel (größerer Spiegel links = Magen, kleinerer Spiegel rechts = ektatisches prästenotisches Duodenum) bei im übrigen luftleerem Abdomen spricht für Duodenalatresie; zusätzliche Luft spricht für Stenose. Ausschluß assoziierter Anomalien.
   Pränatale Diagnose möglich (ab 7.–8. Monat).

Präoperative Maßnahmen

Nasogastrische Ablaufsonde. Intravenöser Zugang und Korrektur der Flüssigkeits- und Elektrolytverluste.

Operationsvoraussetzungen

Keine Notfalloperation (außer bei Malrotation mit Volvulus): Flüssigkeitsdefizit und Veränderungen des Elektrolythaushalts müssen präoperativ ausgeglichen sein, Kreislaufverhältnisse stabil, Körpertemperatur im Normbereich.

Prinzip

Umgehung der Stenose/Atresie durch Duodeno-Duodenostomie Seit-zu-Seit (bzw. Duodenotomie und Exzision der Membran.

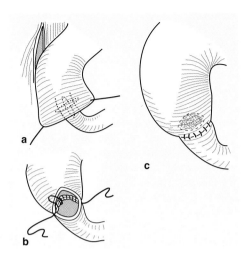

Abb. 12.15 a–c. Duodeno-Duodenostomie Seit-zu-Seit. (Nach Kimura et al. 1990)

Lagerung

Operationssaal auf mindestens 32°C vorheizen, Wärmematte. Rückenlage, Rolle unter thorakolumbalen Übergang. Neutrale Elektrode am Rücken links. Schutz vor Wärmeverlusten: Mütze aus Schlauchverband, Arme (einschließlich Hände) und Beine (einschließlich Füße) mit Watte oder Folie einwickeln.

Instrumentarium

Grundinstrumente, Kinderlaparotomieinstrumente, Mikroinstrumentarium. Kochsalzschale; Teflonspatel, Spritze (10 ml), Magensonde Charr. 6 oder 8. Lupenbrille; resorbierbares Nahtmaterial 5 × 0, 6 × 0 multi TF.

Operation

Quere Oberbauchlaparotomie rechts ein Querfinger kranial des Hautnabels. Ausschluß einer Darmdrehungsanomalie. Mobilisierung der rechten Kolonflexur nach medial und des Duodenums nach Kocher. Intrinsische oder extrinsische Stenose? Vorschieben der Magensonde ins Duodenum. Ein Stop in Höhe des Lumensprungs und eine Einziehung der Duodenalwand oral davon gelten als Hinweis auf eine Duodenalmembran. Nach Legen von Haltenähten und Abdecken des Duodenums gegen die übrige Bauchhöhle wird das Duodenum oral der Einziehung quer, aboral längs eröffnet.

Instillation steriler körperwarmer Ringerlösung über eine sterile Sonde (Charr. 6 oder 8) ins Duodenum aboral des Verschlusses zum Ausschluß weiterer Atresien. Legen der Ecknähte und Naht der Hinterwand der Duodeno-Duodenostomie mit resorbierbaren Einzelknopfnähten (6 × 0, atraumatisch) einreihig. In gleicher Weise Naht der Vorderwand, evtl. nach Einlage einer transanastomotischen Schiene (Charr. 6 oder 8). Spülung des Wundgebiets und Entfernung sämtlicher Blutkoagel. Verschluß des Peritoneums mit resorbierbaren Einzelknopfnähten (5 × 0, atraumatisch – Abb. 12.15). Zählkontrolle und Dokumentation. Schichtweiser Verschluß der Bauchdecken (Einzelknopfnähte resorbierbar, 5 × 0, atraumatisch). Subkutannaht. Hautverschluß durch versenkt geknüpfte, intrakutane Einzelknopfnähte mit atraumatischem resorbierendem Faden (6 × 0). Verband.

Eine zusätzliche Gastrostomie ist selten indiziert.

Eventuell in gleicher Sitzung zentralen Venenkatheter legen.

Vorsicht bei der Exzision einer Duodenalmembran (Verletzungsgefahr für den Ductus choledochus, der auf der Membran verlaufen kann).

Eine gleichzeitig vorliegende Darmdrehungsanomalie wird entweder durch eine Ladd-Operation (Durchtrennung der Bänder, Linkslagerung des Dickdarms) oder durch vollständige Korrektur behandelt.

Ein Pankreas anulare wird nicht durchtrennt, weil

- es häufig mit einer intrinsischen Duodenalstenose kombiniert ist,
- es teilweise intramural liegen kann,
- die Durchtrennung mit dem Risiko einer postoperativen Pankreatitis und einer Pankreasfistel verbunden ist.

Postoperativ

Magensonde belassen. Zottenatrophie im postatretischen Dünndarm kann den postoperativen Nahrungsaufbau erschweren.

12.3.3
Mekoniumileus

> Mechanischer Neugeborenenileus durch Obturation des terminalen Ileums mit eingedicktem Mekonium.

Ätiologie

Kommt bei 10–15% der Neugeborenen mit CF (zystischer Fibrose, Mukoviszidose) vor. 90–95% der Kinder mit Mekoniumileus haben eine Mukoviszidose. Dabei handelt es sich um eine autosomal rezessive Stoffwechselerkrankung, bei der es durch abnorme Sekretbildung u.a. der Bauchspeicheldrüse und der Becherzellen der Darmoberfläche zur Bildung eines besonders zähen Mekoniums kommt. Dieses Mekonium hat eine Konsistenz wie Fensterkitt oder Kaugummi, haftet an der Darmwand und verlegt die Lichtung des Endileums (die letzten 10–15 cm vor der Ileozoekalklappe). Die Krankheit kann bereits intrauterin beginnen.

Formen

In zwei Dritteln der Fälle liegt ein unkomplizierter Mekoniumileus vor, der mittels Einlauf mit N-Acetylcystein (Bromuc) behandelt werden kann (evtl. Einlauf mit verdünntem Gastrographin).

In einem Drittel der Fälle ist der Mekoniumileus kompliziert durch einen Volvulus, eine Darmperforation (Mekoniumperitonitis, Sepsis) oder eine Dünndarmatresie.

Klinik

Neugeborenenileus: Aufgetriebenes Abdomen meist von Geburt an, galliges Erbrechen, evtl. Stuhlerbrechen (Dünndarminhalt), fehlender Mekoniumabgang.

Diagnose

Röntgen: Abdomenübersicht im Hängen: dilatierte Darmschlingen, keine Spiegel, kleinblasige Areale wie Seifenblasen, evtl. fleckförmige Verkalkungen; Kolonkontrasteinlauf: Mikrokolon.

Indikation

Beim komplizierten Mekoniumileus ist die Indikation zur Operation dringlich.

Prinzip

Bishop-Koop-Fistel: Endständiges Stoma mit aboralem Ileum, mit dem das orale Ileum End-zu-Seit anastomosiert wird (Überlaufventil, ermöglicht Spülung des Endileums, Darmpassage möglich).

Lagerung

Operationssaal auf 32°C vorheizen, Wärmematte. Rückenlage; unterer Thorax leicht unterpolstert. Neutrale Elekrode am Rücken. Schutz vor Wärmeverlusten: Mütze aus Schlauchverband, Arme (einschließlich Hände) und Beine (einschließlich Füße) mit Watte oder Folie einwickeln.

Instrumentarium

Grundinstrumente, Kinderlaparotomieinstrumente. Kochsalzschale. Sauger mit Finsterer-Ansatz, Katheter Charr. 5 mit abgerundeter Spitze. 2 Spritzen (10 ml), 2%ige N-Acetylcysteinlösung. Nahtmaterial: 5 × 0 und 6 × 0 resorbierbar.

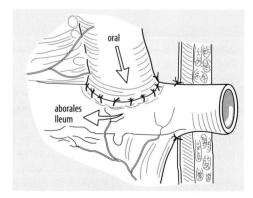

Abb. 12.16. Bishop-Koop-Fistel. (Nach Rowe et al. 1995)

Quere Oberbauchlaparotomie rechts. Abdekken des Operationsfeldes mit Bauchtüchern.
Enterotomie zwischen Haltefäden oral des mit
perlschnurartig eingedicktem Mekonium verstopften Endileums. Der gestaute und dilatierte
orale Dünndarm wird entleert bzw. abgesaugt.
Einbringen eines dünnen Katheters mit abgerundeter Spitze in das aborale Ileum, das mit
2%iger N-Acetylcysteinlösung gespült wird. Damit gelingt es meist, das eingedickte Mekonium
zu entfernen und die Darmpassage wiederherzustellen. Sparsame Skelettierung und Durchtrennung des Dünndarms in Höhe der Enterotomie. Eine Darmresektion sollte in unkomplizierten Fällen nicht erforderlich werden. Der
orale Dünndarm wird antimesenterial End-zu-
Seit mit dem aboralen anastomosiert (5 bzw.
6 × 0, atraumatisch resorbierbar), etwa 4–6 cm
aboral der Resektionslinie (Abb. 12.16). Das
aborale Ileum wird als endständiges Ileostoma
rechts ileakal so ausgeleitet, daß das aus-
gestülpte Ileum die Bauchhaut überragt (resorbierbare Fäden 6 × 0). Zählkontrolle und Dokumentation. Verschluß der Laparotomie in
Schichten (resorbierbare Fäden 5 × 0). Hautnaht (resorbierbare Fäden 6 × 0). Verband.

Eventuell Anlage eines ZVK in gleicher Sitzung.

Bei unkompliziertem Mekoniumileus kann
ein Verschluß der Enterotomie erwogen werden.

Verschluß der Enterostomie bei unkompliziertem Verlauf 6–8 Wochen nach der Erstoperation.

12.3.4
Morbus Hirschsprung

Angeborene Erkrankung mit mehr oder weniger vollständiger funktioneller Dickdarmpassa-
gestörung, verbunden mit
- dem Fehlen intramuraler Ganglienzellen im
  untersten (= am weitesten aboral) gelegenen Abschnitt des Verdauungstrakts und
- einem abnormen oder fehlenden Öffnungs-
  reflex des M. sphinkter ani internus (sog.
  Analsphinkterachalasie).

Klassifikation (pathologisch-anatomisch nach der
Konsensus-Konferenz 1990)

1. Aganglionose
   - ultrakurze Aganglionose (bis maximal
     3 cm oral des anokutanen Übergangs),
   - kurze Aganglionose („klassische
     Form"),
   - langstreckige Aganglionose (über das
     Deszendens hinaus),
   - totale Aganglionosis coli (Zuelzer-Wil-
     son-Syndrom),
   - Aganglionose bis in den Dünndarm rei-
     chend,
   - Aganglionose des gesamten Verdau-
     ungstrakts.
2. Hypoganglionose
   - isoliert,
   - hypoganglionäres Übergangssegment
     bei Aganglionose.
3. Neuronale intestinale Dysplasie (NID)
   - Hyperplasie des Plexus submucosus mit
     Riesenganglien (NID Typ B),
   - Unterform mit Ganglionzellheteroto-
     pien in der Submukosa,
   - Unterform mit Hypoplasie oder Aplasie
     des Sympathikus,
   - NID-ähnliche Läsionen bei Neurofibro-
     matose und MEN II b.
4. Unreife der Ganglienzellen.
5. Kombinationsformen.
6. Erworbene Innervationsstörungen (Diabetes mellitus, Chagas-Krankheit).

Andere Klassifikationen gehen von der Ausdehnung des fehlinnervierten Darmschnitts,
von verschiedenen Verlaufsformen oder vom
Erkrankungsalter aus.

Häufigkeit

1 : 3.000 bis zu 1 : 5.000; männlich: 7–8 : weiblich: 1 (bei langstreckigen Aganglionosen nähert sich das Geschlechtsverhältnis 1 : 1); familiär gehäuft in 4–20%.

Assoziierte Anomalien

(in 5–20%). Trisomie 21, Herzfehler, Hydronephrose und Megaureter. Andere Neurocri-
stopathien. Syndrome (Waardenburg-Syn-
drom, Undine-Syndrom).

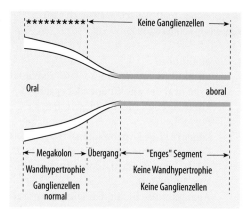

Abb. 12.17. Schematische Darstellung des Morbus Hirschsprung. (Nach Nixon et al. 1992)

Anatomie

Es handelt sich um eine Migrationsstörung der Neuroblasten; diese wandern zwischen der 5. und 12 Schwangerschaftswoche aus den pharyngealen Vaguskernen in kraniokaudaler Richtung zunächst in den Plexus myentericus Auerbach ein und von da in den submukösen Plexus (tief = Henle; oberflächlich = Meissner). Die Ursache der Anomalie ist nicht bekannt. Die Aganglionose betrifft immer den am weitesten aboral gelegenen Teil des Rektums und reicht unterschiedlich weit nach oral. In 75–80% der Fälle sind Rektum und Rektosigmoid aganglionär. Ein ultrakurzes Segment findet sich in 10–15%, eine isolierte Analsphinkterachalasie in 5%, eine totale Aganglionosis coli in 1–3% (Zuelzer-Wilson-Syndrom). Das wandhypertrophierte Megakolon geht trichterförmig in das aborale normalweite aganglionäre Segment über. Der Übergang vom distalen aganglionären Segment zum normal innervierten Darm ist histologisch charakterisiert durch eine Zone mit vermindertem Ganglienzellbesatz, deren Länge variabel ist und weder röntgenologisch noch intraoperativ makroskopisch beurteilt werden kann (Abb. 12.17).

Pathophysiologie

Die genaue Pathophysiologie ist nicht klar. Das aganglionäre Segment nimmt an der geordneten, von oral nach aboral gerichteten propulsiven Peristaltik nicht teil und wirkt so als funktionelles Passagehindernis, vor dem sich der Darminhalt staut. Das Megakolon ist sekundär.

Klinik

Die Symptome des M. Hirschsprung sind je nach Lebensalter unterschiedlich. Über 50% der Kinder werden heute im Neugeborenenalter diagnostiziert. Bei gutartigem Verlauf stehen verzögerter Mekoniumabgang (> 48 h), Meteorismus und Obstipation im Vordergrund des klinischen Bildes. Die Krankheit kann aber auch als tiefer Ileus mit aufgetriebenem Abdomen und galligem (oder kotigem) Erbrechen verlaufen oder fulminant unter dem Bild einer schweren Sepsis mit Schock, Gerinnungsstörung und Nierenversagen. Dann ist es schwierig herauszufinden, ob die Darmfunktionsstörung Ursache oder Folge der Sepsis ist. Diese schwerste Verlaufsform geht mit einer lebensbedrohlichen ulzerierenden Enterokolitis einher. Vereinzelt kommt eine Peritonitis infolge Darmperforation (meist des Zoekum) vor. Der M. Hirschsprung ist eine Erkrankung des reifen Neugeborenen, weniger als 10% sind Frühgeborene. Im Kleinkindesalter sind schwere, weder diätisch noch medikamentös zu beeinflussende Obstipation mit massiv aufgetriebenem Abdomen, fehlender Stuhldrang, Gedeihstörung und Anämie die führenden Symptome. In Einzelfällen wird die Diagnose erst im Erwachsenenalter gestellt.

Die Länge des aganglionären Segments ist nicht korreliert mit dem klinischen Erscheinungsbild.

Diagnose

Typisch ist die *Anamnese* mit im Neugeborenenalter beginnender Obstipation. *Digitorektal* tastet man ein leeres Rektum. Die *Elektromanometrie* des Enddarms zeigt „mass contractions", Abbrechen der propulsiven Wellen im aganglionären Segment, fehlende Adaptationsreaktion, fehlende Internusrelaxation und ein erhöhtes anorektales Ruhedruckprofil, zuverlässig aber erst nach dem 12. Lebenstag. Diagnostische Bedingung sine qua non ist die *Rektumschleimhautsaugbiopsie,* die ohne Narkose 1, 3 und 9 cm oral der Linea dentata entnommen und gekühlt innerhalb von 4 h

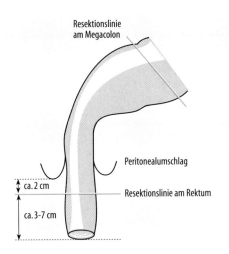

Abb. 12.18. Schematische Darstellung der Rehbein-Operation. (Nach Herzog 1981)

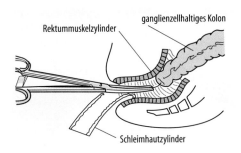

Abb. 12.19. Schematische Darstellung der Operation nach Soave. (Nach Herzog 1981)

der histochemischen Untersuchung zugeführt wird. Eine kontinuierlich verstärkte Azetylcholinesterase-Aktivität in einem dichten intramukösen Nervengeflecht gilt als beweisend. Auch hier ist eine sichere Diagnose erst nach der 2. Lebenswoche möglich, evtl. unterstützt von immunhistochemischen Methoden. Zum Zeitpunkt der Kunstafteranlage können offene Biopsien der Tunica muscularis des Dickdarms entnommen werden, die eine direkte Beurteilung des intramuralen Ganglienzellgehalts erlauben.

Differentialdiagnose

Im *Neugeborenenalter:* Mekoniumileus, Mekonium-Pfropf-Syndrom, nekrotisierende Enterokolitis, Sepsis, Hirnblutung, Hypothyreose, Nebennierenblutung, von der Mutter eingenommene Medikamente oder Drogen. *Im*

Kleinkindesalter: Chronische habituelle Obstipation, Analstenose (entweder angeboren in Form einer anorektalen Anomalie oder erworben bei Analfissur oder nach operativer Korrektur einer anorektalen Malformation).

Therapie

Eine konservative Behandlung ist allenfalls bei milden Verlaufsformen möglich (Einläufe und Darmspülungen). Bei den meisten Kindern wird eine ein- oder mehrzeitige Resektion des aganglionären Darmabschnitts – meist zwischen dem 4. und 8. Lebensmonat – vorgenommen.

Prinzip

Tiefe anteriore Resektion des aganglionären Segments und Schwächung des M. sphinkter ani internus. Es sind vier verschiedene Verfahren beschrieben:

- Rektosigmoidektomie mit extraanaler Anastomose (Swenson 1948).
- Tiefe anteriore Resektion (Rehbein 1956) (Abb. 12.18).
- Retrorektaler Durchzug mit transanaler Seit-zu-Seit-Anastomose (Duhamel/Grob 1956/1960) (Abb. 12.27).
- Durchzug durch demukosierten Rektumstumpf (Soave 1963) (Abb. 12.19).

Alle 4 Verfahren führen zu ähnlichen Ergebnissen, jedoch ist kein Verfahren für alle Situationen geeignet.

Präoperative Maßnahmen

Die Anlage eines Enterostoma in normal innerviertem Darm in der Regel in Form eines doppelläufigen Kunstafters entweder unmittelbar oral des fehlinnervierten Darmabschnitts oder im Querkolon oder – bei Verdacht auf totale Aganglionose des Kolon – im Endileum

- dient der Entlastung des Megakolon,
- dem Schutz der späteren Enddarmanastomose,
- ermöglicht enterale Ernährung und Gedeihen und
- reduziert das Risiko einer Enterokolitis.

Lagerung

Rückenlage. Die neutrale Elektrode wird erst nach Desinfektion der Haut und steriler Abdeckung am Thorax dorsal angebracht.

Instrumentarium

Grund- und Laparotomieinstrumentarium, Kochsalzschale, Rehbein- oder Dennis-Brown-Rahmen, diverse Langenbeck-Haken, Spatel. Spritze 20 ml mit Kanüle Nr. 1 (zur Punktion der Harnblase). Vessel-Loops. Linearer Anastomosen-Stapler. Nahtmaterial: Resorbierbar, 4 × 0 und 5 × 0, atraumatisch. Nicht resorbierbar: O geflochten, 5 × 0 monofil, atraumatisch.

Operation nach Duhamel

Rückenlage. Hautdesinfektion des gesamten Abdomens ventral und dorsal einschließlich Damm und Oberschenkeln mit Knieen. Die obere Hälfte des Kindes wird von dorsal mit einem sterilen Tuch abgedeckt, das Kind selbst auf eine sterile Unterlage gelegt. Die unteren Extremitäten werden bis über die Kniee mit sterilen Tüchern eingewickelt. Neutrale Elektrode am Thorax dorsal. Das Gesäß wird mit einem zusammengerollten Tuch leicht angehoben. Weitere Abdeckung wie üblich. Der Kunstafter wird mit Folie steril abgeklebt.

Paramedianschnitt links vom Nabel bis zur Symphyse. Durchtrennung der Lig. umbilicalia lat. et med. zwischen Ligaturen. Entleerung der Harnblase durch Punktion. Einsetzen des Ring-Retraktors. Die Dünndarmschlingen werden behutsam weggestopft. Entnahme von Probeexzisionen der Seromuskularis zur exakten Lokalisation des Übergangs von aganglionärer zu normal innervierter Darmwand durch Schnellschnittuntersuchung. Nach Legen von Haltefäden an die Harnblase und an die Peritonealfalten beidseits wird das Peritoneum an beiden Seiten des Rektosigmoids und über der Umschlagfalte zwischen Rektum und Harnblase bzw. Uterus inzidiert. Durchtrennung der Vasa haemorrhoidalia sup. zwischen Ligaturen, die zentral und peripher durch zusätzliche Durchstechungsligaturen gesichert werden. Schrittweise Durchtrennung des perirektalen Gewebes dorsal und lateral zwischen doppel-

ten Ligaturen. Die Mobilisierung des Rektums erleichtert man sich durch Zug an einer um das distale Sigma gelegten kräftigen Ligatur. Eröffnung des retrorektalen Raums durch stumpfe Präparation mittels Präpariertupfers und – nachfolgend – Finger. Das freipräparierte Rektum wird durch Zug am Sigma angespannt und ca. 1 cm kaudal der peritonealen Umschlagfalte von rechts zur Hälfte quer durchtrennt. Austupfen des Rektumlumens mit Betaisodona-getränkten Kompressen. Nach Legen von insgesamt 4 Haltefäden an den aboralen Stumpf wird das Rektum vollständig durchtrennt. Skelettierung des Sigmas und Mobilisierung des Kolon deszendens. Dazu wird die laterale Serosa darmnah inzidiert, die darmnahen Gefäßarkaden aber sorgfältig geschont. Durchtrennung der Vasa sigmoidea zentral zwischen doppelten Ligaturen, die zentral und peripher durch eine zusätzliche Durchstechungsligatur gesichert werden. Quere Durchtrennung des Dickdarms mit dem linearen Anastomosenstapler dort, wo die Darmwand – nach dem Ergebnis der Schnellschnittuntersuchung – einen normalen Ganglienzellbesatz aufweist. Das Resektionspräparat wird zur histologischen Untersuchung abgegeben. Lokale Spülung des kleinen Beckens mit körperwarmer Ringer-Lösung. Das mobilisierte Kolon deszendens wird am Mesenterialansatz und antimesenterial mit je einem Haltefaden versehen. Umlagerung des Kindes in Steinschnittlage unter Beibehaltung der Abdeckung. Nochmalige Reinigung des Rektumlumens mit Betaisodona-getränkten Kompressen. Nach Einsetzen zweier Langenbeck-Haken und Sphinkterdehnung wird die dorsale Zirkumferenz des Analkanals einige Millimeter oral der Liniea dentata transanal über einem mit Hilfe eines langen Overholts von abdominal vorgeschobenen Präpariertupfer mit der Diathermie von 9–3 Uhr quer inzidiert („smile"-incision – Abb. 12.20 und 12.21). Durch die Inzision wird ein zweiter Overholt retrograd in das abdominale Wundgebiet eingebracht, mit dem das mobilisierte Kolon retrorektal nach anal so durchgezogen wird, daß das Mesokolon nach dorsal und rechts zu liegen kommt. Durch Revision des abdominalen Situs vergewissert man sich, daß der durchgezogene Dickdarmabschnitt gestreckt verläuft und kein Zug am Mesokolon ausgeübt wird. Das aborale Ende des durchgezogenen Kolons wird einige Millimeter oral der Klammernahtreihe ventral eröffnet

(Abb. 12.23). Der orale Wundrand dieser Inzision wird mit dem oralen Rand der Inzision der Rektumhinterwand einreihig mit atraumatischen Einzelknopfnähten (4 × 0, resorbierbar) anastomosiert. Vollständige Resektion der aboralen Manschette des durchgezogenen, gut durchbluteten Kolons und Naht des aboralen Teils der End-zu-Seit-Anastomose (Abb. 12.24). Die resezierte Kolonmanschette wird zur histologischen Untersuchung abgegeben (= oraler Resektionsrand).

Einbringen der beiden Branchen des Staplers, die eine ventral in den Rektumstumpf, die andere dorsal in das durchgezogene Kolon (Abb. 12.25). Überprüfung der korrekten Lage des Staplers von abdominal (Abb. 12.26). Unter leichter Anspannung des durchgezogenen Kolons nach kranial wird die End-zu-Seit-Anastomose in eine lange Seit-zu-Seit-Anastomose umgewandelt. Inspektion des Klammernahtschnittrandes beidseits von anal. Ein Anastomosenrand wird mittels Einzelknopfnähten (5 × 0, resorbierbar, atraumatisch) vollständig mit Schleimhaut epithelisiert, der andere nur distal.

Umlagerung des Kindes in Rückenlage und Inspektion der Klammernahtreihe. Nach Anlegen von Haltefäden beidseits lateral wird die Vorderwand des Rektumstumpfes mit der des Kolon deszendens zweireihig quer anastomosiert. Kontrolle auf Bluttrockenheit. Sorgfältige und vollständige Serosierung des Wundgebiets mit atraumatischen Einzelknopfnähten (5 × 0, resorbierbar). Spülung der Bauchhöhle mit steriler körperwarmer Ringer-Lösung. Zählkontrolle und Dokumentation. Naht des Peritoneums. Schichtweiser Wundverschluß. Hautverschluß mit Einmalmetallklammern. Verband und Versorgung des Kunstafters.

12.3.5
Anorektale Agenesie

Anorektale Anomalien sind kein einheitliches Krankheitsbild. Es handelt sich vielmehr um ein Spektrum unterschiedlicher Entwicklungsstörungen, deren gemeinsames Merkmal ein angeborener, mehr oder weniger vollständiger Enddarmverschluß ist. Die Analöffnung kann verschlossen sein, zu eng sein oder an der falschen Stelle liegen. Analkanal oder Anorektum können fehlen oder pathologisch verlaufen.

Anatomie

Als Rektum wird der tänienfreie Dickdarmabschnitt zwischen rektosigmoidalem Übergang in Höhe des 2. Sakralwirbelkörpers und dem Anus bezeichnet. Die für die Kontinenz wichtigsten Muskeln sind die inneren und äußeren Schließmuskeln und die Levatormuskulatur mit dem *M. puborektalis*. Im Gegensatz zu anderen willkürlichen Muskeln des Körpers ist der M. puborektalis auch im Ruhezustand bis zu einem gewissen Grad aktiv kontrahiert, sofern er normal innerviert ist. Fehlen mehr als zwei Sakralwirbel, ist die Funktion des M. puborektalis gestört.

Der unwillkürlich innervierte *innere Schließmuskel* stellt eine Verdickung der inneren Ringmuskulatur des Enddarms dar. Er ist normalerweise tonisch kontrahiert und hält den Analkanal geschlossen. Auf Wanddehnung des Rektums reagiert der M. sphinkter ani internus mit einem Tonusverlust, der Internusrelaxation, die den Vorgang der Stuhlentleerung einleitet. Der innere Ringmuskel fehlt bei den hohen Formen anorektaler Agenesien bzw. kann mit den heute zur Verfügung stehenden Operationsverfahren nicht nutzbar gemacht werden.

Die willkürlich innervierten *äußeren Schließmuskeln*, die eng mit den Muskeln des Beckenbodens verflochten sind, sind mit etwa 20% an der Kontinenz beteiligt. Äußere Schließmuskeln sind bei den hohen anorektalen Anomalien in unterschiedlicher Masse vorhanden, meist deutlich weniger als beim Gesunden.

Alle diese Muskeln können nicht isoliert betrachtet werden, vielmehr handelt es sich um ein System ineinander verflochtener Muskelgruppen.

Klassifikation

Die Klassifikation ist Voraussetzung für die gegenseitige Verständigung über Diagnose, Therapieplanung und für den Vergleich der Behandlungsergebnisse (s.auch Tabelle 12.3).

Nach der Lagebeziehung des fehlgebildeten Anorektums zum muskulären Beckenboden, d.h. der Levatorplatte und dem M. puborektalis, unterscheidet man hohe und tiefe Formen anorektaler Anomalien. Bei den *hohen, supra-*

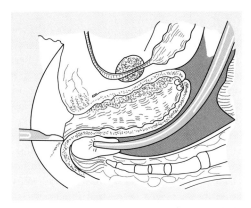

Abb. 12.20. Operation nach Duhamel: retrorektale Präparation und Inzision der Hinterwand des Analkanals. (Nach Nixon 1988)

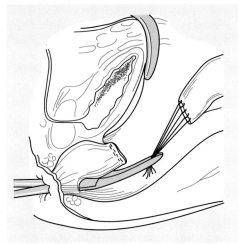

Abb. 12.22. Operation nach Duhamel: retrorektaler Durchzug des mobilisierten, normal innervierten Kolons. (Fa. Autosuture)

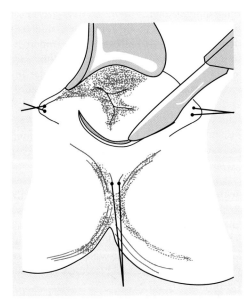

Abb. 12.21. Operation nach Duhamel: Inzision der Hinterwand des Analkanals („Smile-Inzision"). (Fa. Autosuture)

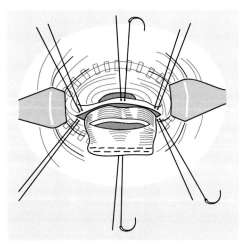

Abb. 12.23. Operation nach Duhamel: Eröffnung des durchgezogenen Kolons und Beginn der transanalen kolo-analen Anastomose End-zu-Seit. (Nach Teitelbaum et al. 1995)

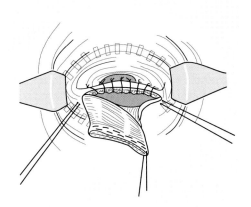

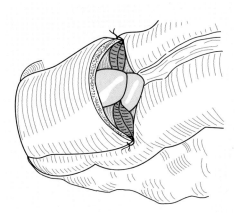

Abb. 12.24. Operation nach Duhamel: Resektion der Klammernahtreihe und Fertigstellung der transanalen kolo-analen End-zu-Seit-Anastomose. (Nach Teitelbaum et al. 1995)

Abb. 12.26. Operation nach Duhamel: wie Abb. 12.25, Ansicht von abdominal. (Nach Nixon 1988)

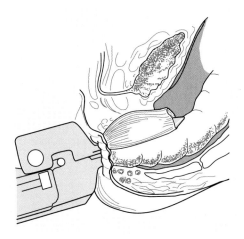

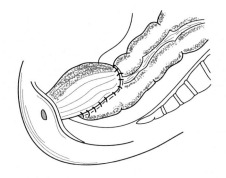

Abb. 12.27. Operation nach Duhamel: Endzustand mit aganglionärer Rektumvorderwand und normal innervierter Hinterwand (= durchgezogenes Kolon Seit-zu-Seit anastomosiert). (Nach Schärli et al. 1990)

Abb. 12.25. Operation nach Duhamel: Umwandlung der kolo-analen End-zu-Seit-Anastomose mit dem linearen Anastomosen-Stapler in eine Seit-zu-Seit-Anastomose. (Fa. Autosuture)

Tabelle 12.3. Klassifikation anorektaler Malformationen nach Wingspread (Stephens u. Smith 1986)

Formen	Mädchen	Jungen

Hohe Formen	1. Anorektale Agenesie
	  – mit rektovaginaler Fistel
	  – ohne Fistel (hoch)
	2. Rektumatresie
		1. Anorektale Agenesie
		  – mit rektourethroprostatischer Fistel
		  – ohne Fistel
		2. Rektumatresie

Intermediäre Formen	1. Rektovestibuäre Fistel 2. Rektovaginale Fistel (tief) 3. Anal-Agenesie ohne Fistel	1. Rektourethrobulbäre Fistel 2. Analagenesie ohne Fistel
Tiefe Formen	1. Anovestibuläre Fistel 2. Anokutane Fistel 3. Analstenose	1. Anokutane Fistel 2. Analstenose
Sonderformen	Kloake H-Fistel ohne Atresie (Rektum → Vagina)	Rektovesikale Fistel H-Fistel ohne Atresie (Anorektum → Urethra oder Damm)

levatorischen Formen endet der Rektumblindsack oberhalb der Puborektalisschlinge, bei den *tiefen* durchsetzt der Enddarm die Levatorplatte und meist auch die tiefen Schichten der äußeren Schließmuskulatur. Eine dritte Gruppe ist die der *intermediären* Anomalien, bei denen der Rektumblindsack die Levatormuskulatur unvollständig oder in Form einer zur bulbären Urethra bzw. zur Vagina oder zum Scheideneingang ziehenden Fistel durchsetzt.

Dagegen unterscheidet Pena nach therapeutischen Gesichtspunkten Formen, die die Anlage eines Kunstafters erfordern, von solchen, die primär definitiv operiert werden können.

Pathogenese

Die Pathogenese ist nicht hinreichend geklärt. Hohe Formen entstehen wahrscheinlich zwischen 4. und 6. Fetalwoche (SSL 4–200 mm) durch fehlerhafte Kloakenteilung. In diesem Sinne können Fisteln zwischen Enddarm und Urogenitaltrakt als Septierungsstörung aufgefaßt werden. Dagegen ist den intermediären und den tiefen Anomalien die fehlende Dorsalverlagerung des Anus, weg vom Sinus urogenitalis, gemeinsam.

Ätiologie

Über die Ätiologie ist wenig bekannt. Es gibt Hinweise auf

- genetische Faktoren (bei Kindern mit M. Down gehäuft, gelegentl. familiäres Vorkommen),
- teratogene Noxen (Schädigung des Embryos von außen, z.B. durch Thalidomid, Lösungsmitteln wie Azeton oder Trilin),
- Durchblutungsstörungen der Beckenorgane infolge von Gefäßmißbildungen (einige der betroffenen Kinder haben nur eine Nabelarterie).

Klinik

Mehr oder weniger vollständiger tiefer Ileus. Eventuell Mekoniumabgang mit Urin oder über Vagina. Aufgetriebenes Abdomen. Eventuell respiratorische Störungen, Harnabflußstörung.

Assoziierte Anomalien

Assoziierte Anomalien sind häufig (bis zu 70%) und zwar bei hohen Formen häufiger als bei tiefen. Sie betreffen hauptsächlich den Harntrakt (40%), das Skelettsystem und die Wirbelsäule (15–30%), das Herz (9%) und den übrigen Magen-Darm-Trakt (14%). Kombination von Analatresie mit Ösophagusatresie: VACTERL-Assoziation (s. o.).

Tethered spinal cord in 10–52% der Fälle.

Formen anorektaler Anomalien

Bei Jungen überwiegen die hohen Formen einer anorektalen Agenesie mit 70%, während bei Mädchen nur in etwa 20–30% der Fälle mit hohen und intermediären Formen zu rechnen ist. Fisteln sind häufig: Bei Jungen in 70% (davon nur zu einem Drittel äußere Fisteln), bei Mädchen in 90% der Fälle (Tabelle 12.4).

Zu den Sonderformen zählen die relativ häufigen sog. Kloakenmißbildungen, bei denen es sich um komplexe, sehr variable Mißbildungen handelt. Hier verlaufen der untere Anteil des Urogenitaltraktes, also Harnröhre und Scheide, mit dem unteren Anteil des Darmtrakts in einem gemeinsamen Kanal.

Diagnostische Maßnahmen

- Inspektion, evtl. Sondierung.
- Urinstatus (Mekonium?).
- Sonographie (tethered spinal cord? Zusätzliche Anomalien – Niere!).
- Röntgen (Wangensteen-Aufnahme, evtl. vorhandene Fistel darstellen durch Miktionszysturethrogramm oder Loopogramm; evtl. Punktion des Rektumblindsacks von perineal und Kontrastmittelinstillation).
- NMR des Beckenbodens (tethered cord?, Beckenbodenmuskulatur?).
- Endoskopie (urogenitale Anomalien?).

Therapie

Erstversorgung
Eine anorektale Malformation (ARM) ist als angeborener Dickdarmileus aufzufassen, d. h. dem Kind drohen Flüssigkeits- und Elektrolytverluste durch Erbrechen und durch Se-

Tabelle 12.4. Anorektale Anomalien

Anomalieformen	Jungen	Mädchen
Tiefe anorektale Anomalien	– Analstenose, – anokutane (subepitheliale) Fistel, – Anus copertus und Analmembran, – medianes Band und „Korbhenkel"-Deformität.	Differenzierung nach der Lokalisation der Analöffnung: – Orthotop: Anus copertus und Analstenose, perineale Rinne, perinealer Kanal; – perineal: Anteriore perineale Ektopie, anokutane Fistel (Anus copertus incompletus); – vulvär: Anteriore vulväre Ektopie (vulvärer Anus), anovulväre Fistel, anovestibuläre Fistel (häufigste Form)
Intermediäre Formen	Anorektale Agenesie mit rektourethrobulbärer Fistel	– rektovestibuläre Fistel, – anorektale Agenesie mit tiefer rektovaginaler Fistel (selten)
Hohe Formen	Häufig: – Mit einer Fistel zwischen Rektumblindsack und prostatischer Harnröhre. Selten: – Mit einer Fistel zwischen der Harnblase selbst (rektovesikale Fistel) – Anorektale Agenesie ohne Fistel, – Rektumatresie (sehr selten).	Selten: – rektovaginale Fistel, die in Höhe des Gebärmutterhalses mündet – anorektale Agenesie ohne Fistel – Rektumatresie
Sonderformen		sog. Kloakenmißbildungen (relativ häufig), bei denen es sich um komplexe, sehr variable Mißbildungen handelt. Hier verlaufen der untere Anteil des Urogenitaltraktes, also Harnröhre und Scheide, mit dem unteren Anteil des Darmtrakts in einem gemeinsamen Kanal.

questration in den Darm. Aufgetriebenes Abdomen meist erst nach 1–2 Tagen (tiefer Ileus!).

- Offene Magensonde zur Entlastung des Magen-Darm-Trakts und zur Vermeidung einer Aspiration.
- Infusion zur Substitution der Flüssigkeits- und Elektrolytverluste.
- Neugeborene ohne äußerlich sichtbare Fistel: Bauchlage mit angehobenem Gesäß.
- Antibiotikatherapie (Infektionsrisiko durch Fistel zwischen Darm und Urogenitaltrakt).
- Vitamin K$_1$ (Konakion) i.m. (in den meisten Fällen ist eine Operation im Neugeborenenalter erforderlich).

Die meisten *tiefen Formen* können vom Damm her, meist in einer einzigen Sitzung operiert („Cut-back", Analplastik, Analtransposition, Mini-PSARP) oder durch Bougierung behandelt werden. (Ausnahme: vestibulärer Anus → Kolostomie und „limited PSARP").

Bei intermediären und bei *hohen Formen* sowie in allen Zweifelsfällen wird primär ein *Kunstafter* angelegt. Wir unterscheiden:

- Sigma-Anus mit getrennten Stomata (kurzer Abstand zur Fistel, leicht zu spülen),
- Transversostomie – doppelläufig oder getrennte Stomata – (genügend langes Kolonsegment für spätere Durchzugsoperation).

Der Kunstafter dient

- als vorübergehender Darmausgang, damit das Kind ernährt werden kann;
- zur Umgehung der Fistel zum Harntrakt;
- man gewinnt Zeit, die Fehlbildung genau zu diagnostizieren;
- zur Umgehung des späteren Operationsgebiets.

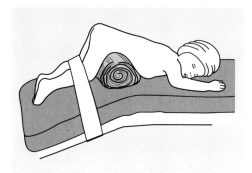

Abb. 12.28. Posteriore sagittale Anorektoplastik nach Pena: Lagerung (Thorax und Sprunggelenke zusätzlich unterpolstern). (Nach Pena 1989)

Definitive Operation im Alter von 1–2(–3) Monaten, bei Kloake frühestens mit 6 Monaten.

Das heute allgemein favorisierte definitive Operationsverfahren, das für alle Formen der ARM anwendbar ist, ist die 1974 von de Vries und Pena angegebene Posteriore sagittale Anorektoplastik (PSARP).

Prinzip

Haut und sämtliche Muskelschichten zwischen Damm und Steißbein werden streng in der Medianlinie gespalten, eine evtl. vorhandene Fistel wird transrektal versorgt, der mobilisierte Rektumblindsack falls notwendig verengt und in den von der Levatormuskulatur gebildeten Trichter sowie in den M. sphinkter ani externus gesetzt.

Lagerung

Präoperativ wird ein transurethraler Ballonkatheter gelegt. Operation in Bauchlage mit angehobenem Gesäß, Hüftgelenke rechtwinklig gebeugt (Abb. 12.28). Wärmematte; neutrale Elektrode am unteren Thorax ventral. Schutz vor Wärmeverlusten: Mütze aus Schlauchverband, Arme (einschließlich Hände) mit Watte oder Folie einwickeln.

Instrumentarium

Grund- und Laparotomieinstrumentarium, Kochsalzschale. Muskelreizgerät. Abgewinkelte bzw. abwinkelbare stumpfe Wundsprei-

zer, diverse Overholts, Kunststoffrinne, Hegarstifte, Lupenbrille.

Nahtmaterial: 5 × 0 atraumatisch resorbierbar. Haltenähte monofil oder Seide 5 × 0.

Operation

Stimulation der Rima ani und der mutmaßlichen Analregion mit dem Muskelreizgerät (Stromstärke zwischen 20–60 mA). Kommt es zu Kontraktionen der parasagittalen Fasern und des Muskelkomplexes? Ist ein Analgrübchen vorhanden? Inzision in der Medianlinie der Rima ani mit der Nadeldiathermie von kranial der Steißbeinspitze bis knapp 2 cm ventral der mutmaßlichen Analregion. Man sieht die parasagittalen Fasern und den Muskelkomplex. Markierung des zukünftigen Anus. Schnittvertiefung streng in der Mittellinie unter intermittierender Kontrolle mit dem Muskelreizgerät (Abb. 12.29). Verlängerung der Hautinzision nach kranial bis etwa in Sakrummitte und Darstellung des Steißbeins, das in der Medianlinie gespalten wird. Mit Hilfe eines vor dem Steißbein eingeführten Overholts wird die Levatormuskulatur vom Steißbein aus in der Medianlinie gespalten. Darstellung der Hinterwand des Rektumblindsacks, die aboral zwischen 2 Haltefäden in der Medianlinie mit der Nadeldiathermie eröffnet wird. Nach Legen von Haltenähten (6 × 0, atraumatisch) in die Rektumschleimhaut oral der Fistel wird die Submukosa von der Hinterwand der Urethra getrennt (lupenmikroskopische Präparation). Weiter kranial ist dann die vollständige Darstellung der Rektumvorderwand möglich. Zweischichtiger Fistelverschluß mit Einzelknopfnähten (resorbierbar, 6 × 0, atraumatisch). Verlängerung des Rektums, evtl. mit (zirkulärer) Eröffnung des Peritoneums. Wenn der Blindsack erheblich dilatiert ist, wird eine Modellage erforderlich. Die Rektumwand wird mittels zweireihiger, einstülpender Naht verschlossen (6 × 0, resorbierbar, atraumatisch). Rekonstruktion des anterioren Perinealkörpers mit Einzelknopfnähten (6 × 0, resorbierbar, atraumatisch) Hautverschluß ventral des neu zu bildenden Anus mit Einzelknopfnähten (6 × 0, resorbierbar, atraumatisch). Nach Legen der Levatornähte (5 × 0, resorbierbar, atraumatisch) wird der Rektumstumpf vor dem Levator durchgezogen, die Nähte werden geknüpft. Naht des Steißbeins (resorbierbar, 4 × 0). Naht

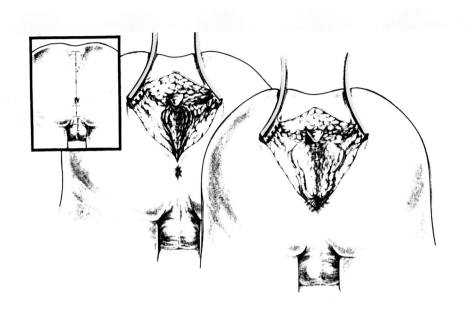

Abb. 12.29. Posteriore sagittale Anorektoplastik nach Pena: Hautinzision und Darstellung des Rektum-blindsackes von perineal. (Nach Pena 1989)

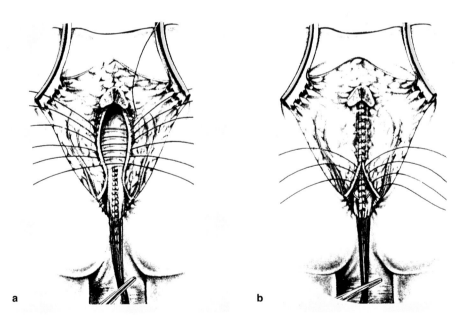

a   b

Abb. 12.30 a, b. Posteriore sagittale Anorektoplastik nach Pena: Vereinigung der Levatormuskulatur (**a**) und des Muskelkomplexes (**b**) über dem durchgezogenen und modellierten Rektum. (Nach Pena 1989)

der hinteren Zirkumferenz des Muskelkomplexes, der mit Hilfe des Muskelreizgeräts lokalisiert werden kann. Diese Nähte fassen einen
oberflächlichen Anteil der Seromuskularis der
Rektumhinterwand mit (Abb. 12.30). Schichtweiser Wundverschluß (resorbierbare Einzelknopfnähte 5 × 0 bzw. 6 × 0, atraumatisch).
Subkutannaht. Analplastik unter leichter Spannung, so daß sich die Rektumwand nach Ab-
schneiden der Nähte retrahiert (Abb. 12.31). Die
beiden Hälften des resezierten aboralen Endes
des Rektumblindsacks werden zur histologischen Untersuchung abgegeben. Die Haut der
Rima ani wird mit resorbierbarem Faden 5 × 0,
atraumatisch fortlaufend verschlossen. Kalibrierung des neu gebildeten Anus mit Hegarstiften.
Verband mit Jodoformgaze, Leukostrips und Fi-
xomull. Das Kind verbleibt in Bauchlage.

Postoperative Behandlung

Meist problemlos. Keine wesentlichen
Schmerzen (außer nach Laparotomie).

- Bauchlage mit angehobenem Gesäß für
  mindestens 2–3 Tage. Offen ablaufende
  Magensonde.
- Antibiotika i.v. 3–5 Tage (danach gegebenenfalls Langzeitprophylaxe gegen Harn-
  wegsinfekte – je nach urologischem Befund).
- Erster Verbandswechsel nach 24 h.
- Oraler Nahrungsaufbau, wenn Kolostomie
  Stuhl fördert.
- Ballonkatheter für 5 Tage (bei kurzstrecki-
  ger Kloake für 7 Tage, langstreckige haben
  suprapubische Harnableitung). Versehentlich gezogenen oder herausgerutschten Katheter nicht wieder transurethral legen;
  wenn Kind nicht spontan miktioniert, suprapubische Harnableitung legen.
- Entlassung am 7.–8. p.o. Tag.

Postoperative *Bougierung* beginnt zwischen
14. und 21. p.o. Tag. Stationäre Wiederaufnah-
me für 1–2 Tage zur Anleitung der Eltern
durch den Operateur. Die Bougierung ist es-
sentieller Bestandteil der Therapie! Sie dient
sowohl dem Offenhalten der anokutanen Anastomose als auch der allmählichen Dilatation
des den Anorektalkanal umgebenden Mus-
keltrichters als auch dem „Training" des Bek-
kenbodens.

Bougierung zu Hause (2 × täglich) bis die
altersentsprechende Weite erreicht ist (Tabelle
12.5).

Danach kann der Kunstafter reseziert werden, d.h. meist 6–8 Wochen nach PSARP. Die
Bougierungsfrequenz wird erst reduziert,
wenn die Bougierung schmerzlos ist.

Komplikationen der Durchzugsoperation

- Urethraverletzung (→ Stenose),
- Ureterverletzung,
- Verletzung von Samenleiter und/oder Sa-
  menbläschen,
- Wundinfektion,
- Urethradivertikel (selten bei PSARP),
- Fistelrezidiv (urethrovaginal bei Kloake
  oder rektourethral bei Jungen),
- narbige Analstriktur (kurzstreckig),
- Durchblutungsstörung des durchgezogenen Kolons (langstreckige Stenose),
- langstreckige Stenose oder sekundäre
  Atresie als Folge unzureichender oder un-
  terlassener Bougierung,
- Obstipation,
- Rektum- und/oder Analprolaps (selten bei
  PSARP),
- sekundäre Vaginalatresie,
- passagere Femoralisparese (lagerungsbe-
  dingt),
- sekundäre neurogene Blasenentleerungsstörung,
- erhebliche Windeldermatitis nach Kunst-
  afterresektion, kann über Monate anhalten.

Ergebnisse

Die Ergebnisse sind abhängig vom Typ: bei
tiefen Formen günstiger, bei hohen weniger
günstig; im Durchschnitt erlangen ca. 40%
der Patienten vollständige Kontinenz.

Praktisch alle operierten ARM-Patienten
haben primär funktionelle Kontinenzprobleme:

- Fehlendes Stuhldranggefühl (sensorisch).
- Ungenügende Haltefunktion (unvollständi-
  ges Kontinenzorgan: Fehlender M. sphinkter ani internus, unvollständig angelegte
  Externus- und Levatormuskulatur, fehlendes Korpus Kavernosum rekti u. a.).
- Ungenügende Koordination von Halte-
  und Entleerungsfunktion.
- Fehlendes (oder zu großes) Stuhl-Reser-
  voir.

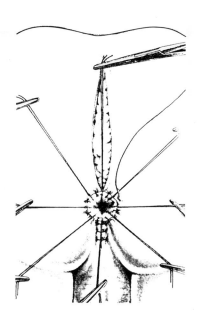

Abb. 12.31. Posteriore sagittale Anorektoplastik nach Pena: Anlage des Neo-Anus. (Nach Pena 1989)

Die Kontinenzprobleme können mit Stuhltraining oder Biofeedbacktraining überwunden werden, wenn der Patient dazu motiviert ist (ab dem 7.–12. Lebensjahr). Maturation der Kontinenzfunktion zur Pubertät hin. Für die psychosoziale Anpassung sind eine intakte Familie bzw. kontinuierliche elterliche und ärztliche Zuwendung notwendig, evtl. psychotherapeutische Unterstützung.

12.3.6
Nekrotisierende Enterokolitis der Früh- und Neugeborenen (NEC)

> Schwere Darmerkrankung komplexer Ätiologie, bei der es zu fleckförmigen oder segmentalen Hämorrhagien, Ulzerationen, Nekrosen sowie zu antimesenterial gelegenen Perforationen des Dünn- und Dickdarms kommen kann.

Die Krankheit betrifft überwiegend Frühgeborene im ersten Trimenon. Sie tritt überwiegend sporadisch, gelegentlich auch epidemisch in Neugeborenen-Intensivstationen auf.

Tabelle 12.5. Bougiegröße in Abhängigkeit vom Lebensalter

Alter	Hegar-Größe (H)
1–4 Monate	H 12
4–8 Monate	H 13
8–12 Monate	H 14
1–3 Jahre	H 15
3–12 Jahre	H 16
Über 12 Jahre	H 17

Häufigkeit

0,2% aller Lebendgeborenen, 1–2% aller Frühgeborenen, 8% der Frühgeborenen zwischen 750 und 1500 g. Unter den Erkrankten sind weniger als 10% Reifgeborene. Geschlechtsverhältnis: 2 männlich : 1 weiblich.

Risikofaktoren

- Vorzeitiger Blasensprung,
- perinatale Stresssituation (erschwerte Geburt, Hypoxie, Hypothermie, Schock, Hypovolämie, Azidose, Hypoglykämie),
- Unreife,
- ungenügende Infektabwehrmöglichkeiten (systemisch; lokal: Darmschleimhaut),
- Atemnotsyndrom,
- Hyperviskosität des Blutes (hoher Hämatokrit),
- Austauschtransfusion über Nabelvene,
- Nabelarterienkatheter,
- frühe Fütterung mit Kuhmilchpräparaten (fehlende Schutzfaktoren der Muttermilch; nicht-gestillte Säuglinge erkranken 6x häufiger als gestillte),
- Hyperosmolarität der Nahrung,
- Drogenabusus der Mutter (Cocain),
- Medikamente, die die Darmmotilität hemmen (Methylxanthine, Indomethacin),
- symptomatische Herzfehler (Fallot, Ventrikelseptumdefekt, Duktus arteriosus persistens),
- vorausgegangene Operationen (nach Dünndarmatresie vom apple-peel-Typ, nach Gastroschisis).

> Die NEC ist eine Erkrankung der Überlebenden (Kliegman 1984).

Pathophysiologie

Bakterielle Infektion eines prädisponierten besonders vulnerablen Makroorganismus.

- Darmschleimhautläsion im Zusammenhang mit Mikrozirkulationsstörung im mesenterialen Stromgebiet („Tauchreflex", Reperfusionstrauma mit toxischen freien O_2-Radikalen, Austauschtransfusion, „diastolic steal phenomen" bei Duktus arteriosus persistens, erhöhter intraluminaler Druck im Darm).
- Bakterieninvasion in die Darmwand (keine spezifischen Erreger; meist Erreger der eigenen Darmflora, die jedoch aufgrund der Umgebung (Intensivstation) und der antibiotischen Behandlung selektioniert ist).
- Zeitpunkt und Art der Ernährung.

Pathologische Anatomie

Transmurale Darmwandnekrose mit nur geringer Entzündungsreaktion, überwiegend segmentär oder fleckförmig, bevorzugt im Endileum und im Kolon (zusammen in 44% befallen); bei etwa 20% Pannekrose langstreckiger Darmabschnitte.

Klinik

Erkrankungsbeginn schleichend (selten fulminant), überwiegend zwischen 5. und 10. Lebenstag, meist 24 bis 36 h nach der ersten enteralen Nahrungsaufnahme: Aufgetriebenes schmerzhaftes Abdomen, gallige Magenreste, schleimig-blutige Stühle. Rötung und vermehrte Venenzeichnung der Bauchhaut, Ödem der Bauchwand. Lethargie, Temperaturinstabilität. Apnoeanfälle, Bradykardien. Vergrößerung von Leber und Milz.

Es werden mehrere Stadien unterschieden:
Stadium I: Abdominelle Distension;
Stadium II a: Intoxikation;
Stadium II b: Störung der vitalen Funktionen;
Stadium III: Komplikationen.

Laborbefunde: Serumnatrium erniedrigt; Thrombozyten auf < 150.000 erniedrigt, Leukopenie (< 6000) mit Linksverschiebung, CRP erhöht. Metabolische Azidose. Ikterus. Disseminierte intravasale Gerinnung. Anstieg reduzierender Substanzen im Stuhl infolge Disaccharidase-Malabsorption (Laktasemangel).

Diagnose

Röntgen: Abdomenübersicht („stehende" Schlingen, Pneumatose = Luft in der Darmwand; später luftleeres Abdomen; Luft in Pfortaderästen; freie Luft) – Aufnahmen in 6–8 stündigen Intervallen wiederholen.

Sonographie: Darmmotilitätsstörung; Luft in Pfortaderästen; Aszites.
  (Parazentese.)

Differentialdiagnose

Sepsis, Rotavirusenteritis, Enteritis bei Morbus Hirschsprung, Meningitis, Dünndarmileus, verschleppter Volvulus, Nabelveneninfektion, Pfortaderthrombose, Nebenniereninsuffizienz.

Therapie

Nahrungskarenz, offen ablaufende Magensonde, hochdosierte Antibiotikabehandlung mit breitem Spektrum unter Einschluß von Anaerobiern und Staphylokokken, Volumensubstitution, evtl. Transfusion, Korrektur von Elektrolytstörungen, Sauerstoffgabe, Verbesserung der mesenterialen Perfusion. Zwei Drittel der Patienten können konservativ behandelt werden.

Operationsindikation

Absolute Indikation erst bei Perforation, bei Zeichen einer Durchwanderungsperitonitis, bei Darmgangrän (konstant tastbare Resistenz). Aszites.

Prinzip

Häufig nur doppelläufige Enterostomie oral der Darmwandläsion und/oder Peritonealspülung und -drainage möglich. Ziel ist, soviel erholungsfähigen Darm wie möglich zu erhalten.

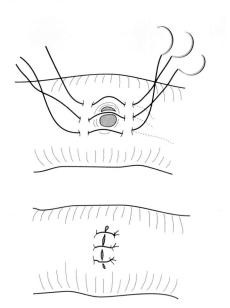

Abb. 12.32. Übernähung einer Darmperforation. (Nach Pokorny 1995)

Lagerung

Operationssaal auf 32°C vorheizen; Wärmematte. Schutz vor Wärmeverlusten: Mütze aus Schlauchverband, Arme (einschließlich Hände) und Beine (einschließlich Füße) mit Watte oder Folie einwickeln. Ausreichende Luftfeuchtigkeit, um Flüssigkeitsverlust durch Perspiratio insensibilis gering zu halten. Rückenlage. Unterer Thorax leicht unterpolstert. Neutrale Elektrode am Rücken.

Instrumentarium

Grundinstrumentarium, Bauchinstrumente. Kochsalzschale. Sauger mit feinem Ansatz, Silikondrain Charr. 8 oder 10 bereithalten. Nahtmaterial: 5 × 0 und 6 × 0 resorbierbar.

Operation

In Extremfällen muß man sich zunächst auf eine Peritonealdrainage in Lokalanästhesie auf der Intensivstation beschränken.

Quere Oberbauchlaparotomie rechts. Abstrich für bakteriologische Untersuchung. Das weitere Vorgehen hängt vom Befund ab. Möglichst schonende Revision des Dünn- und Dick-

darms. Peritonealspülung und -drainage. Nekrosen/Perforationen einstülpend übernähen (quer, mit atraumatisch resorbierbaren Fäden 6 × 0, Abb. 12.32). Anlage eines doppelläufigen Kunstafters oral der Perforation(en). Bei ausgedehnten Darmnekrosen möglichst keine Resektion, sondern Second-look-Operation 24–48 h nach primärer Operation und Anlage des Enterostomas. Die Ileozoekalklappe sollte möglichst erhalten bleiben. Vollständige Resektion unzureichend durchbluteter Darmsegmente kann Kurzdarm zur Folge haben. Keine primäre Anastomose bei Peritonitis und bei nicht einwandfrei durchblutetem Darm.

Eventuell in gleicher Sitzung ZVK anlegen.

3–4 Monate nach Abklingen der entzündlichen Veränderungen wird ein Kolonkontrasteinlauf zum Ausschluß von Strikturen und anderen pathologischen Befunden aboral des Kunstafters vorgenommen. (Frühere Untersuchung nur ausnahmsweise bei fehlendem Gedeihen bzw. hohen Flüssigkeits- und Salzverlusten über das Enterostoma.) Wiederherstellung der Darmpassage aboral des Enterostomas. Resektion des Kunstafters nach weiterem Loopogramm in einer dritten Sitzung.

Spätfolgen

Strikturen (meist des Kolons) in ca. 10%. Sekundäre Darmatresien, Enterozelen und innere Fisteln. Malabsorption. Kurzdarm (= Dünndarmlänge < 50 cm).

Prognose

Mortalität 10–50%. Von den Frühgeborenen, die eine schwere NEC überleben, leiden 20–40% später an Minderwuchs und psychomotorischer Retardierung.

12.3.7
Extrahepatische Gallengangsatresie

Angeborener oder perinatal erworbener, progressiv obliterierender, segmentaler oder totaler Verschluß der extrahepatischen und später auch der intrahepatischen Gallengänge.

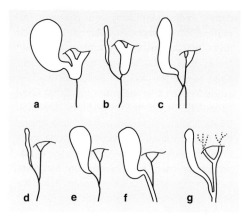

Abb. 12.33 a–g. Formen der extrahepatischen Gallengangsatresie: **a–c** „korrigierbare", **d–g** „nicht-korrigierbare". (Nach Skandalakis et al. 1994)

Ätiologie

Die Ätiologie ist nicht bekannt. Als mögliche Ursachen werden diskutiert:

- Reovirus-Typ 3-Infektion intrauterin,
- intrauterine Gefäß-Katastrophe,
- fehlerhafte Verbindung zwischen Gallen- und Pankreasgang.

Formen

- 6% „korrigierbare" (=direkte Anastomose mit extrahepatischen Gallenwegen möglich, Abb. 12.33 a–c).
- 94% „nicht-korrigierbare" (davon 11% Gallenblase mit weißer Galle, freiem Abfluß nach distal und obliterierten Gängen proximal, 12.33 d–g).

Symptome

Cholestase über den 18. Lebenstag hinaus:

- Verdin-Ikterus, Stuhl acholisch, Urin dunkel gefärbt,
- Hepatosplenomegalie,
- manchmal Blutung (z.B. Hämatothorax) als Erstsymptom (Vitamin-K-Mangel).

Diagnostik

Problem ist die Differenzierung zwischen obstruktiv und parenchymatös bedingtem Ikterus:

Obstruktiv-ikterische Patienten wirken nicht krank im Gegensatz zu parenchymatös-

ikterischen (Hepatitis, Stoffwechselkrankheiten). Diagnosesicherung durch Leberbiopsie in der 4. bis 5. Lebenswoche. Direktes Cholangiogramm spätestens in der 6. Cholestasewoche.

Die Diagnose sollte bis zur 6. Lebenswoche gesichert sein.

Prinzip

Biliodigestive Anastomose, um Schädigung der Leber und Leberzirrhose zu verhindern (spätestens in der 8. Lebenswoche; nach dem 3. Lebensmonat nicht mehr sinnvoll).

Hepatoportojejunostomie mit ausgeschalteter Roux-Schlinge als Gallengangsersatz (Kasai 1968) retrokolisch: Versucht, blind an der Leberpforte endende, von Leberparenchym bedeckte intrahepatische Gallengangsreste mit dem Darm zu anastomosieren. Erfolg hängt vom Gesamtquerschnitt der anastomosierten Gallengänge ab, die mindestens 200 μm weit sein sollten. Schafft zusätzliche lymphobiliäre Galledrainage in den Darm. Ergebnis ist letzlich eine Autoanastomose zwischen Gallengängen und Darmepithel.

Länge der Roux-Schlinge mindestens 50 cm (je kürzer desto größer das Cholangitisrisiko). Keine Koagulation am Leberhilus! Eventuell zusätzlich Hepatoporto-Omentopexie.

Lagerung

Operationssaal auf 32°C vorheizen; Wärmematte. Rückenlage. Unterer Thorax leicht unterpolstert. Neutrale Elektrode am Rücken. Bei der Lagerung Röntgenmöglichkeit bedenken. Röntgenschutz für Patient und Personal. Schutz vor Wärmeverlusten: Mütze aus Schlauchverband, Arme (einschließlich Hände) und Beine (einschließlich Füße) mit Watte oder Folie einwickeln.

Instrumentarium

Grundinstrumente, Kinderlaparotomieinstrumente, lange Instrumente. Kochsalzschale. Mikroinstrumentarium, abgewinkelte Mikroschere, Lupenbrille. Vessel-Loops, Knopfkanüle. Heidelberger Verlängerungsstück, Spritze 5 ml, Kanüle Nr. 1, Kontrastmittel. Nahtmaterial: Resorbierbar, atraumatisch (4 × 0, 5 × 0, 6 × 0). Linearer Anastomosenstapler.

Kleine quere Oberbauchlaparotomie rechts 1 Querfinger oberhalb des Nabels. Beurteilung von Größe, Farbe, Oberfläche und Konsistenz der Leber. Ist eine Gallenblase mit sondierbarem Lumen vorhanden → intraoperative Cholangiographie. Liegt eine nicht korrigierbare Atresie vor, wird der Schnitt nach beiden Seiten hin erweitert und zunächst das Lig. hepato-duodenale präpariert. Darstellung der A. hepatica communis mit ihrer Aufzweigung. Das Gefäß wird mit einem feinen Gummizügel angeschlungen. Der Gallenblasenrest wird aus dem Leberbett herauspräpariert, die A. cystica zwischen Ligaturen durchtrennt. Der dem Ductus cysticus entsprechende Strang und seine Fortsetzung zum Leberhilus wird unter Schonung der Blutgefäße des Lig. hepato-duodenale bis zur Leberpforte über die Aufzweigung der V. portae hinaus dargestellt. Hier verbreitert sich der Bindegewebestrang zu einem Narbenfeld, das dorsal und kranial der Aufzweigung der V. portae tangential exzidiert wird (Abb. 12.34 und 12.35). Hierbei werden einzelne winzigste Gallengänge eröffnet. Das Wundgebiet am Leberhilus wird mit einem heißen Mull-Läppchen komprimiert (keine elektrische Koagulation!). Darstellung des oberen Jejunum, das 10 cm aboral der Flexura duodeno-jejunalis mit Haltefäden versehen und mit Hilfe des linearen Anastomosenstaplers durchtrennt wird. Der aborale Dünndarmschenkel wird unter Schonung seiner Gefäßversorgung so weit skelettiert, daß er bis zum Leberhilus reicht, zu dem er durch eine im Mesocolon transversum geschaffenen Lücke gebracht wird. Der orale Dünndarmschenkel wird (60 cm distal der Enterotomie) End-zu-Seit in den aboralen anastomosiert. Die Anastomose wird mit Einzelknopfnähten (resorbierbar, 6 × 0, atraumatisch) zweireihig angefertigt. Eröffnung des aboralen Dünndarmschenkels durch Entfernung der Klammernaht. Dieser Darmanteil wird End-zu-End mit dem zuvor exzidierten Gallefeld im Leberhilus anastomosiert (resorbierbar, 6 × 0, atraumatisch, einreihig).

Adaptation des Mesocolon transversum in der Umgebung der retrokolischen Dünndarmschlinge (Abb. 12.36 und 12.37). Die Darmschlingen werden geordnet in die Bauchhöhle zurückverlagert. Zählkontrolle und Dokumentation. Schichtweiser Verschluß der Bauchdecken, Subkutannaht. Hautverschluß mit Einmalmetallklammern. Verband.

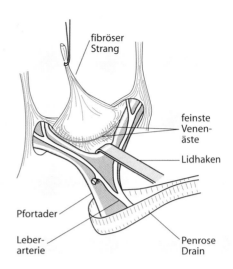

Abb. 12.34. Präparation des atretischen Restes der extrahepatischen Gallenwege bis zur Leberpforte dorsal der Pfortaderaufzweigung. (Nach Kimura et al. 1979)

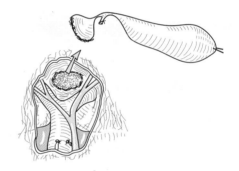

Abb. 12.35. Operation der extrahepatischen Gallengangsatresie: Exzision des atretischen Restes der extrahepatischen Gallenwege und Eröffnung der Leberpforte. (Nach Howard 1995)

Komplikationen

Cholangitis, sekundärer Verschluß der Anastomose (Reoperation nur indiziert, wenn postoperativ eindeutiger und guter Gallefluß plötzlich versiegt). Mangel an fettlöslichen Vitaminen.

Prognose

Die Prognose ist abhängig von

- Alter bei Operation,
- Zustand der Leber bei Operation,

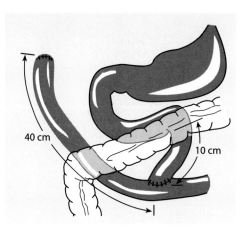

Abb. 12.36. Operation der extrahepatischen Gallengangsatresie: Präparation der nach Roux ausgeschalteten Dünndarmschlinge. (Nach Howard 1995)

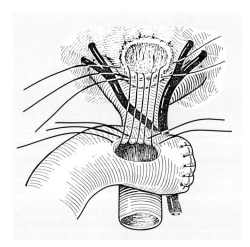

Abb. 12.37. Hepato-Porto-Enterostomie mit der nach Roux ausgeschalteten retrokolischen Dünndarmschlinge. (Nach Howard 1995)

- Vorhandensein von Duktuli am Leberhilus,
- Operationstechnik,
- postoperativem Gallefluß.

4–6 Wochen p.o. lassen sich 3 prognostische Gruppen bilden:

- Gruppe I (30%):
  Guter Gallefluß, vollständige Rückbildung des Ikterus: Gute Langzeitprognose mit annähernd normaler Leberfunktion;
- Gruppe II (30%):
  Mäßiger Gallefluß, anhaltender Ikterus, stabile Leberfunktion: Gute Langzeitpro-

gnose, jedoch Lebertransplantation in einigen Jahren erforderlich;
- Gruppe III (30%):
  Ausbleibender Gallefluß und progrediente Leberschädigung erfordern eine Lebertransplantation innerhalb der ersten 12–16 Lebensmonate (75% 5-Jahre-Überlebenszeit nach Transplantation).

12.3.8
Choledochuszyste

Embryonal entstandene zystische oder fusiforme Erweiterung des Ductus choledochus proximal einer röntgenologisch oder im ERCP (**e**ndoskopische **r**etrograde **C**holedocho-**P**ankreatikographie) nachweisbaren gemeinsamen Endstrecke, zusammen mit dem Pankreasgang.
Von den verschiedenen Formen ist die mit konzentrischer Dilatation des Ductus choledochus (Typ 1) mit Abstand der häufigste Typ im Kindesalter.

Ätiologie

Ätiologisch nimmt man eine intrauterine Wandschädigung des Ductus choledochus durch Pankreasfermente an, die infolge der anomalen gemeinsamen Mündung in den Ductus choledochus gelangen können, evtl. begünstigt durch eine Stenose der gemeinsamen Mündung (Abb. 12.38).

Symptome

Oberbauchkoliken, rezidivierende oder persistierende Cholestase mit/ohne Pankreatitis, rezidivierende oder persistierende Pankreatitis mit/ohne Cholestase. Palpabler Oberbauchtumor. Fieber, Cholangitis.

Diagnostik

Sonographie (zum Teil bereits pränatal diagnostizierbar); Cholestaseparameter, Serumamylase und -lipase erhöht.

Operation

Intraoperative Cholangiographie über Gallenblase. Resektion der Choledochuszyste. Hepatikojejunostomie mit einer retrokolischen Roux-Schlinge (Abb.12.39).

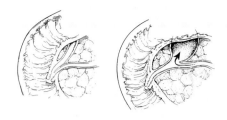

Abb. 12.38. Normale (= getrennte) Mündung von Ductus choledochus und Ductus pancreaticus (*links*), gemeinsame Mündung („long common channel"; *rechts*).(Nach Rowe et al. 1995)

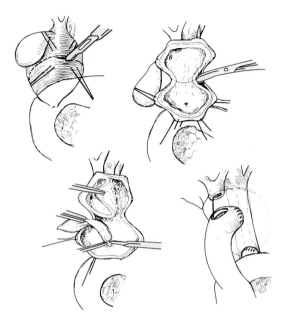

Abb. 12.39. Operation der Choledochuszyste: Ausschälung bzw. Exzision der Zyste und Hepatiko-Enterostomie mit einer nach Roux ausgeschalteten retrokolischen Dünndarmschlinge. (Nach Rowe et al. 1995)

12.4 Bauchwand

12.4.1 Omphalozele

Bauchwanddefekt im Bereich des Nabelschnuransatzes. Es handelt sich um eine Bauchwandhernie in die Basis des Nabelschnuransatzes hinein. Bruchinhalt ist neben Dünn- und Dickdarmschlingen immer auch ein Teil der Leber.

Embryologie

Unvollständige Rückbildung des physiologischen Nabelbruchs.

Anatomie

Man unterscheidet zwischen schmalbasigen (auch als Nabelschnurbruch bezeichneten,

Abb. 12.40a) und breitbasigen Defekten (Durchmesser von mehr als 4 cm, Abb. 12.40b). Im Gegensatz zu den breitbasigen Defekten enthalten die schmalbasigen keine Leberanteile und sind damit prognostisch günstig.

Die prolabierten Baucheingeweide sind von einer gefäßlosen Membran bedeckt, die innen aus Peritoneum und außen aus Amnion besteht. Unbehandelt beginnt die Zelenwand nach der Geburt auszutrocknen, sie wird trübe und nach etwa 12 h nekrotisch. Eine Ruptur der Zelenwand, die in ca. 10% der Fälle vorkommt, muß unter allen Umständen vermieden werden. Bei großen Omphalozelen wird deshalb eine Entbindung per Sektio empfohlen, obwohl bei vaginaler Entbindung eine Ruptur nur selten beobachtet wird.

Die Diagnose in der Frühschwangerschaft (ab 12. SSW) ist sonographisch möglich und

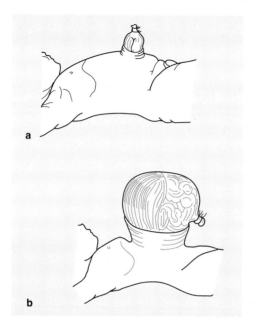

Abb. 12.40 a, b. Nabelschnurbruch (**a**) und Omphalozele (**b**); die Omphalozele enthält immer auch Leberanteile. (Nach Smith et al. 1966)

sollte die Geburt in einem entsprechend erfahrenen Perinatalzentrum veranlassen.

Assoziierte Anomalien

Nonrotation, Mesenterium commune. Etwa 30–60% der Kinder weisen weitere – zum Teil lebensbedrohliche – Fehlbildungen auf. Diese können Herz, Urogenitalsystem, ZNS, Zwerchfell, Skelettsystem und den Gastrointestinaltrakt (Duplikaturen, Atresie, Meckel-Divertikel) betreffen. Chromosomenanomalien sind nicht selten (Trisomie 13 und 18, Wiedemann-Beckwith-Syndrom). Komplexe Fehlbildungen, die mit einer Omphalozele einhergehen können, sind die Cantrell-Pentalogie (epigastrische Omphalozele, Sternumspalte, zentraler Zwerchfelldefekt, Perikarddefekt, Herzfehler) bei epigastrischer Omphalozele und die vesikointestinale Fissur oder Kloakenextrophie bei hypogastrischer Omphalozele.

Konservative Behandlung

In Ausnahmefällen als passagere Maßnahme bei sehr großer Omphalozele oder bei inoperablen Kindern (Vitium): Wiederholte lokale Applikation desinfizierender und adstringierender Lösungen (0,25% Merbromin [Mercuchrom], 0,5% Silbernitrat oder Sulfadiazin-Silber-Creme [Flammazine]). Nachteile dieser Behandlung sind lokale Infektion, Sepsis, Ruptur der Zele, langer Krankenhausaufenthalt und die große ventrale Hernie, die später korrigiert werden muß.

Präoperative Maßnahmen

- *Plastikbeutel*: Das Neugeborene wird mit den Füßen voraus in einen handelsüblichen sterilen Plastikbeutel gesteckt, so daß nur der Kopf und die Arme frei bleiben. Auf diese Weise werden Austrocknung und Ruptur der Zelenwand sowie bakterielle Kontamination vermieden. Der Plastikbeutel wird erst bei der Operation geöffnet.
- *Magensonde*: ca. Charr. 8–10, um eine Volumenzunahme des Zeleninhalts durch verschluckte Luft zu verhindern.
- *Rechtsseitenlage*: Zur Zwerchfellentlastung.
- *Venöser Zugang*: Zur Volumensubstitution.
- *Blutzuckerkontrollen*: Wiedemann-Beckwith-Syndrom.
- *Ausschluß* weiterer Fehlbildungen bzw. Syndrome (Chromosomenanalyse veranlassen).

Zur Narkose wird das Kind intubiert; Maskenbeatmung und Lachgas vermeiden, weil dadurch das Volumen der einen Teil des Zeleninhalts bildenden Darmschlingen vergrößert und ein primärer Bauchwandverschluß erschwert wird.

Indikation

Notfallindikation nur bei rupturierter Omphalozele; sonst elektiv.

Prinzip

Nabelschnurbruch sowie kleine und mittelgroße Omphalozele: Primärer Bauchwandverschluß, einzeitig.

Große Omphalozele: Entweder primär konservativ mit sekundärem Bauchwandverschluß oder primär operativ mehrzeitig mit Bildung einer passageren Hernie aus Silastikfolien und sekundärem Bauchwandverschluß. Ein primär operatives Vorgehen erlaubt die Inspektion der Bauchorgane auf zusätzliche Mißbildungen und vermeidet die Gefahr einer Zelenruptur.

Lagerung

Operationssaal auf 32 bis 34°C vorheizen. Wärmematte. Rückenlage.

Instrumentarium

Grundinstrumentarium. Kinderlaparotomie-instrumentarium. Kochsalzschale. Nahtmaterial: Resorbierbare Fäden (3 × 0, 4 × 0, 5 × 0). Silastikfolien bereithalten.

Operation

Kleine Omphalozelen (= Nabelschnurbrüche) können einfach reponiert und durch Ligatur am Nabelschnuransatz versorgt werden. Dabei darf eine noch außerhalb der Bauchhöhle gelegene Darmschlinge oder ein Ductus omphaloentericus nicht übersehen werden (→ Fistelbildung).

Beim primären Bauchwandverschluß wird erst das Darmvolumen durch Darmspülung verkleinert und dann die Bauchdecke verschlossen.

Umschneidung der Omphalozele unter Belassung eines 1–2 mm breiten Hautstreifens an der Basis. Die zelenfernen Wundränder werden allseits mobilisiert, bis der mediale Rand der Mm. recti beidseits dargestellt ist. Die Nabelgefäße werden nahe der Bauchwand unterbunden. Man kann nun versuchen, den Omphalozeleninhalt in die Bauchhöhle zu reponieren; dabei sind Anstieg des Beatmungsdrucks, Kompression der V. cava mit unterer Einflußstauung, Abknickung der V. cava zwischen Leber und rechtem Vorhof zu vermeiden. Wenn die Bauchhöhle groß genug ist, den Inhalt der Omphalozele aufzunehmen, können die Bauchdecken durch Adaptation der medialen Ränder der vorderen Rektusscheide primär verschlossen werden, evtl. unter Verwendung von Fremdmaterial (Goretex-Patch, resorbierbare Fäden 3 × 0 oder 4 × 0). Andernfalls kann man an die medialen Ränder der Mm. recti je eine Silastikfolie annähen (möglichst dünne Folie nehmen; unmittelbar präoperativ sterilisieren; resorbier-

bares Nahtmaterial). Die Folie wird so gefaltet, daß ein nach lateral gerichteter Saum auf die Rektusscheide zu liegen kommt, der durch eine zusätzliche Nahtreihe am vorderen Blatt der Rektusscheide fixiert wird (resorbierbares Nahtmaterial). Zählkontrolle und Dokumentation. Nach Zuschneiden werden beide Folienblätter über der Omphalozele verschlossen (linearer Anastomosenstapler). Die Bauchhaut wird rings um den so konstruierten Silastikbehälter auf die Folienoberfläche fixiert. Verband mit Betaisadona oder Jodoformgaze.

Die künstliche Nabelhernie kann in der Folgezeit in 1 bis 3-tägigem Abstand durch Nähte verkleinert werden. Dazu ist in der Regel keine Narkose nötig. Mit der Verkleinerung der Hernie geht eine allmähliche Vergrößerung der Bauchhöhle einher, die nach 7–10 Tagen groß genug sein sollte, um einen endgültigen Verschluß der Bauchdecken zu ermöglichen.

Risiken

Sepsis, besonders bei mehrzeitigem Verschluß unter Verwendung von Fremdmaterial; gastrooesophagealer Reflux; Leistenbrüche.

Mortalität

Hängt von Art und Umfang zusätzlicher Anomalien ab, zwischen 30 und 60%.

12.4.2 Gastroschisis

Die Gastroschisis (besser Laparoschisis) ist ein Prolaps von Baucheingeweiden, meist des Darms, durch einen angeborenen Defekt der vorderen Bauchwand, in der Regel rechts des Nabelschnuransatzes (Abb. 12.41). Ein Bruchsack fehlt. Häufig sind Frühgeborene betroffen.

Anatomie

Der Bauchwanddefekt hat i. allg. einen Durchmesser von 2–3 cm. Prolabiert sind große Teile des Dünn- und Dickdarms, gelegentlich auch des Magens, der Harnblase und – beim Mädchen – die Adnexe. Der intrauterine Kontakt der Darmserosa mit der Amnionflüssigkeit

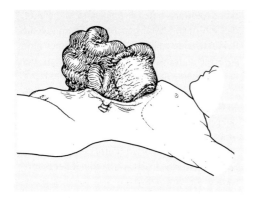

Abb. 12.41. Gastroschisis – prolabiert sind Dünn-
und Dickdarm sowie ein Teil des Magens durch
den rechts des Nabelschnuransatzes gelegenen
Bauchwanddefekt. (Nach Smith et al. 1966)

gilt als Ursache für eine „chemische Peritonitis": Die Darmschlingen sind gestaut, die
Darmwand ist ödematös geschwollen und
starr. Die proliferativ verdickte Serosa kann
den Darm wie ein dicker Schleier umhüllen
und eine Darmverkürzung vortäuschen. Kon-
taminations- und Verletzungsrisiko der prolabierten Organe begründen die elektive Entbindung per Sektio, deren Vorteile jedoch
nicht bewiesen sind. Postnatal führt die große
Oberfläche der prolabierten Eingeweide zu einem exzessiven Flüssigkeits- und Wärmeverlust und damit rasch zu einem hypovoläm-
ischen Schock und zu Unterkühlung. Eine bakterielle Besiedelung der ungeschützten Darmoberfläche kann Ursache für eine Sepsis werden. Abknickung des prolabierten Darms am
Rand eines (kleinen) Bauchwanddefekts kann
zu Durchblutungsstörungen des Darms führen, besonders wenn der Defekt bereits vor
der Geburt eine Tendenz zur Verkleinerung
hatte.

Durch Ultraschall ist eine *pränatale Diagnose* ab dem 3. Monat möglich, die Darm-
durchblutung kann durch Dopplersonographie beurteilt werden. Die pränatale Diagnose
sollte die Entbindung in einem entsprechend
erfahrenen Perinatalzentrum veranlassen.

Begleitfehlbildungen

Darmatresie und -perforation; Nonrotation,
Mesenterium commune.

Präoperative Behandlung

- *Plastikbeutel*: Das Neugeborene wird mit
  den Füßen voraus in einen handelsüblichen sterilen Plastikbeutel gesteckt, so daß
  nur der Kopf und die Arm frei bleiben. Auf
  diese Weise werden sowohl weitere Flüssig-
  keits- und Wärmeverluste als auch eine
  bakterielle Kontamination vermieden. Der
  Plastikbeutel wird erst bei der Operation
  wieder geöffnet.
- *Magensonde*: Ca. Charr. 8–10, um eine
  Aspiration und die Volumenzunahme der
  prolabierten Darmschlingen durch verschluckte Luft zu verhindern. Je größer das
  Volumen des prolabierten Bauchinhalts
  desto schwieriger der operative Verschluß
  des Bauchwanddefekts.
- *Rechtsseitenlage*: Um eine Abknickung des
  Mesenteriums am Rand des – manchmal
  sehr engen – Bauchwanddefekts und damit eine Durchblutungsstörung mit Gangrän des vorgefallenen Darmes zu vermeiden.
- *Venöser Zugang*: Zur Volumensubstitution.
- *Antibiotikaprophylaxe*: Unmittelbar nach
  der Geburt beginnend.

Zur Narkose wird das Kind intubiert; Maskenbeatmung und Lachgas vermeiden, weil dadurch das Prolapsvolumen vergrößert und ein
primärer Bauchwandverschluß erschwert
wird.

Indikation

Notfallindikation. Voraussetzungen: Normo-
thermes Kind; Elektrolyte, Blutgasanalyse
und Flüssigkeitsdefizite ausgeglichen; stabiler
Kreislauf, beginnende Urinausscheidung.

Lagerung

Operationssaal auf 32 bis 34°C vorheizen. Für
ausreichende Luftfeuchtigkeit sorgen, um
Flüssigkeitsverlust durch Perspiratio insensibilis gering zu halten. Wärmematte. Rückenlage.

Instrumentarium

Grundinstrumentarium. Kinderlaparotomie-
instrumentarium. Kochsalzschale. Einmal-

frauenkatheter Charr. 10; 2 Einmalspritzen (20 ml); 2%ige N-Azethylzysteinlösung zur Darmspülung. Nahtmaterial: Resorbierbare Fäden 3 × 0, 4 × 0, 5 × 0. Silastikfolien bereithalten.

Operation

Der Plastikbeutel wird im Operationssaal geöffnet. Mit Hilfe des Frauenkatheters wird 2%ige N-Azethylzysteinlösung transanal in den Darm instilliert und dieser vorsichtig entweder transanal oder über die Magensonde so vollständig wie möglich entleert, um das Mißverhältnis zwischen dem Volumen der prolabierten Darmschlingen und dem Fassungsvermögen der Bauchhöhle zu verringern. Serosaverletzungen sind dabei unbedingt zu vermeiden. Danach wird das Kind aus dem Plastikbeutel herausgenommen, auf eine mit einer trockenen Unterlage bedeckte Wärmematte gelegt, abgetrocknet und mit sterilen Tüchern abgedeckt. Wegen des Risikos einer Schilddrüsenfunktionsstörung durch resorbiertes Jod verzichten wir auf eine Desinfektion mit Polyvidon-Jod und reinigen den Darm sorgfältig mit körperwarmer steriler Ringer-Lösung (alternativ: 10%ige wässrige Polyvidon-Jod-Lösung). Dabei werden Fibrinbeläge und Käseschmiere – soweit ohne Darmverletzung möglich – entfernt. Die Verwendung alkoholischer Desinfektionslösungen ist kontraindiziert. Die prolabierten Darmschlingen werden sorgfältig nach einer Atresie oder Perforation revidiert. Verklebungen werden nur gelöst, wenn ohne Darmverletzung oder Blutung möglich. Die Nabelschnur wird an der Basis umstochen, ligiert und abgetragen. Briden zwischen dem Rand des Defekts und dem Dünndarmmesenterium werden reseziert. Ein Meckel-Divertikel wird belassen, muß aber im Operationsbericht erwähnt werden. Eine Darmperforation wird als Stoma vorgelagert; eine Darmatresie wird reseziert, gleichzeitig ein doppelläufiges Stoma angelegt. Primäre Anastomosen bei entzündlich veränderter Darmwand und zu erwartender Darmmotilitätstörung stellen ein unvertretbares Risiko dar. Nach Zählkontrolle und Dokumentation werden Peritoneum und Faszie über dem reponierten Darm mit durchgreifenden U-Nähten aus resorbierbarem Nahtmaterial (3 × 0) verschlossen, evtl. mit Hilfe

einer Bauchwanderweiterungsplastik aus Goretex.

Ist die Bauchhöhle zu klein (10–15% der Fälle), so kann man die Darmschlingen vorübergehend in einer künstlichen ventralen Hernie aus Silastikfolien unterbringen (Schuster-Silo). Dacron-verstärkte Silastikfolien (0,5–0,8 mm dick) werden am Faszienrand des dazu ringsum freipräparierten und nach kranial und/oder kaudal erweiterten Bauchwanddefekts mit Einzelknopfnähten (3 × 0 resorbierbar) fixiert. Die Folien werden entsprechend der benötigten Größe zurechtgeschnitten und über den nicht in die Bauchhöhle passenden Darmschlingen in der Medianlinie verschlossen (linearer Anastomosenstapler). Eine sichere Fixierung der Folie kann man dadurch erreichen, daß man den Folienrand am Defekt faltet, die Falte selbst am Faszienrand annäht und den lateralen Rand der Folie auf der Vorderwand der Rektusscheide. Um das Risiko einer Wundinfektion am Übergang von körpereigenem Gewebe zu Fremdmaterial gering zu halten, wird die Haut ohne übermäßige Spannung an der Folie angeheftet (6 × 0 atraumatisch) und ein trockener Verband angelegt. Beim täglichen Verbandwechsel auf der Intensivstation wird die künstliche Hernie durch Nähte verkleinert. In der Regel hat die Bauchhöhle innerhalb von 7 Tagen so an Größe zugenommen, daß der inzwischen deutlich weniger geschwollene Darm ausreichend Platz findet und der Bauchwanddefekt sekundär verschlossen werden kann.

Wegen der zu erwartenden Darmpassagestörung wird ein zentraler Venenkatheter bereits bei der Erstoperation angelegt. Offene Magensonde belassen.

Komplikationen

Subileusartiger Zustand wegen gelegentlich lang anhaltender Darmmotilitätsstörung, Hypothyreose (nach Anwendung jodhaltiger Desinfektionmittel), Sepsis, Aspirationspneumonie, Sklerödem der unteren Körperhälfte, nekrotisierende Enterokolitis, Cholestase infolge langfristiger parenteraler Ernährung, gastroösophagealer Reflux, Leistenhernien, Nabel- und Narbenhernie.

Tabelle 12.6. Leistenbruch mit bzw. ohne Inkarzeration

	Leistenbruch **ohne** Inkarzeration	Leistenbruch **mit** Inkarzeration
Klinik	Meist symptomlose Schwellung in der Leiste.	Plötzlicher Krankheitsbeginn mit erheblichen Schmerzen, Unruhe, Symptome einer peritonealen Reizung.
Befund	Weiche, reponible Schwellung medial des Leistenbandes (Hernia inguinalis), die bis ins Skrotum reichen kann (Skrotalhernie).	Prall-elastische, druckdolente wenig verschiebliche Schwellung inguinal oder inguinoskrotal.
Reposition	Meist spontan.	Nicht selten spontan; aktive Reposition (in Sedierung) nur bei Inkarzerationsdauer von weniger als 8–12 h und fehlender Schock-Symptomatik! Fast immer möglich.
Operationsindikation	Baldmöglichst elektiv, sofern nicht zusätzliche Erkrankungen das Narkoserisiko erhöhen.	Bei erfolglosem Repositionsversuch ist die sofortige Operation indiziert. Eine reponierte Hernie wird elektiv operiert.

Prognose

Die Überlebenswahrscheinlichkeit liegt bei über 90%.

**12.4.3
Leistenbruch**

> Verlagerung von Eingeweideanteilen (Bruchinhalt) durch eine angeborene oder erworbene Öffnung (Bruchpforte) aus der Bauchhöhle in eine Ausbuchtung des parietalen Peritoneums (Bruchsack), umgeben von Subkutangewebe, Haut und/oder Skrotalwand (Bruchhüllen). Kindliche Leistenbrüche sind indirekte Leistenbrüche, sie entwickeln sich entlang des Leistenkanals.
>
> Wegen des Inkarzerationsrisikos handelt es sich um einen potentiell lebensbedrohlichen Zustand (Darmverschluß und Peritonitis, Verlust eines Hodens/Ovars oder eines Darmabschnitts).

Inkarzeration

Bei etwa 12% der Fälle; 70% der Inkarzerationen im ersten Lebensjahr (Tabelle 12.6).

Anatomie

Im 3. Fötalmonat bildet sich eine fingerförmige Ausstülpung des Peritoneums durch den Leistenkanal in Richtung Skrotum (bzw. Labium majus), die nach dem Hodendeszenzus mit Ausnahme des Cavum serosum testis obliteriert. Persistenz des Processus vaginalis peritonei führt einerseits zu den verschiedenen Formen des indirekten Leistenbruchs (divertikuläre Persistenz), andererseits zu Hydrozele und Funikulozele (zystische Persistenz) sowie zu Kombinationen von Leistenbruch und Hydrozele. Angeboren ist nicht der Leistenbruch, sondern der Bruchsack. Bruchinhalt sind meist Dünndarmschlingen, Zökum (Gleithernie), Appendix, Harnblase (Gleithernie!); beim Mädchen Ovar mit oder ohne Eileiter (Gleithernie!) (Abb. 12.42).

Häufigkeit

1–5% aller Kinder, bis über 30% der Frühgeborenen. Geschlechtsverhältnis männlich 9 : 1 weiblich. 60% rechts, 30% links, 10% beidseits.

Diagnose

Die Diagnose ergibt sich aus Anamnese und Befund.

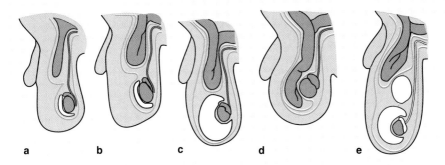

Abb. 12.42 a–e. Verschiedene Leistenbruchformen: **a** kurzer offener Prozessus vaginalis; **b** Leistenhernie, **c** Leistenhernie mit Hydrozele testis, **d** Skrotalhernie, **e** Leistenhernie mit Hydrozele testis et funiculi. (Nach Holschneider et al. 1993)

Differentialdiagnose

Leistenhoden; Lymphadenitis; Hydrozele testis; Hydrozele funiculi; Torsion eines Leistenhodens; Varikozele.

Prinzip

Verschluß eines offenen Processus vaginalis peritonei in Höhe des inneren Leistenrings; bei Maldeszensus Funikulolyse und Orchidopexie in gleicher Sitzung.

Lagerung

Rückenlage, ggf. Polsterung unter das Gesäß, um die Leistengegend anzuheben; Fixierung der Beine am Operationstisch mit gepolsterten Pflasterstreifen. Wärmematte bei Frühgeborenen und dystrophen Säuglingen.

Instrumentarium

Grundinstrumente; bipolare Koagulationspinzette. Nahtmaterial: Atraumatisch resorbierbar, monofil, Fadenstärke je nach Größe des Kindes (4×0) 5×0 (6×0).

Operation

Beim Jungen:
Bei der Desinfektion und Abdeckung darauf achten, daß eine Orchidopexie erforderlich werden kann; Skrotum desinfizieren und nicht mit abdecken.

2–3 cm langer Schnitt in einer Hautfalte parainguinal. Durchtrennung der Subkutanfaszie. Darstellung der Externusaponeurose und des äußeren Leistenrings. Einsetzen von kleinen Roux- oder Lidhaken und Eröffnung des Leistenkanals durch Längsinzision der Faszie vom äußeren Leistenring nach lateral in Faserrichtung. Zur Darstellung des Bruchsacks muß die Kremastermuskulatur in Faserrichtung gespalten werden. Anklemmen und Eröffnen des Bruchsacks. Bei der Darstellung des Bruchsacks hält man sich möglichst nahe an der Bruchsackwand. Ein offener Processus vaginalis wird unter Schonung der Gebilde des Samenstrangs quer durchtrennt. Der proximale Anteil des Bruchsacks wird bis zur Höhe des inneren Leistenrings allseits freipräpariert und mittels Tabaksbeutelnaht verschlossen (resorbierbarer Faden, atraumatisch, je nach Größe des Kindes). Der distale Bruchsackanteil wird belassen. Adaptation der Kremastermuskulatur.

Eine Einengung der Bruchpforte durch Naht des M. obliquus internus an das Leistenband ist nur in Ausnahmefällen sinnvoll. Eine Bassini-Naht verbietet sich beim Kind wegen des damit verbundenen Risikos einer Hodendurchblutungsstörung. Kontrolle auf regelrechte Lage des Hodens im Skrotum. Naht der Externusaponeurose und Rekonstruktion der äußeren Leistenrings. Subkutannaht. Hautverschluß durch fortlaufende Intrakutannaht oder versenkt geknüpfte intrakutane Einzelknopfnähte, alternativ mit Gewebekleber.

Beim Mädchen:
Der Zugang ist identisch. Nach der Darstellung des Bruchsacks wird das Lig. rotundum ligiert

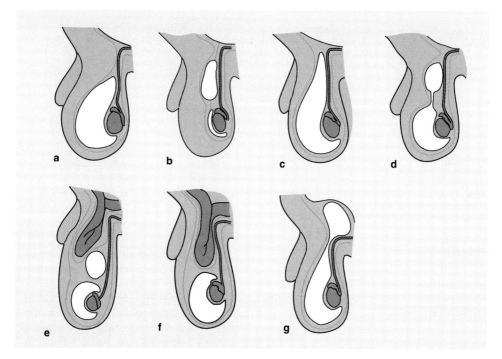

Abb. 12.43 a–g. Verschiedene Hydrozelenformen: **a** Hydrozele testis; **b** Hydrozele funiculi; **c** Hydrozele testis et funiculi; **d** gekammerte Hydrozele testis et funiculi; **e** Leistenhernie mit Hydrozele testis et funiculi; **f** Leistenhernie mit Hydrozele testis; **g** abdominoskrotale Hydrozele. (Nach Holschneider et al. 1993)

und durchtrennt. Der Bruchsack wird dargestellt, eröffnet und ggf. abgetragen. Bruchsackverschluß durch eine Tabaksbeutelnaht. Der Bruchsackstumpf wird unter der Internusmuskulatur fixiert. Pfeilernaht zwischen Internusmuskulatur und Leistenband.

Wundverschluß wie oben beschrieben.

Komplikationen

Narbig fixierter Leistenhoden (2 %); Hodenatrophie (< 1 %); Rezidiv (1 %); Wundinfektion (< 1 %); Verletzung des Samenleiters.

___

12.4.4
Hydrozele

> Flüssigkeitsgefüllte Zyste im Bereich des Samenstrangs infolge unvollständiger Obliteration des Processus vaginalis peritonei, über den Flüssigkeit aus der Bauchhöhle in die Zele gelangt.

Formen

Angeboren: Hydrozele funiculi (flüssigkeitsgefüllte Zyste im Bereich des Samenstrangs); Hydrozele testis (Flüssigkeitsansammlung innerhalb des unvollständig obliterierten Processus vaginalis peritonei in der Umgebung des Hodens); Kombinationsmöglichkeiten (Hydrozele testis et funiculi mit oder ohne indirekte Leistenhernie) (Abb. 12.43).

Bei Mädchen: Nuck-Zyste (zystische Flüssigkeitsansammlung im Bereich des Lig. rotundum außerhalb des Leistenkanals).

Erworben: Symptomatische Hydrozele testis: Pathologische Flüssigkeitsansammlung in der Umgebung des Hodens nach Trauma, Torsion, Entzündung oder bei Hodentumor.

Klinik

Unterschiedlich ausgeprägte, meist symptomlose Flüssigkeitsansammlung in der Umgebung des Hodens oder entlang des Samenstrangs; kann sich im Verlauf der ersten 6 bis 12 Lebensmonate spontan zurückbilden.

Befund

Hydrozele funiculi: Oliven- bis pflaumengroße indolente, meist prall-elastische umschriebene Zyste im Verlauf des Samenstrangs.

Hydrozele testis: Teils schlaffe, teils prall-elastische zystische Flüssigkeitsansammlung in der Umgebung des Hodens, der von dorsomedial in die Zyste hineinragt.

Hydrozelen sind gegen den Leistenkanal gut abgrenzbar. Der Zeleninhalt ist nicht wegdrückbar (Ausnahme: Abdominoskrotale Hydrozele). Die Diaphanoskopie ist keine sichere Maßnahme zur Unterscheidung einer Hydrozele von einer inkarzerierten Leistenhernie. Punktion der Zele kann Darmperforation zur Folge haben.

Operationsindikation

Bei Persistenz der Hydrozele über das erste Lebensjahr hinaus, bei rascher Größenzunahme, bei extremer Größe, bei abdominoskrotaler Hydrozele.

Operationsalter

- schlaffe Hydrozele: jenseits des ersten Lebensjahres,
- prall-elastische bzw. extrem große Hydrozele: im Alter von 4–6 Monaten,
- abdominoskrotale Hydrozele: nach Diagnosestellung.

Prinzip

Verschluß des unvollständig obliterierten Processus vaginalis peritonei in Höhe des inneren Leistenrings.

Operationstechnik

Wie bei Herniotomie. Nicht zu empfehlen: Operation nach Winkelmann (gefährdet die Hodendurchblutung).

Komplikationen

Wie bei Herniotomie; postoperative Skrotalschwellung ausgeprägter als nach Herniotomie wegen Leistenbruch; bei großen Hydrozelen nicht selten Skrotalhämatom.

12.5
Urogenitaltrakt

12.5.1
Leistenhoden

> Ein Leistenhoden ist ein Hoden, der nicht im Skrotum lokalisiert ist.

Klinik

Bei 10–15% der männlichen Frühgeborenen und bei 3–5% der Reifgeborenen haben zum Zeitpunkt der Geburt ein oder beide Hoden das Skrotum nicht erreicht. Die meisten dieser kongenital dystopen Hoden deszendieren innerhalb der ersten 4–6 Lebensmonate, so daß am Ende des ersten Lebensjahres 0.8–1.8% der Jungen eine Hodendystopie aufweisen.

> Nach Vollendung des ersten Lebensjahres stellt jeder nicht im Skrotum befindliche Hoden einen pathologischen Zustand dar.

Erwachsene mit beidseitigem Kryptorchismus sind in der Regel infertil. Für die einseitige Hodendystopie werden Infertilitätsraten von 30–60% angegeben. Nach Verlagerung des Hodens ins Skrotum liegt die Fertilitätsrate bei Patienten mit beidseitiger Hodendystopie zwischen 0 und 68%, bei Patienten mit einseitiger Hodendystopie zwischen 12 und 100%.

Entscheidend für die Erhaltung der exokrinen Hodenfunktion ist das Behandlungsalter. Je früher der Hoden ins Skrotum verlagert wird, desto sicherer kann die Fertilität verbessert werden.

Die Therapie sollte beginnen, bevor mit strukturellen Veränderungen am Keimepithel gerechnet werden muß, d.h. vor dem 2. Lebensjahr. Solche irreversiblen strukturellen Veränderungen sind Abnahme der Spermatogonienzahl pro Tubulusquerschnitt und Verbreiterung und Kollagenisierung des peritubulären Bindegewebes.

Formen

Der Deszensus kann ganz ausbleiben, unvollständig ablaufen oder eine falsche Richtung nehmen. Entsprechend werden Retentionen von Ektopien unterschieden (Abb. 12.44).

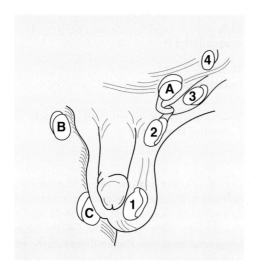

Abb. 12.44. Verschiedene Formen des Maldeszensus: *1* orthoper Hoden; *2–5* Retentionen: *2* Retentio testis präskrotalis; *3* Retentio testis inguinalis; *4* Retentio testis abdominalis. *A–C* Ektopien: *A* epifasziale Ektopie; *B* femorale Ektopie; *C* perineale Ektopie. (Nach Köllermann 1971)

Kryptorchismus = nicht tastbarer Hoden (Retentio testis abdominalis, Anorchie, Aplasie – bei 3–4% der Leistenhodenpatienten fehlt der Hoden).

Nach topographisch-anatomischen Gesichtspunkten unterscheidet man bei der Retentio, also beim unvollständigen Deszensus, die Retentio testis abdominalis, inguinalis und präscrotalis.

Die häufigste Form einer Ektopie ist der epifasziale Leistenhoden. Seltene Ektopien sind die krurale und die perineale Ektopie. Die Hodenektopie kommt zweimal häufiger vor als die Retentio testis.

Beim Pendelhoden ist der Samenstrang normal lang, so daß der Hoden bei der Untersuchung problemlos ins Skrotum verlagert werden kann, wo er – je nach den Untersuchungsbedingungen – eine Zeit lang verbleibt. Durch Kontraktion des im Kindesalter hyperaktiven Kremastermuskels kann der Pendelhoden zeitweilig in den Leistenkanal zurückgezogen werden.

Diagnose

Klinische Untersuchung! Bei nicht tastbarem Hoden: Sonographie, Laparoskopie.

Therapie

Zwei Behandlungsverfahren stehen zur Verfügung: einerseits die konservative Behandlung mit HCG (humanes Choriongonadotropin) oder GnRH (Gonadotropin releasing hormone), andererseits die Operation. Dabei handelt es sich nicht um konkurrierende Verfahren. Beide Behandlungsmöglichkeiten haben ihre eigene Indikation und können sich gegenseitig ergänzen.

Gründe für operative Behandlung:

- Verbesserung der Fertilität.
- Verringerung der Torsionsrisikos (Torsion in dystopen Hoden 22x häufiger).
- Beseitigung der in über 40% der Fälle vorhandenen Begleithernie.
- Verringerung des Verletzungsrisikos.
- Um die Diagnose eines Hodentumors zu erleichtern. (Hodentumoren sind insgesamt selten: Von 100 000 Männern erkranken pro Jahr 1,8 an einem malignen Hodentumor (0,0018%); aber mehr als 10% aller Keimzelltumoren des Hodens entstehen in dystopen Hoden (Risiko 12–200x größer).

Indikation

Absolut gegeben, wenn ein mechanisches Deszensushindernis vorliegt:

- Narbige Fixation des Hodens nach Herniotomie.
- Gleichzeitig bestehende Leistenhernie (> 40% – umstritten).
- Ektopie (70% – umstritten).
- Sekundärer Aszensus.
- Leistenhoden in und nach Pubertät.

Operationsalter

- *Nach* dem 1. Geburtstag, *vor* dem 2. Geburtstag.

Prinzip

Ausreichende Mobilisierung des Funikulus, vollständige Isolierung und Abtragung eines offenen Processus vaginalis peritonei, adäquate Fixation des Hodens im Skrotum in einer zwischen Haut und Tunica dartos gebildeten Tasche.

Rückenlage mit leicht gespreizten Beinen und unterpolstertem Gesäß.

Grundinstrumentarium. Feine Kornzange. Bipolare Koagulationspinzette. Nahtmaterial resorbierbar monofil oder geflochten 4 × 0 oder 5 × 0.

Parainguinalschnitt. Darstellung und Längsspaltung der Externusaponeurose vom äußeren Leistenring aus nach kranial in Faserrichtung. Der Hoden wird allseits mobilisiert, das Gubernaculum testis zwischen Ligaturen durchtrennt. Durchtrennung der Kremastermuskulatur. Ein offener Processus vaginalis wird unter sorgfältiger Schonung der Gebilde des Samenstrangs quer durchtrennt. Der proximale Bruchsackanteil wird bis in Höhe des inneren Leistenrings allseits dargestellt und das Peritoneum hier mittels atraumatischer Tabaksbeutelnaht verschlossen. Das überschüssige Peritoneum wird abgetragen. Der distale Bruchsackanteil wird der Länge nach eingespalten. Eine evtl. vorhandene Hydatide wird nach Koagulation der Basis abgetragen. Weitere Funikulolyse und quere Durchtrennung der Fasern der Fascia cremasterica, so daß der Samenstrang schließlich nur noch aus Gefäßbündel und Ductus deferens besteht. Der Hoden läßt sich nun spannungsfrei ins Skrotum verlagern, wo er in einer zwischen Haut und Tunica dartos gebildeten Tasche (nach Lieblein) pexiert wird (resorbierbar). Naht der Skrotalwunde. Naht der Externusaponeurose und Rekonstruktion des äußeren Leistenrings, wobei darauf zu achten ist, den Funikulus nicht einzuengen. Subkutannaht. Hautverschluß durch fortlaufende Intrakutannaht oder versenkt geknüpfte intrakutane Einzelknopfnähte, alternativ mit Gewebekleber. Verband (Abb. 12.45).

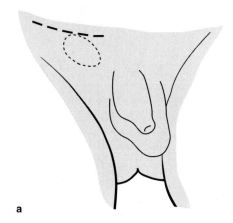

a

Abb. 12.45. Leistenhodenoperation (s. Text) (**a, c, e** nach Hutson 1995, **b, d, f** nach Hadziselimovic et al. 1990)

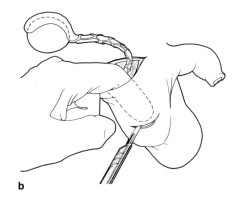

b

Abb. 12.45 b

- Fowler-Stephens (ein- oder mehrzeitige Operation mit Durchtrennung der Vasa spermatica, auch laparoskopisch – Risiko der Hodenatrophie).
- Mikrovaskuläre Anastomose der A. testicularis mit der A. epigastrica inferior.
- Orchiektomie wegen Malignitätsrisiko bei Operation nach der Pubertät.

- Skrotalhämatom und/oder Wundinfektion 1–2%,
- Rezidiv 2%,
- Duktusverletzung 1–2%,
- Hodenatrophie 2–5%.

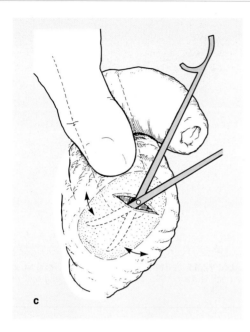

c

Abb. 12.45 c

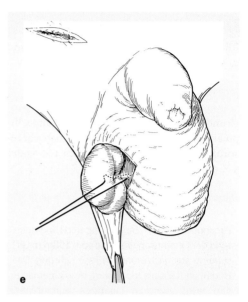

e

Abb. 12.45 e

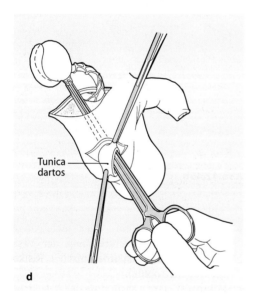

Tunica
dartos

d

Abb. 12.45 d

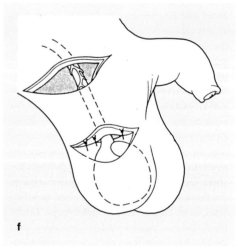

f

Abb. 12.45 f

Prognose

Normales Wachstum in 80%. Fertilität: bei einseitiger Orchidopexie 75–80% (12–100%), bei beidseitiger Orchidopexie 40% (0–68%).

12.5.2
Hodentorsion

> Drehung des Hodens um seine Längsachse, d. h. um den Samenstrang, mit konsekutiver Drosselung der Hodendurchblutung und Gefahr der hämorrhagischen Nekrose.

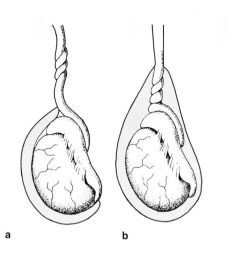

a   b

Abb. 12.46 a, b. Formen der Hodentorsion: **a** intravaginal; **b** supravaginal. (Nach Holschneider et al. 1993)

Anatomie

Ursache ist eine angeborene anatomische Anomalie der Hodenfixation. Normalerweise ist der Hoden über den Nebenhoden durch das Mesorchium dorsomedian an der Wand des Processus vaginalis fixiert. Fehlt diese Fixierung, wird der Hoden allseitig von der Tunica vaginalis testis umgeben. Er kann sich dann innerhalb der Tunica vaginalis um seine Längsachse – den Samenstrang – drehen: *intravaginale Hodentorsion* (s. Abb. 12.46a). Dies führt zu einer Drosselung des venösen Abflusses, schließlich auch des arteriellen Zuflusses von Blut. Die Durchblutungsstörung des Hodens hat, wenn sie länger als 4 h anhält, den teilweisen oder vollständigen Organverlust zur Folge. Das gleiche geschieht bei der supravaginalen Torsion (Abb. 12.46b), die praktisch nur im Neugeborenen- und Säuglingsalter vorkommt. Dabei dreht sich der Samenstrang oberhalb der Tunica vaginalis. Häufigkeitsgipfel der Hodentorsion liegen im Neugeborenenalter und präpubertär zwischen dem 12. und 15. Lebensjahr.

Klinik

Beschwerden jenseits des Säuglingsalters sind meist plötzlich einsetzende heftige Schmerzen im betroffenen Hoden, Übelkeit und Erbrechen gefolgt von einer Rötung und Schwellung der Hodenhüllen. Warnsymptome in Form passagerer, spontan abklingender torsionsähnlicher Beschwerden lassen sich bei jedem dritten Patienten anamnestisch eruieren.

Diagnose

Klinischer Befund mit Schwellung und Rötung der betroffenen Skrotalhälfte, erhebliche Druckdolenz des vergrößerten, meist höher stehenden Hodens. Fehlender Kremaster-Reflex. Die Doppler-Sonographie ist schmerzhaft und nicht absolut zuverlässig.

Differentialdiagnose

- Torsion von Anhangsgebilden des Hodens oder des Nebenhodens (*Hydatidentorsion*). Häufigkeitsgipfel präpubertär. Die hämorrhagisch infarzierte Hydatide kann gelegentlich als blauer Punkt durch die Hodenhüllen hindurch schimmern. Die Hydatidentorsion muß nicht operiert werden. Die Operation hat jedoch den Vorteil, daß das Kind sofort beschwerdefrei ist und der Krankheitsverlauf abgekürzt wird. Häufig ist die Unterscheidung Hodentorsion/Hydatidentorsion nur operativ möglich.
- Hoden- und Nebenhodenentzündungen sind im Kindesalter – im Gegensatz zum Erwachsenen – selten. Die Mumpsorchitis wird meist nach der Pubertät beobachtet. Ursache einer Epididymitis ist entweder eine hämatogene oder eine intrakanikulär aszendierende, von den Harnwegen ausgehende Infektion (transurethraler Dauerkatheter oder neurogene Blasenentleerungsstörung).
- Idiopathisches Skrotalödem.
- Die Hodentorsion kann auch beim Leistenhoden vorkommen und ist dann differentialdiagnostisch schwer von einer inkarzerierten Leistenhernie zu unterscheiden.

Indikation

Notfallindikation; je länger die Torsion andauert, desto vollständiger der Organverlust (Tabelle 12.7).

Lagerung

Rückenlage mit leicht gespreizten Beinen und unterpolstertem Gesäß.

Instrumentarium

Grundinstrumentarium. Feine Kornzange. Bipolare Koagulationspinzette. Kochsalzschale. Nahtmaterial: Resorbierbar monofil oder geflochten 4 × 0 oder 5 × 0. Monofiler nicht resorbierbarer Faden für Orchidopexie.

Operation

Bei der geringsten Unsicherheit in der Diagnostik des akuten Skrotums muß die sofortige operative Exploration vorgenommen werden – im Kindesalter von einem Inguinalschnitt aus. Dabei wird die Torsion rückgängig gemacht und der Hoden mit nicht resorbierbarem Nahtmaterial an vier Punkten im Skrotum pexiert. Die Tunica vaginalis testis wird offen gelassen. Entfernung des Hodens nur bei sicher vollständiger Infarzierung. Keine Probeexzision! Da die anatomische Prädisposition zur Hodentorsion immer doppelseitig ist, muß in (gleicher oder) späterer Sitzung der kontralaterale Hoden ebenfalls pexiert werden.

Prognose

Tabelle 12.7. Prognose nach Hodentorsion. (Nach Noseworthy 1993)

Torsionsdauer [h]	Organerhaltung (in % der Fälle)
< 6	85–97
6–12	55–85
12–24	20–80
> 24	< 10

12.5.3
Hypospadie

Angeborene Penisanomalie infolge einer insuffizienten Entwicklung der distalen Harnröhre, gekennzeichnet durch die Kombination von drei anatomischen Anomalien:

- Ein ventral dystoper Meatus urethrae externus (Mündung nicht auf der Spitze der Glans, sondern weiter proximal zwischen Glans und Perineum auf der Ventralseite des Penis).
- Ein ventral gespaltenes Präputium.
- Eine mehr oder weniger ausgeprägte Krümmung des Penisschafts nach ventral.

Ätiologie

Unklar. Androgenmangel und/oder verminderte Androgensensitivität vermutet.

Klassifikation
(Tabelle 12.8).

Embryologie

Die an der Kaudalseite des Genitalhöckers gelegenen Genitalfalten begrenzen die entodermale Urethralrinne. Beim männlichen Embryo verschmelzen die Genitalfalten in der 8.–10. Woche in der Mittellinie und verschließen so die Urethralrinne in einem proximal beginnenden und nach distal ablaufenden

Tabelle 12.8. Klassifikation der Hypospadie

Vor Chordektomie	Formen der Hypospadie		Nach Chordektomie	Mögliche Therapie
Anteriore Formen (80%)	H. glandis H. koronaria		65%	Mathieu, Urethraverlängerungsplastik
1. Grades	H. subkoronaria			
Mittlere Formen (15%)	H. penilis	Distales Drittel Mittleres Drittel	15%	Island only flap (Duckett) Island only flap (Duckett)
2. Grades		Proximales Drittel		Gestielter tubulärer Vorhautlappen (Duckett)
Posteriore Formen	H. penoskrotalis			Gestielter tubulärer Vorhautlappen (Duckett)
(5%)	H. skrotalis		20%	Cecil-Michalowski
3. Grades	H. perinealis			Cecil-Michalowski

Prozeß zur definitiven Harnröhre. Normalerweise durchdringt die Harnröhre die Glans und findet dort Anschluß an die Fossa navicularis. Diese entsteht getrennt durch Einwachsen von Ektoderm von der Glansoberfläche her. Deshalb scheint bei manchen Kindern mit Hypospadie ein doppelter Meatus urethrae externus vorzuliegen: einer im Bereich der Glans, der blind endet und der Fossa navicularis entspricht, und ein zweiter auf der Ventralseite des Penis, weiter proximal, durch den der Urin entleert wird. Die Chorda wird als Rudiment des distalen atretischen Corpus spongiosum aufgefaßt.

Häufigkeit

Die Hypospadie ist mit 1:125 bis 1:300 (5,2–8,2 von 1000) lebendgeborenen Jungen eine häufige Anomalie, die in 14% familiär vorkommt.

Assoziierte Anomalien

Je weiter proximal der Meatus externus mündet, desto häufiger sind zusätzliche Anomalien:

- Leistenhoden (10%),
- Leistenhernie.

Eine zusätzliche Diagnostik (Sonographie, Miktionszysturethrogramm) ist erforderlich bei:

- Utrikulus (bei 57% der Hypospadia perinealis, 10% der Hypospadia penoscrotalis),
- posterioren Hypospadieformen,
- Hypospadiepatienten mit zusätzlicher Fehlbildung eines anderen Organsystems (z.B. Meningomyelozele, anorektale Agenesie),
- Hypospadie mit einem Harnwegsinfekt in der Anamnese (vesikoureteralen Reflux ausschließen – 10–17%).
- Bei posterioren Hypospadien und bei Hypospadien mit Kryptorchismus beidseits chromosomale Anomalien (Intersexformen) ausschließen.

Keine zusätzliche Diagnostik bei peripherer Hypospadie allein bzw. mit Leistenhoden oder Leistenhernie.

Lokalbefund

- Position und Kaliber des Meatus urethrae externus?
- Krümmung des Penisschafts (Chorda vorhanden in ca. 35% der Fälle)?
- Beschaffenheit der Urethralplatte und des Corpus spongiosum (Urethralplatte = Hautstreifen am ventralen Penisschaft zwischen Meatus und Fossa navicularis)?
- Mikrophallus (bei proximalen Hypospadieformen)?
- Hoden deszendiert?

Therapie

Ziel
- Normale Miktion (nach vorne gerichteter, gebündelter Harnstrahl).
- Spätere Kohabitations- und Inseminationsfähigkeit (Penisschaft gerade, Urethra tubulär mit adäquatem Kaliber, Meatus mindestens in Höhe des Sulcus coronarius).
- Behandlung sollte bis Schuleintritt abgeschlossen sein.

Eine Schaftverkrümmung ist immer behandlungsbedürftig, auch wenn sie nicht mit einer Hypospadie kombiniert ist („Chorda sine Hypospadia"). Die Chordektomie ermöglicht ein normales Längenwachstum des Penis und ist unabdingbare Voraussetzung für eine Urethraplastik. Durch die Aufrichtung des Penis wird der Meatus urethrae externus notwendigerweise weiter nach proximal verlagert, d.h. der Grad der Hypospadie im Hinblick auf die Lage des Meatus wird verschlimmert.

Operationsalter

- Meatusstenose (selten): jederzeit;
- übrige: im Alter von mindestens 1 oder mit 4 Jahren.

Allgemeine Richtlinien

„Die Hypospadie ist eine nicht schematisierbare Anomalie ... Das Operationsverfahren muß individuell ... angepaßt werden" (Westenfelder 1993).

- Lupenbrille.
- Penible Blutstillung (kein oder nur intermittierender Tourniquet, Kompression mit

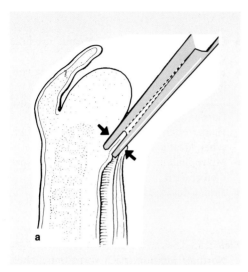

Abb. 12.47 a, b. Dorsale Meatotomie. [**a** im Längsschnitt (Nach Kelalis 1977), **b** in Aufsicht (Nach
Duckett 1988)] Inzision und Wundverschluß

warmen Kochsalzkompressen, bipolare
Mikrokoagulation).

- Vollständige Chordektomie (Kontrolle
  durch artifizielle Erektion).
- Auf gute Durchblutung der Hautlappen
  achten (Wundränder nicht mit Pinzette an-
  fassen – besser Haltenähte, spannungsfreie
  Nähte).
- Monofile fortlaufende Naht bevorzugen.
- Genaue Hautadaptation („Stoß auf Stoß").
- Übereinanderliegende Nahtreihen vermei-
  den (Fistelbildung).
- Extravesikale Silikonsplints (für 5–7–10 Ta-
  ge) für distale Korrekturen.
- Zystofixkatheter (für 7–10 Tage) für mitt-
  lere und proximale Korrekturen.
- Mehrzeitige Eingriffe in mindestens 6 Mo-
  nate langen Intervallen.

- Vorhaut so lange erhalten, bis Hypospadie-
  korrektur abgeschlossen.

Komplikationen

Urethrokutane Fistel (5–20%), Chordaper-
sistenz (25%), Urethrastriktur (5%), Meatusstenose (2%), Urethradivertikel (selten).

Meatotomie
(dorsal/ventral; Abb. 12.47)

Lagerung

Rückenlage mit leicht gespreizten Beinen und
unterpolstertem Gesäß.

Instrumentarium

Grundinstrumentarium; Mikroinstrumente,
Skalpell Gr. 11. Hegarstifte, Gleitmittel. Nahtmaterial: Monofil resorbierbar 6 × 0 bzw.
8 × 0. Silikonsplint Charr. 8.

Operation

Kalibrierung des Meatus urethrae externus mit
Hegarstiften. Längsinzision der dorsalen Zirkumferenz des Meatus in Richtung auf die Fossa navicularis mit vollständiger Durchtrennung
des Weichteilseptums zwischen Meatus und
Fossa. Hautnaht quer mit Einzelknopfnähten.
Erneute Kalibrierung des Meatus. Eventuell Einlegen eines Splints für einige Stunden.

▽ **Abb. 12.47 b**

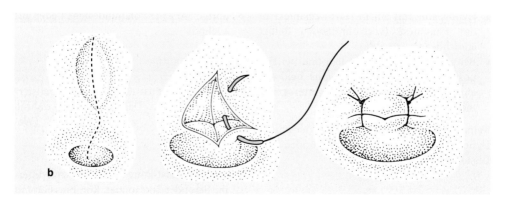

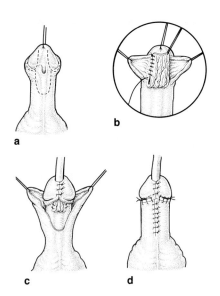

Abb. 12.48. Operation nach Matthieu. (Nach Duk-kett 1988)

Distale Urethraplastik (nach Mathieu)

Voraussetzung

Distale Hypospadie ohne echte Chorda; Hypo-spadia coronaria und subcoronaria; ausrei-chend dicke Haut ventral der distalen Urethra.

Lagerung

Rückenlage mit leicht gespreizten Beinen und unterpolstertem Gesäß.

Instrumentarium

Grundinstrumentarium; Mikroinstrumente, Skalpell Gr. 11. Hegarstifte, Gleitmittel. 2 Sprit-zen à 20 ml, Kanüle Nr. 1, System für suprapu-bische Harnableitung, Urinbeutel; Silikon-drain (je nach Größe des Patienten). Vessel-Loop. Nahtmaterial: Monofil resorbierbar 6 × 0, geflochten 6 × 0 und 8 × 0; nicht-re-sorbierbare monofile Fäden 4 × 0 oder 5 × 0 für Haltenähte.

Operation

Kalibrierung des Meatus urethrae externus mit Hegarstiften. Einbringen eines Katheters trans-urethral in die Harnblase, die mit steriler ange-wärmter Ringer-Lösung aufgefüllt wird. Supra-

pubische Punktion der Harnblase. Punktförmi-ge Inzision der Haut und Einbringen eines su-prapubischen Katheters. Fixierung des Kathe-ters und Ablassen der Spülflüssigkeit.

Umschneidung eines 6–8 mm breiten Haut-streifens proximal des Meatus externus. Die Länge des Hautstreifens entspricht dem Ab-stand des Meatus urethrae externus von der Glansspitze. Die parallelen Hautinzisionen wer-den nach distal entlang der Fossa navicularis bis zur Glansspitze verlängert und hier durch De-epithelisation der medialen Anteile der latera-len Glans-„Flügel" verbreitert. Der umschnitte-ne Hautlappen proximal des Meatus wird zu-sammen mit dem Subkutangewebe unter sorgfältiger Schonung seiner Blutversorgung mobilisiert und nach distal umgeschlagen. Die seitlichen Ränder des Hautläppchens werden mit den medialen Rändern der Glansinzision vernäht (8 × 0 resorbierbar – extraepithelial ge-stochen). Adaptation der mobilisierten Glans-„Flügel" ventral der Neourethra mit Matratzen-nähten. Einbringen eines perforierten Silikon-splints in die Urethra, der durch Naht gesichert wird (Abb. 12.48).

Chordektomie

Prinzip

Bildung einer bis auf die Glansspitze geführ-ten Rinne, die in einer zweiten Sitzung tubulär verschlossen wird. Als Material für die neu zu bildende Harnröhre dient ein gestielter Lap-pen aus dem inneren Blatt der dorsalen Prä-putialschürze.

Lagerung

Rückenlage mit leicht gespreizten Beinen und unterpolstertem Gesäß.

Instrumentarium

Grundinstrumentarium; Mikroinstrumente, Skalpell Gr. 11. Punktsauger, Hegarstifte, Gleit-mittel. Spritzen à 10 ml, Butterfly-Kanüle, Bal-lonkatheter mit Blockung, Urinbeutel; Sili-kondrain (je nach Größe des Patienten). Ves-sel-Loop. Nahtmaterial: Monofil resorbierbar 6 × 0, geflochten 6 × 0 und 8 × 0; nicht-resorbierbare monofile Fäden 3 × 0 und 5 × 0 für Haltenähte. Sterile Fettgaze und elastische Mullbinde für Verband.

Operation

Haltenaht in die Glans (monofil 4 × 0), von dorsal her eingestochen. Die Ausstichstelle markiert die dorsale Zirkumferenz des neu zu bildenden Meatus urethrae externus. Die Glans wird von ventral in der Medianlinie eingespalten, die Inzision nach proximal bis an den Meatus urethrae externus verlängert. Der Meatus wird nach distal u-förmig umschnitten. Einbringen des Ballonkatheters transurethral, der geblockt wird. Entfernung der Chorda von distal nach proximal soweit, bis man an eine vom Corpus spongiosum umgebene Harnröhre gelangt und die Faszie der Corpora cavernosa freiliegt. Die Vollständigkeit der Chordektomie kann mittels artifizieller Erektion geprüft werden. Umschneidung eines gestielten Hautläppchens aus dem inneren Blatt des dorsalen Vorhautüberschusses (4 Haltefäden mit 5 × 0 monofil). Mobilisierung des Läppchens und Verschluß des Vorhautdefekts in Längsrichtung mit Einzelknopfnähten (6 × 0 resorbierbar). In den durch die Chordektomie entstandenen Defekt wird der gestielte Präputiallappen eingeschlagen und mit seinem peripheren Ende mit der hinteren Zirkumferenz der Harnröhre vernäht (Einzelknopfnähte mit 8 × 0 resorbierbar). Die seitlichen Wundfäden (Einzelknopfnähte, 6 × 0 resorbierbar) werden lang gelassen und über dem in diesem Abschnitt mit Fettgaze muff-förmig umwickelten Ballonkatheter miteinander verknüpft, so daß die Wundfläche im Bereich der Chordektomie komprimiert wird. Zusätzliche Blutstillung wird durch einen zirkulären, locker komprimierenden Verband des Penisschafts erreicht (sterile elastische Mullbinde, 4 cm breit).

Urethraplastik

Prinzip

Bildung einer auf der Glans mündenden tubulären Neourethra aus ortsständiger Haut.

Voraussetzung

Penisschaft gerade, Meatus urethrae externus ausreichend weit.

Lagerung

Rückenlage mit leicht gespreizten Beinen und unterpolstertem Gesäß.

Instrumentarium

Grundinstrumentarium; Mikroinstrumente, Skalpell Gr. 11. Hegarstifte, Gleitmittel. Zwei Spritzen à 20 ml, Kanüle Nr. 1, System für suprapubische Harnableitung, Urinbeutel; Butterfly-Kanüle mit Spritze (10 ml), Silikondrain (je nach Größe des Patienten). Vessel-Loop. Nahtmaterial: Monofil resorbierbar 6 × 0, geflochten 6 × 0 und 8 × 0; nicht-resorbierbare monofile Fäden 4 × 0 oder 5 × 0 für Haltenähte. Sterile, 4 cm breite elastische Mullbinde.

Operation

Kalibrierung des Meatus urethrae externus mit Hegarstiften. Einbringen eines Katheters transurethral in die Harnblase, die mit steriler, angewärmter Ringer-Lösung aufgefüllt wird. Suprapubische Punktion der Harnblase. Punktförmige Inzision der Haut und Einbringen eines suprapubischen Katheters. Fixierung des Katheters und Ablassen der Spülflüssigkeit.

Umschneidung der seitlichen Ränder der bei der Voroperation rinnenförmig angelegten Urethra, im Bereich der Glans durch Deepithelisation eines 2 mm breiten Hautstreifens lateral. Die Inzisionen vereinigen sich proximal des Meatus in der Mittellinie. Asymmetrische Mobilisierung der Wundränder nach medial und lateral. Die medialen Wundränder werden über einem Silikonsplint mit atraumatischer, fortlaufender Naht (monofil resorbierbar, 6 × 0, extraepithelial gestochen) adaptiert. Die Nahtreihe wird durch Einzelknopfnähte gesichert (resorbierbar, 6 × 0, atraumatisch). Sorgfältige Blutstillung mittels bipolarer Mikrokoagulationspinzette. In einer zweiten Nahtreihe wird ortsständiges Bindegewebe über der neugebildeten Harnröhre vereinigt (8 × 0, resorbierbar, atraumatisch, Einzelknopfnähte oder fortlaufend). Hautverschluß. Durchtrennung des ge- stielten Vorhautläppchens glansnahe. Die Wundränder am Meatus externus und am inne- ren Vorhautblatt werden mit Einzelknopfnäh- ten (6 × 0, resorbierbar, atraumatisch) ver- schlossen. Sicherung des Splints. Verband. Der suprapubische Katheter wird mit einem sterilen geschlossenen Auffangsystem verbunden.

Urethraverlängerungsplastik nach Beck (modifiziert)

Prinzip

Mobilisierung der distalen Urethra, Ventral- spaltung der Glans, Verlagerung des Meatus externus auf die Glansspitze und Einscheiden der distalen Urethra durch die Glans-„Flügel".

Voraussetzung

Distale Hypospadie, Penisschaft gerade oder nur gering gekrümmt.

Lagerung

Rückenlage mit leicht gespreizten Beinen und unterpolstertem Gesäß.

Instrumentarium

Grundinstrumentarium; Mikroinstrumente, Skalpell Gr. 11. Hegarstifte, Gleitmittel. Zwei Spritzen à 20 ml, Kanüle Nr. 1, System für su- prapubische Harnableitung, Urinbeutel; But- terfly-Kanüle mit Spritze (10 ml), Silikondrain (je nach Größe des Patienten). Vessel-Loop. Nahtmaterial: Monofil resorbierbar 6 × 0, ge- flochten 6 × 0 und 8 × 0; nicht-resorbierbare monofile Fäden 4 × 0 oder 5 × 0 für Halten- ähte. Sterile, 4 cm breite elastische Mullbinde.

Operation

Legen einer Haltenaht (4 × 0 monofil, nicht re- sorbierbar) durch die Glans. Einbringen eines Si- likonsplints transurethral. Lupenmikroskopi- sche Präparation. U-förmige Hautinzision, die den Meatus externus proximal umfährt. Legen einer Haltenaht an den proximalen Meatusrand. Darstellung der ventralen Urethra nach pro-

ximal, wobei man möglichst viel Zwischenge- webe auf der Urethra beläßt. Die vorhandene Hautinzision wird nach distal verlängert, bis der Meatus ovalär umschnitten ist. Legen einer 2. Haltenaht an den distalen Meatusrand. Die Harnröhre wird dorsal vollständig von den Cor- pora cavernosa abpräpariert. Hierdurch wird ei- ne gute Verlängerung der Harnröhre erreicht, die mit dem Meatus spannungsfrei bis über die Glansspitze nach distal reicht. Blutstillung mit- tels bipolarer Mikrokoagulationspinzette. Die Glans wird ventral in der Medianlinie bis über die Fossa navicularis hinaus eingespalten. Bil- dung je eines Glans-„Flügels" zu beiden Seiten der Mittellinie. Deepithelisierung eines gut 1 mm breiten Areals beidseits der Medianinzisi- on der Glans. Vollständige Exzision des Chorda- gewebe zwischen Glans und Schaft. Nachdem man sich vergewissert hat, daß der Penisschaft gerade ist, wird die Harnröhre in die Glansinzisi- on hinein verlagert. Die Glans-„Flügel" werden ventral der Urethra mit 3 Matratzennähten spannungsfrei adaptiert (4 × 0, resorbierbar, atraumatisch). Fixierung des Meatus in der Glansspitze mit Einzelknopfnähten (resorbier- bar, 6 × 0, atraumatisch). Sorgfältige Blutstil- lung. Adaptation ortständigen Bindegewebes ventral der Uretha (resorbierbar, 6 × 0, atrau- matisch). Hautverschluß mit dem gleichen Nahtmaterial (Einzelknopfnähte). Fixierung des Katheters mit der Glanshaltenaht. Zusätzliche Blutstillung durch zirkuläre, locker komprimie- rende elastische Mullbinde. Sicherung des Ka- theters, der mit einem sterilen geschlossenen Auffangsystem verbunden wird.

Urinfistelverschluß

Voraussetzung

Mindestens 6 Monate Abstand zur Voropera- tion.

Lagerung

Rückenlage mit leicht gespreizten Beinen und unterpolstertem Gesäß.

Instrumentarium

Grundinstrumentarium; Mikroinstrumente, Skalpell Gr. 11. Hegarstifte, Gleitmittel. Zwei Spritzen à 20 ml, Kanüle Nr. 1, System für suprapubische Harnableitung, Urinbeutel; Silikondrain (je nach Größe des Patienten). Nahtmaterial: Monofil resorbierbar 6 × 0, geflochten 6 × 0 und 8 × 0; nicht-resorbierbare monofile Fäden 4 × 0 oder 5 × 0 für Haltenähte. Sterile, 4 cm breite elastische Mullbinde.

Operation

Kalibrierung des Meatus urethrae externus mit Hegarstiften. Einbringen eines Katheters transurethral in die Harnblase, die mit steriler angewärmter Ringer-Lösung aufgefüllt wird. Suprapubische Punktion der Harnblase. Punktförmige Inzision der Haut und Einbringen eines suprapubischen Katheters. Fixierung des Katheters und Ablassen der Spülflüssigkeit. Exzision der Fistel. Mehrschichtiger Verschluß des Defekts, z.B. mit Verschiebelappen oder mit deepithelisiertem Lappen. Wichtig sind die gute Durchblutung des Hautläppchens und ein mehrschichtiger Verschluß. Splint in die distale Urethra.

12.6
Tumoren

12.6.1
Wilms-Tumor

Embryonaler Tumor renalen Ursprungs, vom primitiven metanephrogenen Blastem ausgehend. Benannt nach dem deutschen Chirurgen Max Wilms, der 1899 eine Monographie über Mischgeschwülste der Niere schrieb.

Statistik

Häufigkeit 1 : 100.000. In der BRD jährlich mehr als 100 Neuerkrankungen. 6% aller kindlichen Tumoren sind Wilms-Tumoren. Das durchschnittliche Erkrankungsalter liegt bei 3 Jahren (3 Monate bis 8 Jahre). 75% der Wilms-Tumoren werden vor dem 5. Geburtstag diagnostiziert. Familiäres Vorkommen in 1–2% der Fälle.

Risikofaktoren

Wilms-Tumoren treten gehäuft in Kombination mit folgenden Anomalien auf: Aniridie, Hemihypertrophie, urogenitale Anomalien wie Kryptorchismus und Hypospadie; Wiedemann-Beckwith-Syndrom, Drash-Syndrom (Pseudohermaphroditismus maskulinus, Wilms-Tumor und Glomerulopathie). Sowohl den hereditären als auch den sporadischen Wilms-Tumoren liegen genetische Veränderungen eines oder mehrerer Gene zugrunde (Deletion am kurzen Arm von Chromosom 11).

Symptome

Meist zufällig entdeckter, sichtbarer und tastbarer, großer, rundlicher, nicht schmerzhafter Bauchtumor mit glatter Oberfläche und von fester Konsistenz (62%). Makrohämaturie in 10–15% der Fälle, Mikrohämaturie in ca. 20%. Appetitlosigkeit, Fieber und Gewichtsverlust nur in 10–15%. Erhöhter Blutdruck in bis zu 20%.

Stadien

Die Stadieneinteilung berücksichtigt Größe und Ausdehnung des Tumors, seine Operabilität, den Befall regionärer Lymphknoten, das Einwachsen in Nachbarstrukturen (Leber, Zwerchfell, Mesenterium), Fernmetastasen und die Beteiligung der kontralateralen Niere.

Stadieneinteilung (Siop: Societé internationale d'oncologie pédiatrique):

- Stadium I: Der Tumor ist auf die Niere beschränkt und kann vollständig entfernt werden.
- Stadium II: Tumorausdehnung über die Niere hinaus, jedoch vollständig entfernt, zusätzlich histologisch bestätigte Lymphknotenmetastasen am Nierenhilus oder paraaortal.
- Stadium III: Unvollständige Tumorentfernung bei Fehlen hämatogener Metastasen; Tumorruptur; Infiltration abdomineller Lymphknoten jenseits der regionalen Lymphknoten.
- Stadium IV: Fernmetastasen (insbesondere Lunge, Leber, Knochen und Gehirn).

- Stadium V: Bilaterales Nephroblastom (gleichzeitig oder nacheinander – 2–7%).

Nach der Tumorhistologie unterscheidet man:

- Niedrig maligne Wilms-Tumoren (ca. 10%).
- Intermediär maligne Wilms-Tumoren (75–80%).
- Hochmaligne Wilms-Tumoren (10–15%).

Diagnose

Folgende Fragen sind zu beantworten:

- Konsistenz des Tumors (solide/zystisch)?
- Ausgangsorgan (Niere, Nebenniere, Leber)?
- Funktionsfähiges Nierenparenchym auf der Gegenseite?
- Tumorthromben in der V. cava inferior oder in der Nierenvene?
- Fernmetastasen?

Sonographie: solider Tumor; Tumorvolumenbestimmung; Einwachsen in V. renalis oder V. cava inferior.
Röntgen (Abdomenübersicht): Verdrängung der Baucheingeweide; selten schalige Tumorverkalkungen peripher (<10%).
Röntgen (Thorax): Fernmetastasen.
Laboruntersuchungen: Blutbild (Anämie/Polyglobulie), Leberwerte, Nierenretentionswerte. Urinstatus. Eventuell Bestimmung von Katecholamin-Metaboliten im 24-h-Sammelurin und im Serum zum Ausschluß eines Neuroblastoms.
MRT mit Kontrastmittel: Tumorzuordnung zur Niere, Verdrängung der Niere, Deformierung des Hohlsystems, vergrößerte Lymphknoten pararenal und/oder paraaortal. Bilaterales Tumorwachstum?

Differentialdiagnose

Neuroblastom, andere Nierentumoren (Lymphom, Nephroblastomatose, zystisches Adenom), Teratom, Hamartom, Nierenkarbunkel, xanthogranulomatöse Pyelonephritis, Hydronephrose, Hepatoblastom.

Therapie

Ohne Behandlung ist die Prognose infaust. „Standardtherapieelemente sind Tumor-nephrektomie, systemische Chemotherapie und Radiotherapie. Durch eine Kombination dieser Therapieelemente sind die höchsten Heilungsraten zu erreichen. Im Rahmen der SIOP und der GPOH (Gesellschaft für Pädiatrische Onkologie und Hämatologie) wird das Prinzip einer 4–6-wöchigen präoperativen Chemotherapie bei Kindern, die älter als 6 Monate und jünger als 16 Jahre sind, verfolgt. Eine präoperative Chemotherapie erhöht den Anteil der Patienten mit einem postoperativen Tumorstadium I und verringert die Rate der Tumorrupturen." (Leitlinien).

Die Behandlung erfolgt interdisziplinär im Rahmen prospektiver randomisierter Multicenterstudien (GPOH, SIOP, NWTS → National Wilms' Tumor Study).

Präoperativ
Präoperative Chemotherapie bei Kindern über 6 Monaten mit Zytostatikakombination (Vincristin und Aktomycin D) zur Verkleinerung des Tumors (Tumorreduktion), Verbesserung der Operabilität, Verringerung des Risikos der unbeabsichtigten Tumoraussaat durch intraoperative Tumorruptur und damit der Notwendigkeit einer postoperativen Strahlentherapie. Nachteil: Bei falsch-positiver Diagnostik werden einzelne Kinder unnötigerweise zytostatisch behandelt, die präoperative Stadieneinteilung wird unscharf.

Prinzip

Sorgfältig geplante, ausreichend vorbereitete und gut dokumentierte Tumornephrektomie transperitoneal. Ziel der Operation ist sowohl die vollständige Entfernung vitalen Tumorgewebes als auch eine präzise Dokumentation des Tumorstadiums als Voraussetzung für eine angemessene adjuvante Therapie.

Lagerung

Rückenlage; thorakolumbalen Übergang unterpolstern. Neutrale Elektrode am Rücken.

Instrumentarium

Grund- und Laparotomieinstrumentarium. Kochsalzschale. Rahmen. Diverse Langenbeck-Haken, Spatel. Nierenstielklemme. Di-

Tabelle 12.9. Prognose des Wilmstumors

Stadium	Fünfjahresüberlebensrate ohne Relaps	Histologie	Dreijahresüberlebensrate ohne Relaps
I	85%	Niedrige Malignität	95%
II N0	79%	Intermediäre Malignität	85%
II N+, III	74%	Anaplasie (ohne Stadium I)	48%
		Klarzellsarkom	75%

verse Overholts. Gefäßklemmen. Vessel-Loops. Robinson-Drainage Charr. 12. Nahtmaterial: 3 × 0, 4 × 0, 5 × 0 resorbierbar; Gefäßnähte bereithalten.

Operation

Großzügige quere Oberbauchlaparotomie supraumbilikal. Die Inzision muß groß genug sein, um eine Entfernung des Tumors ohne Ruptur und ohne Verschleppung von Tumorzellen sowie eine vollständige Revision der kontralateralen Niere zu erlauben. Primäre Darstellung und Unterbindung der Hilusgefäße. Entfernung regionärer Lymphknoten. Subtotale Resektion des zugehörigen Harnleiters zur Vermeidung einer urothelialen Metastasierung. Wächst der Tumor in die Leber ein, wird er auch hier en bloc reseziert. Ist der Tumor nahe der Nebenniere lokalisiert, wird diese en bloc mitentfernt. Bei Stadium V ist ein individuelles Vorgehen erforderlich, z. B. Tumornephrektomie auf der Seite des größeren Tumors und Nierenteilresektion auf der Gegenseite. Eventuell Sekond-look-Operation nach Polychemotherapie primär nicht- oder nicht-vollständig resezierbarer Tumoren.

Eine Tumorbiopsie ist bei resezierbaren Tumoren wegen des Risikos der Aussaat von Tumorzellen nicht indiziert.

Postoperativ

Adjuvante (unterstützende) Chemotherapie mit Vincristin und Aktinomycin D, in höheren Stadien zusätzlich Adriamycin. Patienten mit Tumoren, die auf diese Chemotherapie nicht ansprechen (Non-Responder), erhalten zusätzlich Carboplatin, Etoposid und Ifosfamid. Die Dauer der Chemotherapie richtet sich nach dem postoperativen Tumorstadium und liegt zwischen 22 und 40 Wochen. Lediglich Patienten mit einem Nephroblastom niedriger Malignität im Stadium I erhalten

keine postoperative Chemotherapie. Strahlentherapie wegen der Spätfolgen (Skoliose, Strahlenpneumonitis) nur eingeschränkt; gezielt ab Stadium II sowie – unabhängig vom Stadium – bei allen Patienten mit „hochmaligner" Histologie.

Komplikationen

Blutung (intraoperativ und/oder postoperativ), postoperative Darmparalyse, insbesondere unter zytostatischer Behandlung, Lebervenenverschlußerkrankung.

Prognose

Die Prognose ist gut. Sie hängt ab vom Tumorstadium und von der Tumorhistologie, vom Alter des Kindes, von der Größe des Tumors und von der Art der Behandlung. Ohne Berücksichtigung der Prognosefaktoren werden ca. 90% der Patienten geheilt (Tabelle 12.9).

Spätfolgen

Zur Erkennung und Behandlung von Rezidiven und Spätfolgen ist eine mehrjährige Nachsorge erforderlich. Sie sollte wie die Behandlung selbst in Zentren erfolgen, die über ausreichende Erfahrung mit malignen Erkrankungen im Kindesalter verfügen.

Die meisten Tumorrezidive treten in den ersten beiden Jahren nach Abschluß der Behandlung auf. Zweittumoren können nach 5–10 Jahren auftreten. Sie sind in 7% benigne und in 1% maligne.

12.6.2
Steißbeinteratom

Extragonadaler Keimzelltumor, der nicht unbedingt Komponenten aller 3 Keimblätter enthält, von der Steißbeinvorderfläche (Hensen-Knoten) ausgeht, überwiegend exophytisch zwischen Analöffnung und Steißbein wachsend.

Klinisch bedeutsam ist das Steißbeinteratom deshalb, weil es – nicht rechtzeitig oder nicht vollständig reseziert – zu einem bösartigen Tumor werden kann.

Häufigkeit

1 : 35.000–40.000 Lebendgeburten.

Geschlechtsverteilung: weiblich 3 : 1 männlich.

Wachstumsformen

(Altman et al. 1974; Abb. 12.49)

- Typ 1: überwiegend postsakral mit nur minimalem präsakralen Anteil (47%).
- Typ 2: postsakral mit erheblichem intrapelvinem Anteil (34%).
- Typ 3: äußerlich sichtbar, jedoch überwiegend präsakral gelegen und bis in die Bauchhöhle reichend (9%).
- Typ 4: vollständig präsakral ohne erkennbaren postsakralen Anteil (10%).

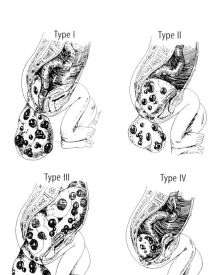

Abb. 12.49. Wachstumsformen des Steißbeinteratoms. (Nach Altman et al. 1974)

Dignität

Über 90% der im Neugeborenenalter operierten Steißbeinteratome sind benigne. Von den nach dem 2. Lebensmonat entfernten Tumoren sind über 50% maligne, nach dem 5. Monat bis zu 90%.

Histologisches Grading (Gonzales-Crussi et al. 1978)

- Grad 0: ausschließlich reifes, ausdifferenziertes Gewebe, in der Regel gutartig, keine Metastasierung.
- Grad 1: unreif, vereinzelt atypische Neuroblasten.
- Grad 2: unreif, mäßig viel embryonales Gewebe, vorwiegend Neuroektoderm.
- Grad 3: „malignes Teratom" (meist Dottersacktumor).

Am häufigsten ist das reife Teratom: Grad 0 (60%).

Klinik

Der Tumor ist fast immer bei Geburt vorhanden, im Neugeborenenalter in 90% der Fälle äußerlich sichtbar, von sehr variabler Größe, teils solide teils zystisch, von – manchmal hämangiomatös veränderter – Haut bedeckt.

Diagnose

- Klinische Untersuchung: Exophytisches Wachstum; Analöffnung nach ventral verdrängt.
- Digitorektale Untersuchung: Mit dem zum Kreuzbein hin gewendeten Finger (präsakrale Tumorausdehnung?).
- Labor: AFP, β-HCG, Blutgerinnung.
- Bei Verdacht auf intraabdominales Tumorwachstum zusätzlich:
  - Röntgen (Abdomen): Pathologische Darmgasverteilung;
  - Sonographie (Nieren und ableitende Harnwege): Harnabflußstörung.
- Bei Verdacht auf primär malignes Steißbeinteratom:
  - Nach dem Studienprotokoll für maligne, nicht-testikuläre Keimzelltumoren (MAKEI 1989) der GPOH: Sonographie, i.v. Pyelogramm, Miktionszystourethro-

gramm, Computertomographie, Kolonkontrasteinlauf, Thoraxröntgen; Dokumentation der Blasen- und Mastdarm-
funktion.

Differentialdiagnose

Überhäutete Myelomeningozele (MMC) oder
Lipomeningozele, zystische Rektumduplika-
tur, Hämangiom, Lymphangiom, Chordom,
schwanzähnliche Hautanhängsel.

Therapie

Prinzip

Frühzeitige und vollständige Tumorentfernung im Neugeborenenalter *en bloc zusammen mit dem Steißbein* und den unteren Sa-
kralwirbeln. Ohne Steißbeinresektion lokale
Rezidivrate von über 30%! Levatormuskulatur
in der Mittellinie vereinigen und am kaudal-
sten Sakralwirbel bzw. an der präsakralen Faszie fixieren.

Eine zusätzliche Laparotomie ist nur bei
Typ 3 und 4 (und bei primär malignen Teratom) erforderlich.

Pränatale intrauterine Eingriffe erscheinen
derzeit aus mehreren Gründen nur in Ausnahmefällen ratsam: Blutungsrisiko, unvollständige Resektion (insbesondere bei präsakraler
Lokalisation). Steißbeinresektion nicht möglich, erhöhtes Malignitätsrisiko, Levator-
rekonstruktion nicht möglich.

Lagerung

Präoperativ wird ein transurethraler Ballonkatheter gelegt. Operation in Bauchlage mit
angehobenem Gesäß, Hüftgelenke rechtwinklig gebeugt. Neutrale Elektrode am unteren
Thorax ventral. Anorektalkanal mit Poly-
vidonjodgetränkten Kompressen reinigen
oder tamponieren. Schutz vor Wärmeverlusten: Wärmematte, Mütze aus Schlauchverband, Arme (einschließlich Hände) und Unterschenkel (einschließlich Füße) in Watte
oder Folie einwickeln.

Instrumentarium

Grund- und Laparotomieinstrumentarium,
Kochsalzschale. Nahtmaterial: 5 × 0, resorbierbar, atraumatisch.

Operation

Hautinzision in Form eines umgekehrten „V"
mit Spitze über dem Kreuzbein. Darstellung
und Durchtrennung des sakrokokzygealen
Übergangs (Vorsicht: paarige mediane Sakral-
gefäße sicher ligieren). Der meist gut abgekapselte Tumor läßt sich leicht von der Muskulatur
der Mm. glutaei maximi abpräparieren; Kollate-
ralgefäße werden zwischen Ligaturen durchtrennt. Ablösung des Tumors von der Rektumhinterwand, von der Sphinktermuskulatur und
vom M. levator ani. Die Levatormuskulatur wird
mit atraumatischem resorbierbarem Nahtmaterial (5 × 0) an der Fascia präsacralis fixiert, die
Glutaeusmuskulatur in der Mittellinie adaptiert.
Sorgfältige Kontrolle auf Bluttrockenheit. Zählkontrolle und Dokumentation. Resektion überschüssiger Haut. Subkutannaht, Hautnaht (jeweils atraumatisch resorbierbar, 5 × 0)
(Abb. 12.50 und 12.51).

Komplikationen

- Intraoperativ: Blutung, Verletzung des
  Rektums.
- Postoperativ: Nachblutung, Wundinfekti-
  on, Fistelbildung (zusammen ca. 20%).
  - Funktionsstörungen der Harnblase und
    des Enddarms (laut Literatur in bis zu
    40–70%; neurogen?).
  - Hartnäckige, über Jahre anhaltende Ob-
    stipation (in ca. 25% der Fälle).

Nachsorge (Tabelle 12.10)

Lokales Rezidiv – auch nach vollständiger Tumorentfernung mit Steißbeinresektion – in
ca. 4% (kann histologisch maligne sein). Prognose bleibt günstig nach operativer Entfernung und ggf. Chemotherapie des Rezidivs.
AFP und β-HCG kontrollieren (Tumormarker).

Malignes Steißbeinteratom

Etwa 20% der Steißbeinteratome sind primär
maligne. Das Malignitätsrisiko ist um so höher

- je älter der Säugling ist,
- je größer der präsakrale Tumoranteil ist,

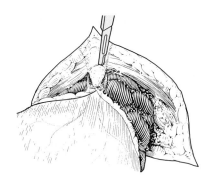

Abb. 12.50. Resektion des Steißbeinteratoms: Resektion des Steißbeins in Kontinuität mit dem Tumor. (Doody et al. 1995)

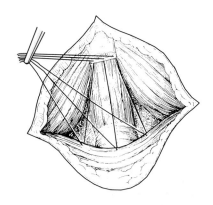

Abb. 12.51. Rekonstruktion des Beckenbodens nach Resektion des Steißbeinteratoms. (Nach Doody et al. 1995)

- je solider der Tumor ist,
- bei unvollständig oder mehrfach operierten Tumoren,
- wenn das Steißbein nicht mitreseziert wurde.

Etwa 5% der Patienten haben zu Therapiebeginn Metastasen (in der Bauchhöhle, in Leber, Lunge, Gehirn oder Skelett).

- Diagnose: nach MAKEI-Protokoll.

- Therapie: nach Sicherung der Diagnose durch Biopsie sollte selbst bei gutartiger Histologie primär chemotherapiert werden, um eine vollständige (abdominosakrale) Tumorresektion en bloc zu ermöglichen.
- Nachsorge: nach MAKEI-Protokoll.
- Prognose: Fünfjahresüberlebensrate etwa 50%.

Tabelle 12.10. Nachsorgeschema des Steißbeinteratoms (*mtl.* = monatlich). (Nach MAKEI 1985)

Untersuchungen	im 1. Jahr nach Therapie	im 2. Jahr nach Therapie	im 3.–5. Jahr nach Therapie
AFP, HCG, LDH	mtl.	alle 2 Monate	alle 6 Monate
Abdomensonographie	mtl.	alle 2 Monate	alle 6 Monate
Thoraxröntgen	mtl.	alle 2 Monate	alle 6 Monate
CT des Primärtumorsitzes (außer bei maturem Steißbeinteratom)	alle 3 Monate		
Rektale Untersuchung	mtl.	alle 2 Monate	alle 6 Monate

Weiterführende Literatur

Ashcraft KW, Holder TM (Eds.): Pediatric Surgery, 2nd ed. 1993 Philadelphia (W. B. Saunders Comp.)

Bettex M, Genton N, Stockmann M (Hrsg.): Kinderchirurgie. 2. Aufl. 1982 Stuttgart (Georg Thieme Verlag)

Freeman NV, Burge DM, Griffith DM, Malone PSJ (Eds.): Surgery of the Newborn. 1994 Edinburgh (Churchill Livingstone)

Moore KL: Embryologie. Lehrbuch und Atlas der Entwicklungsgeschichte des Menschen. 2. Aufl. 1985 Stuttgart (Schattauer)

Rowe MI, Fonkalsrud, EW, O'Neill JA, Coran AG, Grosfeld JL: Essentials of Pediatric Surgery. 1995 St. Louis (Mosby-Year Book, Inc.)

Skandalakis JE, Gray SW, Ricketts RR: The Diaphragm. In: Skandalakis JE, Gray SW: Embryology for Surgeons. 2nd ed., Baltimore 1994 (Williams & Wilkins)

Spitz L, Coran AG: Pediatric Surgery. 5th ed. In Rob & Smith's Operative Surgery. 1995 London (Chapman & Hall Medical)

Schärli AF: Kinderchirurgisches Lehrbuch für Krankenschwestern. 6. Auflage. 1998 Bern (Verlag Hans Huber)

Welch KJ, Randolph JG, Ravitch MM, O'Neill JA, Rowe MI (Eds.): Pediatric Surgery, 4th ed. 1986 Chicago (Year Book Medical Publishers, Inc.)

Wenzel H: Kinderchirurgie. Ein Leitfaden für den OP. 1994 Stuttgart (Gustav Fischer Verlag)

Zachariou Z: Memorix Kinderchirurgie. 1997 Weinheim (Chapman & Hall GmbH)

Literatur

Alken P, Walz P (1992) Urologie. VCH, Weinheim

Allgöwer M., Harder F, Holländer LF, Peiper HJ, Siewert JR (1981) Chirurgische Gastroenterologie. Springer, Berlin Heidelberg New York

Allgöwer M, Siewert JR (1992) Chirurgie, 5. Aufl. Springer, Berlin Heidelberg New York Tokyo

Altwein JE, Jakobi GH (1986) Urologie. Enke, Stuttgart

Amman R (1987) Chronische Pankreatitis; Definition, Schweregrad und therapeutische Konsequenzen. Chirurg 58:1–6

Arnold R (1990) Ulkuskrankheit – medikamentöse Behandlung und ihre Grenzen. Chirurg 61:1–9

Ashcraft KW, Holder TM (1993) Pediatric Surgery, 2nd edn. Saunders, Philadelphia

Bartsch JK (1992) Zahn- Mund- und Kiefererkrankungen. Enke, Stuttgart

Beger G, Kern E (1987) Akutes Abdomen. Thieme, Stuttgart

Beger HG, Büchler M, Malfertheiner P (1993) Standards in pancreatic surgery. Springer, Berlin Heidelberg New York Tokyo

Benz J, Glatthaar E (1990) Checkliste Gynäkologie. Thieme, Stuttgart

Beranek J, Harmsen G (1992) Arbeitsplatz Operationsaal. Blackwell, Berlin

Beranek J, Schreurs E (1993) Aktuelle Pflegetechniken im OP. Springer, Berlin Heidelberg New York Tokyo

Bettex M, Genton N, Stockmann M (1982) Kinderchirurgie, 2. Aufl. Thieme, Stuttgart

Bionic Implantations- und Gebrauchsanweisung für den Demers-Vorhofkatheter

Bismuth H, Castaing D (1990) Leberanatomie und ihre intraoperative Anwendung. Chirurg 61:679–684

Blauth W, Schuchardt E (1986) Orthopädisch-chirurgische Operationen am Knie. Thieme, Stuttgart

Borchard F (1985) Epidemiologie, Ätiologie und pathologische Anatomie des Oesophaguskarzinoms. Chirurgische Gastroenterologie 2:7–15

Böhme H (1991) Das Recht des Krankenpflegepersonals, 3. Aufl. Kohlhammer, Stuttgart

Böhme H (1994) Pflegerische Sorgfalt und Qualitätssicherung aus der Sicht des Juristen. Pflegezeitschrift 47/9 (Beilage):7–12

Bönninghaus HG (1985) Hals-Nasen-Ohrenheilkunde für den Allgemeinarzt. Springer, Berlin Heidelberg New York Tokyo

Braun J, Schumpelick V (1993) Die direkte ileumpouchanale Anastomose. Chirurg 64:614–621

Braun-Dexon GmbH (oJ) Der Wundverschluß im OP, 7. Aufl

Bray T (1993) Osteosynthese – Arbeitsbuch und Atlas. VCH, Weinheim

Brehm K (1991) Frauenheilkunde und Geburtshilfe für Krankenpflegeberufe. Thieme, Stuttgart

Bruch HP (1989) Ileus-Krankheit. Chirurg 60:198–202

Buhr JH, Heuschen KA, Stern J, Herforth C (1993) Kontinenzerhaltende Operation nach Proktokolektomie. Chirurg 64:601–603

Bünte H, Demling L, Domschke S, Langhans P (1987) Folgeerkrankungen in der Ulkuschirurgie. Edition Medizin VCH, Weinheim

Buhr HJ, Heuschen NA, Stern J, Herfarth CH (1993) Kontinenzerhaltende Operationen nach Colektomie – aktuelle Bestandsaufnahme. Kontinenzerhaltende Operation nach Proctocolektomie. Indikation, Technik u. Ergebnisse Chirurg 8:601–613

Debrand-Passard A, Wunderle G (1996) Pflegeleitfaden OP. Fischer, Lübeck Stuttgart Jena Ulm

Dittel KK, Felender MR (1998) Operative Behandlung der Gelenk- und Schaftfrakturen. Thieme, Stuttgart

Draeger H, Gill W (1990) Instrumentenkunde. Thieme, Stuttgart

Dürr V, Ulrich B (1986) Drainagen in der Bauchchirurgie. Enke, Stuttgart

Durst J, Rohen JW (1991) Chirurgische Operationslehre. Schattauer, Stuttgart

Duus P (1976) Neurologisch-topische Diagnostik, Anatomie, Physiologie, Klinik. Thieme, Stuttgart

Ergenzinger S, Bamann KP, Dubb R (1990) Abdominaldrainagen in der postoperativen Versorgung. Dtsch Krankenpflege Z 6:397–400

Ergenzinger S, Dubb R, Bamann KP (1991) Thoraxdrainagen. Dtsch Krankenpflege 6

Ethicon GmbH & Co KG (oJ) Nahtmaterial-Klammern-Implantate

Feneis H (1974) Anatomisches Bildwörterbuch, 4. Aufl. Thieme, Stuttgart

Fischl W (1972) Grundzüge des Zentralnervensystems des Menschen, 3. Aufl. Fischer, Stuttgart

Fleischer K (1976) Hals-Nasen-Ohrenheilkunde für das Krankenpflegepersonal. Thieme, Stuttgart

Forssmann EG, Heym C (1985) Neuroanatomie, 4. Aufl. Springer, Berlin Heidelberg New York Tokyo

Freeman NV, Burge DM, Griffith DM, Malone PSJ (1994) Surgery of the Newborn. Churchill Livingstone, Edinburgh

Friedl W, Bieber E (1982) Allgemeinchirurgische Operationen. Thieme, Stuttgart

Ger R (1991) Laparoskopische Hernienoperationen. Chirurg 62:266–270

Gore & Assoc. GmbH (1992) Gebrauchsinformation Gefäßprothesen

Graf N (1997) Nephroblastom (Wilms-Tumor) In: Arbeitsgemeinschaft der Wissenschaftlichen Medizinischen Fachgesellschaften – Gesellschaft für Pädiatrische Onkologie und Hämatologie: Leitlinien zur rationalen Diagnostik und Therapie in der Pädiatrischen Onkologie und Hämatologie. AWMF online, awmf@uni-duesseldorf.de

Graumann W, Keyserlingk D von, Sasse D (1994) Taschenbuch der Anatomie, Bd. 1,2. Fischer, Stuttgart Jena New York

Grote W (1975) Neurochirurgie. Thieme, Stuttgart

Hamer J, Dosch C (1978) Neurochirurgische Operationsabläufe. Springer, Berlin Heidelberg New York

Häring R (1993) Peritonitis. Thieme, Stuttgart

Häring R, Zilch H (1990) Diagnose und Differentialdiagnose in der Chirurgie, Bd 1. Edition Medizin VCH, Weinheim

Heberer G, Köle W, Tscherne H (Hrsg) (1993) Chirurgie und angrenzende Gebiete. Springer, Berlin Heidelberg New York Tokyo

Heim U, Baltensweiler J (1989) Checkliste Traumatologie. Thieme, Stuttgart

Hepp H, Scheidel P, Schüßler B (1991) Gynäkologische Standardoperationen. Enke, Stuttgart

Hirsch HA, Käser O, Iklé FA (1998) Gynäkologische Operationen für die Facharztweiterbildung. Thieme, Stuttgart

Hofstetter AG, Eisenberger F (1986) Urologie für die Praxis. Bergmann, München

Horn J, Hohenberger P (1987) Chronische Pankreatitis – Drainage und Resektionsverfahren: Standortbestimmung. Chirurg 58:14–24

Kaiser R, Pfleiderer A (1989) Lehrbuch der Gynäkologie, 16. Aufl. Thieme, Stuttgart

Käufer C, Franz J, Löblich HJ (1989) Appendicitis – Wandel des Krankheitsbildes? Chirurg 60:501–507. Springer, Berlin Heidelberg New York Tokyo

Kazner E, Langsch W, Steinhoff H, Wilzke J (1975) Die axiale Computertomographie des Gehirnschädels – Anwendungsmöglichkeiten und klinische Ergebnisse. Sonderdruck aus der Zeitschrift „Fortschritte der Neurologie" – Psychiatrie und ihre Grenzgebiete. Thieme, Stuttgart

Kern G (1970) Gynäkologie. Thieme, Stuttgart

Kern E, Kujath P (1989) Die Appendektomie im Erwachsenenalter. Chirurg 60:508–512. Springer, Berlin Heidelberg New York Tokyo

Kienzle HF, Wuchter J (1984) Gallensteinleiden; Grundlagen, Diagnostik, Therapie. Thieme, Stuttgart

Kliegmann RM, Fanaroff AA (1984) Necrotizing enterocolitis. N Engl J Med 310:1093–1103

Kloos G (1962) Grundriß der Psychiatrie und Neurologie, 6. Aufl. Rudolph Müller & Steinicke, München

Kortmann H, Riel KA (1988) Chirurgische Technik – Thorakale Gefäßverletzungen. Chirurg 59 : 389–397

Kozuschek W, Paquet KJ (1989) Das Pankreaskarzinom. Chirurgische Gastroenterologie 5/3 : 1989

Kremer K, Lierse W, Platzer W, Schreiber HW (1987) Chirurgische Operationslehre, Bd 3: Oesophagus Magen Duodenum. Bd 4: Galle, Gallenwege Pankreas. Thieme, Stuttgart

Kremer K, Schumpelick V, Hierholzer G (1992) Chirurgische Operationen. Thieme, Stuttgart

Kremer K, Lierse W, Platzer W, Schreiber HW, Weller S (1995) Chirurgische Operationslehre, Bd. 7: Teil 2 Minimal-invasive Chirurgie – Video-laparoskopische und videothorakoskopische Chirurgie. Thieme, Stuttgart New York

Kümmerle F, Grönninger J (1984) Operationsindikation und Verfahrenswahl bei der Refluxkrankheit der Speiseröhre und bei Hiatushernien. Chirurg 55 : 365–372

Kunz R, Schütze F, Beger HG (1993) Laparoskopischer Bruchpfortenverschluß der Leistenhernie. Chirurg 64 : 341–345

Kurtenbach H, Golombek G, Siebers H (1994) Krankenpflegegesetz, 4. Aufl. Kohlhammer, Stuttgart

Langiardèr F, Buchmann P, Metzger U, Säuberli H (1990) Checkliste Viscerale Chirurgie. Thieme, Stuttgart

Littmann I (1976) Chirurgische Operationslehre. Schattauer, Stuttgart

Lüdtke-Handjery A (1981) Gefäßchirurgische Notfälle. Springer, Berlin Heidelberg New York

Martius G (1990) Gynäkologische Operationen, 2. Aufl. Thieme, Stuttgart

Mauer UM, Zeelen U (1992) Vollständig implantierbare venöse Kathetersysteme. Notfallmedizin 18 : 373–376

Meadox Medical Inc. Gebrauchsanweisung Gefäßprothesen (1990)

Mehrhoff F (1988) Dokumentation von Patientendaten im Krankenhaus. Krankenhausumschau 12 : 892–896

Meyer G, Hernandez-Richter T (1997) Indikation, Technik und Ergebnisse der standar-disierten endoskopischen Hernioplastik mit trans- und extraperitonealem Zugang (TAPP und TEP) In: Meyer G, Schildberg FW (Hrsg) Endoskopische Hernioplastik – Technik, Ergebnisse, Alternativen. Medizin im Dialog. Johann Ambrosius Barth, Heidelberg, Leipzig, S. 159–208

Moore KL (1985) Embryologie. Lehrbuch und Atlas der Entwicklungsgeschichte des Menschen, 2. Aufl. Schattauer, Stuttgart

Müller ME, Allgöwer M, Schneider R, Willenegger H (1992) Manual der Osteosynthese, 3. Aufl. Springer, Berlin Heidelberg New York Tokyo

Mumenthaler M (1970) Neurologie für Ärzte und Studenten, 3. Aufl. Thieme, Stuttgart

Neuhaus P, Blumhardt B (1990) Atypische und Segmentresektionen der Leber; Indikationen und Ergebnisse. Chirurg 61 : 685–691

Nissen R, Rosetti M (1959) Die Behandlung von Hiatushernien und Refluxösophagitis mit Gastropexie und Fundoplicatio. Thieme, Stuttgart

Nockemann PF (1980) Chirurgische Naht. Thieme, Stuttgart

Noseworthy J (1993) Testicular torsion. In: Ashcraft KW, Holder TM (eds) Pediatric Surgery, 2nd edn. Saunders, Philadelphia, p 598

Nowak W, Fleck U (1991) Chirurgische Therapie der Schenkelhernien. Chirurg 62 : 649–655

Oettinger W, Beyer HG (1993) Pathogenese und Pathophysiologie der Peritonitis. In: Häring R (Hrsg) Peritonitis. Thieme, Stuttgart New York, S 12–18

Paetz B (1990) Chirurgie für Krankenpflegeberufe. Thieme, Stuttgart

Pharmacia Deltec Inc. Port-A-Cath Intraspinal System (Gebrauchsinformation, 1989)

Pichlmayr R, Löhlein D (1991) Chirurgische Therapie, 2. Aufl. Springer, Berlin Heidelberg New York Tokyo

Pier A, Götz F (1995) Fundoplikatio (Valvuloplastik) nach Nissen, Rosetti (1996, 1966). In: Kremer K, Lierse W, Platzer W, Schreibe HW, Weller S (Hrsg) Chirurgische Operationslehre, Bd. 7, S 202–210

Platzer W (1975) Bewegungsapparat. Thieme, Stuttgart

Pschyrembel (1994) Pschyrembel Klinisches Wörterbuch, 257. Aufl. de Gruyter, Berlin

Reding R (1988) Pankreasanastomosen. Chirurg 59 : 820–827

Reifferscheid M, Weller S (1983) Chirurgie, 6. Aufl. Thieme, Stuttgart New York

Röher HG, Thomas C, Dombrowski H (1982) Chirurgische Entzündungen. Schattauer, Stuttgart New York

Rowe MI, Fonkalsrud EW, O'Neill JA, Coran AG, Grosfeld JL (1995) Essentials of Pediatric Surgery. Mosby-Year Book, St. Louis

Schärli AF (1998) Kinderchirurgisches Lehrbuch für Krankenschwestern, 6. Aufl. Huber, Bern

Scheid W, Gibbels E (1969) Therapie in der Neurologie und Psychiatrie, einschließlich Rehabilitation. Thieme, Stuttgart

Schiebler TH, Schmid W (1987) Lehrbuch der Anatomie des Menschen, 4. Aufl. Springer, Berlin Heidelberg New York Tokyo

Schiebler TH, Schmid W (1991) Lehrbuch der Anatomie des Menschen, 5. Aufl. Springer, Berlin Heidelberg New York Tokyo

Schindler H (1989) Arbeitsgebiet Operationssaal. Enke, Stuttgart

Schipperges E, Schumpelick V (1995) Endoskopische Hernienreparation – Extraperitoneale Technik. In: Kremer K, Lierse W, Platzer W, Schreiber HW, Weller S (Hrsg) Chirurgische Operationslehre, Bd. 7, S. 298–306

Schirmer M (1974) Einführung in die Neurochirurgie, ärztliche Propädeutik und Lehrbuch für medizinische Assistenzberufe. Urban & Schwarzenberg, München

Schirmer M (1979) Einführung in die Neurochirurgie. Urban & Schwarzenberg, München

Schirmer M (1989) Neurochirurgie, 7. Aufl. Urban & Schwarzenberg, München

Schriefers KH (1984) Techniken der Leisten- und Schenkelbruchoperationen beim Erwachsenen. Chirurg 55 : 546–551

Schuhmacher GH (1984/85) Anatomie für den Stomatologen, 2 Bde. Barth, Leipzig

Schumpelick V (1984) Leistenbruchreparation nach Shouldice. Chirurg 55 : 25–28. Springer, Berlin Heidelberg New York Tokyo

Schumpelick V (1997) Operationsatlas Chirurgie. Enke, Stuttgart

Schumpelick V, Bleese NM, Mommsen U (1991) Chirurgie. Enke, Stuttgart

Schumpelick V, Töns CH, Kupcyk-Joeris D (1991) Operation der Leistenhernie; Klassifikation, Verfahrenswahl, Technik und Ergebnisse. Chirurg 62 : 641–648

Schwenzer N, Grimm G (1990) Zahn-Mund-Kieferheilkunde, spezielle Chirurgie. Thieme, Stuttgart

Siewert JR, Weiser HF (1984) Reinterventionen nach Antirefluxoperationen. Chirurg 55 : 373–380

Skandalakis JE, Gray SW, Ricketts RR (1994) The Diaphragm. In: Skandalakis JE, Gray SW Embryology for Surgeons. 2nd edn. Williams & Wilkins, Baltimore

Sobotta J, Becher H (1972) Atlas der deskriptiven Anatomie des Menschen, 2 Bde, 17. Aufl. Urban & Schwarzenberg, München

Sobotta J, Becher H (1988) Atlas der Anatomie des Menschen, 2 Bde, 19. Aufl. Urban & Schwarzenberg, München

Sökeland J (1990) Urologie für Krankenpflegeberufe. Thieme, Stuttgart

Spitz L, Coran AG (1995) Pediatric Surgery. 5th edn. In Rob & Smith's Operative Surgery. Chapman & Hall, London

Spornitz UM (1993) Anatomie und Physiologie für Pflegeberufe. Springer, Berlin Heidelberg New York Tokyo

Steinmüller L, Teichmann W (1993) Splenektomie und milzerhaltende Operationstechniken. Chirurgische Gastroenterologie (9)

Steller J, Valet A, Goerke K (1994) Klinikleitfaden Gynäkologische Geburtshilfe. Jungjohann, Neckarsulm

Stephens FD, Smith ED (1986) Classification, identification, and assessment of surgical treatment of anorectal anomalies. Ped Surg Int 1 : 200–205

Teichmann W, Herbig B, Rosenbach B (1993) Stellenwert der geschlossenen, offenen und halboffenen chirurgischen Verfahren bei der Peritonitis. In: Häring R (Hrsg) Peritonitis. Thieme, Stuttgart New York, S 61–64

Texhammer R, Colton C (1995) AO-Instrumente und -Implantate. Springer, Berlin Heidelberg New York Tokyo

Walter-Jung B (1989) Dokumentation und EDV für Krankenpflegeberufe. Thieme, Stuttgart

Wammack R, Fisch M, Hohenfellner R (1993) Kontinente Harnableitung – Mainz Pouch I und II. Dtsch Ärzteblatt 37/B : 1769–1776

Weber EMW (1978) Schemata der Leistungsbahnen des Menschen, 12. Aufl. Springer, Berlin Heidelberg New York Tokyo

Welch KJ, Randolph JG, Ravitch MM, O'Neill JA, Rowe MI (1986) Pediatric Surgery, 4th edn. Year Book Medical Publishers, Chicago

Wenger M (1991) Pflegemodelle im Operationssaal: Ein Weg zum professionellen Arbeiten. Schwester/Pfleger 30/3:194–199

Wenzel H (1994) Kinderchirurgie. Ein Leitfaden für den OP. Fischer, Stuttgart

Westenfelder M (1993) Hypospadie. In: SIGEL A (Hrsg) Kinderurologie. Springer, Berlin Heidelberg New York Tokyo, S 405–424

Wirth CJ, Kohn D (1998) Gelenkchirurgie. Offene und arthroskopische Verfahren. Thieme, Stuttgart

Zachariou Z (1997) Memorix Kinderchirurgie. Chapman & Hall, Weinheim

Zimmermann G, Müller G, Haid A (1991) Chirurgische Therapie der Narbenhernien. Chirurg 62:656–662

Herstellerverzeichnis

Folgende Firmen stellten uns zur Abbildung von Instrumenten und Geräten freundlicherweise ihre Kataloge zur Verfügung:

Aesculap AG
Hauptkatalog C (1991)
HNO-Katalog (1994)

Auto Suture Deutschland GmbH
Klammernahttechniken in der Allgemeinchirurgie, 3. Aufl. (o. J.)

Braun-Dexon GmbH
Der Wundverschluß im OP, 7. Aufl. (o. J.)

Codman, Johnson & Johnson
Surgical Product Catalog (1990)

Ethicon GmbH & Co KG
Nahtmaterial-Klammern-Implantate (o. J.)
K. Jäger, J. Ladra: Modifizierte laparoskopi-
sche Appendektomie, Endotrends 1 (1993)

Howmedica GmbH
A. Grosse, G. Tagelang: Operationstechnik-
Verriegelungsnagel-System (1993)
Gesamtkatalog (1993)
Handbuch zum Gamma-Verriegelungsnagel
(1994)

Kendall
Orthofix Modulsysteme. Allgemeine Opera-
tionsanleitung (o. J.)

Leibinger GmbH
Neue Produkte (I/1990)

Link GmbH
Hauptkatalog – Knochenplatten nach May

Martin Medizin Technik
Hauptkatalog Chirurgie C 31 (1993)

Ohmeda GmbH
Vascuport®. Patienteninformation zum vollständig implantierbaren Kathetersystem
(o. J.)

Olympus Winter + ibe
Cholezystektomie. Katalog D (1991)
Instrumentarium für die Cholezystektomie
(1990)

Protek AG
Hauptkatalog (1994)

Rüsch AG
Urologie Katalog II/93 (1993)

Storz GmbH
Welt der Endoskopie. Laparoskope-Pelviskope,
4. Ausgabe (1990/2)
Endoskope und Instrumente für die HNO
(1993)
Urologie, 5. Ausgabe (1994)

Synthes GmbH
Gesamtkatalog 1994. Originalinstrumente und
-implantate der Arbeitsgemeinschaft für
Osteosynthesefragen (1994)

Sachverzeichnis

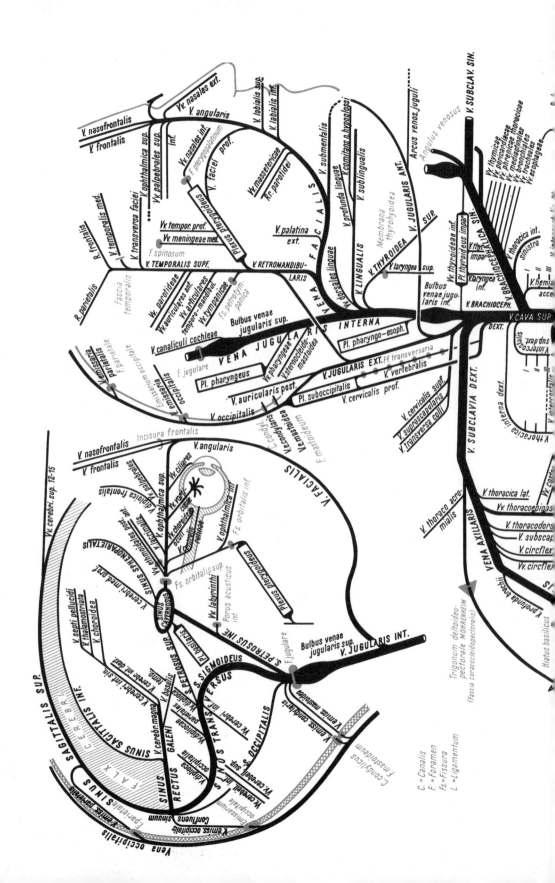